AF372778

Dʳ **ERNEST BUMM**

Dɪʀᴇᴄᴛᴇᴜʀ ᴅᴇ ʟᴀ CʟɪɴɪQᴜᴇ ᴏʙsᴛᴇᴛʀɪᴄᴀʟᴇ ᴇᴛ ɢʏɴᴇᴄᴏʟᴏɢɪQᴜᴇ ᴅᴇ ʟ'Hᴏᴘɪᴛᴀʟ ᴅᴇ ʟᴀ Cʜᴀʀɪᴛᴇ
Pʀᴏғᴇssᴇᴜʀ ᴀ ʟ'Uɴɪᴠᴇʀsɪᴛᴇ ᴅᴇ Bᴇʀʟɪɴ.

PRÉCIS
D'OBSTÉTRIQUE
EN 28 LEÇONS

Troisième édition française
par le
Dʳ Ed. PAYOT
Mᴇᴅᴇᴄɪɴ ᴀ Lᴀᴜsᴀɴɴᴇ.

Préface du Dʳ G. ROSSIER
Pʀᴏғᴇssᴇᴜʀ ᴅᴇ CʟɪɴɪQᴜᴇ ᴏʙsᴛʟᴛʀɪᴄᴀʟᴇ ᴀ ʟ'Uɴɪᴠᴇʀsɪᴛᴇ ᴅᴇ Lᴀᴜsᴀɴɴᴇ.

Avec 631 figures en noir et en couleurs et 4 planches hors-texte

Editions Médicales N. MALOINE
27, rue de l'Ecole de Médecine
PARIS (VIᵉ)
1929

Dr ERNEST BUMM

DIRECTEUR DE LA CLINIQUE OBSTÉTRICALE ET GYNÉCOLOGIQUE DE L'HÔPITAL DE LA CHARITÉ
PROFESSEUR A L'UNIVERSITÉ DE BERLIN.

PRÉCIS D'OBSTÉTRIQUE

EN 28 LEÇONS

Troisième édition française
par le
Dr Ed. PAYOT
MÉDECIN A LAUSANNE.

Préface du Dr G. ROSSIER
PROFESSEUR DE CLINIQUE OBSTÉTRICALE A L'UNIVERSITÉ DE LAUSANNE.

Avec 631 figures dans le texte et sur 4 planches.

Editions Médicales N. MALOINE
27, rue de l'Ecole de Médecine
PARIS (VIe)
1929

Préface de l'édition française.

C'est un vrai plaisir pour moi que d'introduire auprès du public médical de langue française l'admirable traité d'obstétrique de Bumm.

Ce qui caractérise cet ouvrage, c'est sa portée éminemment pratique ; c'est aussi l'art avec lequel il est présenté, art dans les gravures, dans le luxe du volume, art aussi dans l'excellente traduction du Dr Payot qui, tout en serrant de très près le texte, a su parler une langue nette et bien française.

Un livre comme celui de Bumm-Payot manquait encore dans notre bibliothèque médicale. Il aura sa place à côté des meilleurs traités d'obstétrique français ; il ne fera pas double emploi. Il s'adresse aux yeux presque autant qu'au raisonnement ; les nombreuses planches dont est émaillé ce beau livre permettraient presque à elles seules un enseignement obstétrical complet.

Rarement l'on a réalisé avec autant de bonheur le problème difficile de donner un dessin précis et scientifique en même temps que parfaitement artistique.

Bumm ne fait qu'indiquer les points de vue théoriques, très intéressants d'ailleurs, dont le développement eût alourdi son exposé.

La division de l'ouvrage en 28 leçons en rend la lecture très aisée.

On est frappé de la facilité avec laquelle on arrive à la fin de chaque chapitre ; le texte est si clair que même les moins préparés parmi les lecteurs auront l'impression de savoir leur obstétrique depuis longtemps,... presque avant de l'avoir apprise.

Les étudiants en médecine, les médecins seront reconnaissants à l'auteur, au traducteur, au dessinateur et aux éditeurs qui n'ont reculé devant aucun sacrifice pour mettre à leur portée un volume de grand luxe et de haute valeur scientifique.

Nous ne pouvons faire de meilleurs vœux pour cette édition française du Bumm-Payot que de lui souhaiter, à brève échéance, des éditions successives aussi rapprochées que celles du texte original.

Prof. Dr G. ROSSIER

Préface de l'auteur.

***

Dans le présent ouvrage, l'auteur s'est efforcé de donner plus de place que ne l'ont fait jusqu'ici les manuels d'obstétrique aux **figures** qui facilitent la compréhension du texte.

Deux raisons justifient une telle entreprise. En premier lieu, il est à remarquer qu'il n'est pas de domaine de la médecine où l'on s'occupe, autant qu'en obstétrique, d'objets concrets, de mécanismes aptes à être dessinés et qu'il faut se représenter dans l'espace; en second lieu, le dessin facilite précisément l'étude des phénomènes difficiles à décrire et à saisir à la simple lecture. Non seulement l'esprit comprend plus vite et mieux ce que les yeux ont vu dans la réalité ou par l'image, mais la mémoire aussi le retient plus longtemps.

Dans les leçons théoriques d'obstétrique, on fait actuellement partout l'usage le plus étendu de l'enseignement par l'image. Personne ne décrit plus le mécanisme de l'accouchement; on le démontre au mannequin. Pour maintenir ce principe dans un manuel, il faut beaucoup de figures instructives qu'il n'est pas facile de se procurer, et j'avoue que ces figures m'ont coûté beaucoup plus de peine que le texte lui-même. Les manuels contiennent déjà toutes les bonnes reproductions que l'on a pu rassembler dans les ouvrages anciens, dans les périodiques et les atlas; mais tout cela est bien loin de suffire à l'enseignement méthodique de l'obstétrique par l'image. Les **photographies** prises sur le vif ne se prêtent guère à cette étude, et cela sans parler des nombreux phénomènes, même les plus importants de l'obstétrique, que la photographie est impuissante à rendre. D'autre part, les **figures schématiques** peuvent remplir leur but dans la leçon, au tableau noir, mais dans un livre elles tournent facilement à la caricature et risquent de choquer l'œil le moins artiste, surtout quand il s'agit des formes délicates du corps humain. Il ne restait donc que les **dessins d'après nature**, que j'ai exécutés par centaines, depuis des années, sur la base de mesures exactes prises avec le pelvimètre et le ruban métrique. Un jeune artiste de Bâle, M. Albert Meyer, par un travail de plusieurs années, s'est chargé de donner à mes esquisses le naturel et la vie nécessaires.

Le texte lui-même du présent ouvrage est conçu sous forme de leçons. C'est le seul mode de faire qui permette le perpétuel renvoi aux figures qui servent de base au texte. J'ai traité d'une façon large et détaillée tout ce qui m'a semblé important pour la compréhension des phénomènes de l'accouchement, pour la pratique courante. Par contre, je ne me suis que peu étendu sur les faits rares et j'ai limité autant que possible la discussion des questions théoriques secondaires.

ERNEST BUMM.

TABLE DES MATIÈRES

PARTIE PHYSIOLOGIQUE

PARTIE PATHOLOGIQUE

XIVme leçon.

XVme leçon.

XVIme leçon.

XVIIme leçon.

XVIIIme leçon.

XIXme leçon.

XXme leçon.

PARTIE PHYSIOLOGIQUE

PREMIÈRE LEÇON

Introduction : Coup d'œil historique sur le développement de l'obstétrique.

Il est si naturel d'aider la femme en couches et de soulager ses souffrances que les premiers débuts de l'obstétrique doivent être plus anciens que l'histoire de la médecine et aussi vieux que l'humanité elle-même. Les choses ont dû se passer dans les temps préhistoriques tout comme aujourd'hui chez les peuplades sauvages : des femmes d'âge, instruites par leur propre expérience, aidaient leurs jeunes compagnes de leurs conseils et de leurs soins ; un certain nombre de règles empiriques, une plus grande quantité encore d'usages bizarres et superstitieux, voilà tout ce qui restait pour les cas désespérés. Entre les soins rudes et instinctifs de cette époque lointaine et l'exercice professionnel de l'obstétrique, que de siècles écoulés ne laissant que de rares vestiges des civilisations successives !

Les peuples civilisés de l'antiquité avaient déjà leurs sages-femmes, les Indiens, Hébreux, Grecs et Romains certainement, les autres peuples fort probablement. Le nom à lui seul de μαῖαι (vieilles), *obstetrices* (assistantes), *Ahnen* (anciennes) d'où *Hebahnen* et par corruption *Hebammen,* sages-femmes, indique la façon dont ce corps professionnel s'est développé : l'usage d'appeler dans les accouchements des femmes d'âge et d'expérience, devint avec le temps une profession pour elles, et c'est ainsi que l'obstétrique tomba nécessairement aux mains des femmes seules, et y resta durant de longs siècles un métier. Elle ne devint une science que lorsque furent renversées les barrières millénaires où les mœurs et les coutumes avaient enfermé l'acte de l'accouchement, et lorsque la parturiente devint enfin accessible à l'aide et par la suite aux recherches scientifiques de l'homme.

Ce n'est pas que les médecins eussent été jusqu'alors tenus complètement éloignés du lit d'accouchement. Il n'arrivait en effet que trop souvent que l'art de la sage-femme restât en défaut. On ne se gênait pas de recourir dans ce cas à l'aide masculine. Naturellement, c'est aux chirurgiens qu'incombait le rôle ingrat d'accoucher la femme dans d'aussi mauvaises conditions. Souvenons-nous que ces hommes n'avaient jamais eu l'occasion d'observer des naissances normales, qu'ils étaient donc dépourvus de toutes connaissances sur le cours naturel de l'accouchement, et nous apprécierons ainsi les difficultés avec lesquelles ils se trouvaient aux prises dans leur intervention. Nous comprenons aussi pourquoi la plupart des médecins ne voulaient rien savoir d'un tel art et se cantonnaient dans des dissertations théoriques sur divers sujets d'obstétrique ; et là encore, le défaut d'observation naturelle joint à des notions erronées d'anatomie devait leur être plus préjudiciable que sur le terrain de la pratique, et les amener forcément à des conclusions absolument fausses, funestes à leur tour pour leurs interventions.

Les meilleurs mêmes ne pouvaient sortir de ce cercle vicieux. Dans les manuscrits d'*Hippocrate* l'enseignement de l'obstétrique est bien inférieur à celui de la gynécologie, domaine apparemment plus accessible en son temps. Selon les idées d'*Hippocrate* le fœtus tend à quitter l'utérus pressé par la faim, il s'accouche de lui-même et ne le peut que si la tête sort la première poussée par les pieds qui s'arc-boutent au fond de l'utérus. Dès lors, il était logique dans la pratique de s'efforcer de rétablir la présentation céphalique dans tous les cas où elle n'existait pas naturellement. Que cette tentative échouât et l'on jugeait l'accouchement naturel impossible ; on avait recours aussitôt à des instruments pour morceler et extraire le fœtus. Etant donné la haute considération que les contemporains d'*Hippocrate* déjà professaient pour ses enseignements médicaux, il était impossible que ses idées sur l'obstétrique ne rencontrassent pas le meilleur accueil et ne subissent pas la plus large diffusion. Elles arrivèrent à Rome avec les médecins et les sages-femmes de la Grèce, et restèrent les idées régnantes jusqu'au début de l'ère chrétienne.

Dès lors, les progrès deviennent sensibles. Leur point de départ est Alexandrie, où sous l'égide des Ptolémées l'art et la science helléniques ont fleuri de nouveau ; venant de tous les pays, les médecins se pressent nombreux dans ses célèbres écoles de médecine. C'est là que pour la première fois on osa sectionner le cadavre humain et l'explorer ; c'est là aussi que les médecins réussirent, semble-t-il, à soulever le voile mystérieux tendu jusqu'alors sur les phénomènes de l'accouchement. Notre meilleure source de renseignements sur l'état de l'obstétrique à cette époque se trouve dans les écrits de *Cornelius Celsus*, vivant au premier siècle de l'ère chrétienne sous Tibère et Claude ; il pratiqua la médecine en amateur et fit une place à l'obstétrique dans ses nombreux écrits. A en juger par un extrait de ses livres de chirurgie, l'école d'Alexandrie avait amélioré bien des choses dans le domaine de la pratique obstétricale. Les sages-femmes gardaient en mains, il est vrai, l'exercice de l'art obstétrical, mais la théorie si funeste avait vécu désormais de la présentation céphalique, condition *sine qua non* de l'accouchement naturel. On savait enfin que les enfants peuvent naître les pieds les premiers, et l'on mit en pratique cette expérience. On osa à l'occasion pratiquer l'abaissement des pieds et l'extraction par les pieds. Avec la connaissance et l'exercice de cette intervention, pratiquée dans notre thérapeutique actuelle sous le nom de « version sur les pieds ou podalique » et « d'extraction par les pieds », le développement de l'obstétrique atteignait un niveau qu'il n'allait pas dépasser pendant plus de mille ans. En effet, *Soranus* (sous Trajan et Adrien) et plus tard *Moschion*, à qui revient l'honneur d'être l'auteur du plus ancien livre de la sage-femme qui nous soit parvenu, enseignent encore la version sur les pieds ; de même *Aetius*, médecin particulier de l'empereur Justinien qui puise sa science obstétricale dans *Philoumenos*, la connaît encore. Mais cent ans plus tard, cette version est déjà presque oubliée, et les instruments d'embryotomie retrouvent leur ancien rôle.

Puis viennent les temps mauvais. Avec l'affaissement de leur puissance politique les peuples civilisés de l'Occident retombent dans la barbarie ; les arts et les sciences disparaissent, l'obstétrique revient à ses débuts les plus primitifs. Les *Arabes*, en ce temps de recul universel, creusent bien dans l'histoire mondiale un profond sillon et témoignent d'une civilisation avancée, mais même chez ce peuple qui fit des sciences naturelles ses études de prédilection, l'obstétrique fut loin d'atteindre les progrès qu'il réalisa dans nombre d'autres domaines de la médecine. L'expérience obstétricale précisément leur faisait défaut, strictement éloignés qu'ils étaient du lit d'accouchement, conformément aux mœurs orientales ; les spéculations théoriques ne pouvaient suppléer à l'expérience. L'art obstétrical du plus célèbre des médecins arabes, *Avicenne* (980-1036 après J.-C.), est bien loin d'atteindre la perfection à laquelle on était arrivé jadis, du temps de *Celsus* et *Soranus*.

Dans les pays d'Occident, il s'écoulera encore bien du temps jusqu'à ce que l'obstétrique commence à se relever de sa profonde déchéance. Les célèbres écoles de médecine du moyen âge brillent à Salerne, Naples, Padoue, Pavie, Paris et Montpellier, du XIIe au XVe siècle ; elles font des prouesses inouïes en matière de dissertations indigestes sur tous les sujets possibles de la médecine, elles commentent les auteurs grecs, romains et arabes en confondant leurs théories, mais à l'obstétrique elles ont encore moins rendu de services qu'au reste de la médecine pratique. Là où il est question d'obstétrique, ce n'est qu'un tissu de fadaises, d'absurdités et de grossières superstitions dans lequel il est malaisé de discerner quelques rares vérités. Dans les accouchements difficiles, après avoir épuisé les remèdes — *remedia fœtum trahentia* —, on recourait, exemple caractéristique, à la force d'attraction des aimants, ou bien on écrivait à l'encre sur du papier le psaume *Miserere mei domine* ! jusqu'aux mots : *Labia mea aperies* ; puis on rinçait ce papier à l'eau, que l'on faisait boire à la malheureuse parturiente ! Ajoutons qu'outre ces moyens-là le morcellement du fœtus était très à la mode.

A l'issue du moyen âge, nous constatons en Allemagne un progrès avec l'apparition des livres de sage-femme, qui obtinrent rapidement un grand succès dû au besoin général d'instruction. A l'instigation de la duchesse Catherine de Brunswick, *Eucharius Rœsslin*, médecin à Worms et plus tard à Francfort, composa le premier de ces livrets (Rosegarten) qui parut en allemand en 1513. En 1545, il est suivi d'un deuxième du chirurgien *Reiff*, à Strasbourg, et en 1554, d'un troisième, dû à la plume de *Jacques Rüff*, citoyen et graveur de la ville de Zurich. C'est en vain qu'on chercherait dans ces livrets des traces d'exploration et d'observation personnelles ; pour la plus grande partie, ils ne sont que la reproduction des leçons d'*Hippocrate*, de *Galien* et des Arabes, recueillies de bonne foi et ornées d'images fantaisistes. Si nous avons le droit de douter des services pratiques rendus par ces livrets de Rœsslin et autres, nous devons néanmoins leur reconnaître le mérite d'avoir rassemblé de nouveau les doctrines obstétricales et de les avoir condensées dans un ouvrage spécial. C'était déjà beaucoup pour l'époque. Le souffle puissant, qui au début du xvie siècle vivifia les esprits et créa une ère nouvelle en médecine comme dans tous les domaines de la civilisation, ne manqua pas d'avoir aussi son effet sur l'obstétrique. Quand l'aveugle esprit d'autorité et la néfaste scolastique eurent enfin cédé le pas aux recherches personnelles et qu'il y eut de nouveau des sciences naturelles, quand les *Vésale*, les *Eustache*, les *Falloppe* et autres grands anatomistes de cette époque eurent renouvelé la base de la médecine et donné en même temps un rapide essor au développement de la chirurgie, c'est alors que l'obstétrique vit aussi des temps meilleurs. La France devient le berceau

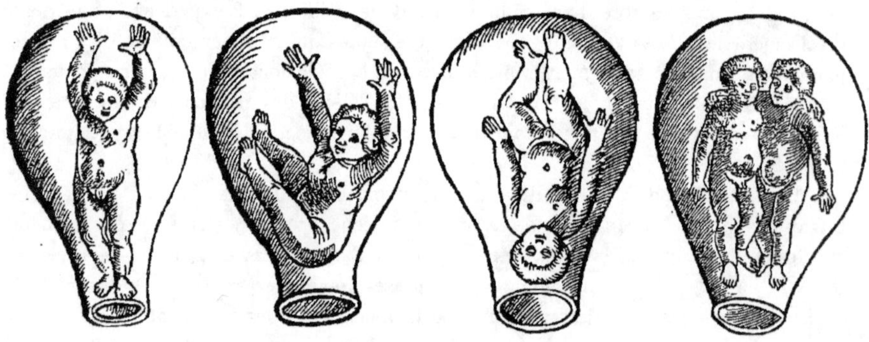

Fig. 1.

Reproduction de diverses positions de l'enfant dans la matrice.
Tirées du « Rosegarten » de *Rœsslin* 1513.

de cette science renouvelée. C'est là presque exclusivement que nous assistons à la refonte de notre art et qu'il se perfectionnera pendant plus d'un siècle. Comme dans l'antiquité, c'est parmi les chirurgiens que nous rencontrons les premiers accoucheurs. Tandis que les médecins lettrés se retranchent orgueilleusement derrière la devise « *hœc ars viros dedecet* », les remuants « maistres barbiers-chirurgiens » s'attaquent au monopole que les sages-femmes exercent auprès de la femme en couches et réussissent bientôt à se conquérir un nouveau et grand champ d'activité. Il est naturel qu'entre leurs mains l'obstétrique ne se soit développée d'abord que dans le sens opératoire, et ce fait ne peut diminuer en rien leur mérite. Vis-à-vis de leurs rivales si solidement établies dans le temps et les mœurs, les champions de l'obstétrique masculine durent commencer par faire apprécier l'indispensabilité de leur aide dans les cas dangereux ou désespérés, par répandre au loin la confiance et par multiplier les occasions d'augmenter leur expérience et leurs observations, avant de songer à faire du travail scientifique.

Beaucoup, parmi les fondateurs de l'obstétrique moderne, se sont aussi fait un nom célèbre dans la chirurgie. A côté de *Pierre Franco* et de *Guillemeau*, citons en premier lieu *Ambroise Paré* (1510-1590). De barbier il devint par sa seule valeur médecin d'armée recherché, membre de l'ambitieuse corporation des chirurgiens de Paris, du Collège St-Côme, et premier chirurgien du roi ; il donna à la chirurgie la *ligature des vaisseaux* et il rendit à l'obstétrique la version podalique jadis bien connue, puis oubliée dans le cours des temps. Cette intervention avant tout eut l'avantage de faciliter aux chirurgiens-accoucheurs de cette époque la lutte contre les vaines formules de consolation des sages-femmes, car son succès fut convaincant, cette opération

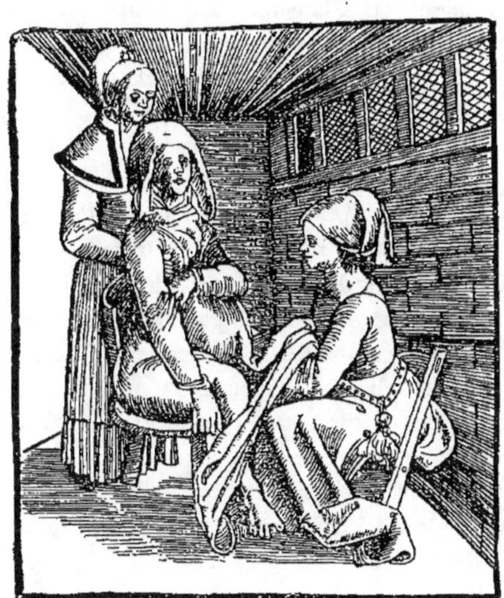 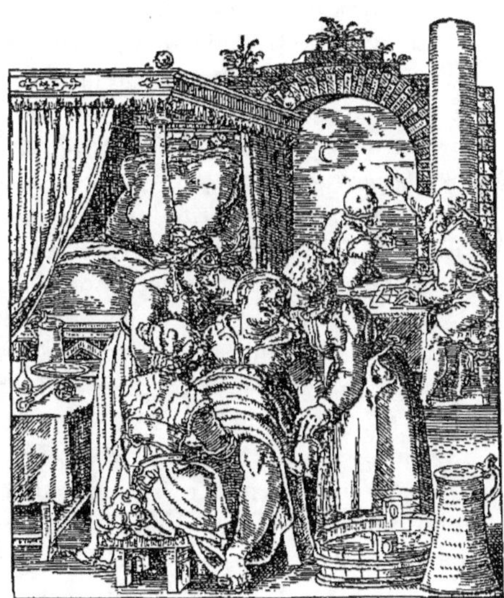

Fig. 2.Fig. 3.

Fig. 2. — Examen par une sage-femme. (« Rosegarten » de *Rœsslin*.)
Fig. 3. — Accouchement pratiqué par une sage-femme.
Gravure sur cuivre, en-tête du livre de *Jacob Rueff* : *de conceptu et generatione hominis*,
dans la *bibliopola francfordiensis de Feierabendius* 1587.

n'ayant rien du caractère meurtrier des anciennes interventions où les instruments de morcellement jouaient le premier rôle. Voyant la confiance s'accroître, les chirurgiens prirent plus d'intérêt à ce nouvel art ; les dissertations obstétricales prennent toujours plus de place dans leurs œuvres, l'on s'attaque même aux problèmes les plus difficiles, à l'exécution, jusqu'alors inouïe, de la césarienne sur la femme vivante. C'est ainsi que se prépare la brillante période de développement que l'obstétrique vit naître en France avec le début du XVIIe siècle.

Les accoucheurs deviennent alors des personnages considérables : les princesses du sang et les dames de la noblesse se choisissent les leurs propres ; les bourgeoises suivent la mode, et même les ouvrières et les femmes du menu peuple les auraient préférés aux sages-femmes, comme le remarque *Dionis* (1718), si elles avaient pu les payer. A la faveur de circonstances si avantageuses, il n'est pas étonnant que l'obstétrique ait fait de sérieux progrès, auxquels contribua beaucoup l'érection d'une division d'accouchement à l'Hôtel-Dieu, le vieil hôpital parisien. Bien que destiné, non à l'enseignement, mais à l'hospitalisation des femmes enceintes et des parturientes pauvres, ce premier établissement obstétrical servit à former l'expérience de quantité de chirurgiens. La vive reconnaissance que beaucoup d'entre eux lui garderont encore aux jours de leur renommée démontre bien quelle importance avait cet institut, unique alors, pour la prospérité de notre art.

François Mauriceau (1637-1709) ouvre la série des fameux accoucheurs français du XVIIe siècle. Aujourd'hui, nous pouvons encore lire avec intérêt ses trois mille observations tirées de sa pratique privée, témoins également honorables de son expérience et de sa franchise. Citons parmi ses contemporains, sortis de l'école de l'Hôtel-Dieu aussi, *Paul Portal, Philippe Peu, Pierre Amand, Pierre Dionis*, et enfin *Guillaume Mauquest de la Motte* († 1737). A côté de ceux-là assez prudents pour laisser leurs ouvrages en souvenir à la postérité, il y eut en ce temps quantité de praticiens distingués de l'obstétrique. *Jules Clément* (1649-1729) fut le plus renommé de tous. Accoucheur de la Cour en France, il fut même appelé trois fois en Espagne pour délivrer l'épouse de Philippe V. Naturellement, les sages-femmes se défendirent contre un tel empiétement de leurs droits, et l'on vit surgir quantité de pamphlets qui combattaient l'exercice de l'obstétrique par les hommes à grands renforts de motifs religieux et moraux.

Du sol hospitalier de la France, dont les mœurs libres de préjugés et la culture avancée avaient favorisé sa prospérité, l'obstétrique régénérée ne s'étendit aux pays voisins qu'à pas lents et irréguliers. Elle eut d'abord accès dans la florissante Hollande où, grâce au génie d'un seul homme, *Henri van Deventer* (1651-1724), ses progrès furent considérables. Par sa « Nouvelle Lumière » (nieuw Ligt voor Vrœp-meesters en Vrœd-vrouwen 1701), il a fait mieux qu'éclairer les sages-femmes : des expériences et des règles éparses de l'obstétrique cet ouvrage a constitué un tout, un ensemble aux parties bien reliées ; en un mot, il a fait de l'obstétrique une science. C'est à *Deventer* que revient le mérite d'avoir mis en évidence pour la première fois le rôle important joué par le bassin en obstétrique, et ce fait seul lui assure déjà la reconnaissance générale.

Avec le XVIIIe siècle s'ouvre un nouveau chapitre de l'histoire de l'obstétrique. Ses caractéristiques sont, du côté théorique, d'importants progrès dans l'anatomie et la physiologie, et du côté pratique l'invention du forceps.

La découverte de la circulation du sang par *Harvey* (1619) avait peu à peu clarifié les anciennes idées sur la nutrition du fœtus dans l'utérus. On connaissait maintenant la vraie nature des ovaires, jadis considérés comme des *testes muliebres* et le siège de la formation du sperme féminin, depuis que *Régnier de Graaf* avait découvert et donné son nom aux follicules de l'ovaire. *Omne vivum ex ovo* affirma le principe que *Harvey*, *Malpighi* et *Swammerdam* fondèrent sur leurs recherches communes, et dont l'exactitude est démontrée aujourd'hui pour l'ensemble du monde vivant. L'invention du microscope fit peu à peu la lumière sur la structure intime du corps et permit à *Ham* et *Leeuwenhœk* la découverte mémorable des spermatozoïdes dans le sperme. Mais combien de luttes et quelle opposition violente avant que tous ces faits trouvent grâce aux yeux des profanes contemporains ! Et que de temps il fallut jusqu'à ce que ces principes pénètrent dans les manuels pratiques d'accouchement. *R. de Graaf, Swammerdam, van Horn* n'ont pas eu plus de succès que le grand *Harvey* tant raillé de son idée de la circulation ; en 1694 encore, *Mauriceau* prétend que d'aussi étranges affirmations que la présence d'œufs dans l'ovaire n'ont d'autre source que le désir de faire parler de soi.

Dans ces questions scientifiques la crainte excusable de ce qui est nouveau, du renversement d'anciennes théories devenues chères, peut bien avoir longtemps paralysé les progrès, mais dans le domaine pratique c'est la soif du gain la plus méprisable qui seule retarda l'emploi général de l'arme la plus importante de l'accoucheur, le forceps. En effet, dès le début du XVIIe siècle, une famille de médecins anglais, les *Chamberlen*, avait en mains un forceps d'une forme déjà parfaite. D'après les investigations approfondies d'*Aveling*, son inventeur est probablement *Pierre Chamberlen* (dit l'ancien) qui pratiqua à Londres comme membre de la « Barber Surgeons Company », partagea avec son frère Pierre (dit le jeune) l'argent et les honneurs que rapportait un tel secret, et mourut en 1631. Le survivant le transmit à son propre fils, le docteur *Pierre Chamberlen*, et c'est à la maison de campagne de ce dernier, à Woodham Mortimer Hall, près Maldon, qu'en 1813 l'on découvrit par hasard, dans un réduit secret, à côté d'autres instruments obstétricaux, 4 forceps qui certainement sont les forceps originaux des *Chamberlen*, d'où procèdent tous les autres. Ils présentent déjà deux branches séparables et croisées, aux cuillères fenêtrées, branches que l'on réunit après leur introduction par une sorte d'articulation à pivot. Du docteur Pierre Chamberlen, médecin privé de trois rois et trois reines, qui entra en fréquents conflits avec ses collègues par ses agissements et sa vantardise, le secret de famille passa à son fils *Hugh Chamberlen*. Nous lisons dans la 26e Observation de *Mauriceau*, qu'à Paris, en août 1670, *Hugh Chamberlen* s'offrit à délivrer en moins d'un quart d'heure une vieille primipare, au bassin probablement extrêmement rétréci, sur laquelle Mauriceau lui-même avait pendant 8 jours épuisé vainement toute son habileté. *Chamberlen* travailla 3 heures sans succès, la femme mourut au bout de 24 heures sans être délivrée et présenta à l'autopsie de multiples déchirures de l'utérus, produites par les instruments de l'opérateur. Après cet échec, il ne fut plus question de la vente de son secret que *Chamberlen* avait offert au médecin privé du roi pour le prix de 10.000 écus. De retour à Londres, il se fit un nom par la traduction des œuvres de *Mauriceau* et sa clientèle fut considérable. Mais il avait sans doute hérité de l'esprit remuant du père, car il avait fondé une banque dont la faillite le contraignit à fuir en Hollande. Là, il vendit son forceps à *Roonhuysen*, qui le céda au Collège médico-pharmaceutique d'Amsterdam. Ce dernier trafiqua de nouveau de l'instrument, et n'autorisa à pratiquer les accouchements que les seuls médecins qui s'étaient mis en possession du secret par la remise d'une forte somme. Losque enfin deux médecins divulguèrent le secret qu'ils avaient acheté dans ce but, il se trouva qu'on les avait dupés en ne leur remettant qu'une partie du forceps, le levier. Un chirurgien de Gand nommé *Palfyn*, ayant entendu parler du forceps, réussit malgré les vagues notions qu'il en avait, à réinventer l'instrument, mais sous une forme plus primitive, et, en 1723, il vint lui-même à Paris le présenter à l'Académie. Entre temps, le secret des Chamberlen s'était ébruité et depuis 1730 environ le forceps devint partout un élément important de l'arsenal obstétrical. L'élan une fois donné, il ne manqua pas dès lors d'inventeurs pour perfectionner le forceps et pour multiplier les variantes quand il ne resta plus rien à améliorer.

Grâce au nombre croissant de ses représentants éminents, l'école française réussit à maintenir sa prépondérance durant l'époque suivante ; beaucoup d'entre eux pratiquent l'accouchement déjà en vrais spécialistes, tels les deux *Grégoire*, père et fils,

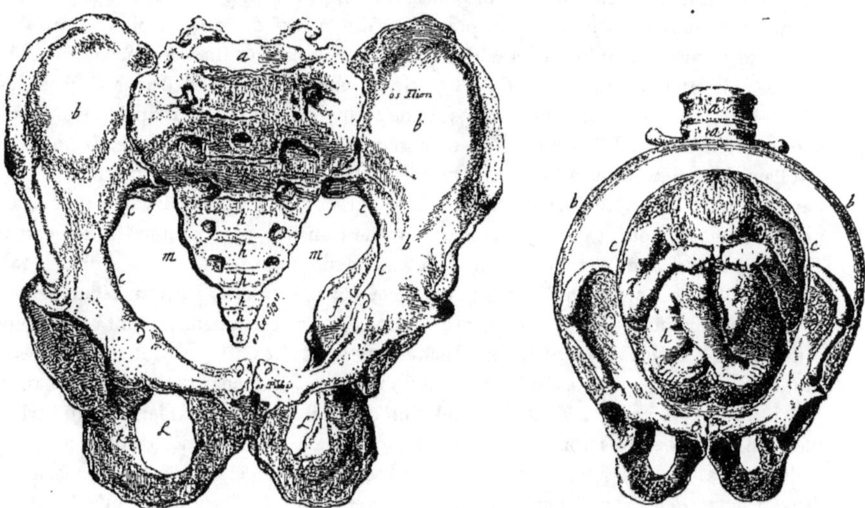

Fig. 4.   Fig. 5.

Fig. 4. — Dessin d'un bassin de femme normal, dans le « Novum Lumen » de *Deventer* 1701. Cette figure illustre la première description exacte du bassin du point de vue obstétrical.

Fig. 5. — Enfant en présentation du siège (du « Novum Lumen » de *Deventer*). La flexion typique du fœtus in utero est ici représentée exactement pour la première fois.

Puzos, Deleurye, Péan, A.-F. Petit. André Levret (1703-1780), les dépasse tous. L'influence qu'il a eue sur le développement de l'obstétrique en France lui a survécu longtemps, elle est encore perceptible aujourd'hui. *Levret* eut un puissant rival en la personne de *William Smellie* (1680-1763), le fondateur et le chef de l'école anglaise. Une originalité marquée, l'indépendance dans l'observation et dans la mise en valeur des faits observés, distinguèrent *Smellie* et engagèrent avec lui l'obstétrique anglaise dans une tout autre direction qu'en France, où l'on rendait hommage à l'habileté du médecin, tandis qu'en Angleterre on avait surtout confiance dans les forces salutaires de la nature. Déjà la forme que *Smellie* et *Levret* donnèrent à leurs forceps suffit à démontrer cette différence dans la conception des fonctions de l'accoucheur. L'instrument puissant et allongé des Français était à même de surmonter les plus grands obstacles, alors que le forceps anglais, court et léger, ne pouvait entrer en scène qu'après le travail préalable de la nature. A côté de *Smellie* se place *William Hunter* dont le nom se perpétue grâce à son ouvrage admirable sur l'anatomie de l'utérus gravide, reproduction aussi fidèle qu'artistique, que l'on n'a encore jamais surpassée. Autour d'eux se groupent *dii minorum gentium* de l'école anglaise, *Manningam, Chapman, Giffard, Fielding Ould, Denman, Leake, Aitken,* etc.

Venons-en maintenant à l'obstétrique en Allemagne. Jusqu'ici malheureusement il n'y a pas grand'chose à en dire. Dans les accouchements, on n'invoquait pour ainsi

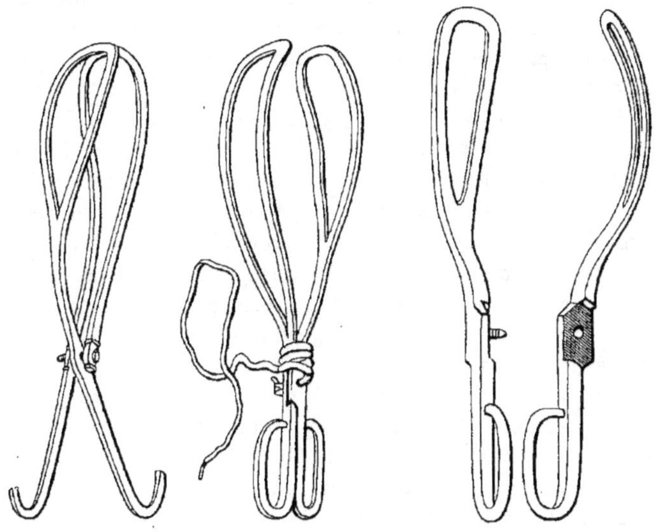

Fig. 6.

Modèles de forceps du Dr *Pierre Chamberlen,* maintenant en possession de la royal medical and surgical Society à Londres. D'après *G. H. Aveling* : The Chamberlens and the Midwifery forceps Lond. 1882 et *M. Sanger* : Arch. f. Gyn. 31.

dire jamais le secours de l'homme, car comme s'en plaint *Gottfried Welsch,* médecin à Leipzig au milieu du XVIIe siècle, la plupart des Allemandes auraient préféré mourir que de se laisser opérer par un médecin ou un chirurgien. Dans de telles conditions, les sages-femmes avaient beau jeu pour faire ce qu'elles voulaient sans surveillance. Leurs connaissances devaient être assez médiocres. Pendant qu'à Paris, du temps de *Mauriceau,* la maternité de l'Hôtel-Dieu était en pleine prospérité, à Leipzig c'était la femme du bourgmestre qui choisissait et examinait les sages-femmes ; en d'autres contrées, les candidates devaient se mettre à l'école d'habiles matrones, pour être ensuite examinées par un collège médical sur des matières dont il n'avait lui-même connaissance que par ouï-dire. Quand *Deventer* publia son ouvrage qui fit époque, en

Allemagne venaient seulement de paraître avec succès les manuels de *Justine Sie-gemundin*, accoucheuse de la cour dans l'électorat de Brandenbourg, et d'une certaine *Horenburgin*, sage-femme assermentée de la ville de Brunswick. Aussi, en l'an 1721, le savant juriste *Kress*, répondant à la question de savoir s'il valait mieux se fier dans les cas douteux au jugement des médecins qu'à celui des sages-femmes, tranchait-il en faveur de ces dernières par les paroles : « les accoucheurs apud Gallos, quidem non autem apud nos celebrantur ». C'était bien la vérité pure.

Mais une amélioration ne devait pas tarder à se manifester en Allemagne. Nous la voyons débuter à Strasbourg (cette ville devenue française politiquement tout en conservant encore l'esprit et la langue allemands). A la Maternité de l'hôpital des Bourgeois, ouverte dès 1729, enseignait *Jean-Jacques Fried* († 1769), qui n'a guère laissé d'ouvrages, mais dont les enseignements si vivants enthousiasmèrent ses élèves pour la nouvelle science. *Fried* partage avec *Smellie* et *Levret* l'honneur d'avoir été le maître de *Jean-Georges Rœderer*, qui, appelé à Göttingue à l'âge de 25 ans, affirma pour la première fois dans son discours d'ouverture l'égalité des droits de l'obstétrique avec ceux de la médecine interne et de la chirurgie ; ses fières paroles sont encore souvent citées : « Sit sua laus *medicinæ*, sit *chirurgiæ* honos, *obstetriciæ* tamen nomen haud obscurum manet, marito dulcem reddit conjugem, proli matrem, matri laborum mercedem, universæ familiæ solamen ! » Dans la courte période de son activité comme professeur et chef de la jeune Maternité de Göttingue (1751-1763), *Rœderer* rattrapa le retard d'un siècle que l'obstétrique allemande avait sur celle des autres nations et plaça l'Allemagne au même rang que ces dernières.

Le charme enfin rompu, de tous côtés nous voyons surgir en pays allemand des maternités, et avec elles l'obstétrique scientifique fait solennellement son entrée. Une école de sages-femmes se fonde à la Charité de Berlin en 1751, à l'hôpital de St.Marc à Vienne en 1752 ; d'autres leur succèdent bientôt à Cassel, Brunswick, Dresde, Wurzbourg, Jena, Marbourg, etc. A leur première installation se rattachent les noms de *Crantz, Rechberger, Plenk, Zeller, Stein, Wirsberg, Stark.* La plupart de ces établissements ne consistaient qu'en locaux plus ou moins primitifs destinés à recevoir les femmes enceintes, et le nombre annuel des naissances y était très restreint ; malgré cela ils présentaient tous le même avantage, l'occasion d'observer et d'apprendre en toute tranquillité. C'était la choses principale ; le zèle croissant des maîtres et des élèves suppléa à tout ce qui manquait.

Un pas de plus et l'histoire de l'obstétrique entre dans sa dernière phase de développement, dont l'obstétrique actuelle n'est que la suite. Elle est amenée par le retour à la nature, qu'on avait failli oublier en cherchant avec trop de zèle à perfectionner l'art de l'accouchement.

L'ardeur opératoire était devenue telle que la nature, d'après les paroles de *Boër*, semblait avoir renoncé à sa fonction d'accoucheuse pour l'abandonner au forceps de l'opérateur. L'influence de *Smellie* et de *Hunter* ne fut pas assez forte en dehors de leur patrie pour lutter contre cette tendance. Ramener l'attention des accoucheurs sur le cours naturel des phénomènes de l'accouchement, édifier sur une base anato-

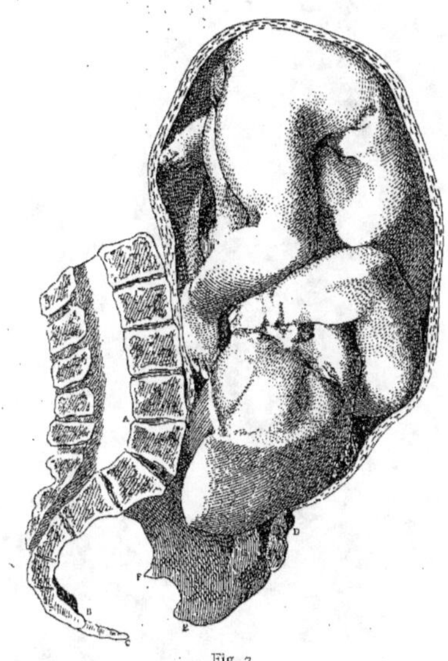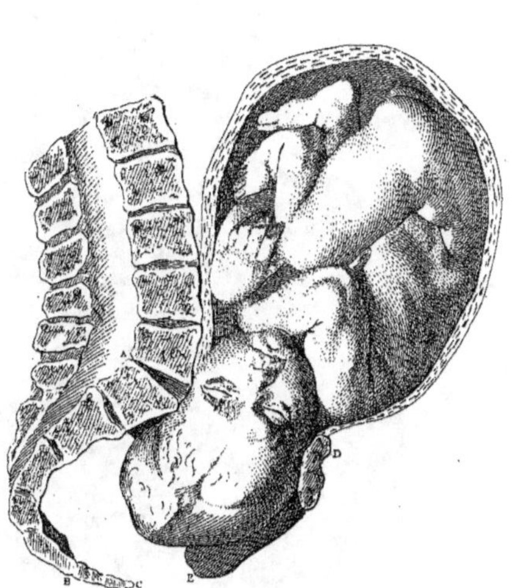

Fig. 7.   Fig. 8.

Deux stades du passage de la tête dans le bassin rétréci. Réduction d'une reproduction tirée du grand atlas de *W. Smellie*: A Set of anatomical tables, with explanations and an abridgement of the practice of midwifery. London 1761.

Représentation très fidèle de la façon dont le crâne franchit le détroit supérieur fortement aplati ; mais les proportions ont été mal gardées, la colonne vertébrale est trop courte par rapport au fœtus, tout en étant trop épaisse par rapport à la tête.

mique et physiologique une nouvelle science obstétricale, tracer la limite entre le travail de la nature et la fonction de l'accoucheur, tous ces mérites divers reviennent à *Saloyrès de Renhac* et à son célèbre élève *Jean-Louis Baudelocque* (1746-1810) en France, ainsi qu'à *L. Boër* (1751-1835) en Allemagne.

Avec ces derniers, l'obstétrique dépasse le stade commun à toutes les sciences

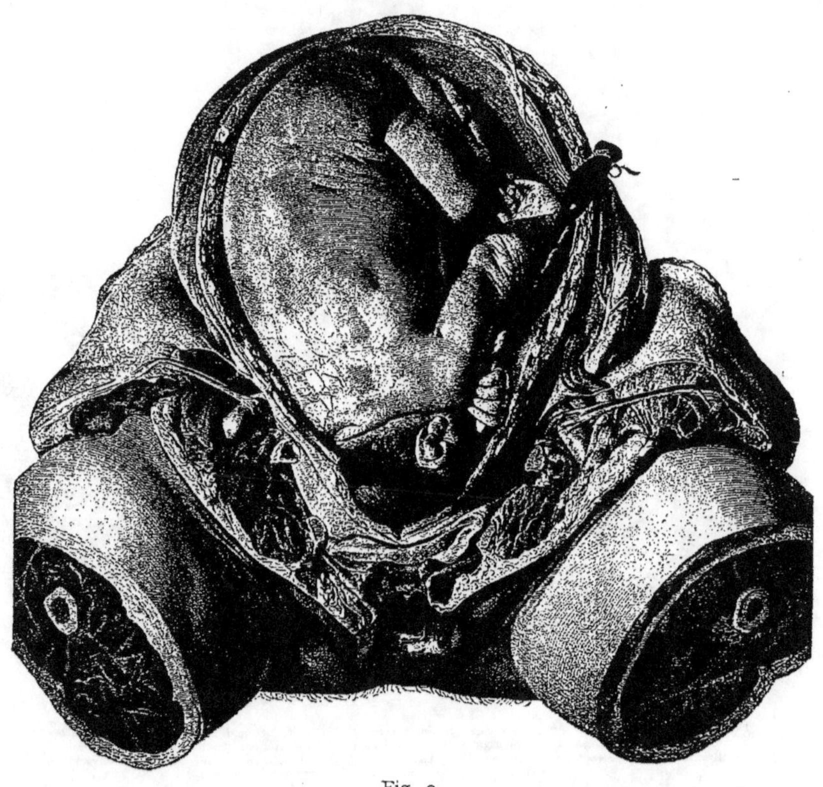

Fig. 9.

Tirée de l'Anatomia uteri gravidi de *W. Hunter*, 1774.

Réduction de la planche VI qui est de grandeur naturelle : fœtus in utero, prout a natura positus, rescissis omnino parte uteri anteriori, ac placenta, ei adhaerente. J.N. Rymsdyck delin. R. Strange sculp.

naturelles, où les progrès sont liés principalement aux noms de quelques savants remarquables. Quand le champ d'études s'est étendu, le travail d'un seul devient insuffisant, l'individu passe au second plan, les progrès résultent de l'ensemble des travaux de tous. Depuis le début du siècle dernier, l'on a travaillé avec un zèle croissant dans tous les pays civilisés à l'avancement de l'obstétrique, le nombre de ses représentants scientifiques s'est tellement accru que je ne puis vous en citer que les plus éminents. Ce sont, en Allemagne *F.-B. Osiander, Ad.-El. von*

Siebold, Wigand, Jörg, D.-W.-H. Busch, von Ritgen, E.-C. Nœgele, Stein le jeune, *Froriep, Kilian,* l'historien de l'obstétrique *E.-C.-J. von Siebold, V. Winckel, Fritsch, W.-A. Freund, B.-S. Schulize, Kroenig, Kiwisch, Michœlis, Scanzoni, E. Martin Litzmann, Spiegelberg, Crédé, C. Schröder, C. von Braun* ; en France, *A. Dubois, Deneux, Desormeux, P. Dubois, Maygrier, Baudelocque* le neveu, *Depaul, Pajot, Tarnier, Budin, Varnier,* les dames *Lachapelle* et *Boivin* ; en Italie, *Edouard Porro* ; en Angleterre, *Merriman, Fergusson, Blundel, John Burns, Hamilton, Collins, James.-J. Simpson, Braxton-Hicks, Duncan* ; en Russie, *J.-Th. Busch, von Wylie, W. Scholtz, von Deutsch, Walter, Slaviansky* ; en Amérique, *W.-P. Dewees, Ch. Meigs, Th. Parvin, W.-Th. Lusk.*

Il est impossible de terminer cette esquisse de l'histoire de l'obstétrique, que j'ai empruntée au grand ouvrage de *Siebold*, sans rappeler en quelques mots les conquêtes les plus importantes de ces dernières années.

Le 17 octobre 1846, le chirurgien *Warren* à Boston, exécuta la première opération *sous narcose à l'éther*, sur le conseil du chimiste *Jackson* et du dentiste *Morton*. Un an plus tard, *Simpson* recommanda à la place de l'éther le *chloroforme* et employa la première fois chez une parturiente ce narcotique destiné à un si grand succès. Dès lors, l'obstétrique n'a pas moins profité des bienfaits de la narcose que la chirurgie. C'est à peine si on peut imaginer aujourd'hui une obstétrique sans chloroforme, et la race humaine, dont la sensibilité s'est exacerbée, considère non seulement la suppression de la douleur comme chose des plus naturelles dans les opérations, mais de tous côtés même la réclame pour les accouchements.

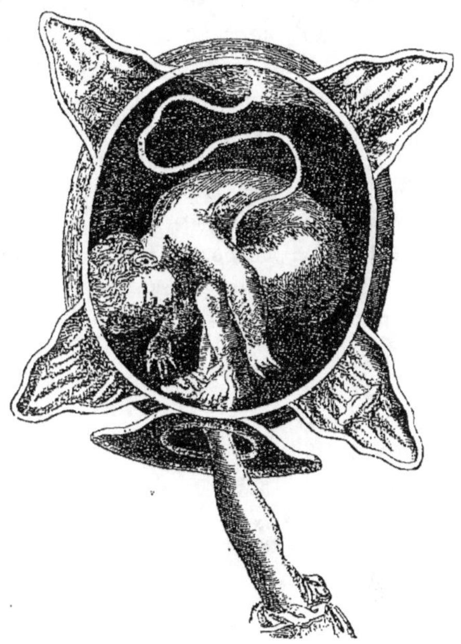

Fig. 10.

Abaissement des pieds (version sur les pieds). Tirée de *Justine Siegemundin*, sage-femme de la Cour dans l'Electorat de Brandenburg. Cœlln sur la Sprée 1690.

Il s'en est peu fallu que l'antisepsie, orgueil de la médecine du XIXe siècle, n'ait dû son origine à l'obstétrique, car environ 20 ans avant *Lister, Ignace-Philippe Semmelweis* (mort en 1865) pressentit et utilisa même pratiquement cette découverte, qui, plus tard, sous la forme du traitement antiseptique des plaies, commença de l'Angleterre un voyage triomphal à travers tous les pays. *Semmelweis* lutta pour ses idées avec l'énergie et la persévérance que seule peut donner une conviction intime, mais en vain ; il ne fut pas compris de ses contemporains. Des milliers de mères durent encore perdre la vie avant que l'antisepsie réapparût en obstétrique par la grande découverte de *Joseph Lister*, qui fit disparaître des Maternités les meurtrières épidémies de fièvre puerpérale ; et les accoucheurs, toujours inquiets de leurs interventions, cessèrent dès lors de craindre la malchance de transmettre à la femme en couches des germes mortels d'infection, à la suite même d'un seul examen. La narcose et l'antisepsie assurèrent le rapide développement de la gynécologie, qui dans l'élan scientifique du dernier demi-siècle entraîna avec elle l'obstétrique sur laquelle elle exerça à beaucoup d'égards une action féconde. Non seulement les progrès en gynécologie profitèrent en obstétrique au diagnostic et à la technique opératoire, mais aussi la base scientifique de notre art en fut élargie et approfondie. Ces deux sciences se complètent mutuellement, c'est pourquoi partout aujourd'hui elles sont l'objet d'un enseignement parallèle et simultané. C'est ainsi que l'ancienne Maternité est devenue la moderne clinique des femmes (Frauenclinik), à laquelle ressortissent tous les processus physiologiques et pathologiques qui concernent les organes génitaux féminins.

Pas plus qu'une autre science médicale, la science obstétricale n'est près d'être épuisée et achevée. Après des temps d'arrêt où l'on passe au crible les idées et les faits rassemblés, de nouvelles méthodes provoqueront une nouvelle extension de la science et de ses applications. Et quand nos successeurs jetteront sur notre œuvre un coup d'œil rétrospectif, puissent-ils en emporter l'impression réconfortante du progrès accompli, telle que nous venons de l'éprouver en passant en revue l'obstétrique des temps passés.

IIme LEÇON

Messieurs ! nous allons d'abord étudier les processus qui concernent la conception et les origines de la grossesse. Dans ce but, nous devons commencer par nous renseigner sur la nature et la provenance des éléments mâle et femelle de la fécondation, dont la réunion dans les organes génitaux de la femme forme l'origine du fœtus.

L'élément efficace du sperme, ce sont les *spermatozoïdes* (spermatofila, spermatosomes). Chaque goutte de sperme en contient plusieurs milliers, que l'on voit au microscope comme des corps filiformes, longs d'environ un vingtième de millimètre et composés d'une tête et d'une queue. La tête ovale est aplatie en avant et revêt ainsi, vue de profil, un aspect piriforme. La queue, vue à un fort grossissement, est traversée dans toute sa longueur par un filament axial ; elle est formée de 3 parties, le segment intermédiaire, le segment principal et le segment terminal, très effilé. La queue, en forme de fouet, douée de mouvements serpentins ou de rotation, fait avancer le spermatozoïde avec énergie et rapidité.

Au microscope on voit les spermatozoïdes s'entrecroiser pêle-mêle, se tourner tantôt ici, tantôt là, s'arrêter quelques instants, puis reprendre leur mouvement d'un coup de fouet de la queue contractile, jusqu'à ce qu'ils butent la tête la première contre une cellule par exemple, et restent là en exécutant des mouvements de foret ; ce spectacle est si frappant que ses premiers observateurs, *Joh. Ham*, étudiant à Leyden, *Leeuwenhœk* (1677) et leurs successeurs jusqu'aux temps modernes, crurent avoir affaire à de minuscules organismes indépendants, les *spermatozoaires*.

Les spermatozoïdes ressemblent en effet, grâce à ces mouvements en apparence volontaires, à de petits animaux, et ne correspondent nullement à l'image qu'on se fait de la cellule en général ; mais malgré cela ils ne sont pas autre chose que les cellules des glandes sexuelles masculines, modifiées d'une façon spécifique. Preuve en soit leur provenance.

Tandis que la partie muqueuse, filante du sperme provient des glandes prostatiques et des glandes de Cowper, les spermatozoïdes ont pour unique siège de formation le testicule. Leur lieu d'origine est l'épithélium des tubuli contorti, ces canalicules séminifères pelotonnés sur eux-mêmes, qui forment la masse principale du parenchyme testiculaire. L'épithélium des canalicules se montre tantôt à l'état de repos, tantôt à

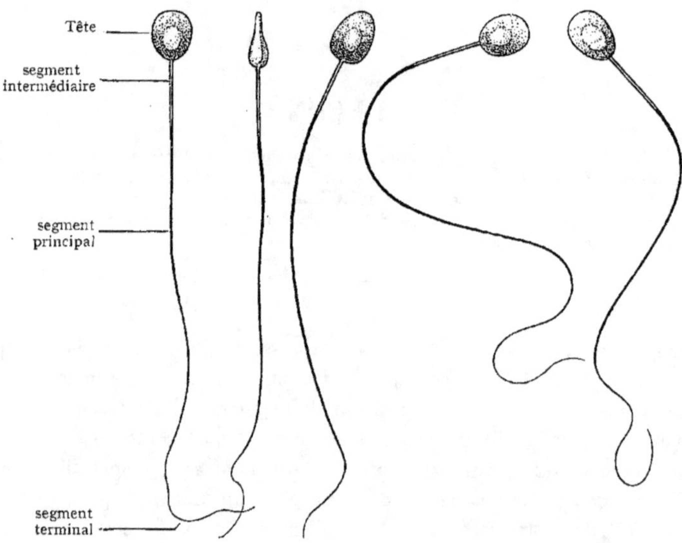

Fig. 11.

Spermatozoïdes de l'homme à un très fort grossissement.

1) Vu de face. 2) Vu de profil. 3-6) Diverses formes du mouvement de la queue.

l'état actif. Dans le premier cas il se compose de plusieurs couches de cellules plus ou moins grandes ; dans le deuxième cas, certaines cellules, les spermatogonies, prolifèrent très activement. Elles se divisent d'abord en deux cellules-mères, les spermatocytes, qui engendrent à leur tour par une double division quatre cellules plus petites, les spermatides. Ces dernières cellules se transforment finalement en spermatozoïdes, le noyau cellulaire formant la tête du spermatozoïde, pendant qu'une partie du protoplasma produit la queue.

Les spermatozoïdes sont au début immobiles et rassemblés par grappes dans les tubes séminifères. Peu à peu ils arrivent dans les canaux droits, puis dans l'épididyme, pour finir par se déverser par le canal déférent dans les vésicules séminales, où ils se mélangent au liquide muqueux du sperme, et où, tout en étant devenus mobiles, ils stationnent jusqu'à l'éjaculation.

La formation des spermatozoïdes ne débute qu'au moment de la maturité sexuelle à la puberté, mais ensuite elle peut persister jusqu'à l'âge le plus avancé. C'est une chose merveilleuse que la capacité de résistance, la puissance de vie de ces petits organismes. En effet, il n'est pas rare de rencontrer des spermatozoïdes mobiles, donc vivants, dans le sperme de cadavres refroidis, ou dans une mince couche de sperme, envoyée à l'examen entre deux porte-objets, après un voyage de plusieurs heures. Mis à l'abri de la putréfaction et de la dessication, et conservés à la température corporelle, les filaments séminaux restent mobiles des jours entiers ; dans les sécrétions adéquates de l'utérus et des trompes, c'est encore bien plus longtemps qu'ils arrivent à se maintenir vivants. Trois semaines après la cohabitation, *Dührssen* trouva encore dans une trompe des spermatozoïdes mobiles, de même *Nürnberger* 13 voire 15 jours après.

Comme chez l'homme, les produits sexuels de la femme doivent leur origine à la transformation spécifique de certaines cellules des glandes sexuelles, mais la transformation se fait, il est vrai, dans une tout autre direction que chez l'homme. A la suite d'une sorte de division du travail, selon les termes d'*O. Hertwig*, le produit sexuel mâle s'est chargé d'opérer l'union des éléments nécessaires à la fécondation. C'est pourquoi les cellules sexuelles mâles sont devenues mobiles, se sont débarrassées de toutes les substances susceptibles d'entraver leur propulsion, et ont pris la forme de filaments, la plus apte à traverser d'étroits canaux et à pénétrer dans la cellule sexuelle femelle. Cette dernière, à son tour, a la charge d'emmagasiner les substances nutritives nécessaires au premier développement du germe et qui servent en même temps de matériaux de réserve pour l'avenir. C'est ainsi que la cellule sexuelle femelle, — l'œuf, — devient une cellule sphérique qui est la plus volumineuse du corps.

La formation des œufs commence, chez les mammifères et chez la femme, déjà lors du développement embryonnaire. Chez le jeune embryon humain, la surface postérieure de la cavité abdominale est occupée par deux glandes allongées, les *reins primordiaux ou corps de Wolff*. A la face interne de ces organes, l'on aperçoit, déjà dans la 5e ou la 6e semaine, quelques bandes épithéliales blanchâtres, légèrement surélevées, constituant *l'éminence germinale* ou *génitale*, qui forme au milieu des reins primordiaux un repli saillant fusiforme ; cette ébauche est la première apparition des *glandes sexuelles*, des ovaires comme des testicules ; l'éminence germinale est constituée par une masse mésodermique, revêtue d'une couche épithéliale quelque peu épaissie, qui n'est qu'une portion de l'épithélium cœlomique. Bientôt ces cellules épithéliales prolifèrent d'une façon frappante et forment au niveau de l'ébauche entière plusieurs couches cellulaires, auxquelles *Waldeyer* a donné le nom d'*épithélium germinatif*.

De bonne heure, entre les cellules cylindriques de l'épithélium germinatif, on voit apparaître quelques cellules volumineuses, arrondies, au noyau pâle et vésiculaire : ce sont *les cellules sexuelles primordiales*. Jusque-là le développement est identique pour les deux sexes ; plus tard les cellules sexuelles primordiales deviendront soit des *spermatogonies* soit des *ovules primordiaux*. Pour constituer l'ovaire, il s'effectue, à la faveur d'une prolifération active de l'épithélium germinatif et d'une division répétée des ovules primordiaux, une pénétration réciproque et un enchevêtrement des épithéliums et du mésoderme vasculaire ; les cellules de l'épithélium germinatif s'enfoncent dans le mésoderme en formant des cordons pleins, les *tubes* ou *cordons glanduleux* de *Valentin* et de *Pflüger*, les *amas ovulaires* (Eiballen) de *Waldeyer* (fig. 14), pendant que le stroma mésodermique, par les trabécules qu'il envoie à l'intérieur des

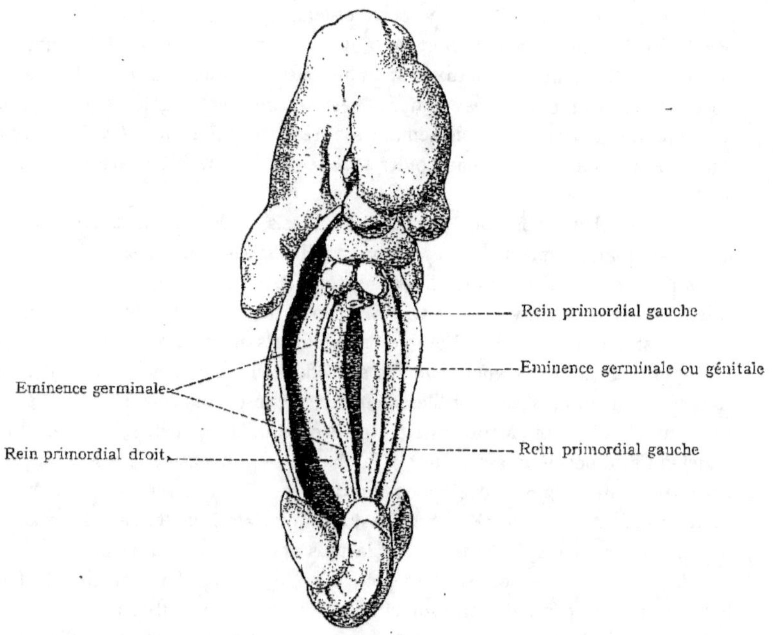

Fig. 12.

Embryon humain de la 5e semaine, grossi 10 fois, d'après *Kollmann*. Histoire du développement.
On a enlevé la paroi antérieure du corps et l'intestin, le rein primordial est mis à nu.

cordons épithéliaux, les découpe en segments toujours plus courts, jusqu'à ce qu'enfin il ne reste que de petits amas cellulaires arrondis, formés d'un seul ovule primordial et d'un certain nombre de cellules de l'épithélium germinatif. Ces petits amas s'appellent les *follicules primordiaux* ; les cellules de l'amas, provenant de l'épithélium germinatif et qui entourent d'une couche unique l'ovule primordial, portent le nom de *cellules folliculeuses* ou d'*épithélium folliculaire*.

Toutes les phases de développement que nous venons de dépeindre, l'ovaire les parcourt pendant la vie fœtale. La fillette vient au monde avec sa provision presque complète de follicules primordiaux. Ils sont accumulés en rangs serrés dans la substance corticale des ovaires ; leur nombre a été estimé par *Henle* à 36.000 par ovaire, par *Waldeyer* à 100.000 pour les deux ovaires, et par *Sappey* à 400.000. Récemment *Haggström* obtint le même nombre de follicules primordiaux en les comptant sur les coupes en séries de 2 ovaires.

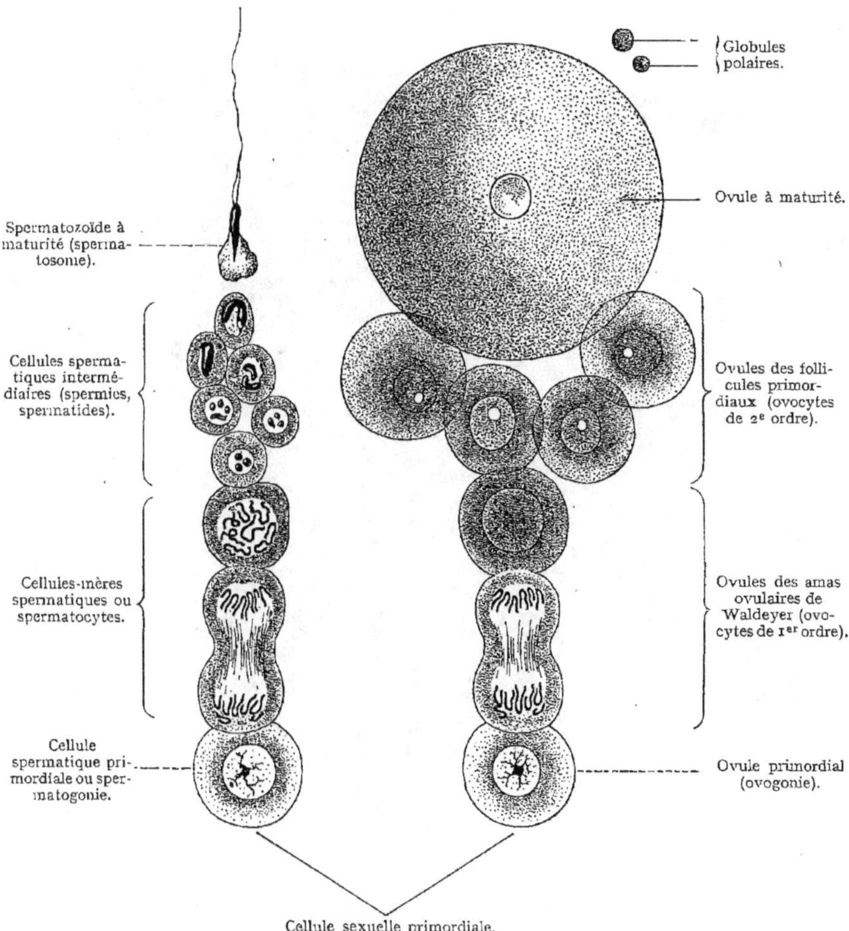

Fig. 13.

Schéma comparatif du développement des produits sexuels mâle et femelle provenant de la cellule sexuelle primordiale. Développement des cellules sexuelles mâles d'après *Kollmann*. Histoire du développement.

En comparaison avec la longueur du spermatozoïde (0,05 mm.) l'œuf à maturité (0,2 mm.) devrait être dessiné encore quatre fois plus grand.

Nous pouvons maintenant sauter une période assez longue, qui ne se distingue par aucune modification importante dans les ovaires. Leur agrandissement dans les premières années est dû seulement à la croissance du stroma conjonctif vasculaire ; les follicules primordiaux sont par là écartés les uns des autres et se répartissent en

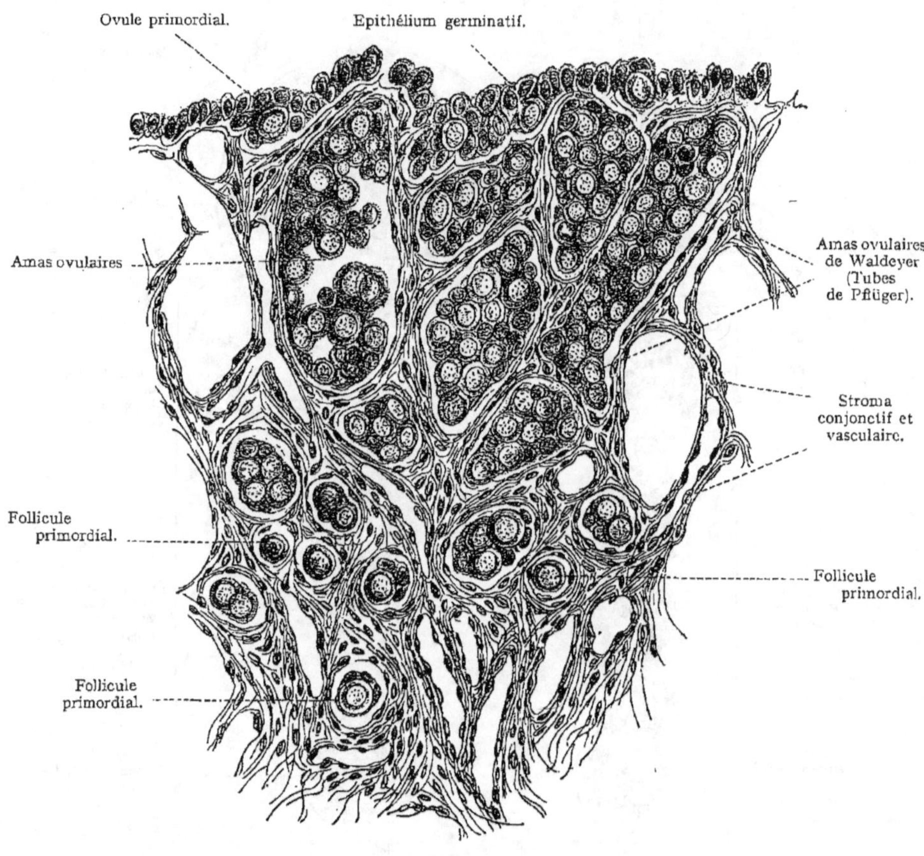

Fig. 14.

Coupe de l'ovaire d'un fœtus de cinq mois.

plusieurs couches dans la substance corticale, sous la surface. Au cours de la seconde dizaine d'années le développement de l'organisme est près de s'achever, les substances nutritives destinées jusque-là à la croissance du corps deviennent enfin disponibles pour la reproduction ; alors seulement commence une nouvelle vie dans l'ovaire avec la *maturation des follicules* et leur rupture, suivie de l'*élimination des ovules*, deux processus connus sous le nom d'*ovulation*.

L'ovulation.

Le follicule primordial (fig. 15 a) se compose, comme nous l'avons vu, de l'ovule et d'une couche unique de cellules folliculeuses qui l'entoure. Le tout est inclus dans une petite cavité du stroma. Des milliers de follicules dont la nature prodigue a pourvu la femme, la plupart ne dépasseront jamais ce stade de développement ; quelques-uns seulement sont destinés à une évolution ultérieure, et de ceux-là un très petit nombre, — environ 13 par année, pas même 500 dans 30 années environ de fonctions sexuelles — arriveront à maturité complète. Ce développement subséquent commence par une prolifération des cellules folliculeuses, jusqu'à ce qu'elles forment plusieurs couches autour de l'ovule (fig. 15 b) ; puis en un point de cette gaine folliculeuse se constitue une fente (fig. 15 c) qui se remplit d'un sérum clair, et passe peu à peu par accumulation du sérum à l'état de cavité. Les cellules folliculeuses sont repoussées avec l'ovule contre la paroi de la nouvelle vésicule, qui devient dès maintenant ce qu'on appelle le *follicule de Graaf*, du nom de celui qui l'a découvert en 1672, *Régnier de Graaf*.

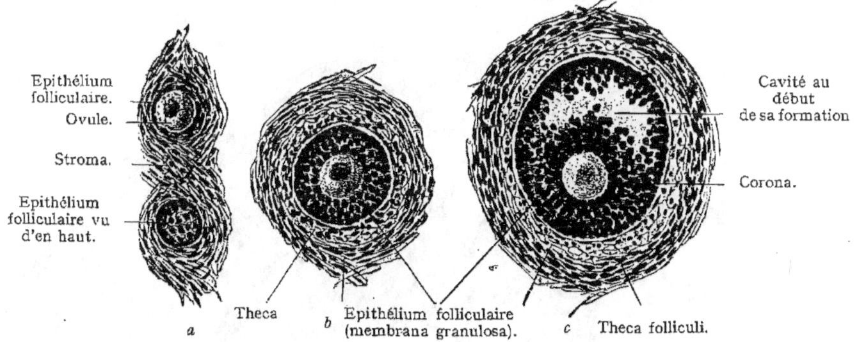

Fig. 15.

Développement du follicule à son début.

On trouve ces follicules de Graaf à tous les stades de développement dans l'ovaire de la femme pubère ou adulte. La coupe de la fig. 17 vous en donne une bonne image. A mesure que ces follicules grandissent, ils se rapprochent de la surface, où ils font des saillies de la grosseur d'un pois à celle d'une petite cerise. On peut voir le contenu liquide, le *Liquor folliculi*, luire à travers sa mince paroi.

Les grands follicules de Graaf (fig. 18) reçoivent du stroma de l'ovaire une enveloppe particulière *(Theca folliculi)*, composée d'une couche externe fibreuse *(Tunica fibrosa)*, et d'une couche interne de tissu conjonctif lâche riche en cellules *(Tunica propria)*. Cette dernière est séparée par une mince membrane basale ou vitrée (la *membrana propria* de Waldeyer) de la couche pluristratifiée de l'épithélium folliculaire

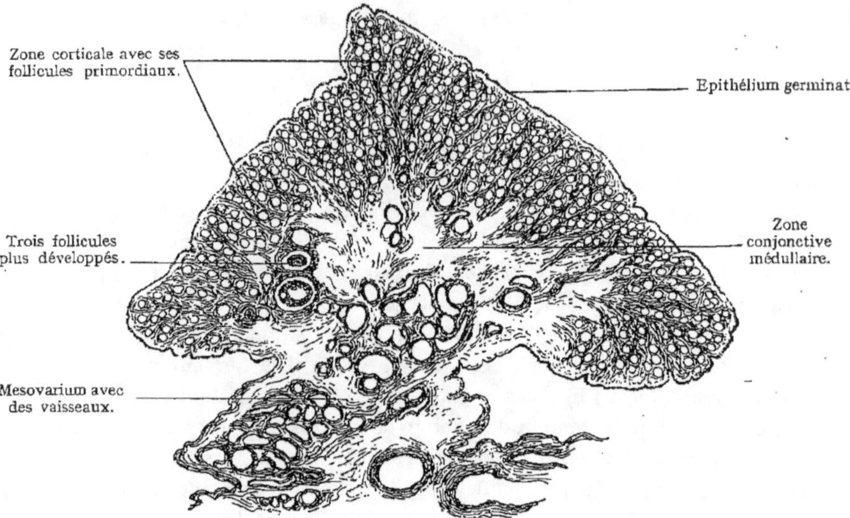

Fig. 16.
Coupe de l'ovaire d'une nouveau-née ; faible grossissement.

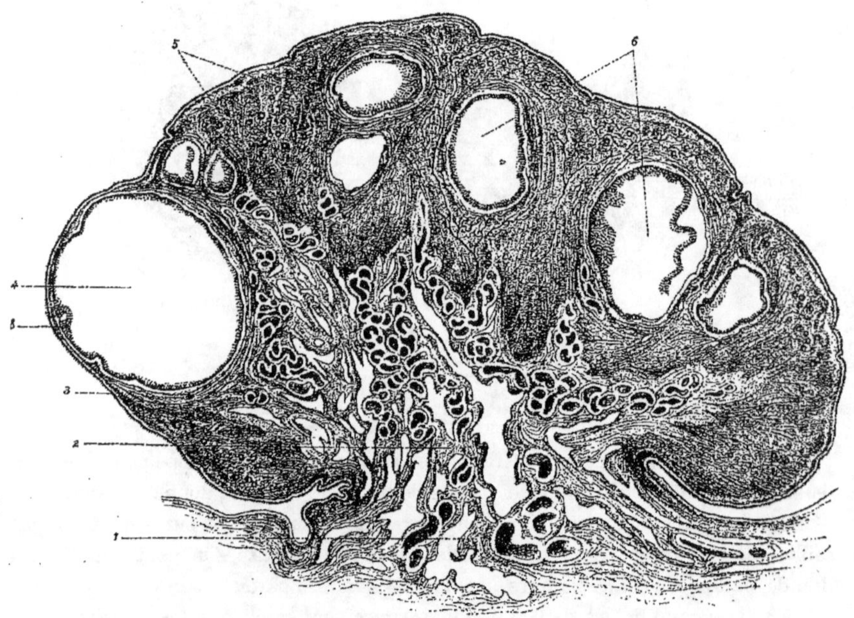

Fig. 17.
Coupe de l'ovaire d'une femme de 25 ans. Injection artificielle des artères.
Grossissement à la loupe.

1) Mesovarium. 2) Hile et zone médullaire avec artères tordues en tire-bouchons et grandes veines. 3) Epithélium germinatif. 4) Grand follicule en voie de maturation. 5) Follicule primordial dans la zone corticale. 6) Follicule de Graaf. 8) Disque proligère avec l'ovule. Quelques nerfs sont dessinés d'après von *Herff*.

constituant la *membrana granulosa*. A l'endroit où le follicule s'est approché de la surface de l'ovaire, les cellules de la granulosa forment un petit amas *(disque proligère, cumulus ovigère)* au sein duquel se trouve l'ovule, tel que *de Bær* l'y découvrit en 1827.

L'œuf humain mesure à l'état de développement complet 0,20 mm. en diamètre et apparaît, vu à l'œil nu sur un plan sombre, comme un très petit point blanc. La fig. 20 montre, vu à un fort grossissement, un tel ovule provenant d'un follicule prêt à se rompre. Vous voyez que la masse principale de la cellule-œuf devenue si volumineuse est formée par le protoplasma ou *vitellus*, dans lequel on distingue un amas central de

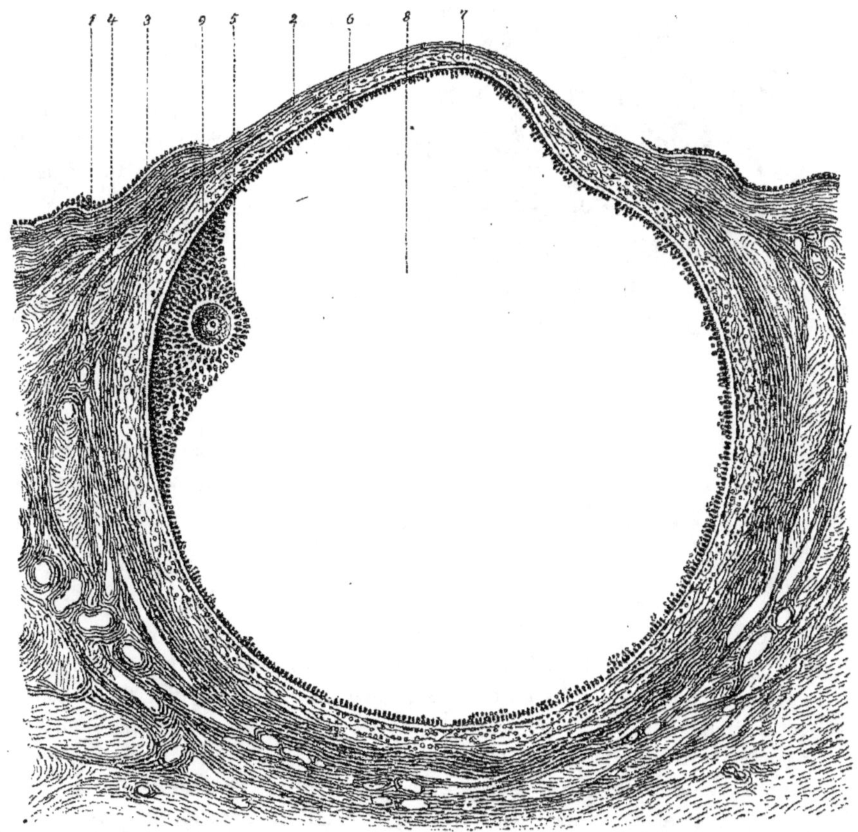

Fig. 18.

Follicule de *Graaf* prêt à se rompre avec forte saillie à la surface libre de l'ovaire.

1) Epithélium germinatif qui manque dans la région du stigma. 2) Albuginée. 3) Tunica propria sive vasculosa. 4) Tunica fibrosa dont les fibres se sont écartées au niveau du stigma. 5) Disque proligère. 6) Membrana granulosa (épithélium folliculaire). 7) Stigma folliculi. 8) Cavité folliculaire remplie du liquor folliculi. 9) Membrane basale ou vitrée (membrana propria).

vitellus nutritif à gros grains ou *deutoplasma* et une zone corticale plus claire de *vitellus formatif* ou *plastique*, la zone protoplasmique. C'est dans cette zone, en situation excentrique à la périphérie de l'ovule, que se trouve le noyau ou *vésicule germinative*, qui, de son côté, en guise de nucléoles renferme la *tache germinative*. Autour de l'ovule, les cellules de l'épithélium folliculaire sont disposées en une sorte de couronne rayonnante *(corona sive zona radiata)*. Par une sorte de sécrétion du protoplasma de la couche interne de ces cellules folliculaires, il se forme autour de l'ovule une membrane d'enveloppe qui apparaît sur la coupe comme un anneau transparent, d'où le nom de *zone pellucide*. Cette zone est elle-même séparée du protoplasma de l'ovule par le fin « espace périvitellin ».

Waldeyer désigne du terme d'œufs *prêts (fertige Eier)* les ovules qui présentent la constitution que nous venons de décrire ; mais ils ne sont pas encore capables de se développer ; ils doivent au préalable subir une série de transformations connues sous le nom de *phénomènes de la maturation*. O. *Hertwig* et *Bütschli* les ont étudiées sur les œufs transparents des invertébrés, *van Beneden* sur l'œuf de lapin, et plus tard d'une façon très remarquable sur l'œuf de l'ascaride du cheval ; comme ces auteurs l'ont démontré, la vésicule germinative gagne la surface du protoplasma et s'y prépare à la division indirecte ; comme

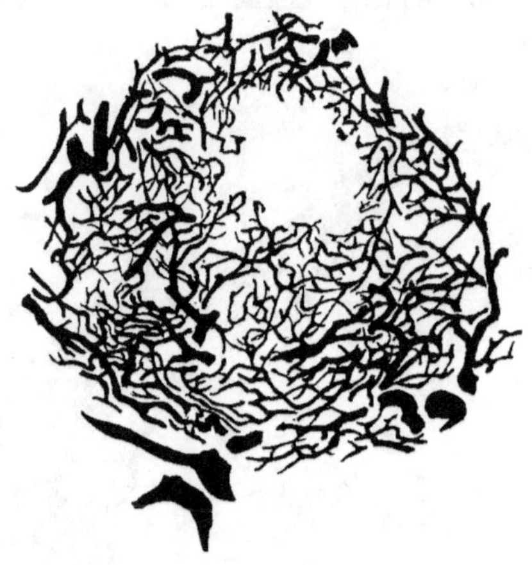

Fig. 19.

Injection avec de la gélatine au carmin du réseau vasculaire d'un follicule de Graaf en voie de maturation.

Les grands vaisseaux sont en dehors de la tunica fibrosa, le fin réseau vasculaire est dans la tunica propria. Le centre privé de vaisseaux correspond au stigma folliculi.

vous le savez, les chromosomes se dédoublent par scission longitudinale et il se forme un fuseau nucléaire. La cellule ensuite se divise de telle façon, qu'une moitié du fuseau avec la moitié des chromosomes se détache de l'ovule sous forme d'un petit corps cellulaire accolé à sa surface : c'est le premier *globule polaire* (fig. 21). Aussitôt après cette élimination, l'autre moitié du fuseau restée dans le protoplasma ovulaire se prépare à une 2e division, en formant derechef un fuseau complet dont une moitié sort de nouveau de l'ovule avec la moitié correspondante de chromosomes : c'est le second globule polaire. Cette fois la moitié du 2e fuseau nucléaire restée dans l'ovule après la 2e division, ainsi que le reste des chromosomes, constituent le *noyau ovulaire* de l'œuf arrivé maintenant à *maturation*. Ce noyau ovulaire est beaucoup plus petit que l'ancienne vésicule germinative ; et, à la différence de cette dernière, il ne contient plus de tache germinative et n'a pas de membrane nucléaire. Chez les mammifères les phénomènes de la maturation de l'œuf ont lieu tantôt dans les derniers jours avant la rupture du follicule, tantôt peu de temps avant la fécondation ou même pendant cette dernière ;

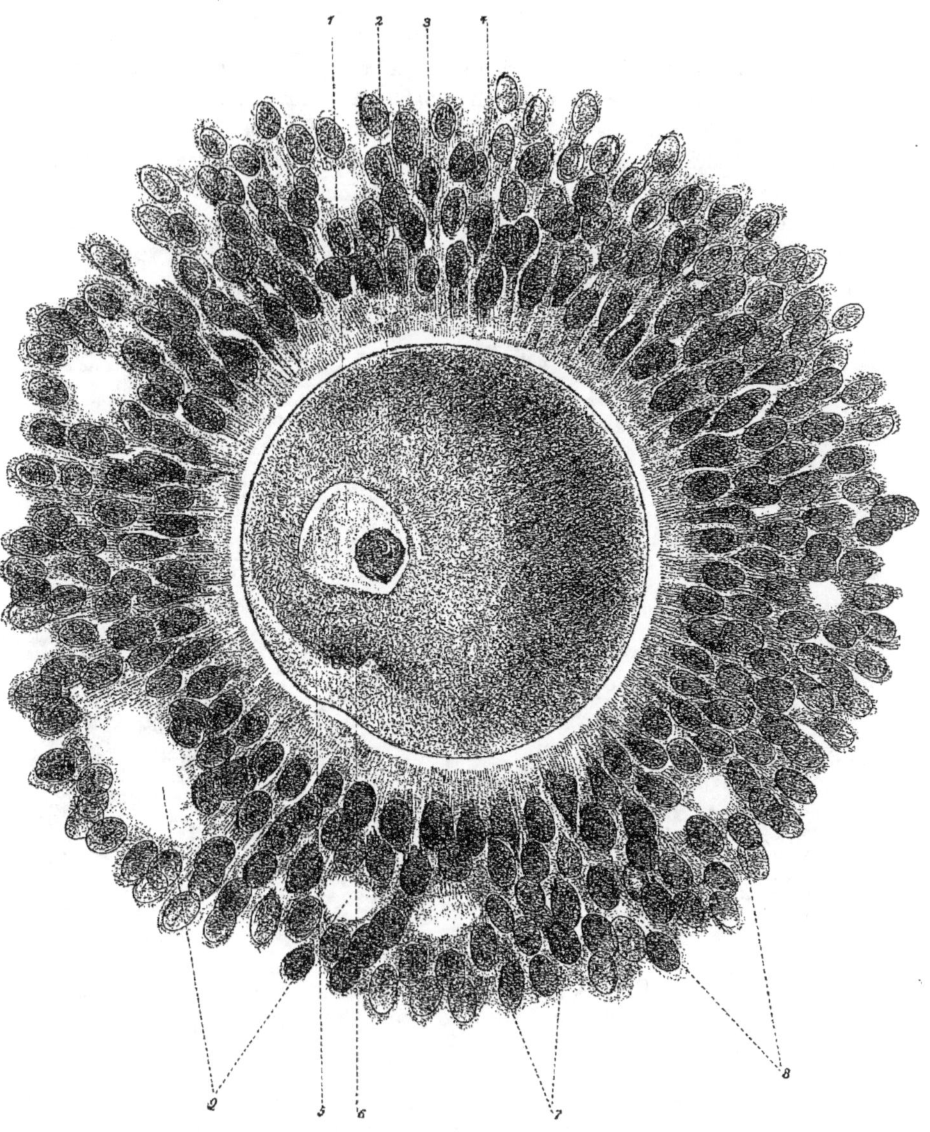

Fig. 20.

Ovule humain avec sa couronne rayonnante, provenant d'un follicule de *Graaf* en voie de maturation, fixé dans une solution d'acide picrique dans l'alcool. Fort grossissement.

1) Vésicule germinative. 2) Tache germinative. 3) Zone pellucide. 4) Espace périvitellin. 5) Protoplasma. 6) Deu-
.toplasma. 7-8) Cellules épithéliales de la couronne rayonnante du cumulus ovigère. 9) Lacunes dans la couche
épithéliale

quant à l'œuf humain, les observateurs n'ont pas encore réussi à voir un œuf mûr, avec les corpuscules polaires sous la zone pellucide.

Ces phénomènes de la formation des cellules polaires et de la maturation de l'œuf se retrouvent avec une constance remarquable dans tout le règne animal ; leur essence et leur but résultent des considérations suivantes : Lors de la formation du premier fuseau nucléaire le nombre des chromosomes s'est doublé, comme cela se passe dans toute division nucléaire ; or, grâce à la double élimination des cellules polaires, ce nombre doublé a subi deux fois une réduction de la moitié, si bien que le noyau de l'œuf mûr contient la moitié moins de chromosomes que le noyau d'une cellule ordinaire après sa division ; la maturation a fait du *noyau ovulaire* un *demi-noyau*. *Platner* et

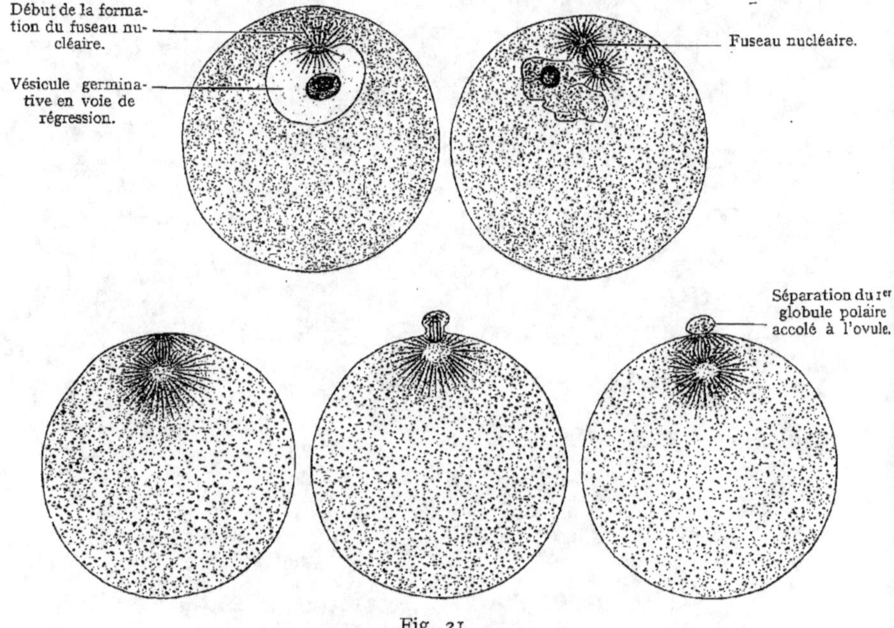

Fig. 21.

Maturation de l'ovule et formation du premier globule polaire dans l'œuf de Asterias glacialis d'après *O. Hertwig*. Traité d'embryologie.

O. Hertwig ont pu démontrer le même fait pour le noyau spermatique. En effet deux divisions successives réduisent le nombre de ses chromosomes, de telle sorte que ce nombre est deux fois moindre que dans le noyau normal : le *noyau spermatique* est donc aussi un *demi-noyau*.

La fécondation consiste, comme nous le verrons, dans l'union du noyau ovulaire et du noyau spermatique, c'est-à-dire du demi-noyau mâle avec le demi-noyau femelle qui forment alors un nouveau noyau complet, le premier du fœtus qui va se développer et dans lequel nous trouvons le même nombre de chromosomes mâles et femelles. *La réduction, en précédant la fécondation, empêche que le nombre des chromosomes ne soit doublé par la fusion fécondante de noyaux complets ; la réduction de moitié, que ce nombre subit aussi bien dans le noyau ovulaire que dans le spermatique, a donc pour effet de maintenir dans le noyau la constance du nombre des chromosomes, qui est exactement déterminé pour chaque espèce animale.* « Si le processus de réduction n'avait pas lieu, la fécondation réunirait deux noyaux complets, d'où il résulterait l'anomalie d'une quantité double de chromatine. Le même processus se répétant lors des procréations ultérieures, les substances nucléaires s'accumuleraient dans le cours des générations, ce qui entraînerait entre elles et le protoplasma une telle disproportion que le volume d'une cellule serait rapidement hors d'état de les contenir ». *(O. Hertwig.)*

Pendant que l'ovule se développe, le follicule de Graaf, qui le renferme, arrive aussi à maturité. Ses parois cessent de s'accroître proportionnellement à leur contenu liquide, qui est sécrété en plus grande quantité que le follicule n'en peut contenir. Elles se distendent au niveau de la surface de l'ovaire où les fibres de la tunica fibrosa cèdent et s'écartent (fig. 18) ; la molle tunica propria y fait une saillie arrondie et s'amincit tellement en même temps que l'albuginée, que l'on voit briller le liquide à l'intérieur. La rupture se produit enfin au sommet de l'éminence arrondie *(stigma folliculi)*, où l'augmentation de la tension a causé la disparition des réseaux vasculaire et lymphatique. Le liquide folliculaire s'épanche par la déchirure à peine grande comme une tête d'épingle, et entraîne l'ovule avec lui.

Le follicule éclaté s'affaisse et se remplit d'un nouveau liquide folliculaire et de sang, qui provient des vaisseaux délicats de la tunica propria ; ce sang comble provisoirement le vide formé dans l'ovaire par l'écoulement du liquor folliculi. La cicatrisation définitive du défect exige plusieurs semaines ; elle est la suite d'une forte prolifération cellulaire qui donne naissance à un corps bien plus grand que le petit follicule, au *corps jaune (corpus luteum)*. La fig 22 montre les différents stades de la néoformation. Le début en est marqué par la prolifération de la membrana granulosa. En l'espace de quelques jours, les cellules de l'épithélium folliculaire forment une couche épaisse de 1-2 mm. Grâce à l'accumulation d'un pigment jaune (lipochrome) dans le protoplasma de ces cellules dites à *lutéine*, toute cette couche du corps jaune arrivé à maturation prend une coloration jaune intense qui tranche magnifiquement avec la teinte rouge foncé du noyau central sanguin. A la prolifération cellulaire s'ajoutent de bonne heure celle du tissu conjonctif lâche de la tunica propria et la vascularisation de la membrana granulosa. Des bourgeons conjonctifs très finement vascularisés s'enfoncent en grand nombre dans la couche corticale jaune pour former à sa face interne une lame de tissu conjonctif délicat entre le noyau sanguin central et l'épithélium. La néoformation arrive ainsi environ 3 semaines après le début de la menstruation au stade d'acmé, image typique de la glande à sécrétion interne. Avec le début de la menstruation suivante commence la régression du corps jaune, en tant que les épithéliums proliférés se désagrègent et que le tissu conjonctif jeune prend de plus en plus une consistance fibreuse et pauvre en vaisseaux. C'est ainsi qu'au bout de trois autres semaines, il ne reste plus qu'un noyau blanchâtre de tissu conjonctif plus ou moins fibreux ou hyalin *(corpus fibrosum, corpus albicans)*, qui finit par se perdre complètement dans le stroma de l'ovaire.

En opposition avec la formation et la régression rapides du *faux* corps jaune tel qu'il se produit dans tout follicule éclaté *(corpus luteum spurium sive menstruationis)*, le *vrai* corps jaune *(corpus luteum verum sive graviditatis)*, qui ne se forme qu'après fécondation, persiste beaucoup plus longtemps. Ce n'est qu'environ à la douzième semaine de la gravidité qu'il atteint ses plus grandes dimensions, et malgré la décoloration que subissent le caillot sanguin et la couche jaune, nous pouvons le reconnaître jusqu'à la fin de la grossesse.

En observant un corps jaune à l'état de plein développement (fig. 23 et 24), nous sommes frappés de la grande place que cette néoformation si vascularisée occupe dans l'ovaire, environ le quart du volume de cette glande ; et nous nous demandons quel peut bien être le but d'une si forte

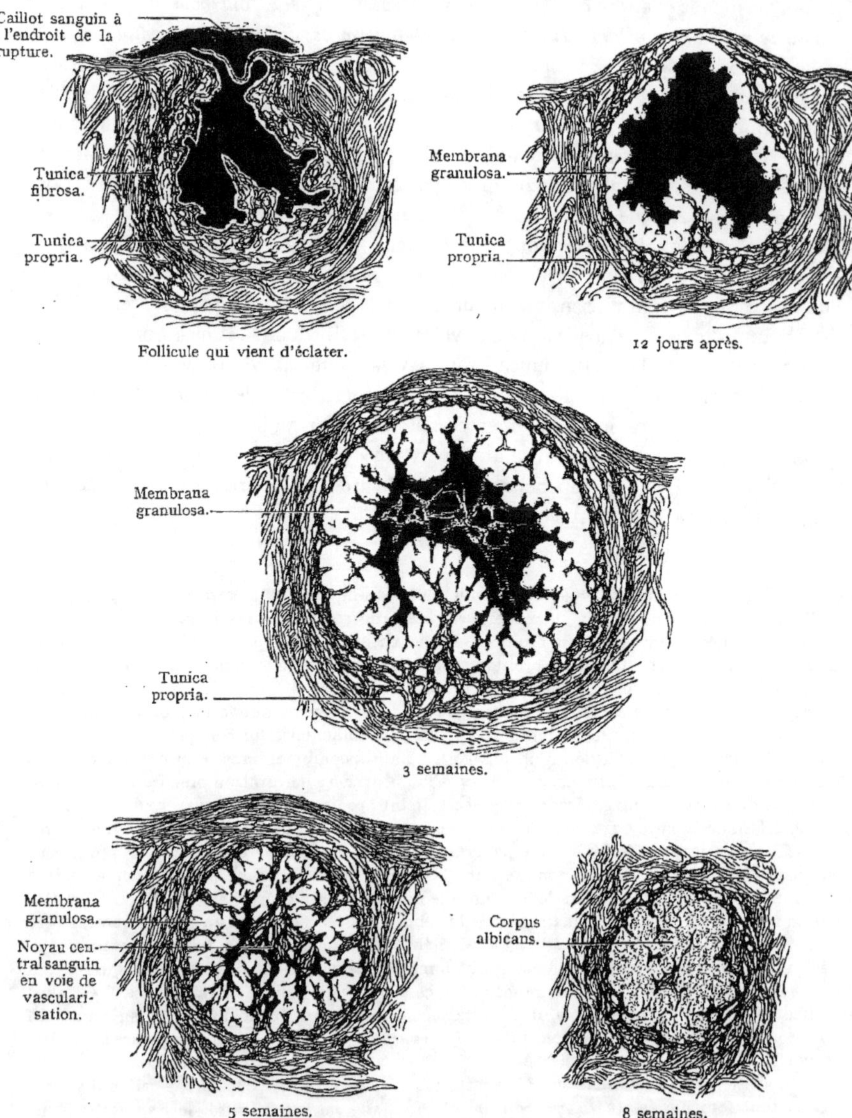

Fig. 22.

Développement et régression d'un faux corps jaune. Faible grossissement.

prolifération, qui semble démesurée. *His* et *Clark* pensaient que le corps jaune a pour but de maintenir la régularité de la circulation dans la couche corticale de l'ovaire. Si la cicatrisation des follicules éclatés avait lieu selon la modalité habituelle, l'atrophie par rétraction qu'elle entraîne inévitablement suffirait, au bout de peu d'années, à troubler tellement la circulation que la fonction ultérieure de la glande ovarienne en serait annihilée. Mais les idées nouvelles concernant le rôle du corps jaune prennent une toute autre direction. D'après la théorie émise d'abord par *G. Born*, puis développée et appuyée expérimentalement par *L. Fränke*, le corps jaune, comme une glande à sécrétion interne, sécrète des substances spéciales, dont la circulation dans le sang provoque dans la muqueuse utérine aussi bien la congestion prémenstruelle que les premières modifications de la grossesse. D'après cette théorie, le corps jaune est un organe très important des fonctions génitales, bien que la durée de son activité soit très courte quand la fécondation n'a pas lieu et bien qu'au bout de quelques semaines il soit toujours remplacé par un autre corps identique.

Bien que ces processus de la maturation du follicule et de l'élimination de l'ovule s'accomplissent tranquilles et inaperçus dans le fond du bassin, leur effet sur l'ensemble de l'organisme n'en est pas moins puissant. Le début de l'ovulation marque une date importante dans le cours de la vie de la femme, qui dès lors passe complètement sous la domination de ses glandes sexuelles. Sous leur influence le corps féminin prend ses formes caractéristiques, et l'âme subit la transformation qui de l'enfant fait une jeune

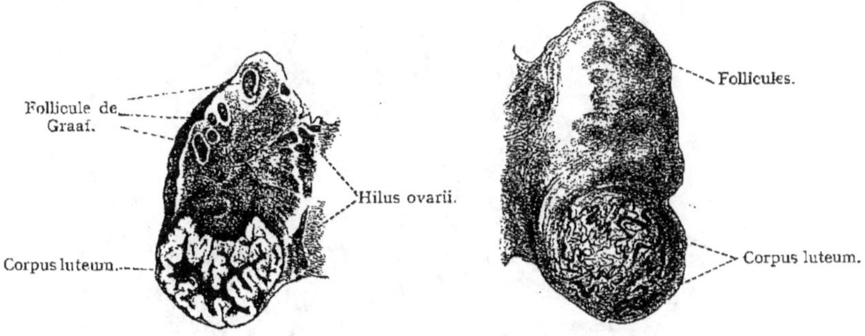

Fig. 23.   Fig. 24.

Ovaire avec un vrai corps jaune du troisième mois de la gravidité. Grandeur naturelle.
Aspect extérieur et coupe.

fille pubère. C'est des ovaires que part l'impulsion qui amène les organes sexuels, après un repos de plusieurs années, à un rapide développement et à maturité complète ; l'activité périodique des ovaires imprime à l'ensemble des processus vitaux de la femme les caractères du flux et du reflux ou du mouvement ondulatoire, d'après les termes de *Goodmann* : pendant la période de maturité sexuelle, toutes les fonctions animales et végétatives passent par des alternatives de hausse et de baisse d'énergie, variations perpétuelles en corrélation avec l'activité des ovaires.

Tandis que chez les mammifères sauvages l'ovulation n'a lieu qu'à de grands intervalles, souvent une seule fois par année, il y a en tout temps dans l'ovaire de beaucoup d'animaux domestiques (vache, truie, brebis, chèvre, jument) et dans celui de la femme des follicules en train de mûrir, et pour autant qu'on le sait, toutes les quatre semaines l'un d'entre eux arrivé à maturité complète vient à éclater. Chez les animaux la maturation de l'œuf est accompagnée de l'hyperémie, de la tuméfaction et de la sécrétion intense des parties génitales, qui parfois s'exagère jusqu'à légère élimination de sang. On réunit ces manifestations liées à une certaine excitation générale sous le nom de *rut.*

Longtemps on a cru voir dans la menstruation de la femme l'analogue du rut des animaux. Mais d'après tout ce que nous savons aujourd'hui de la maturation de l'œuf et des modifications de la muqueuse utérine qui lui sont liées tant chez la femme que chez les femelles des mammifères, cette opinion ne saurait plus être soutenue.

La Menstruation.

L'écoulement sanguin des parties sexuelles, phénomène le plus apparent de la menstruation, apparaît dans nos climats et nos conditions sociales entre la 13e et la 15e année, plus tôt si le développement corporel et intellectuel est précoce, plus tard dans le cas contraire. Dès lors cet écoulement, manifestation de l'ovulation, se répète

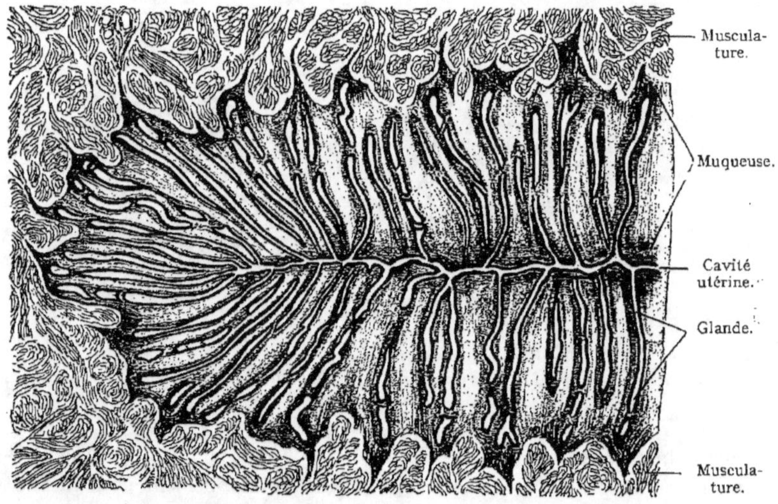

Fig. 25.

Coupe transversale du revêtement muqueux de la cavité utérine. Faible grossissement.

Seule la moitié droite est dessinée ; la muqueuse avec ses glandes en foncé, la musculature environnante en clair.

toutes les quatre semaines. Il s'arrête momentanément pendant la grossesse et la lactation pour cesser définitivement, dans la norme, aux approches de la cinquantaine. La durée de l'écoulement est soumise à de grandes variations individuelles et comporte de 2 à 5 ou 8 jours. Dans le sang éliminé, auquel on reconnaissait jadis toutes sortes de propriétés mystérieuses et auquel on a de nouveau attribué récemment une toxine spécifique (la ménotoxine), l'on n'a rien trouvé de particulier qui différât en quoi que ce soit du sang ordinaire, si ce n'est un aspect foncé de sang veineux et le mélange de mucus et de cellules épithéliales. On a attribué l'absence de coagulation du sang menstruel à son mélange avec les sécrétions acides du vagin ; d'après des recherches plus récentes (*Schickele*, etc.) cette absence de coagulation est due à la présence de produits de sécrétion interne des ovaires et de la muqueuse utérine, qui font obstacle à la coagulation.

Le sang menstruel provient de la *muqueuse du corps utérin*, qui pendant toute la durée de la vie sexuelle est soumise à une série de modifications périodiques et les processus de prolifération et de décongestion de cette muqueuse se maintiennent

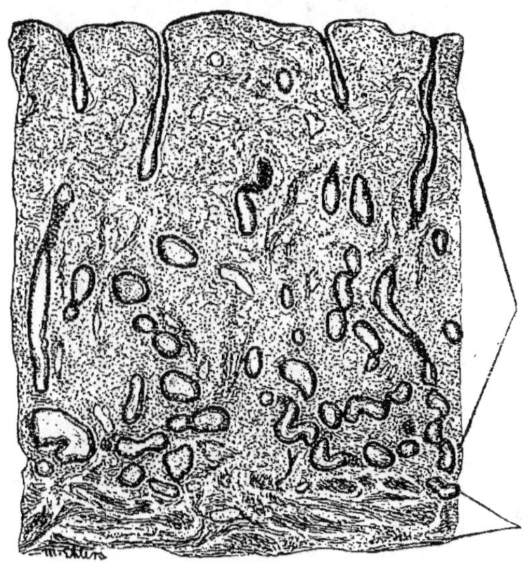

Fig. 26.

Dernières règles 11 jours auparavant (*R. Meyer*).
Muqueuse utérine au stade d'intervalle, 11 jours après le début de la dernière menstruation. Glandes tordues en spirales par des sécrétions épithéliales. A ce stade correspond un follicule fraîchement éclaté ou un corps jaune tout jeune.

avec une ténacité remarquable, même au cours des maladies générales et locales. *Hitschmann* et *Adler* furent les premiers à démontrer que les diverses coupes histologiques de la muqueuse utérine, variables selon l'époque du prélèvement, représentent simplement des stades fonctionnels différents de la même muqueuse normale.

Les reproductions 25 à 32 vous donneront une image de l'état de cette muqueuse et de ses modifications au cours du cycle mensuel. D'après les recherches approfondies de *B. Schröder* la muqueuse du corps utérin est mince dans les jours qui suivent l'arrêt de la menstruation ; son épaisseur n'est alors que de 1 mm. à 1,5 mm., les glandes sont étroites, vides, leur épithélium est au repos. Mais huit jours plus tard déjà, la couche fonctionnelle, seul facteur du processus cyclique, se distingue de la couche basale de la muqueuse qui ne participe pas aux modifications cycliques, et cette couche fonction-nelle augmente rapidement d'épaisseur. A partir du dixième jour après la menstruation

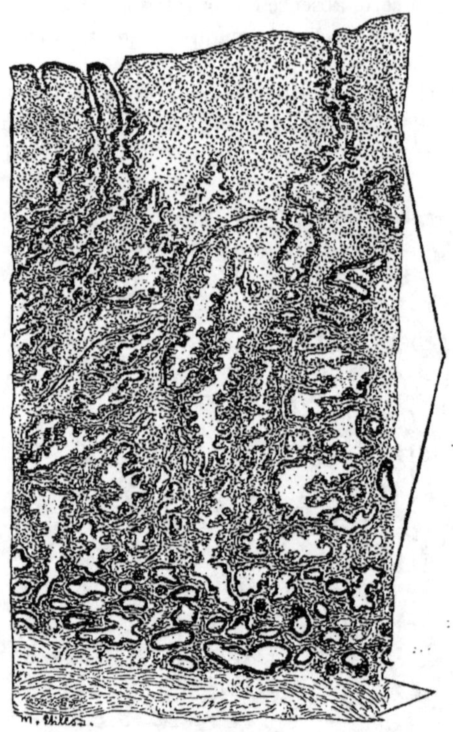

Fig. 27.

Dernières règles 25 jours auparavant (*R. Meyer*).

Stade prémenstruel de la muqueuse utérine, 25 jours après le début des dernières règles.
Les glandes sont hyperplasiques, en forme de scie ; les épithéliums en prolifération sécrètent une substance glycogénée.
Les parties les plus profondes de la muqueuse ne participent pas à ces modifications.
A ce stade correspond un corps jaune au stade d'acmé.

cette turgescence cesse d'augmenter tandis que les épithéliums glandulaires continuent à proliférer ; l'agrandissement de la surface épithéliale qui en résulte est compensé par la disposition en spirales qu'adoptent les tubes glandulaires. La phase proliférative dure jusqu'au 15e jour environ. A cette époque on trouve dans l'ovaire des follicules en voie de maturation, qui provoquent probablement la prolifération grâce à leurs hormones. Après le 15e jour, les épithéliums deviennent le théâtre de phénomènes de sécrétion, en même temps la surface des tubes glandulaires subit une nouvelle exten-sion, qui leur confère l'aspect d'une scie. Les hormones auteurs de ces processus sont fournis par le corps jaune (*corpus luteum*), qui se développe rapidement après la rupture du follicule de Graaf jusqu'au stade d'acmé. Quand la fécondation n'a pas lieu, le corps jaune commence sa régression, qui met fin à la prolifération de la muqueuse utérine. La couche fonctionnelle est détruite par l'extravasation du sang des capillaires hyperémiés si bien que seule reste finalement la couche basale mise à nu.

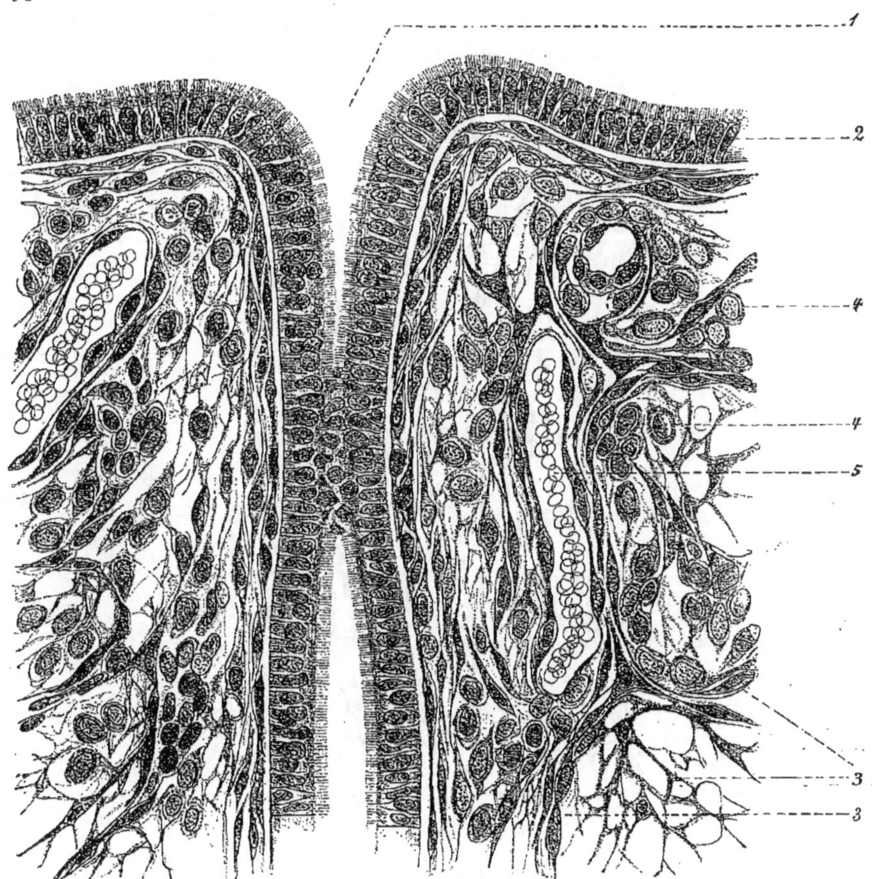

Fig. 28.

Muqueuse utérine vue à un fort grossissement. Région d'un orifice glandulaire.

1) Orifice excréteur de la glande dans l'utérus. 2) Epithélium cylindrique cilié. 3) Tissu connectif composé de fibres et de cellules fusiformes. 4) Cellules à gros noyau incluses dans le réseau. 5) Vaisseau capillaire.

L'émission de sang menstruel est précédée d'une congestion sanguine vers les parties génitales. Des artères dilatées un flot de sang se répand dans les vaisseaux de l'utérus, dont la vascularisation très riche favorise, tout comme le tissu des corps caverneux, la turgescence et une sorte d'érection de l'organe. Le réseau capillaire de la muqueuse du corps utérin, tout spécialement, se gorge de sang et l'hémorragie se pro-

duit finalement par éclatement des capillaires et aussi par diapédèse. L'intensité et la
durée de la fluxion artérielle varient beaucoup avec l'individualité, preuve en soit
déjà les variations dans la quantité du sang écoulé ; en corrélation avec ces variations,
les modifications au niveau de la muqueuse utérine ne sont pas les mêmes chez toutes
les femmes ; mais dans la règle il se produit une destruction des couches les plus superficielles de la muqueuse, qui souvent sont éliminées jusqu'à la couche basale.

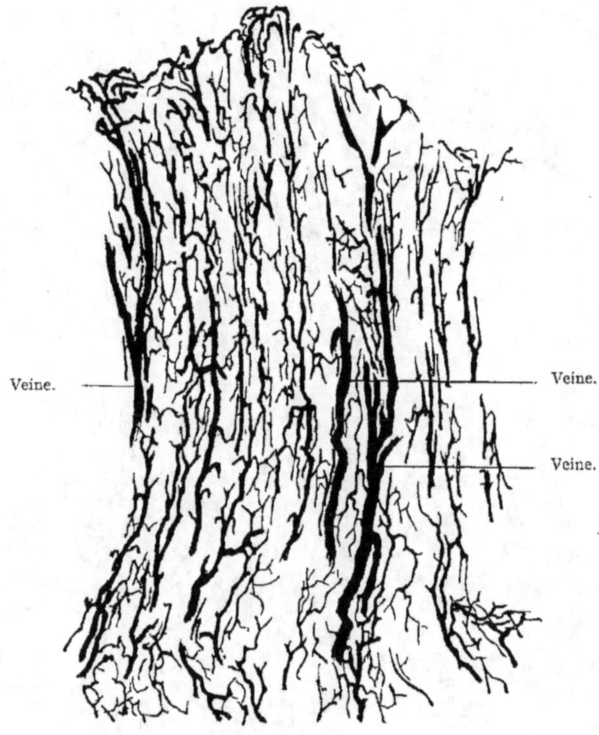

Fig. 29.

Réseau capillaire de la muqueuse utérine, injecté par l'artère et la veine utérines.

Le sang une fois écoulé la muqueuse s'affaisse, son tissu se resserre, et en peu de jours
l'épithélium présente de nouveau sa belle ordonnance. La muqueuse est ainsi revenue
à son état prémenstruel et bientôt les mêmes processus recommenceront à se dérouler.

Les trompes prennent aussi part à l'hyperémie menstruelle des organes génitaux,
toutefois sans qu'il se produise en général d'hémorragie de la muqueuse. Il en est de
même pour les muqueuses du cervix, du vagin et de la vulve, où l'on ne remarque
qu'une sécrétion plus abondante de la part des glandes. Même les seins manifestent
leur dépendance de la sphère génitale, car chez beaucoup de femmes ils se gonflent et
deviennent sensibles au moment de la menstruation.

Et maintenant, *quelle signification physiologique devons-nous attribuer à la menstruation* ? Jusqu'à ces derniers temps les opinions étaient très divergentes sur ce point. On admettait sans contestation que, tout comme le rut chez les animaux, les processus menstruels jouent un certain rôle dans l'accomplissement de la fécondation et de la greffe de l'œuf fécondé. Mais l'on ne savait pas bien en quoi consiste ce rôle. On pensait à des phénomènes de détersion, l'élimination de l'épithélium devant faciliter l'insertion de l'ovule ; *Pflüger* définit même la menstruation « un coup de lancette de la nature destiné à l'inoculation » de l'œuf. Finalement, comme nos connaissances actuelles permettent de l'affirmer, c'est l'ancienne opinion de *Simpson* qui a prévalu : la menstruation se produit parce que la fécondation n'a pas eu lieu, la menstruation est l'avortement de l'œuf non fécondé. Cette opinion est confirmée

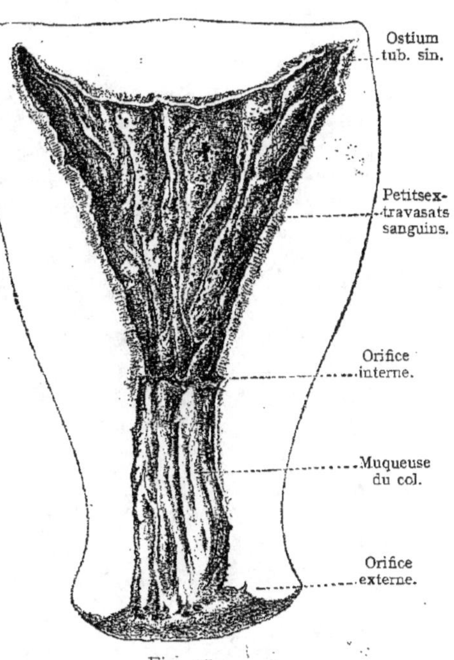

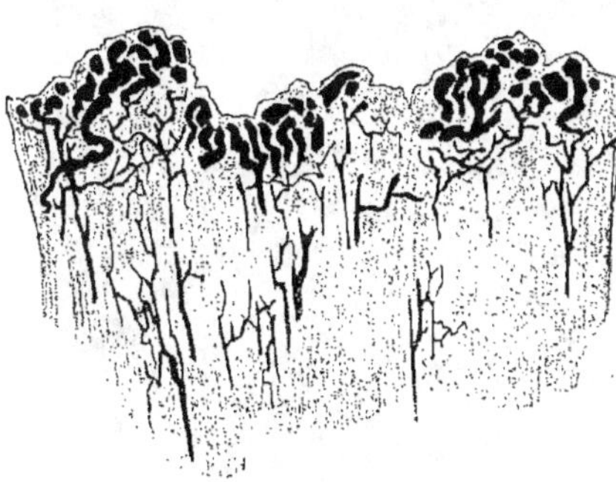

Fig. 30.   Fig. 31.

Fig. 30. — Vaisseaux capillaires d'un fragment de muqueuse utérine au deuxième jour de la menstruation. Injection naturelle, fixée par le liquide de *Müller*.

On voit la forte dilatation des anses superficielles du réseau capillaire.

Fig. 31. — Utérus au deuxième jour de la menstruation.

La cavité est mise à nu par ablation de la paroi antérieure. Dessin d'après une préparation fraîche. La muqueuse du corps utérin est rouge foncé, molle et d'aspect velouté ; elle est nettement séparée de la muqueuse pâle du col.

par l'expérience générale. Toute femme sait que l'arrivée de la menstruation met fin à toute éventualité de fécondation antérieure.

Le but des modifications périodiques de la muqueuse utérine est sa préparation à recevoir l'œuf fécondé, comme la formation d'un nid. Si la fécondation de l'œuf qu'attendait ce nid n'a pas eu lieu, le nid (c'est-à-dire la muqueuse proliférée) est détruit. Chez la femme (et chez les singes supérieurs) en opposition avec les autres mammifères, une hémorragie s'associe à la destruction du nid, parce que l'union si intime entre la mère et le fœtus nécessite une prolifération tellement puissante de la muqueuse que la régression n'en est possible que par élimination de tissu.

Nous sommes actuellement bien renseignés sur les relations de cause et d'époque que la *menstruation* présente avec l'*ovulation,* grâce aux nombreuses observations faites au cours d'ovariotomies. *L'éclatement des follicules mûrs a lieu généralement*

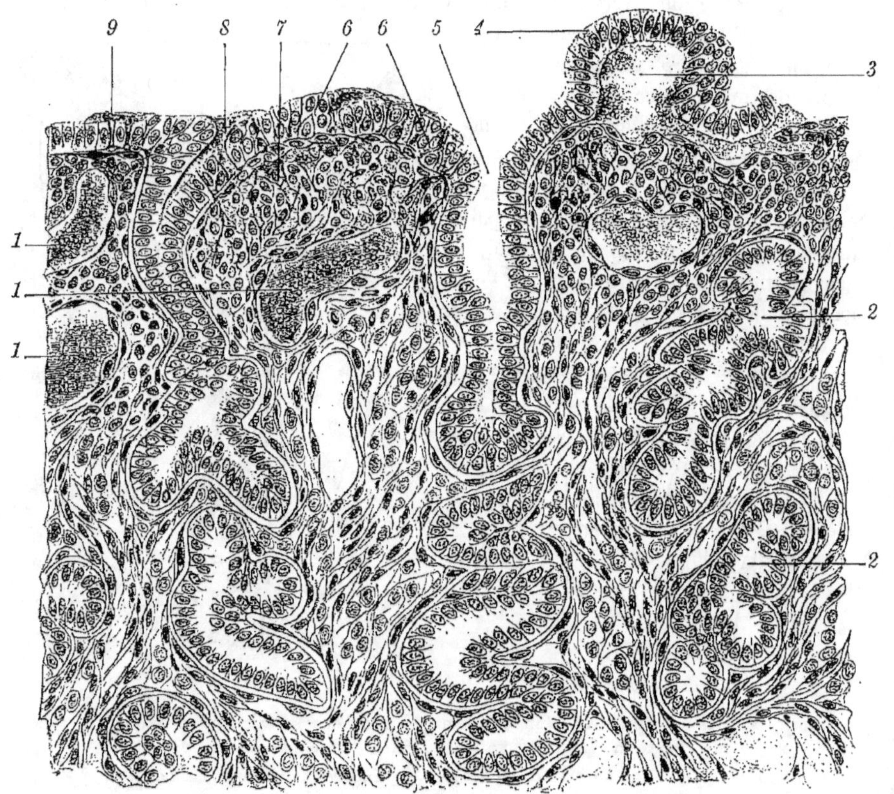

Fig. 32.

Coupe à travers la couche surperficielle de la muqueuse utérine au deuxième jour de la menstruation.

1) Capillaires dilatés. 2) Glandes dilatées, serpentines, avec éperons intra-tubulaires. 3) Hématome sous-épithélial 4) Lamelle épithéliale soulevée. 5) Orifice d'une glande fortement spiralée. 6) Epithélium infiltré de sang. 7) Sang dans le tissu conjonctif sous-épithélial. 8) Conduit excréteur d'une glande, par où s'évacue du sang. 9) Sang en train de se frayer une issue entre les cellules épithéliales.

dans les 14 *premiers jours après le début de la menstruation ;* en réalité, c'est entre le 8e et le 14e jour après le début des règles qu'on trouve le plus souvent des follicules fraîchement éclatés, mais on en rencontre aussi dans les tout premiers jours et encore dans la 3e semaine ; par contre, on n'observe plus de tels follicules dans la dernière semaine avant le début de la menstruation ; une rupture de follicule à cette époque est en tout cas très exceptionnelle.

C'est dans les ovaires qu'on doit chercher la force active qui déclanche les processus menstruels de l'utérus. Sans la fonction des ovaires, pas de menstruation. Elle est absente, par exemple, chez les femmes atteintes d'une hypoplasie congénitale des ovaires ; de même, elle cesse de fonctionner quand les ovaires ont été détruits par maladie ou supprimés artificiellement.

Quant à la façon dont les ovaires régularisent la fonction utérine, la question reste encore controversée.

Pflüger fit même intervenir dans cette action le système nerveux ! La croissance constante des follicules de Graaf provoquerait une irritation mécanique continuelle des nerfs qui circulent dans le stroma de l'ovaire et, d'après de récentes investigations, enlacent les follicules d'un réseau serré de fibrilles extrêmement fines (fig. 17). Les excitations sont propagées à la moelle, qui les accumule ; dès que leur sommation atteint une certaine intensité, il en résulte un réflexe qui se manifeste par une congestion sanguine dans les organes génitaux. Celle-ci entraîne l'écoulement sanguin au niveau de la muqueuse utérine, et suscite simultanément dans un grand follicule l'achèvement de sa maturation et son éclatement. L'hypothèse de *Pflüger* a été confirmée par les observations de *Strassmann*, qui, en élevant la pression dans le stroma ovarien (au moyen d'injections de solutions salines, de glycérine, et de gélatine), réussit à créer artificiellement chez des animaux les phénomènes du rut et particulièrement la turgescence et l'hyperémie de la muqueuse utérine. Cette irritation des nerfs ovariens est-elle transmise à l'utérus par un détour à travers la moelle épinière, ou directement par des fibres et des ganglions sympathiques ? *Strassmann* pose la question sans la trancher. De récentes investigations ont démontré avec la plus grande probabilité que la menstruation est provoquée par des irritations d'ordre chimique, que détermineraient certaines substances produites par les ovaires (« sécrétion interne » des ovaires). Ces substances exciteraient directement les nerfs ovariens, ou bien passeraient dans le sang pour aller irriter des centres vaso-moteurs et végétatifs éloignés. En faveur d'une telle genèse de la menstruation parlent les expériences de *Halban*, qui put démontrer sur des guenons que la menstruation poursuit son cours malgré l'extirpation des ovaires, pourvu qu'on les réimplante dans un endroit quelconque du corps, mais qu'elle s'arrête aussitôt qu'on enlève de nouveau les ovaires préalablement transplantés. On observe la même chose maintenant chez la femme. *Born* et *L. Frœnkel* admettent que ce n'est pas l'ovaire entier ni ses follicules qui entrent en jeu ; d'après eux, le *corps jaune* serait seul à provoquer toutes les 4 semaines par sa sécrétion interne les modifications cycliques de la muqueuse qui amènent soit la grossesse, soit la menstruation.

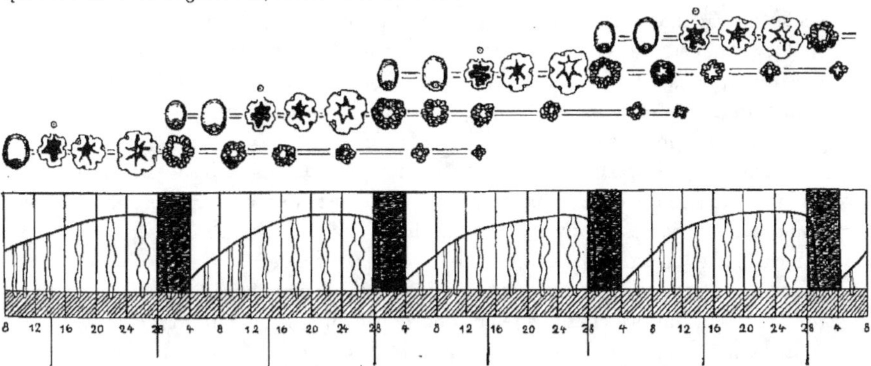

Fig. 32 *a*.

Relations de temps entre l'ovulation et la menstruation, d'après *Schroeder*.
En haut : phénomènes de la maturation et de l'éclatement des follicules et formation du corps jaune ;
En bas : processus correspondants au niveau de la muqueuse utérine.

Cette théorie est confirmée par la corrélation constante qui existe entre le corps jaune et la muqueuse utérine ; en effet, les diverses phases de développement de ces deux organes sont toujours en correspondance et au cours de la turgescence prémenstruelle on trouve toujours un corps jaune à l'état de maturation complète. De même, les nouvelles observations faites au cours d'opérations sur les ovaires démontrent le rôle important que joue cette glande interne. Si le développement d'un corps jaune est arrêté par l'excision du follicule fraîchement éclaté, la turgescence de la muqueuse utérine ne se produit pas, la menstruation suivante est supprimée. Si l'on excise le corps jaune après sa maturation, la muqueuse proliférée est aussitôt détruite et il survient une hémorragie menstruelle prématurée.

Époque et siège de la fécondation de l'œuf.

Comment l'union du sperme et de l'ovule a-t-elle lieu ? Par le coït, des millions de spermatozoïdes sont déposés dans le vagin. Ils se meuvent en tous sens, pêle-mêle dans leur milieu muqueux. Comme la portion vaginale de l'utérus plonge dans le sperme, un certain nombre d'entre eux rencontrent l'orifice externe du col, d'où ils passent dans le canal cervical. Ce dernier est pourvu, ainsi que la cavité utérine et les trompes, d'un épithélium à cils vibratiles dont les mouvements sont dirigés de haut en bas, vers l'extérieur du canal génital. Pour s'avancer au-devant de l'ovule, les spermatozoïdes doivent donc nager contre le courant sur tout le trajet à travers l'utérus et les trompes. Leurs mouvements énergiques surmontent cependant l'obstacle, l'ascension des spermatozoïdes est favorisée en outre par l'action chimiotactique positive que le mucus utérin exerce sur eux. En prodiguant les spermatozoïdes par masses énormes — estimées par *Lode* à 226 millions d'individus dans une seule éjaculation —, la nature se donne le droit de négliger toutes les pertes et déviations qu'ils peuvent subir au cours de leur longue ascension. Des milliers d'entre eux peuvent périr dans les sécrétions acides du vagin, des milliers rester pris dans les replis de la muqueuse cervicale et utérine, des milliers ne réussiront pas à trouver les fins orifices utérins des trompes ou s'égareront dans le labyrinthe de la muqueuse tubaire ; malgré tout cela, il en subsistera d'innombrables milliers, et l'unique filament séminal nécessaire à la fécondation atteindra finalement son but.

La vitesse des spermatozoïdes est assez considérable. Ils peuvent parcourir 2-3 millimètres par minute, et, à supposer que cette vitesse reste constante, ils auraient besoin d'une à deux heures environ pour couvrir les 160 à 200 mm. qui séparent l'orifice externe du col du pavillon de la trompe. Chez la lapine, déjà 2 3/4 heures après l'accouplement, *Hensen* a pu démontrer sur les franges du pavillon la présence de spermatozoïdes ; dans un cas, chez une femme morte pendant la cohabitation, *Birch-Hirschfeld* en a découvert dans les oviductes 14 à 16 heures après le décès.

L'ovule, ne disposant pas d'organes aptes au déplacement, en est réduit aux forces extérieures dans ses changements de siège. Expulsé avec le liquide du follicule mûr lors de son éclatement, il n'arrive pas dans la grande cavité du péritoine entre les intestins, mais est reçu dans une poche péritonéale du bassin que forment la trompe et son mésosalpinx en se rabattant comme un capuchon par-dessus l'ovaire. La fig. 33 et la coupe de la fig. 34 vous en donnent une idée. Dans l'espace capillaire de la poche ainsi formée, dite *Bursa ovarica*, s'ouvre le pavillon infundibuliforme et garni de franges de la trompe. Pour nous faire une idée exacte de l'outil que la nature s'est forgé pour attirer les ovules, il nous faut examiner le pavillon d'une trompe plongé sous l'eau. Les feuilles délicates dont se composent les franges se mettent à flotter et découvrent

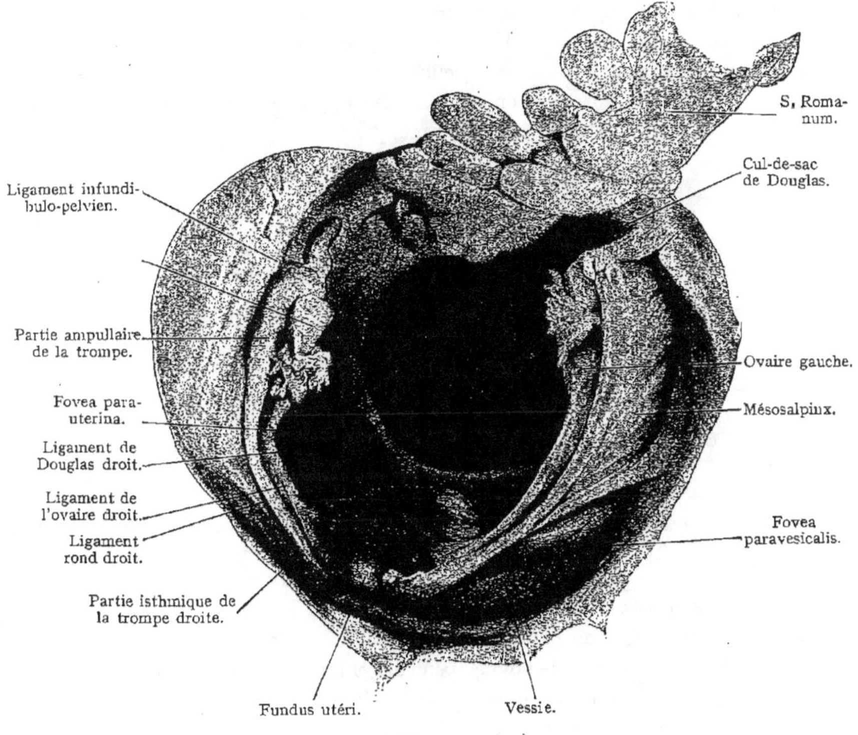

Fig. 33.

Situation normale des organes génitaux internes chez une nullipare de 20 ans.
Vus d'en haut après enlèvement des anses intestinales.

l'extrême richesse de cet organe qui rappelle le calice bien rempli d'un œillet (fig. 35 et 36). L'ensemble de ces franges, pourvues d'un épithélium dont les cils se meuvent dans la direction du canal tubaire, constitue ainsi au voisinage immédiat des follicules en train de mûrir un puissant aspirateur qui entretient un courant capillaire constant, attire les très petits corpuscules et les chasse dans la trompe. L'influence de ce courant se fait sentir encore assez loin ; si, chez des lapines, on dépose dans le voisinage des franges de fines particules colorées et des œufs de nématodes *(Lode)*, ils sont rapidement charriés dans la trompe par le courant ciliaire. C'est ainsi que l'ovule, à peine sorti du follicule, est saisi puis conduit dans l'isthme tubaire. Il est possible que la péristaltique de la musculature des trompes contribue aussi à entraîner l'ovule dans la trompe par une sorte de succion de la part de l'infundibulum ; il est certain en tout cas que les contractions tubaires participent au transfert de l'ovule dans la cavité utérine.

Les mouvements communiqués à l'ovule sont beaucoup plus lents que ceux des spermatozoïdes. On ignore combien de temps il faut à l'ovule humain pour la traversée de la trompe. *Bischoff* estima la durée de ce voyage à 8-12 jours. *Hyrtl* crut trouver un ovule dans l'isthme tubaire chez une jeune fille morte au 4e jour de la menstruation. Même les auteurs récents ne donnent que des appréciations approximatives sur la durée de la migration de l'ovule : *Grosser* indique 14 à 20 jours, *Sobotta* seulement 3 à 4 jours.

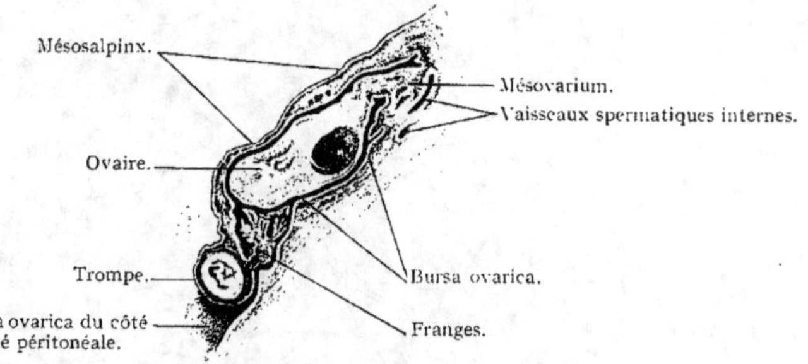

Fig. 34.

Coupe oblique à travers l'ovaire et la trompe, fixés in situ par imprégnation dans la celloïdine. Grandeur naturelle.

Où l'ovule rencontre-t-il les spermatozoïdes ? Chez les grands mammifères, la rencontre a lieu au niveau du pavillon tubaire, où les spermatozoïdes peuvent vivre au milieu des franges, à l'affût de l'ovule, pendant plusieurs jours sans rien perdre de leur puissance fécondante. Chez l'homme il doit en être ainsi, mais le défaut d'observations directes ne permet pas de rien affirmer de certain.

A quel moment a lieu généralement la rencontre de l'ovule et du sperme ? C'est là une question dont l'intérêt est plus scientifique que pratique. Malheureusement nous ne sommes pas mieux renseignés sur l'époque que sur le siège de la fécondation de l'œuf.

Cela provient du fait que les facteurs les plus importants qui déterminent la fusion du sperme et de l'œuf ne sont pas liés à une époque fixe : le follicule de Graaf éclate en libérant l'ovule, généralement entre le 8e et le 14e jour après la menstruation ; mais à la suite d'une action traumatique (coït) il peut éclater déjà au 1er ou au 2e jour après la menstruation, ou bien au contraire il ne peut éclater qu'après ces 14 jours et même très peu de temps avant la menstruation suivante, ce dernier cas étant rare et pathologique. — La fécondation chez la femme n'est pas davantage fixée dans le temps que la rupture du follicule. Même en admettant que l'ascension des spermatozoïdes dans le pavillon tubaire s'accomplisse dans la règle en quelques heures, la fécondation, l'imprégnation de l'œuf peut cependant se produire à différentes époques : elle peut conïncider presque avec le coït fécondant, tout comme elle peut se faire attendre des jours et des semaines, jusqu'à ce qu'un ovule tardivement libéré vienne rencontrer dans

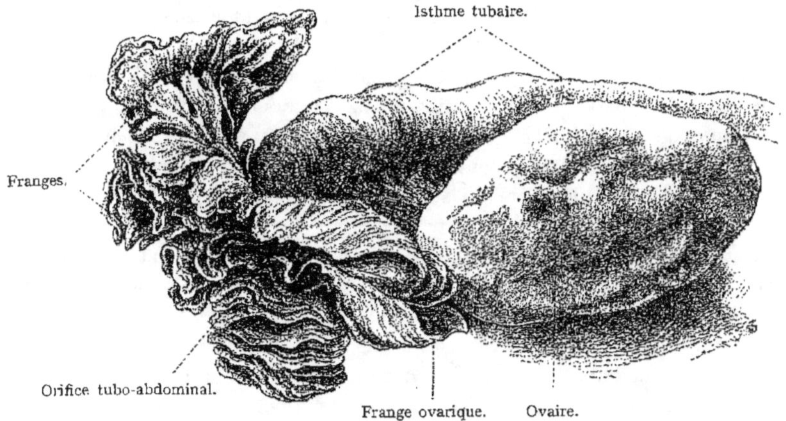

Fig. 35.
Pavillon de la trompe et ses franges ; léger grossissement.
Ces organes encore tout frais ont été plongés sous l'eau pour être dessinés.

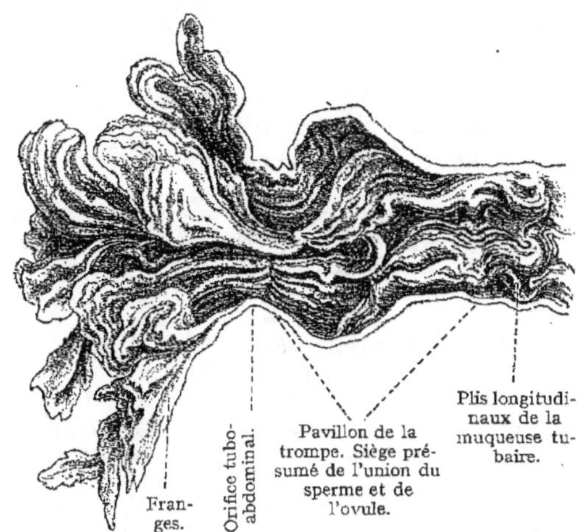

Fig. 36.
Coupe de la préparation de la fig. 35, montrant le plissement de la muqueuse tubaire.

le pavillon tubaire les spermatozoïdes qui s'y sont maintenus vivants. — Nous nous trouvons ainsi en face de diverses possibilités en ce qui concerne l'époque de la fécondation et par l'exemple suivant je m'en vais vous faire comprendre les deux plus importantes.

Une femme a sa menstruation régulière tous les 28 jours ; les dernières règles apparaissent le 1er janvier, durent comme d'habitude 3 jours ; le 28 janvier, les règles ne se montrent pas. La femme est devenue enceinte. Il n'y a eu qu'un seul coït, le 8 janvier, c'est-à-dire 8 jours après le début des dernières règles. Quand la fécondation a-t-elle eu lieu dans ce cas ?

Voici la première éventualité : le 2 janvier extrêmement tôt, déjà peu de temps après le début de la dernière menstruation ou dans les jours qui suivent, un follicule a éclaté et un ovule s'est détaché, qui les jours suivants a traversé lentement la trompe. C'est là que les spermatozoïdes qui ont pénétré rapidement jusqu'à l'oviducte atteignent l'ovule et que l'un d'eux le féconde. Dans ce cas, il faudrait fixer l'époque de la fécondation au 8 ou 9 janvier, *dans la première semaine après la menstruation.*

Voici les autres éventualités : l'ovule n'a été libéré normalement qu'au 14e jour après le début de la menstruation, ou peut-être un bref laps de temps seulement avant la menstruation suivante attendue pour le 28 janvier. Les spermatozoïdes déposés dans le vagin au cours du coït du 8 janvier se sont portés les jours suivants jusque dans les trompes, où ils n'ont tout d'abord rencontré aucun œuf. Ils se sont maintenus là vivants durant trois semaines, et l'ovule qu'ils ont fécondé, c'est celui qui s'est échappé d'un follicule fraîchement rupturé *14 jours ou peu de temps avant la menstruation attendue pour le 28 janvier.* Conséquence de la fécondation, l'hémorragie de la muqueuse utérine n'a pas eu lieu ; mais cette muqueuse, grâce à la turgescence et à son hyperémie, servit de nid tout préparé pour la fixation de l'œuf et son développement ultérieur.

Comme vous le voyez, quoique la date du coït fécondant reste la même, l'époque de l'imprégnation peut différer d'environ 3 semaines. Le plus souvent cependant, l'imprégnation aura lieu au milieu de cet intervalle, l'œuf étant libéré au 14e jour pour être aussitôt fécondé par les spermatozoïdes qui l'attendent déjà dans la trompe.

Cette dernière manière de voir était jadis généralement répandue. C'est peu après 1870 que *Reichert, Sigismund* et *Lœwenhardt* lui ont opposé l'hypothèse que l'imprégnation a lieu généralement plus tard, peu avant la menstruation suivante. Malgré leur divergence absolue, aucune de ces deux hypothèses ne présente de contradictions irréductibles avec les faits observés jusqu'ici, relatifs aux processus de la fécondation.

En faveur de la première hypothèse parle le fait que, dans la plupart des cas, le coït fécondant a lieu dans la première semaine après la dernière menstruation. D'après la statistique de *Hensen* concernant les cas de fécondation par un coït unique, ce rapport sexuel eut lieu dans 86 % des cas dans les 10 premiers jours après la menstruation. Ces chances extrêmement favorables de fécondation peu après la menstruation s'expliquent facilement, si l'on admet que c'est précisément à cette époque que l'ovule, à peine arrivé de son follicule dans le pavillon de la trompe, est atteint le plus facilement par les spermatozoïdes. D'après les recherches récentes, les follicules éclatent le plus souvent à la fin de la menstruation, c'est donc réellement à ce moment que l'ovule est le mieux accessible aux spermatozoïdes. Selon la théorie de *Reichert,* ces derniers devraient dans 86 % des cas séjourner dans le canal génital de la femme jusqu'à 18 jours et plus, jusqu'à l'ovulation précédant la période suivante, ce qui n'est pas impossible étant donné la longue résistance vitale des spermatozoïdes, mais ce qui n'explique nullement la remarquable prédisposition de la femme à concevoir peu de jours après la menstruation et s'accorde mal avec le fait que l'éclatement du follicule peu de temps avant la menstruation est une rareté.

En faveur de la théorie nouvelle, l'on a avancé (*Reichert, His*) certaines raisons relatives à l'histoire du développement embryonnaire. On détermina l'âge d'embryons humains expulsés dans les tout premiers mois de la grossesse en se guidant sur le degré de leur développement et, en fixant d'après l'âge ainsi trouvé le moment de la fécondation, on constata pour la plupart des très jeunes embryons observés jusqu'ici que cette époque ne tombait pas sur le dernier terme de la menstruation, mais 3 à 4 semaines plus tard. A ce propos, nous devons cependant rappeler que la détermination de l'âge des embryons humains, faite en prenant pour point de départ l'époque de la fécondation, offre des difficultés particulières, attendu que l'on ne sait rien de certain sur le temps que l'œuf emploie à sa segmentation. Actuellement les estimations de *His* etc. sont de nouveau mises en doute, beaucoup d'embryologistes prétendant que les œufs étudiés par ces auteurs, loin d'être aussi jeunes qu'on l'avait admis, avaient 2 à 3 semaines de plus et par conséquent devaient dater de la dernière menstruation accomplie. Mais il existe aussi quelques faits d'ordre clinique, pour appuyer la deuxième théorie que l'imprégnation ne survient que peu de temps avant la première menstruation supprimée. Ainsi, jusqu'à présent, l'on n'a jamais constaté d'avortement ayant débuté avant la première disparition des règles. De même les premiers signes subjectifs de grossesse, nausées, vomissements matutinaux, etc., ne sont, en général, pas perçus par les femmes avant la cessation des règles. Mais ces expériences cliniques ne sauraient tenir lieu de preuve péremptoire, attendu qu'à plus d'une reprise l'on a trouvé dans la muqueuse de très jeunes œufs, à l'occasion d'un curettage pratiqué avant la cessation des règles.

En réalité, nous ne connaissons pas jusqu'à présent le moment précis de la fécondation, ni par conséquent la durée exacte de la grossesse. Du premier jour de la dernière menstruation jusqu'au début de l'accouchement, il s'écoule un temps qui correspond à dix périodes menstruelles, soit 280 jours ou 40 semaines. De là la croyance générale que la grossesse dure chez la femme 10 mois lunaires de 28 jours, ou 9 mois dits solaires. Il est bien possible dans quelques cas que pendant les trois premières semaines de cette période il n'y ait pas encore de grossesse, et que sa durée véritable comporte trois semaines de moins qu'on ne l'admet couramment.

IIIme LEÇON

Stades de la fécondation de l'ovule. Segmentation. Vésicule blastodermique. Développement des enveloppes fœtales. Fixation de l'œuf sur la muqueuse utérine. Croissance de l'œuf avec les progrès de la grossesse. Formation du placenta. Structure des annexes de l'œuf (amnios, chorion, membrane déciduale, placenta, cordon ombilical, liquide amniotique).

———

Messieurs, la connaissance exacte des processus de la fécondation est le résultat de recherches toutes récentes, et il n'y a pas très longtemps que l'on a réussi à observer directement sous le microscope la pénétration du spermatozoïde dans l'ovule, en d'autres termes l'imprégnation de l'ovule.

L'œuf transparent de l'oursin fut l'objet classique des premières observations et découvertes d'*O. Hertwig* dans ce domaine. Avant tout, l'étude de cet œuf permit d'affirmer que la fécondation est toujours due à un *unique* spermatozoïde. A l'endroit où ce dernier applique sa tête contre la surface de l'œuf, le protoplasma ovulaire se soulève en un petit mamelon, appelé *mamelon de conception* ou *cône d'attraction de Fol*. Pendant que le spermatozoïde s'enfonce dans le protoplasma à l'aide des mouvements oscillatoires de sa queue, la masse vitelline se contracte et il se détache de sa surface une fine membrane (la membrane vitelline) qui empêche la pénétration d'autres spermatozoïdes dans l'œuf. Celui qui est arrivé à l'intérieur de l'ovule perd sa queue qui disparaît, le segment intermédiaire devient le *centrosome* et la tête forme un corpuscule arrondi, le *noyau spermatique*. Celui-ci s'approche avec une vitesse toujours plus grande du noyau ovulaire, qui s'avance lentement à sa rencontre. Les deux noyaux s'abordent au milieu de l'œuf et se fusionnent pour former le premier *noyau de segmentation*.

L'acte de la fécondation est maintenant achevé. Il consiste donc essentiellement en la fusion du noyau ovulaire (femelle) et du noyau spermatique (mâle).

Du premier noyau de segmentation, résultat de la susdite fusion, procèdent en suite ininterrompue les millions de noyaux cellulaires du nouvel organisme qui prend naissance.

A part quelques variantes, les phénomènes de la fécondation de l'œuf se passent

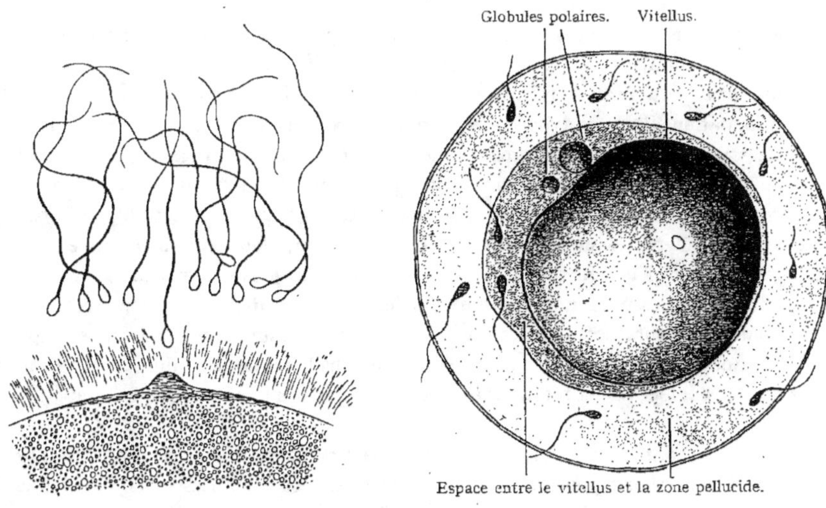

Fig. 37. — Formation du cône d'attraction vis-à-vis du spermatozoïde qui s'est avancé le plus loin. Œuf de l'Asterias glacialis. D'après *Fol*.

Fig. 38. — Œuf de lapin avec des spermatozoïdes, d'après *Kollmann* : Histoire du développement.

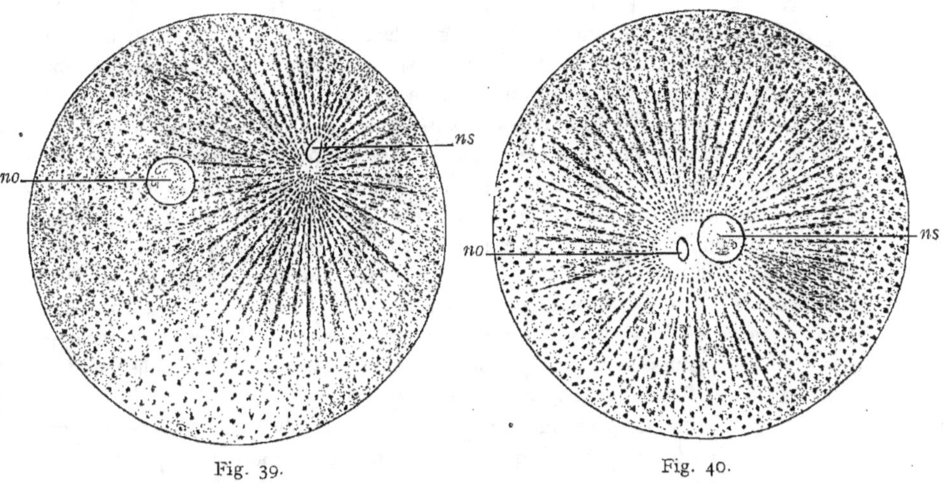

Deux stades de la copulation du noyau ovulaire avec le spermatique dans les œufs fécondés de l'oursin, d'après *O. Hertwig*. Traité d'embryologie.

no) Noyau ovulaire. *ns*) Noyau spermatique. Ce dernier est entouré des rayons protoplasmiques d'un « aster » et change de place plus rapidement que le noyau ovulaire. La copulation exige environ 10 minutes depuis le moment où le spermatozoïde pénètre dans l'ovule jusqu'à ce que la fusion des noyaux soit achevée.

essentiellement de la même façon dans les autres embranchements du monde animal, chez les mammifères et sans doute aussi chez l'homme. Cependant, la fusion des noyaux ovulaire et spermatique n'est que la simple manifestation visible de ce qui se passe dans la fécondation. Il doit y avoir encore certains processus d'une finesse inouïe, qui restent inaccessibles aux plus forts grossissements du microscope. Car la substance nucléaire mâle et femelle des cellules sexuelles, la chromatine, est en même temps détentrice des caractères héréditaires des parents. Cette quantité presque imperceptible de substance, que représentent les noyaux sexuels, non seulement doit renfermer d'une façon ou d'une autre le plan général du développement de la nouvelle créature, mais elle doit aussi incarner les particularités individuelles des procréateurs, que nous reconnaissons souvent chez leurs descendants d'une façon si frappante et qui peuvent se répéter à travers des générations entières. Cela suppose dans l'organisation du plasma germinatif et des phénomènes de la fécondation une complexité qu'il est absolument impossible de se représenter.

La fécondation imprime une vigoureuse impulsion au développement ultérieur de l'œuf. Le premier phénomène que l'on constate est un processus de division active de la cellule-œuf, désigné communément du nom de *segmentation*. Cette division cellulaire de l'œuf ressemble à celle de toute autre cellule animale. Conformément au mode habituel de la caryokinèse, le premier noyau de segmentation commence par se diviser en deux noyaux-filles, puis vient la division du protoplasma. Ainsi naissent de la cellule-œuf les deux premières sphères de segmentation dites *blastomères*. Au cours de leurs divisions continuellement répétées, le nombre des blastomères augmente par une progression géométrique tandis que leur grandeur diminue à mesure. Au début les cellules néoformées sont rassemblées en un amas sphérique (stade de la *morula*), mais bientôt elles se rangent à la périphérie en ordre régulier, pour former une sphère creuse dont l'intérieur se remplit de liquide : la *blastula* ou *vésicule blastodermique*.

La paroi de la blastula ou blastosphère ne se compose primitivement que d'une seule couche de cellules. L'embryologie nous enseigne comment cette couche cellulaire unique se multiplie par des processus de plissement (invagination et évagination), comment au feuillet germinatif externe viennent s'adjoindre les feuillets germinatifs interne et moyen, bref, comment se développe la structure du corps embryonnaire. De tout cela nous n'avons pas à nous occuper ici. Par contre, nous devons nous orienter, au moins d'une façon générale, sur la formation des *membranes de l'œuf* ou enveloppes fœtales et des organes de nutrition du fœtus, dont la connaissance est indispensable à la bonne compréhension de quantité de faits obstétricaux.

Dès que les organes primitifs sont ébauchés dans l'embryon, ce dernier se sépare de la vésicule blastodermique à laquelle il n'est plus relié que par un pédicule. Il se forme tout autour de son corps un sillon marginal, qui sépare la partie des feuillets germinatifs, seule destinée au développement du corps fœtal (aire embryonnaire), du reste des feuillets germinatifs (aire extra-embryonnaire), réservés à la constitution des enveloppes et annexes fœtales. Les fig. 42-45 nous montrent d'abord cette pédiculisation du corps embryonnaire, le séparant de l'endoderme et du feuillet viscéral du mésoderme qui forment ensemble la couche interne de la vésicule blastodermique. Le corps de l'embryon est vu en coupe longitudinale, et vous remarquez à ses deux extrémités céphalique et caudale le sillon de séparation d'avec le reste de la vésicule embryonnaire. Ce sillon s'approfondit toujours plus (fig. suivantes) et le corps de l'embryon se délimite toujours mieux. Enfin, la partie viscérale de la vésicule n'est plus réunie à l'intestin de l'embryon que par un pédicule ; elle prend alors le nom de *sac vitellin* et, plus tard aussi, de *vésicule ombilicale*. Le pédicule est appelé *canal vitellin*.

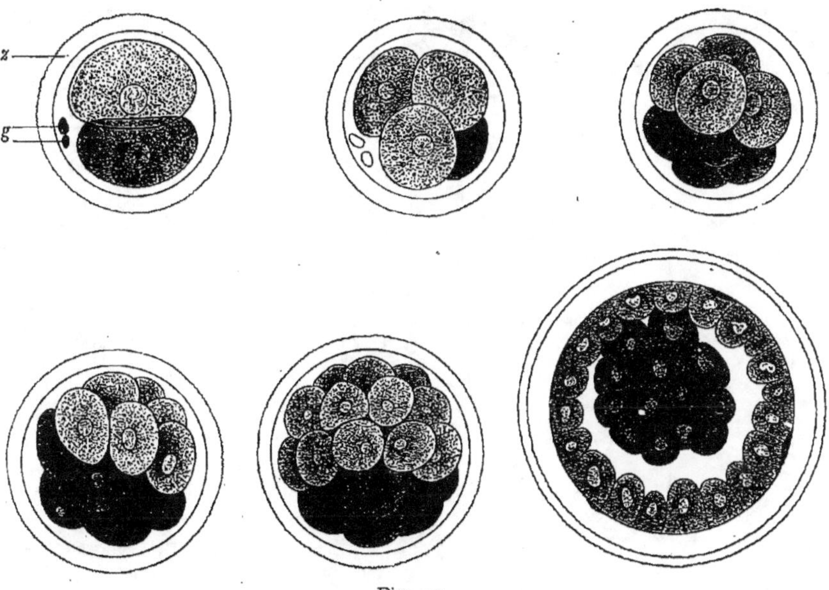

Fig. 41.

Segmentation de l'œuf de mammifère, d'après *van Beneden*.

z) Zone pellucide, g) Globules polaires. Les cellules claires forment le feuillet germinatif externe,
et les sombres, l'interne.

Pendant que l'embryon se pédiculise par sa face ventrale sur le sac vitellin, l'ectoderme et la lame pariétale du mésoderme s'élèvent par-dessus sa surface dorsale en formant un repli (fig. 46). Les parois de ce repli, s'allongeant de tous côtés, finissent par se rencontrer et se réunir sur le dos de l'embryon, qui se trouve alors enfermé dans un double sac : le sac interne, appliqué directement sur l'embryon, forme *l'amnios*, le sac externe qui entoure à la fois l'embryon et le sac vitellin est appelé *enveloppe séreuse* (fig. 47). L'amnios, en raison de son origine, se compose d'une couche épithéliale (ectoderme) et d'une couche de tissu conjonctif fœtal (lame pariétale du mésoderme ou *somatopleure*). L'enveloppe séreuse ne consiste qu'en l'ectoderme, soit une simple couche de cellules épithéliales. Chez l'homme, comme le montrent les observations les plus récentes, la formation de la cavité amniotique diffère quelque peu du mode de développement représenté sur les fig. 46 à 49 d'après l'œuf de mammifère : elle n'est plus produite par des replis de l'ectoblaste comme chez le mammifère, mais par la naissance d'un sillon à l'intérieur de l'ébauche embryonnaire primitivement solide.

Jusque-là la croissance de l'embryon s'opère essentiellement aux dépens du vitellus nutritif, amassé dans le sac vitellin et conduit au corps fœtal par un système vasculaire propre (2 artères et 2 veines omphalo-mésentériques).

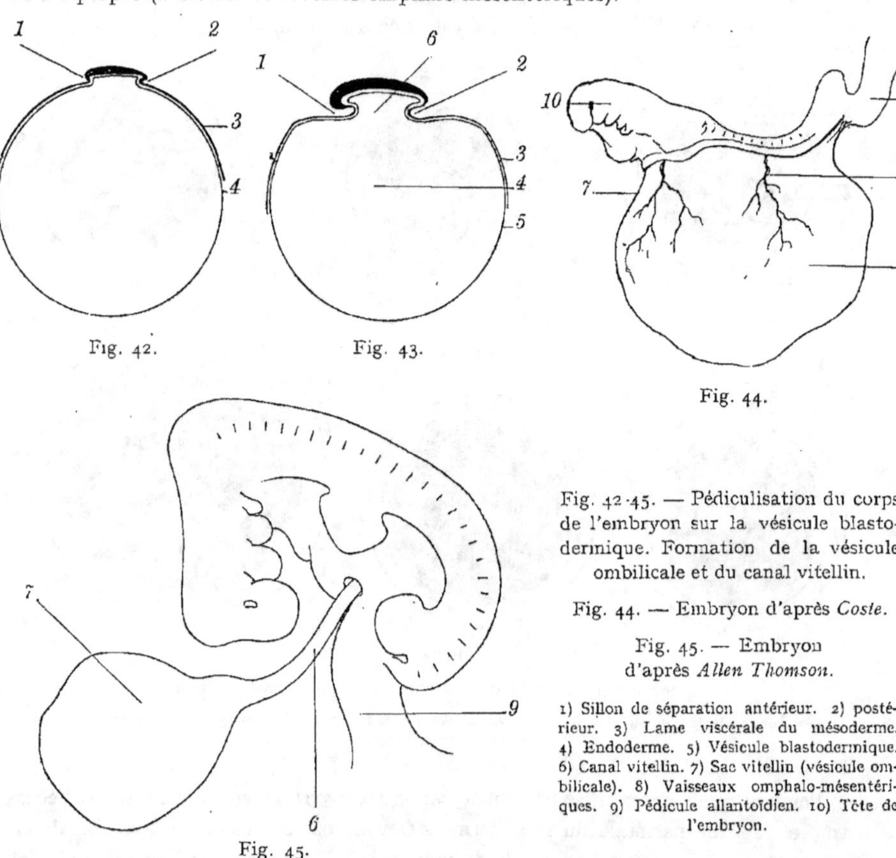

Fig. 42.

Fig. 43.

Fig. 44.

Fig. 45.

Fig. 42-45. — Pédiculisation du corps de l'embryon sur la vésicule blastodermique. Formation de la vésicule ombilicale et du canal vitellin.

Fig. 44. — Embryon d'après *Coste.*

Fig. 45. — Embryon d'après *Allen Thomson.*

1) Sillon de séparation antérieur. 2) postérieur. 3) Lame viscérale du mésoderme. 4) Endoderme. 5) Vésicule blastodermique. 6) Canal vitellin. 7) Sac vitellin (vésicule ombilicale). 8) Vaisseaux omphalo-mésentériques. 9) Pédicule allantoïdien. 10) Tête de l'embryon.

Au cours ultérieur du développement des enveloppes fœtales, de nouvelles et plus importantes sources de nutrition surgissent dans l'embryon. Citons en premier lieu *l'allantoïde,* sac urinaire de l'embryon dont le rôle est considérable ; c'est d'abord une petite vésicule qui naît par évagination du cul-de-sac postérieur du tube digestif, et qui possède de bonne heure un riche réseau vasculaire où s'abouchent directement les extrémités de l'aorte. Par une croissance rapide, la vésicule allantoïdienne atteint (fig. 48) l'enveloppe séreuse, dont la surface est déjà couverte d'un grand nombre de villosités creuses. Le tissu conjonctif et les vaisseaux de l'allantoïde s'étalent alors à la surface interne de cette séreuse et pénètrent dans ses villosités (fig. 49). C'est ainsi que cette membrane, à l'origine privée de vaisseaux, en devient pourvue grâce à la vésicule allantoïdienne, ce qui lui permet de recueillir énergiquement dans le voisinage des

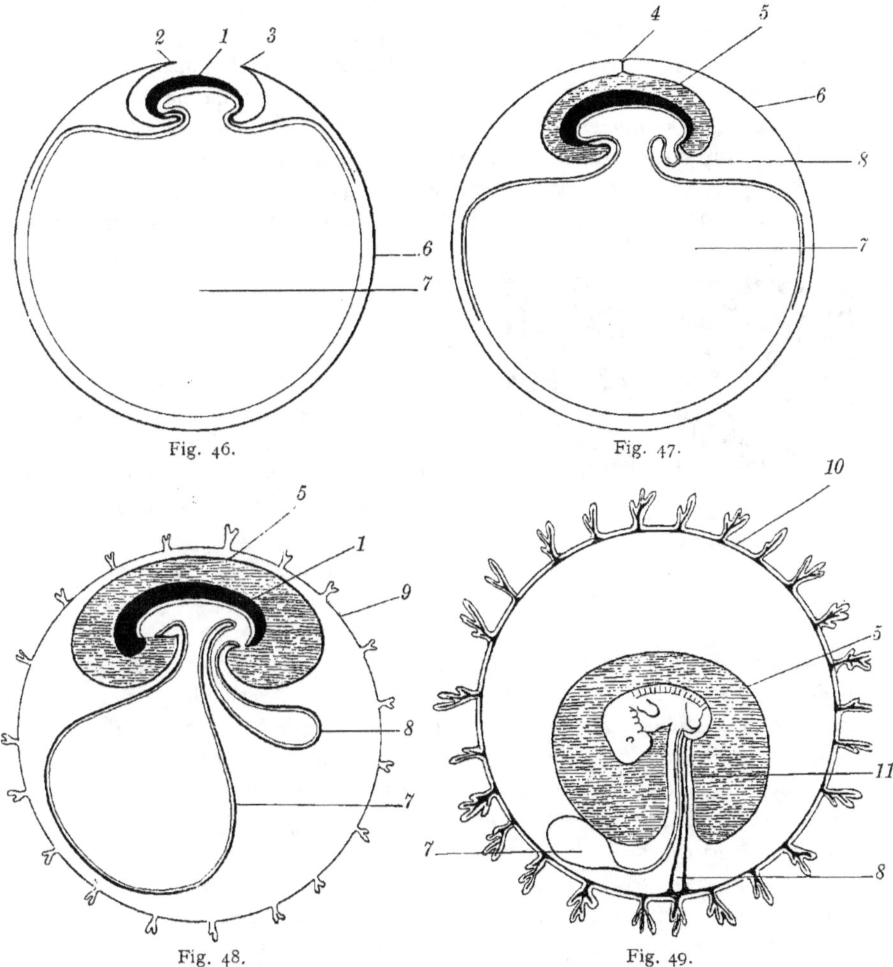

Fig. 46.   Fig. 47.

Fig. 48.   Fig. 49.

Fig. 46-49. — Développement de l'amnios et du chorion dans l'œuf de mammifère, d'après *Kölliker*. Histoire du développement. Chez l'homme, comme de récentes investigations le démontrent, la cavité amniotique se forme différemment ; cette cavité y est constituée non par des replis de l'ectoblaste mais par une lacune qui se produit à l'intérieur de l'ébauche embryonnaire primitivement solide.

1) Corps de l'embryon. 2) et 3) Replis amniotiques antérieur et postérieur. 4) Lieu de réunion des replis amniotiques. 5) Sac amniotique. 6) Enveloppe séreuse. 7) Sac vitellin. 8) Allantoïde. 9) Chorion primitif. 10) Chorion vrai. 11) Gaine amniotique du cordon ombilical.

substances nutritives qu'elle transmet à l'embryon par l'intermédiaire des vaisseaux allantoïdiens. Dès l'apparition des villosités l'enveloppe séreuse change de nom ; elle devient le *chorion primitif*, et le *chorion vrai* aussitôt qu'elle est pourvue des vaisseaux allantoïdiens.

En même temps que l'embryon s'agrandit, le sac amniotique à l'origine étroitement appliqué sur le corps fœtal se remplit de liquide, le *liquide amniotique*. Par là l'amnios s'applique peu à peu sur le chorion (fig. 49) et comprime le pédicule vitellin et la vésicule allantoïdienne en un cordon qui s'insère d'un côté à l'ombilic fœtal, de l'autre côté sur le chorion, et représente l'ébauche du futur *cordon ombilical*.

Nous ne connaissons pas jusqu'à présent d'œufs humains à l'état de segmentation et de formation de la vésicule blastodermique. Les œufs les plus jeunes que l'on ait observés possédaient déjà tous un chorion plus ou moins développé et garni de villosités soit seulement au niveau d'une zone annulaire, soit sur toute sa surface. Etant donné ce développement avancé du chorion, l'on peut présumer qu'il y avait déjà dans l'œuf une ébauche embryonnaire avec amnios et sac vitellin, bien qu'on ne l'y ait plus retrouvée, par exemple dans l'œuf de la fig. 50, âgé de 12 à 14 jours, décrit par *Reichert*. Les œufs humains de la 2e et 3e semaines de la grossesse, connus jusqu'à aujourd'hui, offrent un aspect identique en général au schéma

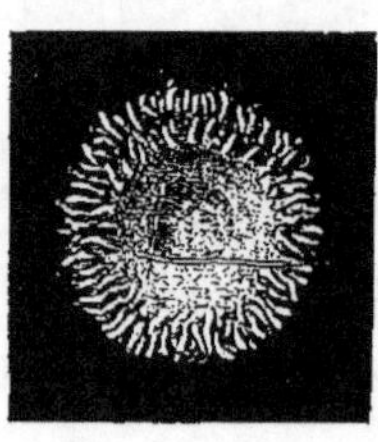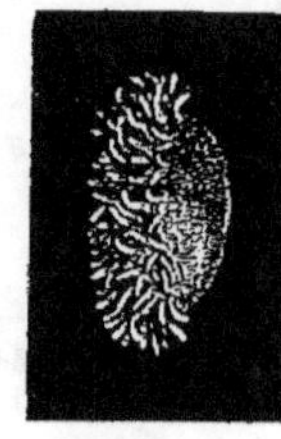

Fig. 50.

Œuf de *Reichert* tiré de l'utérus d'une suicidée, grossi environ 4 fois.
Vue de face et de profil.

de *Kölliker* (fig. 49) représentant l'œuf des mammifères. Ils n'en diffèrent que par le développement de l'allantoïde, qui ne forme pas une vésicule libre, mais un cordon mésodermique solide et vasculaire (pédicule abdominal de *His*), lequel s'allonge jusqu'à l'enveloppe séreuse tout en restant constamment uni à l'amnios.

Voyons maintenant *comment l'œuf humain s'insère sur la muqueuse utérine* pour entrer en communication intime avec elle (*nidation* ou *placentation* de l'œuf).

Des observations directes n'existent pas sur les tout premiers stades de l'insertion. Par analogie avec ce qui se passe chez les mammifères, l'on peut bien admettre que l'œuf arrive déjà segmenté dans la cavité utérine. Les cellules adhérentes de la *corona radiata* sont tombées au cours de la migration de l'œuf à travers le canal tubaire, et même la coque de la zone pellucide a sauté par suite de la rapide croissance de l'œuf. Aussi la vésicule ovulaire, dont le diamètre ne mesure pas encore 1 mm., s'applique-t-elle sur l'éphitélium utérin par la couche la plus externe du chorion, qui est justement en voie de formation. Ce contact provoque d'abord sous l'œuf, puis bien au delà de ses limites, une puissante hypertrophie de la muqueuse utérine. Attendu que plus tard on trouve constamment l'œuf inclus comme dans une capsule de la muqueuse, on admet en général jusqu'à ces derniers temps que la muqueuse proliférante poussait tout autour de l'œuf des replis, dont la réunion par-dessus lui finissait par l'encapsuler. Mais l'examen, par *H. Peters*, de l'œuf le plus jeune connu jusqu'à aujourd'hui a démontré qu'en réalité un tel encapsulement n'a pas du tout lieu ; au contraire, *pour se greffer, l'œuf traverse le revêtement épithélial de la muqueuse et s'enfonce dans cette dernière en détruisant le tissu conjonctif sous-jacent.*

Les deux figures qui se rapportent à ce phénomène vous le feront mieux comprendre ; l'une représente la première implantation de l'œuf de cobaye, d'après le comte *de Spee*, l'autre une coupe à travers le point de fixation du petit œuf de *Peters*. On a trouvé cet œuf chez une femme qui s'était suicidée peu de jours après la suppression de ses règles ; il se présentait dans la muqueuse très épaissie de la paroi postérieure

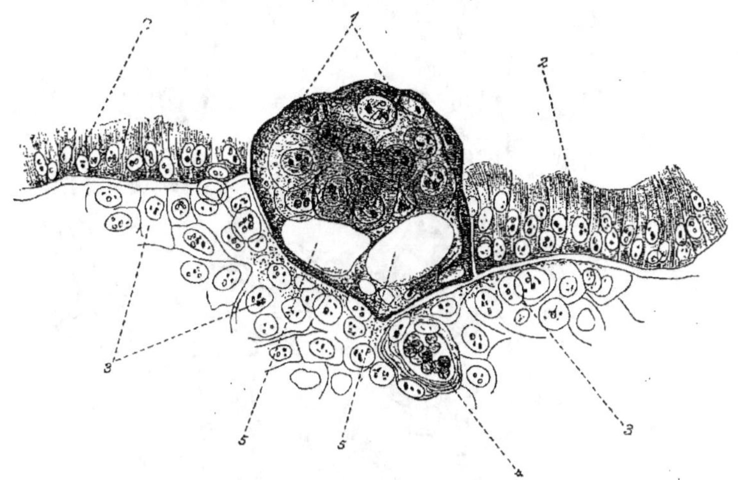

Fig. 51.

Implantation de l'œuf de cobaye dans la muqueuse utérine, d'après le comte *de Spee*.
Zeitschrift für Morph. u. Anthropol. vol. III.

L'œuf (1) traverse l'épithélium utérin (2), et par le *trou* ainsi pratiqué s'enfonce dans le tissu connectif sous-épithélial. 3) Cellules conjonctives. 4) Vaisseau capillaire. 5) Vacuole dans l'œuf composé de cellules de segmentation grandes et arrondies.

comme une place claire de la grosseur d'un grain de chanvre. L'insertion s'est faite entre deux glandes, l'épithélium manque à l'endroit de l'effraction ; l'accès de la cavité utérine est fermé par un bouchon de fibrine en forme de champignon. L'œuf gît dans la couche compacte, superficielle et pauvre en glandes de la muqueuse ; il possède déjà une ébauche embryonnaire et un chorion garni de villosités sur tout son pourtour. Dans le voisinage du chorion le tissu de la muqueuse utérine offre une structure lâche, à fibres disjointes ; il contient des capillaires dilatés, dont plusieurs sont ouverts et épanchent leur sang entre les colonnes cellulaires formées par la prolifération de l'épithélium du chorion. C'est à l'action irritante de ces cellules qu'il faut attribuer la dissolution du tissu conjonctif sous-épithélial, de sorte que l'œuf s'y creuse lui-même un lit.

Au cours ultérieur du développement, l'œuf enfoncé dans la muqueuse écarte les tissus voisins et se fait de la place en les refoulant. Bien que la muqueuse continue à proliférer, sa croissance cependant ne peut aller de pair avec le rapide agrandissement de l'œuf ; aussi arrive-t-il un moment où le toit de la capsule qui contient l'œuf proémine

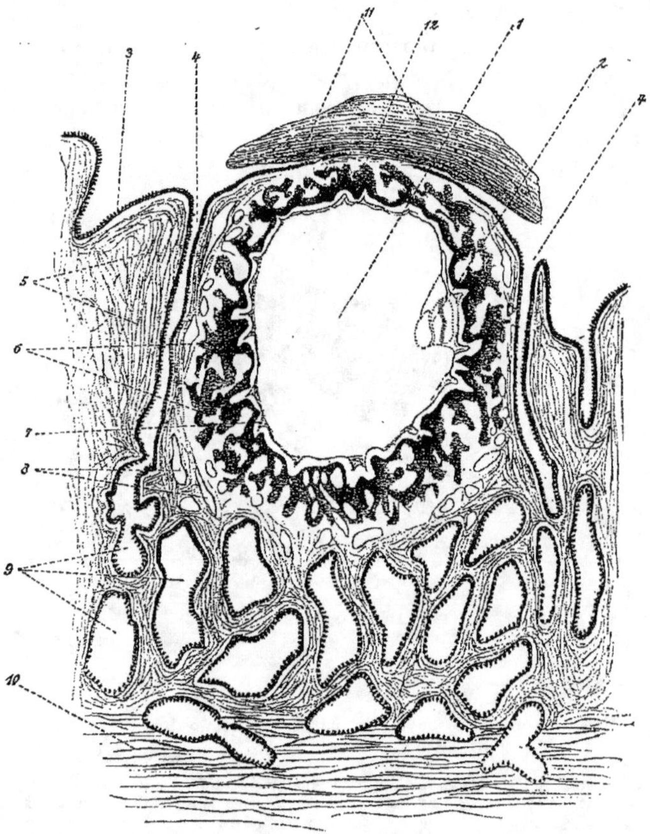

Fig. 52.

Nidation d'un œuf humain au stade le plus jeune connu jusqu'à présent (grandeur 1,7 : 0,9), d'après *Peters*. Verhandl. der d. Ges. f. Gyn. VII.

1) Œuf. 2) Ebauche embryonnaire. 3) Epithélium utérin qui manque à l'endroit de la perforation. 4) Orifices glandulaires. 5) Couche conjonctive de la muqueuse. 6) Ectoderme de l'œuf après prolifération (Trophoblaste), avec villosités au début de leur formation ; les bourgeons syncytiaux, très ramifiés, plongent dans un réseau de lacunes sanguines reliées aux capillaires (8) du voisinage. 7) Extension du mésoderme. 9) Coupes de glandes. 10) Musculaire. 11) Bouchon fibrino-sanguin recouvrant le siège d'implantation de l'œuf (12).

par une saillie arrondie dans la cavité utérine. Ce stade est représenté par les fig. 53, 54, et 55, qui reproduisent l'état des choses environ à la 6e semaine de la grossesse, en calculant sa durée à partir du début de la dernière période. Sur la fig. 53, l'utérus est fendu et ouvert pour mieux faire voir la cavité ; l'œuf y a la forme d'un polype muqueux largement inséré sur l'angle tubaire droit. La muqueuse du corps, d'une épaisseur considérable, est très nettement séparée du cervix par des bourrelets proéminents à limites tranchées. Sur les coupes des fig. 54 et 55 dessinées à un faible grossissement, l'on reconnaît distinctement les nombreuses glandes en partie comprimées vers la profondeur, en partie refoulées sur les côtés par la pénétration de l'œuf ; on les voit aussi atteindre les régions de la muqueuse qui servent de couvercle à la capsule de l'œuf.

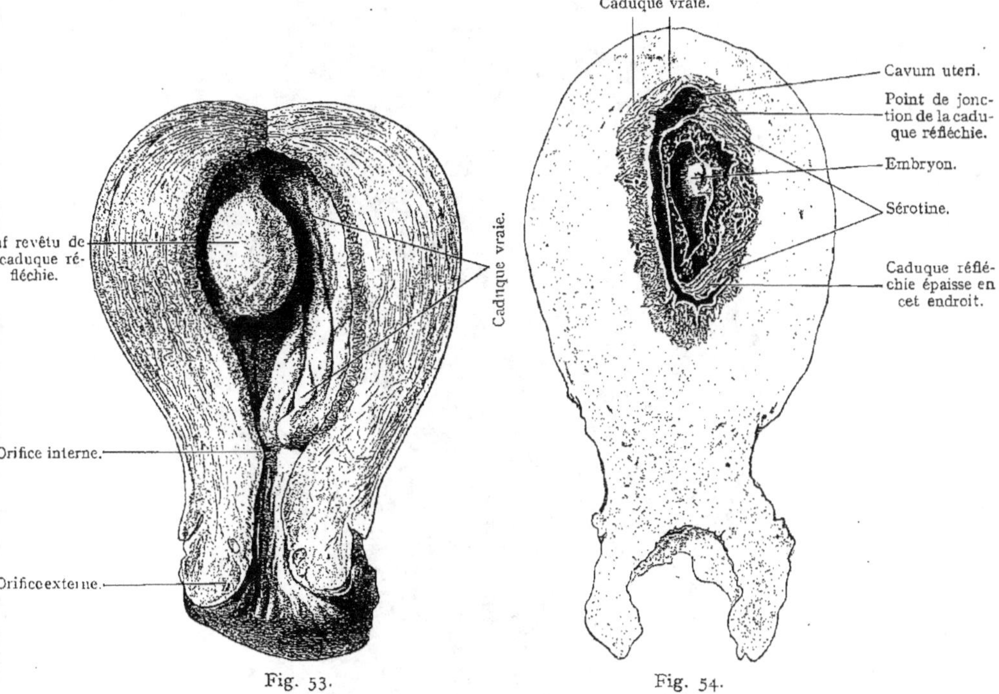

Fig. 53.   Fig. 54.

Fig. 53. — Utérus avec un œuf âgé de six semaines environ. Grandeur naturelle. Préparation de la clinique de Bâle.

Fig. 54. — Coupe de l'utérus et d'un œuf âgé de six semaines environ. Grossissement d'un dixième. Préparation de la clinique de Halle.

Au niveau de l'insertion de ce dernier, la multiplication et la dilatation des vaisseaux sont déjà très manifestes ; le chorion est de tous côtés garni de villosités serrées.

On se sert encore aujourd'hui pour désigner les différentes régions de la muqueuse utérine des noms introduits par *William Hunter*, bien que ses idées sur le mode de fixation de l'œuf n'aient plus cours et que partant ces dénominations ne conviennent plus entièrement. On appelle la muqueuse du corps utérin à l'état gravide *membrana decidua* sive *caduca*, la *caduque* (parce que destinée à être expulsée à l'accouchement). La

partie de la muqueuse que l'œuf occupe par sa base porte le nom de *decidua serotina,
sérotine,* ou *caduque utéro-placentaire* ; le revêtement muqueux qui recouvre la partie

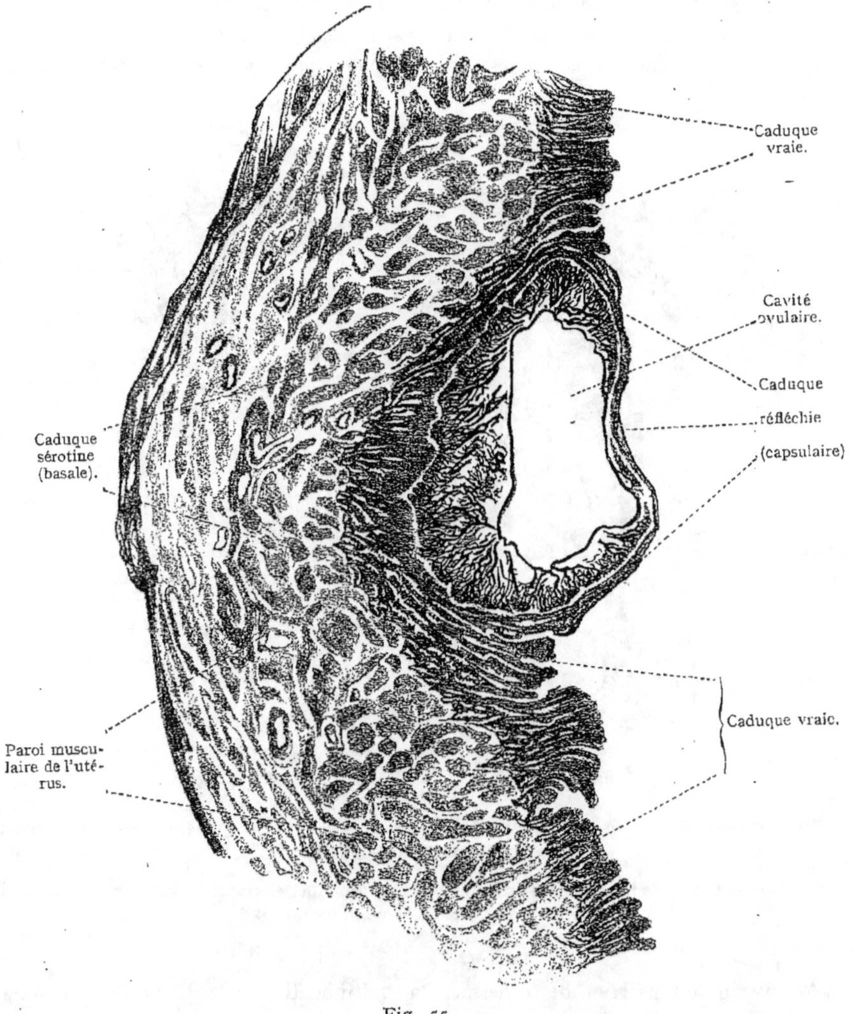

Fig. 55.

Coupe de l'œuf âgé de six semaines environ, représenté à la figure 53.

proéminente de l'œuf s'appelle *decidua reflexa, caduque ovulaire ou réfléchie* ; enfin la
decidua vera, caduque vraie ou utérine, représente le reste de la muqueuse du corps
utérin. Des modifications proposées pour ces appellations, celles de *His* ont eu le plus

de succès, soit caduque *basale* à la place de sérotine, et caduque *capsulaire* au lieu de réfléchie.

A la fin du 2e mois de la grossesse (fig. 56), l'œuf qui atteint à peu près la grosseur d'un œuf de poule, remplit la partie supérieure de la cavité utérine, alors qu'en bas les parois de la muqueuse sont encore en contact sur une étendue de 1 à 2 cm. L'hypertrophie des caduques vraie et sérotine a augmenté, elles ont par places jusqu'à un demi-

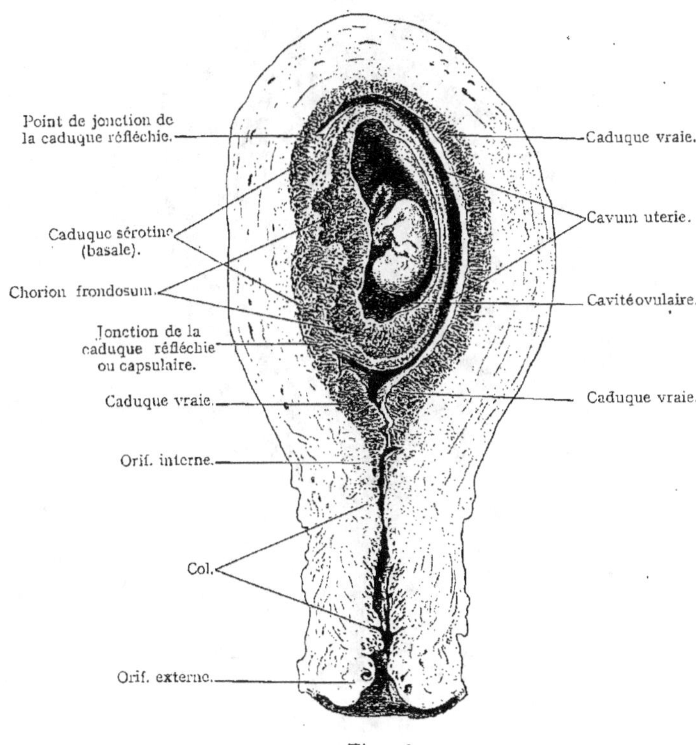

Fig. 56.

Œuf à la fin du deuxième mois. Coupe sagittale ; grandeur naturelle.
D'après une préparation de la clinique de Bâle.

centimètre d'épaisseur, tandis que la caduque réfléchie s'est plutôt quelque peu amincie. Au chorion, on reconnaît déjà distinctement deux régions : au niveau de la caduque réfléchie, amincie et pauvre en vaisseaux, qui ne dispose guère de ressources nutritives, les villosités choriales ont cessé de croître ; par contre, au niveau de la sérotine elles se sont développées avec d'autant plus d'exubérance, elles s'y enfoncent par véritables grappes qui rongent littéralement les tissus de la muqueuse. La partie riche en villosités se nomme *chorion frondosum* (villeux), celle qui en est pauvre et qui devient plus tard complètement lisse s'appelle *chorion læve* (lisse).

Quatre semaines plus tard, à la fin du troisième mois de la gravidité, la différence entre les deux est encore beaucoup plus considérable. Le chorion læve n'a plus aucun

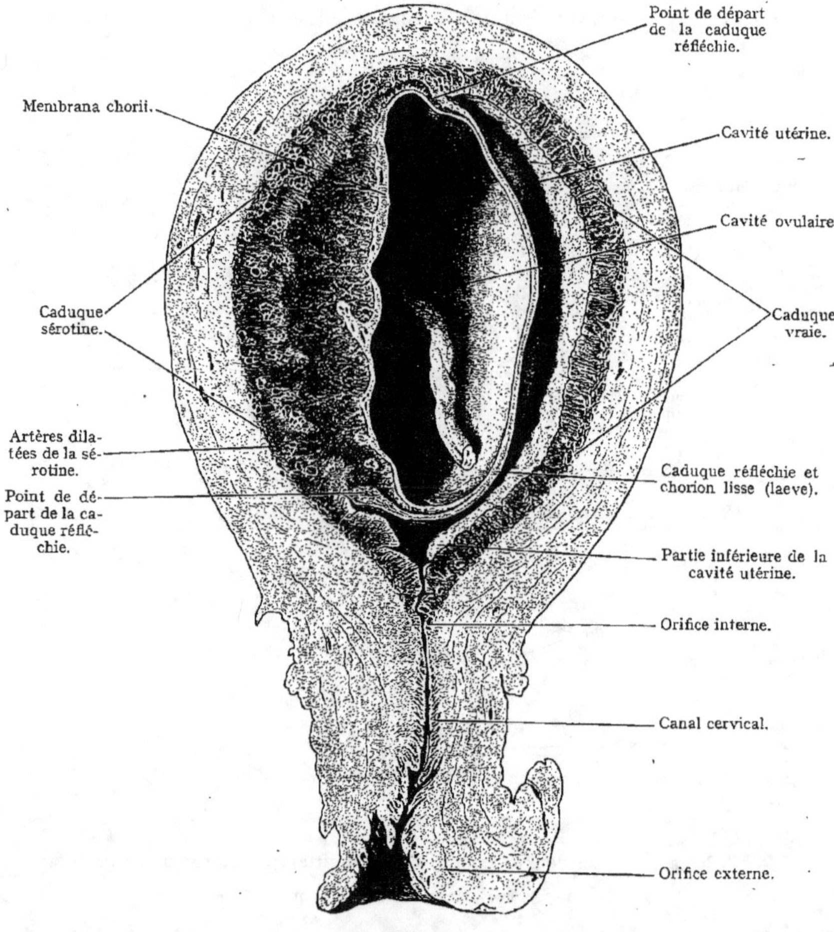

Fig. 57.

Œuf au troisième mois de la gravidité. Coupe sagittale ; grandeur naturelle.

D'après une préparation de la clinique de Bâle.

rôle à jouer dans la nutrition du fœtus et n'est plus qu'une enveloppe protectrice. Ses villosités sont atrophiées, ses vaisseaux oblitérés, et par places il a déjà contracté des adhérences intimes avec la caduque réfléchie, réduite à l'état de mince membrane.

Seul, le chorion frondosum s'est chargé du rôle d'agent nutritif, puisant la nourriture dans l'organisme maternel ; il consiste en une forêt de villosités épaisse de 1 à 1 1/2 cm., qui est en connexion étroite avec la sérotine et prend dès lors le nom de *placenta*. Grâce à l'accumulation abondante de liquide amniotique l'œuf a presque les dimensions d'un poing et, après avoir déployé la plus grande partie du segment inférieur de

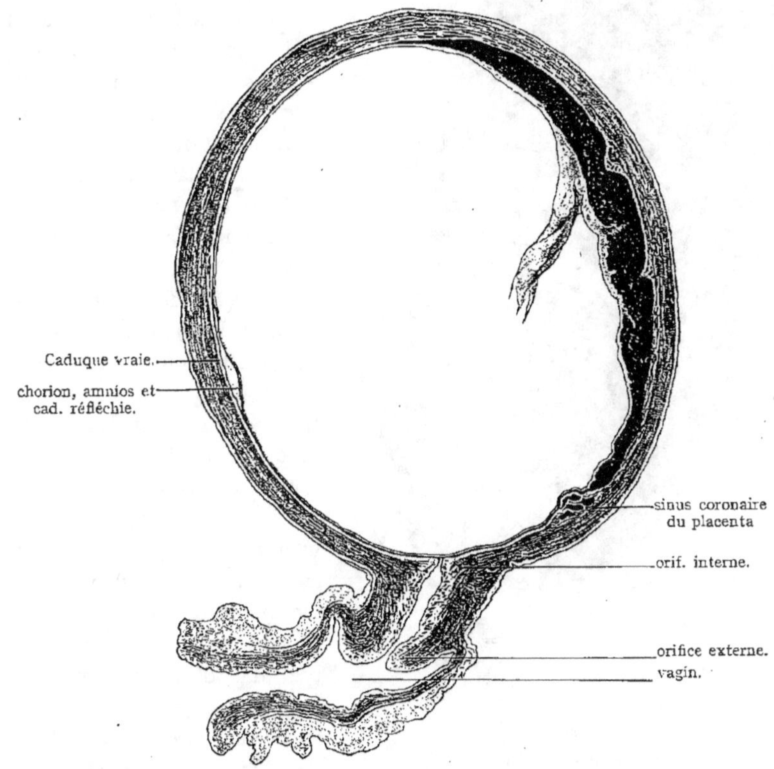

Fig. 58.

Utérus gravide au cinquième mois. Coupe sagittale ; demi-grandeur naturelle.

D'après une préparation de la clinique de Bâle.

l'utérus, il atteint à peu près l'orifice interne du col. La turgescence des caduques sérotine et vraie est à son apogée ; la sérotine est sillonnée d'un réseau de vaisseaux dilatés si serré que, par places, elle offre un aspect spongieux, caverneux.

L'agrandissement de l'œuf dans les mois suivants aboutit à des processus de régression au niveau de la muqueuse utérine. La caduque vraie s'amincit déjà au cours du 4e mois, pour finir par être dans le 5e si insignifiante qu'elle ne présente plus qu'une mince couche entre l'œuf et la musculaire (fig. 58). En même temps, il se forme entre

les caduques vraie et réfléchie une adhérence intime, après disparition complète de
l'espace qui les séparait encore au 4e mois, reliquat de la cavité utérine qui n'existe
plus à partir du début du 5e mois environ. Pendant que ces deux caduques s'atrophient

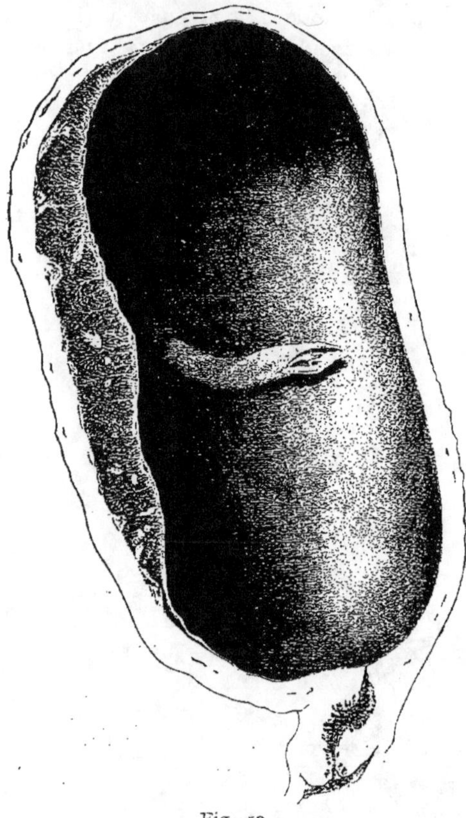

Fig. 59.

Utérus gravide au dixième mois. Coupe sagittale ;
tiers grandeur naturelle.

D'après une préparation de la clinique de Bâle.

et s'accolent sous la pression de
l'œuf, la sérotine est de plus en plus
rongée et absorbée par la croissance
des villosités. Il n'en reste au-dessus
de la musculature qu'une fine couche
à peine épaisse d'un millimètre, et
une série de prolongements qui
contiennent les vaisseaux artériels
et divisent la masse des villosités
en lobes ou *cotylédons*.

Durant la 2e moitié de la
grossesse jusqu'à l'accouchement,
les rapports des enveloppes fœtales avec l'utérus ne subissent plus
de modifications essentielles.

Toutes les régions utérines contribuent à l'agrandissement de
la cavité ovulaire par leur croissance constante, mais cette dernière n'est pas égale sur tous les
points ; aussi l'utérus à la fin de
la gravidité n'est-il pas (fig. 59)
l'image agrandie de l'utérus du
5e mois. Nous sommes surtout frappés du développement considérable du segment de l'utérus sur
lequel le placenta est inséré. Alors
que l'extension du placenta dans
les 2 premiers mois a lieu surtout
par décollement et soulèvement de

la caduque vraie, ce mode de croissance cesse à partir du 3e mois, ensuite l'agrandissement de la surface d'insertion placentaire est dû uniquement à la croissance intrin-
sèque du placenta et de sa surface d'insertion ; le puissant développement de cette
région de l'utérus modifiera aux derniers mois de la gravidité la forme de cet organe,
selon le siège de l'insertion placentaire— (v. fig. 103-105).

A la suite de cette description générale, voici encore quelques indications sur la structure
des annexes fœtales :

1. *Amnios.*

Cette fine membrane sans vaisseaux, que l'on peut facilement détacher du chorion et de la
surface placentaire jusqu'à l'insertion du cordon, se compose de tissu conjonctif embryonnaire à

cellules fusiformes, et d'une simple couche de cellules cylindriques basses à sa face interne polie comme un miroir (fig. 68, 69).

2. *Chorion.*

Conformément à son développement, le chorion présente à l'extérieur une couche épithéliale qui provient de l'ectoderme de la vésicule blastodermique, et à l'intérieur une couche de tissu conjonctif fibreux mésodermique qui est venu en même temps que l'allantoïde rejoindre l'enveloppe séreuse, à l'origine purement épithéliale et privée de vaisseaux. La formation des villosités débute de très bonne heure, les œufs les plus jeunes que l'on ait décrits jusqu'à aujourd'hui en montrent déjà à leur surface des arborisations à ramifications multiples, et à la fin du premier mois le chorion en porte sur tout son pourtour un revêtement serré. Chaque villosité consiste en un noyau de tissu conjonctif vasculaire revêtu d'une couche épithéliale. Nous avons déjà mentionné l'arrêt de croissance des villosités sur la caduque réfléchie au cours du deuxième mois, leur renforcement au niveau de la sérotine, et la différenciation du chorion læve (lisse) d'avec le chorion frondosum (villeux). Les œufs représentés sur les fig. 60-62 vous donnent une bonne idée de ces modifications. Le bourgeonnement luxuriant du chorion frondosum au siège du placenta produit de véritables arbres de villosités, aux troncs épais, aux branches nombreuses et aux innombrables ramifications. Vous pouvez voir à la fig. 63 l'agrandissement d'après nature d'un tel arbre villeux provenant d'un

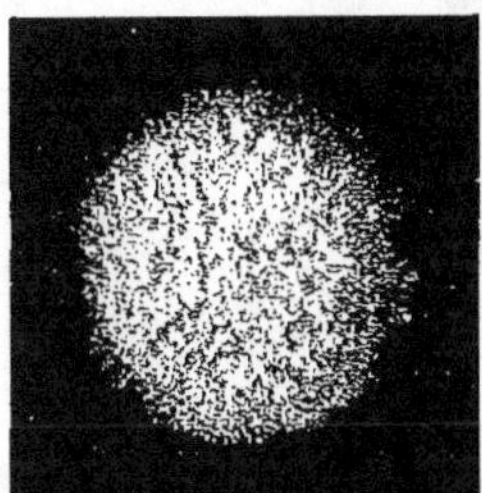

Fig. 60.

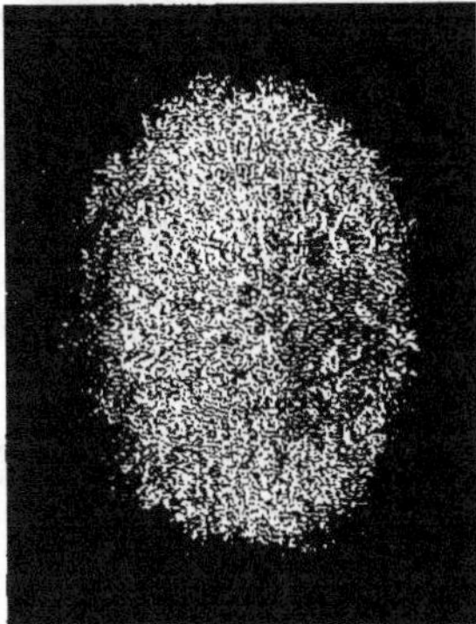

Fig. 61.

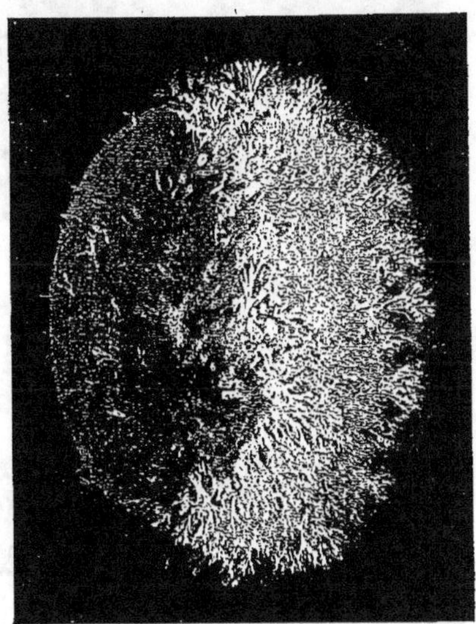

Fig. 62.

Fig. 60. — Œuf de six semaines environ.
Fig. 61. — Œuf de la fin du deuxième mois.
Fig. 62. — Œuf du troisième mois.

Les œufs, décollés de leur lit, sont dessinés en grandeur naturelle ; on voit bien la surface externe du chorion, couverte de villosités.

placenta au cinquième mois. Le développement des vaisseaux sanguins accompagne constamment la prolifération des villosités ; les artérioles du rameau villeux envoient jusque dans ses plus fines ramifications un réseau capillaire aux mailles enchevêtrées, dont une veinule ramène le sang (fig. 64).

Le rôle physiologique du *revêtement épithélial du chorion* est très important. Il provoque, nous

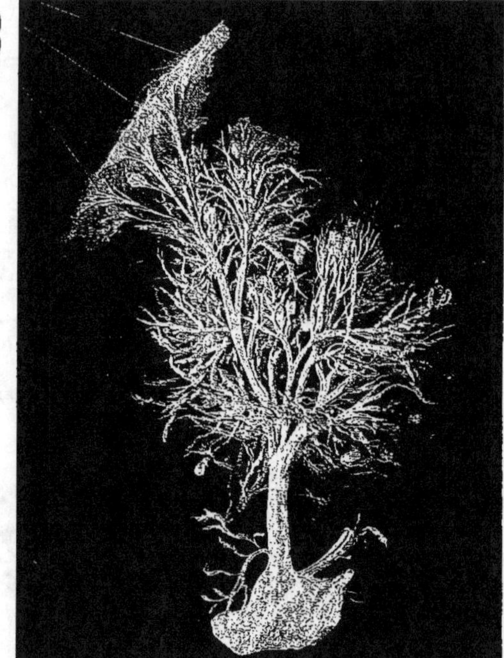

Fig. 63.

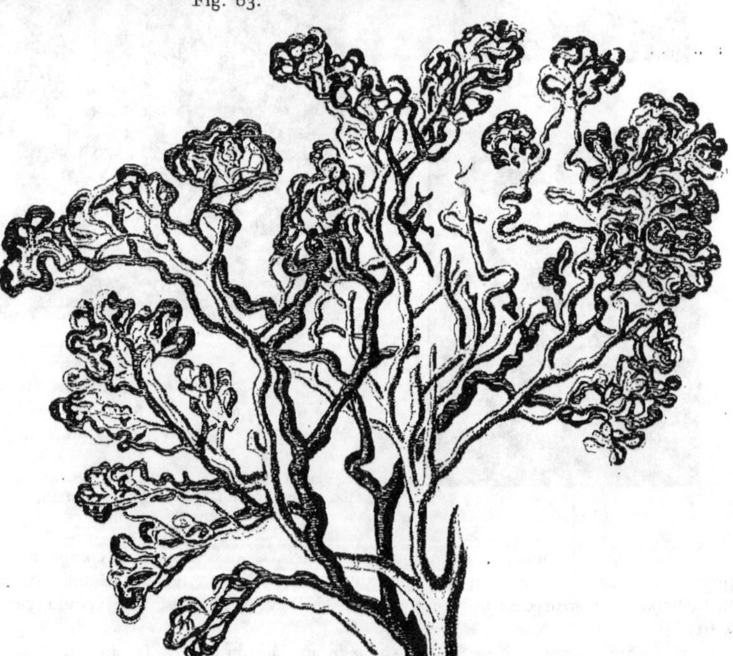

Fig. 64.

Fig. 63. — Tronc villeux tiré d'un placenta du cinquième mois ; pour le dessiner, on l'a fait flotter dans l'eau. (Grossissement à la loupe.)

ri) Racines d'implantation (ou crampons) fixées sur un fragment de sérotine.

Fig. 64. — Rameau terminal d'un groupe de villosités provenant d'un placenta à terme ; artères injectées en rouge, veines en bleu.

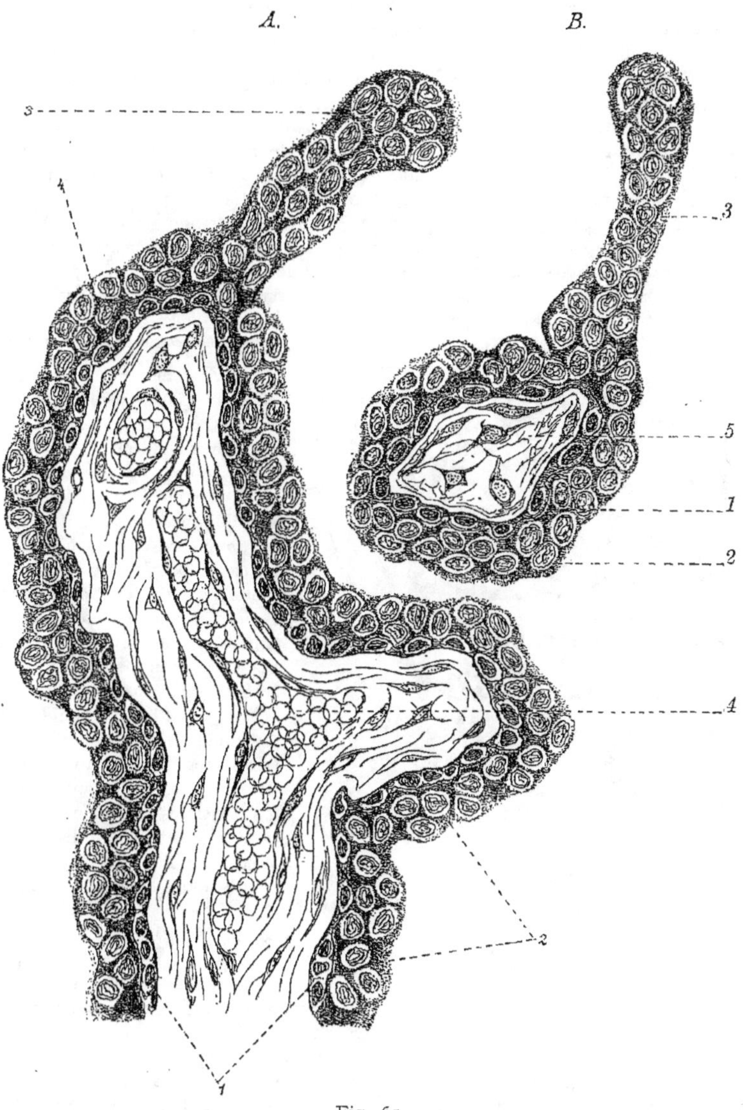

Fig. 65.

Villosités choriales d'un œuf de six semaines. *A*) Coupe longitudinale. *B*) Coupe transversale.
Fort grossissement.

1) Couche cellulaire de *Langhans*. 2) Syncytium. 3) Bourgeons syncytiaux en forme de massue. 4) Vaisseaux capillaires
fœtaux. 5) Stroma conjonctif des villosités.

l'avons déjà vu, au premier contact de l'œuf avec la muqueuse utérine, la dissolution de l'épithélium utérin et du tissu conjonctif sous-jacent ; plus tard, lors de la formation du placenta, il opère la dissolution du tissu de la caduque sérotine dont il ouvre aussi les vaisseaux ; enfin, pendant toute la gravidité, il remplit les fonctions d'un épithélium intestinal, en ce sens qu'il est l'agent direct de la transmission au fœtus des substances nutritives qu'il tire du sang maternel. L'épithélium ectodermique du chorion possède déjà chez les plus jeunes œufs *une double couche* : 1º L'externe ou superficielle, garnie primitivement de cils très fins (*Keibel, Kupffer, von Spee*), se compose de protoplasma semi-liquide à nombreux noyaux qui ne présente pas de cellules séparées les unes des autres, et que l'on appelle *syncytium* ; 2º La profonde, ou couche cellulaire de *Langhans*, est formée par des cellules épithéliales régulièrement disposées, reposant sur le tissu conjonctif du chorion. La fig. 65 reproduisant des villosités d'un œuf de 5 semaines, montre très distinctement la bordure syncytiale, qui entoure les villosités comme d'un anneau muqueux et pousse en plusieurs endroits des prolongements en forme de massues. Dès le troisième mois de la grossesse, le revêtement épithélial des villosités perd la couche cellulaire de *Langhans*, il ne conserve plus qu'une couche de cellules, à savoir le syncytium qui seul reste visible.

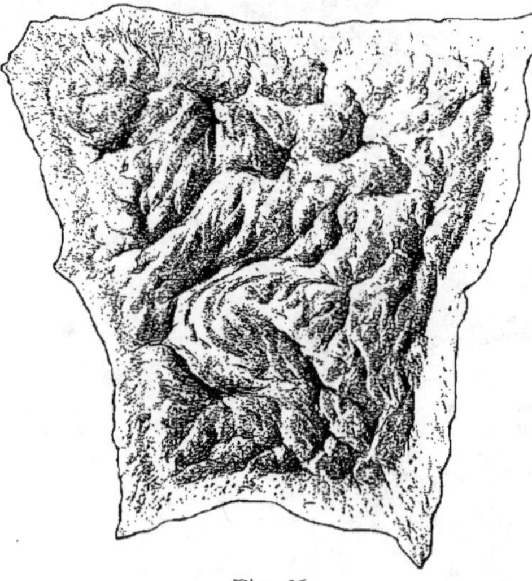

Fig. 66.

Muqueuse utérine hypertrophique (caduque) à la fin du premier mois.

3. *Caduque vraie (Decidua vera).*

Cette membrane n'est pas autre chose que la muqueuse utérine hypertrophiée. C'est pourquoi l'on y retrouve tous ses éléments normaux, modifiés il est vrai d'une façon particulière.

Au stade de l'*hypertrophie progressive* qui dure jusqu'au début du 4e mois, la muqueuse des parois utérines antérieure et postérieure se surélève en formant des replis et des bourrelets. Les régions en état de prolifération sont délimitées par de profonds sillons dans les angles latéraux et au fond de l'utérus, régions où l'épaississement fait défaut (fig. 66). A l'hypertrophie prennent part les glandes, le tissu conjonctif, les vaisseaux sanguins et lymphatiques, au même degré. Les orifices glandulaires sont élargis et visibles déjà à l'œil nu sous forme de petites fossettes. Tandis que le segment superficiel des glandes n'a subi qu'un simple allongement, les segments moyens et inférieurs se disposent en spirales comme des tire-bouchons et il se forme dans la profondeur de la muqueuse par la dilatation des tubes glandulaires un système de cavités anfractueuses. C'est ainsi que la portion supérieure de la caduque possède une structure plus ferme et qu'on la distingue nettement sous le nom de *couche compacte* de la portion inférieure ou profonde, sillonnée de cavités, dite *couche spongieuse* ou *ampullaire* (fig. 67).

A la surface de la caduque l'épithélium disparaît dès le deuxième mois de la grossesse ; dans les cavités glandulaires de la couche profonde, l'on constate au début une prolifération papilliforme, avec épithéliums disposés en grappes ou en touffes, disposition qu'*Opitz* prétend caractéristique pour la gravidité, mais qui ne l'est pas en réalité (fig. 67). A partir du quatrième mois, la prolifération des glandes entre en régression, elles sont très écartées les unes des autres par la distension de la caduque, leur épithélium réussit cependant à se maintenir jusqu'après l'accouchement dans les fentes glandulaires, sous forme de cellules cubiques plates. La tranformation en caduque du tissu conjonctif de la muqueuse utérine entraîne, d'une part, l'imbibition séreuse et le ramollissement de la substance fondamentale fibreuse, d'autre part, la multiplication de ses cellules arrondies qui subis-

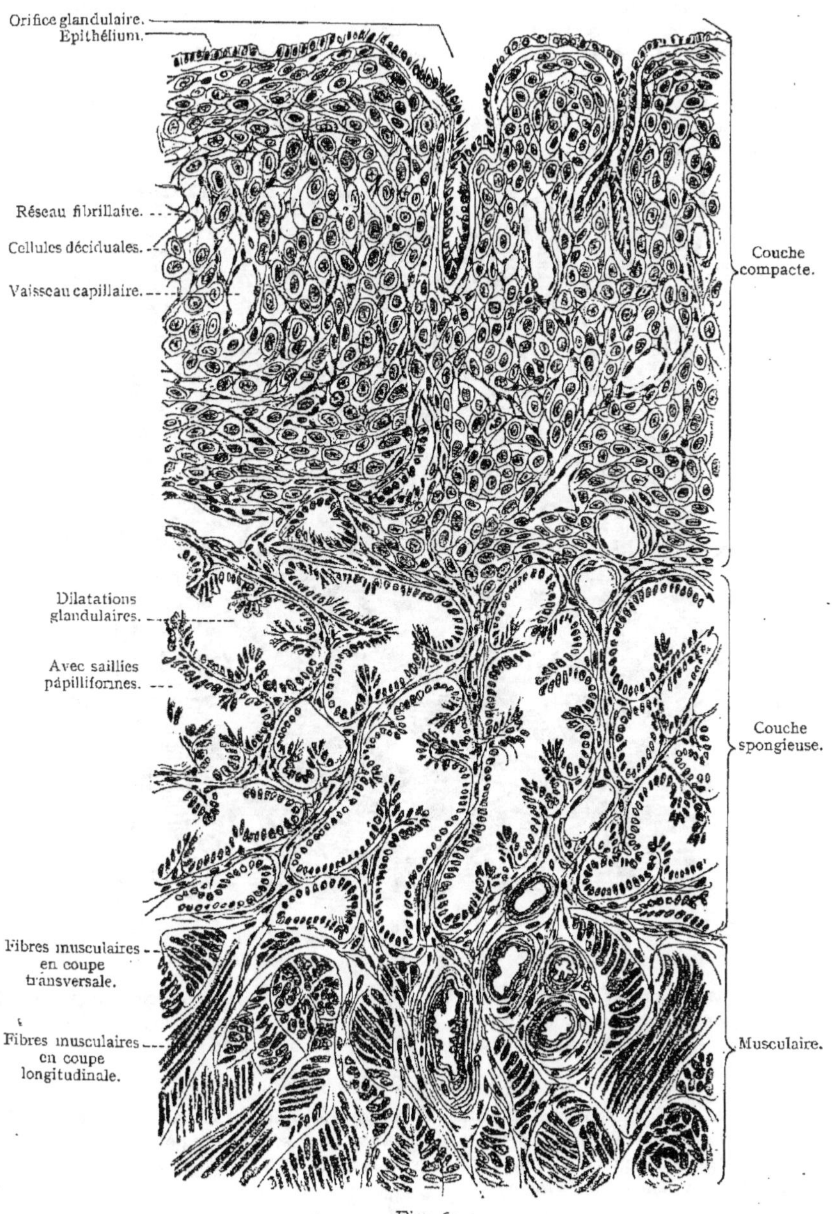

Fig. 67.

Coupe verticale de la caduque vraie au stade d'acmé de l'hypertrophie, à la fin du troisième mois.

sent simultanément une modification de forme caractéristique. Par l'accumulation d'un protoplasma abondant elles deviennent sphériques, et ressemblent tant à des épithéliums par leurs grands noyaux vésiculaires qu'on les a souvent prises pour tels. En réalité, il ne peut subsister aucun doute sur l'origine conjonctive de ces cellules dites *déciduales*, que l'on rencontre souvent dans la couche compacte, où elles sont réunies par amas.

Dans le *stade de régression*, la caduque perd de plus en plus ses vaisseaux et ses cellules déciduales, tandis que les éléments fibreux ressortent davantage. La couche spongieuse persiste jusqu'à la fin de la grossesse, bien que les cavités glandulaires y soient réduites à l'état de fentes imper-

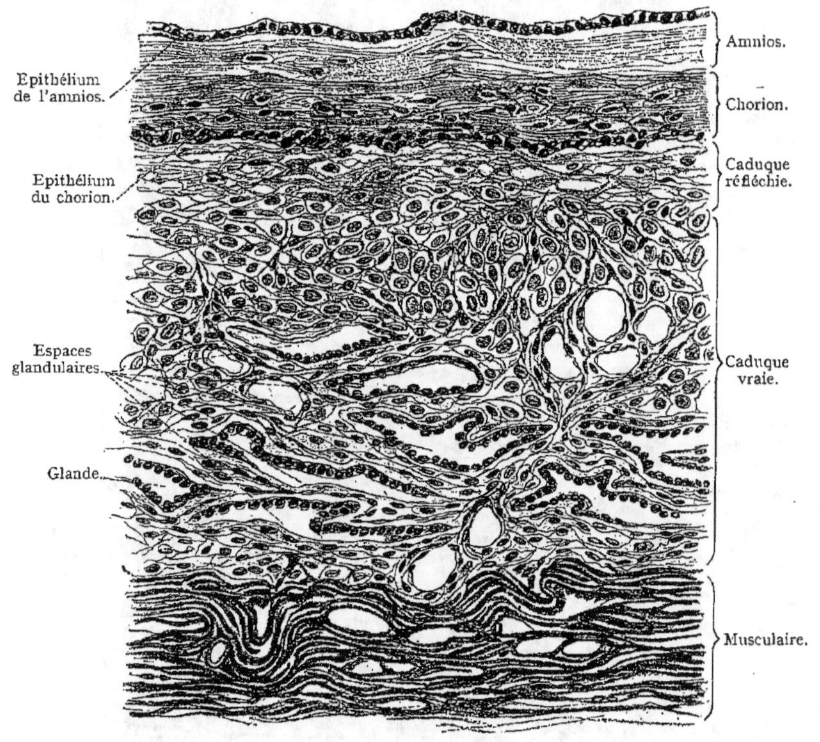

Fig. 68.

Coupe verticale des membranes ovulaires et de la paroi utérine. Cinquième mois.

ceptibles, visibles seulement après écartement artificiel des éléments de la couche. Par suite de la distension de la muqueuse, les glandes utérines à la fin de la grossesse sont réparties sur une grande étendue, si bien qu'elles échappent très souvent aux coupes microscopiques.

4. *Decidua reflexa (caduque réfléchie).*

Composée à l'origine des mêmes éléments que la caduque vraie, la caduque réfléchie s'atrophie déjà à partir du deuxième mois. Elle perd ainsi ses vaisseaux et ses glandes pour être réduite à une mince couche de tissu conjonctif fibreux, et se fusionne à partir du 4e mois avec la caduque vraie dont l'épithélium a disparu entre temps.

5. *Placenta.*

Pour comprendre la structure intime du placenta, il est nécessaire de rappeler quelques points de son développement. Comme nous l'avons vu, la formation des villosités choriales prend une extension considérable à la caduque sérotine, c'est-à-dire au niveau de cette région de la muqueuse utérine où l'œuf s'est fixé par sa base et se développe. On compare volontiers les villosités à des arbustes richement ramifiés ; la comparaison serait plus exacte avec les racines d'une plante qui s'allongent et se multiplient rapidement dans un terrain favorable. Ce sol nutritif, c'est la caduque sérotine qui, sous l'effet de l'irritation produite par la fixation de l'œuf, s'hypertrophie plus que tous les autres segments de la muqueuse utérine. Un coup d'œil sur les reproductions d'après nature des figures 56 et 57 va vous confirmer ce fait. La composition de la sérotine est la même que celle de la caduque vraie, nous retrouvons les amas de cellules déciduales dans sa couche compacte, et les lacunes glandulaires dans sa couche spongieuse. Mais ce qui fait défaut dans la caduque vraie et caractérise spécialement la sérotine : *c'est le puissant développement des vaisseaux sanguins.* De nombreuses artères tordues en spirales pénètrent de la musculaire dans le tissu hypertrophié

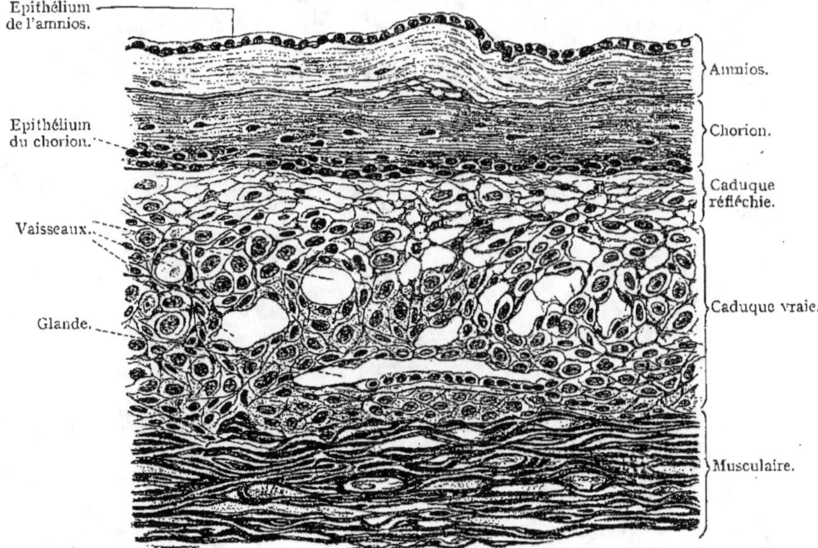

Fig. 69.

Coupe verticale des membranes ovulaires et de la paroi utérine à la fin de la gravidité.

de la muqueuse ; leurs branches se ramifient à l'extrême sous forme de touffes et de houppes d'artérioles, qui versent leur sang dans un réseau capillaire, dont la densité et les vastes dimensions confèrent par endroits à la sérotine un aspect *caverneux*. A la richesse en artères correspond le développement du réseau veineux efférent.

C'est dans ce tissu ainsi préparé par la transformation déciduale, que les villosités choriales pénètrent grâce à la vertu dissolvante de leur revêtement épithélial ; elles y détruisent cellules et tissu conjonctif et se creusent dans la sérotine de véritables canaux et fosses (fig. 70). Jusqu'ici, c'est-à-dire par l'union intime et la pénétration réciproque des villosités choriales et de la muqueuse utérine, le développement du placenta chez la femme ressemble à ce qu'il est chez beaucoup de mammifères. Mais chez la femme les processus ne s'arrêtent pas là. De bonne heure déjà l'on observe l'arrosion, par les villosités, des capillaires maternels dont le sang s'épanche entre elles. Au cours des quatre premiers mois de la grossesse, cette arrosion des capillaires, dilatés jusqu'à devenir caverneux, prend une extension de plus en plus considérable. Finalement, lorsque la couche compacte de la sérotine, y compris son réseau capillaire, a succombé entièrement à la résorption, il ne reste plus que les troncs artériels et veineux. Les artères débouchent brusquement dans les alvéoles qui renferment les villosités, ou *espaces intervilleux*, d'où le sang se déverse dans les canaux veineux après avoir baigné la surface de ces dernières. Les figures schématiques 71 à 73 vous représentent bien la marche de ce développement.

Après cette description, la conception de la *structure du placenta à l'état de développement complet* n'offre plus aucune difficulté. Conformément à son origine, il se compose de deux parties, fœtale et maternelle. La partie fœtale en forme la masse principale ; elle se compose des villosités qui

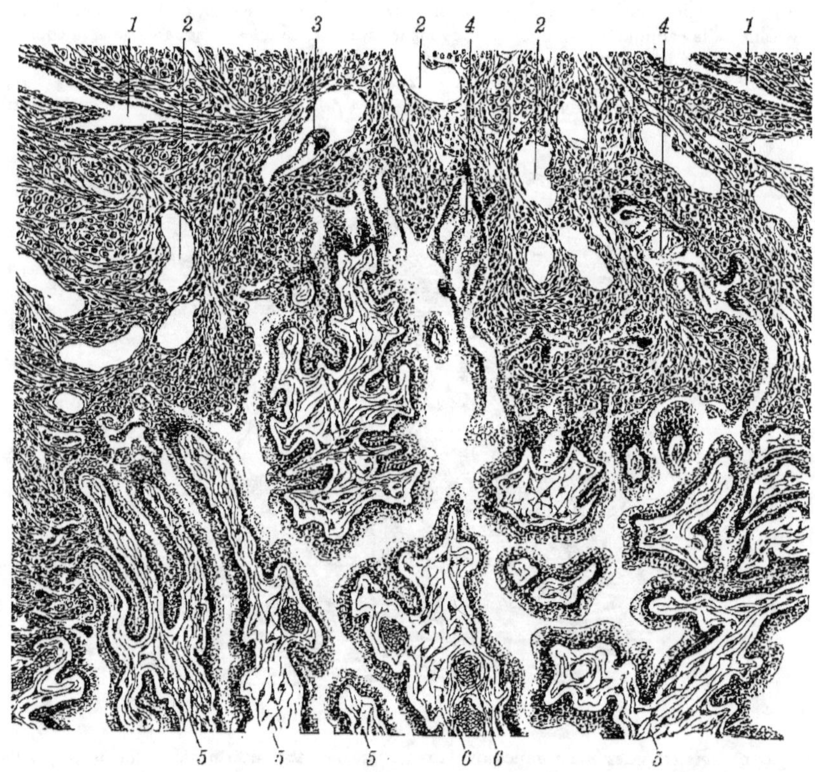

Fig. 70.

Pénétration des villosités choriales dans la caduque sérotine. Coupe de la sérotine et de l'œuf. Sixième semaine.

1) Glandes. 2) Capillaires de la sérotine. 3) Bourgeon syncytial en massue, dans un capillaire maternel. 4) Bourgeons syncytiaux. 5) Villosités choriales avec large syncytium. 6) Capillaires de la villosité.

s'élèvent en rangs serrés de la membrane choriale épaissie, et dont les extrémités ou bien flottent librement, ou bien sont *ancrées* dans la sérotine et portent alors le nom de *racines d'implantation* ou *crampons*. La partie maternelle du placenta ou placenta utérin est fournie par la caduque sérotine, dont la couche spongieuse persiste jusqu'à l'accouchement, et qui partage la masse des villosités en quelques lobes dits *cotylédons* par l'intermédiaire de cloisons ou *septa*.

Il y a une double circulation sanguine dans le placenta : le sang *fœtal* circule dans les vaisseaux des villosités, le sang *maternel* dans les espaces intervilleux. *Chaque cotylédon constitue un territoire de la circulation maternelle, où le courant sanguin pénètre par les artères des septa et dont il ressort par les veines situées à la surface du cotylédon.* Le retour du sang est facilité par un plexus veineux,

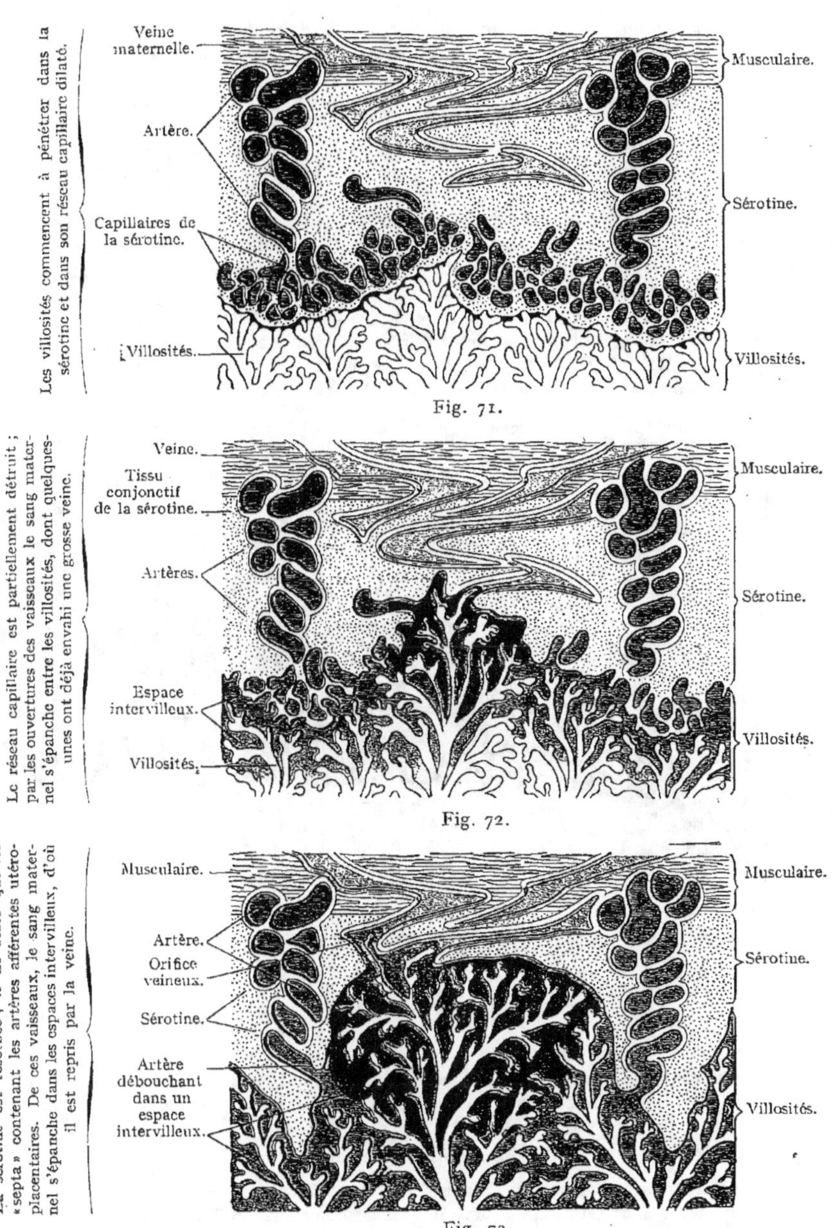

Fig. 71.

Fig. 72.

Fig. 73.

Fig. 71, 72, 73. Schéma du développement du placenta maternel et de sa circulation sanguine.

le *sinus coronaire*, qui fait le tour du bord placentaire ; d'un côté, il communique avec les veines de la musculature utérine ; de l'autre, avec les canaux qui proviennent des espaces intervilleux.

Quand le développement du placenta se fait au niveau des orifices utérins des trompes, il offre un aspect très particulier. Voyez la belle préparation de *C. Ruge* à la fig. 75, où le placenta s'est développé dans le fundus précisément entre les 2 orifices tubaires ; la caduque réfléchie franchit ces orifices comme un pont en s'étendant le long de la caduque vraie, et plus tard l'accolement des deux caduques assure la fermeture de ces orifices durant la 2ᵉ moitié de la grossesse jusqu'à la fin de l'accouchement.

Le *placenta expulsé à terme* est un gâteau arrondi qui mesure 1 ½ à 2 cm. d'épaisseur, 15 à 18 centimètres de diamètre et pèse environ 500 grammes. On lui distingue une face fœtale et une face utérine ou maternelle. La face fœtale est recouverte de l'amnios, sous lequel on aperçoit dans la solide membrane choriale les ramifications des vaisseaux du cordon ombilical. La face maternelle par où le placenta adhérait à la paroi utérine montre distinctement la division en lobes. La couche lisse, gris-rouge, qui revêt la surface des cotylédons et s'enfonce dans tous les sillons, représente la partie superficielle de la sérotine éliminée avec le placenta. Si l'on enlève cette mince pellicule de sérotine, on tombe aussitôt sur le feutrage des villosités.

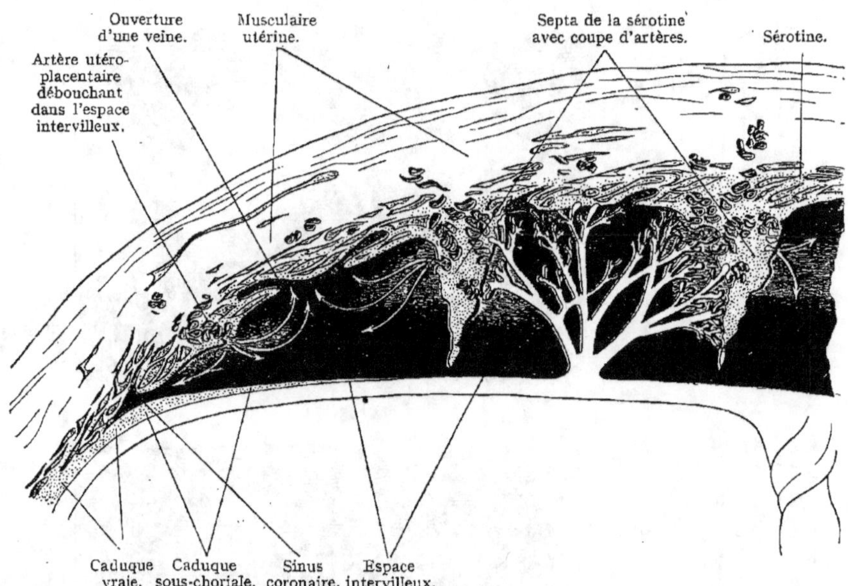

Fig. 74.

Coupe schématique de la paroi utérine et du placenta, démontrant la structure du placenta à terme. Les flèches blanches indiquent la direction du courant sanguin maternel.

6. *Cordon ombilical* (funiculus umbilicalis).

Il se compose primitivement de l'allantoïde avec ses vaisseaux et du canal vitellin, que la gaine amniotique réunit en un seul cordon (fig. 49). Plus tard, le canal vitellin et l'allantoïde disparaissent sans laisser d'autres traces que de minimes restes de cellules épithéliales ; les deux artères de l'allantoïde au contraire se développent pour former les *artères ombilicales*, qui amènent au placenta le sang du fœtus. Les deux veines allantoïdiennes se fusionnent en donnant naissance à la *veine ombilicale*, qui ramène au fœtus le sang du placenta. Ces trois vaisseaux sont maintenus ensemble par une substance conjonctive gélatineuse, la *gélatine de Wharton*, qui est incluse dans les mailles d'un réseau fibrillaire conjonctif. Au centre du cordon court une bride de tissu conjonctif plus ferme, qui envoie entre les vaisseaux des prolongements appelés *chordæ funiculi* (*Hyrtl*). La substance fondamentale gélatineuse renferme des cellules fusiformes et étoilées reliées les unes aux autres en formant un réseau de canalicules nourriciers qui supplée à l'absence totale des vaisseaux fins (fig. 78). La gaine amniotique du cordon porte un épithélium pavimenteux stratifié.

Au terme de la grossesse, le cordon ombilical est tordu en spirale et long de 50 cm. en moyenne ; les artères forment de leur côté des spirales enroulées autour de la veine. D'après *Kölliker*, il est probable que la cause de ces torsions est dans la croissance spéciale des vaisseaux, progressant en spirales, à l'instar d'une plante grimpante. Mais il est possible que le fœtus en provoque aussi par les rotations de son corps.

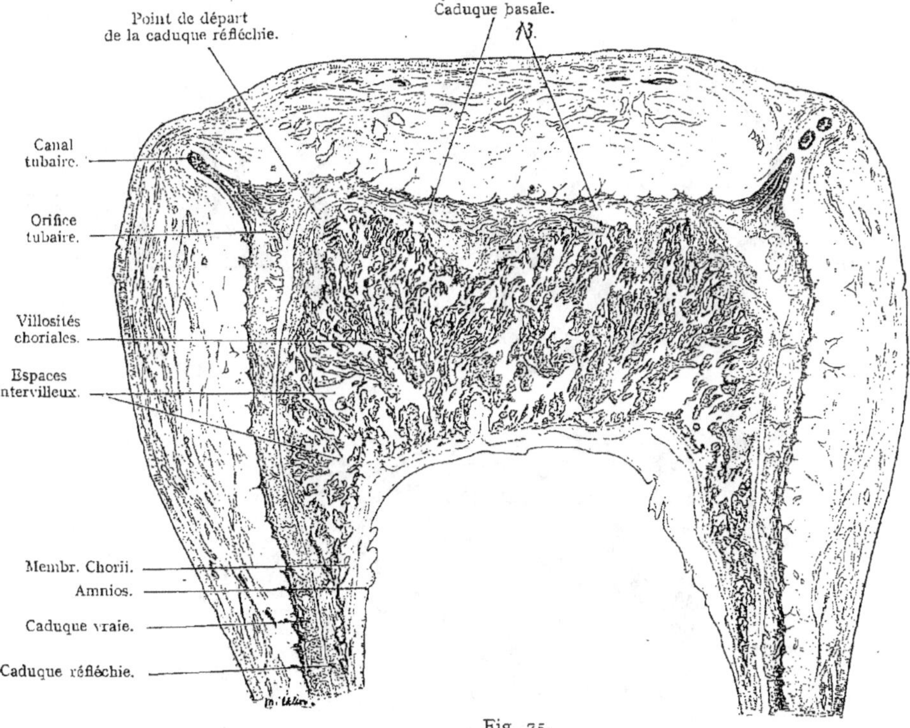

Fig. 75.

Coupe d'un utérus gravide au 3e mois avec insertion du placenta dans le fundus.
Préparation de *C. Ruge*.

Le cordon ombilical est la plupart du temps inséré au milieu du placenta, — *insertion centrale*. Parfois l'insertion a lieu au bord du disque placentaire — *insertion latérale, marginale*. Plus rare est l'*insertion vélamenteuse*, dans laquelle le cordon aborde le sac des enveloppes fœtales à distance plus ou moins grande du placenta, et les vaisseaux parcourent un certain trajet à l'intérieur des membranes avant d'atteindre le bord placentaire.

Le *sac vitellin* subsiste jusqu'à la fin de la grossesse sous forme de la *vésicule ombilicale*, et comme *B.-S. Schultze* l'a démontré, on peut en constater régulièrement sur l'arrière-faix le reliquat, de la grosseur d'une lentille, sis à quelques centimètres du bord placentaire entre l'amnios et le chorion.

7. *Liquide amniotique (Liquor amnii).*

Le liquide amniotique est un liquide jaunâtre, tantôt absolument limpide, tantôt trouble ou floconneux, qui contient en fait d'éléments organisés des poils de lanugo et des squames épidermiques du fœtus. La quantité en est soumise à de grandes variations et comporte en moyenne à la fin de la grossesse 680 gr. (*Fehling*). Par sa composition chimique, c'est un sérum sanguin dilué. Il contient constamment des sels, de l'albumine et de l'urée ; sa réaction est alcaline, son poids spécifique oscille entre 1002 et 1028.

La provenance du liquide amniotique est encore aujourd'hui sujet de controverse. Qu'en dernière instance il provienne du corps de la mère, personne naturellement n'en peut douter. Mais transsude-t-il directement des vaisseaux maternels de la caduque dans la cavité amniotique, à travers les enveloppes fœtales ? Ou bien n'est-il qu'un produit de sécrétion du fœtus ? C'est là-dessus

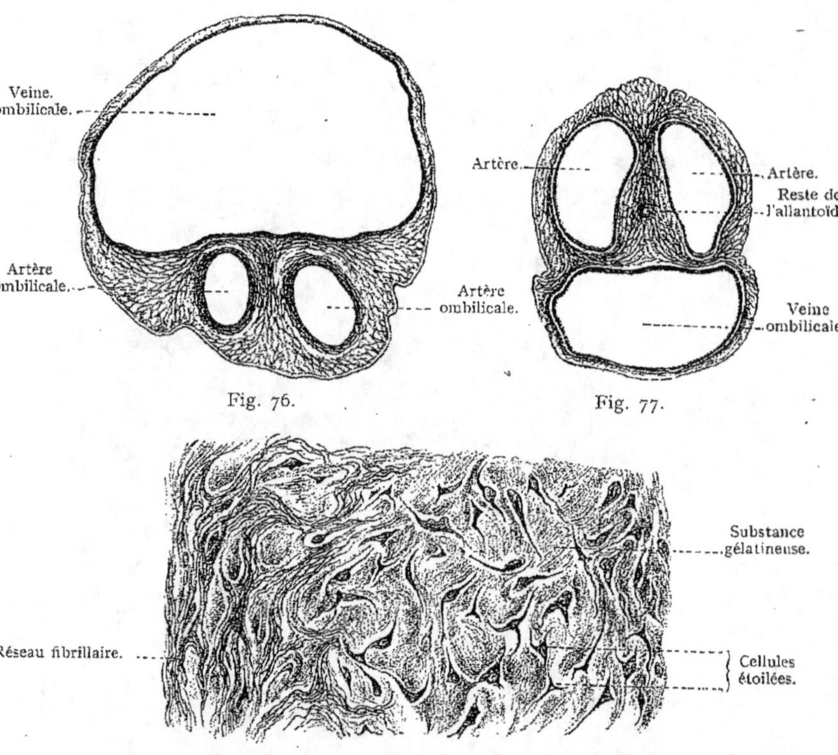

Fig. 76 et 77. Coupe du cordon ombilical de fœtus à terme.
Vaisseaux à l'état de réplétion.

Fig. 78. Gélatine de *Wharton*, vue au microscope.

que les opinions divergent. Il est probable que la mère et l'enfant prennent tous deux part à sa formation. Dans les premiers mois la part de la mère est prépondérante, tandis que la quantité fournie par la transsudation épidermique et l'excrétion rénale du fœtus est insignifiante. Plus tard, la contribution du fœtus augmente, lorsque son urine se mélange en quantité plus considérable au transsudat maternel.

Le *rôle physiologique* du liquide amniotique est essentiellement mécanique : il facilite les mouvements du fœtus et les rend moins sensibles à la mère, il protège en outre contre la compression le cordon ombilical et le placenta, et empêche ainsi les troubles de circulation dans ces organes importants ; enfin son rôle est considérable dans le mécanisme de l'accouchement. Le liquide amniotique, dont le fœtus avale sans doute une certaine quantité, contribue-t-il aussi à la nutrition de ce dernier et à fournir l'eau nécessaire à sa croissance ? C'est là une question qui n'est pas encore résolue.

On appelle *fausses-eaux* l'accumulation de liquide entre l'amnios et le chorion (liquide amnio-chorial) ; ce phénomène est de règle au début du développement embryonnaire et même persiste parfois jusqu'à l'accouchement. La sécrétion anormale de la caduque constitue une autre variété de fausses-eaux, dont le siège est situé entre l'œuf et la caduque vraie. Ce dernier liquide, dont la consistance mucilagineuse filante est caractéristique, peut être évacué à plusieurs reprises au cours de la grossesse, au milieu de douleurs analogues à celles de l'accouchement.

IVme LEÇON

Physiologie du fœtus ; circulation ; échanges nutritifs ; respiration ; nutrition ; croissance. Le fœtus à terme.

Messieurs, bien que pour pratiquer l'obstétrique vous n'ayez pas besoin de connaissances approfondies en embryologie, il est cependant indispensable que vous soyez familiarisés, au moins d'une façon générale, avec le développement du fœtus, avec ses organes et leurs fonctions les plus importantes. Nous allons donc étudier maintenant ces processus, dont l'ensemble fait l'objet d'une science encore dans l'enfance : *La physiologie du fœtus.*

Le fœtus n'est pas ce que l'on admettait jadis, une partie de la mère ; il possède au contraire dès les premiers débuts de son développement une existence propre et mène une vie à part ; pour la continuer, des échanges organiques personnels avec apport d'oxygène et de substances nutritives, lui sont absolument nécessaires, comme pour toute vie en général.

Aussi longtemps que l'ébauche embryonnaire ne possède pas de vaisseaux propres, la nutrition se fait par la circulation de sucs nourriciers. Certaines substances liquides ont pris naissance lors de la dissolution du tissu de la muqueuse utérine par l'œuf en train de se greffer ; elles pénètrent dans la vésicule blastodermique où elles servent à l'élaboration des tissus. Les premiers vaisseaux sanguins font communiquer l'embryon avec le sac vitellin et lui permettent de s'incorporer les substances nutritives emmagasinées là. Chez les embryons d'ovipares, séparés de la mère, cette *première circulation vitelline* constitue la source principale de nutrition pour toute la durée du développement. Chez les mammifères, elle perd bientôt son importance. Leurs embryons se procurent une source d'apports bien plus avantageuse, en se mettant directement en relation avec le chorion et la muqueuse utérine par l'intermédiaire des vaisseaux allantoïdiens. Chez la femme, déjà dans la 2e semaine du développement, la *circulation allantoïdienne ou choriale* existe à côté de la vitelline. Pendant que cette dernière disparaît, la première continue à se développer et constitue la *circulation placentaire*, dès la formation complète du placenta à la fin du 2e mois.

Pour nous représenter la circulation sanguine telle qu'elle a lieu durant toute

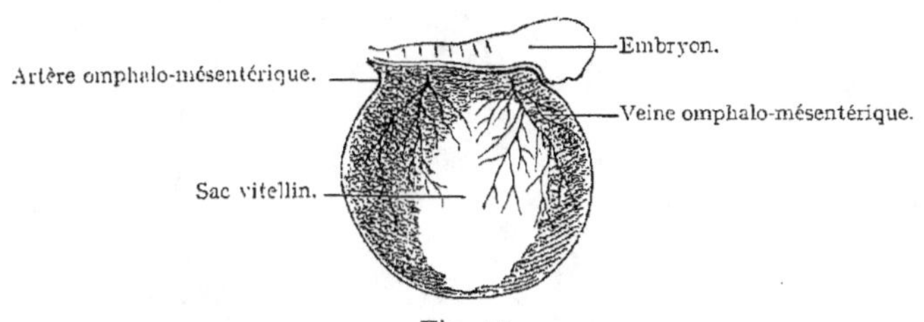

Fig. 79.

Circulation vitelline.

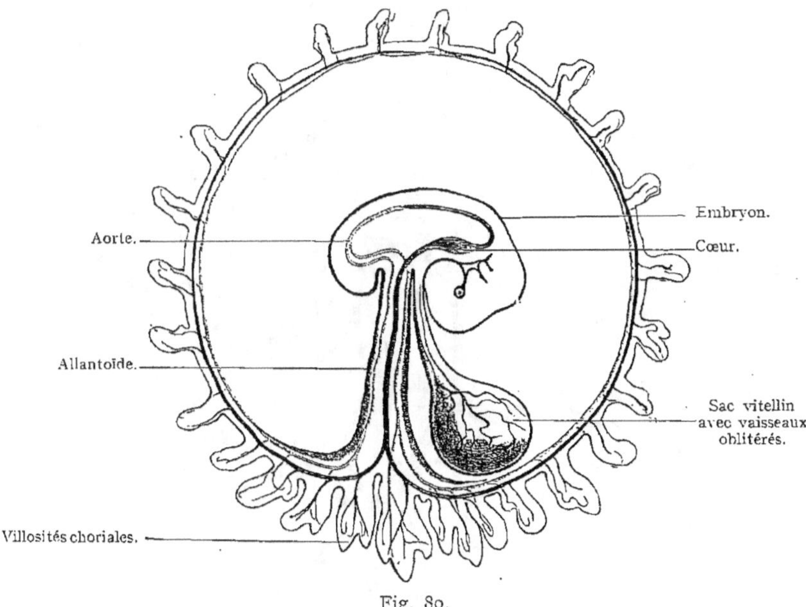

Fig. 80.

Circulation allantoïdienne ou choriale (schéma).

la vie intra-utérine après la formation du placenta, le meilleur moyen est de partir précisément de cet organe. Le sang fœtal, qui s'y est oxydé et chargé de substances nutritives, est recueilli par les racines de la veine ombilicale, qui le conduit au fœtus. Cette veine, après avoir traversé le cordon ombilical (fig. 81), se dirige vers la surface inférieure du foie, où elle abandonne dans le sillon longitudinal gauche plusieurs colla-

térales qui pénètrent dans le parenchyme hépatique, soit directement, soit après
anastomose avec la veine porte. La prolongation directe de la veine ombilicale, sous
le nom de *ductus venosus Arantii*, va déboucher dans la veine cave inférieure. Par suite

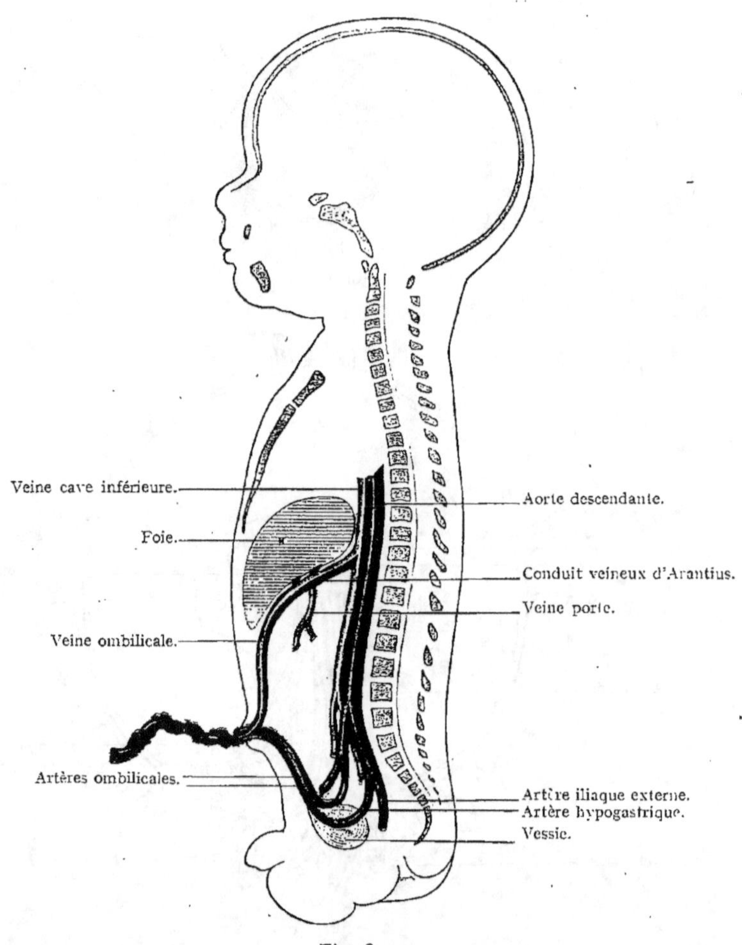

Fig. 81.

Parcours des vaisseaux ombilicaux dans le corps du fœtus.

(La coupe du fœtus est tirée de l'ouvrage de *Fr. Merkel*, menschl. Embryonen.)

de cette disposition vasculaire, le sang de la veine ombilicale s'écoule en partie dans
le foie et en partie dans la veine cave inférieure ; cette seconde part se mélange là au
sang veineux de la moitié inférieure du corps et à celui des veines sus-hépatiques, qui
débouchent dans la veine cave à peu de distance de l'entrée de celle-ci dans le cœur.

Alors que dans la vie extra-utérine le sang de la veine cave inférieure se déverse dans l'oreillette droite, le cœur fœtal possède un dispositif grâce auquel ce même sang s'écoule presque entièrement dans l'oreillette gauche. L'embouchure de la veine cave inférieure présente, en effet, sur son bord droit une valvule appelée *valvule d'Eustache* (fig. 83), qui dérive le courant sanguin dans l'oreillette gauche, à travers le *trou de*

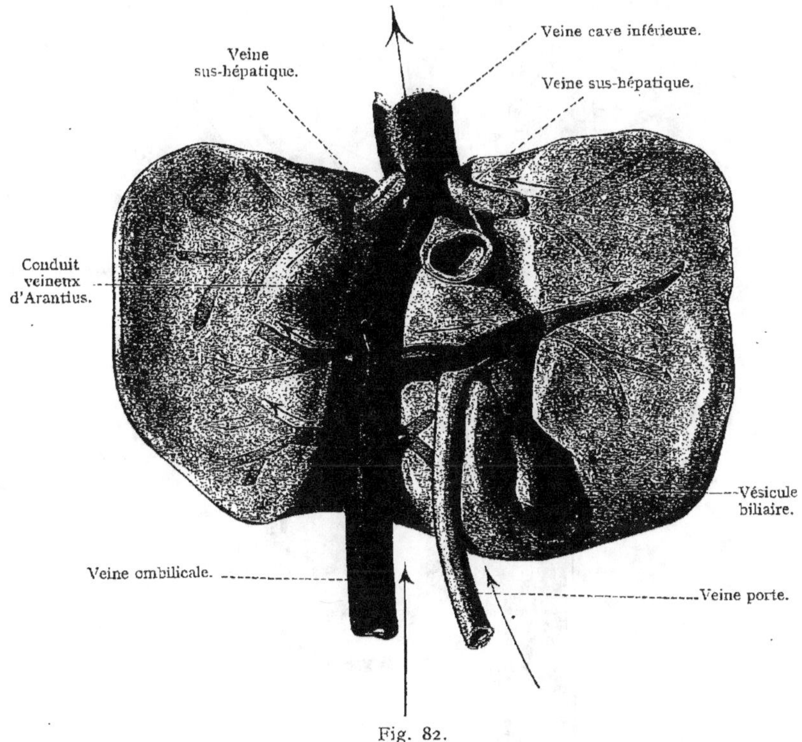

Fig. 82.

Foie fœtal avec ses vaisseaux d'après *Kollmann* : Traité d'embryologie.

La préparation est dessinée d'en bas et en arrière ; face postérieure du foie vue comme si l'on avait enlevé la paroi postérieure de l'abdomen.

Botal ou *foramen ovale* (orifice existant pendant la vie fœtale dans la cloison interauriculaire).

L'apport que l'oreillette gauche reçoit, en outre, des veines pulmonaires est insignifiant, étant donnée la petitesse de ces vaisseaux. L'oreillette droite est alimentée par la veine cave supérieure.

Quand les deux oreillettes évacuent leur sang dans les ventricules au cours de la diastole cardiaque, il s'ensuit que *le ventricule gauche reçoit essentiellement le sang artérialisé de la veine cave inférieure, et le ventricule droit le sang veineux de la veine cave supérieure.*

La systole chasse le sang des ventricules dans les artères ; le sang se trouve alors réparti dans le corps du fœtus de la façon suivante (fig. 84) : le contenu artériel du ventricule gauche arrive par l'aorte ascendante dans les grands troncs artériels (tronc brachio-céphalique, carotide et sous-clavière gauches) qui fournissent la partie supé-

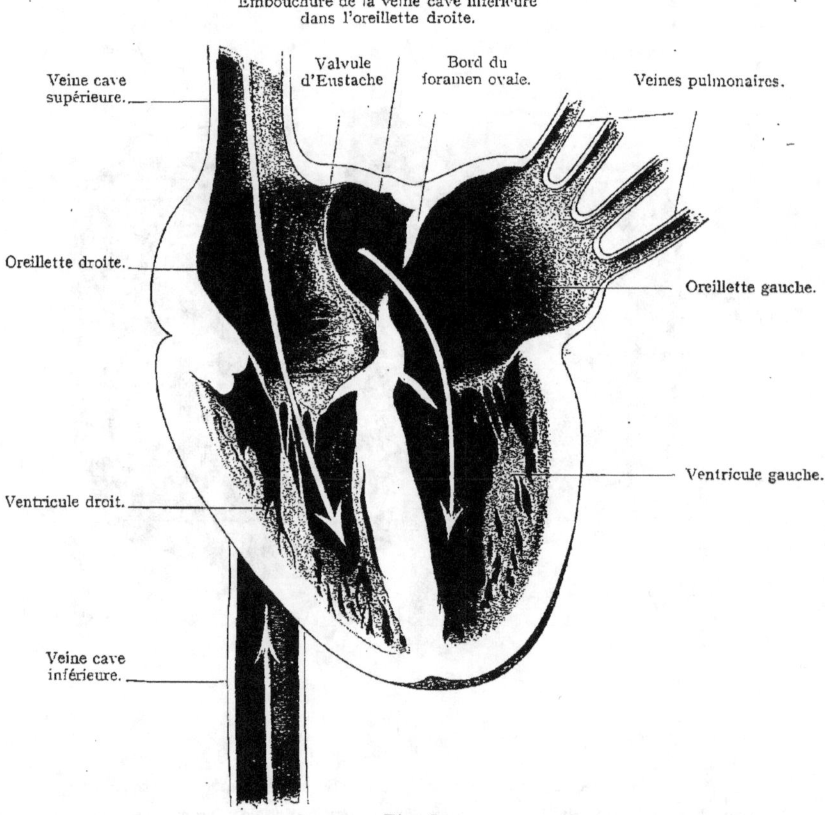

Fig. 83.

La réplétion du cœur fœtal dans la diastole. Coupe agrandie d'un cœur de nouveau-né. Les flèches blanches indiquent la direction du courant sanguin.

rieure du corps. Le trop-plein s'écoule dans l'aorte descendante. Le contenu veineux du ventricule droit est projeté dans l'artère pulmonaire, dont les deux branches encore peu développées ne peuvent admettre qu'une petite partie de ce sang ; la plus grande partie se déverse à travers un vaste canal de décharge, le *canal artériel* ou *ductus Botalli*, dans l'aorte descendante, dont le sang se trouve ainsi fortement mélangé au sang veineux du ventricule droit, à partir de l'embouchure de ce conduit de Botal. L'aorte descendante alimente la moitié inférieure du corps et envoie une part considérable du sang fœtal se régénérer dans le placenta par l'intermédiaire des deux artères ombilicales, qui se détachent de l'hypogastrique et montent à l'ombilic en longeant les côtés de la vessie, appliquées contre la paroi abdominale antérieure (fig. 81).

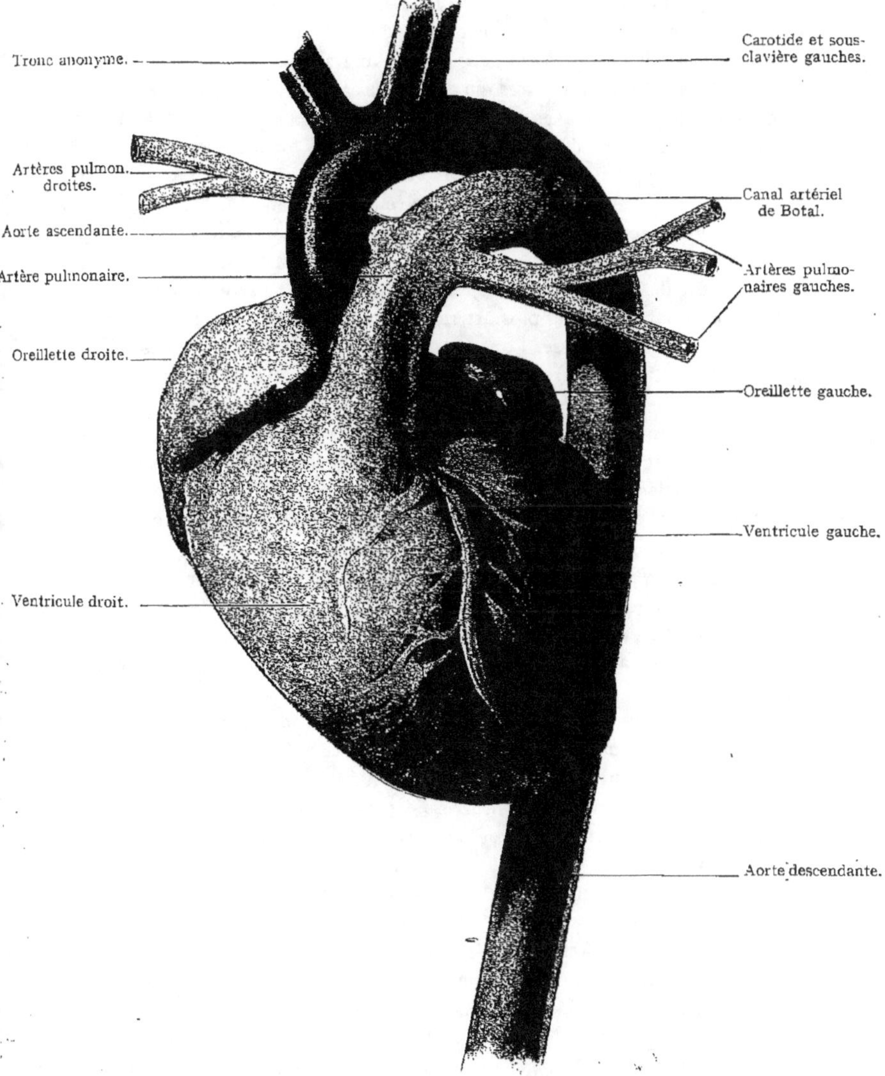

Fig. 84.

L'évacuation du cœur fœtal dans la systole. Reproduction agrandie d'un cœur de nouveau-né.

Si, à l'aide des figures schématiques ci-jointes, vous cherchez à vous représenter encore une fois l'état de la circulation fœtale, vous voyez d'emblée que, dans le corps du fœtus, il ne circule pas une goutte de sang purement artériel, tel que chez l'adulte. Pas une seule région du fœtus ne reçoit le sang artériel tel que la veine ombilicale l'amène du placenta. C'est le foie qui est le plus avantagé, puisque le sang artériel qu'il reçoit n'est mélangé qu'avec le contenu de la veine porte. Le sang de la veine cave inférieure et du ventricule gauche subit déjà une plus forte diminution de son artérialisation par l'apport des veines de la moitié inférieure du corps, des veines sus-hépatiques et pulmonaires. Le sang de l'aorte descendante est encore plus veineux au-dessous de sa jonction avec le canal artériel ou conduit de Botal. Enfin, le sang que les poumons reçoivent du ventricule droit est presque purement veineux.

Il résulte de cette répartition spéciale du sang que la partie supérieure du corps et le foie, disposant d'un sang plus artériel, prennent une croissance rapide dans la première moitié de la grossesse. Dans les derniers mois cet état de choses se modifie au profit de la partie inférieure du corps et des poumons, grâce au fait que l'embouchure de la veine cave inférieure, en se déplaçant vers la droite, déverse une partie de son sang artériel dans l'oreillette droite. Par là, le sang du ventricule droit et des artères qu'il alimente reçoit un appoint artériel, qui profite aux poumons et par le conduit de Botal à la partie inférieure du corps.

Tandis que l'on peut déterminer à la seule disposition des vaisseaux la nature de la circulation fœtale, connue depuis longtemps dans ses traits principaux, l'exploration des *échanges nutritifs du fœtus* est beaucoup plus difficile à instituer. Il s'ensuit que nos connaissances dans ce domaine sont pleines de lacunes, et que nous en sommes réduits pour le moment à de simples conjectures sur la façon dont les organes néoformés entrent en fonction les uns après les autres, et contribuent à l'entretien et au développement de l'organisme.

En tout cas les échanges nutritifs se font chez le fœtus dans des conditions bien plus favorables que plus tard dans la vie extra-utérine. Chez lui, il n'y a pas encore de lutte pour la vie ; tout ce dont il a besoin lui est fourni avec le sang de la veine ombilicale par le placenta, qui, selon l'heureuse expression de *Mayow*, remplace poumons e intestins, constitue à la fois un *organe respiratoire et nutritif*.

L'échange gazeux — la *respiration* — a lieu pendant le passage du sang fœtal ' travers le réseau capillaire superficiel des villosités choriales, alors qu'il n'est séparé d sang maternel des espaces intervilleux que par sa mince paroi vasculaire et l'épithéliun des villosités. Le sang fœtal cède l'acide carbonique et se charge de l'oxygène que l sang maternel est prêt à lui abandonner. C'est presque saturé d'oxygène qu'il quitt le placenta, aussi présente-t-il dans la veine ombilicale, comme *Zweifel* le premier l' fait voir, un aspect artériel rouge vif.

La consommation d'oxygène dans la vie intra-utérine est relativement minim parce que les processus d'oxydation sont loin d'y avoir l'ampleur qui leur est néce saire après la naissance. Le nouveau-né est contraint de brûler constamment des sub tances de son corps, pour couvrir les pertes de chaleur qu'il subit du fait de la bas température de son milieu et de l'évaporation d'eau. Le fœtus n'évapore point d'eau, ni par la surface du corps ni par les poumons ; il ne respire pas d'air froid, ni ne prend d'aliments froids qu'il doive réchauffer ; il exécute un travail musculaire moindre, parce qu'il se meut à l'abri de la pesanteur dans le liquide amniotique d'un poids spécifique égal au sien. Toutefois le fœtus doit produire lui-même de la chaleur ; puisqu'il consomme constamment de l'oxygène pour le maintien des processus vitaux dans le protoplasma. La chaleur qu'il crée s'ajoute à la température à laquelle il est maintenu par le milieu environnant de l'organisme maternel. La température propre du fœtus est ainsi plus élevée que celle de la mère. La différence comporte environ 0,5°, d'après des mesures directes, effectuées lors d'accouchements par le siège en introduisant le thermomètre dans le rectum du fœtus.

L'alimentation du fœtus par le placenta doit être considérée comme très abondante, si nous tenons compte de la rapidité avec laquelle l'ébauche imperceptible de l'embryon se développe en une masse considérable. Des expériences ont prouvé que soit des gaz (chloroforme, oxyde de carbone, etc.), soit certains corps solubles facilement diffusibles (iodure de potassium, acides salicylique et benzoïque, quinine, atropine, etc.), passent rapidement dans le sang fœtal, après avoir été introduits dans la circulation maternelle. Tout comme ces substances expérimentales, les combinaisons facilement diffusibles du plasma sanguin maternel passeront à l'état normal dans le sang du fœtus. Nous ignorons encore comment les substances albumineuses, dont la diffusion est si difficile, traversent la membrane de séparation dans le placenta. Fort probablement l'épithélium des villosités choriales est doué de propriétés spéciales, à l'instar de l'épithélium intestinal, et a le pouvoir de digérer des matériaux du sang maternel, c'est-à-dire de les décomposer, de se les assimiler, et de les rendre propres au transfert dans l'organisme fœtal. L'agrandissement de l'embryon marche rapidement au début de son développement, alors qu'il n'existe encore aucun organe particulier susceptible d'élaborer les éléments nutritifs qu'il incorpore ; cela nous permet de supposer que l'épithélium chorial, jouant le rôle de *trophoblaste*, enlève au sang maternel des groupes entiers de complexes atomiques, qui directement, sans autre modification, servent à la confection du protoplasma cellulaire. Dans le placenta comme dans la digestion intestinale il doit y avoir un processus de réduction des substances albumineuses, dont tout récemment encore *Bergell* et *Liepmann* ont donné des preuves expérimentales. Ils trouvèrent constamment dans le placenta, outre des ferments amylolytiques, un ferment dont l'action est analogue à celle de la pancréatine et purent établir que le tissu placentaire est capable aussi d'opérer la synthèse de substances compliquées.

Certains produits inanimés (tels que gouttelettes de graisse, particules de cinabre artificiellement introduites dans le sang de la mère) ne traversent pas dans la règle l'épithélium du chorion. Par contre, il est fort possible que de très petits corps *vivants*, doués de mouvements propres, tels que les globules blancs du sang et certaines formes de bactéries envahissantes, traversent la membrane de séparation dans le placenta, même sans lésion préalable importante de cette dernière et pénètrent dans les voies sanguines du fœtus.

L'économie du fœtus se caractérise par une très faible consommation des éléments nutritifs dont l'apport est si abondant. Nous avons déjà vu qu'il exécute peu de travail et que les processus d'oxydation dans son corps sont réduits à leur extrême limite. Il en est de même pour les *sécrétions*. Bien que les reins manifestent une certaine activité sécrétoire, la quantité d'urine émise est en tout cas minime, l'excrétion des substances uropoiétiques a lieu principalement par voie placentaire. Parmi les autres sécrétions fœtales, à part les produits de la peau et de ses glandes, il faut citer surtout la bile qui se mélange aux matières non résorbées provenant de la déglutition du liquide amniotique (poils de lanugo, squames épidermiques), et s'accumule dans les anses intestinales inférieures sous forme d'une masse noire poisseuse appelée *méconium*. En somme le bilan des échanges nutritifs fœtaux se résume par les mots : recettes considérables — dépenses minimes.

L'excédent est emmagasiné et se révèle par la *croissance* si rapide de l'embryon. Après la naissance, l'augmentation en volume et en poids n'atteint plus jamais, même approximativement, la même valeur. Selon les calculs de *Preyer*, l'embryon ne double pas moins de 5 fois sa longueur, de la 5ᵉ semaine jusqu'à la naissance. De la 9ᵉ semaine à l'accouchement, son poids devient 800 fois plus considérable, tandis que le nouveau-né n'arrive pas même à quadrupler sa longueur congénitale durant la vie entière et que son poids ne devient que 21 à 22 fois plus grand.

Le tableau suivant vous donne un aperçu des *augmentations de longueur et de poids* du fœtus humain dans les divers mois.

AGE	LONGUEUR	POIDS	
Fin du 1ᵉʳ mois	7-8 mm	. . . . .	d'après His.
» 2ᵉ »	22-25 »	. . . . .	» »
» 3ᵉ »	7-9 cm	35 gr.	d'après Hecker.
Dans le 4ᵉ mois	10-17 »	41 »	» »
» » 5ᵉ »	18-27 »	222 »	» »
» » 6ᵉ »	28-34 »	658 »	» »
» » 7ᵉ »	35-38 »	1343 »	» »
» » 8ᵉ »	39-41 »	1609 »	» »
» » 9ᵉ »	42-44 »	1993 »	» »
» » 10ᵉ »	45-47 »	2450 »	» »

Si l'on tient compte des différences individuelles dans le développement corporel et de la difficulté de déterminer l'âge exact, on comprendra facilement que les chiffres indiqués par les auteurs tant pour la longueur que pour le poids des fœtus varient assez fortement. Ainsi, *Ahlfeld* trouve pour les derniers mois des chiffres beaucoup plus forts que *Hecker*.

Fin du 8ᵉ mois   43.4 cm. de longueur, 2107 gr. poids.
    » » 9ᵉ »   48.3 »   »   2806 »   »
    » » 10ᵉ »   50.5 »   »   3168 »   »

Haase a fourni pour la détermination de la taille une formule facile à retenir, et dont les résultats approximatifs sont assez justes en général. D'après cette formule, la longueur du fœtus mesuré dans l'extension complète est :

A la fin du 1er mois = 1 × 1 = 1 cm.
» 2e » = 2 × 2 = 4 »
» 3e » = 3 × 3 = 9 »
» 4e » = 4 × 4 = 16 »
» 5e » = 5 × 5 = 25 »
» 6e » = 5 × 6 = 30 »
» 7e » = 5 × 7 = 35 »
» 8e » = 5 × 8 = 40 »
» 9e » = 5 × 9 = 45 »
» 10e » = 5 × 10 = 50 »

Dans les premiers mois il est impossible de mettre en extension le corps délicat de l'embryon, on mesure alors la distance naturellement plus courte qui sépare le vertex ou la nuque de l'extrémité du siège.

La croissance si rapide de l'embryon ne va pas sans modifications importantes de sa forme extérieure. Les stades les plus primitifs du développement de cette forme n'intéressent guère que l'embryologiste, et l'accoucheur peut en négliger l'étude.

L'aspect de l'embryon de 4 semaines n'offre encore rien d'humain. Ce n'est que vers le milieu du 2e mois que la segmentation passagère du corps embryonnaire disparaît pour faire place à la forme *humaine* caractéristique. Dès lors nous désignons l'embryon par le terme *fœtus*. A ce moment, la tête apparaît nettement distincte du tronc ; on y aperçoit les yeux, le nez, la bouche et les oreilles ; elle est encore très grosse par rapport au reste du corps. Quoique cette disproportion aille en diminuant peu à peu, cependant la tête et l'extrémité supérieure du tronc la maintiendront en leur faveur durant toute la première moitié de la grossesse ; cette particularité est pour beaucoup dans l'impression caractéristique que nous ressentons à l'aspect des jeunes fœtus.

Les extrémités montrent déjà à la fin du 2e mois la division en 3 segments (bras, avant-bras, main, cuisse, jambe, pied) ; les doigts et les orteils sont indiqués, le bourgeon caudal a disparu, l'ombilic est considérablement rétréci, mais ne se ferme complètement qu'au 3e mois. C'est à ce moment aussi que les parties génitales externes commencent à apparaître. Elles se développent si rapidement que l'on peut déjà dans le 4e mois en distinguer le sexe.

Le développement des *téguments* exerce une influence très importante sur l'aspect du fœtus. Sa peau est jusqu'à l'âge de 4 mois polie comme une glace et si mince qu'elle laisse transparaître tout son réseau vasculaire. Il n'y a pas trace de dépôt de graisse, aussi le visage ainsi que le tronc et les extrémités paraissent-ils maigres ; les os et les muscles ressortent distinctement. Ce n'est qu'au début du 5e mois que la graisse se montre dans le tissu cellulaire sous-cutané, au début sous forme seulement de petits grumeaux dans le cou et les fesses. Le pannicule adipeux n'augmente que lentement ; aux 7e et 8e mois les fœtus sont encore fort maigres, les rides de la peau du visage leur prêtent une apparence renfrognée ; avec cela, la couleur de la peau est rouge foncé. Cet état ne se modifie qu'au cours des deux derniers mois de la gravidité, le fœtus acquiett toujours plus de pannicule adipeux, sa peau devient ainsi rose et rebondie, et son corps prend ces formes arrondies et bien nourries que nous aimons voir chez le fœtus à terme.

En même temps que débute la formation du tissu adipeux (5ᵉ mois), l'épiderme s'épaissit et se met à desquamer. Par ce fait, tout le corps se recouvre d'un enduit caséeux blanchâtre, composé de cellules épidermiques et de sebum, qui s'accumule surtout dans le dos et les plis de flexion des extrémités ; cet enduit sébacé porte le nom de *smegma*, ou *vernix caseosa*.

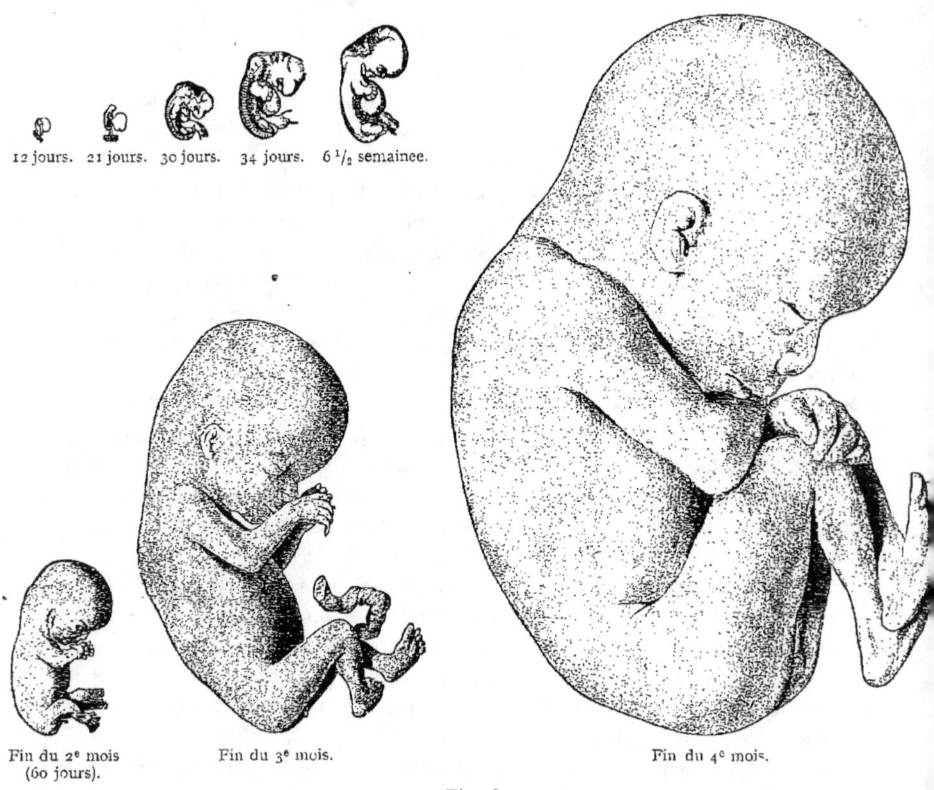

Fig. 85.

Fœtus humain aux quatre premiers mois. Forme et grandeur naturelles.

1-6 d'après *His*. Anatomie de l'embryon humain. 7 et 8, d'après des fœtus frais.

Une autre particularité des téguments du fœtus est la formation du *lanugo* qui commence aussi dans le 5ᵉ mois par le visage et s'étend partout, si bien qu'au début du 7ᵉ mois la surface entière du corps est couverte de fins poils duveteux. Au cours des deux mois suivants, le lanugo disparaît dans le même ordre où il est apparu. Les cheveux perdent déjà au 6ᵉ mois les caractères du lanugo. Vers la même époque, les ongles font leur première apparition ; mais ils ne durcissent et n'achèvent leur développement que dans le 10ᵉ mois.

En même temps que la forme extérieure subit les modifications dont nous venons de parler, les organes internes poursuivent aussi leur développement ; le squelette et la musculature se renforcent et permettent au fœtus d'exécuter dès le 4ᵉ mois des mouvements dont l'énergie va en augmentant ; les organes de la respiration et de la digestion, inactifs pour le moment, acquièrent la faculté d'entrer en fonction ; et même le système nerveux, par le rapide développement de son organe central et de son système périphérique, devient de plus en plus apte à remplir son rôle.

Chez les fœtus nés avant la 28ᵉ semaine, la calorification est encore si incomplète et le pouvoir d'assimilation de l'intestin si peu développé, que sauf de rares exceptions ils périssent peu de temps après la naissance de faiblesse et de refroidissement. Après la 28ᵉ semaine, la capacité fonctionnelle des organes respiratoires, circulatoires et digestifs augmente à un tel point que l'on peut maintenir en vie les fœtus avant terme si les conditions extérieures sont particulièrement favorables ; mais ce n'est que dans la 40ᵉ semaine de la grossesse que le perfectionnement intra-utérin des organes est achevé ; le fœtus peut alors se passer de la protection dont il a joui jusqu'à présent, et séparé du corps de la mère engager le combat pour la vie avec de meilleures chances de succès. De tels fœtus sont dits *à terme*.

L'enfant à terme mesure en moyenne 50 cm. de long et pèse environ 3200 gr. Un pannicule adipeux exubérant lui arrondit le visage et les membres. Le thorax est bombé, les seins proéminent légèrement. La peau est rosée, et tout au plus les épaules et le dos montrent-ils encore un soupçon de lanugo. Les sourcils et les cils sont formés, les cheveux dans la règle sont déjà longs de quelques centimètres. Les ongles sont cornés et dépassent un peu la pointe des doigts. Les os du crâne sont solidifiés, leurs sutures étroites, les cartilages du nez et des oreilles sont fermes. Le cordon ombilical ne s'insère plus qu'à peu de distance au-dessous du milieu du corps ; chez les garçons, on trouve les testicules dans le scrotum ridé ; chez les filles, la plupart du temps les petites lèvres sont déjà recouvertes par les grandes lèvres.

Si les fœtus naissent vivants et sains, leur attitude et leur conduite fournissent encore d'importants critères de leur maturité. Ils respirent à pleins poumons, poussent des cris forts et prolongés, sucent énergiquement le doigt qu'on leur présente et manifestent vigoureusement leur besoin de nourriture. Eveillés, ils regardent vivement de tous côtés et leurs membres s'agitent avec force.

Pour déterminer l'âge sur le cadavre, nous observons encore les caractères de la surface du cerveau, et nous apprécions les dimensions de certains noyaux osseux. Les circonvolutions cérébrales sont presque aussi nombreuses et développées chez le nouveau-né à terme que chez l'adulte. Parmi les noyaux osseux, le plus important est celui qu'on aperçoit sur la coupe de l'épiphyse inférieure du fémur, et auquel les observations de *Béclard* ont conféré une certaine valeur. Il se développe à la fin du 9ᵉ mois et son diamètre mesure normalement un demi-centimètre environ chez les fœtus à terme ; cependant, même quand la maturité est certaine, il peut arriver que ce noyau soit beaucoup plus petit ou qu'il manque totalement.

Si vous constatez la présence de tous ces signes ou de la majorité d'entre eux au moins, vous pouvez déclarer avec certitude que le fœtus est à terme. *Mais aucun de ces signes de maturité n'est positif à lui seul.* Celui qui mérite le plus de confiance, c'est la *taille.* On admet généralement pour le fœtus à terme une limite inférieure de 48 cm. ; la limite supérieure dépasse souvent la moyenne de 50 cm. Les nouveau-nés de 51 et 52 cm. ne sont pas rares, et dans les cas de prolongation anormale de la grossesse on peut voir naître des enfants géants de 55 à 60 cm. Les enfants morts paraissent dans la règle plus longs de 1 à 2 cm. que les enfants vivants du même développement, à cause du relâchement des muscles et des articulations. Le critère du poids est beaucoup moins sûr que celui de la taille, car il peut osciller chez des fœtus à terme entre 1600 et 5000 gr. et même davantage.

A l'exemple et d'après le procédé de *Hecker,* beaucoup d'auteurs ont opéré des mensurations exactes, appuyées sur un grand nombre de cas ; elles ont démontré que les variations de poids et de longueur ne sont pas l'objet du hasard, mais bien la conséquence de certaines lois physiologiques. Le *sexe du fœtus, l'âge de la mère* et le *nombre des grossesses précédentes* influencent considérablement le développement de l'enfant. Ainsi les garçons sont en moyenne plus longs et plus lourds que les filles, et le développement du fœtus croît avec l'âge de la mère et le nombre des grossesses.

A part ces facteurs, il faut encore tenir compte de la *taille des parents* et des *particularités de race.* Les enfants héritent des parents leur taille grande ou petite, et les caractères des races humaines de grandeurs différentes sont déjà empreints chez le nouveau-né. Les enfants des Germains naissent avec un développement corporel plus fort que ceux des Latins et des Slaves. En Allemagne, d'après *Issmer* les enfants les plus longs sont ceux de la Prusse et du Brandebourg ; puis viennent ceux de la Bavière, la Saxe, la Silésie, du Hanovre et des Pays Rhénans. L'action des facteurs extérieurs sur le développement du fœtus est minime si on la compare à celle de l'hérédité transmise par le plasma germinatif. Le fœtus trouve encore dans le sang de la mère des éléments nutritifs abondants, même quand la nutrition de la mère est mauvaise. Les pesées de nouveau-nés effectuées en Allemagne pendant les années de la guerre ont ainsi démontré que, malgré l'alimentation défectueuse des mères, le poids moyen des nouveau-nés est resté cependant le même qu'avant la guerre. De même, le plus souvent, les maladies de la mère ne compromettent le développement du fœtus que si elles lui sont transmises.

Vme LEÇON

Attitudes, positions et présentations du fœtus dans l'utérus. Dénomination et fréquence des présentations.

Messieurs, la situation du fœtus dans l'utérus est une question de grande importance pratique, et vous devez acquérir des notions exactes à ce sujet. On se sert habituellement pour la démonstration des différentes situations du fœtus dans l'utérus des termes suivants : *attitude, présentation* et *position*. Chacun de ces mots recouvre un concept déterminé, dont le sens doit rester invariable si l'on veut éviter l'obscurité et la confusion.

On entend par *attitude (habitus)* la façon dont le fœtus se tient, c'est-à-dire dont la tête, le tronc et les membres sont situés les uns par rapport aux autres. Vous voyez *l'attitude normale* ou *typique* sur les deux fœtus reproduits par les fig. 86 et 87, qui n'ont été enlevés de l'utérus qu'après durcissement et fixation de toutes leurs parties. La colonne vertébrale est fortement fléchie, et le tronc recourbé du côté ventral. La tête est inclinée en avant, le menton tout proche du sternum. Les membres inférieurs sont ramenés contre le ventre, avec flexion des hanches et des genoux ; les bras sont croisés sur la poitrine ou logés dans les angles qu'elle forme avec la tête. Grâce à cette flexion générale de ses parties le corps fœtal se pelotonne dans le plus petit espace possible ; il est à peu près la moitié plus court (25 cm.) qu'à l'état d'extension complète et prend la forme d'un ovoïde dont la petite extrémité correspond à l'occiput, et la grosse extrémité au siège, avec les jambes rabattues l'une sur l'autre ; la ligne qui réunit les deux bouts de cet ovoïde est *l'axe fœtal*. Selon que la quantité de liquide amniotique est plus ou moins grande, les parties fœtales sont moins ou plus étroitement appliquées les unes sur les autres. Si la quantité de ce liquide est minime (fig. 86) le corps fœtal paraît si habilement replié sur lui-même que sa surface n'offre nulle part d'inégalités faisant relief et que sa forme est presque celle d'un pur ovoïde. D'autre part quand le liquide amniotique est abondant, il n'est pas rare de rencontrer des positions commodes avec extension de la tête et des membres. Comme les radiographies le montrent, les fœtus

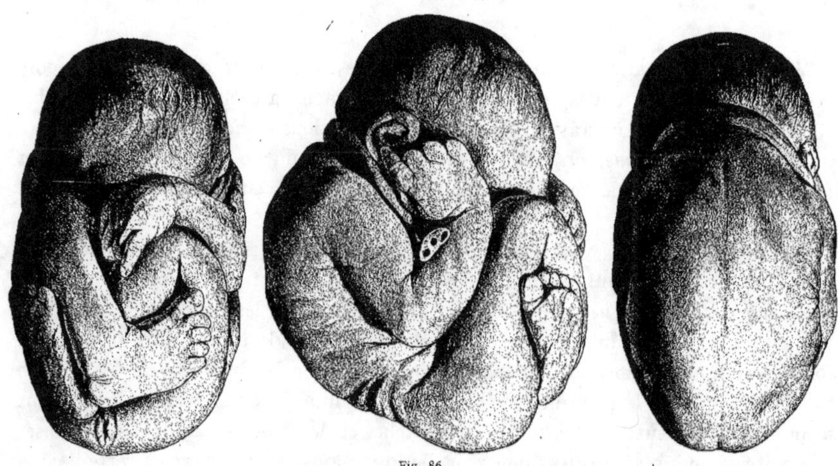

Fig. 86.

Attitude normale du fœtus in utero. Liquide amniotique peu abondant. Distance de l'occiput au siège = 21 centimètres.

D'après une préparation de la clinique de Bâle.

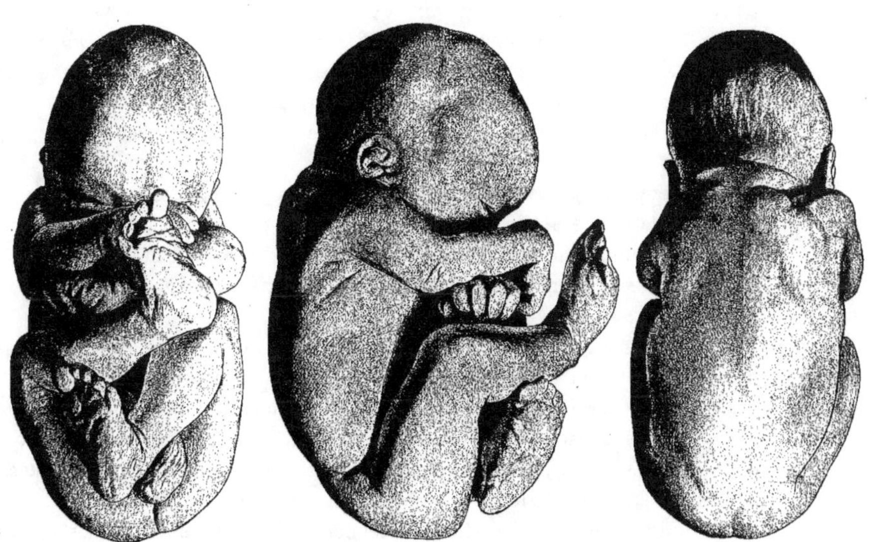

Fig. 87.

Attitude normale du fœtus in utero. Liquide amniotique abondant. Distance de l'occiput au siège = 27 centimètres.

D'après *G.-H. Chievitz*: A research on the topographical anatomy of the full-term fœtus in situ. Copenhague 1899.

exécutent habituellement des mouvements étendus non seulement des extrémités, mais encore de la tête, de la mâchoire inférieure et du tronc.

L'attitude que nous venons de décrire est commune à tous les fœtus. On la rencontre déjà chez les embryons très jeunes, et dans la première partie de la gravidité, alors que le fœtus aurait bien assez d'espace pour s'étaler dans la vaste cavité de l'œuf, elle existe aussi bien qu'à une période plus tardive de la vie intra-utérine. Elle est encore visible assez longtemps chez le nouveau-né, dont nous constatons la tendance fréquente à replier bras et jambes, dès qu'on l'a délivré de ses langes et couvertures. Ces faits nous prouvent qu'il ne faut pas chercher la cause de cette attitude fléchie dans des forces qui agiraient de l'extérieur sur le fœtus. L'embryon n'est pas comprimé par l'utérus et s'il prend cette attitude fléchie c'est qu'elle correspond le mieux à l'état de ses os et articulations, ainsi qu'au développement et à l'innervation de sa musculature. *Des modifications durables et considérables de cette attitude typique* ne s'observent pendant la grossesse que si le fœtus est mort ; les fœtus vivants n'abandonnent jamais longtemps leur flexion quand ils déplacent leurs extrémités, dont les mouvements peuvent avoir une grande amplitude si l'on en juge par les clichés radiographiques.

L'expression *présentation*[1] (situs) sert à désigner la direction de l'axe fœtal par rapport à la cavité utérine. Si l'axe longitudinal de l'ovoïde fœtal coïncide avec celui de l'utérus, nous parlons de *présentation longitudinale* ; s'il croise le grand axe de la matrice transversalement ou obliquement, il s'agit d'une *présentation transversale* ou *oblique*.

Le fœtus en présentation longitudinale peut avoir la tête ou le siège dirigé en bas. On dit que la partie tournée vers le bas, en rapport avec le détroit supérieur, « *se présente* », et l'on divise les présentations longitudinales en *céphaliques* et *pelviennes*. Cette division-là est encore trop générale pour la pratique, où l'on a besoin d'une différenciation plus approfondie ; nous obtenons cette précision nécessaire en définissant la présentation par l'adjonction de la région circonscrite du crâne ou du bassin qui se présente et sortira la première à l'accouchement. S'il s'agit de la tête, en cas de flexion typique du fœtus, ce sera toujours l'occiput qui siégera à l'entrée du détroit supérieur. Si pour une raison quelconque la flexion normale n'a pas lieu et fait place à une déflexion de la tête, il peut arriver que la région du vertex (ou grande fontanelle) se présente, ou le front, ou encore la face. Il résulte de cela que les présentations céphaliques se subdivisent en *présentations occipitales, du vertex, du front et de la face.* Les présentations pelviennes se décomposent, selon que les jambes sont fléchies sur le ventre ou étendues, en *présentations du siège* et *présentations des pieds*[2].

---

[1] Les Français définissent la présentation : la région fœtale en rapport avec le détroit supérieur qui s'y engage ou tend à s'y engager. (*Note du traducteur.*)

[2] En France on distingue les catégories suivantes de présentations pelviennes : 1º le « *mode complet* » avec les membres inférieurs repliés comme si le fœtus était accroupi ; 2º le « *mode incomplet* » avec un pied abaissé et un replié comme dans le premier mode ; 3º le « *mode décomplété* », a) *des fesses* avec les membres inférieurs relevés au-devant du tronc, les pieds au voisinage de la tête, b) *des genoux*, enfin c) *des pieds*. (*Note du traducteur.*)

Si l'on étudie exactement la situation du corps fœtal dans l'utérus pendant le cours de la grossesse, on s'aperçoit qu'elle est très instable et changeante dans les cinq premiers mois. Le fœtus est si petit par rapport à la cavité de l'œuf qu'il peut avoir n'importe quelle présentation, sans obstacle. Comme son poids spécifique est un peu plus élevé que celui du liquide amniotique, en général le fœtus occupera la région la

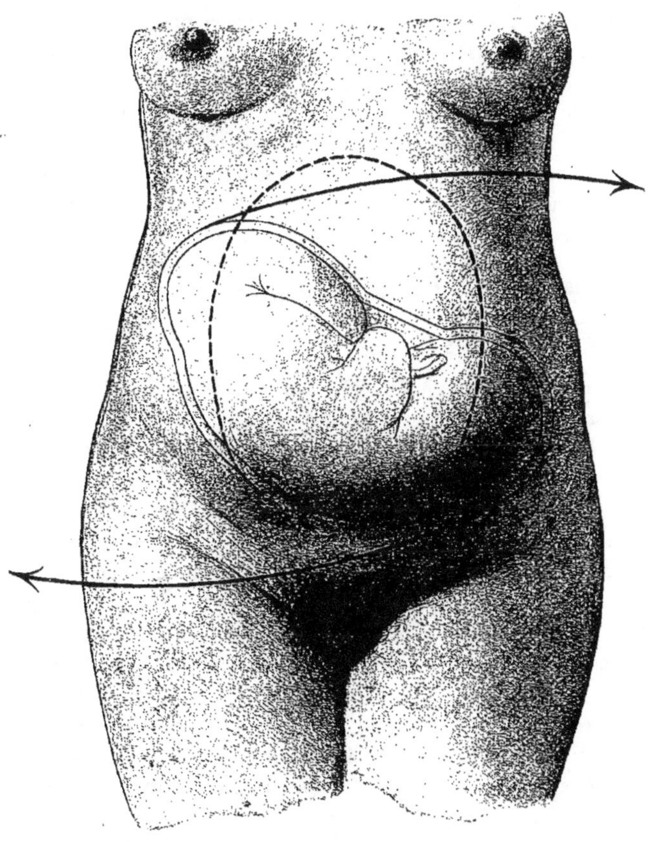

Fig. 88.

Mécanisme de la formation des présentations longitudinales.

plus déclive de l'œuf, en présentation tantôt longitudinale, tantôt transversale ou oblique, variable au gré de la pesanteur. Mais cela change plus tard. Par sa croissance continue l'embryon remplit de plus en plus l'œuf, ce qui le contraint à partir du milieu de la gravidité à accommoder sa présentation à la forme de sa demeure. L'utérus à ce moment constitue un sac musculeux, plus long que large, et plus spacieux en haut qu'en bas. Bien que les parois utérines soient habituellement flasques et lâchement tendues autour de leur contenu, elles possèdent néanmoins, grâce à leur contractilité et à l'appui de la solide presse abdominale, la faculté de résister aux influences qui tendent à altérer leur forme naturellement allongée. Tant que l'axe fœtal est longitudinal, le fœtus s'ajuste de lui-même à l'utérus. Mais il en est autrement quand l'axe fœtal est transversal ou oblique. Les parois utérines sont alors renflées par la tête ou le siège du fœtus. Les tiraillements qui en résultent provoquent des contractions réflexes, l'utérus tend à reprendre sa forme allongée et exerce sur les extrémités de l'axe fœtal une pression qui les pousse vers le milieu et finit par redresser le fœtus en le ramenant dans le grand axe utérin. La fig. 88 schématise bien ce mécanisme qui nécessite une presse abdominale fortement tendue. Chaque fois que le fœtus se présente en travers ou obliquement, le même jeu se répète constamment, dans les conditions normales, et le fœtus est ramené dans la présentation longitudinale. Le résultat final est tel *qu'à la fin de la grossesse* 99,5 % *des fœtus se trouvent en présentation longitudinale.*

Jusque vers le milieu de la gravidité, on rencontre assez souvent (dans 38 % des cas environ) la présentation du siège ; mais plus tard les présentations céphaliques deviennent de plus en plus fréquentes et *forment au début de l'accouchement les* 97 % *environ de tous les cas.*

Ce fait remarquable est plus difficile à expliquer que la présence régulière des présentations longitudinales, et les opinions sur la cause de la fréquence des présentations céphaliques divergent encore considérablement, bien que la question, très ancienne, ait été discutée à maintes reprises par les profanes comme par les médecins.

D'après la *théorie de la gravitation*, ce serait la pesanteur qui porterait la tête en bas. *Aristote* exprime déjà cette idée : « La tête doit par son poids supérieur s'abaisser comme le plateau d'une balance. » Or l'expérience est venue prouver que la tête du fœtus possède réellement un poids spécifique supérieur à celui de l'extrémité pelvienne. Ce fait est confirmé par les résultats obtenus en plongeant des fœtus, qui viennent d'expirer, dans un bain d'eau salée de même poids spécifique : la tête oblique vers la profondeur. Les observations faites sur les fœtus de mammifères semblent aussi confirmer cette théorie de la gravitation. Chez les mammifères unipares, où la tête fœtale sort aussi en premier lieu à la naissance, le fond utérin est situé, à l'inverse de ce qui se passe chez la femme, plus bas que le col. Si la pesanteur devait contribuer dans ce cas à l'établissement de la présentation céphalique, il faudrait que l'extrémité pelvienne du fœtus en question eût un poids spécifique plus élevé que sa tête. L'expérience a du reste confirmé cette supposition : dans l'eau salée c'est bien le siège du fœtus de l'animal qui est le plus déclive. Cependant ces essais de surnatation opérés sur les parties fœtales ne suffisent pas à prouver l'action réelle de la pesanteur sur les présentations céphaliques. Car l'utérus est loin de former un vaste bassin où le corps fœtal puisse nager librement ; au contraire, dans le dernier tiers de la grossesse il enferme le fœtus beaucoup plus étroitement, c'est pourquoi il est fort douteux que le faible excédent de poids de la tête suffise à surmonter les résistances que les parois utérines opposent au retournement du fœtus ; l'on peut donc se demander si d'autres facteurs ne contribuent pas aussi à produire la présentation céphalique.

La *théorie de l'accommodation*, représentée surtout par *Simpson*, cherche ces facteurs dans les mouvements réflexes du fœtus, qui feraient tourner la tête vers le bas. La position avec tête en bas est la plus commode, car c'est ainsi que l'ovoïde fœtal s'adapte le mieux à la forme ovoïde de l'utérus. Le fœtus s'agite jusqu'à ce qu'il occupe cette position très confortable, et c'est ainsi que la fréquence des présentations céphaliques doit augmenter de plus en plus avec les progrès de la gravidité.

A notre avis, pour expliquer cette fréquence, il n'est pas nécessaire d'accorder tant d'importance à la faculté d'accommodation du fœtus ni au caractère réflexe de ses mouvements. Il suffit pour cela que le fœtus fasse des mouvements quelconques qui modifient sa présentation. La tête s'adapte mieux au segment inférieur de l'utérus, qui l'enserre plus solidement que le siège. Aussi les mouvements du fœtus ont-ils plus de peine à modifier la présentation céphalique que la pelvienne ; il se laisse pour ainsi dire prendre la tête dans le segment inférieur de l'utérus, et cette raison suffit parfaitement à nous expliquer la fréquence toujours plus grande des présentations céphaliques au cours de la grossesse.

La *position* désigne la direction du dos du fœtus par rapport aux parois utérines.

Comme l'expérience quotidienne de la grossesse et de l'accouchement nous l'apprend, dans les présentations longitudinales le dos du fœtus n'est jamais dirigé droit en avant ou droit en arrière, mais régulièrement d'un côté de l'utérus. De fait, on trouve ce dos beaucoup plus fréquemment du côté gauche que du côté droit de l'utérus (dans les présentations occipitales cette fréquence est plus que doublée). La rotation du dos à *gauche* s'appelle 1re *position*, la rotation à *droite*, 2me *position*.

Attendu que le dos fœtal n'est pas toujours exactement à droite ou à gauche, mais le plus souvent dévié légèrement en avant ou en arrière, il en résulte pour chacune de ces positions une *variété dorso-antérieure* ou 1re *variété* et une *variété dorso-postérieure* ou 2me *variété*. Dans la première position, le dos est plus souvent en avant, dans la seconde plus souvent en arrière.

Nous expliquons la tendance du fœtus à tourner le dos de côté et de préférence du côté gauche de la mère, par les conditions anatomiques de la cavité abdominale et la situation de l'utérus gravide à l'intérieur de cette cavité. La même explication intervient pour la prédominance de la variété dorso-antérieure dans la première position, et de la variété dorso-postérieure dans la seconde position.

Si l'espace était illimité de tous côtés dans la cavité abdominale et si l'utérus en occupait exactement le milieu, le fœtus s'appuierait le dos aux parois antérieures de l'abdomen et de l'utérus quand la mère est debout, et aux parois postérieures quand

---

[1] En France, on entend par *position* le rapport qui existe entre un point de repère fœtal et un point de repère pris sur le bassin de la mère ; il y a deux positions, la gauche et la droite ; le point du fœtus déterminé par convention varie suivant les présentations ; pour préciser davantage, on indique encore la *variété de position*, antérieure, postérieure ou transverse.   *(Note du traducteur.)*

elle est couchée ; car il ne balance pas son corps en équilibre sur la tête, mais cherche par sa large surface dorsale un appui stable sur les parois utéro-abdominales. Cependant, un tel appui soit en avant, soit en arrière lui est interdit par la *forte proéminence de la partie inférieure de la colonne lombaire*, qui entraîne le rétrécissement de la cavité

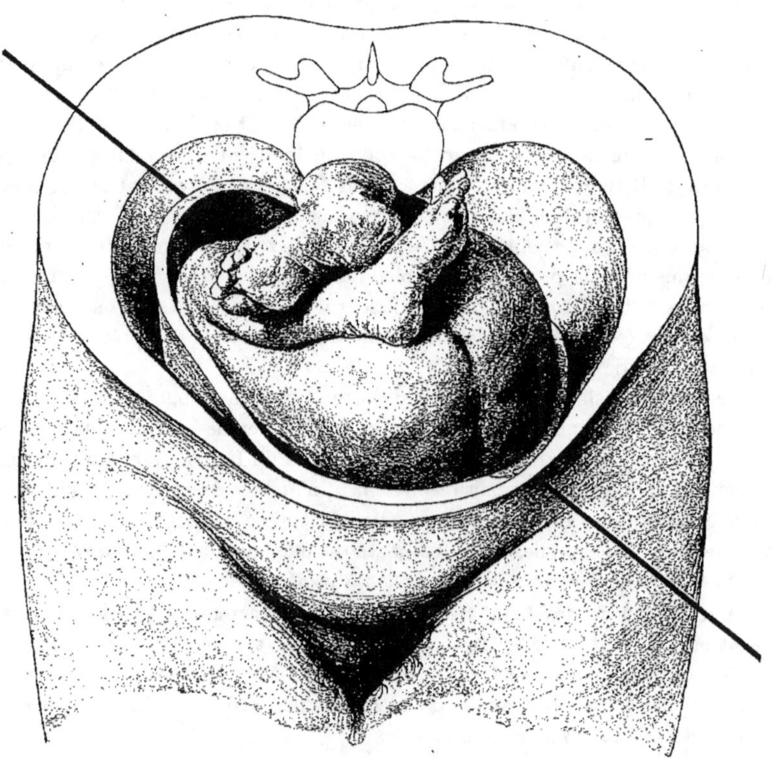

Fig. 89.

Coupe à travers l'abdomen d'une femme enceinte proche du terme et *dans la station debout.*

Cherchant pour son dos un appui contre la paroi utéro-abdominale *antérieure*, le fœtus exécute une rotation vers la gauche, par suite de la situation oblique de l'utérus.

abdominale dans la ligne médiane. Le fœtus est ainsi forcé de loger son dos dans l'un des côtés.

Or, comme l'utérus gravide a fait une rotation autour de son grand axe, de sorte que le côté *gauche* de l'organe regarde la paroi abdominale antérieure, et le côté *droit* la paroi abdominale postérieure, il s'ensuit que le dos fœtal en tombant en avant est dévié en général vers la gauche, tandis que, en s'inclinant en arrière, il est dévié dans la règle vers la droite ; ou, en d'autres termes, dans la 1re position le fœtus préfère la

variété dorso-antérieure, et dans la 2e position la variété dorso-postérieure. La fig. 89
suppose une coupe à travers le corps d'une femme enceinte debout. Le fœtus, suivant
la pesanteur et cherchant un appui, s'est incliné en avant ; son dos a glissé dans la
partie *gauche* antérieure de l'utérus. La fig. 90 vous illustre le cas contraire. La mère est
ici supposée couchée sur le dos, le fœtus s'incline en arrière et en évitant le promontoire
va loger son dos dans la partie *droite* postérieure de l'utérus. Etant donné la situation
de cet organe dans la cavité abdominale, dans le second cas cité la rotation du dos en

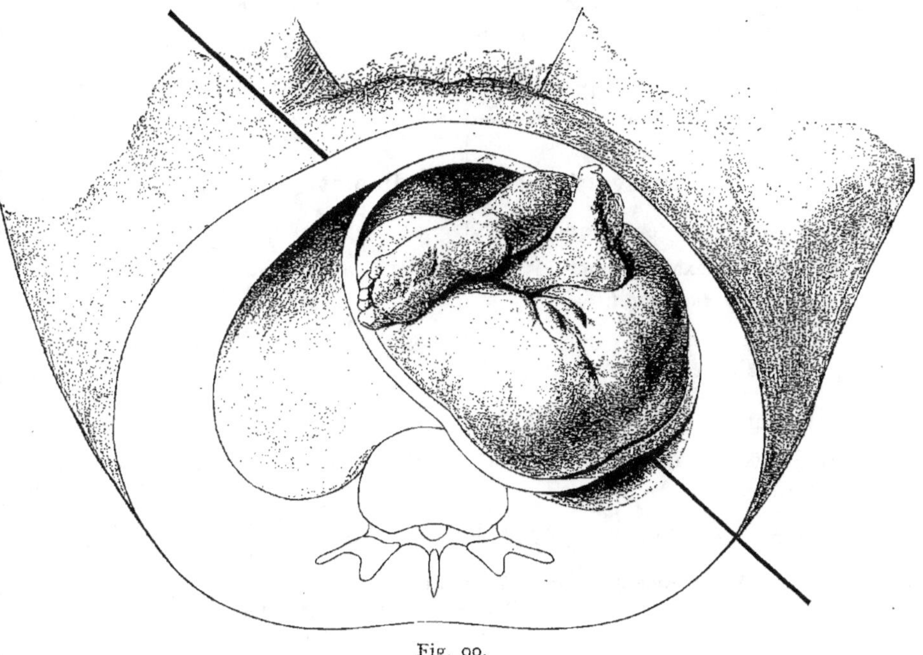

Fig. 90.

La même coupe, mais dans le *décubitus horizontal dorsal*.

Le fœtus s'incline *en arrière* en portant le dos dans la partie *droite* postérieure de l'utérus.

arrière et à gauche serait tout aussi difficile que la rotation à droite dans le cas de la
fig. 89, où le dos est incliné en avant.

Il ressort de ce que nous venons de dire que la position du fœtus dépend jusqu'à
un certain point de l'attitude de la mère. Comme elle varie fréquemment, les changements de position du fœtus ne sont pas rares jusqu'à la fin de la grossesse. En cas de
fœtus mobile, il arrive parfois, peu de temps après que la mère s'est étendue, qu'on
puisse observer directement le passage du dos fœtal de gauche en avant, à droite en
arrière. Ce passage a lieu ordinairement droit au-devant de la colonne vertébrale de la
mère. Enfin, les femmes enceintes étant plus souvent debout que couchées, il est plau-

sible que les fœtus aient leur dos plus fréquemment à gauche en avant qu'à droite en arrière, qu'ils engagent dans cette position la tête au détroit supérieur, et qu'ils naissent ainsi.

Dans les *présentations transversales* la position est déterminée par la direction de l'extrémité céphalique de l'axe fœtal. La position la plus fréquente, avec tête du côté gauche de l'utérus, s'appelle 1re *position* ; la tête à droite signifie 2me *position*. Dans chacune d'elles, selon que le dos est tourné contre la paroi abdominale antérieure ou postérieure de la mère, on distingue une première variété ou dorso-antérieure, et une 2me variété ou dorso-postérieure.

En nous basant sur les principes que nous venons de·développer, voici quel est le schéma général des présentations fœtales.

Présentations longitudinales. (99,5 %)

1. Présentations céphaliques (96 %).

   a) Tête en flexion typique (95 %) : *Présentations occipitales ou du sommet.*   1re position, dos à gauche   2e position, dos à droite

   b) Tête en déflexion (1 %) : *Présentations du vertex, du front et de la face.*   1re position, dos à gauche   2e position, dos à droite

2. Présentations pelviennes (3 %).

   a) Jambes en flexion typique (2 %) : *Présentations du siège.*   1re position, dos à gauche   2e position, dos à droite

   b) Jambes étendues (1 %) : *Présentations des pieds.*   1re position, dos à gauche   2e position, dos à droite

       Présentation du siège, *mode complet.*
         »   »   *mode incomplet* (un seul pied abaissé).
         »   »   *mode décomplété,* a) fesses, jambes relevées.
                                     b) genoux.
                                       c) pieds.

Présentations transversales et obliques (0,5 %)

       1re position, tête à gauche, siège à droite.
       2e position, tête à droite, siège à gauche.

Ce schéma est fondé sur les principes de division établis par *Nœgele*, et cette dénomination des différentes présentations fœtales est la plus usitée actuellement dans l'obstétrique allemande. Il faut encore ajouter à chacune des positions indiquées une variété dorso-antérieure et une dorso-postérieure. Bien que de cette façon l'on double le nombre des positions, on n'a cependant pas épuisé, d'un point de vue purement théorique, toutes les manières dont le fœtus peut être placé dans l'utérus ; au contraire, de légères variantes dans la présentation, l'attitude et la position sont si fréquentes qu'on trouverait difficilement deux cas absolument identiques. Mais d'aussi faibles modifications du type habituel n'ont aucune importance, la subdivision décrite plus haut suffit entièrement aux besoins de la pratique.

Par contre, nous reprochons à cette classification usuelle des présentations d'opérer trop avec des nombres, et d'avoir des définitions un peu longues. Ainsi il faudrait définir la présentation la plus fréquente du fœtus : présentation occipitale, première variété de la 1re position. La pratique a déjà simplifié ces longueurs, elle réunit la présentation et la position et dit par exemple au lieu de « présentation occipitale, 1re position », par abréviation « 1re *présentation occipitale* », etc. Cette désignation sera plus simple encore, si nous laissons de côté tous les chiffres en appelant les choses par leur nom, c'est-à-dire si nous appelons la 1re position « gauche » et la seconde « droite » ; ainsi il n'est plus question que de présentations occipitales, faciales, etc., gauches ou droites. Les variétés sont indiquées par les termes « antérieure ou dorso-antérieure » et « postérieure ou dorso-postérieure ». Le schéma des présentations fœtales prend alors la forme suivante :

Présentation occipitale	gauche	antérieure — (occipito-iliaque gauche antérieure OIGA) postérieure — (occipito-iliaque gauche postérieure OIGP)
	droite	antérieure — (occipito-iliaque droite antérieure OIDA) postérieure — (occipito-iliaque droite postérieure OIDP)
Présentation du vertex (région de la grande fontanelle)	gauche	antérieure. postérieure.
	droite	antérieure. postérieure.
Présentation du front	gauche	antérieure. postérieure.
	droite	antérieure. postérieure.
Présentation de la face	gauche	antérieure — mento-iliaque droite postérieure MIDP) postérieure — (mento-iliaque droite antérieure MIDA)
	droite	antérieure — (mento-iliaque gauche postérieure MIGP) postérieure — (mento-iliaque gauche antérieure MIGA)
Présentation du siège (tous les modes)	gauche	antérieure — (sacro-iliaque gauche antérieure SIGA) postérieure — (sacro-iliaque gauche postérieure SIGP)
	droite	antérieure — (sacro-iliaque droite antérieure SIDA) postérieure — (sacro-iliaque droite postérieure SIDP)
Présentation transverse ou de l'épaule ou du thorax	gauche	dorso-antérieure. dorso-postérieure.
	droite	dorso-antérieure. dorso-postérieure.

Mes auditeurs ont toujours facilement compris la classification ci-dessus et l'ont préférée à toute autre à cause de sa clarté et de sa simplicité. Il est un point cependant qui dans toutes les classifications usitées en Allemagne laisse particulièrement à désirer et que l'on devra corriger avec le temps d'un commun accord : c'est que même dans les présentations défléchies (du front et de la face) le dos est pris pour indicateur de la position. Comme dans ces présentations c'est le ventre et la poitrine du fœtus qui sont appliqués contre la paroi utérine, il serait beaucoup plus exact de fixer la position en prenant comme point de repère le côté ventral du fœtus et de parler par exemple d'une présentation faciale gauche ou droite, ventro-antérieure ou mento-antérieure.

Les autres pays (France, Angleterre, Amérique, Italie) utilisent dans la classification des présentations le même principe qu'en Allemagne. On distingue pareillement l'attitude (Haltung), la présentation (Lage), et la position (Stellung) ; on parle de présentation du sommet, vertex presentation (Hinterhauptslage), de présentation de la face, face presentation (Gesichtslage), de présentation du siège, breech presentation (Steisslage), etc. Partout cependant l'on évite l'emploi des chiffres, tels qu'ils nous servent à déterminer la position et ses variétés ; les étrangers définissent ces dernières en indiquant le point du bassin en rapport avec la région exacte de la partie fœtale qui se présente. Ainsi notre première variété de la première présentation occipitale s'appelle présentation du sommet *occipito-iliaque gauche antérieure* (left occipito-anterior vertex presentation) ou par abréviation, O. I. G. A. ; la seconde présentation occipitale, 2ᵉ variété : présentation du sommet occipito-iliaque droite postérieure O. I. D. P.

Les chiffres qui accompagnent le premier schéma décrit indiquent en pour cent la fréquence des diverses présentations, telle qu'on peut l'observer sur les parturientes dans les cliniques. Celles qui proviennent d'une attitude atypique du fœtus (présentation de la face, du front ou des pieds) ne se constatent pas dans la grossesse sauf de rares exceptions ; elles ne se constituent en général qu'à l'accouchement grâce au fait que le fœtus abandonne totalement ou partiellement son attitude normale. Si nous basons nos calculs sur des nombres considérables, et ne tenons compte que des accouchements à terme de femmes saines et normalement bâties, la fréquence des présentations occipitales ne fait alors que croître considérablement aux dépens des autres, pour atteindre le 97 % et même davantage des cas.

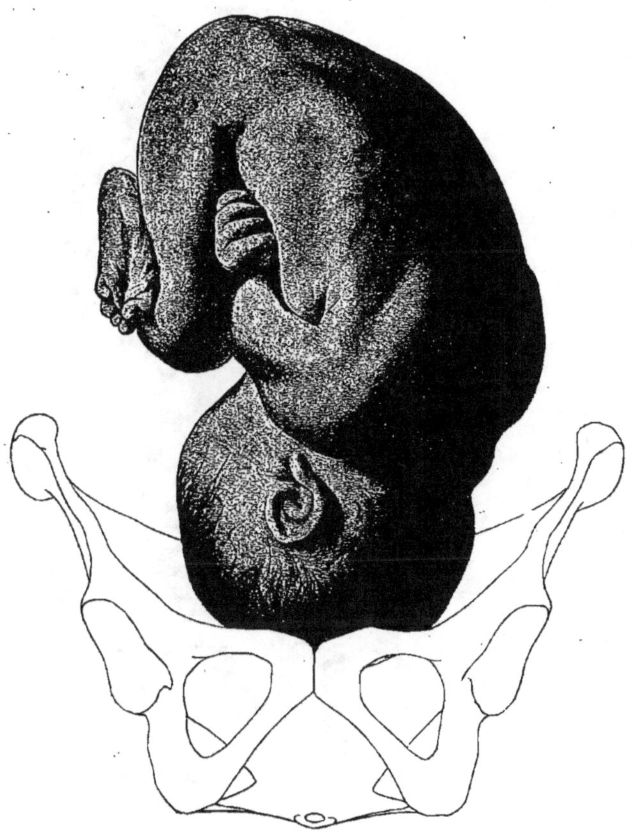

Fig. 91.

Présentation de l'occiput, première position, première variété (dorso-antérieure)
où par abréviation
première présentation occipitale dorso-antérieure
ou
occipitale gauche antérieure
(occipito-iliaque gauche antérieure O I G A).

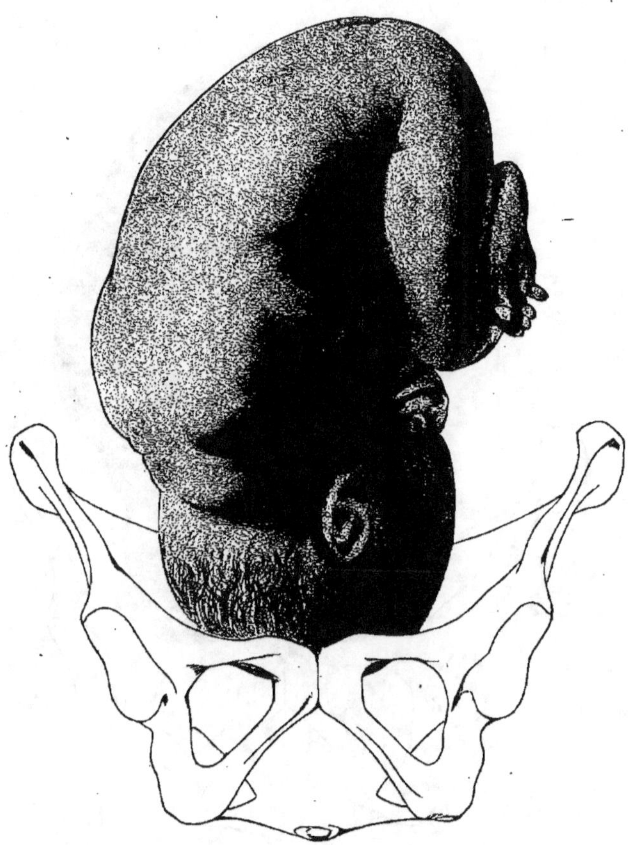

Fig. 92.

Présentation de l'occiput, deuxième position, première variété (dorso-antérieure)
ou en abrégeant :
deuxième occipitale dorso-antérieure
ou
occipitale droite antérieure
(occipito-iliaque droite antérieure O I D A).

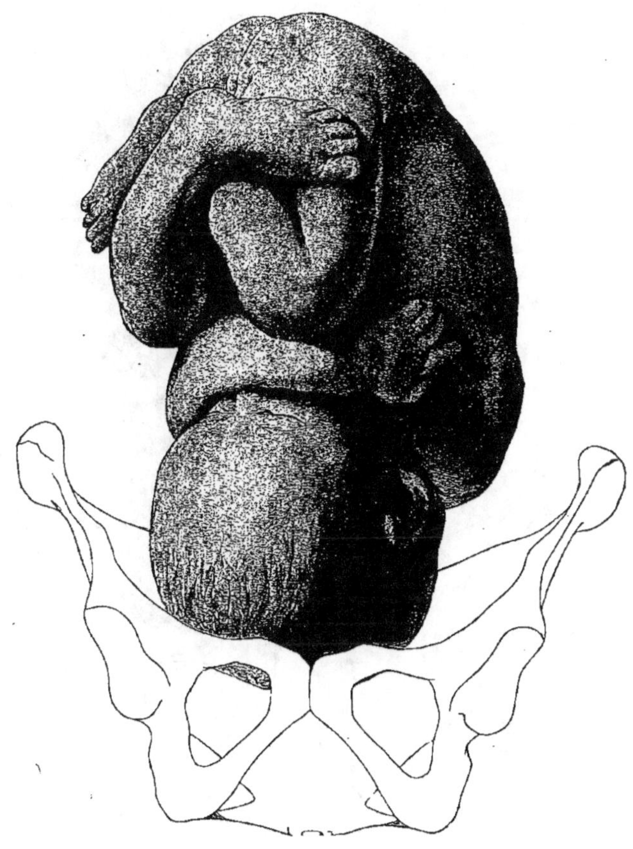

Fig. 93.

Présentation de l'occiput, première position, deuxième variété (dorso-postérieure)
ou
première occipitale dorso-postérieure
ou
occipitale gauche postérieure
(occipito-iliaque gauche postérieure O I G P).

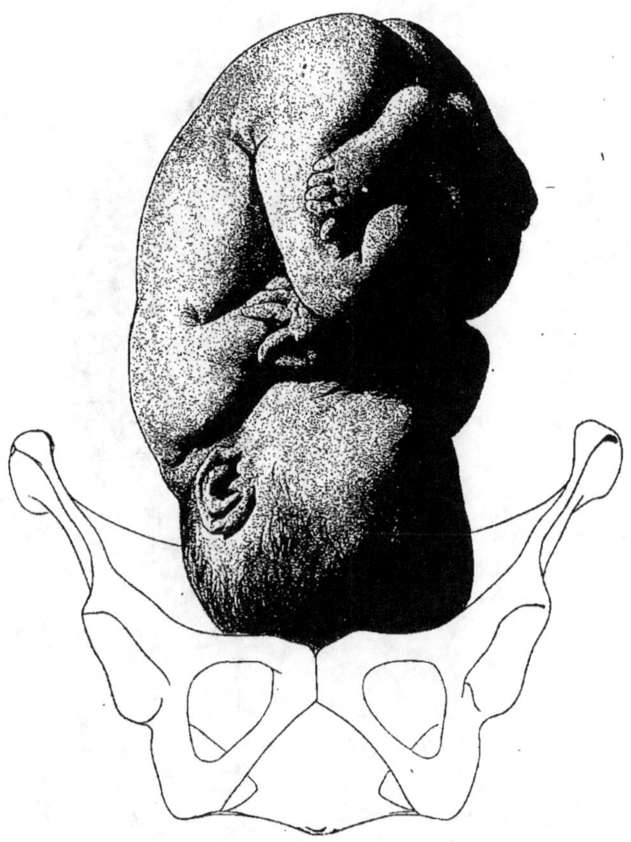

Fig. 94.

Présentation de l'occiput, deuxième position, deuxième variété (dorso-postérieure)
ou
deuxième occipitale dorso-postérieure
ou
occipitale droite postérieure
(*occipito-iliaque droite postérieure O I D P*).

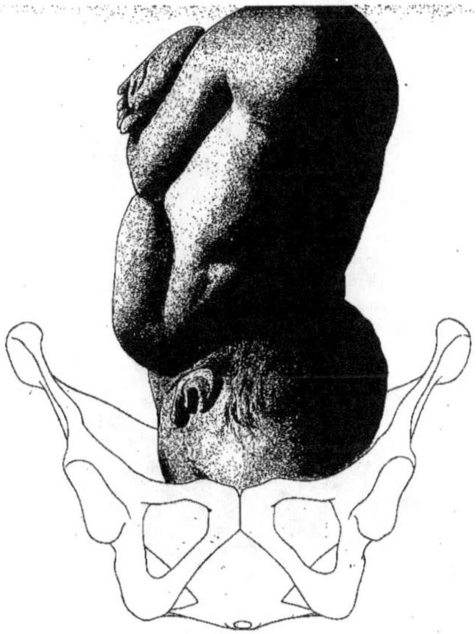

Fig. 95.
Présentation de la face, première position, première variété
(dorso-antérieure) ou
première présentation de la face dorso-antérieure
ou
présentation faciale gauche antérieure.
(mento-iliaque droite postérieure M I D P).

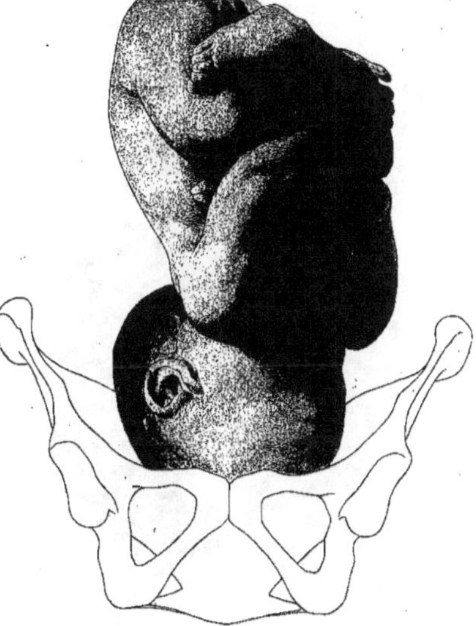

Fig. 96.
Faciale, deuxième position, deuxième variété (dorso-postérieure)
ou
deuxième faciale dorso-postérieure
ou
présentation faciale droite postérieure.
(mento-iliaque gauche antérieure M I G A).

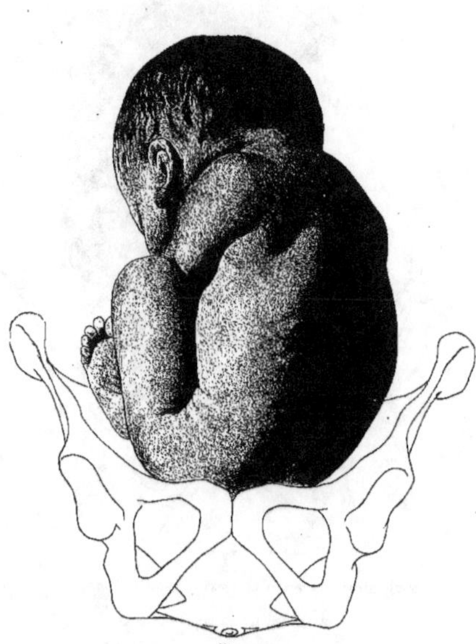

Fig. 97.
Présentation du siège, première position, première variété
(dorso-antérieure) ou
première présentation du siège dorso-antérieure
ou
présentation du siège gauche antérieure.
(sacro-iliaque gauche antérieure, S I G A).

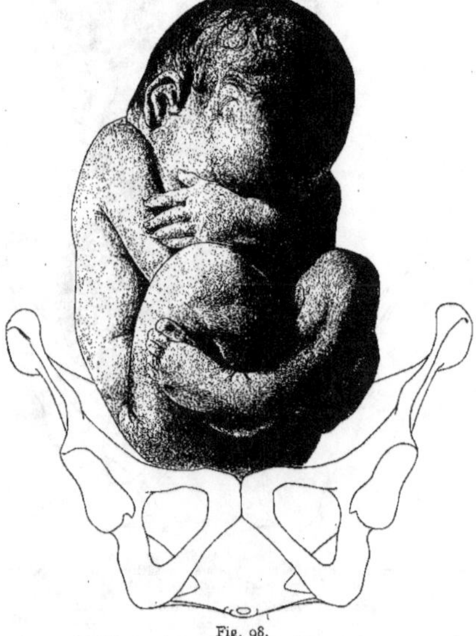

Fig. 98.
Présentation du siège, deuxième position, deuxième variété
(dorso-postérieure) ou
deuxième présentation du siège dorso-postérieure
ou
présentation du siège droite postérieure.
(sacro-iliaque droite postérieure S I D P).

VIme LEÇON

Modifications gravidiques de l'organisme maternel. Développement de l'utérus ; musculature utérine. Forme et position de l'utérus gravide. Modifications du col utérin. Vagin et vulve, tissus conjonctifs, articulations et ligaments du bassin. Influence de l'utérus gravide sur les organes voisins. Etat des organes de la mère pendant la grossesse.

———

Messieurs, il n'y a pas d'événement dans la vie de la femme qui entraîne d'aussi fortes modifications du corps et de l'âme que celui de la fécondation. Déjà dans sa migration à travers la trompe l'œuf en voie de segmentation — petite vésicule d'un diamètre encore inférieur à un demi-millimètre — cause l'arrêt brusque de la menstruation, dont le cours est habituellement si régulier. La vésicule blastodermique qui, à peine grosse comme un grain de mil, se creuse un lit dans la muqueuse utérine, est capable de produire jusqu'à une grande distance de l'hyperémie et la néoformation de tissus. Cette impulsion transformative, toujours active, de l'œuf en voie de croissance va conserver la même intensité durant toute la grossesse. Elle provoque un développement lent, à peine perceptible d'un jour à l'autre, mais continu, et dont on peut mesurer la portée aux différences qu'il y a entre la femme enceinte près de son terme et la nullipare.

Nous nous occuperons d'abord des *modifications causées par la grossesse dans les organes génitaux* :

Elles sont naturellement le plus prononcées à l'utérus, chargé de recevoir l'œuf, de l'héberger durant son développement, et de l'expulser, une fois arrivé à maturité, par un travail considérable. Ses parois ne sont pas simplement écartées et distendues par la croissance de l'œuf, mais elles se développent activement dès le début de la gravidité, en corrélation avec l'augmentation de volume de l'œuf. On appelle cette manière de croître *l'hypertrophie excentrique*. L'hypertrophie atteint tous les éléments de l'utérus ; la muqueuse prolifère et se transforme en caduque. La *musculature lisse* qui forme la masse principale des parois utérines prolifère tout autant. Ses fibres fusiformes subissent un énorme agrandissement et peuvent atteindre pendant la gravidité la dimension de 500 micron, c'est-à-dire devenir dix fois plus longues qu'auparavant. Cette hypertrophie des cellules musculaires suffit pleinement aux exigences de l'agrandissement de l'utérus gravide ; il n'y a pas de néoformation de fibres musculaires, ou bien si elle existe elle reste insignifiante.

Le développement des *vaisseaux sanguins* va de pair avec celui de la musculature. La figure 100 représente l'injection vasculaire d'un utérus gravide près du terme, exé-

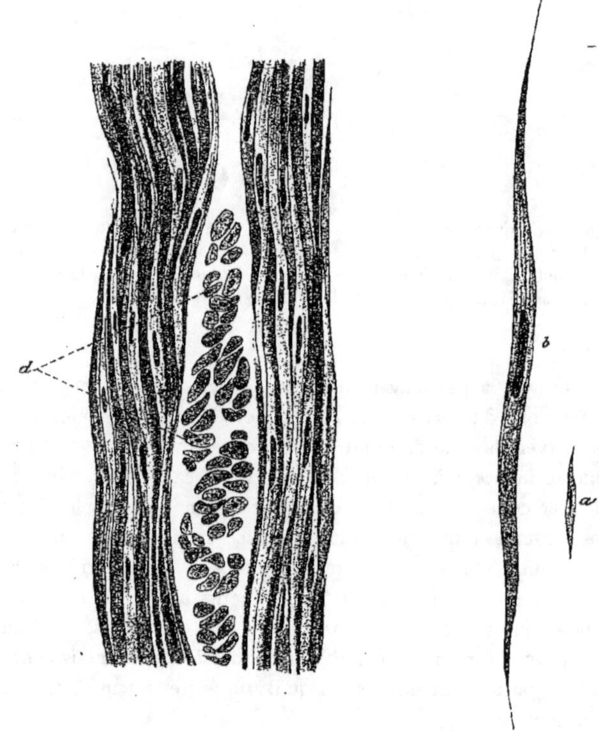

Fig. 99.

Fibres musculaires lisses de l'utérus.

a) d'un utérus non-gravide. *b*) d'un utérus gravide au deuxième mois. *d*) fibres coupées transversalement.

cutée par *Hyrtl* avec un succès merveilleux ; vous voyez que ce sont les *veines* utérines qui se sont le plus multipliées et dilatées ; leurs canaux à parois minces, aux nombreuses anastomoses, s'entre-croisent en tous sens avec les fibres musculaires. Alors que les artères utérines et ovariennes atteignent l'épaisseur d'une plume de corbeau, les troncs veineux du même nom prennent le diamètre du petit doigt. A l'instar des vaisseaux sanguins, les *lymphatiques* augmentent considérablement en nombre et en

dimension. Il en est de même pour les *fibres* et les *ganglions nerveux* en rapport avec les
organes génitaux ; le *tissu conjonctif*, qui engaîne les faisceaux musculaires, les nerfs et
vaisseaux, présente dès le début de la gravidité un relâchement progressif et de l'imbibition séreuse, ce qui permet aux diverses parties de la paroi utérine de se déplacer les
unes sur les autres, et facilite la dislocation de tout l'organe nécessaire à la croissance
de l'œuf.

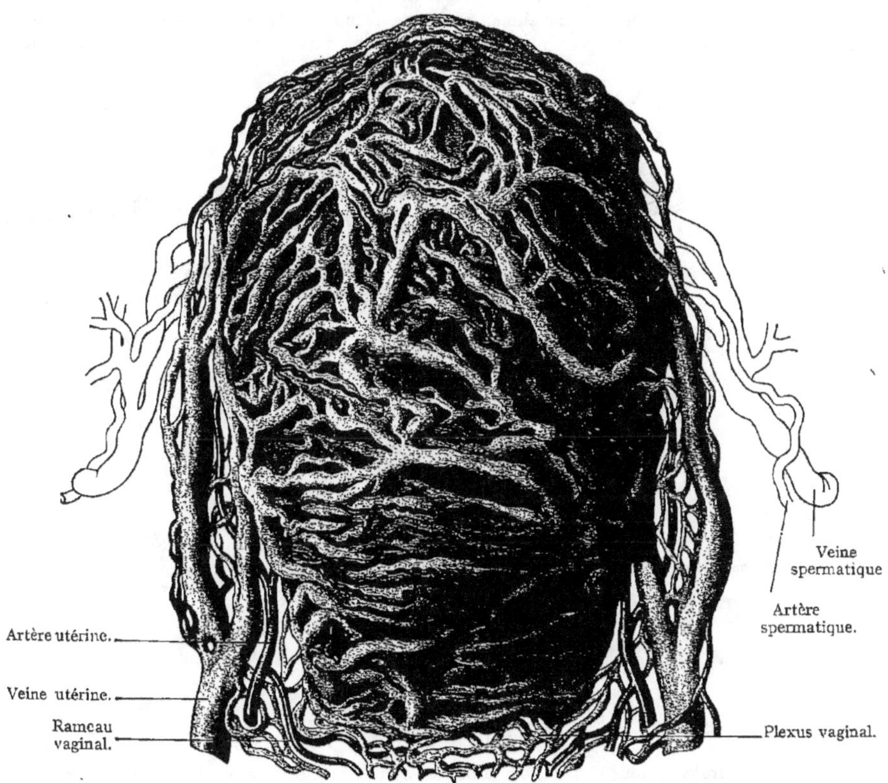

Fig. 100.

Injection des artères et des veines d'un utérus gravide, d'après une préparation de *Hyrtl.*

Fig. tirée de : L'anatomie descriptive et topographique de *C. Heitzmann.*

Dans leur ensemble, les processus que nous venons de dépeindre amènent l'épaississement et l'agrandissement considérables des parois utérines. L'augmentation
en épaisseur est surtout frappante dans les trois premiers mois. A partir de ce moment,
les parois redeviennent de plus en plus minces, si bien qu'à la fin de la gravidité leur
épaisseur comporte 1 cm. au maximum et souvent à peine la moitié de ce diamètre.

Mais alors leur surface s'est d'autant plus étendue ; celle de l'utérus virginal mesure d'après *Levret* 16 pouces carrés, et celle de l'utérus gravide à terme 339 ; la capacité de la cavité utérine devient selon *Krause* 519 fois plus grande, le poids de l'organe passe de 50 à 1000 gr. environ.

La disposition des fibres musculaires de la paroi utérine est si compliquée, qu'en dépit de nombreuses recherches l'on n'a pas encore réussi à rendre absolument claire l'*architecture du muscle utérin*. Voici ce que nous pouvons facilement reconnaître sur l'utérus gravide et puerpéral : c'est d'abord une mince couche superficielle sous-séreuse de fibres longitudinales, qui coiffe le fond de l'utérus comme un bonnet ; puis plus profondément des faisceaux de fibres sous-muqueux, qui

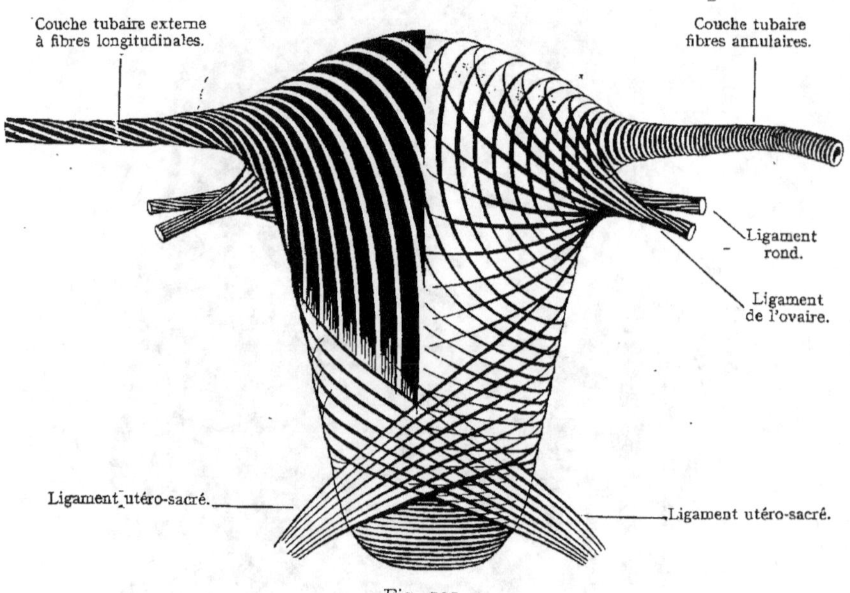

Fig. 101.

Schéma de la disposition des fibres musculaires dans l'utérus.

forment des spirales autour des orifices tubaires, et des cercles autour du col utérin et de son orifice interne. Entre ces deux couches se trouve la masse principale de la musculature, dont le feutrage semblait inextricable et incompréhensible jusqu'au moment où *von Hoffmann* éclaira la question d'un jour nouveau, en expliquant la nature de ce tissage utérin par sa genèse embryologique. *Bayer*, grâce à ces recherches, réussit à débrouiller les divers systèmes de fibres utérines et en poursuivit l'analyse.

Cette explication embryogénique de la musculature utérine est basée sur le fait que l'utérus est formé par le fusionnement des deux canaux de *Müller*, et qu'en conséquence la disposition de ses fibres offre certaines relations avec les couches musculaires des trompes. La couche tubaire externe à fibres longitudinales s'étend à la surface de l'utérus, où elle forme la coiffe musculaire sous-séreuse du corps utérin mentionnée plus haut. La couche tubaire interne à fibres longitudinales constitue par sa prolongation les faisceaux profonds déjà décrits, qui entourent les orifices utérins de leurs spirales et de leurs cercles. La couche tubaire à fibres annulaires fournit la charpente de la *couche plexiforme* centrale de l'utérus ; dans les interstices de cette charpente s'épanouissent et s'entrecroisent, comme *Bayer* l'a démontré, les plexus et les anses des faisceaux musculaires lisses qui proviennent des ligaments ronds, des ligaments de l'ovaire et des ligaments utéro-sacrés (replis de *Douglas*). Les radiations de fibres musculaires (radiations rétractrices « Retraktorenstrahlung ») qui proviennent de ces derniers ligaments sont particulièrements puissantes ; elles constituent, par leur enchevêtrement avec les fibres transversales de la musculature annulaire des trompes, la masse principale de la couche plexiforme utérine. Mieux que les mots, le schéma de la figure 101 nous donnera une idée claire des descriptions de *Bayer*.

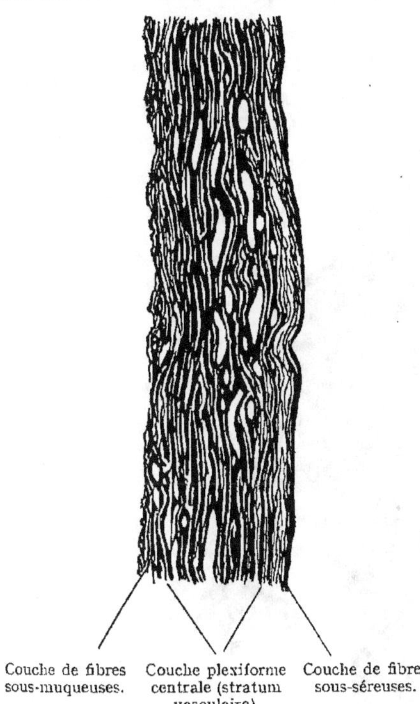

Fig. 102.

Coupe fine de la paroi de l'utérus proche du terme.

On a dissocié les faisceaux de fibres pour les rendre bien visibles, on reconnaît distinctement dans la couche centrale les nombreuses lacunes où cheminent les artères et les veines.

La distension de l'utérus gravide entraîne le déploiement de ce système de faisceaux musculaires enchevêtrés. Près du terme, ils sont disposés par bandes longitudinales réunies transversalement par de délicates trabécules, et dont les mailles livrent passage aux vaisseaux (v. fig. 102).

En même temps qu'il s'agrandit, l'utérus subit au cours de la gravidité des modifications considérables de sa *forme*. Déjà dans les premiers mois l'organe primitivement piriforme change d'aspect, par le fait qu'au siège de l'insertion de l'œuf la paroi bombe en une voussure hémisphérique. Comme normalement l'œuf se fixe au fond du corps utérin et dans le voisinage d'un orifice tubaire, l'organe prend le plus souvent une forme analogue à celle de la fig. 103. Le fond utérin montre plus ou moins distinctement un renflement latéral sphérique, où se loge l'œuf. A partir du 4e mois cette dilatation circonscrite disparaît petit à petit par l'agrandissement du reste du fond utérin, si bien que dans le 5e et le 6e mois la forme de l'utérus ressemble à une sphère. Grâce à cette rapide croissance du « fundus », le lieu d'insertion des trompes et des ligaments ronds, qui, sur l'utérus non gravide se trouve au niveau du fond, descend de plus en plus sur les côtés. En outre, l'utérus en s'agrandissant empiète latéralement sur les ligaments larges qu'il étale en y pénétrant, de sorte que les annexes finissent par être étroitement appliquées sur ses côtés. Enfin la position des annexes est encore influencée par le siège du placenta, comme les observations systématiques de *Léopold* l'ont démontré. La région utérine où le placenta s'insère subit l'accroissement le plus rapide et le plus intense, c'est pourquoi les attaches des trompes, des ovaires et des ligaments ronds paraissent reportées en avant si le placenta siège à la paroi postérieurė et vice versa (fig. 104 et 105).

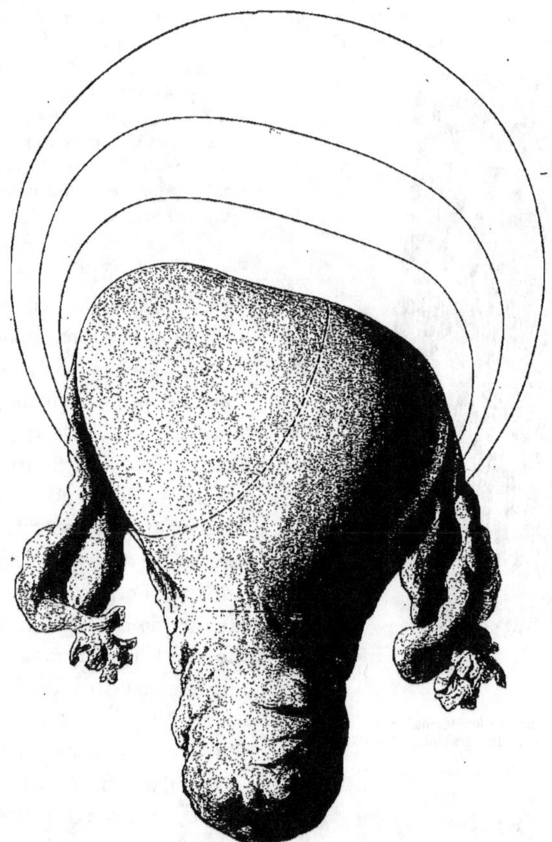

Fig. 103.

Utérus gravide du troisième mois, vu d'en arrière. Dessin, réduit d'un tiers, d'une préparation fraîche.

L'œuf siège dans l'angle tubaire gauche ; la ligne oblique ponctuée marque la limite du placenta, la ligne ponctuée transversale délimite le pôle inférieur de l'œuf. Les lignes qui surmontent la figure indiquent le passage progressif à la forme sphérique, qui s'accomplit dans les mois suivants.

Les fig. 104 à 109 vous représentent la forme de l'utérus dans les derniers mois de la grossesse. On rencontre fréquemment la forme ovoïde, mais elle est loin d'être exclusive. On observe souvent la forme cylindrique, sphérique ou nettement arquée. L'aspect que l'utérus prend à la fin de la gravidité dépend d'une part de la forme primitive de l'organe, variable individuellement, d'autre part du siège du placenta,

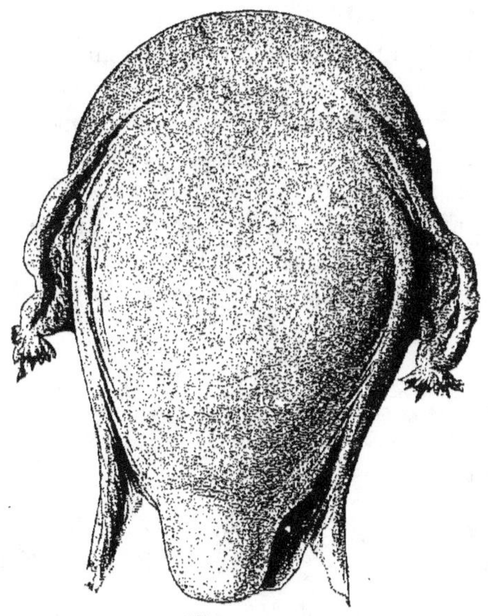

Fig. 104.

Forme ovulaire de l'utérus proche du terme.

Siège du placenta en arrière, les annexes convergent en avant.

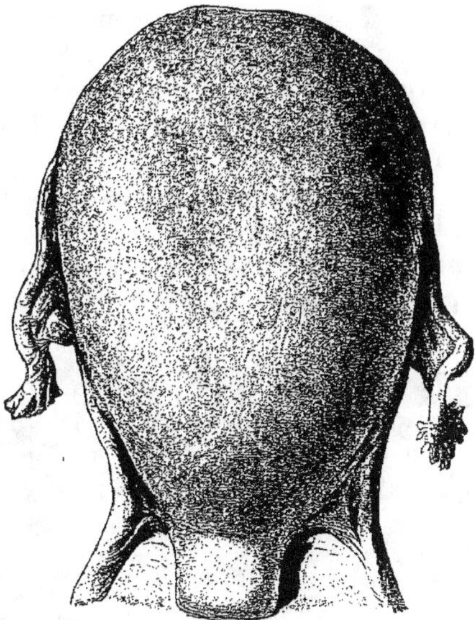

Fig. 105.

Forme ovulaire.

Siège du placenta en avant, les annexes cheminent parallèlement au « fundus ».

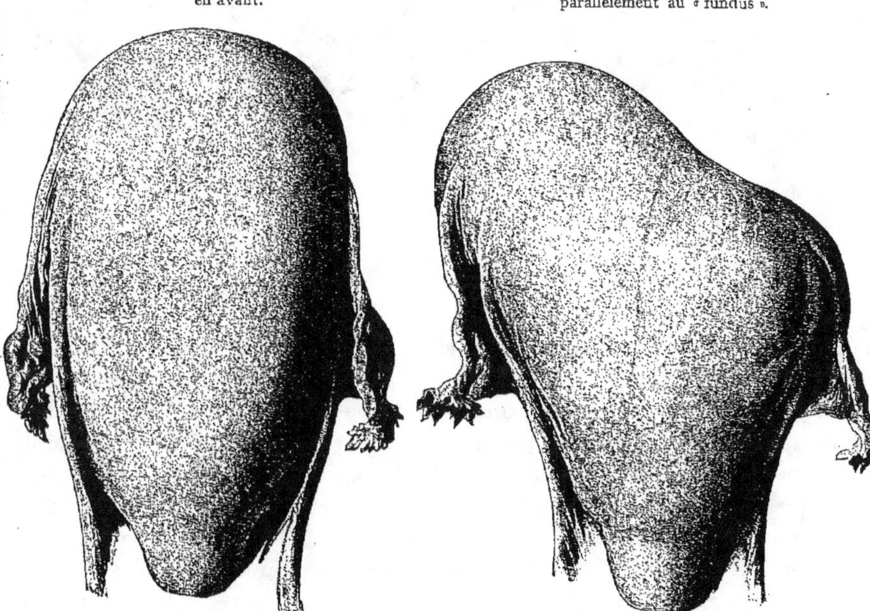

Fig. 106.

Forme cylindrique.

Fig. 107.

Formation prononcée d'une corne utérine.

des dimensions et de la présentation du fœtus. Ce dernier facteur intervient surtout chez les multipares. Les parois utérines ont alors totalement perdu leur tonicité, elles peuvent être si minces et si flasques et entourer le fœtus d'une enveloppe si lâche, qu'elles se laissent distendre transversalement si le fœtus se présente obliquement ou en travers.

La *position de l'utérus gravide* est variable aussi, comme sa forme. Au début de la gravidité, il conserve sa situation en antéversion ou antéflexion, telle qu'elle est normale en dehors de la grossesse. La flexion du corps sur le col est plus ou moins prononcée selon le degré de plénitude ou de vacuité de la vessie et du rectum, selon la

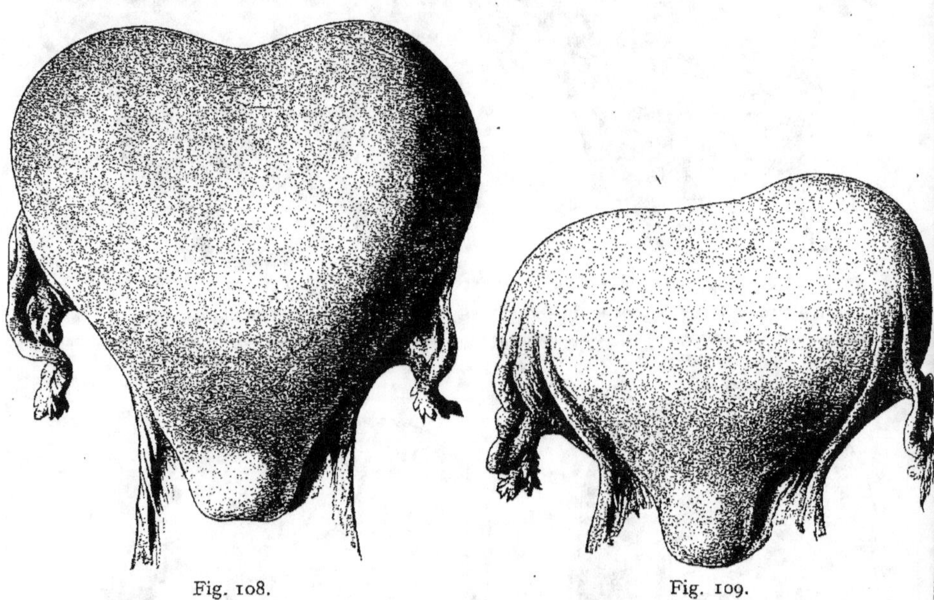

<table>
<tr><td align="center">Fig. 108.</td><td align="center">Fig. 109.</td></tr>
<tr><td align="center">Forme bicorne prononcée (utérus arqué).</td><td align="center">Forme cylindrique transversale dans la présentation transversale.</td></tr>
</table>

tension ou le relâchement des ligaments et du vagin. Dès que l'utérus s'élève dans l'abdomen, il applique sa surface antérieure contre la paroi abdominale, mais il n'en occupe presque jamais la ligne médiane ; le plus souvent le corps utérin s'est incliné à droite, plus rarement à gauche. En outre l'organe a exécuté une rotation autour de son axe longitudinal, de sorte que son bord gauche regarde un peu en avant, et son bord droit légèrement en arrière. La réplétion de la vessie et du rectum, l'état des parois abdominales, les changements de position de la mère et la présentation du fœtus influencent fortement la situation de l'utérus gravide près du terme. Ainsi le segment inférieur de l'organe est refoulé de la paroi abdominale par la vessie distendue ; si la mère est debout, l'utérus tombe en avant pour être soutenu par la paroi abdominale ; si la mère est couchée, il s'incline sur la colonne vertébrale ; si la mère est placée sur le côté, le corps de l'utérus s'incline du côté correspondant. Les multipares ont des ligaments et des parois abdominales flasques, qui permettent une plus grande mobilité de l'utérus que ne le font les parois et ligaments bien tendus des primipares.

Le *col utérin* prend part à l'hypertrophie gravidique de l'organe ; ses fibres musculaires s'allongent comme celles du corps, la distribution du sang y devient plus abondante. A la suite de l'imbibition séreuse et du relâchement du tissu conjonctif, on remarque déjà de bonne heure le ramollissement du col. La muqueuse du canal cervical ne se transforme pas en caduque, elle conserve intact son épithélium à hautes cellules cylindriques, elle sécrète un mucus épais, vitreux, qui remplit et clôt la cavité cervicale sous forme d'un bouchon visqueux. D'habitude, le canal excréteur s'obstrue dans quelques glandes, d'où rétention de leur mucus. Ces glandes proéminent alors à la surface de la muqueuse sous forme de kystes de rétention arrondis (œufs de Naboth) ; on les perçoit au toucher comme des nodules durs, isolés dans les tissus mous.

A partir du 7e mois de la gravidité le museau de tanche, dont le cône a persisté

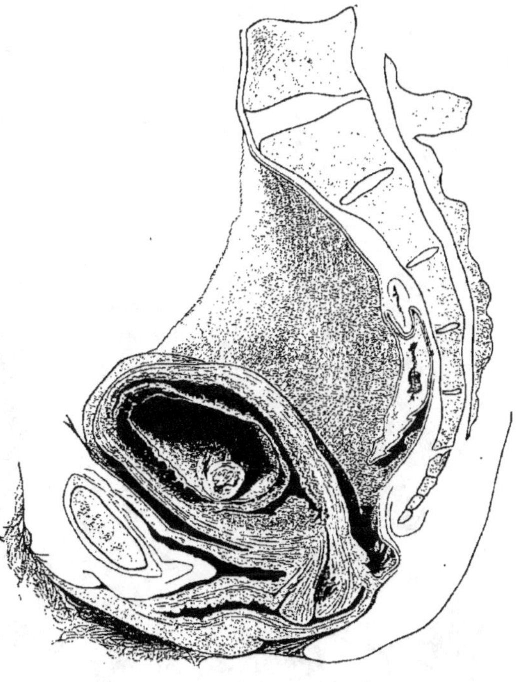

Fig. 110.

Utérus gravide (deux mois et demi) in situ. Tiré de *Pinard* et *Varnier*, Etudes d'anatomie obstétricale.

La portion vaginale est basse ; l'utérus, en légère antéflexion, est étroitement appliqué sur la vessie ; le cul-de-sac de *Douglas* est vaste.

jusqu'à ce moment au fond de la voûte vaginale, devient de plus en plus court et finit par disparaître presque complètement. A terme on ne le sent plus du tout. La voûte vaginale se termine directement sur l'orifice externe du col. On appelle ordinairement cette disparition de sa portion vaginale, *l'effacement du col* ; on y vit longtemps la preuve que sur la fin de la grossesse le col se ramollissait à partir de l'orifice interne, et que l'écartement de ses parois molles contribuait à l'agrandissement de la cavité utérine. Grâce à des examens répétés d'utérus près du terme, il est maintenant démontré que cette manière de voir ne correspond pas exactement à la réalité. Le col utérin et son canal conservent, sauf exceptions, leur longueur

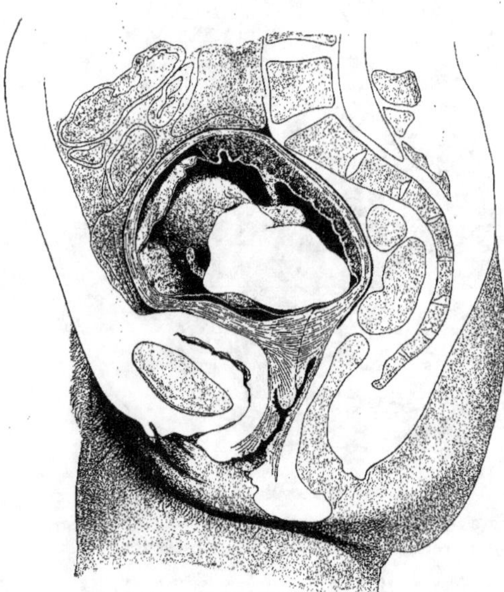

Fig. 111.

Coupe médiane d'une femme enceinte de quatre mois (*Waldeyer* : Le bassin).

La portion vaginale est située un peu plus haut, l'utérus remplit le détroit supérieur en dépassant la symphyse d'une largeur de main.

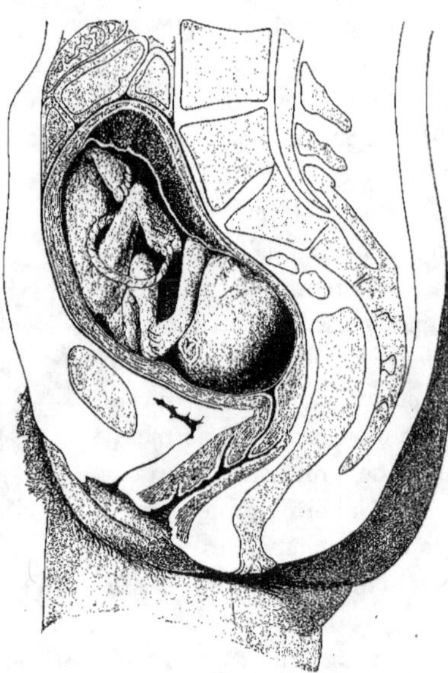

Fig. 112.

Coupe médiane d'une femme enceinte de six mois.
(*Waldeyer* : Le bassin).

Le « fundus uteri » atteint le niveau de l'ombilic.

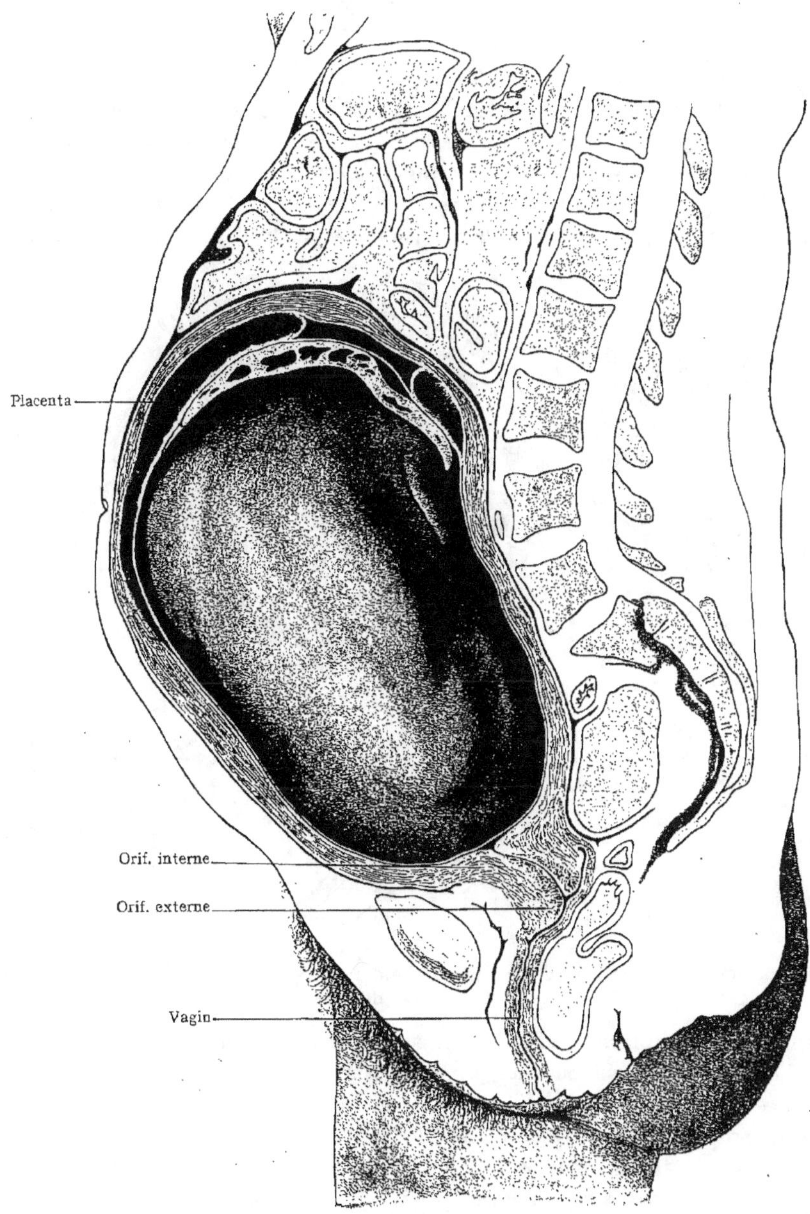

Fig. 113.

Coupe médiane d'une femme enceinte de 10 mois. Figure tirée de *Waldeyer* : Le bassin.

Fœtus en présentation du siège ; le « fundus » est à mi-hauteur entre l'ombilic et l'appendice xiphoïde et atteint le niveau du bord supérieur de la deuxième vertèbre lombaire.

entière jusqu'au début du travail et ne servent pas à l'agrandissement de la cavité utérine.

A partir du septième mois, la tête s'engageant plus profondément comprime fortement le segment inférieur de l'utérus, le gonfle, et le presse vers le bas en même temps que le cul-de-sac antérieur du vagin : c'est ainsi que se produit l'effacement du col. L'angle qui sépare la portion vaginale du col d'avec le vagin est comblé, on ne sent plus trace du cône formé par le museau de tanche (voir fig. 114 et 115). L'engage-

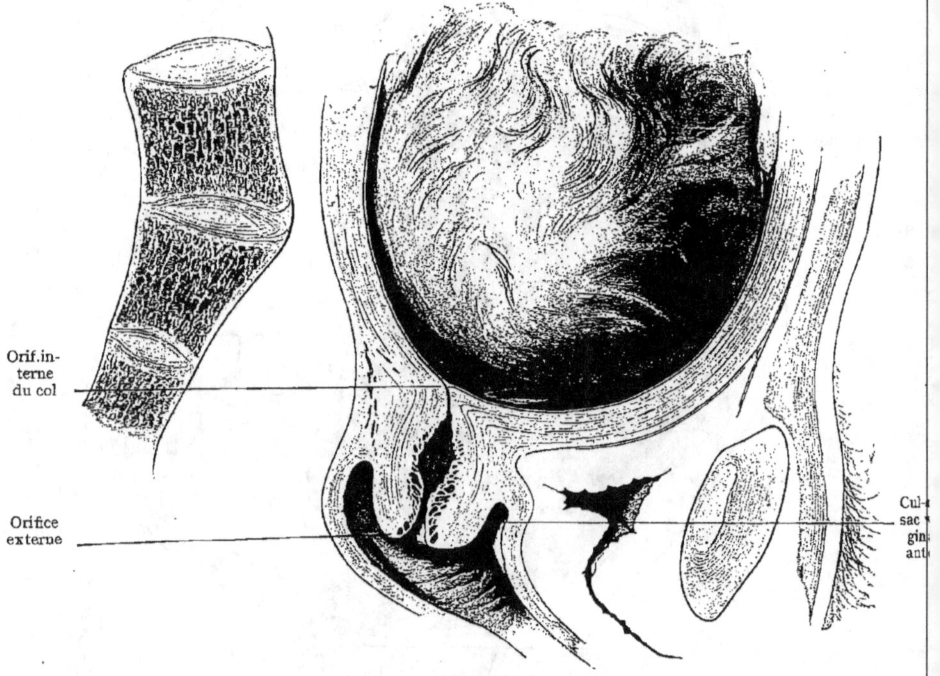

Fig. 114.

Septième mois. Tête haute ; le cul-de-sac vaginal antérieur existe encore ainsi que la saillie conique du museau de tanche.

ment prononcé de la tête au détroit supérieur dans les derniers mois de la grossesse n'a lieu d'habitude que chez les primipares, aussi n'observe-t-on l'effacement de la portion vaginale que chez ces dernières et non chez les multipares. D'ailleurs, même chez les primipares il est possible de rétablir le museau de tanche dans toute sa longueur, si l'on repousse la tête et rend par là au cul-de-sac antérieur du vagin toute sa profondeur.

Le vagin et son entrée subissent pendant la grossesse un ramollissement qui ne fait qu'augmenter jusqu'à l'accouchement. C'est la conséquence de l'hyperémie veineuse qui s'établit très tôt dans ces parties, et se traduit déjà au deuxième mois par la teinte bleuâtre de la muqueuse ; plus tard, quand les veines du vagin et de la vulve se sont développées en de puissants plexus, la coloration de la muqueuse devient violet foncé, « *lie de vin* ». Sa surface paraît alors lisse, molle et veloutée, la turgescence a fait disparaître son fin plissement, et dans la cavité vaginale les masses épithéliales desquamées se collectent plus abondamment que d'habitude sous forme d'un enduit blanchâtre grumeleux.

L'hyperémie gravidique et l'imbibition séreuse s'étendent aussi aux couches de tissu conjonctif qui entourent les voies génitales ; elles amènent même le *relâche-*

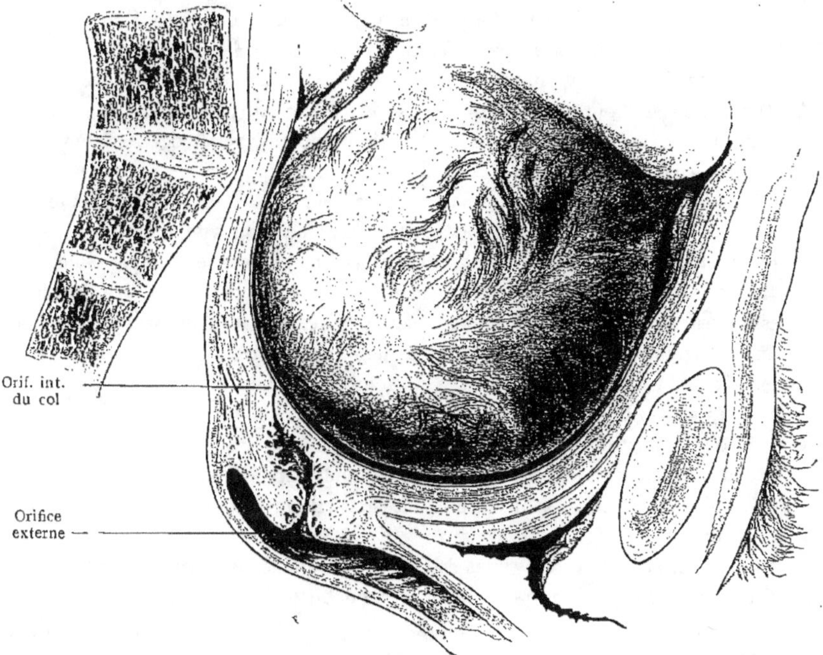

Fig. 115.

Dixième mois. Tête engagée dans le bassin ; voûte vaginale antérieure déprimée ; museau de tanche (portio) effacé.

ment des articulations et des ligaments fibreux du bassin. La mobilité des os de la ceinture pelvienne en devient plus considérable qu'à l'état non gravide, bien que la différence ne soit pas importante.

Enfin par l'intermédiaire du système nerveux et probablement aussi grâce à des processus de sécrétion interne, l'impulsion de croissance des organes génitaux se transmet aux *seins*, qui atteignent leur plein développement au cours de la grossesse.

Nous reviendrons plus tard d'une façon détaillée sur les modifications subies par ces glandes, et passerons maintenant à l'action exercée par l'utérus gravide sur les organes voisins. Il s'agit là essentiellement de processus mécaniques de pression et de distension, que l'utérus doit entraîner dès qu'il atteint un certain volume. La dilatation de la vessie, par exemple, n'a pas rencontré d'obstacle dans la première partie de la gravidité, cet organe n'a pas plus souffert du mol utérus appliqué sur lui que des anses intestinales qui le recouvrent ; mais plus tard quand la tête fœtale repose sur le détroit supérieur, la vessie ne peut plus conserver à l'état de réplétion la forme sphérique normale. Elle se distend et s'allonge entre l'utérus et la paroi abdominale, et l'expansion de sa cavité aplatie ne peut bien se faire qu'en avant ; la capacité en est réduite, ce qui explique la pollakiurie si fréquente chez les femmes proches de leur terme. Les *uretères* pressés sur la paroi du bassin décrivent un vaste arc de cercle autour du segment inférieur de l'utérus. L'*intestin grêle* est refoulé en haut et sur les côtés ; enfin la distension des parois antéro-latérales du ventre réserve une large place au développement du fœtus. L'enfoncement de l'ombilic disparaît peu à peu, il s'aplatit et finit par devenir saillant, évaginé. L'état de la peau de l'abdomen varie beaucoup avec le degré de son élasticité. Il existe des femmes chez lesquelles en dépit de nombreuses grossesses elle reste parfaitement lisse et intacte. Mais la plupart d'entre elles présentent dès la première gravidité un nombre plus ou moins grand de ces stries bleu-rougeâtre, qui portent le nom de *vergetures de la grossesse* ou *striæ*. Ces stries déformantes ne s'observent pas seulement sous l'influence de la gravidité, le développement rapide du pannicule adipeux sur le ventre et les cuisses peut tout aussi bien leur donner naissance ; elles sont causées par des éraillures du tissu dermique. Les endroits distendus de la peau, sur lesquels l'épiderme aussi est aminci, laissent transparaître le tissu profond hyperémié, d'où l'apparence bleu-rougeâtre des stries. Celles-ci restent visibles après l'accouchement d'une façon durable, tout en changeant d'aspect, en ce sens qu'avec le temps elles deviennent blanchâtres avec des reflets nacrés, chatoyants. Chez les multipares les stries anciennes voisinent avec les récentes ; parfois toute la peau de la partie inférieure de l'abdomen est déformée par un réseau serré de ces vergetures.

L'énorme dilatation des veines de l'utérus gravide cause fréquemment des troubles de circulation dans les membres inférieurs. Le débit de la veine hypogastrique augmentant considérablement, le courant sanguin doit se ralentir au-dessous de l'embouchure de cette veine dans la veine iliaque commune, ce qui fait obstacle à l'évacuation de la veine iliaque externe et de la fémorale. Il en résulte la formation des *varices*, que tant de femmes enceintes présentent aux jambes et même aux organes génitaux externes.

Dans les derniers mois de grossesse, nous pouvons encore constater l'action mécanique exercée par l'utérus sur le *thorax* : sa base rejetée en dehors s'élargit transversalement, tandis que la profondeur en diminue par recul léger du sternum. L'état antérieur se rétablit peu à peu durant le post-partum, mais le plus souvent incomplètement, la taille reste ordinairement plus large. Enfin le développement de l'abdomen provoque le déplacement en avant du *centre de gravité* du corps. Pour ne pas tomber en avant et pour ramener le centre de gravité au-dessus et en arrière de l'axe de rotation des hanches, les femmes rejettent dans le dernier trimestre de la grossesse la tête et les épaules en arrière, comme tous ceux qui portent une lourde charge devant eux ; elles mettent leur colonne lombaire en extension et en augmentent la lordose. Chez les petites personnes cette modification de l'attitude est visible plus tôt et devient bien plus frappante que chez les femmes grandes, qui offrent davantage de place au fœtus dans leur abdomen et portent l'utérus moins en avant, ce qui les dispense d'efforts considérables pour le maintien de leur équilibre.

S'il est certain que *l'influence de la grossesse se fait sentir dans tout l'organisme,* il est cependant difficile de la définir dans tous les cas particuliers, et de distinguer constamment entre les modifications pathologiques et les manifestations physiologiques de cette influence. Les organes de la respiration, de la circulation, de la digestion, des échanges nutritifs et de la sécrétion sont mis sans doute davantage à contribution, leur activité doit être renforcée parallèlement à la croissance du fœtus : l'échange gazeux dans les poumons doit augmenter d'autant que le fœtus consomme d'oxygène et rend d'acide carbonique au sang maternel ; le travail du cœur devient plus intense pour satisfaire à l'énorme développement de la vascularisation utérine ; l'intestin et les grosses glandes abdominales doivent pourvoir à l'assimilation et à l'élaboration des substances nutritives, nécessaires au fœtus. Les reins, outre leurs fonctions habituelles, ont la charge supplémentaire d'éliminer la masse des scories fournies par le protoplasme fœtal, dont la néoformation est si intense et si rapide.

Les femmes saines supportent ce surcroît d'activité de leurs organes, pourvu qu'ils soient normaux, sans qu'il en résulte de troubles de la santé, et sans qu'ils soient contraints de s'hypertrophier pour suffire à cette surcharge fonctionnelle. Divers auteurs avaient admis l'hypertrophie fonctionnelle du cœur, surtout de son ventricule gauche, mais des recherches exactes n'ont pas confirmé ce fait ; les poumons, l'intestin, le foie, les reins, etc., ne subissent pas de modifications anatomiques dans la grossesse, même le nombre des globules rouges sanguins et la teneur du sang en hémoglobine ne varient pas au delà des limites normales. Il semble donc que la suractivité gravidique des organes n'excède pas leur capacité fonctionnelle physiologique, mais se contente de l'utiliser jusqu'à l'extrême limite. Ce maximum de fonction des divers organes se révèle extérieurement par l'état des formes du corps, qui atteignent leur plein épanouissement vers le milieu de la première gravidité.

N'oublions pas cependant que des troubles surviennent fréquemment dans la grossesse, et peuvent rapidement prendre une tournure alarmante chez les femmes mal développées, faibles ou malades ; cela nous prouve combien les exigences de la gravidité touchent de près aux limites de la capacité fontionnelle des organes. En tenant compte de ce fait, nous pouvons considérer *la grossesse comme la pierre de touche de la vigueur et de la santé du corps et des organes.* On a coutume de considérer comme de simples manifestations satellites de la gravidité les modifications peu importantes et passagères de l'état normal, telles que les faibles degrés d'hydrémie et de leucocytose survenant chez de jeunes femmes au début de la grossesse, puis les états nerveux de dépression et d'excitation, les troubles intestinaux, les nausées et les vomissements matutinaux, le chloasma uterinum ou dépôt de pigment dans la peau du visage, les troubles de nutrition des dents, et les dépôts calcifiés à la table interne du crâne décrits par *Rokitansky* sous le nom d'ostéophytes puerpéraux, le gonflement de la thyroïde, etc. Néanmoins tous ces phénomènes sont en réalité d'ordre pathologique, et les femmes absolument saines de corps et d'esprit n'ont jamais à s'en plaindre.

VIIme LEÇON

Diagnostic de la grossesse ; anamnèse ; signes subjectifs de la grossesse. Grossesse imaginaire. Examen obstétrical. Inspection, palpation et auscultation. Le toucher. Détermination de l'âge de la grossesse, primigestes ou multigestes. Diagnostic de la vie ou de la mort du fœtus ; diététique de la grossesse.

Messieurs, dans la règle il est facile de reconnaître la grossesse et la plupart des femmes se rendent compte d'elles-mêmes de leur état ; cependant il est des cas où le médecin doit décider s'il y a réellement gravidité ou non, dans des circonstances qui rendent singulièrement difficile une réponse catégorique. Toute erreur de diagnostic, soit que vous ayez nié l'existence d'une grossesse réelle, ou affirmé la réalité d'une grossesse inexistante, ne manque pas de devenir manifeste et de faire grand tort à votre considération professionnelle. Encore plus que partout ailleurs en matière de diagnostic, ce doit être une règle infrangible de ne jamais se prononcer sur l'existence de la gravidité avant d'avoir épuisé tous les moyens d'investigation, et de ne pas affirmer plus que l'on ne peut savoir. Le médecin qui avoue franchement l'impossibilité momentanée du diagnostic et remet son jugement à quelques semaines, agit bien plus sagement que celui qui, sur la foi de présomptions incertaines, se laisse entraîner prématurément à un jugement définitif.

On commence par *l'anamnèse*. Les signes qu'elle fournit sont, il est vrai, incertains, mais sont loin d'être négligeables et plus d'un s'est déjà repenti de ne pas avoir mieux tenu compte des indications des femmes ou de les avoir mal interprétées. Nous devons prendre en considération avant tout les modifications de l'état général, de l'humeur, de l'état de la nutrition, de l'innervation vasculaire. Aux signes les plus connus de cet ordre appartiennent la disparition ou le développement rapide du pannicule adipeux sous-cutané, les états psychiques de dépression ou d'exaltation, le changement rapide du teint, les céphalées nerveuses et les névralgies dentaires, l'envie de certains aliments qui n'étaient pas l'objet des préférences habituelles ou même de matières non comestibles, les idiosyncrasies prononcées du sens olfactif, telle que la répugnance pour l'odeur du tabac, enfin les nausées et les vomissements matutinaux d'un liquide transparent contenant du mucus, qui surviennent très fréquemment au cours des premiers mois. Toutes ces manifestations, en partie purement subjectives, ne prouvent pas grand' chose en elles-mêmes, mais chez les femmes qui ont déjà ressenti des sensations analogues lors d'une grossesse précédente, elles peuvent révéler de très bonne heure la survenance d'une nouvelle conception, alors que la preuve objective de la gravidité est encore impossible.

Il est bon d'être prudent dans l'appréciation des signes sus-décrits, quand vous avez affaire à des femmes qui après être restées plus ou moins longtemps sans enfants éprouvent une ardente envie de maternité. Ce désir impérieux, en dominant toute la vie morale, est capable par une sorte d'auto-suggestion non seulement de provoquer toutes les sensations subjectives possibles de la grossesse, mais aussi d'entraîner le gonflement du bas-ventre (par le dépôt de graisse et la rétention de gaz intestinaux) et la tuméfaction des seins. De telles femmes s'imaginent même percevoir les mouvements de l'enfant, qui ne sont en réalité que des mouvements d'anses intestinales ; elles prennent toutes leurs dispositions pour le recevoir, finissent par se plaindre de douleurs d'enfantement et s'alitent même pour accoucher. On décrit cet état, qui peut se produire aussi par frayeur à la suite d'une fausse-couche, sous le nom de *grossesse imaginaire* ou *nerveuse* (spurious pregnancy, eingebildete Schwangerschaft).

Des renseignements exacts sur le *cours de la menstruation* ont plus d'importance pour votre diagnostic que tous les autres faits que vous pouvez tirer de l'anamnèse. C'est là un point à toujours éclaircir avant d'aller plus loin. Il est normal que dès l'accomplissement de la fécondation l'hémorragie menstruelle s'arrête et fasse défaut durant la grossesse entière. S'agit-il d'une femme saine avec une menstruation régulière antérieurement, la disparition de l'écoulement parle avec la plus grande probabilité en faveur de l'existence d'une grossesse. Toutefois il est bon de se rappeler que, même chez des femmes d'ailleurs parfaitement saines les règles peuvent subir un retard ou faire défaut une ou plusieurs fois à la suite d'émotion intense, de l'attente angoissante des menstrues, de changement de résidence et de climat, enfin de perte de sang considérable provenant d'un point quelconque du corps. Chez les femmes qui allaitent, les périodes réapparaissent d'habitude environ cinq à six semaines après l'accouchement, mais ensuite elles peuvent cesser pendant tout le reste de la lactation. En de telles circonstances l'absence des règles perd naturellement sa valeur diagnostique, tout comme chez les femmes dont les époques sont faibles et irrégulières par suite du défaut de développement et d'infantilisme des organes génitaux, ou dans les maladies accompagnées occasionnellement d'aménorrhée, telles que la chlorose, l'anémie, le diabète, la tuberculose, les tumeurs ovariennes, etc.

Autant l'absence des règles parle pour la grossesse, autant leur présence régulière toutes les quatre semaines parle contre. Il arrive bien parfois que les menstrues reviennent une ou deux fois après la conception, mais elles sont alors faibles, de courte durée, et le sang est aqueux ; si des hémorragies menstruelles typiques continuent dans le cours ultérieur de la gravidité, c'est là un événement si rare qu'il ne faut admettre la grossesse qu'avec la plus extrême méfiance.

Comme vous le voyez, dans le cas le plus favorable, l'anamnèse ne prouve que la probabilité ou l'invraisemblance de la grossesse. Dans tous les cas *l'examen obstétrical,* c'est-à-dire l'exploration méthodique des organes génitaux, sera seul à fournir la réponse positive ou négative. La technique de cet examen obstétrical ne s'apprend pas dans les livres, pas plus que toute autre pratique professionnelle ; vous n'arriverez à la posséder que par l'exercice. C'est pourquoi je me contenterai d'énumérer brièvement les constatations les plus importantes que l'on peut faire sur les femmes enceintes.

1. L'examen externe.

Dans les *seins*, on remarque dès le deuxième mois l'augmentation du parenchyme glandulaire, provoquée par la gravidité. Les seins deviennent pleins, vous pouvez palper les divers lobes de la glande à travers la couche graisseuse qui les recouvre ; le réseau veineux superficiel paraît plus rempli et démarqué plus distinctement qu'auparavant. En même temps le mamelon commence à devenir sensible et érectile, la pigmentation de l'aréole se renforce avec une intensité croissante, si bien que chez les brunes les glandes de *Montgomery* ou glandes accessoires, gonflées, ressortent dans l'aréole foncée comme une couronne de points blanchâtres. Du point de vue diagnostique, c'est la sécrétion des seins qui a le plus d'importance, on peut en constater souvent les premiers débuts à la fin du deuxième mois ou dans le cours du troisième. En exprimant la glande dans la direction du mamelon, on fait apparaître quelques gouttelettes d'un liquide trouble, gris-blanchâtre. Il est rare que le gonflement des seins qui accompagne souvent la menstruation en dehors de la gravidité aille jusqu'à la sécrétion, aussi la présence de liquide laiteux dans les seins parle-t-elle fortement pour la grossesse. Chez les personnes seulement qui ont allaité à une époque encore récente, ce signe perd sa valeur.

A *l'abdomen* il n'y a rien à voir dans les premiers temps de la gravidité, aussi longtemps que l'utérus siège encore dans le bassin. Plus tard, environ à la fin du quatrième mois, la distension du ventre devient perceptible, la pigmentation de la ligne blanche plus intense ; l'ombilic s'efface, les vergetures apparaissent d'abord entre le nombril et la symphyse pubienne, puis latéralement, et enfin au-dessus de l'ombilic. Dans leur ensemble et par le progrès rapide de leur développement, ces manifestations sont caractéristiques de la grossesse ; prises isolément, vous ne pouvez les utiliser, car de telles modifications peuvent être aussi causées par des tumeurs à rapide croissance, par l'ascite, et même par un embonpoint rapide et considérable. Dans les derniers mois on peut diagnostiquer la grossesse simplement à l'inspection, on aperçoit souvent les mouvements du fœtus dans l'abdomen ; l'on ne reconnaît pas seulement la forme de l'utérus, mais aussi avec quelque exercice la présentation du fœtus.

Par l'inspection des *organes génitaux externes* ou du *vagin*, vous constatez dès le 2e mois de la gravidité la turgescence mentionnée plus haut, l'imbibition et la coloration bleuâtre des muqueuses, dont la cause est dans l'hyperémie veineuse de toutes ces parties et qui deviennent chaque mois plus caractéristiques. Au seul aspect de la vulve et du vagin il est possible de diagnostiquer avec certitude la grossesse dans la seconde moitié de son cours.

A la *palpation* abdominale, dès le 4ᵉ mois on sent l'utérus gravide comme une tumeur molle, qui se laisse bien délimiter des intestins vers le haut, qui pénètre en bas dans le bassin, et qui durcit à la suite d'attouchements prolongés (par la contraction de la musculature utérine). Ce changement de consistance est particulièrement caractéristique pour le diagnostic différentiel avec les tumeurs abdominales. A partir du milieu de la grossesse environ, l'on réussit à percevoir le fœtus à travers les parois utéro-abdominales ; au début, on ne sent que le choc de son corps flottant dans le liquide amniotique, autrement dit le *ballottement fœtal*. Plus tard vous pouvez distinguer nettement les diverses parties du fœtus et les mouvements actifs de ses extrémités. Les « *petites parties* » sont constituées par les jambes et les bras faciles à déplacer ; on désigne par le terme de « *grandes parties* » le dos, le siège et la tête. Cette dernière spécialement donne à la palpation une sensation très caractéristique par sa dureté, sa rondeur et son « *ballottement* ». Elle cède à la pression, rebondit contre la paroi utérine, et peut être chassée d'une main à l'autre comme une balle. De l'endroit où siègent les diverses parties du fœtus nous concluons à la présentation et à la position de l'enfant dans l'utérus. Les parois utéro-abdominales flasques facilitent la palpation, tendues elles la rendent difficile et peuvent même empêcher de rien percevoir.

Pour toujours obtenir de la palpation rapidement et sûrement les renseignements désirés, il est bon d'employer dans un ordre méthodique une série de manœuvres que l'expérience a consacrées. Je vous recommande celles que représentent les fig. 116 à 118, qui correspondent à la première, la seconde et la quatrième des manœuvres indiquées par *Léopold* pour l'examen externe. *La première* — les mains appliquées par leur bord ulnaire comme dans la fig. 116 siègent sur le haut de l'utérus (fundus) — sert à la délimitation de l'utérus en haut, à la détermination de sa hauteur sur la symphyse, et au diagnostic des parties fœtales qui en occupent le fond ; *la seconde* — les mains placées sur les côtés de l'utérus comme dans la fig. 117 — recherche la position du dos. *La troisième* (fig. 118) — les mains avec les doigts dirigés en bas sont poussées contre l'entrée du bassin — détermine la partie qui se présente. En effectuant convenablement cette dernière et très importante manœuvre, vous réussirez toujours dans les présentations céphaliques à distinguer de l'occiput la surface plus bombée et plus fortement proéminente du front ; les présentations défléchies peuvent aussi être reconnues facilement. En outre, il est toujours possible de se renseigner sur la position de la tête au détroit supérieur, de savoir si elle siège encore au-dessus de ce détroit, ou si elle s'est déjà engagée plus ou moins profondément dans le bassin (fig. 119-121).

La *percussion* de l'abdomen est le plus souvent sans importance pour l'examen obstétrical. Elle sert uniquement à délimiter l'utérus des anses intestinales au contenu gazeux, ce que déjà la palpation seule suffit à faire.

Par contre l'*auscultation* nous est d'un grand profit. On entend dans l'abdomen des femmes enceintes et à l'accouchement toute une série de bruits, dont l'origine est tantôt *maternelle*, tantôt *fœtale*.

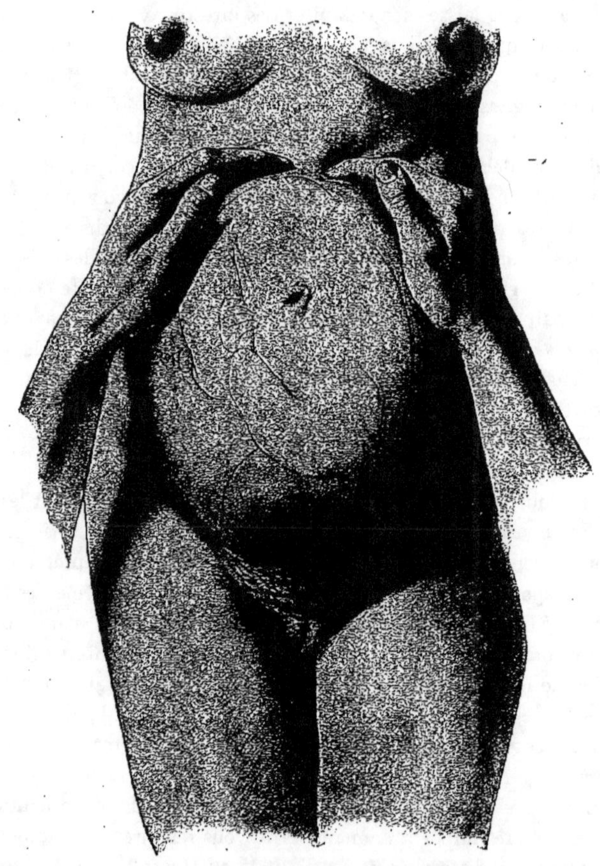

Fig. 116.

Première manœuvre destinée à délimiter le « fundus uteri ».

Les mains sont appliquées par leur bord ulnaire — bouts des doigts rapprochés les uns des autres, pouces en avant,
à l'endroit de la plus forte proéminence du ventre, et exécutent par dessus le fond de l'utérus des mouvements d'arrière
en avant et vice-versa. De cette façon, l'on peut délimiter nettement le fond de la matrice du reste des viscères et fixer
sa hauteur dans l'abdomen. On sent en même temps les parties fœtales qui siègent dans le « fundus uteri », d'habitude
le siège et à côté de lui les pieds.

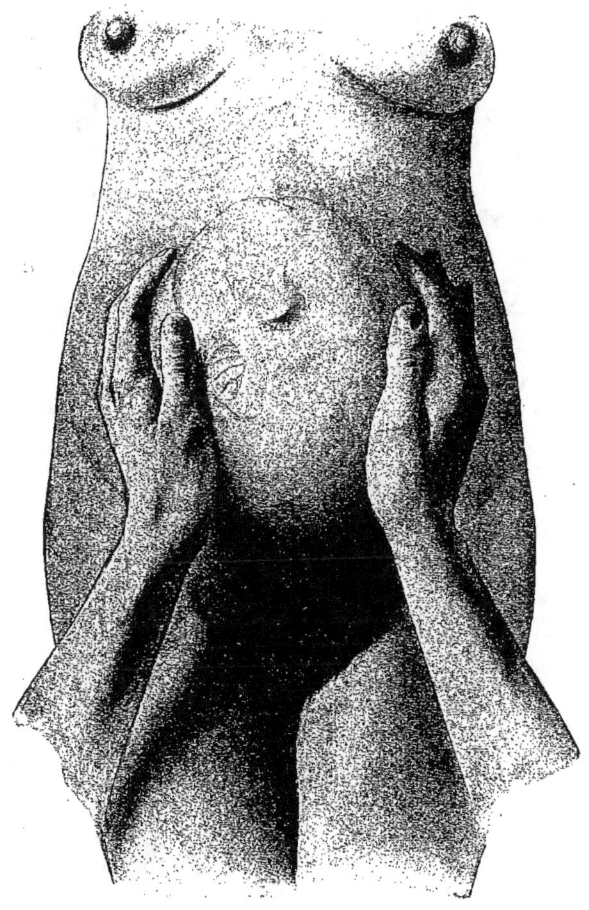

Fig. 117.

Deuxième manœuvre déterminant la position du dos de l'enfant.

Les mains sont appliquées le long des parois utérines latérales. A l'aide de douces pressions et de chocs légers pratiqués du bout des doigts, on sent d'un côté la surface dure, allongée, du dos fœtal ; l'autre côté de l'utérus, qui contient le liquide amniotique et les petites parties, donne la sensation d'une fluctuation molle.

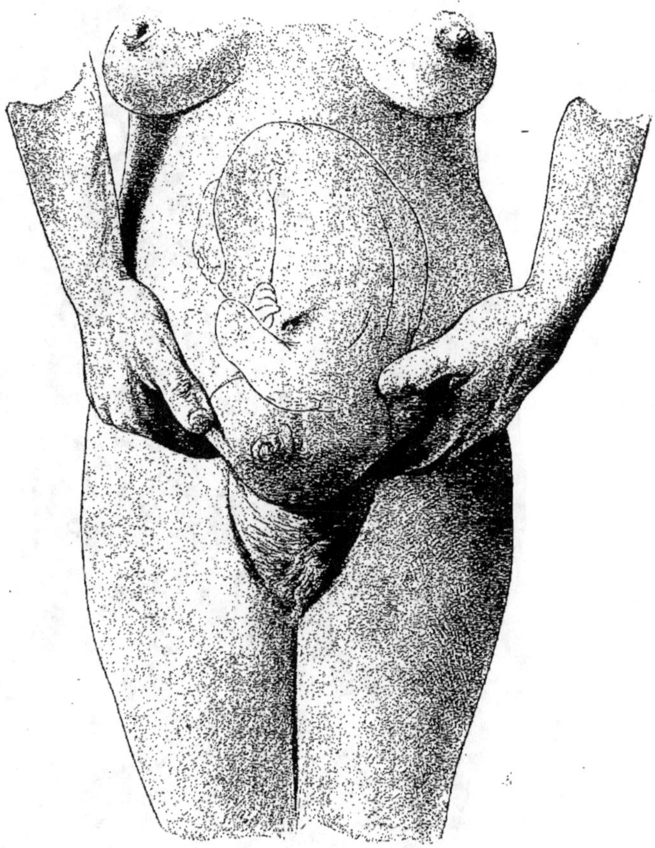

Fig. 118.

(3e manœuvre) Détermination de la partie fœtale qui se présente.

Les mains sont appliquées — bouts des doigts en bas — dans les aines au-dessus du ligament de Poupart, et enfoncées vers le détroit supérieur par une pression lente. La partie qui se présente doit être ainsi saisie entre les bouts des doigts. Si le détroit supérieur est vide, comme dans la présentation de l'épaule ou transverse, on peut enfoncer profondément l'extrémité des doigts jusqu'au voisinage du promontoire.

Les bruits d'origine maternelle sont les borborygmes intestinaux à son métallique, le bruit systolique de l'aorte transmis parfois jusqu'à l'oreille, et le *souffle utérin* C'est ainsi qu'on appelle le souffle parfois râpeux qui prend naissance dans les grandes artères en spirales de l'utérus, et dont le rythme est naturellement toujours synchrone au pouls maternel. Le point d'élection pour l'ausculter se trouve sur les côtés de l'utérus où sont les gros vaisseaux, et on le perçoit dès la fin du 3ᵉ mois pendant toute la gros-

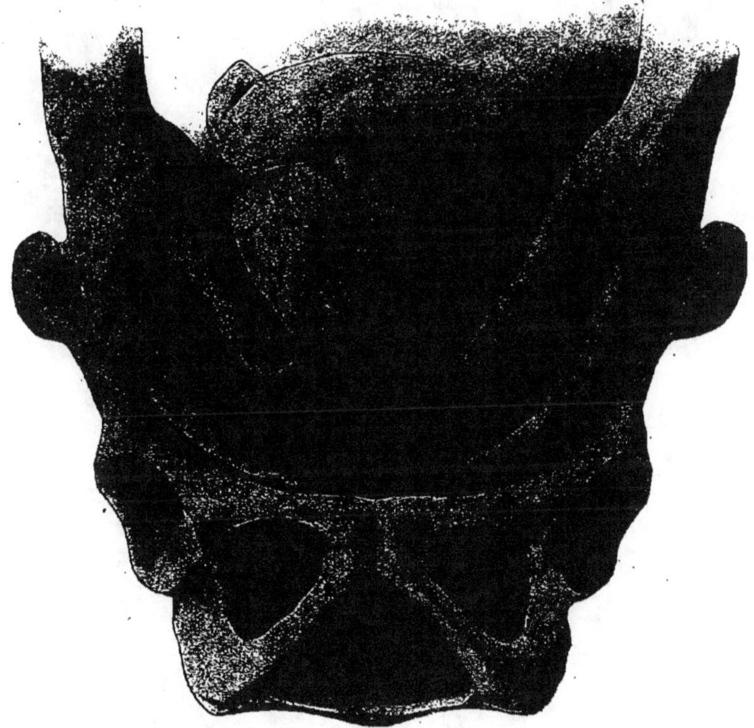

Fig. 119.

Ballottement de la tête mobile au-dessus du détroit supérieur ; les bouts des doigts peuvent être enfoncés entre ce dernier et la tête.

sesse jusque dans les premiers jours des couches. La pression du stéthoscope, le changement de position de la mère ou de l'enfant peuvent le renforcer ou le faire disparaître ; les contractions utérines ont un effet analogue. Le souffle utérin n'est pas un signe certain de grossesse ; on observe, quoique rarement, exactement le même souffle dans les tumeurs utérines accompagnées d'un développement et d'une dilatation considérables des vaisseaux.

Du fœtus on entend les *bruits du cœur* (pouls fœtal). Le chirurgien genevois *Mathias Mayor* découvrit en 1818 ce signe si important pour le diagnostic de la grossesse et fit part de sa découverte à différents collègues, entre autres, présume-t-on à *Lejumeau de Kergadarec*, qui la confirma sur 8 femmes enceintes et la répandit grâce à une communication à l'Académie de médecine en 1822.

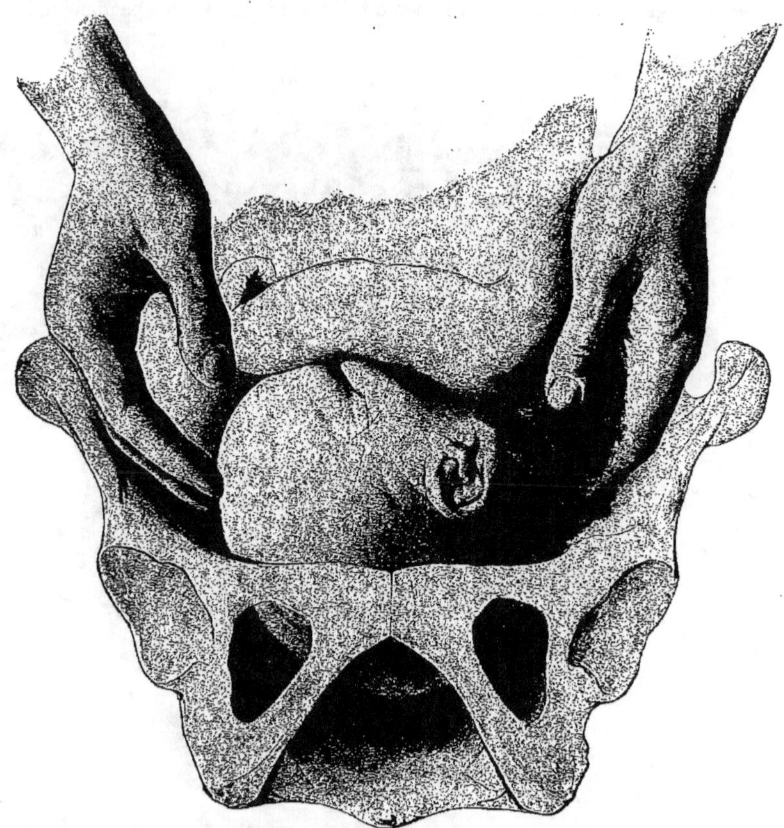

Fig. 120.

Tête fixée au détroit supérieur. A droite, les doigts sentent nettement la voussure du front.

Les bruits du cœur fœtal atteignent de la 16e à la 20e semaine de la gravidité environ une intensité telle qu'ils sont transmis jusqu'aux parois abdominales, où nous les percevons d'abord sous forme d'un bruit systolique simple et plus tard par un double bruit comme au cœur de l'adulte. Par une auscultation persévérante une oreille exercée peut même les entendre 4 semaines plus tôt, soit à partir de la 12e semaine environ, comme *Sarwey* l'a montré. Leur fréquence comporte de 120 à 160 pulsations, en moyenne 140 à la minute, elle augmente par les mouvements du fœtus et diminue pendant les contractions de l'utérus. Comme tous les sons, les bruits du cœur sont mieux propagés par les solides que par les liquides, c'est pourquoi nous les entendons toujours le plus distinctement à l'endroit où le fœtus est directement appliqué sur la paroi utérine.Là où une couche de liquide amniotique est intercalée entre le fœtus et la paroi utérine, la transmission à l'oreille se fait plus mal ; et s'il est entouré d'une grande quantité de liquide amniotique, la perception des bruits du cœur est souvent impossible.

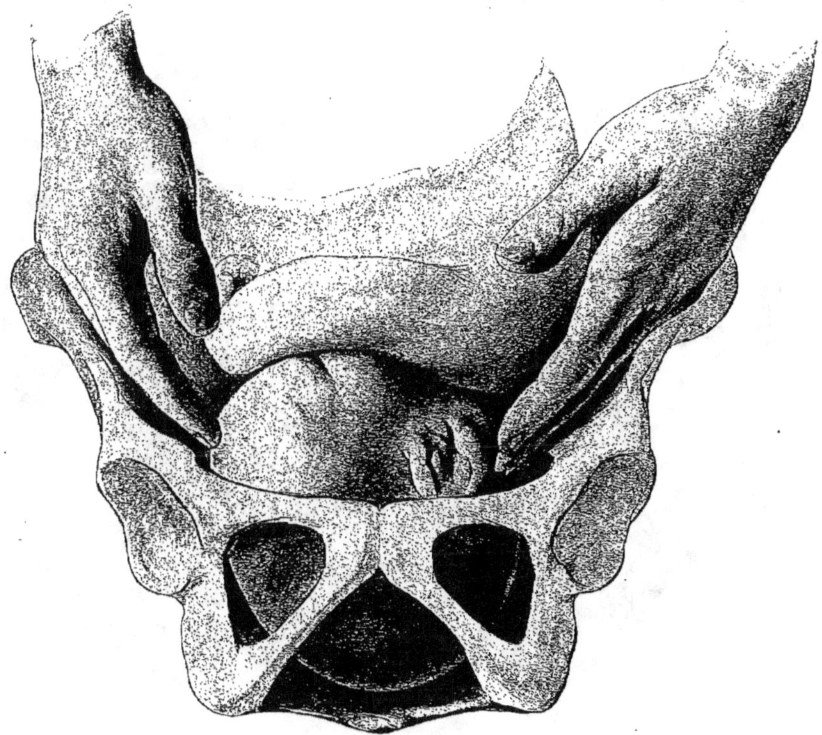

Fig. 121.

Tête en présentation occipitale, profondément engagée dans l'excavation pelvienne.

On arrive tout juste encore à sentir le front à droite, immédiatement au-dessus du détroit supérieur.

Si, à part ces principes de l'acoustique, nous tenons compte encore du fait que, toutes choses égales d'ailleurs, l'intensité des sons est inversement proportionnelle à la distance du cœur, il est alors facile de fixer pour toutes les présentations fœtales *le siège du foyer d'auscultation des bruits du cœur* : dans l'attitude fléchie typique du fœtus, c'est le dos qui est appliqué le plus intimement à la paroi utérine ; dans ce cas le foyer d'auscultation siégera toujours sur le dos du fœtus et plus précisément dans sa partie supérieure ou thoracique, à cause du voisinage du cœur. Dans les présentations défléchies il y a une couche de liquide amniotique entre le dos et l'utérus, c'est pourquoi les bruits du cœur sont mal perçus au niveau du dos, tandis que leur foyer d'auscultation siège à l'endroit où la poitrine est pressée contre la paroi utérine. Les fig. 123 et 124 indiquent la position des foyers d'auscultation pour les différentes présentations en flexion et déflexion. Si le diagnostic posé à l'aide de la palpation est exact, le foyer d'auscultation doit siéger à la place correspondante. Si tel n'est pas le cas, c'est-à-dire si ce siège ne concorde pas avec le diagnostic posé, il faut contrôler les résultats de la palpation.

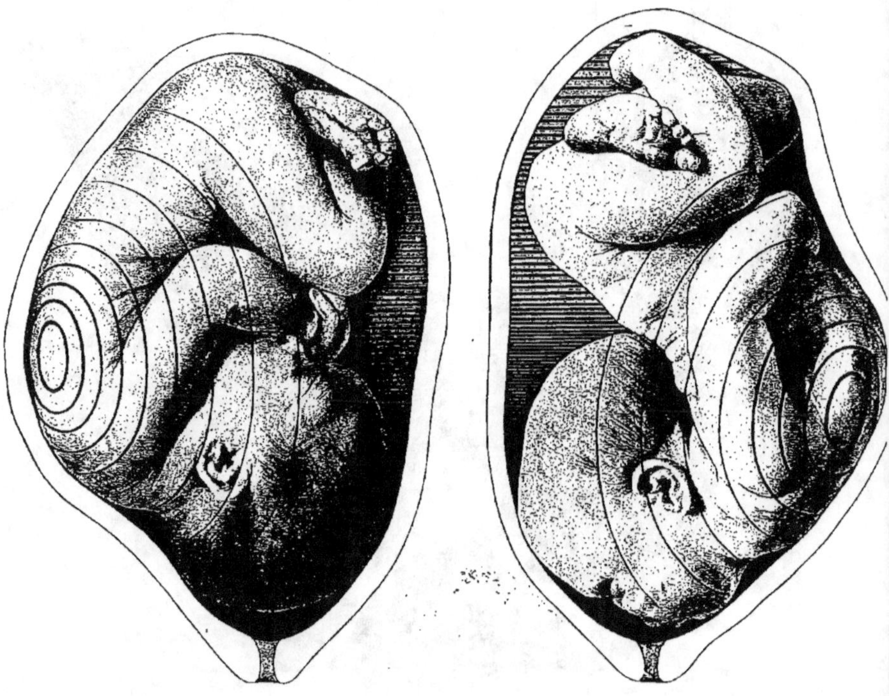

Fig. 122.

Propagation des bruits du cœur fœtaux dans l'attitude fléchie et défléchie.

Dans certains cas l'on entend à côté ou en place des bruits du cœur un souffle parfois râpeux, dont le rythme a la même fréquence que les pulsations fœtales. Ce souffle est toujours le plus distinct à l'endroit où, d'après la présentation, l'on devrait entendre les bruits du cœur ; il change de siège comme eux, avec les modifications de la position du fœtus ; quelquefois on a même pu l'entendre sur le cœur du nouveau-né, avant la première inspiration. Aussi nous faut-il chercher son origine dans le cœur de l'enfant, à la manière des souffles accidentels de l'adulte. Jadis les auteurs le plaçaient communément dans les artères du cordon ombilical, et pour ce motif ce souffle est encore aujourd'hui appelé partout *souffle funiculaire*.

Enfin l'auscultation nous sert encore à percevoir les *mouvements du fœtus*. Ils se présentent à l'oreille comme des bruits sourds se succédant rapidement, des chocs brefs et répétés ; ils apparaissent déjà au 4e mois si les circonstances sont favorables, plus tôt donc que les bruits du cœur ; il faut pour cela ausculter longtemps en enfonçant profondément le stéthoscope.

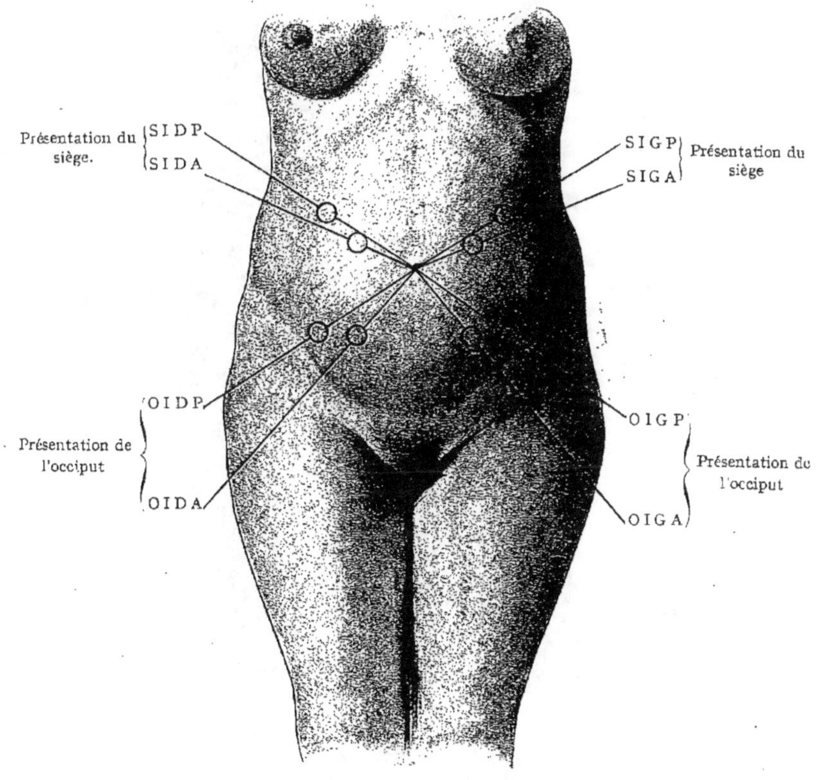

Fig. 123.

Foyers d'auscultation des bruits du cœur dans la flexion typique du fœtus.

La partie qui se présente est supposée engagée dans le bassin.

2. L'examen interne.

L'examen par l'index introduit dans le vagin, le « toucher » joue un grand rôle dans le disgnostic obstétrical et nous aurons souvent à nous occuper des renseignements fournis par ce procédé d'exploration. Un ancien sceau de l'école de sages-femmes fondée à Würzbourg par *El. de Siebold* présente une main dont l'index étendu pour le toucher

porte un œil, symbole du fait que l'accoucheur doit pouvoir s'orienter à l'aide du doig
aussi facilement que s'il y avait un œil au bout. Cette sensibilité exquise du bout de
doigts ne s'acquiert que par une longue pratique. Le débutant est incapable de diffé

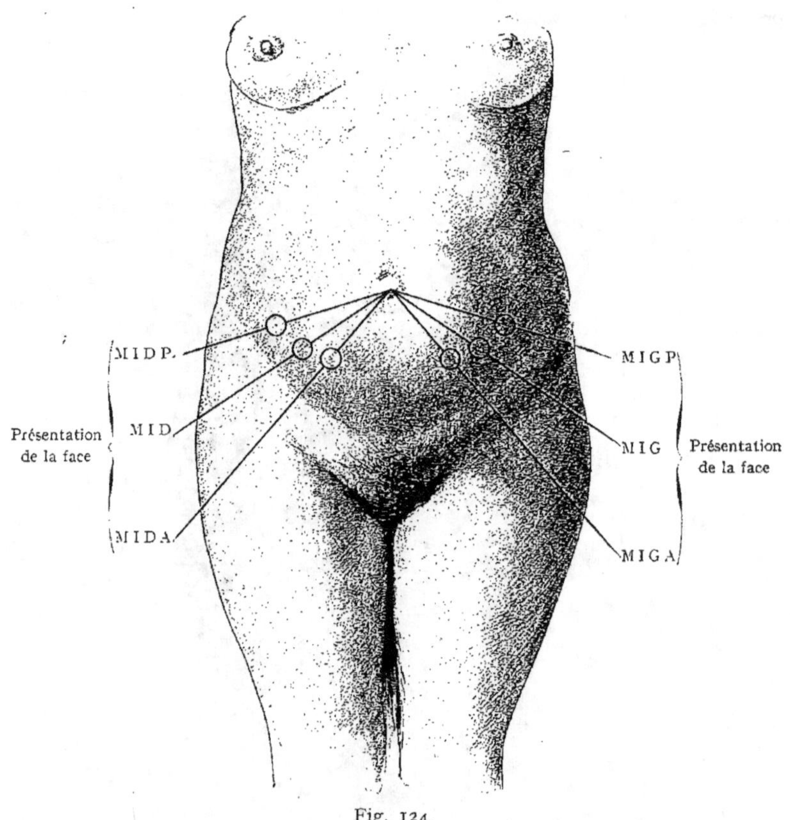

Fig. 124.

Foyers d'auscultation des bruits du cœur dans la déflexion du fœtus
(présentation du front et de la face).

rencier les délicates impressions tactiles qui constituent le toucher ; ses sensations sont
indistinctes, incertaines, bien qu'il fasse mal aux femmes par ses efforts et par la
croyance erronée qu'il sentira mieux en pressant fortement. Qui fait mal touche mal !

L'examen interne est très important pour le diagnostic de la grossesse, tout particulièrement dans les premiers mois. Tant que l'utérus est encore dans l'excavation
pelvienne et que le fond utérin ne dépasse pas ou guère le détroit supérieur, on ne peut
constater les modifications qu'il a subies du fait de la gravidité qu'en le palpant entre
l'index dans le vagin et les doigts de la main externe déprimant fortement les parois

abdominales. Cette exploration « combinée » ou « bimanuelle », que vous dépeint la fig. 125, nous renseigne avant tout sur les *dimensions* et la *forme* de l'utérus. L'agrandissement de la matrice et le renflement en coupole de l'un de ses angles tubaires font penser à la grossesse, mais à elles seules ces deux constatations sont loin d'être concluantes, parce que l'augmentation de volume du corps utérin peut être produite par plus d'un état pathologique, tel que la métrite chronique si fréquente et les myomes. C'est pourquoi il faut toujours tenir compte de la *consistance* de l'organe. Dans les processus pathologiques l'utérus reste ferme et résistant ou le devient plus encore qu'à l'état normal, tandis que *la grossesse se distingue par le fait qu'elle le ramollit et lui prête une consistance flasque et comme pâteuse*, peu différente de celle des anses intestinales. Cette modification devient frappante déjà au 2e mois, et s'accentue tellement les semaines suivantes qu'il est souvent difficile de délimiter l'utérus ramolli des viscères qui le recouvrent, et qu'on n'en peut parfois préciser les contours qu'au moment où ses parois se sont contractées par l'excitation de la palpation.

Comme *Hegar* l'a démontré, le ramollissement gravidique de l'utérus n'est pas régulier ; le col présente encore une certaine résistance alors que le corps est devenu très mou, et la partie supérieure de ce dernier qui contient l'œuf paraît plus tendue que la partie inférieure vide, que l'on peut aplatir entre les doigts comme une membrane flasque (fig. 126). Ce *signe d'Hegar* possède une certaine valeur pour le diagnostic précoce de la grossesse. Celui qui connaît ce relâchement extraordinaire du segment inférieur dans les 2e et 3e mois évitera l'erreur fréquente qui consiste à prendre le cervix ou col pour tout l'utérus, et à considérer le corps utérin gravide comme une tumeur n'ayant que des liens lâches avec la matrice, par exemple une grossesse tubaire, un kyste ovarique, etc.

Si, au cours de l'exploration combinée, nous provoquons des mouvements du contenu utérin par la pression alternante des mains externe et interne, il nous arrive souvent de sentir le fœtus en tant que corps ballottant déjà au 4e mois. Plus tard le doigt rencontre dans le cul-de-sac vaginal antérieur la partie fœtale qui se présente, et l'on peut poursuivre de mois en mois les progrès du ramollissement du vagin, l'effacement du museau de tanche et la dilatation du canal cervical.

3. Interprétation et utilisation des divers signes de la grossesse.

Vous le voyez, messieurs, l'examen obstétrical fournit un très grand nombre d'éléments pour le diagnostic. C'est l'affaire du médecin de vérifier leur valeur, de les apprécier les uns par rapport aux autres, et d'en composer une image exacte de l'état de choses réel.

La grossesse ne peut être affirmée avec certitude qu'en démontrant la présence du corps fœtal dans l'utérus, soit par l'auscultation, soit par la palpation. La constatation des bruits du cœur, la palpation du fœtus ou de quelques-unes de ses parties, l'audition ou la sensation des mouvements fœtaux, voilà les signes *certains* de la grossesse.

Mais ils ne sont perceptibles qu'au moment où le fœtus a déjà acquis un certain développement et atteint une certaine dimension. On entend les bruits du cœur à partir de la 20me semaine environ ; c'est vers la même époque que la palpation des parties fœtales devient possible. Quelques semaines plus tôt, on arrive, si les circonstances sont favorables, à produire le ballottement du fœtus par l'exploration combinée, ou à entendre ses mouvements en enfonçant profondément le stéthoscope.

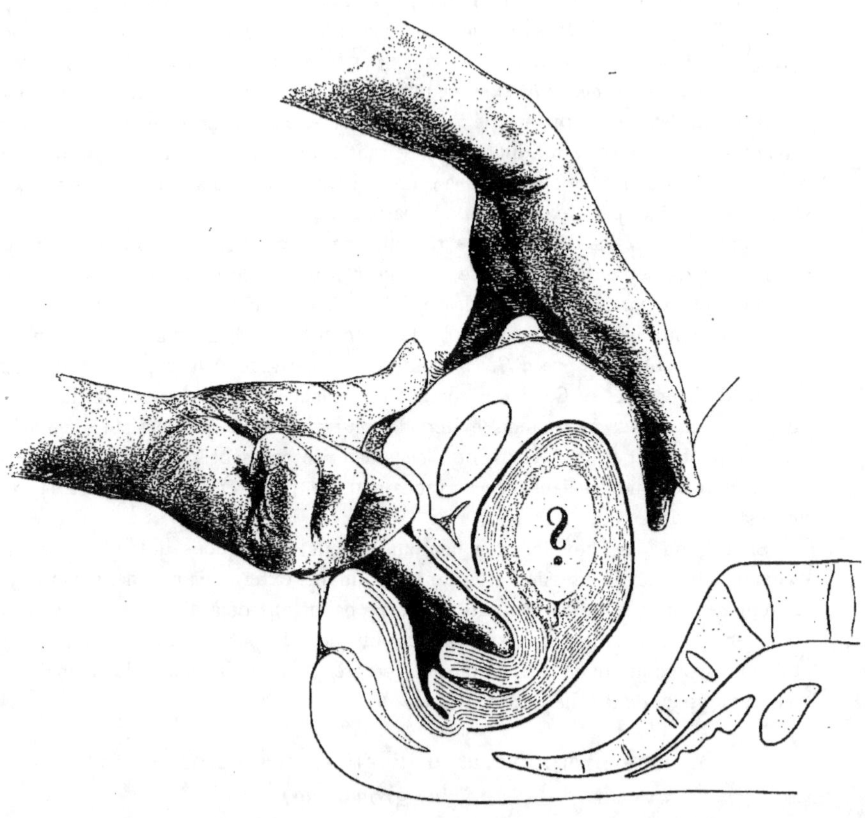

Fig. 125.

Exploration bimanuelle ou combinée.

Ainsi les signes certains fournis directement par le fœtus ne peuvent nous être utiles qu'à partir du milieu de la gravidité, c'est pourquoi nous en sommes réduits avant cette époque à baser notre diagnostic sur les signes dits *probables*. Citons comme les plus importants d'entre eux l'agrandissement du corps utérin, sa consistance molle et le durcissement de ses parois flasques au cours de la palpation, le ramollissement du segment inférieur de l'utérus, la coloration cyanotique et la turgescence des muqueuses

du vagin et du museau de tanche, enfin les modifications des seins. Si à la présence de
ces signes correspond l'absence des règles, si en outre les dimensions de l'utérus concordent avec la durée de cette absence, alors la grossesse est certaine, bien que la palpation et l'auscultation du fœtus soient encore longtemps impossibles. Toutefois,
dans les huit premières semaines où tous ces symptômes sont naturellement peu marqués, il est prudent d'éviter les affirmations trop positives. Le meilleur moyen de fixer

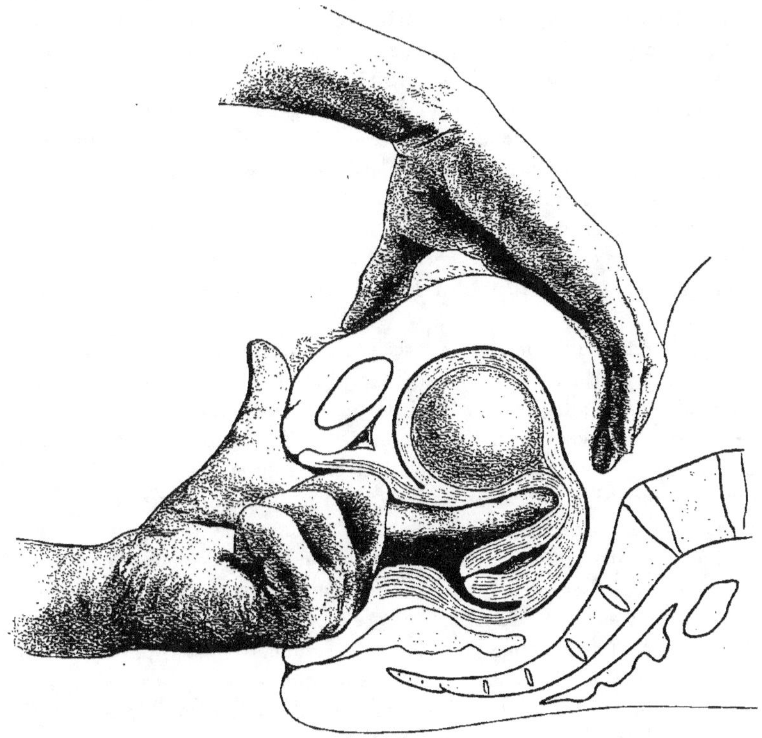

Fig. 126.
Le signe d'*Hegar*.

son diagnostic consiste à répéter l'examen après un intervalle de trois à quatre semaines,
ce qui permet de constater un agrandissement de l'utérus s'il y a réellement grossesse.

Le diagnostic précoce de la gravidité devient difficile et souvent impossible dans
les cas compliqués de maladies des organes génitaux, d'anomalies du siège ou du développement de l'œuf. Si l'utérus est parsemé de noyaux myomateux, ou épaissi et durci
par une métrite chronique, le ramollissement et le relâchement caractéristique de la
grossesse seront incomplets et en tout cas leur constatation en sera retardée ; la forme
typique de l'utérus est grandement modifiée quand l'œuf se développe dans un organe

unicorne ou bicorne ; l'augmentation régulière du volume de l'utérus fait défaut quand l'œuf s'est greffé dans la trompe en dehors de la matrice, ou quand après sa mort il est retenu un certain temps dans l'utérus ; au contraire, en cas d'hydramnios ou de môle, la croissance de l'organe est anormalement rapide, et cela en l'absence complète de tout signe relatif à la présence d'un fœtus.

Pour ces cas difficiles *Abderhalden* a proposé un nouveau moyen de diagnostic : *le séro-diagnostic de la grossesse.* Voici la genèse du procédé : Dans le courant sanguin de la mère pénètrent : 1º des éléments cellulaires détachés des villosités fœtales au moment où elles s'enfoncent dans le tissu maternel ; 2º des albumines placentaires étrangères au sang, dont le passage y est favorisé par l'intensité des échanges organiques au sein du placenta. Le sang de la mère se défend contre ces substances, qui lui sont étrangères, quoique de même nature, par la production de certains ferments qui en amènent la désintégration.

Le séro-diagnostic de la grossesse ou *réaction d'Abderhalden* consiste précisément à démontrer l'existence de ces ferments destructeurs de l'albumine placentaire. Cette démonstration peut être faite par deux méthodes, *la méthode de la dialyse* et *la méthode optique.*

Dans celle de la *dialyse,* du tissu placentaire est soumis à l'ébullition dans l'eau jusqu'à ce que cette eau de lavage ne donne plus la réaction du biuret (coloration rouge-violet par adjonction à froid de soude caustique et d'une solution très diluée de sulfate de cuivre), ou ne donne plus de coloration bleu-violet par ébullition avec une solution d'hydrate de triketohydrindène (solution de *ninhydrine*). Ce tissu placentaire ainsi bouilli est alors placé dans un dialyseur avec 1.5 cm³ de sérum absolument franc de toute trace d'hémoglobine ; la dialyse du mélange se fait dans de l'eau distillée. Si le dialysat donne la réaction du biuret ou la coloration bleue avec l'hydrate de triketohydrindène, c'est qu'il y a eu destruction de tissu placentaire, le sérum employé provient donc d'une femme enceinte ; si la réaction est négative, il n'y a pas de grossesse chez la femme qui a fourni le sérum. Il va sans dire qu'il faut contrôler la réaction avec le sérum seul servant de témoin. — Dans la *méthode optique,* la désintégration du tissu placentaire est recherchée à l'aide d'un polarimètre. On mélange 1 cm³. de sérum avec 1 cm³. de peptone tirée de l'albumine placentaire et on note l'angle de rotation du mélange. S'il y a désintégration de la peptone, le degré de déviation du plan de polarisation change du début à la fin de l'opération. S'il n'y a pas de grossesse, le sérum ne modifie pas ce degré de déviation. Ces réactions sont-elles spécifiques ? Quand le résultat en est positif, constitue-t-il un signe certain de grossesse ? Et quand il est négatif, démontre-t-il tout aussi sûrement l'absence de grossesse ? La question encore discutée reste douteuse pour le moment. A plusieurs reprises on a constaté des réactions analogues avec des tumeurs malignes, qui peuvent également lancer dans la circulation des albumines étrangères au sang où elles sont décomposées par des ferments. Pour éviter toutes les sources d'erreurs, les deux méthodes exigent une technique précise, très exacte ; c'est pourquoi on les confiera de préférence à des instituts outillés dans ce but spécial, comme on le fait pour toutes les réactions usuelles des séro-diagnostics.

Dès le milieu de la grossesse, les os du fœtus donnent aux rayons X une image distincte ; le cliché radiographique peut donc, dès ce moment, fournir la preuve certaine d'une grossesse, ce qui importe surtout dans les cas compliqués (tumeurs, grossesse extra-utérine, hydramnios, etc.).

La gravidité une fois établie, on vous demandera fréquemment d'en fixer *l'âge* au moment de votre examen, et *de déterminer la date de l'accouchement*. La réponse est simple si vos données anamnestiques sont exactes. Il est vrai que nous ignorons, comme nous vous l'avons déjà exposé, le moment précis de l'imprégnation de l'œuf et par là même la véritable durée de la grossesse, mais en pratique nous pouvons faire complètement abstraction de ces scrupules scientifiques. Il est établi par des milliers d'expériences et connu de tout profane que *du premier jour de la dernière menstruation jusqu'au début de l'accouchement il s'écoule en moyenne 280 jours, = 40 semaines, ou 9 mois solaires, ou 10 mois de 28 jours dits mois lunaires.* Vous n'avez donc qu'à compter le temps écoulé à partir du premier jour de la dernière menstruation pour connaître le mois, la semaine et même le jour auquel la grossesse est arrivée. S'agit-il d'en fixer le terme, cette manière de compter est incommode, et nous déterminons la date probable de l'accouchement d'une façon plus simple, en comptant, d'après *Nægele*, 3 mois en arrière du premier jour de la dernière menstruation (365 — 92 = 273 jours) et en ajoutant au résultat 7 à 8 jours pour parfaire les 280 jours. Si par exemple les dernières règles ont eu lieu le 1er janvier, la date de l'accouchement sera : 3 mois en arrière = 1er octobre, plus 7 jours = 8 octobre. Vous tomberiez sur le même jour en comptant sur le calendrier 280 jours à partir du 1er janvier.

La menstruation peut encore apparaître une ou deux fois, alors que la grossesse existe déjà ; nous savons en outre que les profanes prennent volontiers les hémorragies pathologiques en cas de début d'avortement pour de simples règles, aussi est-il toujours opportun de se renseigner exactement sur la nature du dernier écoulement sanguin que l'on prend pour base de ses calculs. Les menstrues qui surviennent pendant la gravidité se distinguent par leur durée étonnamment courte et par l'état clair et aqueux du sang.

A partir du jour de la conception, c'est-à-dire du coït fécondant, dont il est bien rare qu'on puisse nous donner la date certaine, la durée de la grossesse comporte environ 273 jours. Enfin, pour fixer cette durée, nous pouvons encore utiliser le moment précis auquel la femme a perçu pour la première fois les mouvements de l'enfant. Les primigestes les sentent aux environs de la 20me semaine, les multigestes déjà 1 à 2 semaines plus tôt, il faut donc attendre l'accouchement environ 20 à 22 semaines après la survenance des premiers mouvements de l'enfant.

Les calculs précis ne fournissent tous que des valeurs approximatives. La durée moyenne de la gravidité ne concorde pas toujours exactement avec la date déterminée, et il n'est pas rare que l'accouchement ait lieu une demi à une semaine entière avant ou après le terme fixé. Chez la même femme aussi la durée des différentes grossesses peut être variable. Ces légères variations s'observent du reste identiques dans l'élevage de nos grands animaux domestiques ; elles résultent d'influences accidentelles renforçant ou affaiblissant les excitations qui mettent en branle l'accouchement, et leur importance est nulle. *Mais il arrive exceptionnellement que la durée moyenne de la gravidité subisse un raccourcissement ou une prolongation beaucoup plus considérables.* Il résulte d'observations irréprochables que des fœtus à terme peuvent naître déjà 250 jours après la dernière menstruation, et que d'autre part l'accouchement peut être reporté jusqu'à plus de 300 jours après le coït fécondant ou les dernières menstrues. Les raisons du développement anormalement rapide sont inconnues et l'on ne sait pas davantage pourquoi, au terme normal de la grossesse, les forces expulsives de l'accouchement font défaut en entraînant la prolongation de gravidité et le développement exagéré du fœtus. Dans les cas médico-légaux, où il s'agit de rechercher la paternité et d'établir la légitimité d'un enfant posthume, ces variations de durée acquièrent une grande importance pratique. La législation de tous les pays a prévu ce cas en étendant les limites de la durée de la gravidité. Le code civil allemand définit au paragraphe 1592 l'époque de la conception : l'espace de temps compris entre le 302me et le 181me jour avant celui de l'accouchement terminé. Cela veut dire que la paternité est constituée par un rapport sexuel qui a eu lieu 302 jours jusqu'à 181 jours avant l'accouchement, et que les enfants nés 302 jours après le décès du mari sont encore considérés comme légitimes. En faveur de la descendance légitime, la loi permet encore (§ 1592 II) de faire la preuve devant le juge que l'épouse a conçu l'enfant dans un rapprochement sexuel remontant à plus de 302 jours avant celui de l'accouchement. En fait, la limitation juridique exacte de l'époque de la conception n'existe donc pas.

Il vous arrivera parfois de ne pouvoir obtenir des indications précises sur l'époque de la dernière menstruation. La femme ne s'est pas préoccupée de cette fonction, ou les règles ne sont apparues qu'irrégulièrement, à de grands intervalles, ou bien la conception a succédé rapidement au dernier accouchement avant même le retour des règles ou pendant l'allaitement, ou enfin l'époque des dernières menstrues est sciemment dissimulée ou faussement indiquée. Dans de telles circonstances, il ne reste qu'à déterminer la durée de la grossesse sur la seule base de l'exploration obstétricale.

Pour cela, on recherche avant tout quelles sont les *dimensions de l'utérus*, qui augmentent constamment jusqu'à l'accouchement. Si l'augmentation était la même chez toutes les femmes, il serait bien facile de fixer l'âge de la gravidité à l'aide des chiffres trouvés avec le ruban métrique ou le pelvimètre. Mais en réalité le volume utérin, qui dépend de la grandeur du fœtus et de la quantité variable de liquide amniotique, est sujet à des variations individuelles considérables, de sorte que l'emploi du pelvimètre ou du ruban métrique ne donne guère de résultats plus exacts que la simple estimation manuelle de ce volume. Les anomalies telles que la présentation de l'épaule, la présence de jumeaux, l'hydramnios, le ventre en besace (abdomen pendulum), la situation élevée du fœtus en cas de bassin rétréci, etc., rendent l'appréciation fort difficile, en modifiant la forme typique et la situation de l'utérus gravide. Aussi les indications suivantes n'ont-elles de valeur que pour les femmes qui sont pourvues de solides parois utéro-abdominales et portent l'enfant en présentation longitudinale;

même chez ces dernières l'observateur exercé peut se tromper facilement de deux ou trois semaines.

A la fin du deuxième mois l'utérus atteint à peu près la grosseur d'un œuf d'oie, et à la fin du troisième celle du poing environ (ou d'une grenade). Au quatrième l'utérus commence à quitter le petit bassin pour s'élever dans l'abdomen, et à la fin de ce mois on peut le sentir déjà à quelques travers de doigt au-dessus de la symphyse. La figure 127 vous montre la hauteur qu'il atteint dans les mois suivants : à la fin du cinquième, le fond utérin est au milieu entre la symphyse et l'ombilic, à la fin du sixième à la hauteur de l'ombilic, à la fin du septième à trois travers de doigt au-dessus, à la fin du huitième au milieu entre l'ombilic et l'appendice xiphoïde, et à la fin du neuvième mois dans le creux épigastrique droit au-dessous de cet appendice qui paraît souvent refoulé en avant et en haut. Le fond utérin atteint là sa hauteur maximum. Son ascension est dès lors empêchée par la cage thoracique, aussi l'augmentation subséquente du volume de l'organe doit-elle se faire en avant par distension de la paroi abdominale. C'est pourquoi, dès le début du dixième mois, le corps utérin s'incline de plus en plus en avant ; il s'éloigne par là de l'appendice xiphoïde, pour atteindre à la fin de ce mois presque le même niveau qu'il avait au huitième. Grâce à cette inclinaison antérieure de la matrice, l'épigastre auparavant tendu se relâche, il devient dépressible et la respiration plus libre. Beaucoup de femmes perçoivent ce phénomène en ressentant comme une descente de l'abdomen, et savent qu'il annonce l'approche de l'accouchement. Les profils de la fig. 128 montrent nettement les différentes situations de l'utérus à la fin du neuvième et du dixième mois (36me et 40me semaines).

La *mesure de la longueur du fœtus* constitue un deuxième moyen d'évaluation de l'âge de la grossesse. La longueur de l'enfant augmentant assez régulièrement en proportion de son âge, une certaine durée de la gravidité correspondrait toujours à une longueur donnée du fœtus ; aussi la mensuration recommandée par *Ahlfeld* nous fournirait une excellente méthode dans la recherche de cet âge, s'il était possible de l'effectuer en tout temps. Mais elle n'est susceptible de quelque exactitude que dans les derniers mois de la gravidité, quand les extrémités du fœtus sont faciles à sentir. En cas de présentation longitudinale, la tête doit être fixée au détroit supérieur. On place alors l'une des pointes d'un compas sur le siège palpable extérieurement, l'autre introduite dans le vagin est appliquée sur l'occiput. En cas de présentation transversale, on peut évaluer la longueur de l'axe fœtal directement à travers les parois abdominales. Comme le fœtus est fortement fléchi dans l'utérus, la mesure trouvée forme environ la moitié de sa longueur réelle. A une distance de 20 centimètres entre la tête et le siège correspondrait donc une longueur fœtale de 40 centimètres, c'est-à-dire un fœtus à la fin du huitième mois.

Les progrès de la technique des rayons X permettent maintenant de photographier le squelette fœtal dans le corps de la mère. La longueur du fœtus peut ainsi être mesurée directement sur le cliché radiographique pour fixer l'âge de la grossesse.

Enfin, dans les derniers mois, l'état de la partie fœtale qui se présente et celui du col utérin nous procurent encore d'autres moyens d'évaluer l'âge de la grossesse.

Chez les primigestes, la tête commence dès le septième mois à s'engager au détroit supérieur, d'ordinaire elle est déjà fixée au neuvième, et remplit au dixième la partie supérieure de l'excavation pelvienne jusqu'en son milieu. En corrélation avec l'enga-

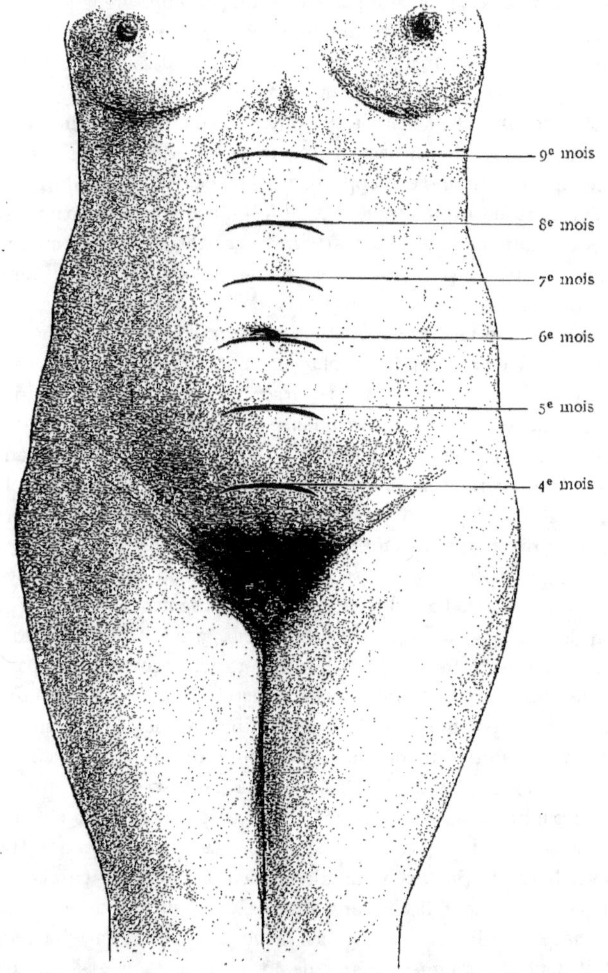

Fig. 127.

Hauteur du fond de l'utérus, aux divers mois de la grossesse.

gement de la tête, le cul-de-sac antérieur du vagin est déprimé de plus en plus, le museau de tanche s'efface, et dans les dernières semaines la saillie conique qu'il forme a complètement disparu. La voûte vaginale arrive directement à l'orifice externe du col, sans

ressaut palpable ; on trouve cet orifice fermé, dans la règle, jusqu'au début du travail ;
il se laisse tout au plus invaginer quelque peu par le bout du doigt. Si la femme a déjà
accouché une fois, la tête reste ordinairement mobile au détroit supérieur ; en consé-

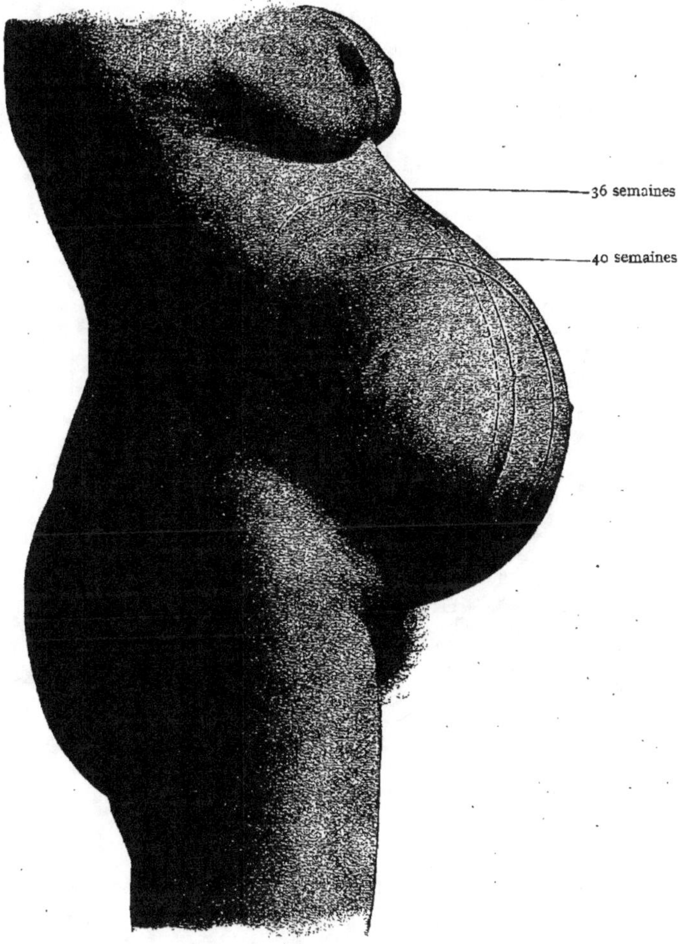

Fig. 128.

Hauteur du « fundus » utérin à la fin des 9e et 10e mois.

quence, la voûte vaginale n'a pas lieu d'être déprimée ni le museau de tanche de
s'effacer. Par contre, on remarque chez les multigestes dans leur dernier trimestre une
dilatation du canal cervical procédant de bas en haut. Au septième mois, le plus souvent,
le bout du doigt peut déjà entrer dans l'orifice externe du col, et au neuvième pénétrer

facilement jusqu'à l'orifice interne. Vers le milieu du dixième mois ce dernier orifice devient aussi perméable, de sorte que l'on sent les membranes fœtales et à travers ces enveloppes les sutures et fontanelles de la tête.

Les femmes craintives, et surtout celles qui ont déjà accouché prématurément d'un enfant mort, demandent habituellement au médecin de les *renseigner sur l'état et la vie du fœtus.* Avant la 18e semaine de la gravidité il n'y a pas moyen de constater directement si l'enfant est vivant. Aussi longtemps qu'il ne survient pas de manifestations pathologiques dans les organes génitaux et que la croissance de l'utérus suit un

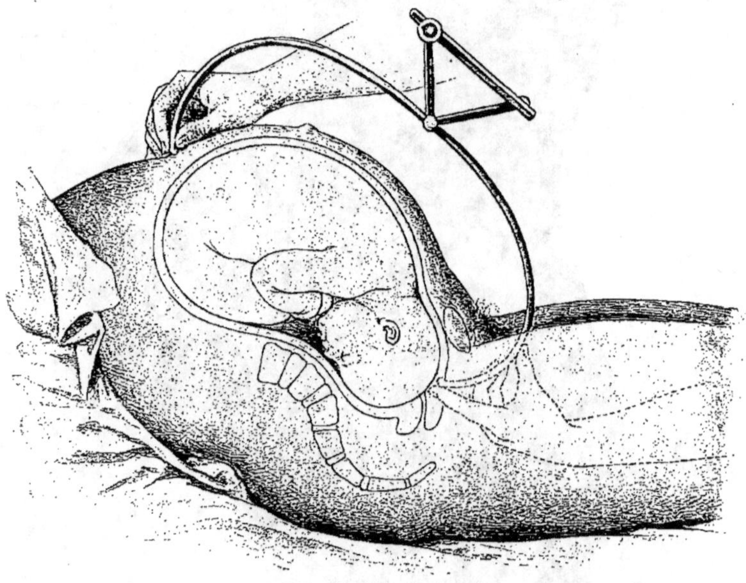

Fig. 129.

Mensuration de la longueur du fœtus sur la femme enceinte, d'après *Ahlfeld*,
Manuel d'obstétrique.

cours régulier, on aura le droit d'en conclure que le fœtus vit et se développe normalement. A partir du milieu de la grossesse, il est possible de contrôler s'il est vivant par l'observation de ses bruits du cœur et de ses mouvements. Les constatations positives démontrent naturellement la vie du fœtus, mais négatives elles ne justifient encore nullement l'annonce de sa mort. Il est encore assez fréquent au sixième et au septième mois qu'en dépit d'une recherche persévérante on n'arrive pas à entendre les bruits du cœur ni à sentir les mouvements du fœtus, soit dans une seule exploration, soit au cours d'examens répétés. L'abondance du liquide amniotique, la rotation du dos en arrière, une paroi abdominale tendue et obèse, peuvent empêcher complètement par moments la perception des signes de la vie fœtale. Quand les bruits du cœur entendus auparavant distinctement disparaissent simultanément avec les mouvements fœtaux, ou s'ils sont absents d'une façon durable dans les derniers mois, la chose est déjà plus grave ; la mort du fœtus devient certaine quand à l'absence des signes de la vie fœtale s'adjoignent des phénomènes indicateurs d'un arrêt de la grossesse : quand l'utérus cesse de croître, diminue de volume et devient plus ferme à la suite de la résorption du liquide amniotique ; quand le fœtus perd son attitude normale et comme un corps étranger sous l'action de la pesanteur change de place dans l'utérus suivant la position de la mère ; quand les seins se flétrissent, et quand le passage de substances anormales du fœtus mort dans l'organisme maternel y provoque de la fièvre, des frissons, de l'abattement, etc. S'il vous reste des doutes, vous pouvez tenter de résoudre la question à l'aide du procédé de *Cohnstein*, en introduisant un thermomètre d'abord dans le vagin, puis dans le canal cervical. Si le fœtus vit, il produit lui-même de la chaleur qui s'ajoute à celle propre de l'utérus pour élever la colonne mercurielle de quelques dixiè-mes de degré, quand le thermomètre est placé dans le col utérin. Si la température du col est la même que celle du vagin, ce fait parle en faveur de la mort du fœtus.

Dans la règle nous apprenons par l'anamnèse *s'il s'agit d'une première grossesse ou d'une grossesse répétée.* Si l'on soupçonne qu'une gravidité précédente est dissimulée ou affirmée faussement, c'est l'exploration qui décidera.

On reconnaît la multigeste aux traces que le premier accouchement a laissées dans les organes génitaux. Chez les primigestes l'hymen forme encore un anneau partiel ou complet, dont les diverses parties sont reliées les unes aux autres ; la fourchette ou commissure postérieure des grandes lèvres est intacte, l'entrée du vagin est capable de se contracter et relativement étroite, la muqueuse vaginale est rugueuse, le museau de tanche forme une saillie conique, le doigt sent l'orifice externe du col comme une fossette arrondie aux bords assez tranchants et lisses. Au contraire, chez les multi-gestes l'hymen est détruit, il n'en reste que quelques débris verruqueux appelés caron-cules myrtiformes ; à la place de la fourchette on trouve une déchirure périnéale ou tout au moins une cicatrice blanchâtre à la face interne de la commissure. L'entrée du vagin est large et béante, le vagin lisse et flasque, le museau de tanche présente des déchirures latérales ; à l'orifice externe, qui n'est plus rond mais en forme de fente transversale, on distingue nettement une lèvre postérieure et une antérieure. Ces lèvres pendent dans le vagin comme des lambeaux mous, qui dans les derniers mois n'offrent plus aucune résistance à la pénétration du bout du doigt.

Les modifications que les précédentes grossesses laissent dans les seins, aux parois abdominales et à l'aspect général sont beaucoup moins caractéristiques ; souvent elles manquent complètement. Enfin il est clair qu'il pourra ne subsister aucun signe d'une gravidité antérieure interrompue prématurément, et aussi que les traces d'un accou-chemenf à terme peuvent être effacées après plusieurs années d'intervalle.

Pour finir, encore quelques mots sur la *diététique de la grossesse.* Comment les femmes enceintes doivent-elles vivre et se comporter ?

Il existe un grand nombre d'ouvrages de vulgarisation qui renseignent abondam-ment le public sur ce sujet. Voici à peu près ce que le médecin pourra conseiller à ses clientes : Les femmes enceintes doivent conserver leur genre de vie habituel, à supposer naturellement que ce dernier soit déjà raisonnable et hygiénique. Tout ce qui trouble la tranquillité de l'existence est nuisible et devrait être écarté, et nous entendons par là aussi bien les fortes excitations psychiques que les grands efforts corporels. On permettra et même recommandera aux femmes un mouvement régulier, soit à la maison soit en plein air, jusqu'à la fin de la grossesse. Par contre, on interdira dès le début les

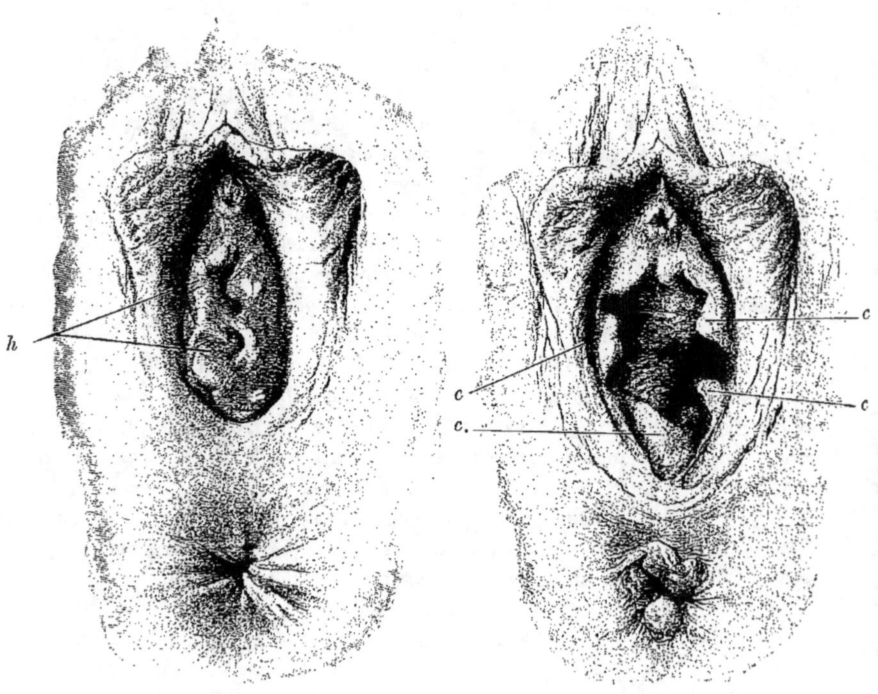

<table>
<tr><td>

Fig. 130.

Organes génitaux externes à la fin d'une
première grossesse.

h Hymen.

</td><td>

Fig. 131.

Organes génitaux externes dans une
troisième grossesse.

c Caroncules myrtiformes.

</td></tr>
</table>

plaisirs fatigants, les ébranlements du corps et les mouvements excessifs tels que ceux de la danse, de l'équitation, de la bicyclette, du tennis, des voitures sur de mauvaises routes, des voyages en chemin de fer, des ascensions ; on conseillera d'éviter de se baisser, de soulever de lourds fardeaux, etc. Les rapports sexuels sont toujours nuisibles, ils déterminent fréquemment dans les premiers mois de l'hémorragie et l'avortement, et plus tard en introduisant toutes sortes de germes dans le vagin ils peuvent être une cause d'infection à l'accouchement.

Les soins corporels et la propreté méritent une attention spéciale pendant la grossesse. On peut accorder en tout temps des bains tièdes. Dans les dernières semaines les femmes devraient prendre un bain quotidien, dans lequel elles feraient un lavage au savon des parties génitales. C'est ainsi que l'on prépare le mieux l'asepsie de ces parties pour l'accouchement. Chez plusieurs peuplades sauvages, les femmes ont la coutume de se raser les poils du pubis. Il n'est guère possible d'obtenir cette sorte d'asepsie inconsciente dans les nations civilisées, mais il est en tout cas facile et recommandable de raccourcir ces poils aux ciseaux.

En fait de vêtements, il s'agit d'éviter tout ce qui gêne la libre distension de l'abdomen, tout ce qui comprime les seins et trouble la circulation dans les jambes. Attention aux corsets étroits et aux jarretières ! On peut durcir les mamelons des seins, s'ils sont sensibles, et les préparer à l'allaitement au moyen de lotions à l'alcool dilué (on préfère à bon droit l'eau-de-vie de France et l'eau de Cologne).

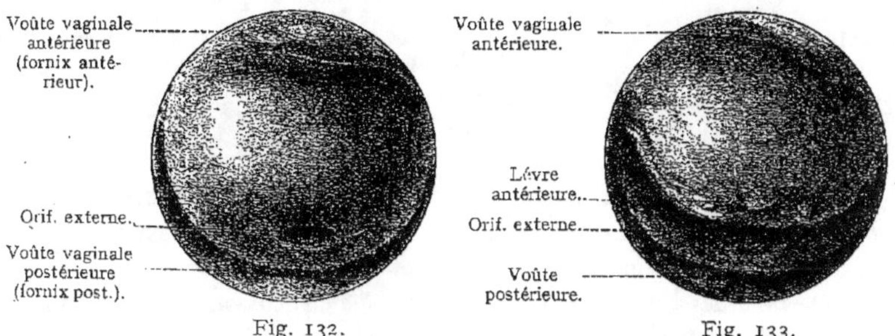

Fig. 132.

Portion vaginale ou museau de tanche, dans la première grossesse.

Fig. 133.

Portion vaginale d'une multipare.

Pour éviter la surcharge fonctionnelle du foie et des reins, l'alimentation doit être plutôt végétarienne dans la 2e moitié de la grossesse. L'usage abondant des albumines et des graisses favorise l'apparition de la néphrite gravidique et à sa suite celle de l'éclampsie ; preuve en soit la grande expérience de la sous-alimentation vécue pendant la guerre en Allemagne : durant cette période les cas de troubles rénaux et d'éclampsie y sont devenus beaucoup plus rares, grâce au rationnement forcé des albumines et des graisses.

Même avec une alimentation convenable et un exercice suffisant, les femmes enceintes souffrent souvent de faiblesse intestinale et de constipation. Les moyens les plus simples sont ici les meilleurs. Il suffit fréquemment de boire à jeun le matin un verre d'eau froide ou d'y ajouter une cuillerée à café de sel de cuisine pour remédier à cette constipation ; dans les cas rebelles, il faut recourir aux purgatifs salins, sel de Carlsbad, eaux amères ; la rhubarbe et le cascara en poudre ou pilules sont aussi indiqués à côté des lavements à la glycérine ; mais les drastiques, dont l'administration peut entraîner des hémorragies et des contractions utérines, doivent être absolument évités.

VIIIme LEÇON

Considérations préliminaires sur l'accouchement. Les forces expulsives ; les douleurs ; l'innervation de l'utérus ; la presse abdominale. Les voies génitales avec leurs parties osseuses et leurs parties molles. Le fœtus, mobile de l'accouchement.

Quand le développement du fœtus est suffisant pour lui permettre de continuer sa vie en rompant toute attache avec l'organisme maternel, il est expulsé de l'utérus en même temps que ses annexes : l'accouchement a lieu.

Cet acte final de la fonction génératrice, nous le connaissons beaucoup mieux que les phases précédentes de la reproduction. En effet, avec la fécondation, l'hérédité, le développement de l'embryon, la nutrition et la maturation du fœtus, nous nous trouvons en face de grandes énigmes de la vie organique, dont l'essence et les forces agissantes nous sont totalement inexplicables ; tandis qu'à l'accouchement nous avons surtout affaire à des phénomènes mécaniques dont nous n'avons pas de peine à connaître la cause, le but et le cours. Non content de l'admirer, nous sommes à même de comprendre le tour de force et d'adresse qu'accomplit la nature en amenant au jour sain et sauf le fœtus à terme, de l'intérieur de l'utérus à travers les voies génitales étroites.

L'évacuation de l'utérus gravide offre mainte analogie avec celle du tractus intestinal et des voies urinaires, dont les segments terminaux débouchent en arrière et en avant du canal génital. Ici comme là, le travail est exécuté par un tube musculaire à fibres lisses dont l'activité rencontre un appui considérable dans la puissante organisation de la presse abdominale. Plus l'on descend dans la série des mammifères, plus l'expulsion des produits de la reproduction présente de ressemblance avec l'évacuation de l'intestin et plus cette expulsion est simple, facile et rapide. Chez les animaux supérieurs ces analogies sont beaucoup moins manifestes ; grâce aux dimensions du corps fœtal et à la transformation du canal pelvien dont la forme s'est adaptée à d'autres fonctions, l'expulsion exige l'emploi de moyens puissants, l'accouchement devient un événement qui affecte le corps entier. Chez la femme il est caractérisé par le fort développement du cerveau fœtal, qui rend la tête si volumineuse qu'à son passage dans le bassin elle le comble presque exactement, et qu'il suffit de quelques centimètres de rétrécissement pour produire déjà de la dystocie, soit des troubles du mécanisme de l'accouchement.

Dans l'étude de ces phénomènes, commençons par considérer séparément les forces expulsives, les voies génitales et le corps fœtal.

1. Les forces expulsives.

Elles sont fournies par la *musculature lisse de l'utérus*, et par la *musculature striée de la presse abdominale (des muscles abdominaux)*.

La partie la plus importante du travail est effectuée par les *contractions utérines*, qui sont accompagnées de sensations douloureuses plus ou moins intenses : *les douleurs du travail* (Wehen). Les femmes les décrivent comme une sensation de pincement ou de crampe, quelque peu analogue aux tranchées intestinales de la diarrhée, sensation qui siège au début de l'accouchement principalement dans la région du sacrum et des reins, pour s'étendre plus tard au corps utérin. En général, l'intensité de la douleur correspond à celle des contractions. Alors que les légères contractions qui surviennent à la fin de la gravidité ne sont pas du tout ressenties, ou tout au plus comme une tension indolore, à l'accouchement la douleur augmente constamment avec l'entrée en action de contractions régulières et plus intenses. La perception de la douleur du travail, comme celle de toute douleur en général, est sujette aux plus grandes variations individuelles ; certaines femmes sont ébranlées de façon si violente que pour le reste de leur vie elles garderont le souvenir des tourments de l'accouchement ; d'autres trouvent la douleur supportable et modérée. Dans certains cas rares elle peut même faire totalement défaut et l'accouchement poursuivre son cours indolore jusqu'au passage de la tête à la vulve. Il s'agit là probablement le plus souvent d'un fort relâchement des parties molles et de résistances anormalement faibles qui n'ont pas lieu d'éveiller des contractions plus actives. En d'autres cas, il faut penser à des anomalies des voies nerveuses qui affaiblissent ou empêchent complètement la perception des douleurs.

A part la douleur, les contractions du travail présentent tous les caractères des contractions de la musculature lisse en général : elles naissent et passent tout à fait indépendantes de la volonté et le cours de leur péristaltique est dirigé contre l'embouchure du canal génital. Sur l'utérus arqué de certains animaux on reconnaît facilement la marche péristaltique des contractions ; elles commencent à l'extrémité abdominale des trompes, d'où leurs ondes s'éloignent dans la direction de l'orifice externe du col. Chez la femme on ne peut observer cette péristaltique, parce que l'onde de contraction se répand trop vite sur tout l'utérus. Toutefois ici aussi la lente croissance et la diminution graduelle de la contraction, caractères distinctifs de la musculature lisse, se manifestent nettement : stadium incrementi, acmé, stadium decrementi.

La durée totale d'une douleur comporte en moyenne une minute, puis la musculature se relâche pendant un temps plus ou moins long, c'est *l'intervalle des douleurs*. Au début de l'accouchement, les intervalles durent de 10 à 15 minutes ; quand les contractions deviennent plus fortes, ils se raccourcissent de plus en plus, et vers la fin de l'expulsion les douleurs se succèdent coup sur coup à de courts intervalles d'une minute ou d'une demi-minute seulement.

La contraction des parois de l'utérus en met le contenu sous une pression plus forte. Cette pression se répartit suivant les lois de l'hydrodynamique régulièrement de tous les côtés, dans le liquide amniotique aussi bien que dans le corps fœtal ; *Schatz* la désigne par le terme de *pression générale intérieure de l'utérus*. On peut la mesurer en mettant en relation l'intérieur de l'utérus avec un manomètre (tocodynamomètre) de *Schatz* ; elle atteint dans les fortes douleurs au maximum la valeur de 100 mm. en hauteur mercurielle.

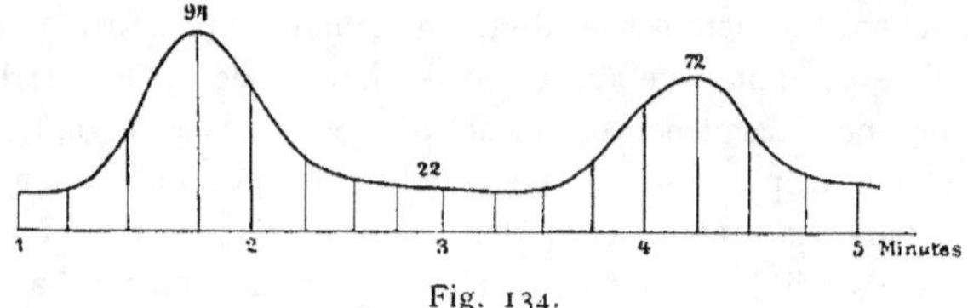

Fig. 134.

Courbe normale des douleurs à la période de dilatation, dessinée à l'aide du tocodynamomètre. D'après *Schatz*, Arch. f. Gyn. III.

Plus tard, nous reprendrons à fond la question des effets de la pression dans l'utérus ; maintenant nous allons envisager une conséquence très importante de ses contractions, c'est-à-dire le déplacement concomitant des fibres utérines qu'on nomme *la rétraction*. On observe ce processus partout où des fibres musculaires lisses constituent un organe creux et on en démontre le mieux la nature sur l'intestin ou la vessie, où le déplacement rétractif causé par l'évacuation se produit de façon plus rapide et plus frappante que dans l'utérus. La vessie pleine est une membrane musculaire mince comme du papier, dont l'épaisseur lors de la miction va en augmentant avec l'écoulement de l'urine, et qui devient après évacuation complète un organe cavitaire dont les parois charnues ont l'épaisseur du doigt. Cet épaississement des parois accompagne le rétrécissement de la vessie et dure jusqu'au renouvellement de la réplétion ; il n'est pas la suite d'une contraction durable des fibres musculaires, mais le résultat du fait qu'en même temps qu'elles se contractent les lamelles musculaires modifient leur position les unes par rapport aux autres, en s'enchevêtrant mutuellement. Alors que dans l'organe rempli elles étaient étirées et écartées les unes des autres, par l'évacuation elles se sont rapprochées et ont entraîné l'épaississement de la paroi et le rétrécissement de la cavité par leur intrication réciproque.

Ce même procédé de déplacement des fibres, tel qu'il s'accomplit en si peu de temps dans la vessie et l'intestin, est lié aussi aux contractions utérines, et la plus grande part du travail musculaire effectué par l'utérus à l'accouchement sert à produire les déplacements de fibres nécessaires à la dilatation de l'étroite cavité cervicale et à l'évacuation de l'organe. Cette capacité rétractive de la musculature lisse en fait pour ainsi dire une substance plastique, apte à s'adapter le mieux possible aux divers degrés de réplétion de l'utérus, sans qu'il y ait besoin pour cela d'un état spécial de contraction persistante.

Les figures ci-jointes vous donnent une idée approximative de ces déplacements de fibres musculaires dans la rétraction utérine. Vous voyez le même endroit de la paroi à l'état de distension et de rétraction ; et il vous est facile de constater que l'épaississement rétractif est amené par la transposition et l'emboîtement réciproque des faisceaux musculaires, ce qui rétrécit et comprime en même temps les vaisseaux circulant entre les fibres.

Nous ne sommes pas encore au clair sur *l'innervation* de l'utérus, ni sur la façon dont les douleurs de l'enfantement sont provoquées et leur action réglée.

La masse principale des nerfs qui vont à l'utérus est d'origine *sympathique* ; il existe en outre des fibres *cérébrospinales* dont le

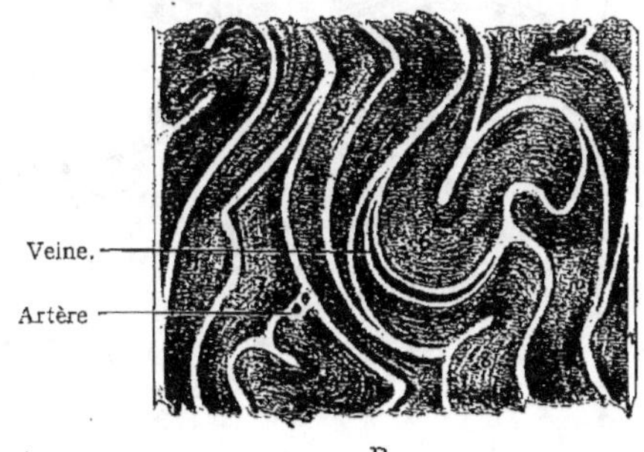

Fig. 135.

Schéma de la transposition rétractive des fibres dans la musculaire utérine.

A. Aspect des faisceaux de fibres déplissés et déployés dans l'utérus distendu par la gravidité.
B. Position des mêmes faisceaux (1-10) dans l'utérus rétracté après évacuation de son contenu.

trajet se fait par différentes voies. La fig. 136 vous montre la disposition de ces nerfs et leur trajet. Cette figure est basée sur une reproduction tirée de l'ouvrage classique de *Franckenhäuser*, dont la description du système nerveux génital de la femme (1867) n'a pas été surpassée jusqu'à aujourd'hui. *Les fibres sympathiques* destinées à l'utérus, qui descendent dans le plexus aortique, reçoivent de grands renforts du ganglion solaire, des ganglions rénaux, génitaux, ainsi que des nodules lombaires de la chaîne sympathique : arrivées au niveau de l'origine de l'artère mésentérique inférieure, elles s'unissent en un vaste plexus contenant des ganglions et portant le nom de « *grand plexus utérin* ». Sur le promontoire ce plexus se partage en deux « *plexus hypo-*

gastriques ». Ils entourent le rectum à droite et à gauche et se dirigent en partie directement sur les côtés de l'utérus, en partie vers les *ganglions cervicaux*. Ces derniers particulièrement importants pour l'innervation de l'organe, forment une large masse nerveuse, souvent très cohérente, sur le col utérin et le cul-de-sac vaginal postérieur ; leurs irradiations desservent la plus grande partie de l'utérus. Les trompes et les ovaires reçoivent leur part de fibres sympathiques des ganglions rénaux et génitaux par l'intermédiaire des vaisseaux spermatiques. Les *fibres spinales*

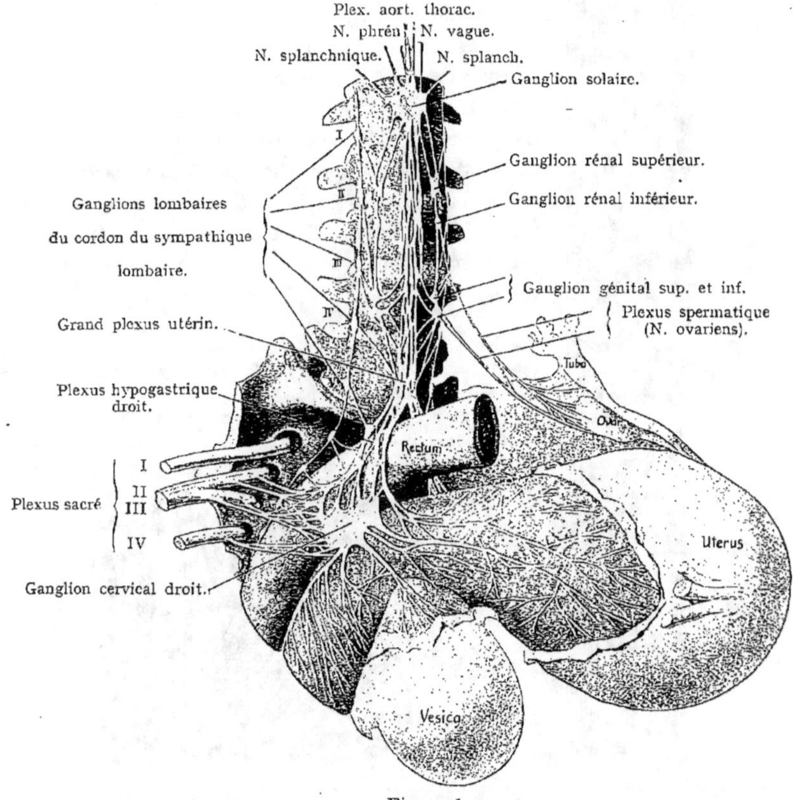

Fig. 136.
Système nerveux génital chez la femme. D'après *Frankenhäuser* : Les nerfs de l'utérus.
La partie supérieure des voies nerveuses a été ajoutée au dessin de Frankenhäuser.

arrivent à l'utérus par différentes voies : du nerf vague, du phrénique et des nerfs splanchniques par l'intermédiaire du plexus aortique, puis de la moelle lombaire par les « rami communicantes » ; enfin les troncs épais du plexus sacré abandonnent des branches importantes aussi bien à l'utérus directement qu'aux ganglions cervicaux.

On a fait de nombreuses expériences sur les animaux pour éclaircir le rôle fonctionnel de ces divers faisceaux nerveux. Ces recherches très difficiles n'ont pas amené de résultats concordants. La seule chose certaine pour le moment, c'est que la masse principale des *fibres motrices* se trouve dans le *grand plexus utérin*, et que l'utérus possède dans la moelle allongée et surtout lombaire des *centres moteurs* importants. Il semble que les fibres sensibles cheminent de préférence par les voies de communication qui vont au plexus sacré et de là dans la moelle épinière. Si la conduction est interrompue dans cette dernière, l'accouchement a lieu sans douleur, comme on l'a observé à plusieurs reprises chez les femmes atteintes de myélite. On a constaté l'action normale du travail même après section de la moelle épinière chez des animaux et suppression complète par conséquent des voies de conduction spinale du cerveau ; on a pu faire la même observation en cas de troubles de fonctions graves de la moelle (le tabes et la myélite), il est donc assez probable qu'il existe aussi des *centres périphériques* (dans le grand plexus utérin, les ganglions du col et peut-être dans l'utérus même), capables de provoquer spontanément ou par réflexe des mouvements de la matrice. Par suite, on peut se représenter que les contractions utérines, à l'instar de celles de l'intestin et de la vessie, sont provoquées automatiquement par le système ganglionnaire du sympathique, et qu'aux centres moteurs de la moelle lombaire la tâche seule incombe de régler l'activité du muscle utérin et de l'adapter aux circonstances. Pourtant la participation du cerveau à l'innervation de l'utérus ne peut être absolument exclue, preuve en soit le fait bien connu que des excitations psychiques telles qu'une frayeur ou d'autres émotions violentes exercent une action indéniable sur la fréquence et l'intensité des douleurs de l'enfantement.

Aussi longtemps que nous n'aurons pas une notion exacte du mécanisme intime de l'innervation utérine, nous avons peu de chances de découvrir la *véritable cause du début de l'accouchement*. Quels sont les facteurs qui si régulièrement et si brusquement déclanchent pour ainsi dire les douleurs du travail à la fin de la 40e semaine et mettent en train l'accouchement ? Cette question préoccupe depuis longtemps les accoucheurs, mais n'a pas encore reçu de solution définitive. Comme on le sait, il est facile de démontrer que l'excitabilité du muscle utérin augmente constamment avec les progrès de la grossesse. Tandis que la contraction de l'utérus non gravide et aux premiers mois de la grossesse est très difficile à provoquer et ne succède qu'à de violentes irritations mécaniques ou chimiques, il suffit pour la produire à l'approche du terme de faibles excitations autrefois sans effet. Ainsi dans les derniers mois et semaines, il survient toujours plus fréquemment de légères contractions, soit après certains mouvements de la mère, soit après la palpation ou l'attouchement de l'utérus, ou même spontanément en apparence ; chez beaucoup de femmes on constate le passage graduel des contractions de la grossesse à celles de l'accouchement, régulières et plus intenses. La cause de cette excitabilité croissante de la musculature utérine pourrait bien être dans les modifications moléculaires du protoplasma des fibres hypertrophiées. Mais à elle seule cette augmentation de l'irritabilité ne suffit pas à expliquer le début de l'accouchement, il doit s'y ajouter d'autres irritations qui entraînent l'action incessante et progressive des contractions utérines jusqu'à l'expulsion du contenu. On a cru voir ces excitations dans la distension croissante de la paroi utérine, dans la pression exercée par la partie fœtale qui se présente sur le segment inférieur de l'utérus riche en nerfs ou sur les ganglions cervicaux ; on a pensé aussi à la dégénérescence graisseuse de la caduque, dont les progrès détruiraient les liens organiques qui relient l'œuf à l'utérus, en en faisant pour ainsi dire un corps étranger : enfin l'idée a été émise que le sang placentaire, en devenant de plus en plus veineux vers la fin de la gravidité, exciterait les ganglions utérins et donnerait ainsi le branle à l'accouchement. Mais comme *Spiegelberg* le remarque à juste titre, toutes ces tentatives d'explication ne font que reculer la question sans la résoudre, car on peut toujours se demander pourquoi la distension des parois utérines, la pression sur le segment inférieur, etc., produisent précisément à la 40e semaine de la grossesse un effet si brusquement intense. C'est pourquoi Spiegelberg est d'avis qu'on ne peut expliquer le début de l'accouchement que par la maturité du fœtus, et il admet que celui-ci utilise pendant son développement certaines substances chimiques dont il n'a plus besoin arrivé à terme, que ces substances s'accumulent dans le sang maternel, et finissent par exciter tellement les centres moteurs de l'utérus que le cours régulier du travail s'ensuit.

La presse abdominale (muscles abdominaux antéro-latéraux) constitue une deuxième force expulsive, associée aux contractions utérines.

Comme chacun peut l'observer facilement sur lui-même, la presse abdominale est mise en action de la façon suivante : une profonde inspiration déprime le diaphragme ; cela fait, survient la contraction des muscles antérieurs et latéraux de la paroi abdominale, pendant que des efforts d'expiration, la glotte étant fermée, dépriment encore davantage le diaphragme. Par abaissement de ce dernier d'une part, et le raccourcissement simultané des muscles plats de l'abdomen d'autre part, la cavité abdominale tend à se rétrécir et la pression s'y élève. Cet excès de pression provoqué par l'action musculaire saccadée se répartit également dans toutes les directions, et fait en sorte que le contenu mobile de l'abdomen tend à s'échapper vers les endroits où la contre-pression fait défaut, c'est-à-dire en cas normal vers les orifices du plancher pelvien pour l'intestin, le vagin et l'urèthre, et dans les cas pathologiques en outre vers les différents orifices herniaires.

Pendant l'accouchement, l'action de la presse abdominale s'ajoute à la pression intérieure de l'utérus causée par la contraction, les deux ensemble forment la « *pression générale du contenu* » *(Lahs)* qui pousse le fœtus vers le bas, dans la direction de la moindre résistance.

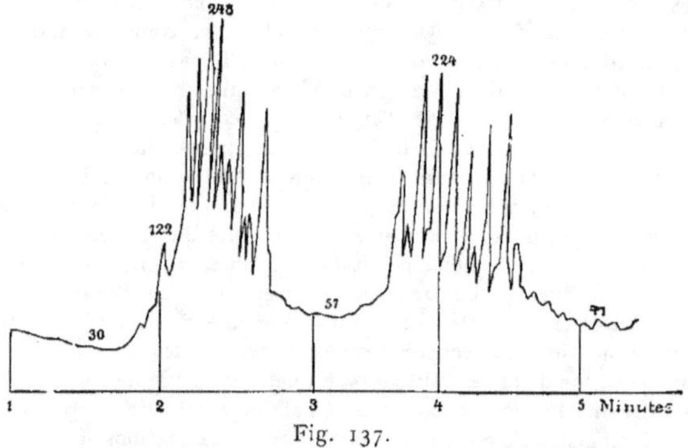

Fig. 137.

Courbe de la « presse abdominale » et des contractions utérines dans la période de l'expulsion, d'après *Schatz*, Arch. f. Gyn. III.

Action concomitante des contractions utérines et abdominales. Les pointes de la courbe correspondent aux à-coups de la presse abdominale.

2. Les voies génitales ou filière pelvi-génitale.

Pour arriver au jour le fœtus doit traverser le *canal génital* dont la forme et les dimensions sont déterminées par la *ceinture osseuse du bassin* et par les *parties molles* qui la revêtent ; ces dernières doivent au préalable se distendre sous la pression du fœtus pour lui constituer un canal praticable.

Prenez en main un squelette du bassin et considérez-le d'en haut, vous verrez d'emblée que *l'anneau osseux pelvien* composé des ilions, des ischions, des pubis et du sacrum, constitue une cavité ou un canal dont l'ouverture supérieure est spacieuse et l'ouverture inférieure plus étroite. Le calibre de ce canal n'est pas partout le même ; grâce au fait que les parois latérales se rapprochent vers le bas, il se rétrécit quelque peu dans le sens transversal. Une coupe médiane sagittale du bassin vous montre en outre que la paroi antérieure du canal formée par les pubis est courte, tandis que la paroi postérieure formée par le sacrum est longue et présente une concavité dirigée en avant, due à la surface antérieure recourbée du sacrum.

Depuis longtemps on s'est occupé de faciliter l'étude de la conformation du canal pelvien par la construction de figures géométriques. Mais il est impossible d'affirmer que les divers plans envisagés dans le bassin, qui le plus souvent n'ont rien de mathématique, nous aient été d'un grand avantage pour la théorie du mécanisme de l'accouchement ou dans la pratique de l'obstétrique. Aussi nous contenterons-nous de distinguer les *divisions naturelles* suivantes :

1. *Le détroit supérieur* (fig. 138).

Il est limité en arrière par le promontoire, sur les côtés par la ligne innominée, en avant par le bord supérieur des pubis.

Le *diamètre antéro-postérieur* du détroit supérieur, allant du promontoire au point le plus proche de la face postérieure de la symphyse pubienne, s'appelle aussi *promonto-pubien* ou *conjugué vrai obstétrical* et mesure 11 centimètres. En opposition à cette ligne, la plus courte entre le promontoire et la symphyse, on désigne par le terme de *conjugué anatomique* le diamètre tiré du promontoire au bord supérieur de la symphyse. Il est un demi-centimètre plus long que le conjugué obstétrical, dit encore *diamètre utile* de Pinard.

Le *diamètre transverse* du détroit supérieur réunit les deux points les plus éloignés transversalement des lignes innominées ; il mesure 13 centimètres.

Le *diamètre oblique gauche* (ou premier d. oblique) s'étend de l'articulation sacro-iliaque droite à l'éminence ilio-pectinée gauche et mesure 12 centimètres.

Le *diamètre oblique droit* (ou second d. oblique) s'étend de l'articulation sacro-iliaque gauche à l'éminence ilio-pectinée droite et mesure aussi 12 centimètres.

2. *Le détroit inférieur* (fig. 139).

est limité par l'angle du pubis, les tubérosités de l'ischion et la pointe du coccyx.

Son *diamètre antéro-postérieur*, du bord inférieur de la symphyse à la pointe du coccyx, mesure 9.5 centimètres, mais il peut *par la rétropulsion du coccyx* à l'accouchement atteindre la longueur de 11.5 centimètres. On l'appelle aussi diamètre coccy-pubien.

Son *diamètre transverse*, d'une tubérosité ischiatique à l'autre, mesure 11 centimètres ; on l'appelle aussi diamètre *bi-ischiatique*.

3. *L'excavation pelvienne*
ou milieu du bassin.

Nous entendons par là le segment du canal pelvien sis à mi-hauteur entre les détroits supérieur et inférieur. Elle correspond à l'endroit où le canal pelvien change la direction de son axe pour le recourber en avant ; l'excavation pelvienne est surtout bien démarquée sur les côtés par la proéminence des épines sciatiques, dont la palpation est toujours facile, même sur la femme vivante.

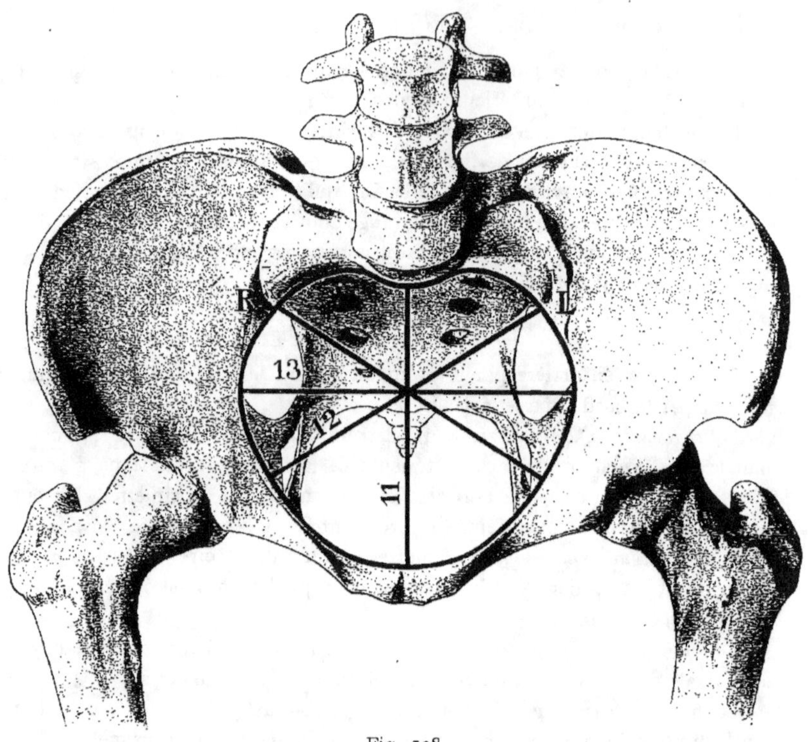

Fig. 138.
Bassin féminin normal vu d'en haut.
Dessin des contours et des diamètres du détroit supérieur.

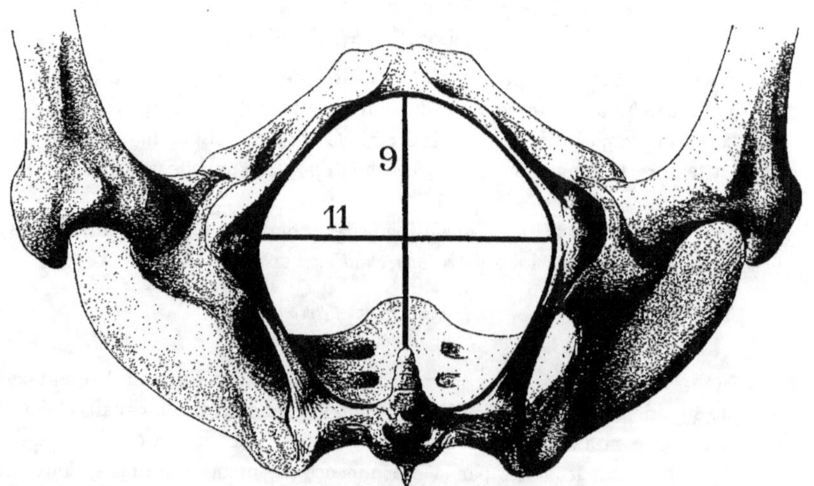

Fig. 139.
Bassin normal vu d'en bas.
Dessin des contours et des diamètres du détroit inférieur.

Le *diamètre antérieur*, de l'angle du sacrum au niveau de la troisième vertèbre sacrée jusqu'au milieu de la symphyse, mesure 12 centimètres.

Le *diamètre transverse* ou *bi-sciatique* mesure d'une épine sciatique à l'autre 10.5 centimètres.

De même qu'il n'y a pas deux visages absolument semblables, il n'existe pas non plus deux bassins complètement identiques de formes et de dimensions. Les mesures indiquées peuvent, par conséquent, osciller, entre des limites physiologiques, d'un demi-centimètre en plus ou en moins, et ne concernent que le bassin de l'Européenne, caractérisé par son détroit supérieur ovale et sa faible hauteur. Il faudrait fixer d'autres normes pour le bassin rond des Négresses et le bassin des autres races. Mais chez la même personne aussi la conformation et les diamètres du canal pelvien ne sont pas absolument invariables. La mobilité de l'articulation sacro-coccygienne permet une rétropulsion considérable de la pointe du coccyx par le passage de la tête, ce qui peut allonger d'environ deux centimètres, comme nous l'avons mentionné, le diamètre antéro-postérieur du détroit inférieur.

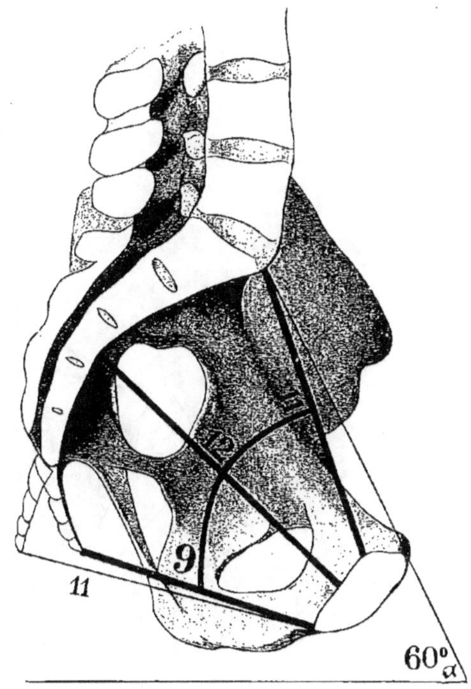

Fig. 140.

Coupe sagittale du bassin normal.

Montre les diamètres antéro-postérieurs, l'axe et l'inclinaison du bassin.

Balantin sur le cadavre et *Walcher* par des mesurations soigneuses sur la femme vivante ont pu démontrer la variabilité analogue, quoique bien moins étendue, du conjugué vrai, soit du diamètre le plus important du détroit supérieur. Le ramollissement gravidique des tissus s'étend aussi aux ligaments et aux articulations ; grâce à lui les deux moitiés de l'anneau pelvien deviennent plus mobiles dans les articulations sacro-iliaques, elles peuvent être légèrement élevées ou abaissées par rapport au sacrum. Si l'on fléchit ad maximum les jambes d'une femme proche du terme, la flexion se produit d'abord dans l'articulation de la hanche ; dès qu'elle y a atteint son degré maximum, l'anneau pelvien se fléchit sur le sacrum et par là le bord supérieur de la symphyse est quelque peu rapproché du promontoire (fig. 141). Inversement, le bassin subit une extension sur le sacrum dans l'hyperextension des jambes ; quand celles-ci

pendent dans le vide, le sacrum étant solidement soutenu, la symphyse s'éloigne du
promontoire et le conjugué vrai s'allonge. La différence dans la longueur de ce conjugué
dans la flexion et l'extension maximales du bassin, comporte environ 0.5 centimètre

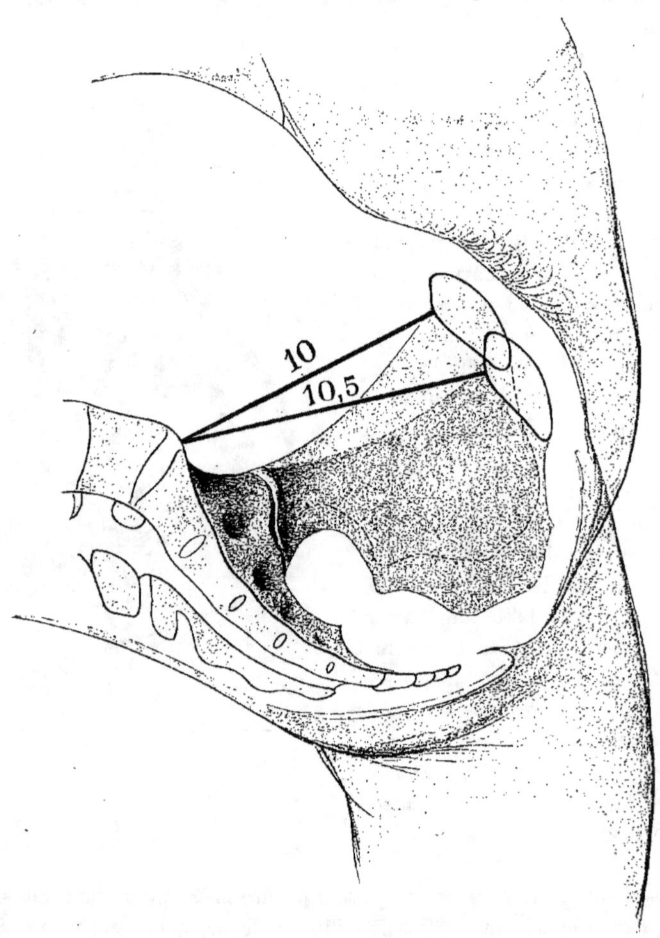

Fig. 141.

Modification de la longueur du conjugué vrai dans la flexion et l'extension maximales du bassin.

Si l'on fait quitter au bassin la position moyenne qu'il occupe généralement dans le
lit, pour le mettre en extension maximale les jambes pendantes *(position de Walcher)*,
l'allongement ainsi obtenu n'est que de quelques millimètres, et n'a guère de valeur
en pratique.

En considérant du point de vue obstétrical l'anneau osseux pelvien, il faut accorder
une certaine importance encore à *l'axe du bassin* et à *l'inclinaison du bassin* ; on appelle

axe du bassin ou de la filière pelvi-génitale, la ligne idéale qui réunit les différents
centres de tous les segments du canal pelvien, et dessine avec sa courbure concave en
avant la direction suivie par ce canal. *L'inclinaison du bassin* est l'angle formé par le
conjugué ou le plan du détroit supérieur avec l'horizontale. Il mesure dans la position
debout entre 55 et 60 degrés. Le plan du détroit supérieur peut avoir toutes les direc-

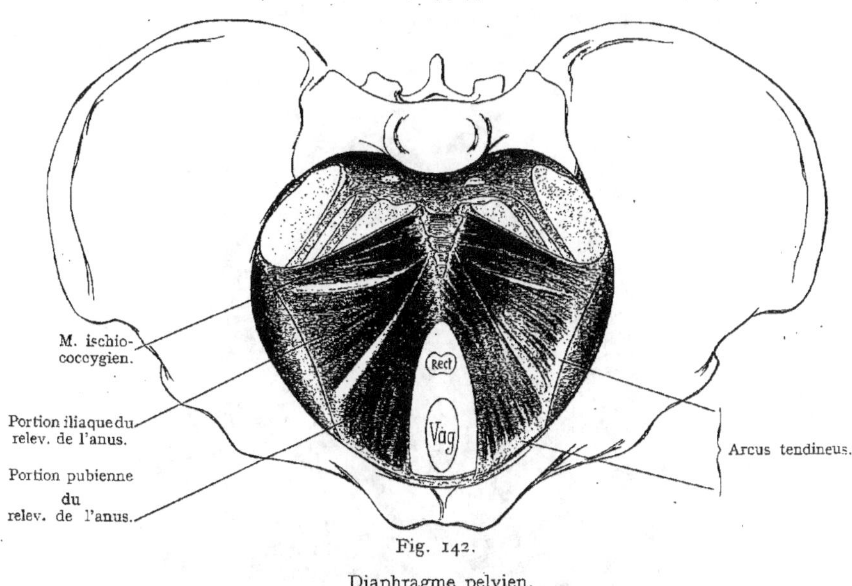

Fig. 142.

Diaphragme pelvien.

Vu d'en haut.

tions possibles par rapport à l'horizontale, selon que le tronc est plus ou moins fléchi
ou étendu sur la hanche, et suivant la position plus ou moins étendue du corps soit
sur le dos soit sur le ventre : *l'inclinaison du bassin est ainsi variable à volonté.*

Nos notions sur la conformation de la filière pelvi-génitale se modifient considérablement si l'on considère, au lieu de son squelette, le bassin revêtu de toutes ses
parties molles. On s'aperçoit alors facilement que la partie supérieure de l'excavation
pelvienne n'est pour ainsi dire nullement réduite par la présence des parties molles,
tandis que le détroit inférieur est fermé par un complexe de muscles plats et tendus,
qui ne laisse d'étroits orifices que pour le passage de l'intestin et des voies uro-génitales,
et que l'on connaît sous le nom de *diaphragme* ou *plancher pelvien.*

La fig. 142 vous montre la musculature du plancher pelvien vue d'en haut, et
la fig. 143, vue d'en bas. La masse principale du diaphragme est formée par les faisceaux du *releveur de l'anus,* qui prennent naissance par une ligne fibreuse sur les parois
antéro-latérales du bassin ; ces faisceaux aplatis et tendus forment deux portions
(portion pubienne ou interne, portion iliaque ou externe), qui se portent sur le coccyx

et le raphé ano-coccygien, où les deux rubans musculaires s'entre-croisent en laissant entre eux une fente médiane pour le passage du rectum et du vagin. Le releveur de l'anus est complété en arrière par les muscles ischio-coccygiens, dont les faisceaux rayonnent en éventail dès épines sciatiques au coccyx. A leurs faces supérieure et inférieure, les faisceaux musculaires du diaphragme sont revêtus d'une lame aponévrotique : les *fascias supérieur et inférieur du diaphragme pelvien.*

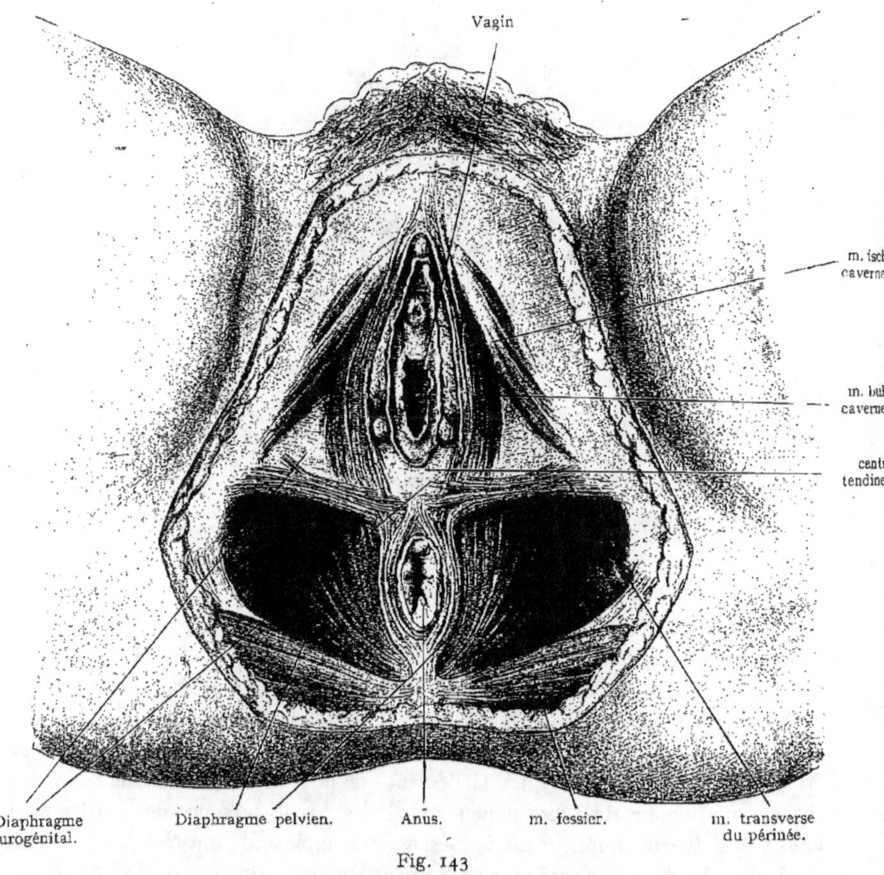

Fig. 143

Diaphragme pelvien.

Vu d'en bas.

D'après *Savage*, the femal pelvic organs, Lond. Churchill 1882.

Si l'on considère d'en bas le plancher pelvien, on constate sous le diaphragme sus-décrit un deuxième diaphragme accessoire, dit *diaphragme* ou *trigone urogénital.* Il est constitué par une lame aponévrotique triangulaire qui renferme les fibres transversales du sphincter strié ou externe de l'urèthre (compressor urethræ) ainsi que les

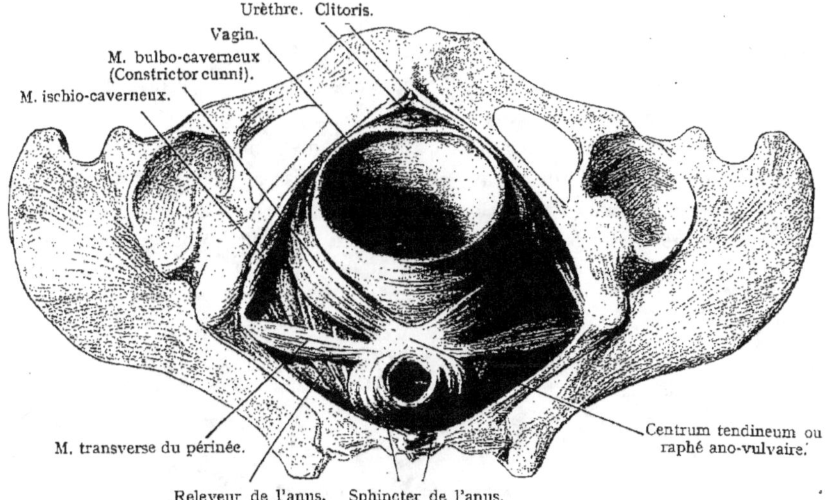

Fig. 144.

Musculature du plancher pelvien au début de la distension par la tête au passage, vue d'en bas.

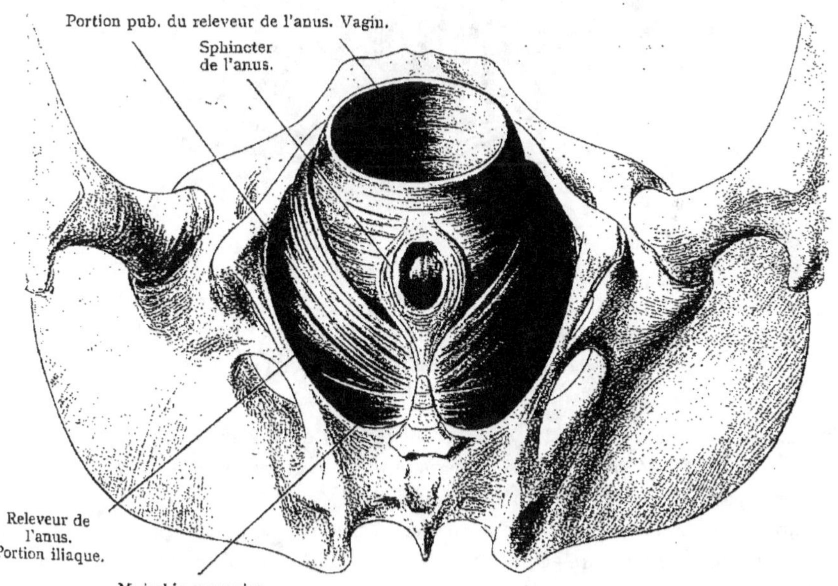

Fig. 145.

Musculature du plancher pelvien dans l'expansion maximale au moment de la traversée de la tête.

On a supprimé les muscles superficiels du périnée sauf le sphincter de l'anus ; la participation du releveur de l'anus à la constitution du canal génital membraneux est bien visible.

faisceaux pairs du transverse du périnée, superficiel et profond, enfin le bulbo-caverneux ou constricteur du vagin et l'ischio-caverneux. En arrière, le diaphragme pelvien est encore recouvert par le sphincter externe de l'anus.

Ce n'est qu'à l'accouchement que les muscles du plancher pelvien sont déployés par la pression de la tête, distendus, et que leurs faisceaux sont séparés les uns des autres. Il se forme ainsi une prolongation de la filière pelvienne osseuse, *un canal additionnel membraneux* presque aussi long qu'elle, et dont le calibre correspond aux

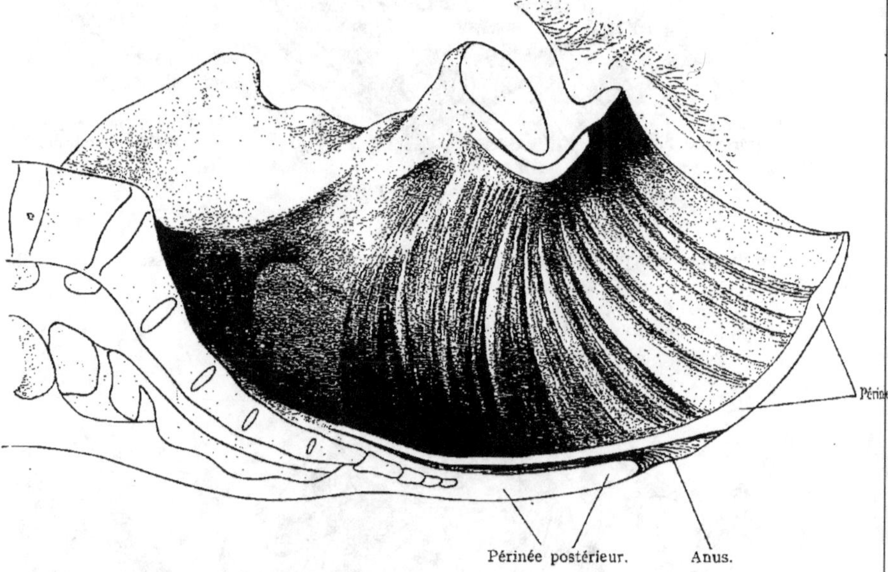

Fig. 146.

Canal génital membraneux en plein développement.

Coupe sagittale d'après *Farabeuf* et *Varnier*: Introduction à l'étude des accouchements.

dimensions de l'enfant qui le traverse. La distension du plancher pelvien et la formation du canal précité par les muscles résistants du périnée absorbent chez les primipares une part importante des forces expulsives. Le processus est illustré par les fig. 144-146, qui détaillent aussi la participation respective de chaque muscle à la constitution du canal musculaire génital. La tête de l'enfant commence par refouler devant elle l'entonnoir musculaire du releveur de l'anus ; c'est pourquoi la distension du plancher pelvien se manifeste toujours en premier lieu par l'ampliation de la région anale. La distension et le renflement de l'aponévrose du trigone urogénital ne débutent qu'au moment où le périnée postérieur bombe déjà fortement sous la poussée de la tête.

3. Le fœtus, mobile de l'accouchement.

De toutes les parties fœtales, la *tête* est celle qui à cause de ses dimensions et de son défaut de compressibilité offre les plus grandes difficultés au passage de l'enfant à travers la filière pelvi-génitale. En général l'accouchement est terminé quand la tête est expulsée, aussi dans l'étude du corps fœtal en tant qu'objet de l'accouchement c'est la tête qui doit en premier lieu attirer notre attention.

On distingue à la tête du fœtus comme à celle de l'adulte *le crâne* et *la face*.

Le crâne est composé des os pairs frontaux et pariétaux, de l'occipital, des écailles des temporaux, et des ailes du sphénoïde, dont la réunion constitue un ovoïde. Les interstices fibreux qui séparent les uns des autres les divers os lisses du crâne portent le nom de *sutures*. Leur importance pratique est grande, parce qu'elles servent à l'accoucheur de point de repère pour s'orienter dans le toucher sur la voûte cranienne et reconnaître la position de la tête dans le bassin.

Les quatre sutures suivantes surtout sont aptes à remplir ce but :

1. La *suture sagittale* entre les pariétaux ;
2. La *suture frontale* entre les frontaux ;
3. La *suture coronaire*, de chaque côté, entre le frontal et le pariétal ;
4. La *suture lambdoïde* entre les pariétaux et l'occipital.

En outre, les lacunes dites *fontanelles*, comprises entre quelques-uns des os plats du crâne, jouent aussi un rôle dans le diagnostic de la présentation : Au sommet de la tête, là où la suture sagittale se rencontre avec la frontale et les deux coronaires, se trouve une lacune osseuse losangique, fermée d'une membrane fibreuse et appelée la *grande fontanelle*, dite aussi fontanelle bregmatique ou frontale ; les quatre angles du losange se continuent dans les quatre sutures indiquées. A la partie postérieure de la tête, la rencontre de la suture sagittale avec les deux branches de la lambdoïde constitue la *petite fontanelle* ou *fontanelle occipitale*. A cet endroit, il n'est plus question de lacune osseuse, du moins chez les fœtus à terme ; on y constate un enfoncement *triangulaire*, qui correspond à la pointe de l'occiput située un peu au-dessous du niveau des pariétaux Sur les côtés du crâne, enfin, aux bords antérieur et postérieur de l'écaille temporale, il existe encore de chaque côté deux fontanelles latérales antérieure et postérieure (Fonticuli Casserii). Les fontanelles latérales antérieures sont recouvertes par les parties molles qui en empêchent la palpation ; les postérieures donnent lieu parfois à des confusions avec la petite fontanelle, par le fait qu'elles sont également triangulaires.

Sur la tête de l'enfant, comme sur le bassin de la mère, on a mesuré certains diamètres et établi certains plans, dont je vais vous mentionner les plus importants.

Diamètres :

1. Le *diamètre droit* ou *occipito-frontal*, de la glabelle au point le plus saillant de l'occiput = 12 centimètres ;

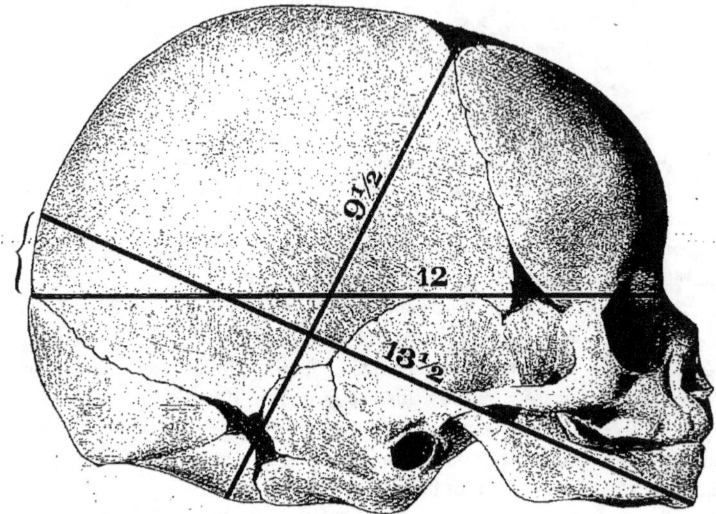

Fig. 147.
Crâne de nouveau-né, vu de profil (Réduction d'un dixième).

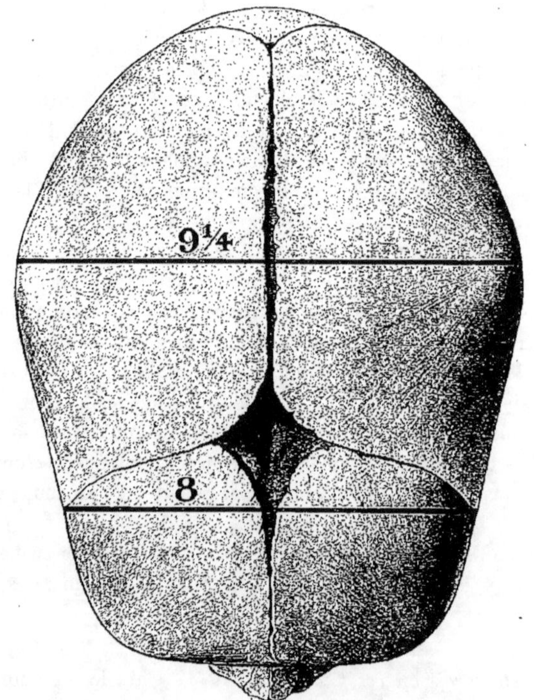

Fig. 148.
Crâne de nouveau-né, vu d'en haut (Réduction d'un dixième).

2. Le *grand diamètre transverse (D. bi-pariétal)*, la plus grande distance entre les deux bosses pariétales = 9 1/4 centimètres ;

3. Le *petit diamètre transverse (D. bi-temporal)*, la plus grande distance entre les branches de la suture coronaire = 8 centimètres ;

4. Le *diamètre grand oblique (D. mento-occipital* ou *occipito-mentonnier)* du menton au pcint le plus éloigné de l'occiput = 13 ½ centimètres ;

5. Le *diamètre petit oblique (D. sous-occipito-bregmatique)*, de la nuque à la grande fontanelle = 9 ½ centimètres.

Plans :

1. Le *plan sous-occipito-bregmatique*, correspondant au diamètre du même nom et dont la circonférence, inférieure à celle des autres plans, mesure 32 centimètres ;

2. Le *plan occipito-frontal*, placé dans la direction du diamètre du même nom, à travers la glabelle et l'occiput, a une circonférence de 34 centimètres ;

3. Le *plan occipito-mentonnier*, dont la circonférence mesure 35 centimètres.

Ces chiffres correspondent aux moyennes obtenues sur un grand nombre de crânes d'enfants à terme et bien conformés. Cependant, en cas de brachycéphalie ou dolichocéphalie marquées du crâne, on constate assez fréquemment des variations dans les moyennes indiquées.

Rappelez-vous la conformation du canal pelvien, et, mettant en regard les dimensions du crâne fœtal, cherchez à le faire passer au travers du bassin ; vous remarquerez aussitôt qu'il passe plus ou moins facilement suivant la position que vous lui donnez. Le cas le plus favorable se présente quand le diamètre le plus grand, soit l'occipito-mentonnier, est placé dans l'axe du bassin, et que la tête fléchie ainsi au maximum passe avec l'occiput fortement abaissé, comme dans la fig. 149. Nous reviendrons plus en détail sur ce point en étudiant le mécanisme de l'accouchement ; je me contenterai maintenant de remarquer que la *grande mobilité de la colonne vertébrale cervicale* du fœtus facilite l'extrême flexion, tout comme en d'autres circonstances l'extrême extension de la tête. Grâce à l'extensibilité de l'appareil ligamentaire des vertèbres et à la hauteur considérable des disques cartilagineux intervertébraux, la tête peut atteindre un degré de flexion ou d'extension qu'elle ne présentera plus jamais dans la vie future *(Kaltenbach)*.

Si la tête rencontre de la part des os ou des parties molles de la filière génitale des résistances considérables, aussitôt se manifeste une propriété qui contribue à réduire la disproportion mécanique, c'est la *capacité de configuration* ou *plasticité* du crâne. En dépit de sa dureté, le crâne n'est pas absolument incompressible. Bien que son volume total ne soit que très peu diminué par le refoulement du liquide cérébro-spinal dans le canal vertébral, la flexibilité des minces plaques osseuses du crâne, lâchement reliées par les sutures, permet une adaptation considérable au canal pelvien ; sous l'effet puissant de la presse abdominale, la tête est comprimée dans le bassin comme dans un

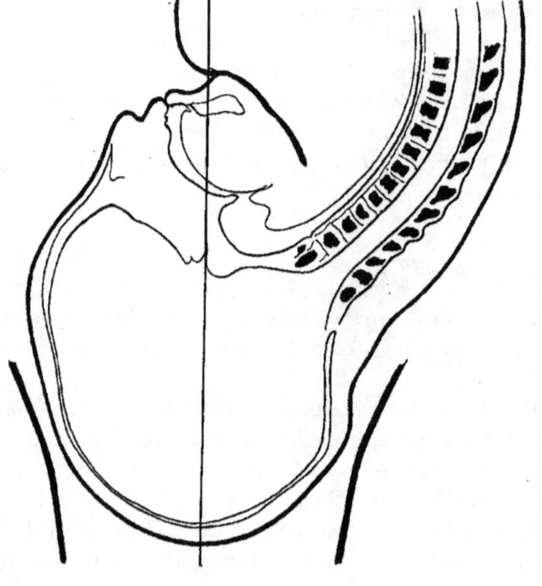

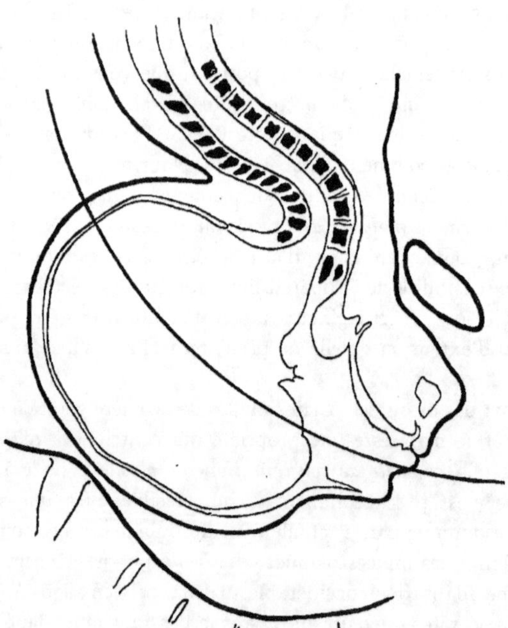

Fig. 149.
Flexion maximale de la tête.

Fig. 150.
Extension maximale de la tête.

Les deux figures d'après *Kaltenbach*,
Zeitschrift f. Geb. u. Gyn. XXI.

Grâce à la grande mobilité de la partie
cervicale de la colonne vertébrale, la
tête réussit à placer son plus long diamètre, soit le mento-occipital, dans l'axe
du bassin, aussi bien dans la flexion que
dans l'extension.

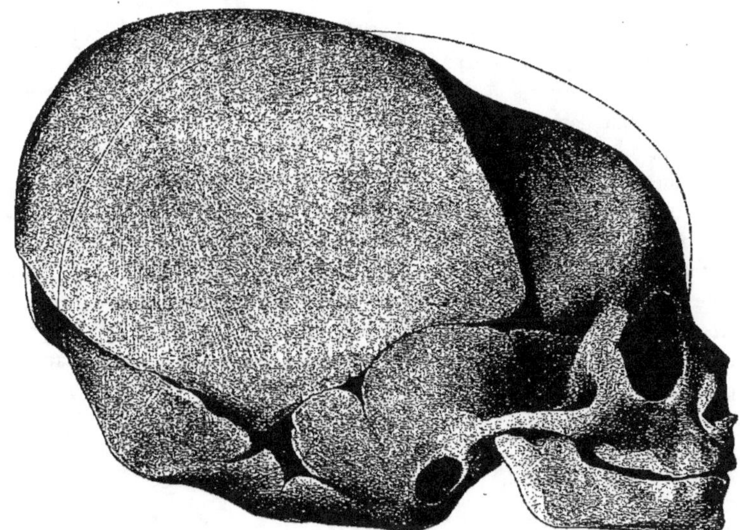

Fig. 151.

Configuration du crâne dans la présentation occipitale.

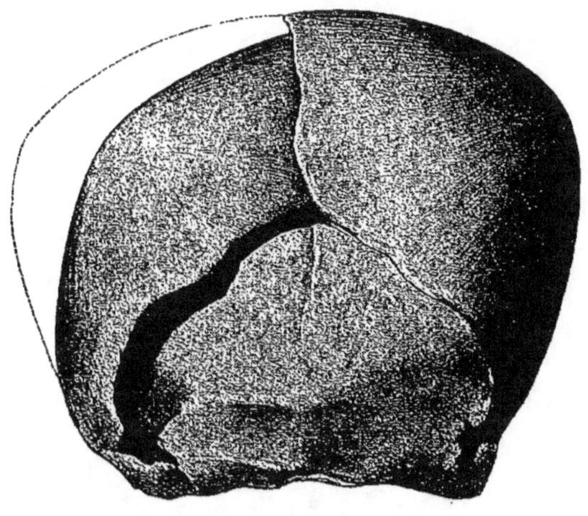

Fig. 152.

Crâne configuré.

Vu d'en arrière.

moule auquel elle s'accommode. En se configurant, elle subit souvent des déformations remarquables. Les fig. 151 et 152 nous en montrent l'une des plus ordinaires, soit le chevauchement d'un pariétal sur l'autre, et l'inflexion en arrière des frontaux et de l'écaille occipitale dans les présentations de l'occiput.

Le *tronc du fœtus* présente ses plus grandes dimensions dans la région des épaules et des hanches, et les diamètres transverses sont tous plus grands que les antéro-postérieurs. Le diamètre transverse des épaules (D. bisacromial) comporte 12 centi-mètres, mais la compression peut aisément le réduire d'environ 2 centimètres. Le dia-mètre transverse des hanches (D. bisiliaque) ne mesure que 8 centimètres. Par suite de la mollesse et de la souplesse de toutes ces parties, l'on comprend que le tronc du fœtus ne crée d'obstacles au mécanisme de l'accouchement que si son développement est anormalement exagéré, ou son volume fortement augmenté par des modifications patho-logiques.

IXme LEÇON

Phénomènes de l'accouchement. Période de la dilatation. Pression générale à l'intérieur de l'utérus. Action de la poche des eaux. Dilatation du col utérin chez les primipares et les multipares. Anneau de contraction et segment inférieur de l'utérus. Période de l'expulsion. Pression générale du contenu de l'œuf. Pression dans l'axe du fœtus ; modifications de forme et de situation de l'utérus à l'accouchement. Période de la délivrance. Décollement du placenta ; modes d'expulsion d'après *Duncan* et *Schultze*. Etude détaillée du décollement placentaire.

Messieurs, maintenant que nous sommes orientés sur les forces expulsives et la conformation de la filière pelvi-génitale, nous allons considérer de plus près les phénomènes proprement dits de l'accouchement.

Voici en gros le schéma de la marche suivie par tous les accouchements: d'abord l'utérus s'ouvre, c'est-à-dire son étroit canal de sortie se dilate et se transforme en un vaste conduit. Si aucun obstacle ne s'oppose plus à la sortie du fœtus, l'évacuation de l'utérus a lieu, le fœtus est expulsé, suivi, après un léger temps d'arrêt, de ses annexes : le placenta et les enveloppes fœtales. L'ensemble des processus de l'accouchement se répartit par conséquent en trois divisions naturelles : *les périodes de dilatation, d'expulsion et de délivrance.*

1. La période de dilatation.

A la fin de la grossesse, la matrice forme un sac musculaire mou, dont les parois faiblement adhérentes à l'œuf l'entourent de tous côtés. L'œuf renferme le fœtus baignant au sein du liquide amniotique. Le col n'a guère pris part aux modifications considérables que le corps utérin a subies au cours de la gravidité ; après comme avant il est constitué par un étroit conduit musculeux qui sépare la cavité utérine du vagin. Si l'on examine au début de l'accouchement, le col ramolli et relâché laisse bien pénétrer le doigt, mais on constate que le canal cervical est maintenu dans toute sa longueur et que son orifice interne ferme l'utérus par un anneau nettement sensible au toucher. C'est là du moins la règle, et même dans l'utérus de femmes décédées dans les dernières semaines de la grossesse, l'on a rencontré le plus souvent une cavité cervicale bien conservée et fermée d'un bouchon muqueux.

Quand les premières contractions du travail envahissent l'utérus en raccourcissant toutes les fibres contractiles de ses parois, le sac musculaire flasque se tend en exerçant sur son contenu une pression dénommée par *Lahs* : *pression intérieure*

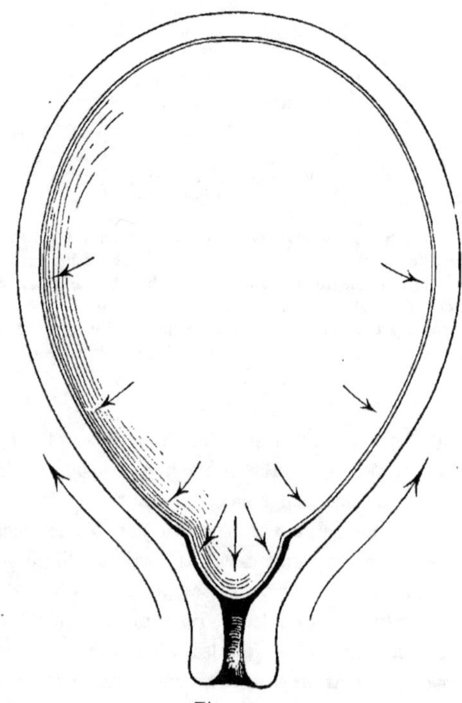

Fig. 153.

Effet des contractions utérines dans la période de dilatation.

générale de l'utérus. Si la nature des parois utérines était partout la même autour de l'œuf, le seul effet des douleurs consisterait à soumettre le contenu utérin à une pression plus élevée pendant la contraction ; dès que cette dernière cesserait, il y aurait toujours retour à l'état de choses antérieur et impossibilité pour l'accouchement de progresser. Mais, en réalité, la structure des parois présente des modifications importantes au point de jonction du corps avec le col. D'abord il y a en cet endroit une solution de continuité, l'orifice interne du col constituant une ouverture, quoique petite ; secondement, les faisceaux musculaires longitudinaux du corps utérin s'entrecroisent avec les couches de fibres annulaires du col, de telle façon qu'ils peuvent exercer une traction excentrique sur ces anneaux musculaires. C'est pourquoi l'action des douleurs ne se réduit pas à la seule élévation de la pression intérieure, mais elle distend la musculature annulaire du col, et chasse dans la lacune ainsi formée à son orifice interne la partie liquide du contenu ovulaire, soit le liquide amniotique. Au début, l'effet des douleurs sur le col est minime ; mais à mesure que l'orifice interne cède en s'agrandissant et que l'amincissement des parois cervicales augmente, l'effet de la traction des fibres musculaires du corps devient plus prononcé, et la force dilatante du pôle inférieur de l'œuf — la poche des eaux — s'exerce avec d'autant plus d'intensité. La distension des parois cervicales est liée à un déplacement durable de leurs faisceaux musculaires, aussi ne subit-elle pas de recul dans l'intervalle des douleurs, de sorte que le travail musculaire accompli ne l'est pas en vain, et que chaque contraction entraîne un progrès dans la dilatation du col.

Voyons maintenant en détail, à l'aide de quelques figures, comment se déroule le processus de la dilatation. La fig. 154 nous montre en coupe frontale la partie inférieure de l'utérus et le col d'une primipare au début du travail. Les orifices interne et externe sont encore étroits, la cavité cervicale possède encore toute sa longueur. Sur la figure 155, l'effet des contractions est déjà nettement marqué. L'orifice interne est distendu, et la partie supérieure du canal cervical effacée a pris la forme d'une cavité en entonnoir. La fig. 156 présente un nouveau progrès. L'effacement du canal cervical est ici complet. Mais l'orifice externe est encore fermé, ses bords tranchants constituent la seule cloison membraneuse qui sépare encore l'utérus du vagin. La distension a fortement aminci les parois du col, ce qui donne lieu à la formation d'un bourrelet annulaire au niveau de l'orifice interne, où la mince paroi cervicale se continue dans la musculature épaissie du corps. C'est là *l'anneau de contraction*, qui correspond à l'orifice interne ou plutôt constitue la limite entre la paroi cervicale distendue et le corps utérin épaissi. Ce n'est qu'après l'effacement complet du canal cervical que débute la *dilatation* de l'orifice externe du col. Sur la fig. 157, cet orifice est complètement dilaté et ne présente plus qu'un étroit rebord, tandis que le col s'est transformé en une vaste cavité et que l'orifice interne ou anneau de contraction s'est élevé d'autant plus.

Alors que chez les primipares l'anneau tendu de l'orifice externe se maintient jusqu'à l'effacement complet du canal cervical, et ne cède ensuite que petit à petit aux tractions des parois du col, chez les multipares la période de dilatation suit une marche différente ; grâce à la distension de la musculature survenue dans les accouchements précédents et aux déchirures qui ne manquent presque jamais, l'orifice externe offre beaucoup moins de résistance aux contractions du travail. En général, dans les dernières semaines de la grossesse, il permet déjà la pénétration de deux doigts, et à l'accouchement ses bords sont déjà écartés quand le canal cervical commence à s'effacer (fig. 158 et 159). La dilatation de l'orifice externe et l'effacement de la cavité cervicale ont donc lieu simultanément chez les multipares ; quand le col est complètement effacé, l'orifice externe est aussi dilaté d'habitude et ses bords ne forment plus qu'un étroit bourrelet (fig. 160).

Nous sommes renseignés sur l'état de la filière génitale après dilatation com-

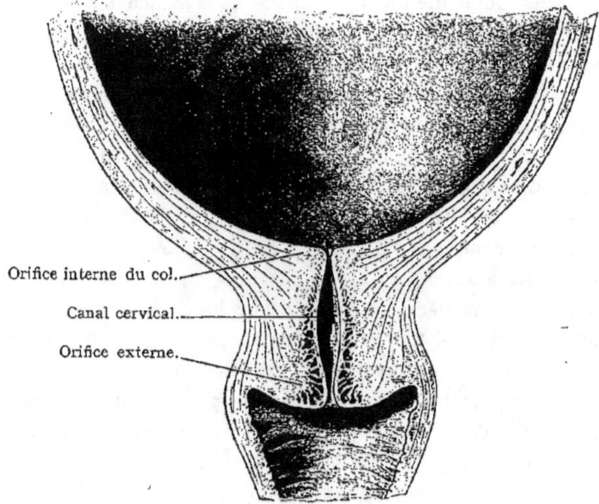

Fig. 154.

Col utérin d'une primipare au début de l'accouchement.

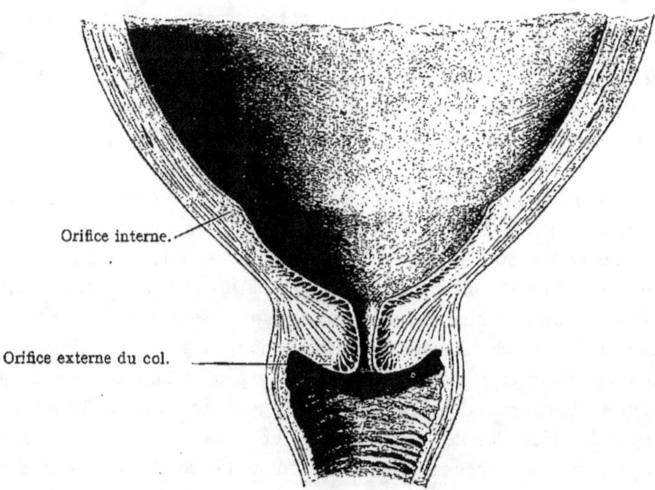

Fig. 155.

Primipare. Période de dilatation.

La partie supérieure du canal cervical est effacée.

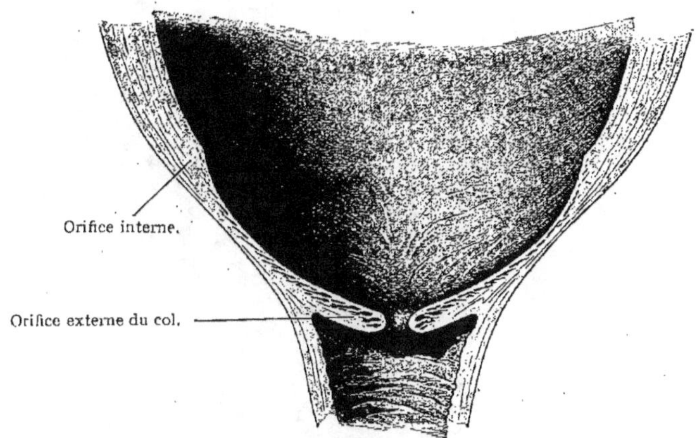

Fig. 156.

Primipare.

Col complètement effacé ; orifice externe encore fermé.

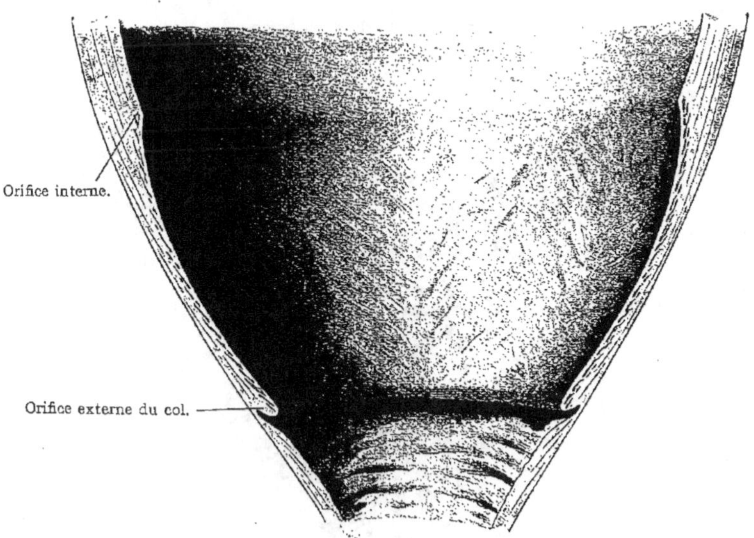

Fig. 157.

Primipare.

Col effacé ; orifice externe dilaté ; les bords en sont réduits à un étroit ourlet ; la période de
dilatation est terminée.

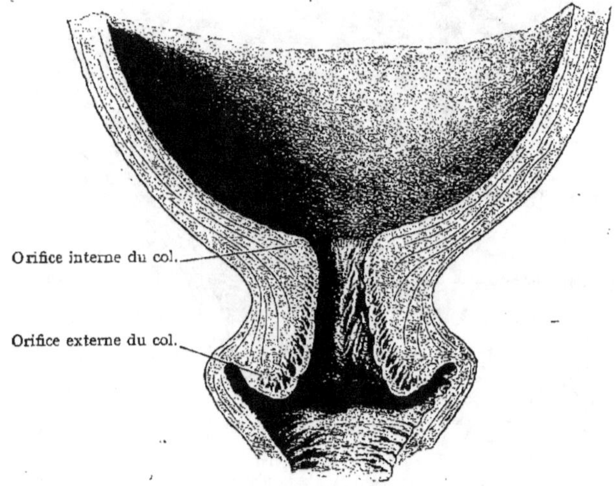

Fig. 158.

Multipare.

Commencement de la dilatation.

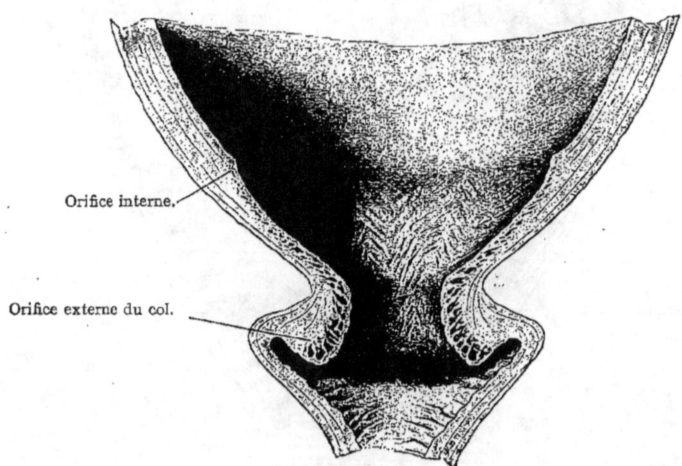

Fig. 159.

Multipare.

Effacement de la moitié supérieure du col et dilatation simultanée de son orifice externe.

plète par la célèbre coupe congelée de *Braune*, devenue classique ; Braune put opérer cette coupe sur le cadavre d'une femme qui s'était noyée pendant son accouchement (fig. 161). A ce stade du travail, on ne voit plus trace de fermeture de l'utérus : le corps, le col et le vagin ne constituent plus qu'une seule grande cavité. Les bords de l'orifice externe complètement dilaté ne ressortent plus qu'en un étroit ourlet, le col est transformé en un vaste conduit de onze centimètres de longueur qui réunit l'utérus au vagin ; son orifice interne s'est élevé au-dessus de la symphyse presque d'une largeur de main. Le corps utérin musculeux se détache de la paroi cervicale amincie par un bourrelet qui est surtout marqué du côté postérieur et qui constitue aujourd'hui encore le meilleur exemple connu de la formation de l'anneau de contraction.

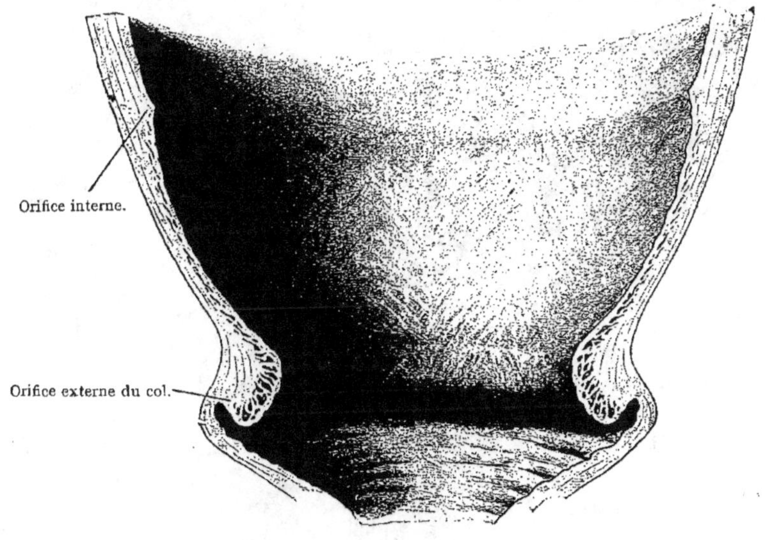

Fig. 160.

Multipare.

Canal cervical effacé ; orifice externe du col dilaté avec réduction de ses bords à un étroit bourrelet.
Fin de la période de dilatation.

La fig. 162 reproduit la même coupe avec le dessin du fœtus à l'intérieur. Vous voyez que la tête était déjà profondément engagée dans le bassin, que la poche des eaux n'était pas encore rompue et descendait jusqu'à l'entrée du vagin.

Les fig. 163 et 164 représentent un état de choses tout à fait semblable ; elles ont été dessinées d'après une coupe congelée, exécutée sur le cadavre d'une parturiente à la fin de la période d'expulsion. Le canal fort allongé, qui se détache de la musculature rétractée du corps utérin par un bourrelet distinct représente réellement le col distendu, le fait est prouvé par l'examen microscopique de préparations tirées de cette coupe.

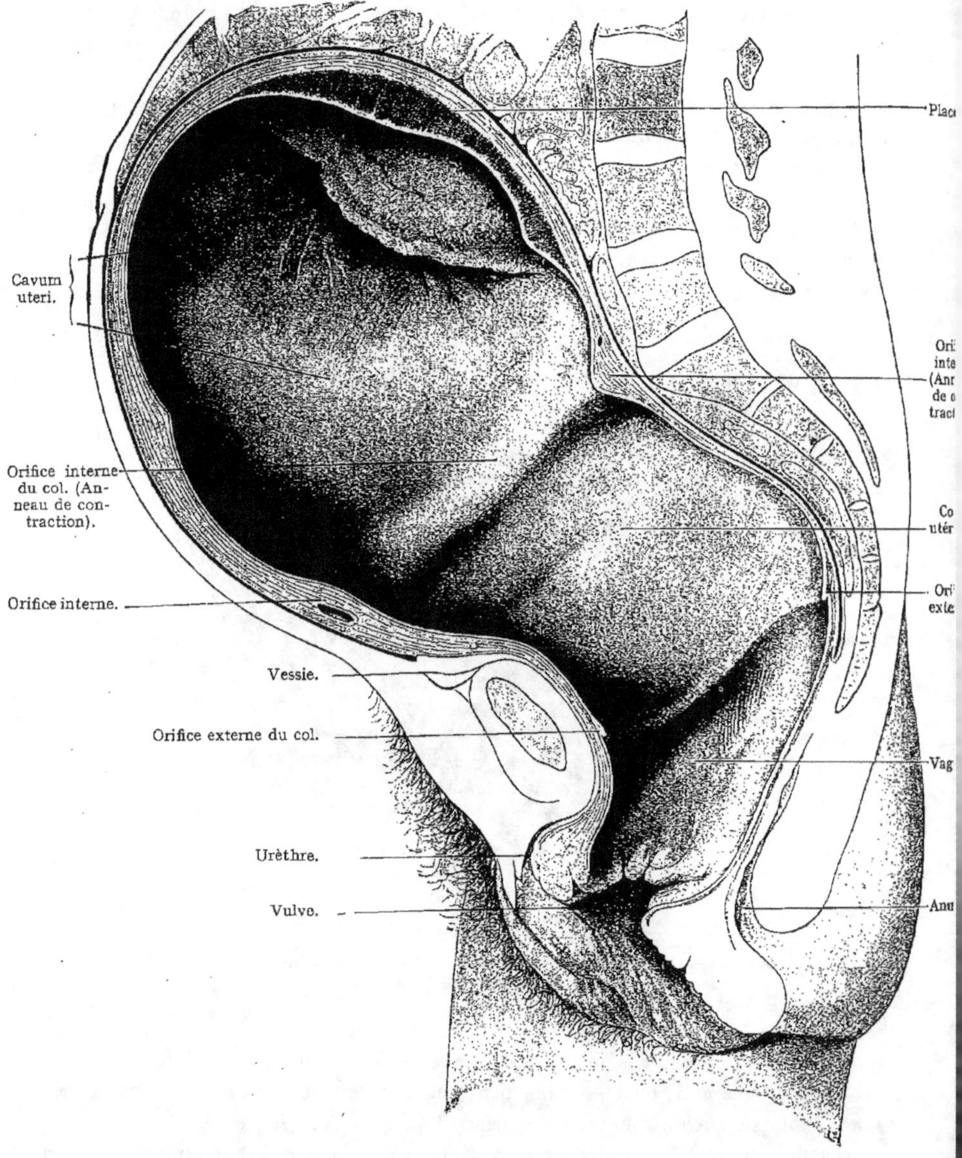

Fig. 161.

Coupe congelée à travers le cadavre d'une parturiente au début de la période d'expulsion. D'après
W. Braune : La situation de l'utérus et du fœtus à la fin de la grossesse.

L'enfant a été enlevé de l'utérus, on aperçoit la moitié droite de la cavité utérine avec le placenta; le col effacé et
fortement distendu n'est plus séparé du vagin que par l'étroit rebord de l'orifice externe.

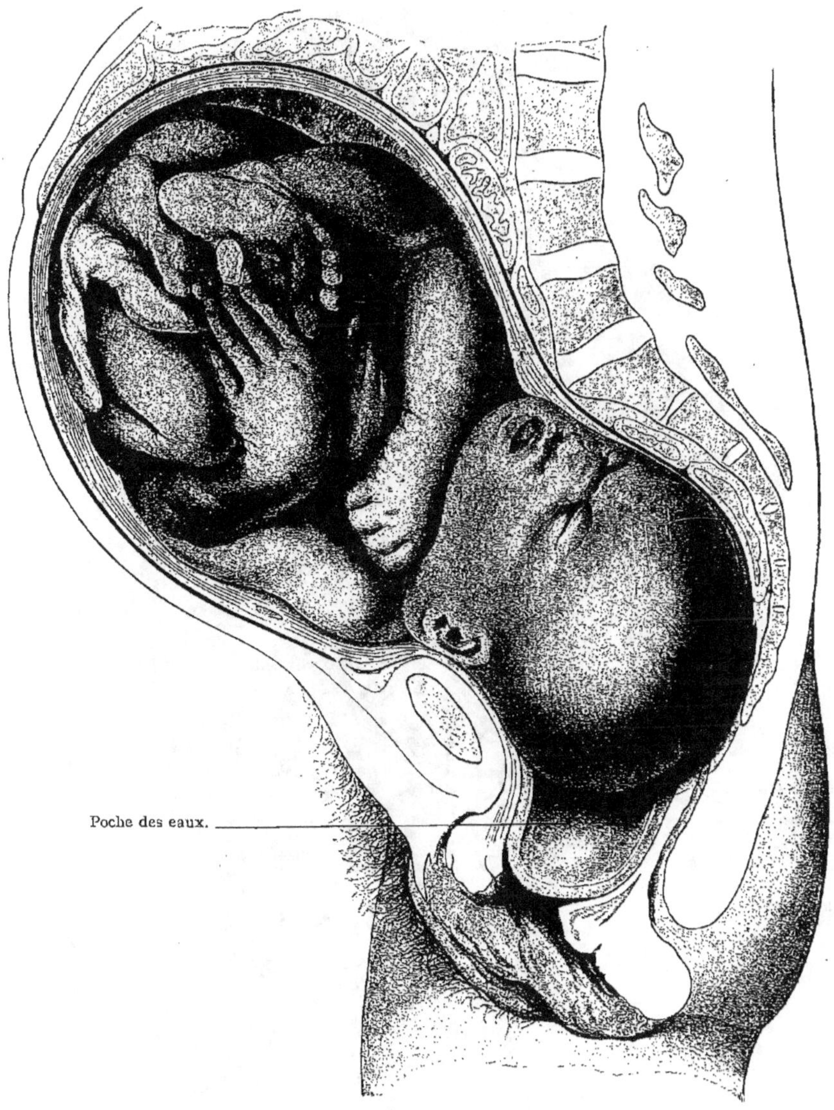

Fig. 162.

La même coupe avec le dessin du fœtus à l'intérieur.

La poche des eaux est encore intacte et descend profondément dans le vagin. L'enfant est en présentation occipito-iliaque droite. Sa tête est engagée tout entière dans l'excavation pelvienne, elle est entourée par les parois cervicales distendues et a déjà commencé la rotation de l'occiput en avant.

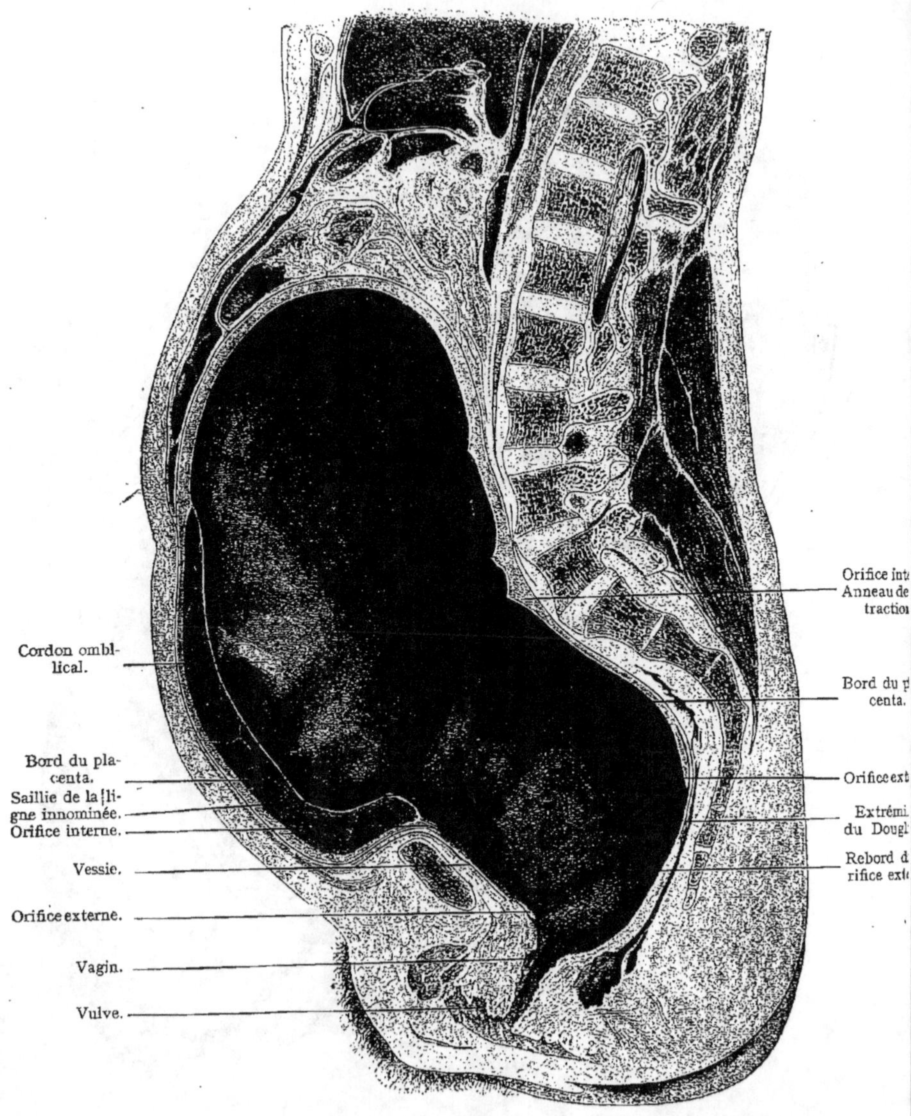

Fig. 163.

Coupe congelée à travers le tronc d'une parturiente à la période d'expulsion.

Col complètement effacé, la distension de sa paroi antérieure atteint 7 centimètres en longueur, et celle de sa paro
postérieure 12 centimètres. En arrière, la musculature du corps rétractée se détache du col distendu par un annea
de contraction distinct ; en avant, c'est le bord inférieur du placenta qui forme le bourrelet. Préparation
de la clinique obstétricale de la Charité (Université de Berlin).

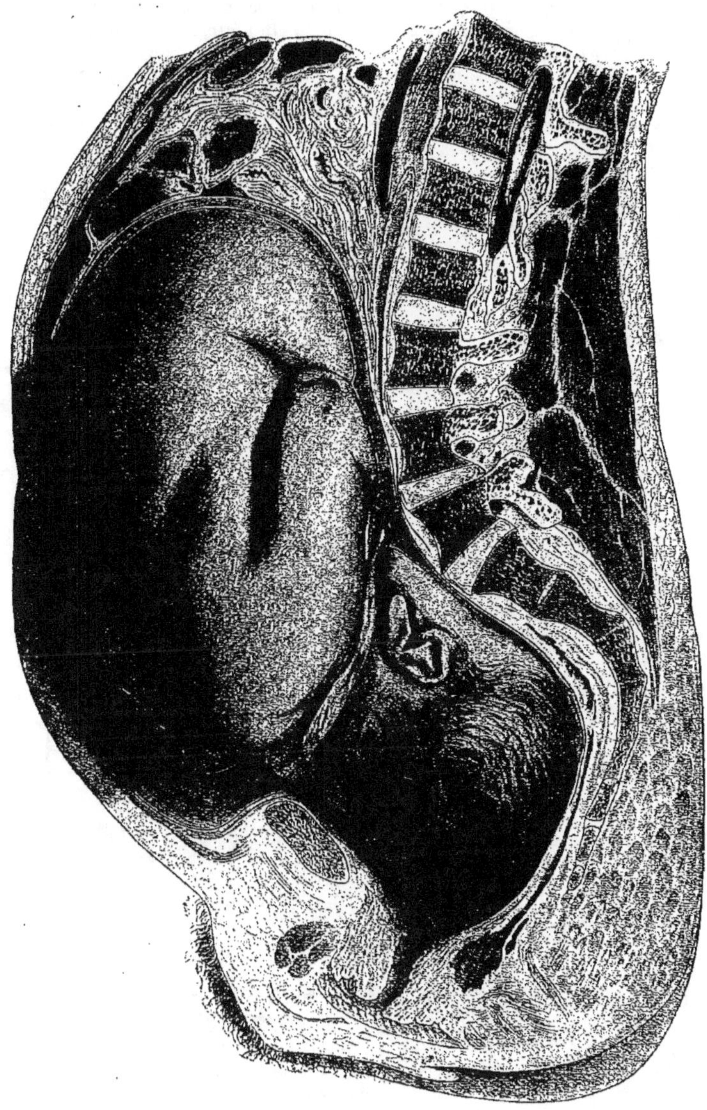

Fig. 164.

La même coupe avec le dessin du fœtus.

Enfant en occipito-iliaque gauche, poche des eaux rompue ; la tête repose sur le plancher pelvien, forte
bosse séro-sanguine.

Comme on le voit, les bourrelets proéminents de la paroi utérine sont dus en partie à la plasticité de la musculature
qui épouse les contours du corps fœtal.

Je viens de vous exposer que l'orifice interne coïncide avec l'anneau de contraction et que le
col utérin est seul à fournir par sa distension le long conduit intermédiaire entre l'utérus et le vagin ;
mais je ne dois pas vous cacher que c'est là une question des plus controversées sur laquelle
l'accord est encore loin d'être fait. *Schrœder* et son école, *C. Ruge, Hofmeier, Benckiser*, récemment
encore *v. Franqué* et *v. Dittel*, se basant sur de nombreuses recherches, professent l'opinion que le
col n'est pas seul à constituer la portion distendue de la filière génitale, mais qu'une zone voisine

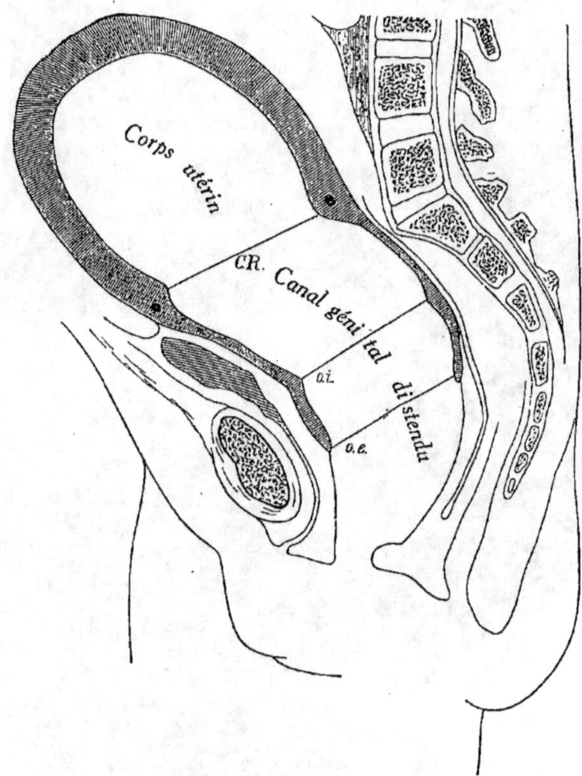

Fig. 165.

Coupe schématique à travers les voies génitales d'une parturiente à la fin de la période de dilatation,
d'après *Schrœder* (Lehrbuch der Geburtshilfe 1886).

CR. Anneau de contraction. *o.i.* Orifice interne. *o.e.* Orifice externe du col.

La zone amincie entre l'anneau de contraction et l'orifice interne correspond au « segment inférieur de l'utérus »
distendu.

du corps utérin participe aussi à cette formation ; cette zone subirait un relâchement et un amincissement dès le début de l'accouchement, tout comme le col, et le terme de « *segment inférieur
de l'utérus* » devrait la distinguer de la partie du corps qui se contracte et s'épaissit, soit du *muscle
cavitaire* (Hohlmuskel) (v. Fig. 165). Selon cette théorie, l'anneau de contraction ne correspondrait
pas à l'orifice interne, mais à un endroit plus élevé de la paroi utérine, dont le siège serait marqué par
l'adhérence plus intime du péritoine et par la présence d'une grande veine circulaire, la « veine

coronaire ». Ce segment inférieur ne serait pas différencié du reste de l'utérus pendant la grossesse ; les fonctions de ces deux régions du corps utérin ne divergeraient que sous l'influence des contractions du travail, le segment inférieur se distendant alors que le reste du corps se contracte et se rétracte. Cette différenciation du segment inférieur s'expliquerait par la disposition lamellaire et lâche des faisceaux de fibres musculaires et peut-être par une excitation moins intense de l'innervation.

Cette théorie est très répandue, mais on ne peut affirmer que les preuves anatomiques d'une zone de distension dans la partie inférieure du corps utérin aient augmenté avec le temps. Bien que l'attention des accoucheurs soit fixée depuis des années sur cette question, jusqu'à présent les cas sont fort rares dans lesquels on ait réussi à démontrer à l'accouchement la présence dans l'utérus d'un segment inférieur distendu. Par contre, lors des ruptures de la matrice durant le travail, nous pouvons nous convaincre ordinairement que la zone distendue n'intéresse absolument que le col et le vagin seuls. Du reste on a constaté le même fait dans l'examen microscopique de la plus récente coupe congelée, exécutée sur le cadavre d'une parturiente (fig. 163 à 164). On peut donc admettre que, normalement, pendant la période de dilatation le col seul subit la distension, et que le corps tout entier se rétracte et s'épaissit, sans contester toutefois que certains endroits du corps utérin ne puissent aussi à l'occasion se distendre et s'amincir par suite de circonstances spéciales. La figure adjacente reproduit un utérus tamponné à la gaze iodoformée pour cause d'hémorragie post partum ; on y aperçoit quatre zones de distension superposées et autant d'anneaux de contraction, correspondant à la forme arrondie des tampons. *La musculature utérine, grâce à sa capacité plastique de rétraction peut partout s'adapter étroitement à son contenu de sorte que la paroi peut s'amincir ou s'épaissir en un endroit quelconque du corps utérin.*

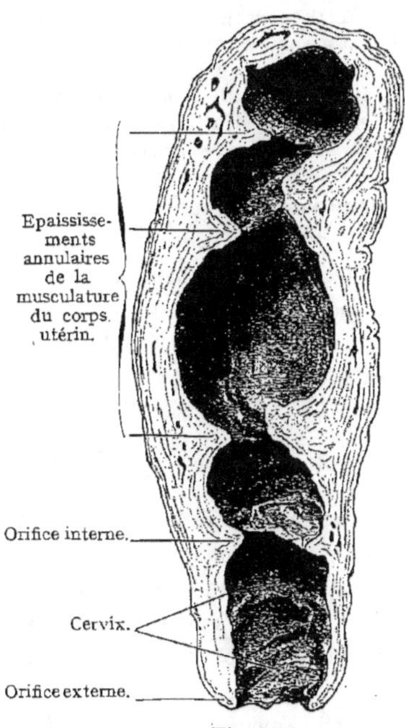

Fig. 166.

Utérus avec quatre anneaux de contraction superposés.

Préparation de la clinique obstétricale de Bâle.

Le col, avons-nous dit, est conservé intact durant la grossesse entière, et son effacement ne commence à l'orifice interne qu'au moment de l'accouchement sous l'effet des douleurs ; mais cette affirmation aussi est sujette à contestations. Jadis, on pensait que l'effacement du col avait lieu pendant les derniers mois de la gravidité en servant à l'agrandissement de la cavité utérine par sa fusion complète avec elle ; mais cette théorie peut être considérée comme définitivement réfutée, depuis que *P. Müller* a démontré par ses mensurations exactes sur des femmes proches du terme la conservation du col utérin. Par contre, on peut se demander si la partie la plus élevée du col ne s'efface pas déjà pendant la grossesse pour entrer en contact avec le pôle inférieur de l'œuf, comme *Bandl, Bayer* et d'autres le concluent de leurs recherches ; pour le moment, la question n'est pas résolue. D'après ces auteurs, « l'anneau de *Müller* », c'est-à-dire l'endroit considéré par P. Müller comme l'orifice interne et l'extrémité supérieure du col, ne constituerait en réalité que la limite supérieure du segment cervical encore non effacé, tandis que le véritable orifice interne ou « anneau de *Bandl* » serait déjà effacé au début de l'accouchement et reporté quelques centimètres plus haut. *Aschoff* aussi, en se fondant sur des recherches histologiques, admet qu'un segment de la partie supérieure du col prend constamment part à la réaction déciduale du corps utérin en contribuant à la formation de la chambre ovulaire, en ce sens qu'il y a au niveau du dit segment adhérence des membranes ovulaires avec la muqueuse. *Aschoff* appelle ce segment « *isthme utérin* ». D'ailleurs il n'est pas très rare· tant chez les primigestes que chez les multigestes de trouver le col déjà complètement effacé dans les dernières semaines de la grossesse et le pôle inférieur de l'œuf atteignant le bord de l'orifice externe. Mais dans ces cas l'on peut habituellement démontrer l'existence d'une grande irritabilité de l'utérus, et de contractions préalables qui ont entraîné l'effacement du canal cervical.

Il s'est accumulé une véritable littérature sur la question du col et du segment inférieur de l'utérus, littérature dont l'abondance est en raison inverse de l'importance pratique de son objet. Qu'un petit bout du col s'efface déjà dans les dernières semaines de la gravidité, et qu'un court segment du corps utérin passe ou non dans la zone de distension, la chose n'a pas d'importance en pratique au lit d'accouchement et au fond nous laisse assez indifférents.

Quand l'orifice externe du col est complètement dilaté, le pôle inférieur est libre sur une grande surface, les membranes ovulaires fortement tendues ne peuvent résister plus longtemps à la pression des contractions, elles se déchirent au moment d'une douleur, la poche des eaux se « rompt » et le liquide amniotique accumulé entre la tête et les membranes ovulaires s'écoule. Ainsi s'achève la période de dilatation et commence l'expulsion du fœtus.

2. La période d'expulsion.

Normalement le fœtus n'avance pas avant la rupture des membranes. Il reste au même endroit pendant toute la période de dilatation. L'utérus seul effectue une modification à sa position en s'élevant le long de l'œuf, de sorte qu'une partie toujours plus grande du pôle inférieur de ce dernier vient se loger dans la région utérine distendue qui correspond au col effacé. La dilatation achevée, l'effet des contractions du travail change de nature. Le recul du corps utérin est arrêté par la forte distension du col et la tension des ligaments ronds ; ces solides cordons de l'épaisseur du doigt opposent une résistance croissante à l'ascension du « fundus ». Le corps utérin ne peut plus se retirer au-dessus de l'œuf et se trouve maintenant immobilisé ; la pression intérieure créée par les contractions cesse de servir au recul de l'utérus, pour chasser le fœtus mobile dans le sens de la moindre résistance : la tête se met à descendre. La force dont le corps utérin, très raccourci, dispose encore n'est plus considérable, elle est en général insuffisante à elle seule pour pousser le fœtus à travers les voies génitales entières.

Dans ces circonstances nous voyons survenir une deuxième force expulsive puissante, celle des muscles abdominaux : *la presse abdominale*. Elle entre en action par réflexe dès que la paroi cervicale a subi un certain degré de distension et s'exerce à chaque douleur jusqu'à la fin du travail, indépendamment de la volonté de la parturiente. Ses efforts augmentent d'énergie, à mesure que le fœtus avance et que la partie qui se présente comprime davantage les régions sensibles du plancher pelvien. Dans tout accouchement, l'œil peut suivre directement l'effet de la presse abdominale quand la tête commence à être visible à la vulve. Chaque effort de la parturiente est introduit par une contraction utérine qui ne fait guère avancer la tête, et qui semble dans ce stade servir plutôt à tendre les parois de la filière génitale et à faciliter le glissement du fœtus. Ce n'est qu'à l'instant où la femme, excitée par la douleur utérine, met en jeu ses muscles de l'abdomen que le périnée bombe, et que la tête paraît et disparaît à plusieurs reprises correspondant aux à-coups des contractions intermittentes de la paroi abdominale. Si

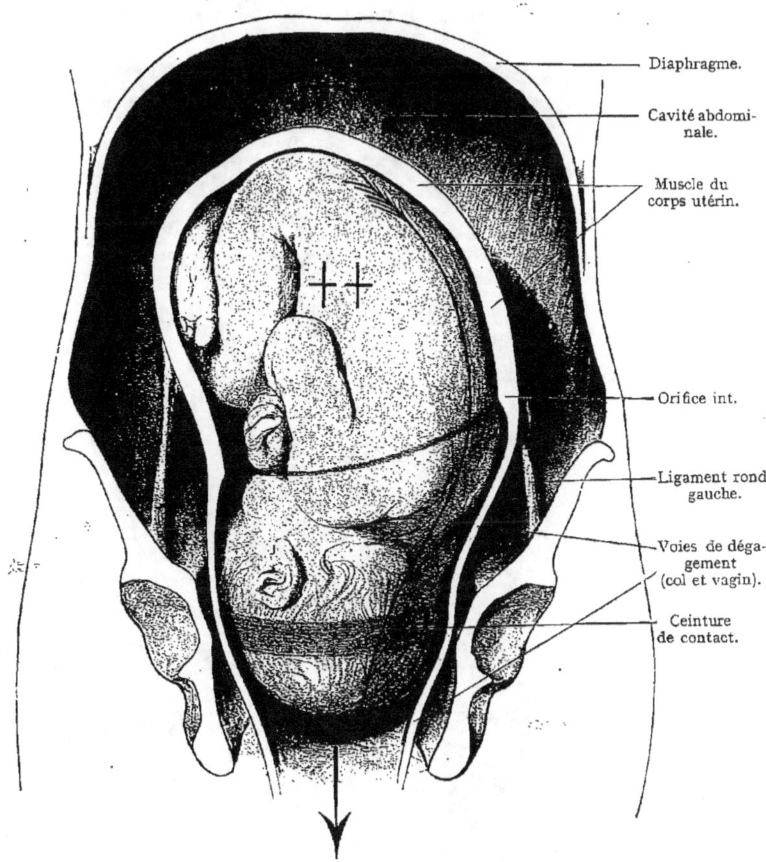

Fig. 167.

Schéma de l'action des forces expulsives (contractions utérines et presse abdominale) dans la période de l'expulsion.

les forces ne permettent pas des efforts énergiques, ou si la presse abdominale ne peut fonctionner suffisamment, par exemple chez les multipares atteintes de ventre en besace et de diastase des muscles droits, la tête peut séjourner longtemps à la vulve, et même, si le périnée est relâché, la fin de l'accouchement peut se faire attendre des heures entières.

La fig. 167 nous démontre la façon d'agir des forces expulsives à la période d'expulsion. Tous les organes contenus dans l'abdomen sont soumis à l'élévation de pression causée par la presse abdominale, l'utérus et son contenu aussi bien que l'intestin et la vessie. A cette pression s'ajoute à l'intérieur de l'utérus celle que produit la contraction du muscle utérin. Ces deux pressions réunies constituent *la pression générale du contenu* (Lahs), qui intéresse également toutes les parties fœtales, et s'exerce jusqu'à

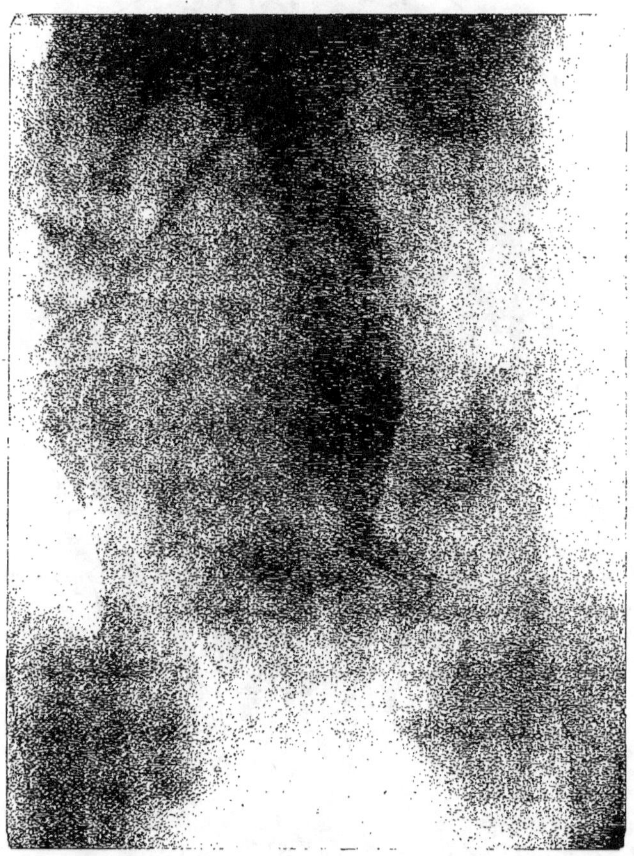

Fig. 168.

Axe du fœtus pendant la période d'expulsion.
Radiographie prise pendant la contraction.

l'endroit où la tête entre en contact intime avec les parois génitales. Cette zone, qui ferme en bas la cavité utérine et y permet l'élévation de la pression, s'appelle *la ceinture de contact*. Sous l'effet de la pression générale du contenu, le fœtus tend (à l'instar du piston de cylindre à vapeur) à s'échapper dans la direction de la moindre résistance en-dessous de la susdite ceinture, c'est-à-dire à descendre.

On peut se demander si, à part la pression générale du contenu, le fœtus subit une impulsion spéciale de certaines parties de son corps, impulsion dénommée *pression dans l'axe du fœtus* ; la question est douteuse dans les naissances normales mais en cas de résistances très fortes et dans certains cas pathologiques, l'apparition de cette pression dans l'axe du fœtus devient probable. A la fig. 167, la direction de cette pression axiale est indiquée par un trait longeant le dos du fœtus, et son action s'expliquerait de la manière suivante : le muscle cavitaire constituant le corps utérin, fixé par la tension des ligaments ronds et du col, imprimerait au siège fœtal, lors de la contraction, un élan qui serait transmis à l'occiput par la colonne vertébrale. Voyez à la fig. 168 la radiographie d'une parturiente, prise pendant une contraction utérine. Cette radiographie nous donne en tout cas l'impression que la colonne vertébrale du fœtus, étendue et comprimée, agissant à la façon du piston dans le cylindre d'un moteur, exerce une action propulsive sur la tête. A la fin de la période d'expulsion ou peut aussi utiliser artificiellement cette « pression dans l'axe fœtal » en pesant sur le pôle supérieur du fœtus ; dans les présentations du siège, par exemple, une pression exercée sur la tête fœtale provoque nettement un mouvement de propulsion du siège.

A l'expulsion du fœtus sont liées certaines modifications dans la *forme* et la *position* de l'utérus, sur lesquelles je désirerais attirer votre attention un instant. Si vous observez la position de l'utérus dans l'abdomen, vous remarquez déjà pendant la dilatation un mouvement ascensionnel de l'organe qui atteint son maximum peu après le début de l'expulsion. La matrice entière est alors considérablement élevée, le fond s'appuie contre l'arc costal et se trouve dévié ordinairement vers la droite. En outre, vous verrez souvent l'utérus se redresser pendant la contraction, et faire bomber fortement la paroi abdominale antérieure. Ce mouvement est dû à la traction des ligaments ronds se contractant, et plus tard aussi à la tension du diaphragme et des muscles plats abdominaux, qui redressent l'organe et en refoulent le fond en avant.

Les modifications de forme de l'utérus pendant le travail sont moins accessibles à l'observation directe et partant moins bien connues. Suivant l'ancienne théorie, l'utérus devrait pendant la contraction se raccourcir dans les diamètres longitudinal et transversal, et s'allonger dans le sagittal. D'après de récentes investigations, il semble que ce soit précisément le contraire qui ait lieu. *Schrœder* a montré le premier que le diamètre longitudinal de l'utérus s'agrandit au cours de l'accouchement, à la suite de la distension du segment inférieur (col), et, par des mensurations sur le vif, *Fehling* réussit à établir que le diamètre transversal aussi augmente pendant les contractions. Par contre, le diamètre antéro-postérieur ou profond subit une diminution, comme *Fehling* l'a rendu probable, l'utérus s'aplatit de plus en plus d'avant en arrière au fur et à mesure des progrès de son évacuation. Par cet aplatissement *le corps fœtal est mis en extension*, de sorte que la distance entre la tête et le siège, qui mesure environ 25 centimètres dans l'attitude fléchie typique de la grossesse, atteint au cours de l'expulsion une longueur d'environ 35 centimètres. C'est pourquoi la tête peut s'engager profondément sans que pour cela le siège abandonne le fond de l'utérus. Ce n'est qu'à l'instant où la tête traverse l'orifice vulvaire que le contact cesse entre le siège et le fond de la matrice, le corps utérin se retire du côté ventral du fœtus et en même temps les jambes de l'enfant sont mises en extension.

3. La période de la délivrance.

Grâce à sa structure lâche, le placenta est en état de s'adapter au rétrécissement de sa surface d'adhérence, rétrécissement lié nécessairement à la contraction et à la rétraction utérines pendant l'expulsion. Pendant la contraction, le placenta subit un tassement, un resserrement de sa masse qui proémine toujours plus dans la cavité utérine avec les progrès de l'évacuation, mais en aucun endroit il n'y a décollement de son insertion. Les membranes ovulaires suivent aussi la rétraction des parois utérines en formant de fins plis, mais leur décollement ne dépasse pas l'endroit où l'anneau de contraction s'est élevé le long du pôle inférieur de l'œuf.

Rien ne change encore à cet état des annexes quand la sortie du fœtus hors des voies génitales amène un rapetissement considérable du corps utérin, et que la pression intrautérine, qui durant chaque contraction a maintenu le placenta contre sa surface d'insertion, tombe soudainement. Dans la règle, immédiatement après la naissance de l'enfant, le placenta est encore adhérent partout, et l'on peut, par l'examen d'utérus provenant des premiers instants de la période de délivrance, reconnaître les causes de cet état de choses. La rétraction du corps utérin s'accomplit très inégalement pendant l'expulsion ; elle est surtout peu prononcée au niveau de l'insertion placentaire, où la paroi utérine reste presque aussi mince qu'auparavant. Tandis que les régions voisines de l'utérus ont contribué pour la plus grande part à réduire son volume par leur raccourcissement et leur épaississement énormes, la surface d'insertion placentaire a conservé presque

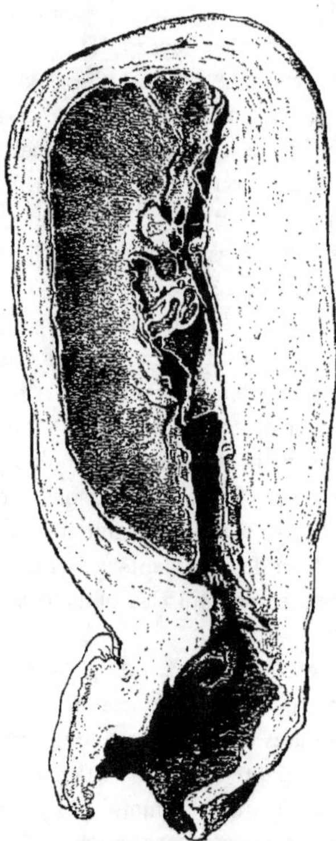

Fig. 169.

Utérus avec placenta, peu après l'expulsion du fœtus. La rétraction fait défaut au niveau de l'insertion placentaire.

entièrement son étendue précédente. C'est ce que montre très nettement la fig. 169, représentant la coupe pratiquée sur un utérus peu de temps après la naissance.

Après la naissance de l'enfant les contractions utérines rentrent en jeu, presque indolores maintenant, du moins pour les primipares ; en appliquant la main, on perçoit néanmoins nettement le durcissement de la matrice qu'elles provoquent ; ce sont ces nouvelles contractions qui vont décoller peu à peu et expulser l'arrière-faix et les membranes ovulaires.

Grâce à elles, la région de l'insertion placentaire se rétracte enfin de plus en plus, et le placenta commence à se détacher de sa base. Les nombreux et minces vaisseaux utéro-placentaires sont déchirés au cours de cette séparation et une masse de sang plus

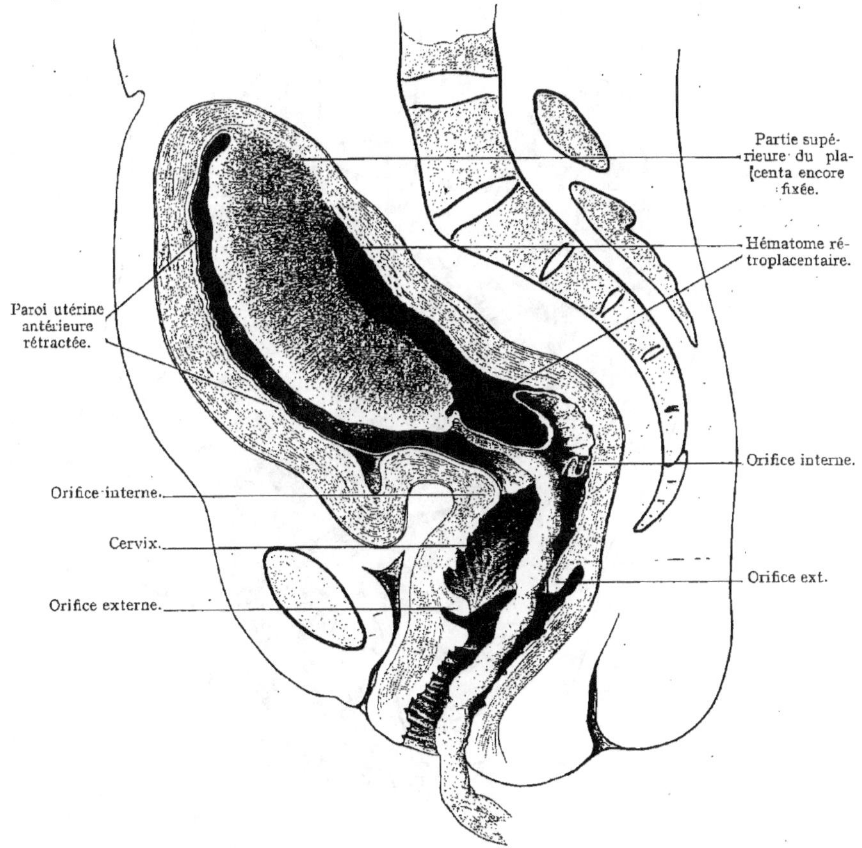

Fig. 170.

Début du décollement du placenta (mode de *Duncan*) dans la période de la délivrance.
D'après une préparation de la clinique obstétricale de Bâle.

ou moins grande s'accumule entre le placenta et la paroi utérine, constituant *l'hématome rétroplacentaire*. Les parties décollées de l'arrière-faix forment une voussure qui bombe dans la cavité utérine, et sont chassées vers le bas avant même que le décollement soit achevé. Le placenta entraîne après lui les membranes ovulaires, qui s'invaginent et forment par-dessus sa surface utérine un véritable sac. Quand l'arrière-faix a dépassé l'anneau de contraction, il est soustrait à la pression du corps utérin et peut séjourner dans la cavité flasque du col et du vagin jusqu'à ce qu'un effort plus considérable de la presse abdominale l'amène au jour, par exemple si la femme soulève le haut du corps ou si elle tousse. Cette sortie peut dans certaines circonstances se faire désirer longtemps, c'est pourquoi d'ordinaire l'on n'attend pas l'évacuation spontanée. du placenta, mais on procède artificiellement à son expression complète.

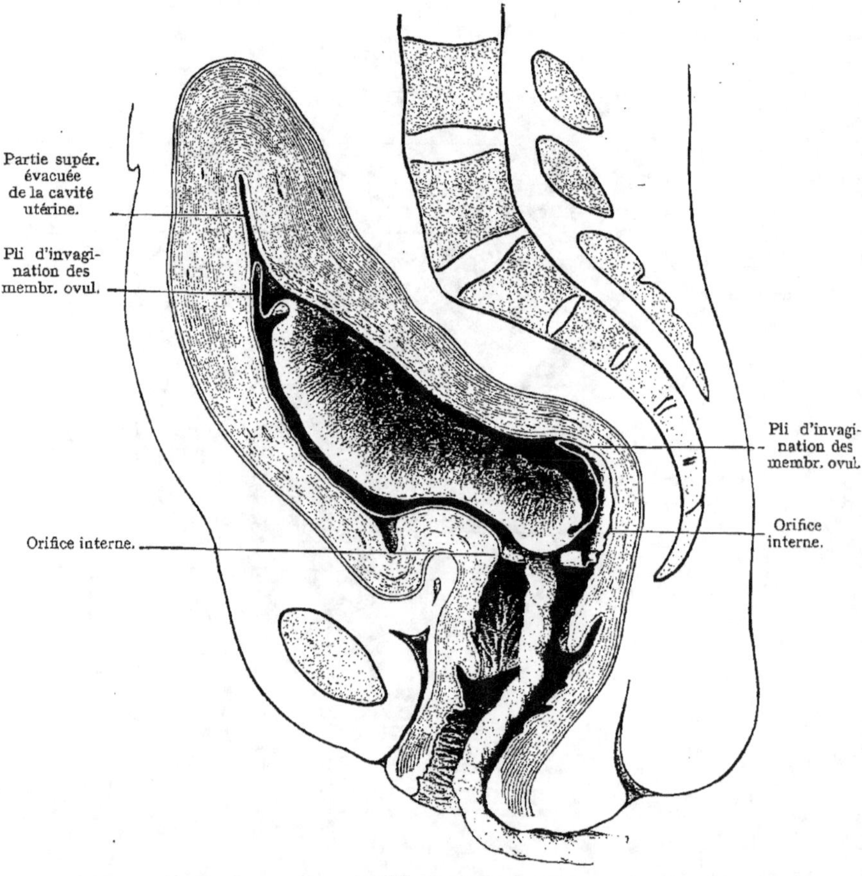

Fig. 171.

Le placenta, entièrement décollé, pénètre dans le col avec son bord inférieur en avant (mode de Duncan).

Les figures schématiques 170-175 vous représentent fidèlement les processus que nous venons de vous dépeindre. Les fig. 170-173 représentent le mode le plus fréquent de dégagement du placenta, décrit par *Duncan*. Dans ce mode, le décollement débute par le bas du placenta qui est poussé, le bord inférieur en avant à travers le col et apparaît à la vulve par ce même bord. On observe surtout cette sorte de décollement et de

dégagement quand la surface d'insertion placentaire descend très bas sur la paroi utérine antérieure ou postérieure. Si le placenta est inséré au fond de l'utérus, c'est d'habitude le centre de l'organe qui se décolle et descend en premier lieu, le placenta se dégage
alors selon le mode décrit par *B. S. Schultze*, c'est-à-dire avec le centre et l'insertion du
cordon ombilical en avant et sortant les premiers (fig. 174, 175). Il n'est pas rare, d'après

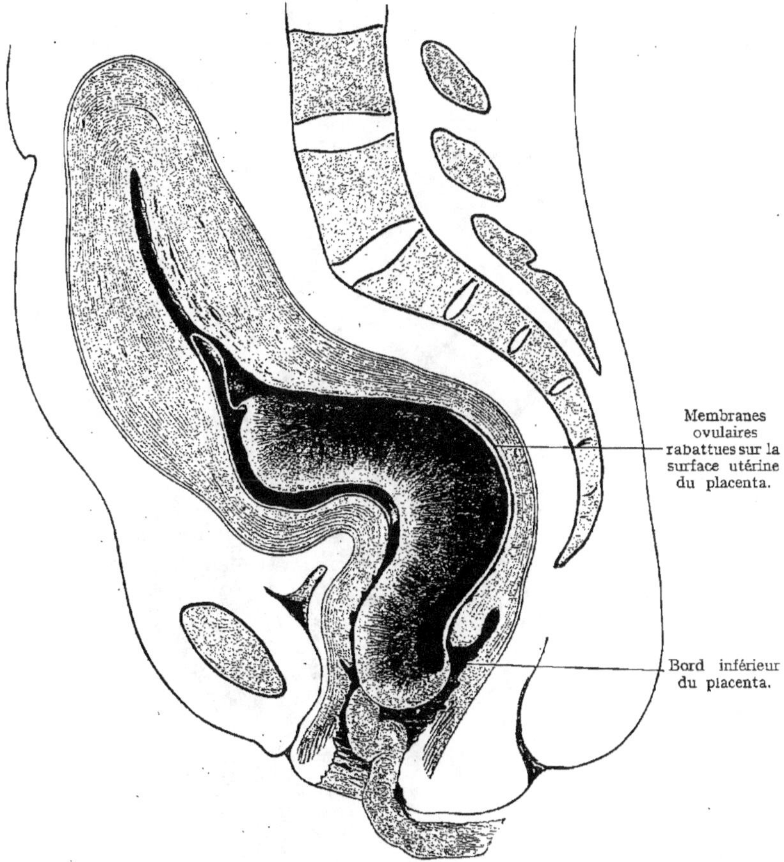

Fig. 172.
Le placenta, expulsé de la cavité du corps utérin, traverse l'orifice externe du col
(mode de *Duncan*)

les observations de *Gessner*, que les deux modes de dégagement précités aient lieu con-
comitamment ou plutôt l'un après l'autre. Le placenta traverse le cervix avec le bord
inférieur en avant selon le mode de *Duncan*, se pelotonne dans le vagin et sort de l'orifice
vulvaire d'après le mode de *Schultze*.

Si vous observez attentivement dans la délivrance les modifications de la forme

du bas-ventre, et si vous vous renseignez de temps à autre par une palpation prudente sur les contours de l'utérus, vous pourrez suivre très nettement chez la plupart des femmes l'évolution du décollement et de l'expulsion du placenta hors de la
cavité utérine. La chose est particulièrement facile chez les personnes maigres. Aussitôt
après la naissance de l'enfant, le corps utérin prend la forme d'une tumeur tendue

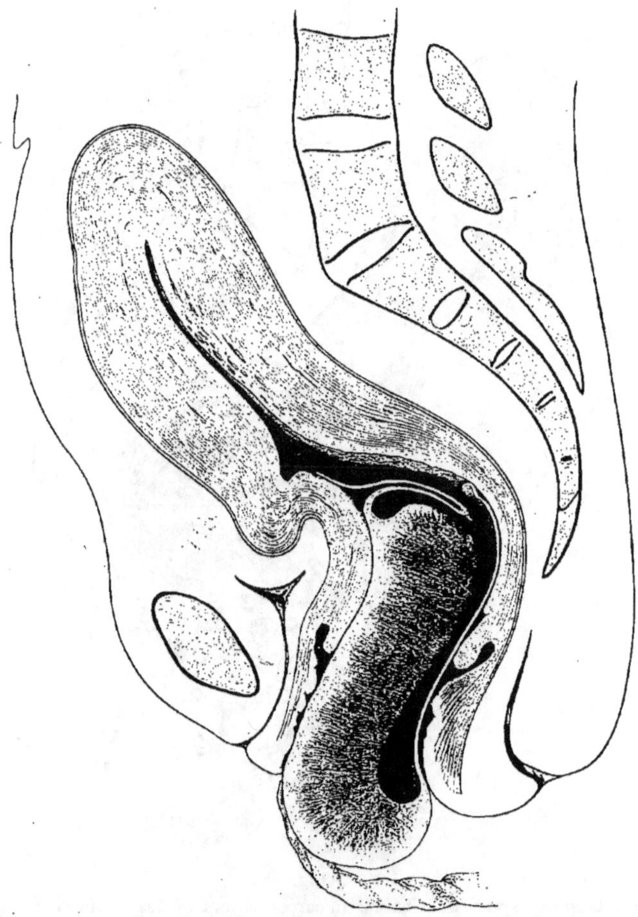

Fig. 173.

Le placenta sort du vagin, bord inférieur en avant (mode de *Duncan*).

-sphérique qui atteint environ le niveau de l'ombilic ; elle est facilement mobile sur le col
relâché et durci de temps en temps par les contractions de ses parois. Au cours des dix
minutes subséquentes, l'utérus abandonne graduellement sa forme sphérique ; le fond
de la matrice, auparavant renflé en un dôme, subit une diminution de son diamètre
antéro-postérieur et s'aplatit par l'application directe de la paroi antérieure sur la pos-

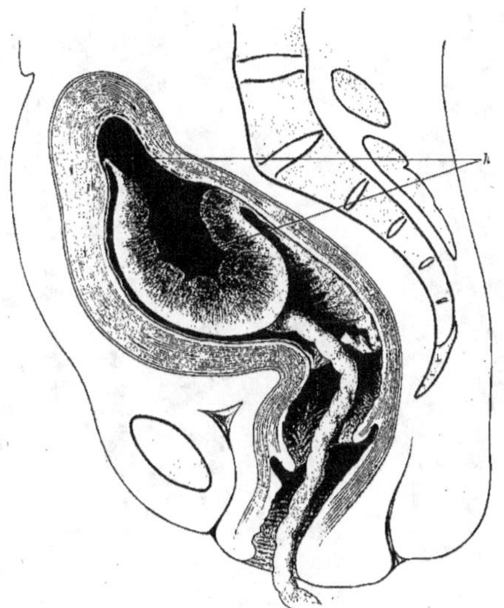

Fig. 174.
Décollement central du placenta, mode de *Schultze*.
h) Hématome rétroplacentaire.

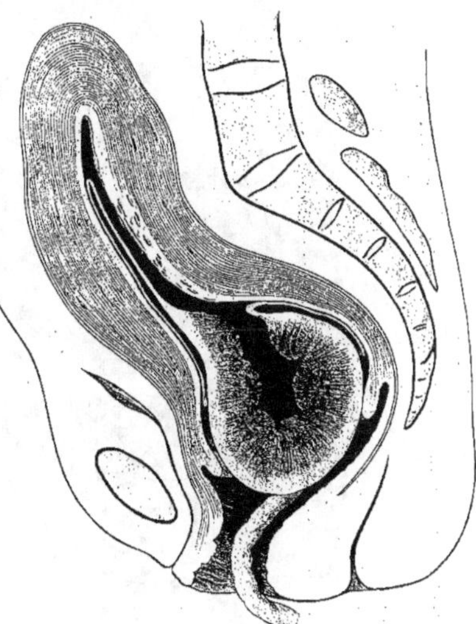

Fig. 175.
Le placenta expulsé de la cavité utérine et enroulé dans le col,
mode de *Schultze*.

térieure. Ce phénomène révèle l'expulsion du placenta hors du corps utérin, qui s'élève en même temps dans l'abdomen en s'inclinant ordinairement légèrement à droite. La cause de ce mouvement ascensionnel est dans le fait que le corps utérin mal fixé ne peut guère chasser le placenta vers le bas, mais bien plutôt se rétracte lui-même vers le haut en abandonnant ainsi son contenu. Quand l'arrière-faix séjourne dans le col, on peut le sentir comme une tumeur pâteuse, molle, entre la symphyse et le corps utérin

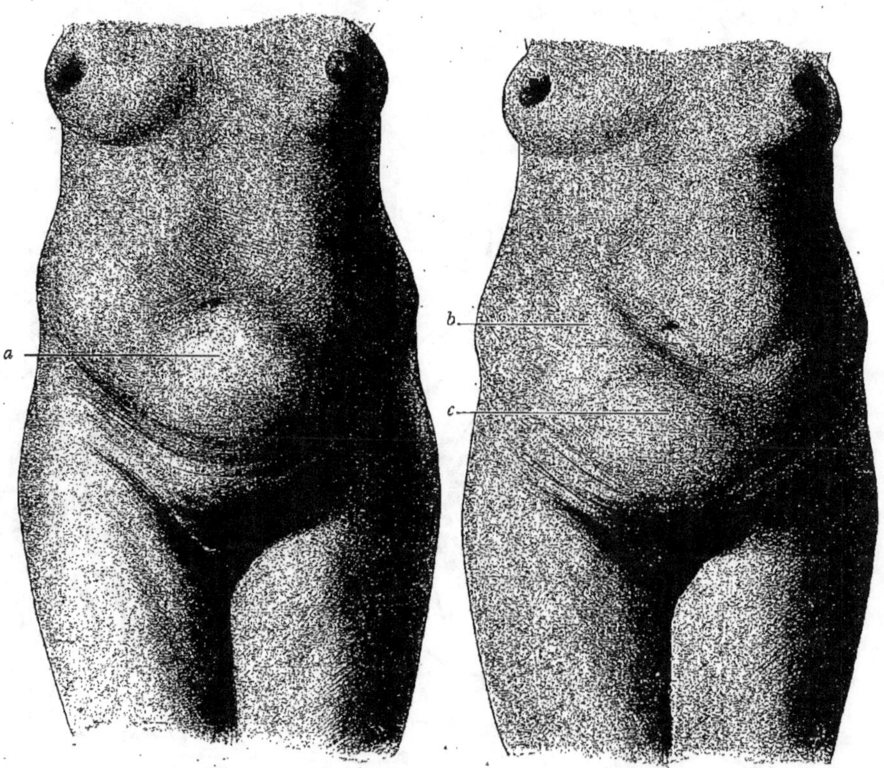

Fig. 176. Fig. 177.

Partie inférieure de l'abdomen d'une femme pendant la délivrance, d'après des photographies qui ont été prises d'en haut, la femme étant couchée horizontalement.

a) corps utérin, 5 minutes après la naissance de l'enfant ; il renferme le placenta en train de se décoller, et sa forme sphérique monte jusqu'à l'ombilic. *b)* corps utérin, 15 minutes p. part. ; il paraît aplati avec les deux bords angulaires, il est refoulé à droite en haut. Le placenta (*c*) est dans le col et le haut du vagin ; il forme une voussure aplatie, visible au-dessus de la symphyse.

fortement contracté, et l'on peut voir la large voussure qu'il forme au-dessus de la symphyse. Dès que le placenta est expulsé des voies génitales le corps utérin redescend, et quand la vessie est vide il s'enfonce si profondément dans le bassin, grâce au repliement du col, que le fond de la matrice n'arrive plus qu'à mi-hauteur de l'ombilic.

Nous aborderons plus tard en détail, dans un chapitre spécial, la question si importante pratiquement des troubles de la délivrance, qui peuvent s'accompagner d'hémorragies graves. Mais pour bien comprendre la pathologie de ces troubles, il est nécessaire de vous rappeler en quelques mots *les processus intimes du décollement placentaire* et le mécanisme qui préside à l'arrêt de l'hémorragie causée par la déchirure des vaisseaux utéro-placentaires.

La *séparation du placenta d'avec la paroi utérine* a lieu dans les couches profondes de la caduque sérotine (fig. 178), dont le tissu, parsemé de nombreux espaces glandulaires et veines à parois minces, présente une structure extrêmement délicate. Les fins septa, qui existent encore entre les glandes et les lumières des vaisseaux, se déchirent déjà à la moindre traction. On peut s'en rendre

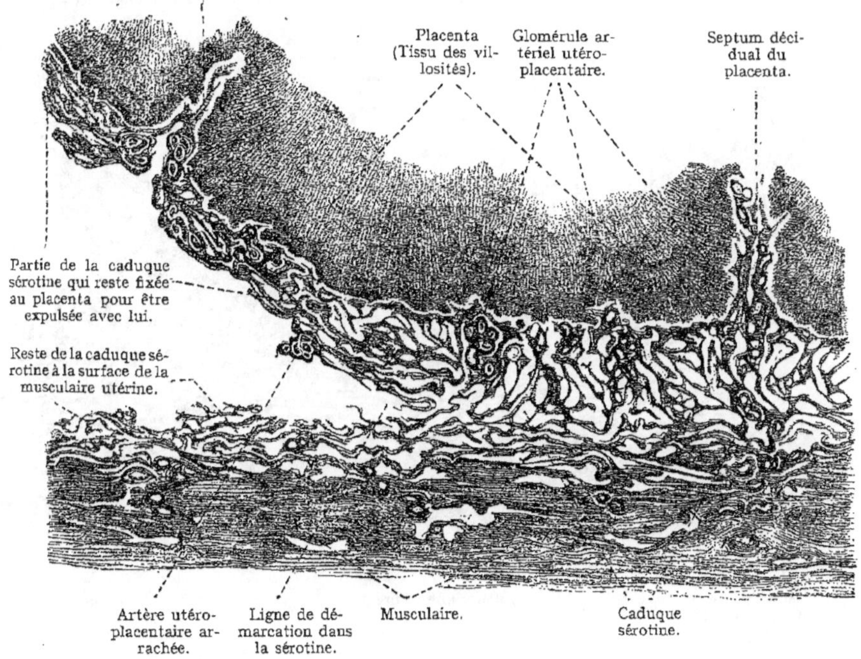

Fig. 178.

Décollement du placenta. Dessin d'une préparation à faible grossissement.

La séparation se fait dans la couche profonde de la caduque sérotine, garnie d'un grand nombre de vaisseaux veineux, de glandes et d'espaces tissulaires sans épithélium. Les délicates trabécules du tissu se rompent à la moindre traction.

compte au cours de l'opération césarienne, et sur des préparations fraîches où le placenta siège encore in situ, et sur lesquelles on pratique le décollement artificiel de cet organe. La séparation n'a pas toujours lieu exactement dans la même couche du tissu ; tantôt il ne reste sur la musculaire qu'une mince partie de la sérotine composée de quelques couches de cellules ; dans ce cas, la musculaire paraît presque complètement dénudée après l'expulsion de l'œuf ; tantôt la couche de sérotine est plus épaisse. La fine pellicule grise, qui recouvre la surface utérine du placenta expulsé, n'est pas autre chose que la portion supérieure décollée de la sérotine, plus ou moins épaisse comme nous venons de le voir. Si vous la considérez attentivement, vous y reconnaîtrez aussi la présence des veines serpentines utéro-placentaires et des glomérules artériels détachés lors du décollement.

Le *décollement* s'effectue d'une manière absolument analogue *au niveau des membranes ovulaires.*

Ici aussi la séparation se fait, plus ou moins profondément, à l'intérieur de la couche spongieuse de la caduque vraie, couche richement pourvue de vaisseaux et de fentes glandulaires (voir fig. 179). La couche compacte de la caduque vraie, toujours expulsée en même temps que les annexes. est visible sur tout arrière-faix, à la face externe du chorion, à l'état d'enduit gris-rougeâtre parcouru par de fins vaisseaux, et se laisse enlever comme une mince pellicule.

Le décollement du placenta est amené par de vigoureuses contractions de la musculaire. Ces dernières sont suivies d'une forte rétraction des faisceaux de fibres qui s'enchevêtrent les uns dans les autres, et la rétraction entraîne le rétrécissement des vaisseaux qui passent de la musculaire dans la sérotine. Ainsi, grâce à cette rétraction de la musculature utérine, au moment de la sépa-

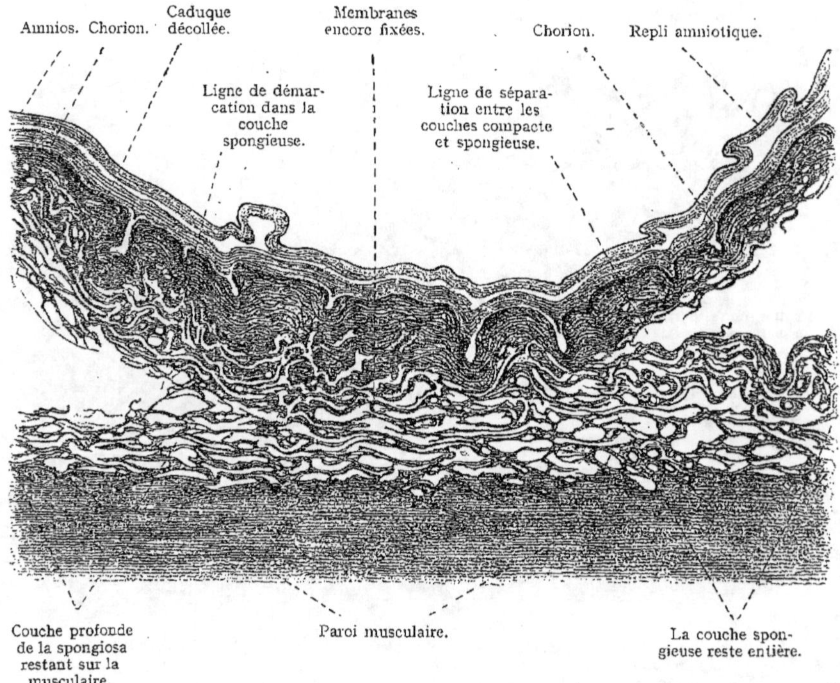

Fig. 179.

Décollement des membranes produit artificiellement sur une préparation fraîche, fixée ensuite. Les espaces de la caduque représentent en partie des lacunes dans le tissu, en partie des glandes et des vaisseaux.

A droite, la démarcation a lieu superficiellement, la couche compacte de la caduque reste seule adhérente aux membranes. A gauche, la séparation se fait dans la profondeur de la couche spongieuse, il ne reste à la surface de la musculaire qu'une mince pellicule, la plus grande partie de la caduque est décollée puis expulsée. On rencontre également ces deux sortes de séparation.

ration du placenta les vaisseaux utéro-placentaires sont déjà presque complètement oblitérés. Si le mécanisme de la rétraction fonctionne bien et si les vaisseaux sont comprimés de tous côtés par l'emboîtement mutuel des faisceaux musculaires comme par de vraies « ligatures vivantes », le décollement et l'expulsion du placenta peuvent s'accomplir presque sans aucune hémorragie. Au contraire, en cas de rétraction lente et incomplète, si les vaisseaux sont béants, l'écoulement sanguin peut atteindre une intensité assez considérable, de sorte que la perte moyenne de sang comportant de 400 à 500 gr. peut doubler jusqu'à l'expulsion des annexes.

L'examen comparatif des fig. 180 à 182 vous montre *l'influence de la rétraction musculaire sur les vaisseaux utéro-placentaires.* La fig. 180 reproduit la paroi d'un utérus proche du terme, dont les vaisseaux placentaires artériels et veineux ont été injectés, dont les faisceaux de fibres sont tous parallèles et laissent entre eux de vastes lacunes pour les vaisseaux. Dans la fig. 181, les mêmes vaisseaux sont représentés d'après un utérus pareillement injecté, provenant d'une femme qui vient d'accoucher, et montrant une bonne rétraction. Vous voyez que les veines à parois minces sont presque complètement oblitérées par l'intrication serrée des faisceaux de fibres musculaires, et que les lumières des artères contractées ne forment plus que de petits points. *Dans la rétraction*

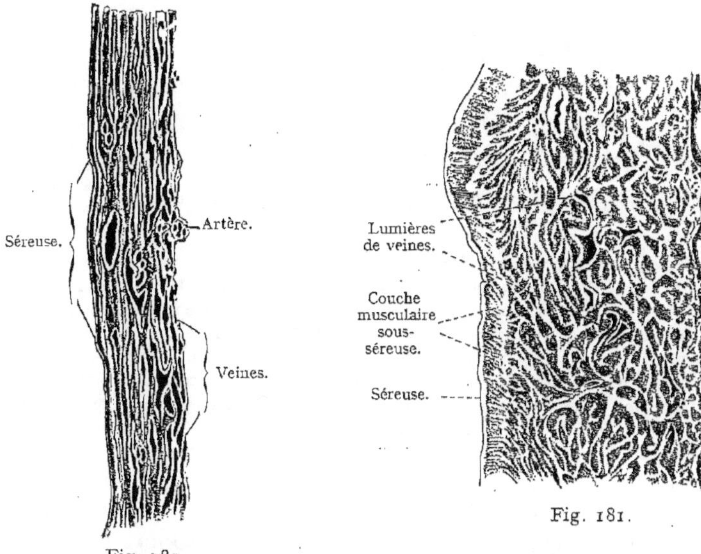

Fig. 180.

Fig. 181.

Fig. 182.

Fig. 180. — Utérus proche du terme, dont les artères et les veines ont été injectées.

Section de la paroi au niveau de l'insertion placentaire.

Fig. 181. — Utérus immédiatement après la délivrance, bien rétracté avec artères et veines injectées.

Section de la paroi au niveau de l'insertion placentaire.

Fig. 182. — Insertion placentaire d'un utérus mal rétracté.

Nombreux thrombus veineux.

normale de l'utérus puerpéral il ne se forme de thrombus ni dans les veines ni dans les artères. La thrombose des veines placentaires indique toujours la rétraction incomplète de la musculaire, c'est-à-dire un état anormal, dans lequel l'arrêt définitif de l'hémorragie est amené moins par le rétrécissement de la lumière des vaisseaux que par la coagulation du sang dans leurs ramifications terminales (fig. 182).

Xme LEÇON

Le mécanisme de l'accouchement dans la présentation occipitale. Les diverses variétés de cette présentation ; engagement synclitique et asynclitique. Hauteur de la tête dans le bassin au moment de l'expulsion ; flexion (engagement), rotation et déflexion (dégagement). Passage de la ceinture scapulaire. Causes des mouvements de la tête. Variantes du mécanisme dans le passage de la tête : variété occipito-postérieure ; absence de la rotation. (Tête transverse dans l'excavation pelvienne) ; tête haute en position occipito-sacrée ou occipito-pubienne dans le détroit supérieur (*hoher Geradstand*) ; rotation exagérée. Bosse séro-sanguine et configuration du crâne dans la présentation occipitale. Le céphalématome.

Messieurs, dans son trajet à travers la filière génitale, le fœtus exécute certains mouvements grâce auxquels il s'adapte à la forme du canal qu'il suit, et achève son parcours en utilisant de la façon la plus favorable l'espace dont il dispose. Vous connaissez tous l'effet que la rayure du canon exerce sur le mouvement du projectile dans les armes modernes ; eh bien, représentez-vous que le canal génital exerce une action analogue sur le passage du fœtus. Ainsi que le projectile par les raies du canon, le corps fœtal est contraint par la conformation particulière de la filière génitale à prendre une direction donnée, et à exécuter certains mouvements déterminés, soit de rotation, soit de flexion ou d'extension. L'ensemble de ces mouvements constitue *le mécanisme de l'accouchement*. A chaque présentation correspond un mécanisme spécial, d'après lequel le fœtus effectue le plus facilement son trajet. J'ai à peine besoin de vous dire quelle importance a pour l'accoucheur la connaissance de ces divers mécanismes typiques. Celui-là seul qui est bien renseigné à ce sujet saura apprécier dans le cas particulier les obstacles mécaniques auxquels il faut s'attendre dans le cours de l'accouchement, et se rendre compte à temps des anomalies qui pourraient survenir.

Mécanisme de l'accouchement dans la présentation de l'occiput.

Nous allons d'abord nous occuper uniquement du *mécanisme de l'accouchement dans la présentation de l'occiput*, le seul physiologique. Comme point de départ de notre étude, nous devons avant tout nous représenter l'engagement de la tête, c'est-à-dire considérer la position que le crâne et spécialement l'occiput prennent au début de l'expulsion. Attendu que cette position offre plusieurs variantes, il est nécessaire que je vous rappelle certaines notions préliminaires.

Suivant la position du dos, vous trouverez l'occiput dans la partie gauche ou droite du bassin. Si l'occiput est à gauche (première position du dos), il peut être à gauche exactement, ou à gauche en arrière, ou encore à gauche en avant. Il en est de même quand il est à droite. Mais il ne siège que très exceptionnellement droit en avant ou droit en arrière au moment de l'engagement de la tête au détroit supérieur, parce que le crâne ne trouve pas assez de place pour son diamètre longitudinal entre la sym-

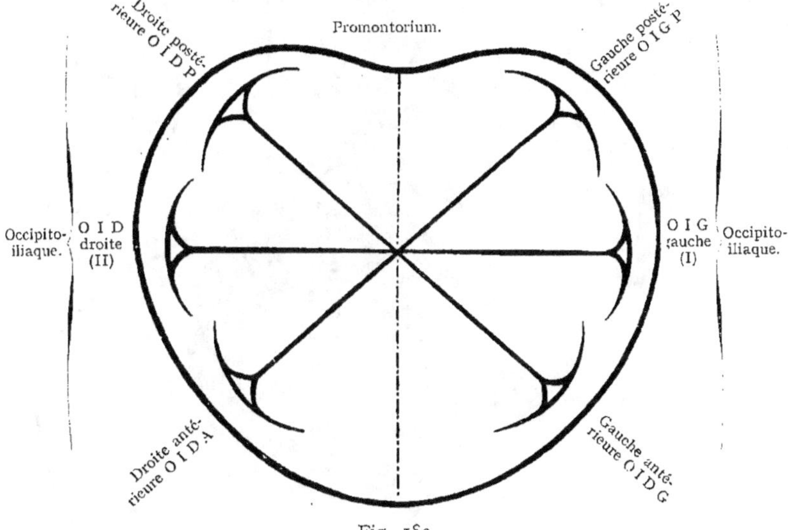

Fig. 183.
Schéma des présentations occipitales.

physe et le promontoire. Il reste donc pour la direction de l'occiput les six possibilités indiquées par le schéma ci-joint.

Puisque, pour certains motifs exposés précédemment, le dos est le plus souvent tourné en avant dans la première position (occipito-iliaque gauche) et en arrière dans la deuxième (occipito-iliaque droite), de même l'occiput à gauche regardera le plus souvent un peu en avant, et l'occiput à droite, un peu en arrière. Il va de soi que, à part les six directions indiquées, l'occiput pourra occuper quantité de positions intermédiaires qu'il est inutile de désigner spécialement. En pratique comme en théorie il suffit de distinguer : l'occiput à gauche, à gauche en avant, à gauche en arrière, et l'occiput à droite, à droite en avant, à droite en arrière.

Là-dessus, si vous cherchez, à propos de l'engagement de la tête, quelle situation la partie du crâne dirigée en avant occupe par rapport à celle dirigée en arrière, vous constaterez les trois éventualités suivantes :

1. Les deux moitiés antérieures et postérieures du crâne (antérieure et postérieure relativement à leur situation dans le bassin maternel) se sont engagées à la même profondeur dans le détroit supérieur, la suture sagittale passe au milieu du canal pelvien, le crâne est perpendiculaire au plan du détroit supérieur — *engagement synclitique* (fig. 184).

2. La moitié antérieure du crâne est restée en arrière, la postérieure est située

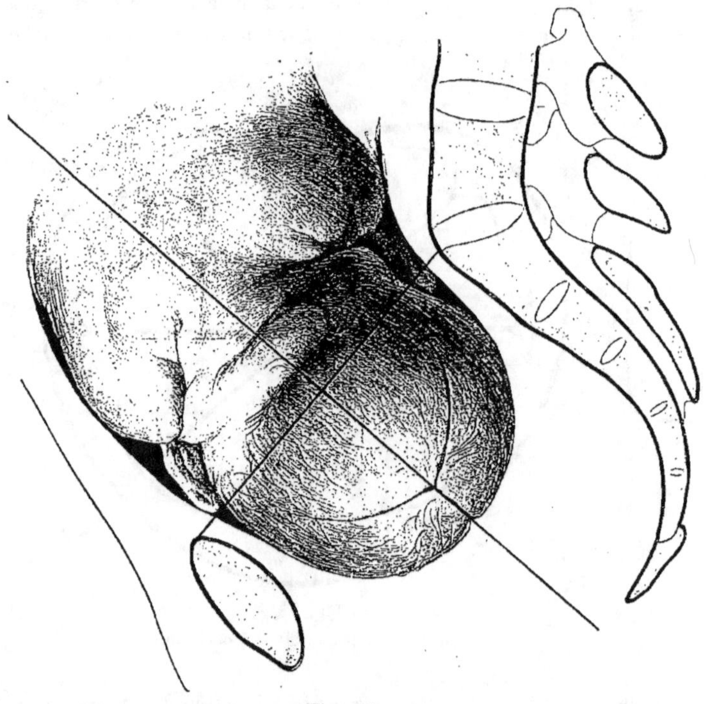

Fig. 184.

Engagement synclitique du crâne.

plus profondément, la suture sagittale se trouve plus près de la paroi pelvienne antérieure, l'axe fœtal passe en arrière de l'axe du détroit supérieur — *asynclitisme postérieur* ou *engagement du pariétal postérieur* (fig. 185).

3. Le pariétal antérieur est descendu plus bas, le postérieur est resté en arrière, la suture sagittale passe plus près de la paroi pelvienne postérieure, l'axe fœtal est dirigé en avant de l'axe du détroit supérieur, la tête est inclinée sur l'épaule postérieure — *engagement du pariétal antérieur, asynclitisme antérieur* ou *obliquité de Nœgele* (fig. 186).

Comme *de Seigneux* l'a démontré, on observe l'asynclitisme postérieur de préférence chez les primipares aux parois abdominales fortement tendues, qui compriment l'utérus et le fœtus contre la colonne vertébrale et déplacent l'axe fœtal en arrière de l'axe du détroit supérieur. Par contre, l'asynclitisme antérieur se rencontre plus souvent chez les multipares, dont les parois abdominales relâchées permettent la déviation de l'axe fœtal en avant ou l'inclinaison latérale de la tête sur l'épaule postérieure, caractéristique de l'obliquité de *Nægele*. Tant que l'engagement asynclitique reste peu prononcé, la descente de la tête le corrige facilement, le pariétal laissé en arrière rejoignant

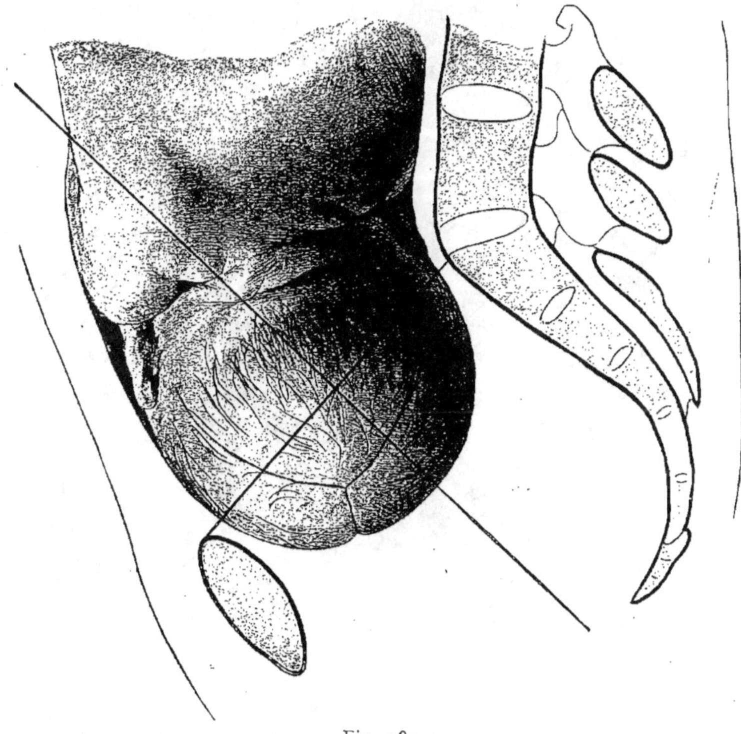

Fig. 185.
Asynclitisme postérieur ou engagement par le pariétal postérieur.

le niveau de l'autre. Quand la tête arrive dans l'excavation pelvienne, dans la règle ses deux moitiés antérieure et postérieure sont à la même profondeur dans le bassin, la suture sagittale est équidistante des parois pelviennes antérieure et postérieure, la position de la tête est ainsi devenue *synclitique*.

Enfin il importe encore de tenir compte, dans le mécanisme du travail, de la *hauteur* à laquelle la tête se trouve au début de l'expulsion. Sous ce rapport aussi, l'engagement offre des différences considérables. Normalement, chez les *primipares* le crâne est fixé dans le détroit supérieur et assez souvent descendu jusque dans l'excavation pelvienne. La flexion de la tête est très marquée dans ces conditions, le menton est pressé sur la poitrine, l'occiput forme la partie la plus basse, le doigt au toucher rencontre en premier lieu la petite fontanelle et n'atteint la grande fontanelle située plus haut qu'en pénétrant plus profondément. La fig. 187 reproduit cette sorte d'engagement.

Chez les *multipares,* la tête est située plus haut généralement et souvent elle reste mobile au-dessus du détroit supérieur jusqu'à la rupture des membranes. Sa flexion n'est

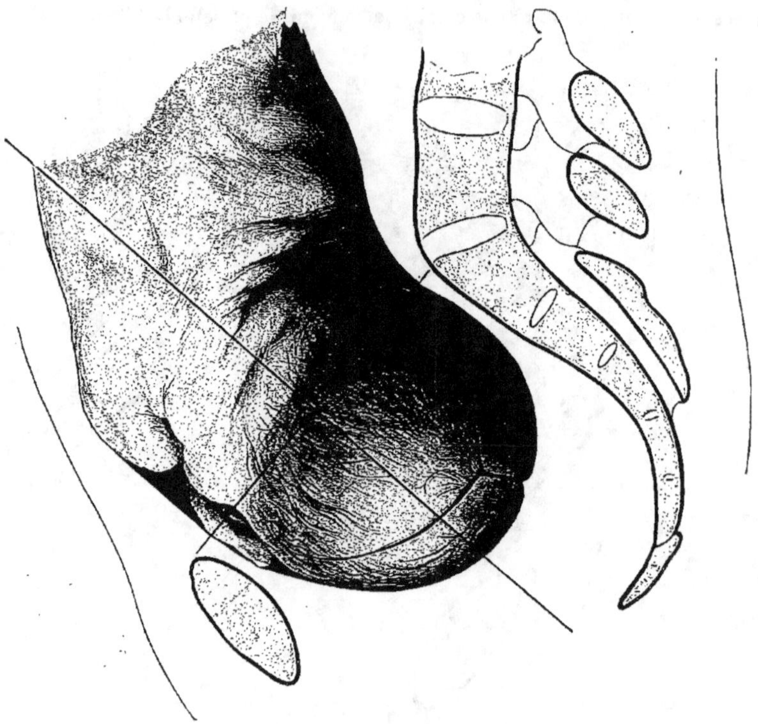

Fig. 186.
Asynclitisme antérieur ou engagement par le pariétal antérieur.
(Obliquité de *Nægele*).

que modérée, surtout en cas de liquide amniotique abondant ; la grande et la petite fontanelle sont à peu près au même niveau ; la partie qui se présente d'abord n'est pas l'occiput mais la région du vertex (fig. 188). La flexion ne devient plus forte qu'au moment où la tête, après la rupture des membranes, commence à descendre dans le bassin sous l'action des forces expulsives ; l'occiput et la petite fontanelle s'enfoncent, la région du vertex et la grande fontanelle restent en arrière. La flexion prononcée de la tête a pour but de faciliter considérablement son parcours à travers le bassin par une parfaite adaptation à la conformation de ce dernier. Car le plan sous-occipito-bregmatique prend la place de l'occipito-frontal, dont la circonférence est plus grande et qui occupait l'entrée du détroit supérieur avant l'engagement. La différence entre eux ressort nettement de la comparaison des fig. 187 et 188.

D'après ce que nous venons de décrire chez les primipares, normalement il ne peut être question pour elles d'un *mécanisme d'entrée* spécial. Lorsque les douleurs expulsives surviennent, la tête est déjà profondément engagée, l'occiput enfoncé dans le bassin. Par contre quand, durant la dilatation, elle se trouve encore au-dessus du

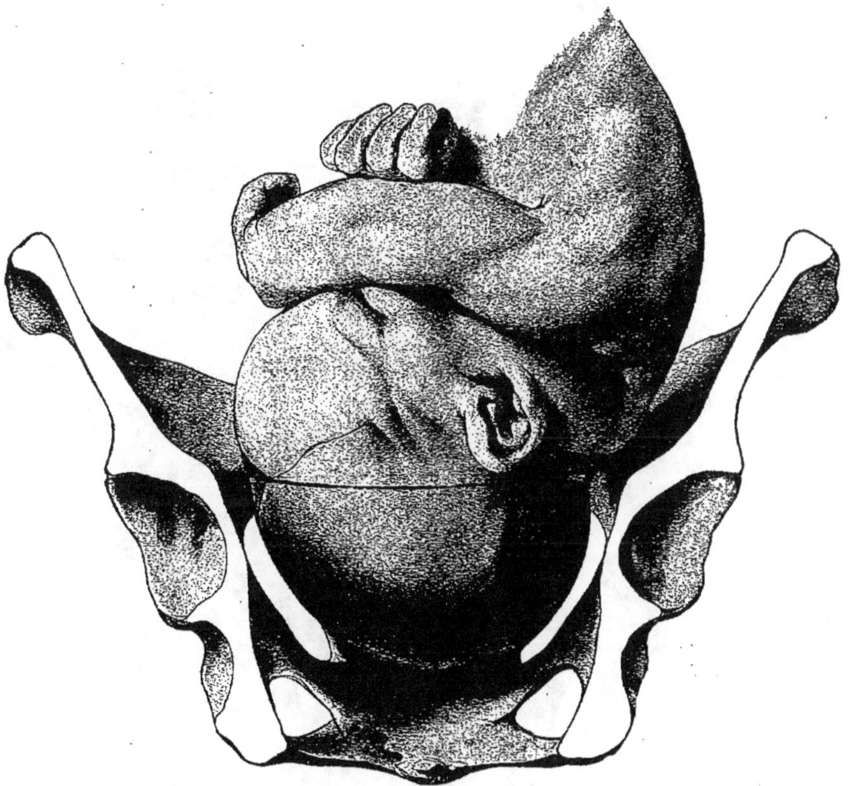

Fig. 187.

Primipare. Début de l'expulsion.

La tête, en forte flexion, est fixée dans le bassin ; l'occiput forme le point déclive.

détroit supérieur ou mobile à son entrée, on observe un mécanisme d'engagement suivant lequel la tête se fléchit fortement tout en progressant, et l'occiput descend le plus bas en constituant la présentation.

Cette *flexion* est le *premier mouvement* (l'engagement) de la tête dans le mécanisme de l'accouchement en présentation de l'occiput [en même temps flexion et descente : 1er et 2e temps de l'accouchement en France. Note du trad.]

Suivons maintenant la tête dans ses mouvements ultérieurs, en partant de la position qu'elle occupe sur la fig. 187. La flexion est ici complète, l'occiput est dans l'excavation pelvienne et dirigé à gauche en concordance avec la position du dos; la suture sagittale occupe le diamètre transverse du bassin. Placez le bout de l'index sur la petite fontanelle en gardant le contact pendant les douleurs suivantes et vous

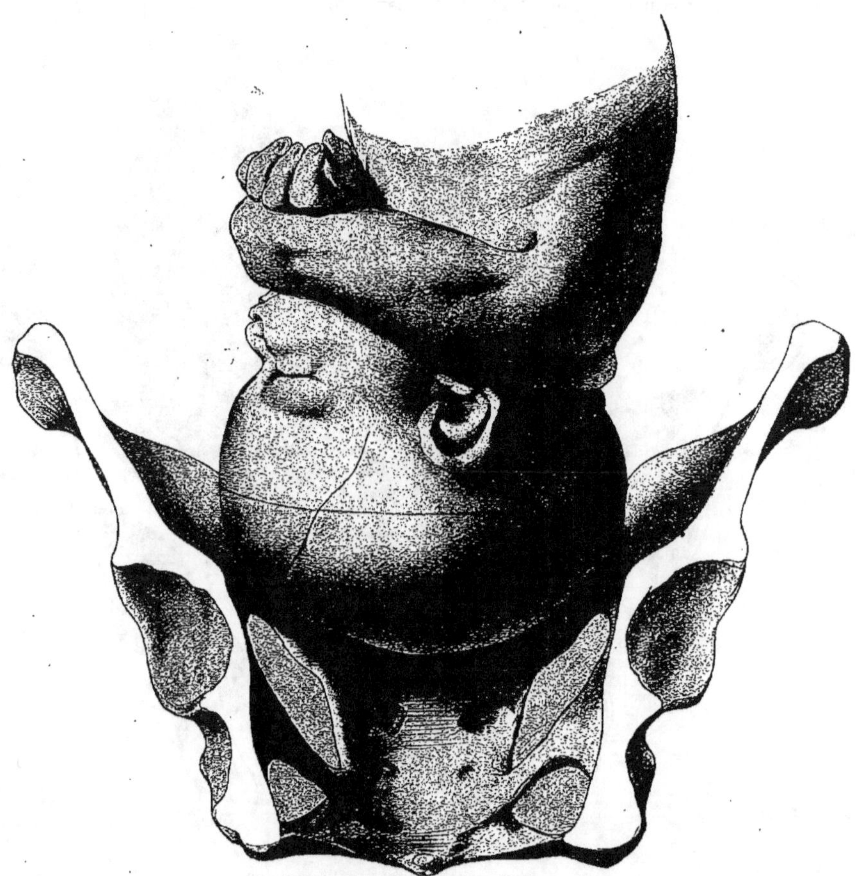

Fig. 188.

Multipare. Début de l'expulsion.

La tête, en flexion modérée, est encore mobile au-dessus du détroit supérieur; l'occiput et la grande fontanelle se trouvent à peu près au même niveau.

remarquerez ce qui suit : dès que le crâne dans son mouvement progressif entre en contact avec le plancher pelvien, la petite fontanelle, c'est-à-dire l'occiput, commence un mouvement de rotation vers la paroi antérieure de l'anneau pelvien. Chaque contraction le pousse à la fois plus bas et plus en avant. Parfois il est besoin de nombreuses douleurs pour effectuer cette rotation ; on sent dans les intervalles la fontanelle revenir à sa position latérale et reprendre sa rotation lors de la contraction suivante, jusqu'à ce qu'enfin ces tentatives répétées réalisent leur but et que l'occiput reste tourné en avant. En d'autres cas, la rotation s'accomplit rapidement, l'occiput est poussé vers le bas et amené d'un seul coup en avant. A mesure qu'il se dirige vers la paroi antérieure du bassin, la région du vertex (ou sinciput) et le front se tournent vers l'arrière, la suture sagittale abandonne le diamètre transverse pour passer dans l'oblique et finit par se fixer dans le diamètre droit ou antéro-postérieur du détroit inférieur.

Cette *rotation de l'occiput en avant* constitue *le 2e mouvement (rotation)* de la tête dans le mécanisme du travail en présentation occipitale [= 3e temps de l'accouchement : rotation interne, en France. Note du trad.] ; elle a pour axe le diamètre en hauteur de la tête, et comme elle se combine à la descente progressive on la désigne encore, d'après *Olshausen*, du terme de « mouvement de turbine » (Turbinalbewegung). La fig. 189 montre la tête en train d'exécuter la rotation.

Pendant que le crâne vient prendre place dans le détroit inférieur, la rotation s'achève et l'occiput arrive en général au bord inférieur de la symphyse en plein dans le diamètre antéro-postérieur du détroit précité (fig. 190). Dès lors, le seul obstacle qui s'oppose encore à la sortie de la tête est formé par le plan inférieur du plancher pelvien, soit par le périnée.

Toujours fortement fléchie, la tête refoule maintenant devant elle le périnée sous l'action vigoureuse des douleurs de l'expulsion. D'abord le coccyx est rétropulsé et la région du périnée postérieur ano-coccygien devient proéminente. Les sages-femmes expérimentées constatent d'abord la descente de la tête par la pression qu'elles exercent à l'aide d'un doigt sur le périnée postérieur. A mesure que l'occiput s'avance sous la symphyse, on remarque que le périnée antérieur ano-vulvaire devient aussi saillant (le périnée « bombe ») et le crâne finit par tenir tout entier dans le canal membraneux constitué par le développement et la distension des parties molles du plancher pelvien. A l'instant où l'occiput s'est développé jusqu'à la nuque sous la symphyse, le front franchit la pointe du coccyx, la tête récupère ainsi une plus grande mobilité et le 3e *et dernier mouvement* du mécanisme du travail commence : *la déflexion* ou *le dégagement* [= 4e temps de l'accouchement en France, la rotation externe formant le 5e, et l'expulsion du tronc le 6e ; ces trois temps peuvent se ramener à un seul mouvement : le dégagement. Note du trad.] (fig. 191). Le menton s'éloigne de la poitrine, l'occiput s'élève par devant la symphyse et ouvre l'orifice vulvaire. Une fois que la déflexion de la tête a débuté, elle progresse à chaque contraction. Ici aussi comme pour la rotation, le mouvement a lieu par à-coups, par intermittences, et subit un recul quand la pression d'en haut cesse. Ce n'est que lorsque les bosses pariétales sont dégagées à la vulve que la tête se maintient défléchie ; ensuite quelques douleurs suffiront à achever la déflexion en faisant franchir le périnée à la région du vertex et au front ; après le passage des bosses frontales le périnée se rétracte spontanément sur la face (fig. 192).

Le *dégagement du tronc* est assez simple. Quand la tête devient visible à la vulve, la ceinture scapulaire pénètre dans le détroit supérieur avec le diamètre bisacromial placé dans l'un des diamètres obliques de ce détroit. La ceinture scapulaire progresse dans cette position jusque sur le plancher pelvien, où elle subit tout comme la tête une rotation dans le diamètre antéro-postérieur du détroit inférieur. L'épaule antérieure achève sa rotation sous la symphyse, la postérieure se loge en arrière. Pendant que cette dernière est retenue par le coccyx, l'épaule antérieure sort la première sous la symphyse, puis l'épaule postérieure se dégage du périnée et de la vulve, le tronc du fœtus

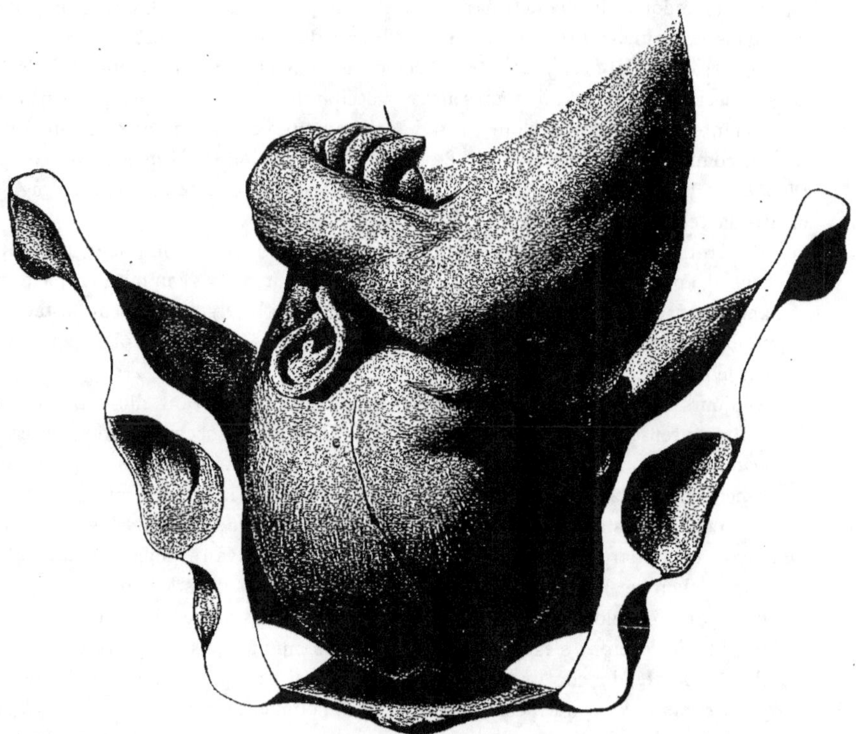

Fig. 189.

Deuxième mouvement : rotation de l'occiput en avant, la suture sagittale passant du diamètre transverse dans l'oblique.

étant fléchi latéralement. La rotation de la ceinture scapulaire se communique à la tête ; immédiatement après la sortie de cette dernière, la face regarde droit en bas ; mais dès que le diamètre bisacromial exécute sa rotation dans le diamètre antéro-postérieur du détroit inférieur, la face se tourne de côté. C'est là ce qu'on appelle la *rotation externe* de la tête.

Après la sortie des épaules, l'expulsion des parties volumineuses du fœtus est terminée. Le reste ne rencontre aucune résistance dans les voies génitales et se dégage rapidement sans mécanisme typique.

Les mouvements de la tête et des épaules, que nous venons de décrire, se passent exactement de la même façon dans les deux présentations occipito-iliaques gauche et droite (1ʳᵉ et 2ᵉ occipitales) ; les seules particularités à signaler sont les suivantes :

Dans la première présentation occipitale ou occipito-iliaque gauche, le dos se trouve généralement dès le début à gauche *en avant*, comme nous l'avons mentionné à plusieurs reprises. L'occiput au moment de son engagement dans le bassin a la même position que le dos, *à gauche et en avant* ; la suture sagittale est dans le diamètre oblique gauche (en Allemagne le droit) du détroit supérieur (occipito-iliaque gauche antérieure, ou première variété de la première occipitale). La moitié droite du crâne regarde la paroi pelvienne antérieure, et la moitié gauche la paroi postérieure. Dans la rotation en avant l'occiput n'a qu'un court trajet à parcourir jusqu'à la symphyse. A

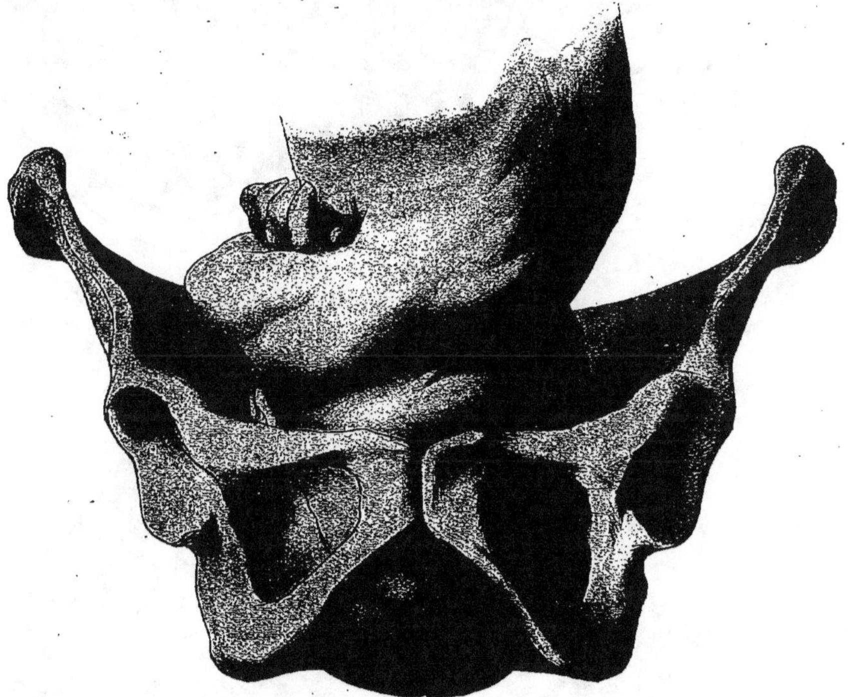

Fig. 190.

Le deuxième mouvement est achevé, l'occiput est sous la symphyse. La suture sagittale chemine
dans le diamètre antéro-postérieur du détroit inférieur.

La rotation du dos est en retard sur celle de la tête ; le dos est encore tourné légèrement à gauche.

la vulve apparaît d'abord l'angle postéro-supérieur du pariétal droit. Lorsque l'occiput s'est développé sous la symphyse, c'est-à-dire lorsque la tête a placé sous la symphyse son sillon occipito-cervical, la partie antérieure du crâne, le front et enfin la face franchissent le périnée, en accomplissant autour de ce sillon un mouvement de charnière. La ceinture scapulaire passe le détroit supérieur dans le diamètre oblique droit, l'épaule droite fait une rotation en avant qui l'amène sous la symphyse, l'épaule gauche se dégage le long du périnée. Rotation externe de la tête : la face se tourne vers la cuisse droite de la mère.

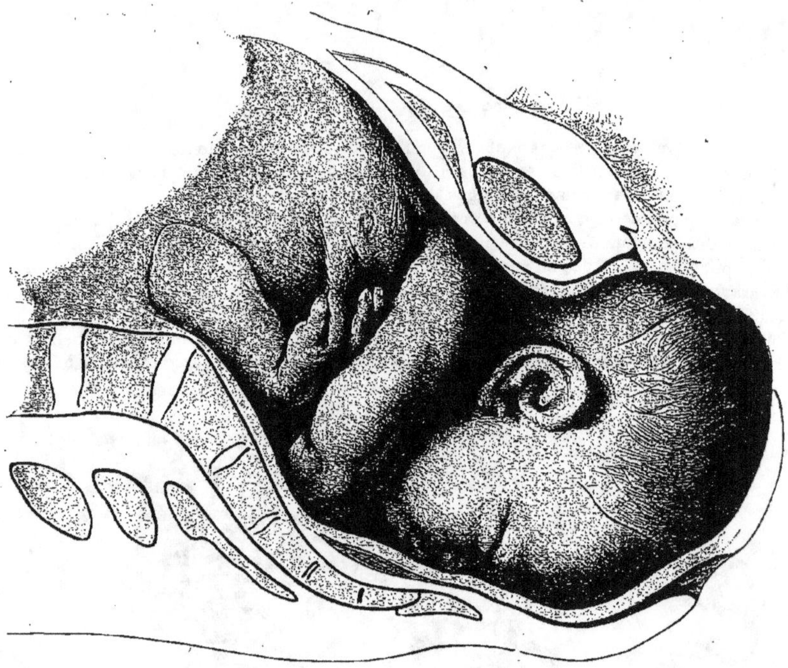

Fig. 191.

Ampliation du périnée par la tête dans la présentation de l'occiput (ou traversée de la « tente coccy-pubienne » ou de « l'orifice pubo-périnéal ») et apparition de la tête à la vulve.

L'occiput s'est dégagé sous la symphyse jusqu'à la nuque, le front a dépassé la pointe du coccyx ; le troisième mouvement, la déflexion, commence.

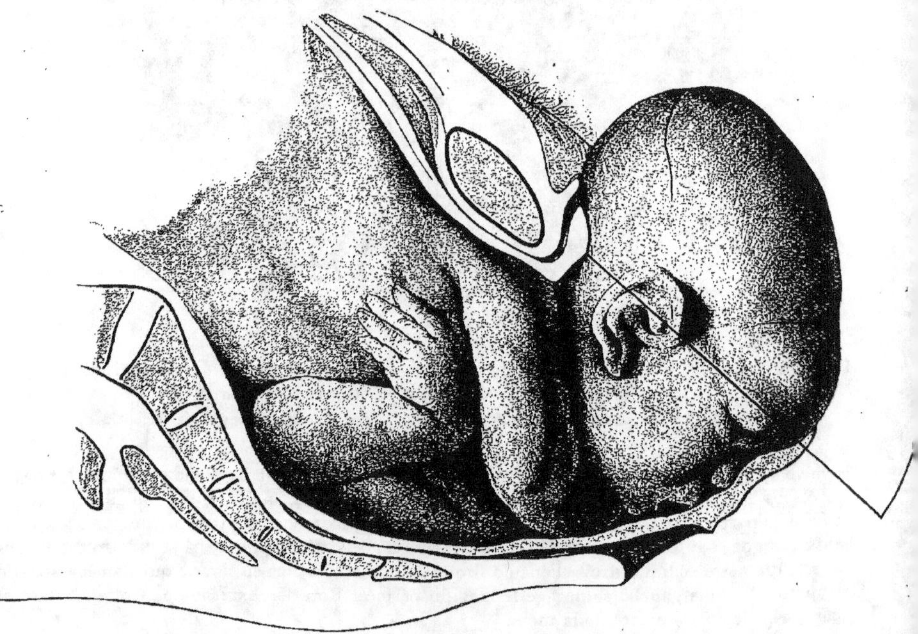

Fig. 192.

Traversée de la vulve par la tête dans la présentation de l'occiput.

Fin du troisième mouvement : l'extension de la tête devient complète, les bosses frontales franchissent le périnée.

Si le crâne pénètre dans le détroit supérieur avec la suture sagittale absolument transversale — occiput exactement à gauche et front à droite —, le mécanisme reste le même ; seul l'angle de la rotation est plus grand et mesure 90°. Le mouvement de la rotation est encore plus étendu quand la tête s'engage avec l'occiput à gauche et en arrière, et la suture sagittale dans le diamètre oblique droit (occipito-iliaque gauche postérieure, deuxième variété de la première occipitale). Cette variété d'engagement est rare, mais elle évolue dans la règle comme l'occipito-iliaque gauche antérieure, l'occiput effectuant sa rotation en avant durant la progression de la tête à travers la filière génitale pour arriver au détroit inférieur sous la symphyse.

Dans *l'occipito-iliaque droite* ou *deuxième présentation occipitale*, déjà pendant la grossesse on constate généralement que le dos est dirigé légèrement en arrière. En corrélation avec cette position la tête s'engage le plus souvent avec *l'occiput à droite et en arrière* ; la suture sagittale est dans le diamètre oblique gauche (occipito-iliaque droite postérieure, deuxième variété de la deuxième présentation occipitale). La rotation de l'occiput s'accomplit de droite en arrière à droite en avant, presque toujours rapidement et sans difficulté, comme dans l'occipito-iliaque gauche postérieure. A l'arrivée du crâne au détroit inférieur, l'occiput est habituellement déjà tourné en avant, l'angle postérieur du pariétal gauche apparaît en premier lieu à la vulve, l'épaule gauche exécute sa rotation en avant, la droite franchit le périnée, et dans la rotation externe la tête tourne la face vers la cuisse gauche de la mère.

Explications et causes du mécanisme de l'accouchement.

Nous connaissons exactement, depuis *Nægele* déjà (1819) les étapes décrites plus haut de ce mécanisme dans la présentation occipitale. Cependant et bien qu'on les observe, les contrôle et les démontre par milliers d'année en année dans les Maternités, il existe encore au sujet de leurs causes de grandes divergences d'opinion, et l'on fait servir à leur interprétation des facteurs absolument différents.

Le *premier mouvement* (engagement) constitué par la flexion de la tête et la descente de l'occiput s'explique très facilement, si l'on admet que la pression dans l'axe du fœtus contribue à son expulsion. En effet, la colonne vertébrale, qui transmettrait à la tête la pression de l'utérus, ne s'implante pas au milieu du crâne mais plus près de l'occiput ; aussi la résistance de la filière génitale au niveau de la partie antérieure du crâne, plus éloignée du point d'application des forces expulsives, agira sur un bras de levier plus long, c'est-à-dire que la filière génitale exercera une contre-pression plus considérable sur la région de la grande fontanelle que sur l'occiput. La région antérieure du crâne doit donc rester en arrière quand la tête rencontre de la résistance. — Mais la flexion céphalique peut aussi s'expliquer, si l'on n'admet dans l'expulsion que l'action unique de la « pression générale du contenu ». Comme Lahs l'a démontré, d'après les lois du plan incliné, en présence d'un ovoïde placé obliquement sur une ouverture, tel qu'on peut se représenter le crâne au détroit supérieur, la résistance la moins forte est celle offerte par le pôle de l'ovoïde le plus proche de l'ouverture, c'est-à-dire dans le cas particulier par l'occiput ; aussi ce dernier progresse-t-il plus rapidement que le pôle supérieur, soit la région de la grande fontanelle, même quand la pression agissante est générale et égale partout.

Pour expliquer le *deuxième mouvement, la rotation* de l'occiput en avant, on a surtout fait appel à la forme particulière de la filière pelvienne. Quantité d'auteurs, admettant que le détroit supérieur est plus spacieux dans le sens transversal et le détroit inférieur dans le sens antéro-postérieur, ont expliqué par là que la tête s'engage au premier de ces détroits avec son grand diamètre dans le sens transversal, et qu'au second elle ramène ce diamètre dans le sens antéro-postérieur par suite des pressions croissantes qu'elle subit sur les côtés ; cette explication est en tous cas sujette à caution ; car au détroit inférieur aussi le diamètre transverse du bassin l'emporte en longueur quand le coccyx n'est pas rétropulsé, et même après la rétropulsion de la pointe du coccyx, le diamètre antéro-postérieur est à peine plus grand que le transverse. La rotation ne peut donc être produite par la forme du détroit inférieur ; d'ailleurs, elle commence déjà alors que la tête est encore au-dessus de ce détroit. Par contre, il est bien plus plausible d'admettre avec *Hubert, Werth* et *Fritsch* l'action exercée sur le sens de la rotation par l'échancrure symphysienne dans la paroi pelvienne antérieure : Au haut du bassin, il n'y a pas de rotation, parce que la contre-pression exercée sur la tête par les parois pelviennes est la même de tous côtés. Mais dès que l'occiput, la partie qui se présente, a progressé jusqu'au voisinage de l'échancrure symphysienne, il se dirige vers elle, parce que la contre-pression fait défaut de ce côté ou du moins y est minime.

Si nous cherchons des renseignements dans l'observation directe sur la parturiente, nous avons l'impression que la *musculature du plancher pelvien*, surtout les faisceaux du *releveur de l'anus*, joue un rôle important dans la rotation de la tête. Dès que celle-ci arrive dans la fissure sagittale, que laissent entre elles les deux portions du releveur dans leur parcours de la paroi pelvienne antéro-latérale à l'anus (voir fig. 142), la rotation commence ; et parfois l'on sent distinctement la tête exécuter à plusieurs reprises, sous l'action du releveur tendu, une rotation dans un sens ou dans l'autre, jusqu'à ce que, d'un seul coup, l'occiput tourne en avant et que la position favorable ainsi obtenue se fixe définitivement. Cette action du diaphragme pelvien était déjà connue de *Nægele*, son importance pour la rotation a été ensuite signalée par *Spiegelberg-Wiener*, et récemment encore mise en relief par *Varnier*. Celui qui aura constaté même sur une seule accouchée comment la tête peut se tourner sous l'action du releveur de l'anus, ne manquera pas de confirmer la justesse de nos assertions.

Mais pourquoi, nous demandera-t-on, est-ce, à peu d'exceptions près, toujours l'occiput qui arrive en avant au cours de cette rotation ? L'action réelle du plancher pelvien sur la rotation de la tête transverse ou oblique ne suffit pas à nous expliquer ce fait ; admettons que cette action musculaire fasse coïncider le diamètre longitudinal de la tête avec la boutonnière sagittale du diaphragme pelvien, en le plaçant dans le diamètre antéro-postérieur du détroit inférieur ; mais si cette action musculaire était seule en jeu, on devrait s'attendre, au cas où la tête s'engage transversalement, à ce que la région de la grande fontanelle tourne en avant aussi souvent que l'occiput ; et dans tous les cas où l'occiput serait à l'origine situé en arrière, il serait naturel que la rotation amenât en avant la partie antérieure du crâne. Or c'est juste le contraire qui se passe ; même dans le cas où la tête s'engage avec l'occiput en arrière, ce dernier arrive presque toujours en avant au cours de la rotation.

A mon avis, *Eichstedt* et *Olshausen* ont donné une juste interprétation de ce fait important en expliquant la rotation *en avant* de l'occiput par *la rotation du tronc fœtal*. Grâce à la solide application du menton sur la poitrine, la tête et le tronc forment un tout unique ; déjà pendant la grossesse, la position de la tête est influencée par celle du tronc ; si le dos est tourné légèrement en avant, l'occiput habituellement regarde aussi un peu en avant ; si le dos est tourné légèrement en arrière, la tête s'engage ordinairement dans le bassin avec l'occiput en arrière. Puis, comme l'utérus s'aplatit pendant l'expulsion, cet aplatissement chasse normalement le dos en avant, qui communique ce mouvement à la tête, et c'est ainsi que l'occiput possède d'emblée la tendance à effectuer sa rotation en avant. Cette tendance se réalise aussitôt que l'action musculaire du plancher pelvien cherche à placer la tête dans le sens antéro-postérieur ; la rotation de l'occiput en arrière se heurte alors à la résistance du tronc, la rotation en avant au contraire est favorisée par celui-ci, c'est pourquoi elle a presque toujours lieu. Même quand le tronc et l'occiput sont, dès l'origine, dirigés en arrière, c'est le tronc qui commence la rotation en avant et amorce ainsi le mouvement de l'occiput dans le même sens. La forte proéminence de la colonne lombaire et du promontoire empêchent le dos de se tourner complètement en arrière ; sous l'action des contractions utérines, il est poussé de côté, puis en avant, et entraîne l'occiput dans sa rotation. C'est de la même façon que *Trillat* et *Pollosson* motivent la rotation de l'occiput en avant.

Le *troisième mouvement de la tête* (l'élévation et l'extension, ou la déflexion, dégagement) est la résultante de la pression des forces expulsives agissant de haut en bas et de la contre-pression du périnée distendu agissant de bas en haut ; sous cette double action, l'occiput s'échappe dans la direction de la moindre résistance, vers la vulve. A mesure qu'il se dégage sous la symphyse, il est relevé par l'élasticité du périnée et pressé dans l'orifice vulvo-vaginal, sans que pour cela le menton s'éloigne beaucoup du sternum. Ce n'est qu'au moment où les bosses frontales ont franchi la pointe du coccyx, que l'extension de la tête fait de grands progrès sous la contre-pression du périnée, et la déflexion atteint son maximum à l'instant où le front traverse l'orifice vulvaire et où le périnée, en se rétractant, pousse en haut la face et le menton.

Tandis que les théories mentionnées jusqu'ici expliquent la rotation de la tête par la conformation du bassin osseux et du bassin mou, tout récemment *Sellheim* a soutenu, en se basant sur d'intéressantes expériences, que le facteur principal de la rotation est dans certaines *particularités du corps fœtal*. Le cylindre fœtal présente une souplesse variable dans ses divers segments ; dans la colonne cervicale la plus grande flexibilité s'exerce en arrière, dans la colonne dorsale et lombaire le maximum de flexibilité a lieu à gauche et à droite. Or on peut démontrer par la théorie et par l'expérience, qu'un cylindre également élastique dans toutes ses parties traversera un canal recourbé (tel que la filière génitale) sans aucune rotation ; au contraire, si le cylindre est facilement flexible dans un sens et difficilement dans un autre, durant son trajet à travers le canal recourbé il tournera autour de son axe longitudinal, jusqu'à ce qu'il ait atteint la position la plus favorable à sa flexion dans le sens de la courbe de ce canal. La cause de la rotation, ce sont des tensions élastiques qui se produisent dans le corps inégalement flexible, quand on le pousse à travers un canal coudé.

L'occiput tourne donc en avant, parce que la direction dans laquelle la colonne cervicale jouit du maximum de flexibilité coïncide alors avec la courbure du canal. Ce mécanisme est encore favorisé par la tendance de la tête à se défléchir. conséquence de la flexion forcée, tendance qui agit dans le même sens que les tensions élastiques sus-mentionnées.

Dans les présentations de la face, l'hyperextension de la tête l'empêche complètement de s'infléchir davantage en arrière ; il existe une tendance à la flexion qui amène le menton en avant. Toute partie fœtale qui a la tendance à se relever exécutera régulièrement, suivant la théorie de *Sellheim*, une rotation en avant. Les radiographies du squelette fœtal prises sur des parturientes ne permettent pas de reconnaître la formation d'un cylindre fœtal dans le sens indiqué par *Sellheim*, ce qui parle contre sa théorie.

Quant au troisième mouvement de la tête (déflexion), *Kaltenbach* déjà longtemps avant *Sellheim* a reconnu l'importance de la flexibilité de la colonne cervicale ; il a démontré que la sortie du fœtus s'effectue « d'autant plus facilement que sa colonne cervicale est plus mobile et flexible dans le sens du mouvement de charnière que la tête doit exécuter autour du bord inférieur de la symphyse. » Dans ce mécanisme de dégagement en présentation de l'occiput, la capacité d'excursion de la tête fœtale, c'est-à-dire l'angle compris entre la flexion et l'extension maximales, comporte environ 120-130° ; le mouvement de sortie s'accomplit assez facilement. Nous allons apprendre à connaître, dans la présentation occipitale, une autre sorte de dégagement où la capacité d'excursion est très amoindrie, ce qui rend la sortie de la tête beaucoup plus difficile.

Dans l'accouchement en présentation occipitale les mouvements de la tête et des épaules ne sont pas toujours tels que nous les avons décrits. Il existe des variantes du mode habituel, qui restent dans les limites d'un accouchement physiologique, bien qu'elles rendent l'expulsion moins facile. Il est tout indiqué de traiter ici même cette question des

variantes du mécanisme de l'accouchement en présentation occipitale.

Il s'agit, en premier lieu, de la direction inverse du deuxième mouvement : de *la rotation de l'occiput en arrière*. Dans le 1 % environ des présentations occipitales, on observe que l'occiput, après s'être profondément engagé, se tourne vers la paroi pelvienne postérieure, au moment où il franchit la boutonnière du diaphragme musculaire, et que simultanément la région antérieure du crâne vient en avant et s'approche de l'arcade pubienne. Ensuite, la tête franchit le périnée dans la même position — occiput en arrière, région de la grande fontanelle en avant. On désigne cette variante par le terme de *variété postérieure* de la présentation occipitale ou du sommet (Hintere Hinterhauptslage, *occipito-sacrée*).

La fig. 193 vous montre la tête fortement fléchie, l'occiput en train d'exécuter la rotation inverse (en arrière) au détroit inférieur ; la fig. 194 vous présente la même tête au moment de la traversée de l'orifice vulvaire. Ce processus est intéressant et fort instructif si nous le comparons au mécanisme ordinaire. Pour que l'occiput puisse se dégager à la vulve, la flexion de la tête doit être encore fortement exagérée, ce qui n'arrive qu'après une longue durée du travail sous la contre-pression du périnée. Souvent, il s'écoule une heure et davantage même jusqu'à l'achèvement de l'extrême flexion jusqu'à ce que la grande fontanelle apparaisse à la symphyse et que l'occiput commence à faire bomber le périnée. Ce n'est que lorsqu'il s'est dégagé et s'est élevé assez haut pour permettre au front de sortir sous la symphyse, que la tête se met en extension pour laisser sortir la face sous l'arcade pubienne.

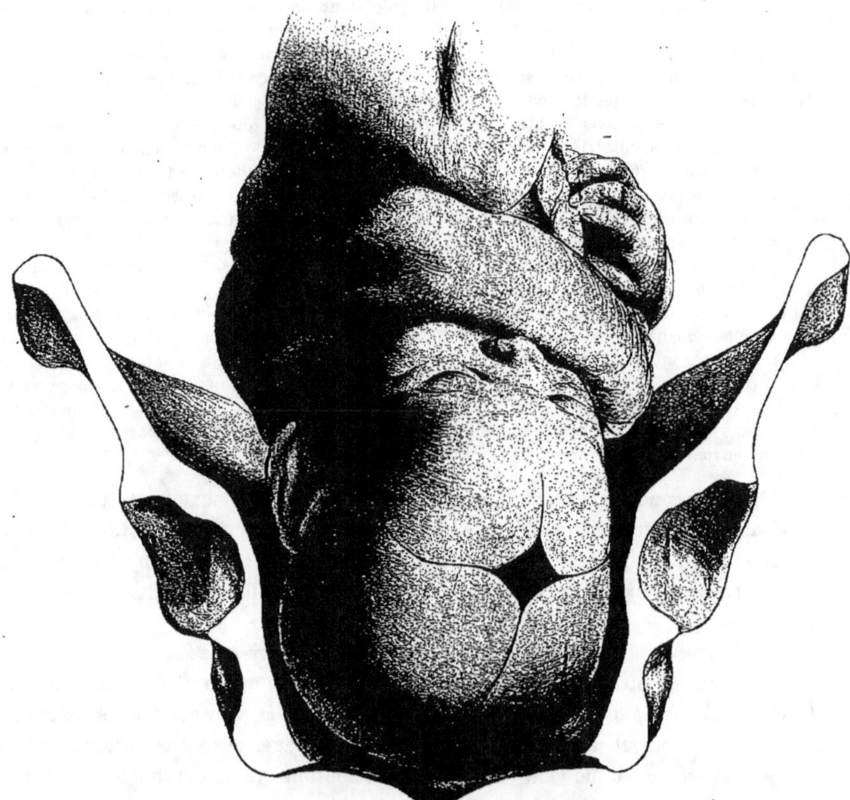

Fig. 193.
Dégagement d'une O I D P en occipito-sacrée.
La rotation a lieu en sens inverse : l'occiput abaissé tourne en arrière.

Pour le moment nous ne savons rien de certain sur les causes de cette absence de la rotation habituelle de l'occiput en avant, et sur la formation de cette variété occipito-sacrée. Nous avons déjà mentionné le fait que, dans les cas où elle se produit, le plus souvent le dos était dirigé en arrière lors de l'engagement. L'expérience, en outre, nous apprend qu'elle est favorisée par le petit volume du fœtus. Dans la moitié des cas, il s'agit d'enfants prématurés ou d'un faible développement, et il semble que les petites têtes qui ne rencontrent guère de résistance dans la filière génitale sont fréquemment poussées à travers le bassin sans mécanisme spécial, telles qu'elles se sont placées en s'engageant au détroit supérieur. Si l'engagement s'est fait avec l'occiput en arrière, cette position se maintient jusqu'à la sortie. Mais parfois l'on constate aussi la variété occipito-sacrée quand le fœtus est bien développé et même très gros. Dans ces conditions, le mécanisme de la sortie peut présenter certaines difficultés. Peut-être est-ce

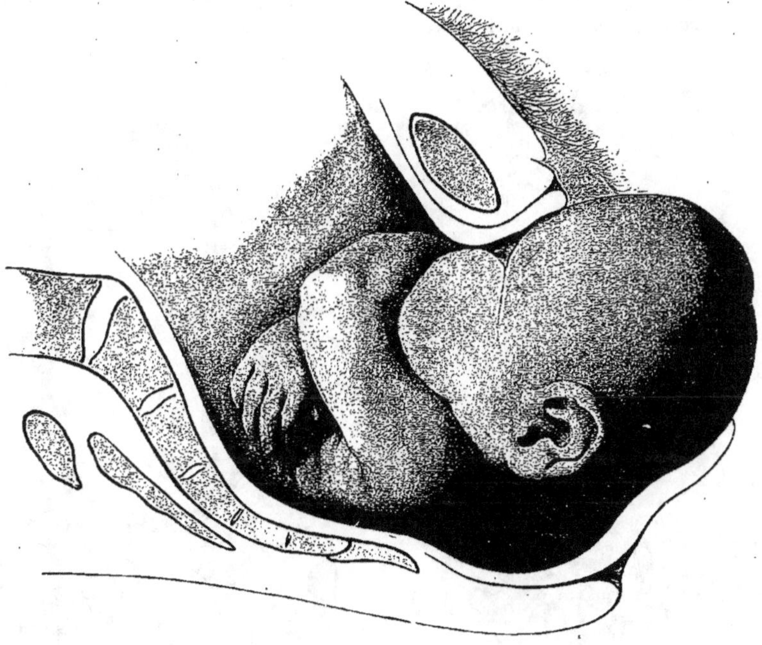

Fig. 194.

Traversée de la tête à la vulve, dans la variété postérieure de la présentation du sommet (occipito-sacrée).

La tête est en flexion maximale; l'occiput est dans la vulve, la région de la grande fontanelle sous la symphyse. La déflexion de la tête se produit aussitôt que les bosses frontales ont franchi le bord de la symphyse, et dégage rapidement et successivement l'occiput le long du périnée, puis la face sous la symphyse.

précisément le volume exagéré qui empêche la rotation en avant de la tête, après son engagement fortuit en variété postérieure. En d'autres cas, la constitution de l'occipito-sacrée est due au défaut de rotation du dos en avant. Ainsi, comme *Olshausen* l'a montré, le ventre en besace, s'il est prononcé et que l'utérus en forme d'alambic se renverse par-dessus la symphyse, peut faire complètement obstacle à la rotation du dos en avant et donner lieu à celle de l'occiput en arrière.

Une deuxième variante du mécanisme que nous avons décrit a lieu lorsque (tiefer Querstand) *la suture sagittale se trouve encore dans le diamètre transverse du bassin, alors*

que la tête est déjà descendue dans l'excavation pelvienne. La rotation de l'occiput peut faire
défaut quand la tête est petite, le bassin vaste, ou quand les parties molles du plancher
pelvien sont très flasques et que le crâne ne subit dans sa progression qu'une légère
contre-pression ; la tête descend avec la suture sagittale transverse jusqu'au détroit
inférieur. A l'inverse; même avec une fort grosse tête, la rotation peut aussi se heurter
à une résistance mécanique, elle se fait alors attendre longtemps, la tête persistant à
rester transverse. La plupart du temps l'accouchement se termine cependant par la
rotation finale sous l'action du périnée ; il est très exceptionnel que la tête franchisse
l'orifice vulvaire en position transverse.

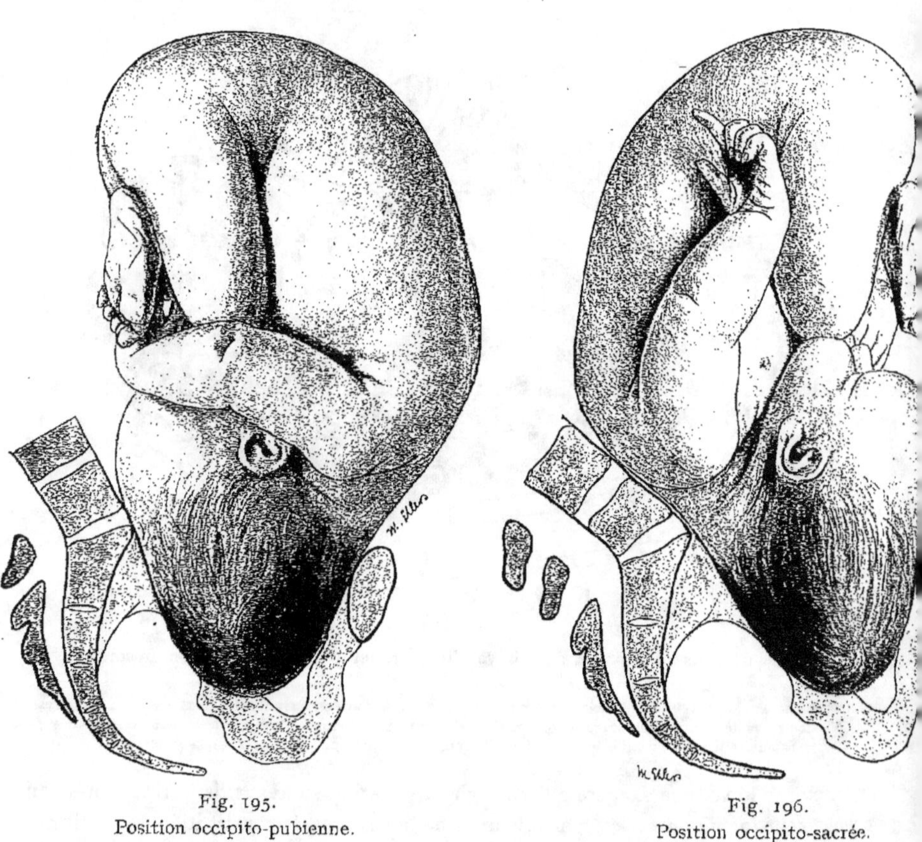

Fig. 195.
Position occipito-pubienne.

Fig. 196.
Position occipito-sacrée.

Une variante beaucoup plus rare que la tête profonde transverse (tiefer Querstand) est la *tête haute en position occipito-sacrée* ou *pubienne dans le détroit supérieur
(hoher Geradstand).* Comme vous le savez, la présence du promontoire empêche normalement la tête de se placer avec son long diamètre dans le plan du conjugué pelvien,
l'occiput dévie horizontalement à gauche ou à droite. Exceptionnellement et sans qu'on

puisse toujours l'expliquer, la tête peut s'incarcérer avec son long diamètre entre le promontoire et la symphyse ; on parle alors de *position occipito-sacrée* ou *-pubienne* (voir les fig. 195 et 196). La tête reste alors fort longtemps au détroit supérieur, car il faut un travail pénible et prolongé et une forte configuration du crâne avant que le front réussisse à descendre dans le bassin le long du promontoire ou de la symphyse. Les traces de cet enclavement prolongé sont en général visibles sur le crâne du nouveau-né sous forme de dépressions ; l'occiput est étiré de façon singulière Quand on examine la femme pour élucider la cause de la lenteur du travail, on fait dans ce cas la constatation surprenante que la tête descendue très bas derrière la symphyse y est presque visible, alors que la partie postérieure de l'excavation pelvienne reste vide et que l'ampliation du périnée fait défaut contre toute attente ; la suture sagittale est située dans le diamètre antéro-postérieur du pelvis. Finalement, le forceps peut devenir nécessaire ; la tête, cédant brusquement aux tractions, descend en général tout d'un coup dans le bassin et il est difficile d'éviter la déchirure du périnée qui n'a subi aucune préparation préalable.

Enfin, je mentionnerai encore *la rotation exagérée de la tête et du dos*. La rotation dépasse la mesure ; l'occiput, au lieu de rester dans l'arcade pubienne, tourne jusqu'à ce qu'il arrive de l'autre côté. Mais, ordinairement, à cet excès de rotation succède bientôt une rotation en sens contraire, et la tête opère la traversée de l'orifice vulvaire de la manière qui correspond à sa position primitive.

La rotation exagérée du dos peut survenir avant ou après l'expulsion de la tête. Dans le premier cas, on observe que la position du dos ne correspond pas à celle de la tête, c'est-à-dire que si, par exemple, on a constaté à l'examen externe la présence du dos à droite, on rencontre l'occiput à gauche au cours de l'examen interne. La rotation exagérée du dos est plus fréquente après la sortie de la tête, quand les épaules franchissent la filière génitale. Le dos primitivement à gauche passe à droite, l'épaule gauche arrive en avant et la droite se dégage le long du périnée ou vice versa.

Pour finir, jetons encore un coup d'œil sur les traces que le parcours de la filière génitale imprime d'habitude à la tête de l'enfant. Comme le plomb porte la marque des raies du fusil, le crâne fœtal aussi, sous la pression des parois pelviennes, subit certaines modifications, qui sont encore visibles durant les premiers jours après la naissance et nous permettent d'en déduire avec la plus grande certitude le mécanisme suivant lequel l'accouchement s'est fait.

Tant que la poche des eaux existe, les pressions n'exercent — dans la règle du moins — aucun effet sur la tête et ne donnent lieu à aucune modification de sa forme. Les enfants nés par le siège, ou très rapidement après la rupture des membranes, ou extraits par l'opération césarienne, présentent une tête intacte, souvent d'une belle forme sphérique. Il en est autrement quand la tête séjourne longtemps dans les voies génitales. L'effet de ce long séjour se manifeste d'abord sur les parties molles. La partie du crâne sise en dehors de la ceinture de contact est soumise à une moindre pression que le reste du corps ; au niveau de cette zone de pression inférieure, il se produit comme par l'aspiration d'une ventouse sur les téguments du crâne un fort gonflement des vaisseaux avec hyperémie veineuse, suivie d'infiltration séreuse. La tuméfaction molle, pâteuse, ainsi produite s'appelle *bosse séro-sanguine (caput succedaneum)*. Ainsi que la coupe de la fig. 197 vous le démontre, l'infiltration séro-sanguine intéresse avant tout la peau et le tissu cellulaire lâche compris entre l'aponévrose épicranienne et le périoste. En outre, la peau, l'aponévrose épicranienne, le périoste et même l'os sont parsemés dans la région de la bosse séro-sanguine de nombreux petits extravasats sanguins. L'infiltration séreuse, quand la tête de l'enfant reste longtemps posée sur le même côté après la naissance, peut changer de lieu et, obéissant à la pesanteur, se déplacer vers ce côté

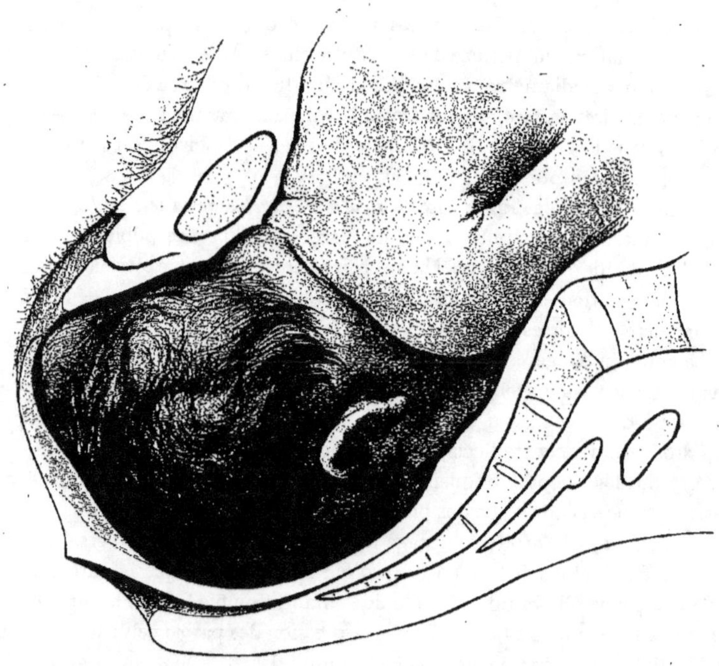

Fig. 197.

Formation de la bosse séro-sanguine sur le pariétal droit dans l'occipito-iliaque gauche.

le plus déclive. Les extravasats sanguins punctiformes ne changent, par contre, jamais de siège ; aussi indiquent-ils constamment et sûrement la partie du crâne qui s'est présentée et a été exposée longtemps au centre du canal génital à une moindre pression.

La bosse séro-sanguine peut se développer à n'importe quel stade de l'accouchement. En cas de rupture prématurée des membranes dans la période de dilatation, on voit se tuméfier la portion du tégument cranien situé dans l'orifice externe du col. Si la tête est retenue longtemps à la vulve étroite, il se forme encore, pendant la dilatation de l'orifice vulvaire, une tuméfaction sur la région de l'occiput qui occupe le centre de cet orifice. Mais ce sont là des exceptions. Ordinairement, la bosse séro-sanguine prend naissance pendant que le crâne distend le plancher pelvien et achève sa rotation. Dans la zone de moindre pression, on trouve alors l'angle postérieur du pariétal qui regarde la paroi antérieure du bassin. La bosse séro-sanguine siège donc sur le pariétal droit dans l'occipito-iliaque gauche (1re occipitale) et sur le pariétal gauche dans l'occipito-iliaque droite (2e présentation occipitale), fig. 197.

Durant le développement de cette bosse, *les os plats du crâne* sont courbés par la contre-pression de la filière génitale et chevauchent les uns sur les autres. Cette *déformation* ou *configuration* est naturellement d'autant plus marquée que la pression s'exerça plus longtemps et plus fortement sur le crâne ; le résultat en est variable avec l'attitude et la position de la tête au cours de son trajet. En ce qui concerne les présentations de l'occiput, un coup d'œil sur les fig. 187, 191, et 192 vous montre que pendant tout le

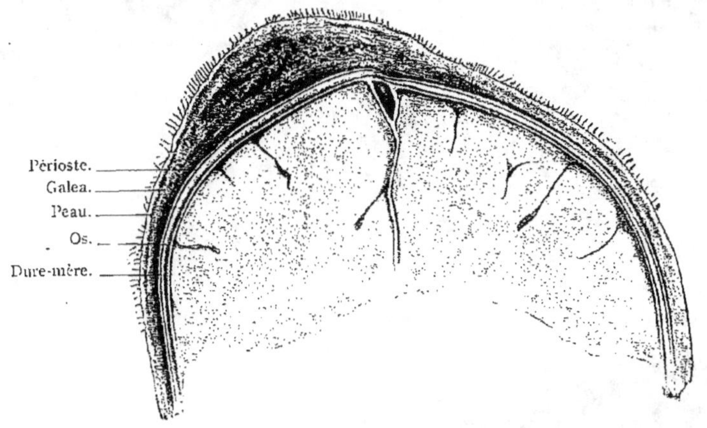

Fig. 198.

Coupe congelée d'une bosse séro-sanguine sur le pariétal droit.

temps qui s'écoule depuis le début de la flexion à l'entrée dans le bassin jusqu'à l'extension à la sortie, la tête est comprimée dans la direction du front à la nuque. Conséquence de ce fait, le crâne entier se déplace et s'allonge du côté de l'occiput. Ce dernier paraît étiré en forme de cylindre, les frontaux et l'écaille de l'occipital sont infléchis en arrière, les pariétaux refoulés dans le même sens ; le diamètre sous-occipito-frontal est raccourci, l'occipito-mentonnier est allongé. Cette déformation dolichocéphale caractéristique est semblable pour toutes les présentations occipitales ; dans la variante postérieure ou occipito-sacrée, elle est surtout frappante par la dépression causée dans la région de la grande fontanelle par la symphyse, et parce que le crâne allongé présente comme un collet transversal faisant le tour du cylindre crânien en son milieu (fig. 200).

A part cette déformation constante qui saute aux yeux généralement, on observe fréquemment une autre modification de forme de la tête, qui se développe pendant l'engagement au détroit supérieur et qui lui donne, vue de derrière, une apparence asymétrique. Le pariétal le moins engagé (le postérieur dans l'obliquité de *Naegele*,

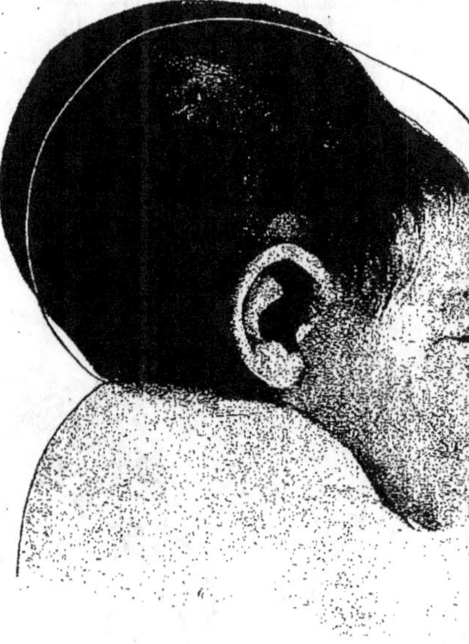

Fig. 199.

Fig. 200.

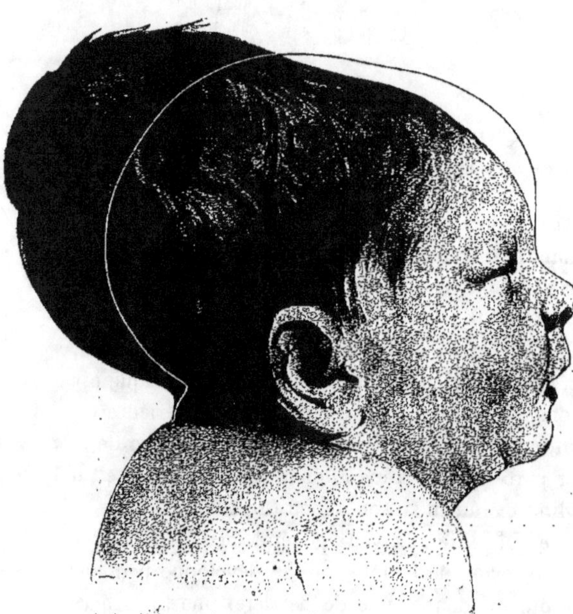

Fig. 201.

Fig. 199. — Configuration modérée du crâne dans la présentation de l'occiput.

Fig. 200. — Tête fortement configurée dans l'occipito-sacrée.

Dépression au niveau de la grande fontanelle et formation d'une sorte de collet séparant la partie antérieure de la tête de la partie postérieure.

Fig. 201. — Crâne fortement configuré dans la présentation de l'occiput.

et l'antérieur dans l'asynclitisme postérieur) est aplati et refoulé au-dessous du niveau du pariétal le plus engagé, qui chevauche sur le premier et présente une courbure plus forte (fig. 202, 203).

Si les parties molles du crâne subissent de forts tiraillements entre les parois pelviennes et les os de la tête pendant le passage, les vaisseaux qui vont du périoste à l'os peuvent se déchirer. Le sang répandu soulève le périoste et forme sur le crâne une saillie hémisphérique, nettement

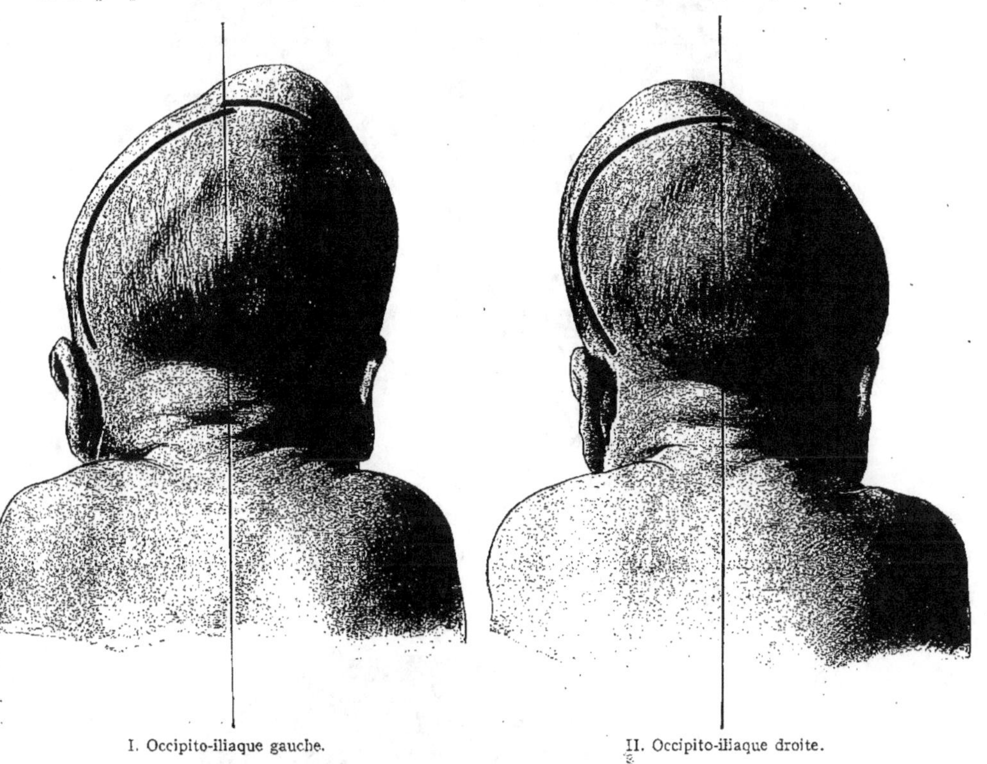

Fig. 202.　　　　　　　　　　Fig. 203.

Asymétrie dans la configuration du crâne.

fluctuante, de la grosseur d'un œuf de pigeon à celle d'un œuf de poule, et que l'on appelle le *céphalématome.*

Les céphalématomes siègent ordinairement sur les pariétaux, plus rarement sur l'occipital ou sur les frontaux ; ils peuvent aussi apparaître bilatéralement en dès endroits symétriques des pariétaux, et dans certains cas rares on en a même observé trois ou quatre sur le même crâne. Puisque le périoste est solidement adhérent au tissu fibreux des sutures et ne se laisse pas décoller à leur niveau, l'infiltration sanguine sous-périostale ne peut jamais franchir la ligne des sutures ; les plus grands hématomes même ne peuvent donc pas dépasser les limites d'un os plat du crâne, et quand ils sont bilatéraux, par exemple sur les deux pariétaux, ils sont séparés par un profond sillon correspondant à la suture sagittale (fig. 207).

La guérison des hématomes est fort lente ; elle exige plusieurs semaines jusqu'à ce que les

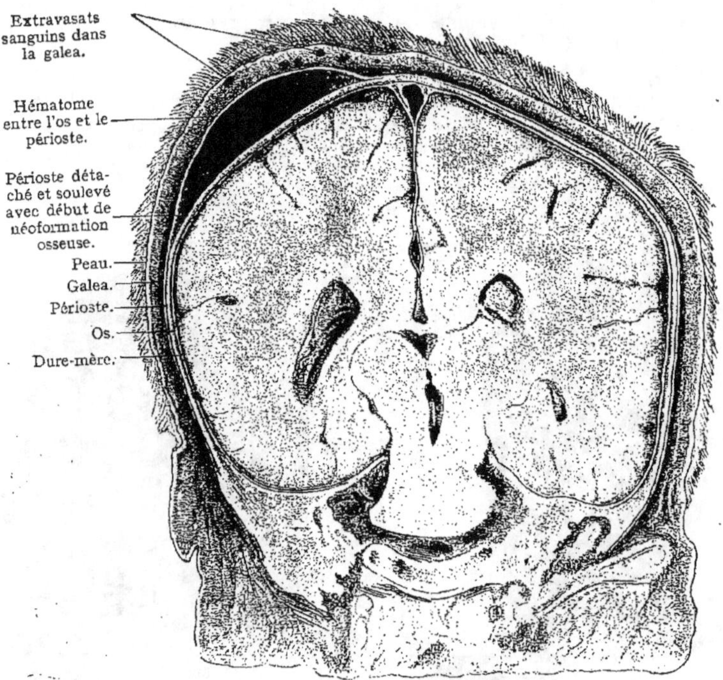

Fig. 204.

Coupe congelée d'un crâne avec céphalématome sur le pariétal droit, 15 jours post partum.
Grandeur naturelle.

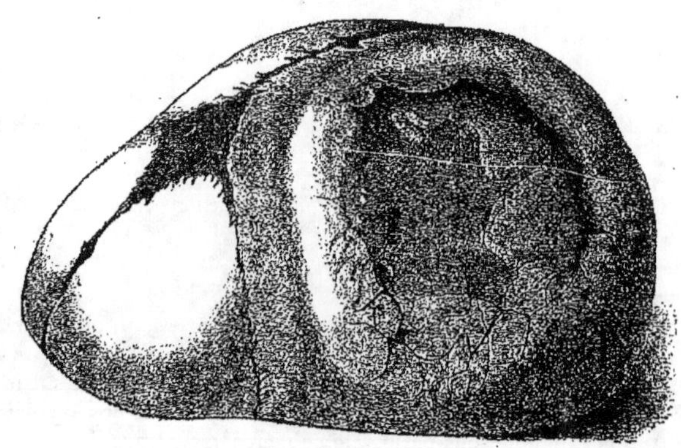

Fig. 205.

Rebord osseux autour de la base d'un céphalématome, formé par la couche ostéoplastique du périoste soulevé.

Préparation de l'hospice des enfants trouvés à Moscou. D'après *v. Bergmann*. Traité de chirurgie pratique. Vol. I.

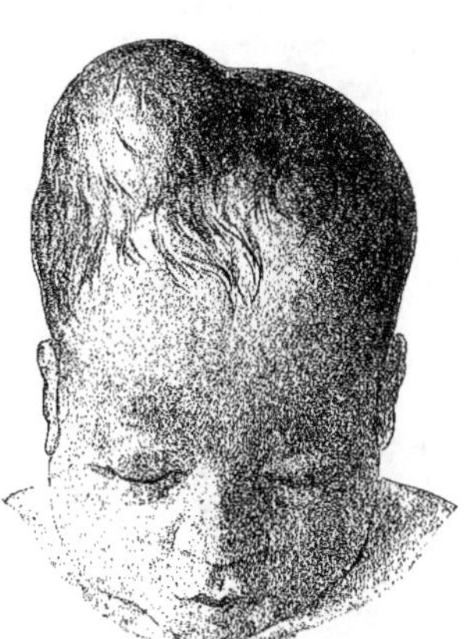

Fig. 205.
Céphalématome unilatéral.
(sur le pariétal droit).

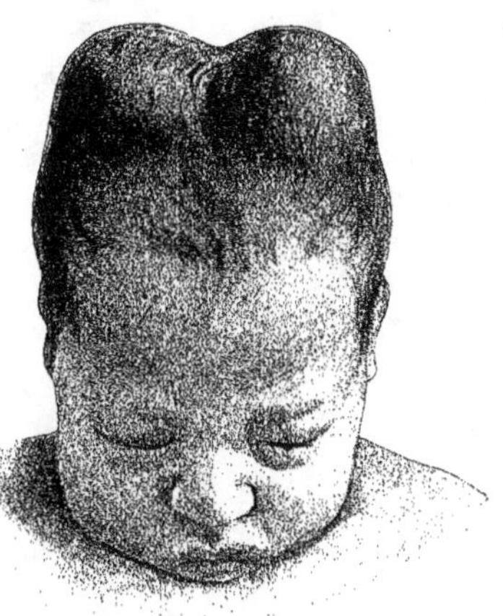

Fig. 207.
Céphalématome bilatéral.
(sur les deux pariétaux).

grands extravasats soient résorbés et que le périoste se soit réappliqué partout sur l'os. Au cours de la guérison, il se forme fréquemment sur le bord de la tumeur, par néoformation de la part du périoste, un anneau osseux qui se résorbe plus tard ; dans quelques cas isolés, ce rebord se développe en une mince écaille osseuse, qui recouvre le céphalématome sous forme d'une membrane crépitante parcheminée (fig. 205).

Le céphalématome est facile à distinguer de la bosse séro-sanguine. Au moment de la naissance, le caput succedaneum a déjà atteint son plus grand développement, ses limites sur le crâne sont diffuses et dépassent les sutures, sa consistance est molle, pâteuse, et sa disparition est presque complète déjà vingt-quatre heures après ; au contraire, le céphalématome n'atteint son volume maximum que dans les premiers jours après la naissance ; il ne franchit jamais, nous l'avons dit, les sutures osseuses ; il est fluctuant, et reste un certain temps tel quel sans subir de modifications, en tout cas les premières semaines post partum.

L'hématome, pas plus que la bosse séro-sanguine, n'est passible d'un traitement quelconque. Par un léger pansement ouaté sur la mince peau qui recouvre l'infiltration sanguine, on préviendra les lésions qui pourraient provoquer une infection et la suppuration de l'extravasat ; puis on se contentera d'attendre la résorption qui ne manque jamais. C'est ainsi que l'enfant court le moins de risques. Si l'on ne veut pas attendre, on peut à l'aide d'une petite seringue ponctionner le sang liquide épaissi, et favoriser l'application et l'adhérence du périoste par un pansement compressif. Il ne faut en tout cas pas ponctionner trop tôt (avant le quinzième jour), parce qu'autrement le sac peut se remplir à nouveau par une hémorragie a vacuo. Il va sans dire que l'antisepsie la plus minutieuse est de règle. Si l'on ponctionne, il faut pouvoir garantir qu'il ne s'ensuivra ni infection ni suppuration.

XIme LEÇON

Messieurs, maintenant que nous sommes renseignés sur son mécanisme, nous pouvons aborder *la marche de l'accouchement*. Dans l'exposé que je vais vous faire des phénomènes cliniques, je me contenterai d'une ébauche à grands traits, car la description même la plus approfondie est incapable de suppléer l'observation personnelle au lit d'accouchement. Mais qu'entendons-nous par observation ? il ne s'agit sans doute pas seulement d'attendre que la tête se montre à la vulve et opère sa traversée de l'orifice vulvaire. Si l'on ne fait rien de plus, une telle occupation vous semblera à juste titre fort ennuyeuse. Si, par contre, vous suivez avec attention et contrôlez scientifiquement les phénomènes qui se déroulent dans le corps de la mère avec la lenteur et les ménagements propres aux forces de la nature, vous recueillerez des enseignements et prendrez intérêt à chaque cas, alors même que vous en auriez déjà vu des centaines.

L'accouchement est précédé d'une série de *signes précurseurs*. Déjà 3 ou 4 semaines avant, le fond de la matrice abandonne le creux épigastrique et s'abaisse en avant ; les femmes perçoivent bien cet abaissement et le soulagement de la respiration qui en résulte : c'est là pour elles l'annonce d'une prochaine délivrance. A mesure que la fin du terme approche, l'excitabilité de la musculature utérine s'exagère et de légères irritations suffisent à produire des contractions. Au début, ces contractions passent inaperçues ou la femme ne ressent qu'une tension dans l'abdomen ; mais, ordinairement, dans les derniers jours de la grossesse elles s'accompagnent de tiraillements douloureux dans les reins et les aines, et peuvent être déjà fort désagréables pour peu qu'elles soient fréquentes. Ces *douleurs initiales* s'accompagnent de l'augmentation de la sécrétion séro-muqueuse des parties génitales ; parfois leur intensité s'accroît si lentement et les véritables douleurs du travail leur succèdent si graduellement, qu'il est difficile de déterminer le début de l'accouchement proprement dit. D'autres fois, les douleurs initiales restent faibles, les femmes sont pour ainsi dire brusquement surprises par l'accouchement qui se met énergiquement en train.

On pourra diagnostiquer *le début définitif de l'accouchement* quand les douleurs reviennent à intervalles réguliers et produisent sur le col utérin des modifications durables. Quand l'action des contractions est devenue régulière, elles se succèdent au début toutes les dix ou quinze minutes et augmentent de fréquence et d'intensité avec les progrès de l'accouchement. Cette gradation est plus ou moins rapide, et de deux femmes entrées en même temps à la salle de l'accouchement au même stade initial du travail, il est fort habituel que l'une arrive à la fin de l'expulsion avant même que l'autre présente une dilatation complète de l'orifice externe du col, par suite de faiblesse des douleurs (affaiblissement des contractions). Si nous considérons l'effet du travail sur l'état général de la parturiente, nous constatons des différences individuelles analogues à celles que présente l'énergie des contractions. Ici, tout dépend de la sensibilité et du tempérament. Il y a des femmes qui n'abandonnent pas un instant leur calme, ne manifestent pas la douleur que leur [causent les contractions, n'émettent aucune plainte, qui même aux derniers moments critiques de l'accouchement se préoccupent encore de l'enfant et de leurs proches, et qui obtempèrent avec confiance à toutes les prescriptions du médecin. Peut-être s'agit-il là de force de volonté, ou bien d'une moindre sensibilité à la douleur des contractions. Il y a même des femmes qui peuvent accoucher sans aucune souffrance quelconque. A l'opposite se trouvent les nerveuses à la sensibilité exagérée, craintives ou de volonté faible, incapables de supporter la moindre douleur sans plaintes bruyantes, qui manifestent dès le début de l'accouchement une grande excitation et annoncent par des gémissements l'approche de chaque douleur, qui demandent pendant la contraction qu'on leur soutienne tantôt les reins, tantôt les parois abdominales, qui réclament sans trêve qu'on mette fin à leurs tourments et sont indociles à toute exhortation. Elles souffrent doublement des difficultés de l'accouchement, d'autant plus qu'à la douleur des contractions il s'associe assez souvent par réflexe des nausées, des vomissements, une sensation de faiblesse et des velléités de s'évanouir.

C'est ainsi que l'attitude des parturientes peut être très diverse bien que les phénomènes se passent de la même façon dans les organes génitaux. En appliquant la main, vous sentez l'utérus se durcir pendant la contraction, et chez les personnes maigres vous voyez à ce moment l'organe se redresser et ses contours se détacher plus nettement du voisinage ; sa forme ovoïde, cylindrique ou légèrement bicorne, ressort distinctement. L'examen interne renseigne sur l'effet des contractions. D'une fois à l'autre, le doigt constate au toucher les progrès de la dilatation. D'abord le canal cervical *s'efface*, puis les bords de l'orifice externe du col s'écartent, l'orifice externe *se dilate* (v. fig. 154 à 160). La dilatation entraîne de petites déchirures de la muqueuse, d'où s'écoule un peu de sang qui se mélange aux glaires ; ce mucus sanguinolent indique que l'orifice externe commence à se distendre fortement. Au fur et à mesure des progrès de la dilatation, le pôle inférieur de l'œuf devient libre, la poche des eaux se présente. Au début, elle n'est tendue que pendant la contraction ; plus tard, elle le reste même dans les intervalles des douleurs (elle est prête à se rompre), pour éclater enfin lors d'une contraction intense. Le liquide amniotique accumulé devant la tête (les premières eaux) s'écoule, la période de dilatation est achevée.

La rupture de la poche des eaux (ou rupture des membranes) ne coïncide pas toujours avec la dilatation complète de l'orifice externe. Les membranes peuvent se rompre *prématurément*, alors que le canal cervical n'est pas encore effacé ou que l'orifice externe est encore étroit. La dilatation se poursuit dans ce cas plus difficilement, parce que l'action de la poche des eaux fait défaut. D'autre part, les membranes peuvent aussi résister trop longtemps à la pression utérine, de sorte que la poche des eaux devient visible à la vulve et n'éclate qu'au moment de la traversée de la tête. Il est possible même que de petits fœtus prématurés naissent en même temps que le placenta dans le sac ovulaire intact. — La rupture a lieu le plus souvent sur la portion des membranes qui est dans l'orifice externe ; mais elle peut survenir aussi plus haut ; dans ce cas, la poche des eaux reste palpable malgré la perte de liquide amniotique, et il arrive parfois que la tête sort coiffée de la partie inférieure du sac des membranes (la coiffe).

Après la rupture des membranes les contractions utérines laissent à la femme un court répit : le calme qui précède l'orage. Quand, ensuite, elles se réveillent avec une intensité renouvelée, leur caractère s'est modifié. Elles ne sont pas seulement plus rapides et plus énergiques, mais elles s'accompagnent des efforts involontaires de la « presse abdominale ». Sous l'influence des douleurs *expulsives* (dites *conquassantes* vers la fin de l'expulsion), la tête est poussée à travers l'orifice externe dilaté à l'extrême, elle descend graduellement dans le vagin et sur le plancher pelvien. En même temps que cette descente débute la partie la plus douloureuse et la plus difficile du travail. A la douleur des contractions s'ajoute celle qui est provoquée par la pression de la tête sur le plexus sacré et le rectum ainsi que par la distension croissante du plancher pelvien sensible. La parturiente a maintenant l'impression d'un grand corps étranger qui remplirait le bassin, elle éprouve le besoin irrésistible de l'expulser, et à chaque douleur elle cherche des mains et des pieds un appui pour pouvoir contracter de toutes ses forces les muscles abdominaux. L'effort fait gonfler les veines du cou, le visage devient cyanosé, les yeux proéminents, le corps se couvre de sueur, la femme retombe épuisée sur le lit à l'issue de la contraction.

Puis vient le moment où la progression de la tête est visible aux parties génitales externes. D'abord on ne voit qu'une légère ampliation du périnée pendant la contraction, ampliation qui devient plus distincte, plus considérable à chaque douleur ; l'anus est refoulé au dehors et s'entr'ouvre en laissant même voir la muqueuse rectale ; enfin un petit segment de l'occiput apparaît à la vulve au plus fort de la contraction. Mais ce n'est que pour un instant ; dès que la pression utérine se relâche la vulve se referme, l'ampliation du périnée disparaît, ce dernier refoule la tête en arrière grâce à son élasticité. La contraction suivante la fait avancer un peu plus qu'avant, mais elle disparaît pourtant de nouveau dès que la presse abdominale cesse. Ce jeu d'apparitions et de disparitions se répète un certain temps, il s'écoule encore une ½ douz. à 1 douz. de douleurs jusqu'à ce qu'enfin l'occiput se dégage sous la symphyse jusqu'à la nuque (sillon occipito-cervical), que la résistance du périnée soit vaincue, et que la tête reste même dans l'intervalle des contractions entre les bords surdistendus de l'orifice vulvaire. La douleur est maintenant arrivée à son maximum. Sous l'influence

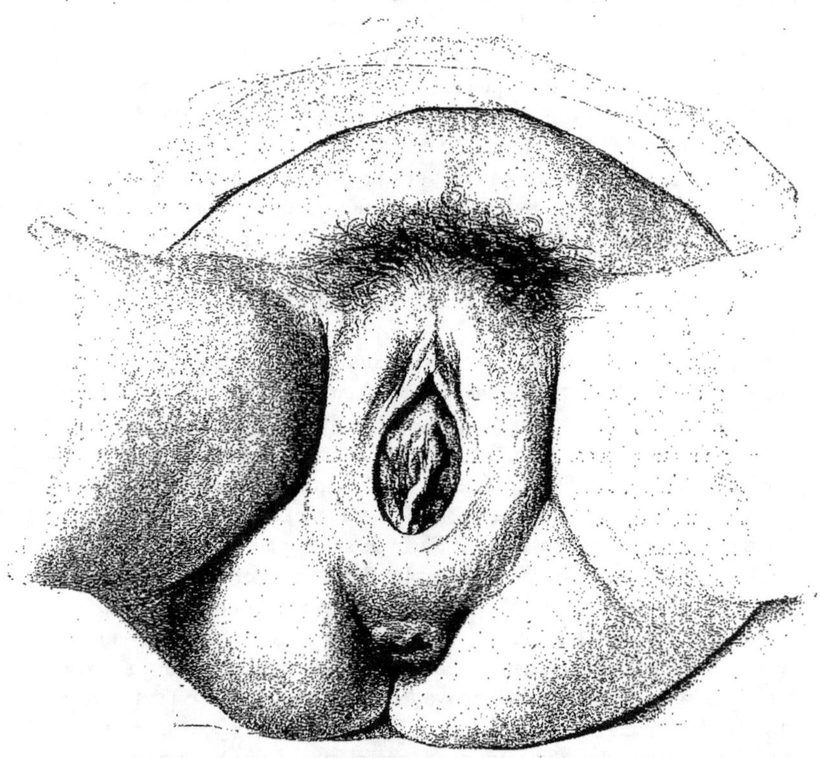

Fig. 208.

Apparition de la tête à la vulve.

des efforts suivants de la presse abdominale, efforts désespérés que la parturiente accomplit comme furieusement, le front et la face se dégagent sur le périnée qui se retire en arrière : la tête *traverse* la vulve. Les épaules et le front suivent rapidement et le nouveau-né, gisant entre les cuisses de la mère, fait aussitôt entendre son premier cri.

En comparaison avec les phénomènes précédents si violents dans leurs manifestations, l'expulsion de l'arrière-faix (du délivre) s'accomplit tranquillement et presque sans douleur ; le nom de « douleur de la délivrance » n'est pas pleinement justifié. Car les contractions qui décollent le placenta et le poussent dans le col avec les membranes ne sont guère ou pas du tout douloureuses. Ce n'est qu'à l'arrivée de l'arrière-faix dans le vagin, que les femmes ressentent de nouveau le besoin de pousser ; l'action vigoureuse de la presse abdominale ou la main de l'accoucheur suffit alors à faire sortir complètement les annexes fœtales.

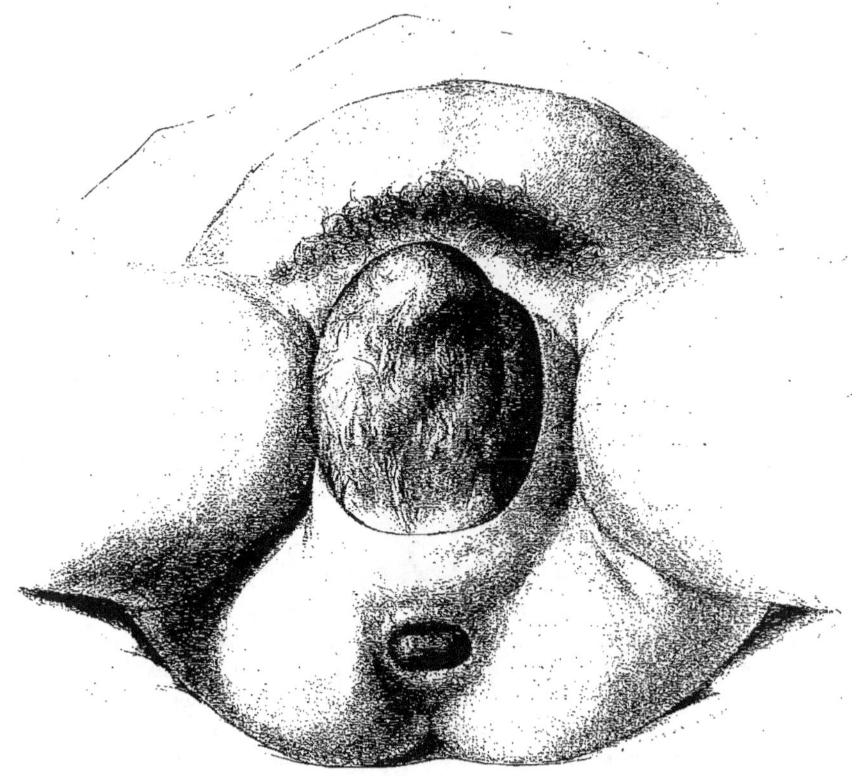

Fig. 209.

Traversée vulvaire de la tête dans la présentation de l'occiput.

Et maintenant quelle est la durée des différentes périodes du travail ? Quelle est leur durée totale ? *Combien de temps dure l'accouchement* ? Au cours de votre pratique, la parturiente ou ses proches vous poseront souvent cette question, qui vous mettra plus d'une fois dans l'embarras. Car bien que l'on puisse calculer à l'aide d'un grand nombre d'accouchements la durée moyenne de cet acte, cette détermination restera cependant dans un cas donné toujours difficile parce qu'il faut pour cela tenir compte de trop de facteurs, eux-mêmes variables ou dont l'effet ne peut être apprécié avec certitude. L'énergie et la fréquence des douleurs jouent un rôle important, nous l'avons vu. Mais il faut considérer encore l'extensibilité des parties molles des voies génitales, la grandeur du bassin et celle de l'enfant, la nature de la présentation, la force de la presse abdominale. Si tous ces facteurs agissent en accélérant le travail, tout peut être terminé au bout d'un quart d'heure à une demi-heure; dans le cas contraire, l'accouchement peut durer des jours entiers.

La plupart du temps on fixe la durée moyenne de l'accouchement, d'après les calculs de *C. Veit,* à 20 heures pour les primipares, à 12 heures pour les multipares.

La période de la dilatation emploie la majeure partie de ce temps ; pour l'expulsion, on compte chez les primipares environ 2 heures, chez les multipares environ une heure. J'estime ces chiffres trop élevés et j'ai trouvé, du moins pour l'accouchement normal en présentation occipitale, une durée moyenne beaucoup plus courte, comme *Varnier, Spiegelberg* et d'autres auteurs l'indiquent aussi, à savoir : 15 heures chez les primipares, 10 chez les multipares ; la durée de l'expulsion comprise dans ces chiffres comporte respectivement une heure et demie et trois quarts d'heure. Si l'on prend ces moyennes pour base et si l'on tient compte avec autant de soin que possible des facteurs sus-mentionnés, l'on peut fréquemment prédire le moment de la naissance à une demi-heure ou à une heure près, pour peu qu'on ait quelque expérience. Mais la prudence est toujours de mise dans une telle affirmation.

L'expulsion de l'arrière-faix est en général terminée une demi-heure après la naissance de l'enfant. Cependant le placenta peut être retenu des heures dans le vagin, quand l'accouchée repose tranquillement sur le dos et qu'on ne provoque pas artificiellement cette expulsion.

Conduite du médecin au lit d'accouchement.

Vous le voyez, messieurs, l'expulsion du fœtus et des annexes par les forces naturelles s'effectue de la manière la plus parfaite, dans les conditions physiologiques qui président heureusement à la grande majorité des accouchements. Là où la nature a si bien pris ses mesures, notre intervention se réduit à peu de chose. Elle doit se limiter à l'observation de la marche de l'accouchement, à reconnaître à temps des anomalies éventuelles, à veiller à l'observance de certaines règles générales diététiques, et, pour le reste, à inspirer courage et confiance à la parturiente. Ce sont les mauvais accoucheurs qui, incapables de laisser faire la nature dont l'action est pleine de ménagement, veulent conduire l'accouchement selon les principes chirurgicaux et sont toujours prêts à faire un usage immédiat du forceps ou d'autres interventions. Plus l'obstétrique est interventionniste, plus elle est dangereuse ; la polypragmasie et l'impatience ne peuvent que nuire, ce que prouvent d'innombrables expériences.

Mais l'expérience nous démontre encore ceci de plus : des milliers de mères ont payé de la vie l'assistance qu'elles avaient reçue à l'accouchement ! La main appelée à les secourir leur a inoculé les germes qui ont provoqué l'infection mortelle au cours du post-partum. Aujourd'hui encore, la majeure partie des femmes qui meurent en couches sont moins victimes des complications spéciales que de l'infection surtout.

Dans tout accouchement, il se produit des lésions à l'entrée du vagin et sur le col utérin ; après l'expulsion de l'arrière-faix, la surface interne de l'utérus, privé de son épithélium protecteur, n'est plus qu'une vaste plaie cavitaire. Toutes ces plaies peuvent servir de portes d'entrée aux microbes extrêmement répandus qui sont les agents de l'infection.

C'est donc là que gît *le danger principal ! Prévenir l'infection, c'est le premier devoir que le médecin et la sage-femme ont à remplir dans la conduite de l'accouchement.* C'est à la diffusion de ce principe que *Ignace-Philippe Semmelweis* a consacré sa vie. Ses contemporains ne l'ont pas compris. Aujourd'hui, nous pouvons apprécier toute la portée des mesures de progrès préconisées par *Semmelweis*, et nous cherchons à les appliquer au moyen de

l'Antisepsie obstétricale.

L'antisepsie obstétricale tend au même but que l'antisepsie chirurgicale de *Lister*, dont en fait elle a tiré son origine. De même que les plaies chirurgicales artificielles, les plaies naturelles de l'accouchement doivent être préservées du dangereux contact des microbes de la septicémie. Il est indéniable que l'observance pratique de l'antisepsie rencontre certaines difficultés précisément en obstétrique. Une opération chirurgicale dure une demi-heure ou une heure ; on l'exécute, du moins dans la règle, au milieu des conditions extérieures les plus favorables, en des locaux aménagés spécialement à cet effet et avec l'assistance d'un personnel bien stylé au point de vue antisepsie. Au contraire, l'accouchement dure des heures et souvent des jours ; pendant tout ce temps, on doit empêcher l'accès de germes toxiques dans les voies génitales, qui sont par elles-mêmes difficiles à nettoyer et qui, par suite du voisinage de l'anus, ne peuvent être maintenues aseptiques pas même une heure après une bonne désinfection.

En outre, la plupart des accouchements ont lieu en logis privé, dans un lit ordinaire, et souvent même dans une chambre misérable, sur un grabat malpropre ; songez qu'après l'accouchement il nous est impossible d'appliquer un pansement quelconque comme les chirurgiens le font pour protéger leurs plaies, mais que dans le post-partum, le traitement s'adresse à des plaies restant forcément découvertes, ce qui permet encore une infection tardive ; ainsi vous aurez une idée des difficultés avec lesquelles l'antisepsie obstétricale a chaque jour à lutter.

Mais ces réflexions ne doivent pas vous décourager quand vous quitterez la clinique pourvue de tout le confort antiseptique, pour entrer dans la vie pratique. Même dans l'habitation la plus pauvre, on peut satisfaire avec plein succès aux exigences essentielles de l'antisepsie, pour peu que l'on sache ce qu'il importe de faire et que l'on possède la technique de la désinfection.

Toutes les infections graves et mortelles sont apportées du *dehors* à la parturiente, le poison funeste est inoculé dans les plaies du canal génital, pendant l'accouchement ou peu après, par la main lors de l'exploration, par les instruments, le matériel de pansement, etc. Les mains sont particulièrement dangereuses, parce que les plus difficiles à désinfecter, et parce que médecins et sages-femmes, au cours de leur activité professionnelle, n'ont que trop souvent l'occasion de les charger des germes toxiques qu'on trouve dans le pus, les lochies et les produits de sécrétion des processus pathologiques les plus divers. Il y a des différences énormes, dans la flore bactérienne des mains, entre les souillures habituelles de tout le monde et celles d'un médecin qui se rend à un accouchement après avoir ouvert des abcès, des phlegmons, ou traité des cas de diphtérie ou d'érysipèle. Des instruments mal désinfectés, utilisés auparavant chez des parturientes ou des accouchées ayant eu la fièvre, peuvent aussi transmettre des germes d'infection à l'état de virulence extrême. Il en est de même naturellement du matériel de pansement malpropre, des éponges, des alèzes et des objets semblables qu'on emploie à l'accouchement.

L'essence de l'antisepsie obstétricale — comme du reste de toute autre antisepsie — consiste donc à préserver l'ensemble des plaies, c'est-à-dire dans notre cas *les parties génitales des parturientes ou des accouchées, du contact avec les matières infectieuses de l'extérieur.*

Les occasions de transmettre des germes morbides sont extraordinairement nombreuses, surtout quand l'accouchement est prolongé et il peut arriver que vous ne preniez pas assez de précautions contre la contamination par l'extérieur. Mais si vous êtes à même d'empêcher l'*inoculation des germes par contact* des mains, des instruments et du matériel de pansement grâce à une désinfection soigneuse, vous pouvez être certains que l'accouchée sera mise à l'abri d'une infection grave.

A côté de l'infection par contact, tous les autres modes de transmission sont infiniment moins fréquents et moins importants. A l'accouchement, *l'infection par l'air ou les poussières* (c'est-à-dire par des germes qui tombent par hasard sur les parties génitales avec des particules de poussière aérienne) ne joue qu'un rôle secondaire. La poussière ordinaire de nos chambres ne contient pas de microbes très virulents. Il en est autrement dans les hôpitaux infectés par épidémie, ou dans les locaux précédemment occupés par des malades atteints d'érysipèle, de diphtérie ou de plaies purulentes, etc., dont les sécrétions desséchées se sont mélangées avec leurs germes redoutables à la poussière de l'air qui peut devenir fortement infectieuse pour des parturientes et des accouchées ; c'est pourquoi on choisira en général pour l'accouchement une chambre sans poussière et l'on pratiquera les accouchements normaux à domicile plutôt qu'à la clinique où les chances d'infection sont certainement plus grandes par la réunion de nombreuses malades.

Chez toutes les femmes enceintes et chez toutes les parturientes on rencontre sur les organes génitaux externes, dans le vagin et jusque dans la partie inférieure de la cavité cervicale, de nombreux micro-organismes ; on trouve même chez la plupart des femmes, parmi ces germes, des coccus de la même forme en chaînette que présentent les agents les plus dangereux de la fièvre puerpérale. Cependant l'expérience journalière aussi bien que l'expérimentation nous prouvent que les germes du vagin dépourvus de virulence ne sont pas susceptibles d'envahir l'organisme et ne sont donc pas dangereux. Les saprophytes même font défaut dans les sécrétions vaginales des femmes sur lesquelles on n'a pas pratiqué le toucher. *Mais il en est autrement des parties génitales externes, du périnée et de l'anus* ; ces régions ne renferment pas non plus de bactéries très virulentes, mais contiennent dans la règle des *saprophytes*, qui, au cours d'un accouchement de longue durée, opèrent spontanément une ascension dans les voies génitales supérieures et la cavité ovulaire, où ils peuvent provoquer de la putréfaction et la décomposition du liquide amniotique. Ce genre d'infection porte le nom d'*auto-infection* (infection spontanée, autogène, endogène, par opposition à l'infection exogène), dans laquelle l'ascension des germes amène la fièvre sans intervention du médecin, sans examen interne et en l'absence de tout contact de la femme avec n'importe quelle source d'infection. Il est clair qu'il ne s'agit ici que d'une simple infection extérieure, telle qu'elle est possible dans toute intervention chirurgicale par des germes du champ opératoire. C'est pourquoi, dans tous les cas, l'accoucheur doit procéder comme le chirurgien, qui cherche à stériliser le mieux possible son champ d'opération avant le début de l'intervention. *Vous désinfecterez toujours selon les règles de l'art* les organes génitaux externes des parturientes, qui peuvent héberger des germes virulents provenant surtout de l'intestin. Les avis diffèrent encore sur l'opportunité de désinfecter aussi le vagin et le col utérin par des irrigations antiseptiques. Grâce à plusieurs milliers de cas qui m'ont donné d'excellents résultats sans aucune injection vaginale d'un bout à l'autre de l'accouchement, je crois avoir le droit d'être convaincu que les injections vaginales chez les parturientes ne sont pas nécessaires ; mais je conviens volontiers que bien exécutées elles ne sont pas nuisibles, qu'elles constituent une précaution de plus dans la lutte contre les microbes septiques et peuvent être même fort utiles dans les cliniques, par exemple, où l'on examine beaucoup et où les infections par contact se produisent plus facilement ; dans ce cas, elles servent à l'anéantissement des germes virulents que l'on peut avoir introduits dans les voies génitales.

Attendu que, malgré les plus grandes précautions, chaque examen interne court le risque d'introduire des bactéries, *la conduite antiseptique de l'accouchement doit avoir pour principe de réduire au minimum le nombre des explorations internes*. Tant les médecins que les sages-femmes doivent s'accoutumer à considérer l'introduction du doigt dans les voies génitales de la parturiente comme une sérieuse intervention que l'on ne doit entreprendre qu'en cas de nécessité. Dans la plupart des accouchements, il suffit de deux examens internes : l'un avant la rupture de la poche des eaux pour se renseigner sur l'état de la dilatation, l'autre après la rupture des membranes pour contrôler si la position de la partie qui se présente est normale. Dans de nombreux cas, comme *Schatz* d'abord et récemment *Unterberger* l'ont enseigné, la palpation de l'anneau de contraction à travers les parois abdominales nous donne le moyen d'apprécier le degré de dilatation de l'orifice externe du col. Si l'anneau de contraction se trouve à 2 travers de doigt au-dessus de la symphyse, l'orifice externe sera de la dimension d'une pièce de 5 francs ; si cet anneau est à 3 travers de doigt au-dessus de la symphyse, l'orifice aura la dimension d'une paume de main ; enfin si l'anneau est à 4 travers de doigt de la symphyse, la dilatation sera considérée comme complète. Quand l'examen externe permet d'établir avec certitude le diagnostic complet de l'accouchement dans n'importe quel cas, il vaut mieux s'abstenir complètement de l'examen interne. C'est dans ce cas que le post-partum aura les meilleures chances d'évoluer heureusement.

Pour éviter l'infection des voies génitales, *Krönig*, *Ries* et d'autres auteurs ont recommandé de remplacer l'examen vaginal par un *examen rectal*. Mais ce dernier ne présente guère d'avantages sur le premier ; et dans les accouchements qui traînent, qui nécessitent des interventions opératoires, et où l'infection se produit le plus fréquemment, il est impossible d'éviter l'examen par les voies génitales.

La technique de la désinfection ne s'apprend que par l'exercice, la pratique. Le médecin, souvent contraint d'improviser son antisepsie et de l'adapter aux circonstances, ne doit pourtant pas se contenter de s'exercer aux procédés mécaniques de la désinfection, mais il doit aussi en comprendre

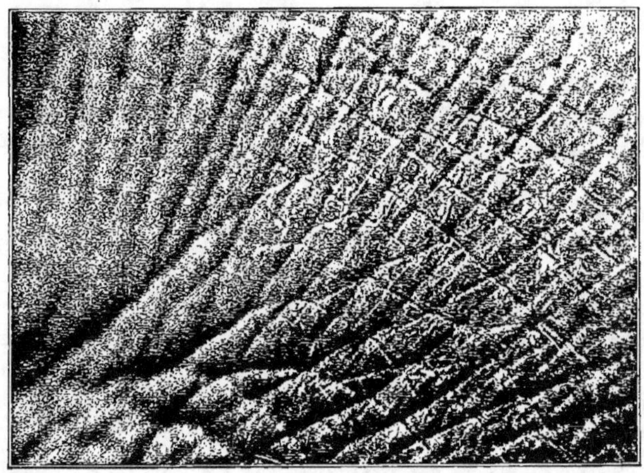

Fig. 210.

Peau du doigt, grossie environ dix fois.

le sens et le but. Le fait est connu que les résultats de toutes ces mesures deviennent d'autant meilleurs qu'on en comprend mieux l'essence. Les lignes suivantes nous orienteront sur cette question de la désinfection, qui joue un si grand rôle en obstétrique :

1. *La désinfection des mains et des avant-bras.* — Il est regrettable que précisément les mains, l'agent le plus fréquent de la transmission du poison infectieux, opposent à l'antisepsie plus de résistance que tous les objets que nous devons désinfecter en même temps qu'elles. Il est facile d'anéantir complètement les germes adhérents aux instruments et au matériel de pansement en stérilisant ces objets par l'eau bouillante ou la vapeur. Un tel procédé ne pouvant être appliqué aux mains, nous en sommes réduits à les nettoyer par des méthodes mécaniques et antiseptiques. Or il suffit d'examiner la peau humaine à un faible grossissement du microscope (fig. 210), pour se rendre compte aussitôt des grands obstacles qui s'opposent à l'anéantissement intégral des microbes, cachés dans les sillons et les crevasses de l'épiderme, sous les blocs épidermiques amoncelés les uns sur les autres à l'instar des séracs d'un glacier, dans les conduits excréteurs des glandes cutanées et des follicules pileux. *En réalité, il n'existe encore aujourd'hui aucun moyen susceptible de produire la stérilisation absolument certaine de la peau.* Toutes nos méthodes de désinfection n'atteignent qu'un degré *relatif* de stérilisation ; cette pauvreté en germes se rapproche plus ou moins de l'asepsie

absolue, selon la nature et la durée des moyens employés et suivant l'état de la peau. Celui qui affirme d'une méthode qu'elle obtient constamment une stérilisation certaine, promet plus qu'il ne peut tenir.

La peau est d'autant plus facile à désinfecter qu'elle est plus lisse et délicate. Au contraire, les difficultés deviennent considérables quand elle présente de profonds sillons et replis comme aux ongles, ou qu'elle porte de nombreux follicules pileux et glandes, ou bien quand son revêtement épidermique est rugueux et couvert de squames. Si la peau est eczémateuse, il n'est pas question de la désinfecter. Il en est de même des plaies cutanées de toute nature, même lorsque ce ne sont que de profondes crevasses de l'épiderme. Pour toutes ces raisons, les accoucheurs et les sages-femmes doivent avoir le plus grand soin de leurs mains. Il est absurde d'exiger d'une femme adonnée à de gros travaux manuels qu'elle puisse stériliser ses mains tout d'un coup quand on l'appelle à un accouchement.

L'action des désinfectants n'atteint d'abord que les couches superficielles de la peau. C'est ainsi qu'en examinant la main au début de l'opération, au point de vue de la richesse en germes, elle peut paraître stérile. Lorsque ensuite les mouvements et la desquamation épidermique ont mis

Amas de bactéries autour de la tige d'un poil.   Racine d'un poil.   Amas de bactéries.

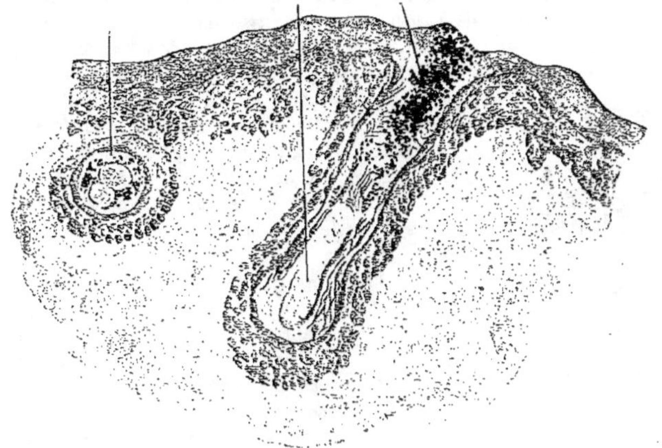

Fig. 211.

Coupe de la peau du doigt, d'après *C. Hægler*, désinfection des mains, etc.

Les bactéries ont pénétré profondément dans les follicules pileux, jusque bien au-dessous du stratum de Malpighi.

à nu, au cours de l'opération, les couches profondes et vidé les conduits excréteurs des glandes, les bactéries cachées là arrivent à la surface et la main apparemment stérile à l'origine présente de nouveau de nombreux microbes viables.

Pour la désinfection des mains, la méthode de Fürbringer *reste, à mon avis, la meilleure et la plus sûre :* les ongles sont d'abord coupés ras, puis on se lave les mains *pendant dix minutes à la brosse et au savon, dans de l'eau courante chaude* ou dans une cuvette d'eau chaude fréquemment renouvelée, sans oublier de bien nettoyer à la curette le sillon sous-unguéal de tous les doigts. Ce nettoyage mécanique sert à enlever les grosses souillures, à supprimer les couches épidermiques les plus superficielles, à dégraisser et ramollir l'épiderme. Les mains rincées à l'eau pure sont ensuite énergiquement frottées et séchées à l'aide d'un essuie-mains de forte toile stérilisé. Après cela vient un lavage soigneux à la brosse dans de l'*alcool à* 70-80°, *pendant cinq minutes.* Ce traitement à l'alcool est une *condition essentielle* de la désinfection des mains et surpasse, par son action rapide et sûre, tous les autres moyens connus jusqu'ici, comme *Reinicke* le premier l'a démontré. Grâce à sa vertu *lipolytique* l'alcool débarrasse mécaniquement la peau de ses squames épidermiques et de la plus grande partie de sse bactéries, il est directement *microbicide* ; en outre, *il a la propriété, très utile dans ce cas, de pénétrer rapidement dans les couches profondes de l'épiderme et dans les orifices glandulaires.* On s'en rend compte facilement si l'on a de petites plaies aux mains ; elles deviennent douloureuses dès que l'on trempe les mains dans l'alcool. Enfin, grâce au resserrement des tissus et au durcissement des couches superficielles de la peau qu'il entraîne, *l'alcool* agit aussi en *fixant les bactéries sur place.* La peau traitée à l'alcool, dont les pores sont fermés, n'abandonne plus les germes qu'elle retient, mais cet état ne persiste qu'autant qu'elle n'est pas ramollie de nouveau au contact de l'eau et du sang. Au sortir de l'alcool, on porte directement les mains dans une *solution chaude de sublimé au millième* (1°/∞), où elles sont brossées encore durant *cinq minutes.* Beaucoup de personnes supportent très mal l'action du sublimé et, parfois, il suffit d'un seul lavage pour que la peau devienne rugueuse et se couvre d'un eczéma rebelle. Dans ces conditions, il suffit de se désinfecter à l'alcool seulement. *Ahlfeld* a montré que *la désinfection par eau chaude et alcool,* à l'exclusion de tout autre agent microbicide, donne également d'excellents résultats. Il en est de même d'un mélange d'alcool et d'acétone, que *von Herff* a introduit dans la pratique de la désinfection parce qu'il resserre fortement les tissus et fixe énergiquement les microbes.

Pour obtenir avec n'importe quelle méthode une désinfection suffisante, les mains doivent être sans blessures et bien entretenues ; en outre, il ne faut pas qu'elles aient été souillées précédemment par des substances septiques. Si ces conditions ne sont pas remplies, *si le médecin est entré en contact avant la désinfection avec des matières infectieuses (pus, sécrétions de plaies de toute nature, corps cadavériques, etc.), la méthode de* Fürbringer *n'offre alors pas plus que les autres une protection assurée contre la transmission des germes septiques.* C'est pourquoi le médecin est dans l'obligation de s'abstenir de toute activité obstétricale pendant les quarante-huit heures suivantes, chaque fois que ses mains auront été souillées par des matières septiques ; ou bien, si une telle abstention est impossible, d'éviter le contact des mains avec les organes génitaux grâce à l'emploi de *gants de caoutchouc.* Et comme les gants de caoutchouc se déchirent facilement au cours des opérations et n'offrent dès lors plus aucune protection, vous ferez bien d'éviter toute souillure septique des mains, en mettant des gants de caoutchouc chaque fois que vous aurez des contacts suspects à effectuer dans tous les domaines de votre activité médicale.

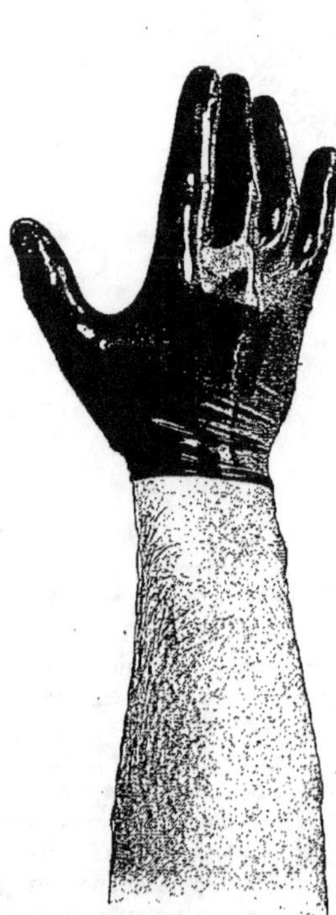

Fig. 212.

Gant de caoutchouc.

Les gants de caoutchouc (condom), minces comme du papier, recommandés par *Friedrich,* peuvent être stérilisés à la vapeur, après enveloppement dans une couche de gaze ; on peut les conserver aseptiques en fermant bien l'enveloppe. Si avant de les stériliser on a saupoudré l'intérieur de talc, on peut les mettre facilement comme des gants glacés, la peau étant préalablement désinfectée et séchée ; ils s'adaptent intimement à la main de tous côtés, n'entravent pas plus la finesse du toucher que celle des mouvements et permettent à la main de pénétrer très facilement dans les organes génitaux, pour peu qu'on les ait lubréfiés en les trempant dans la solution de lysol. *Les gants de caoutchouc représentent, sans aucun doute, le meilleur moyen d'empêcher l'inoculation de la septicémie par les mains du médecin ;* on ne devrait plus trouver d'accoucheurs qui n'en soient pas munis. Même quand le médecin, pressé par le danger de l'hémorragie ou par d'autres circonstances, n'a pas le loisir de consacrer un quart d'heure à la désinfection de ses mains, les gants de caoutchouc qu'il revêt en un clin d'œil lui fournissent le moyen de procéder aseptiquement. L'habitude de graisser les doigts et la main, qui est encore en usage en plus d'un endroit, est sujette à caution, car il est difficile d'avoir de la graisse ou de l'huile stériles ; elle est du reste inutile puisque le vagin de la parturiente est lubréfié d'une façon qui ne laisse rien à désirer.

2. *La désinfection des parties génitales.* — Pour obtenir une asepsie relativement suffisante des organes génitaux de la parturiente, l'on devrait procéder, comme pour les mains de l'accoucheur, c'est-à-dire qu'après avoir rasé les poils du pubis il faudrait brosser énergiquement à l'eau de savon, à l'alcool et au sublimé, d'abord les organes externes, puis les

parties profondes après avoir déplissé le vagin et découvert le col utérin à l'aide de grands spéculums. Une telle méthode, compliquée et de plus fort douloureuse, est impraticable en clientèle
privée ; du reste, elle n'est pas du tout nécessaire dans les accouchements normaux. En général, on
ne rencontre pas à la surface des organes génitaux de germes infectieux très virulents ; c'est
pourquoi, lorsqu'il ne s'agit pas d'opération, on se contente, habituellement, de nettoyer d'abord les

organes génitaux externes dans un bain, puis on leur fait subir un lavage à fond en position obstétricale, avec de l'eau de savon ; enfin, on les frotte avec la solution de sublimé ; éventuellement on ajoute encore à cela une injection vaginale au sublimé à $1^0/_{00}$. Il ne faut employer le bain chez les parturientes que si l'on dispose d'une baignoire propre et d'eau pure. Les expériences de *Stroganoff* et d'autres auteurs ont confirmé le fait connu depuis longtemps, que l'eau du bain pénètre facilement et profondément dans le vagin des multipares à la vulve béante. L'eau sale et les baignoires malpropres peuvent donc être une source d'infection !

Il faut éviter d'entraîner dans le vagin et sur le col utérin les germes qui peuvent se trouver au périnée et sur les lèvres vulvaires ; dans ce but, on doit pratiquer un lavage au sublimé des organes génitaux externes avant chaque exploration interne et *le doigt doit être toujours introduit directement dans l'entrée du vagin, dont l'autre main écarte les bords* (voir fig. 213).

3. La désinfection de tous les *instruments* s'effectue le mieux par la cuisson dans une solution de soude à 1 %. *Le matériel de pansement* est stérilisé à l'autoclave à la pression d'une atmosphère et enfermé soigneusement jusqu'au moment de son emploi. L'emballage ordinaire de la ouate hydrophile n'offre aucune garantie de stérilisation, cette ouate ne doit être utilisée qu'après avoir été trempée dans la solution de sublimé. Par contre, le matériel de pansement conservé en boîtes de fer-blanc soudées est certainement aseptique. Si l'on a l'occasion de prendre ses dispositions déjà quelques semaines avant l'accouchement, on fait emballer dans une grande corbeille de voyage doublée de toile non seulement de la ouate et de la gaze, mais aussi un certain nombre de draps de lit, d'essuie-mains, d'alèzes et de chemises, puis on fait stériliser le tout. On conserve cette corbeille bien fermée et à l'abri de la poussière jus-

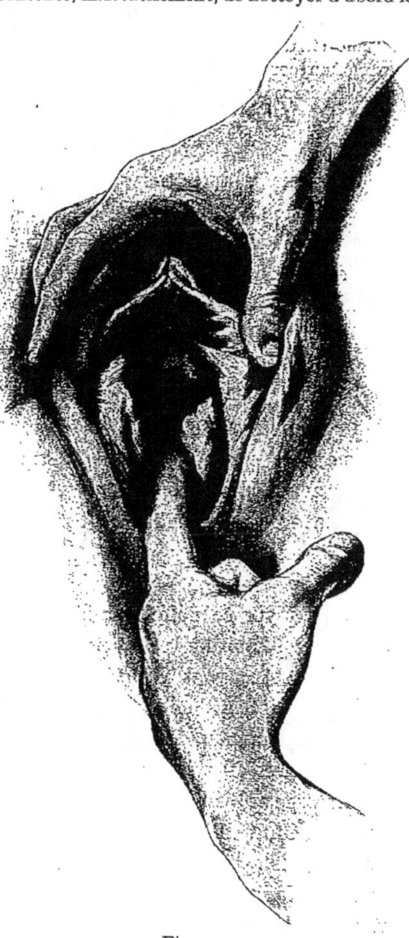

Fig. 213.
Le toucher, introduction du doigt
chez la parturiente.

qu'à l'accouchement ; elle fournira alors linge et matériel de pansement à l'état d'asepsie parfaite.

4. *Dans l'organisation et la conduite de l'antisepsie à l'accouchement, il est bon de procéder suivant un plan établi à l'avance.* Je puis vous recommander le suivant, éprouvé à maintes reprises. D'abord, on prépare la chambre, le lit de la parturiente est éloigné de la paroi, de façon à être facilement accessible des deux côtés ; au milieu du local, on place une grande table que l'on couvre d'un drap propre. On y installe les bassins contenant les solutions antiseptiques, ainsi que le matériel de pansement, les instruments, etc. Lorsque la parturiente a uriné et

reçu un lavement pour évacuer le rectum, on lui donne un bain. Pendant ce bain de propreté on refait le lit avec des draps propres, et vous avez suffisamment le temps de vous désinfecter soigneusement les bras et les mains. Quand la femme revêtue de linge propre est ramenée au lit, vous pouvez procéder aussitôt à la désinfection des parties génitales et ensuite, après vous être désinfecté une deuxième fois les mains, effectuer le premier examen interne. Une compresse au sublimé placée sur les parties génitales protège dans le cours de l'accouchement contre l'introduction des germes infectieux, ce que l'on n'a guère à craindre du reste puisque ces parties n'entrent en contact qu'avec du linge frais. Dans les accouchements prolongés on répète de temps en temps les lavages de l'anus, du périnée et des parties génitales externes avec la solution de sublimé, chaque fois en tout cas que l'on va procéder à une nouvelle exploration interne.

Supposons maintenant qu'ayant pris toutes vos mesures en ce qui concerne l'antisepsie et examiné la parturiente selon les règles de l'art, vous soyez au clair sur la nature de la présentation et l'état actuel de l'accouchement, et que, tout se trouve dans l'ordre le plus normal pour votre tranquillité et celle de votre cliente. La conduite de l'accouchement comporte-t-elle encore d'autres tâches et lesquelles ?

Il n'y a plus rien à faire pendant la période de dilatation, et à défaut d'autre occupation plus utile, il n'y a aucune raison de fatiguer la parturiente de trop d'exhortations, ou de toutes sortes de recommandations sur la conduite à tenir pendant la contraction utérine, sur la position à prendre dans le lit, et de lui rendre plus pénibles encore les longues heures de la dilatation. Les efforts de la presse abdominale, employés avant la dilatation complète de l'orifice externe, peuvent entraîner la rupture prématurée des membranes, il faut donc les interdire.

Position de la parturiente.

Les idées sur ce point ont beaucoup perdu de leur rigueur de jadis, alors que la routine et l'habitude régnaient avec une sévérité inflexible précisément dans ces questions secondaires et asservissaient la nature. Ainsi les femmes furent contraintes pendant des siècles d'accoucher assises sur une chaise, la chaise d'accouchement, que les sages-femmes d'Allemagne traînaient encore de maison en maison dans les premières années du siècle passé comme un accessoire indispensable. Depuis, de nombreux auteurs ont disserté savamment sur la position de la parturiente la plus conforme à la nature. On a cherché, entre autres moyens de la déterminer, quelle est l'attitude que les femmes sauvages prennent à l'accouchement. Mais comme *Ploss* l'a montré, chez ces peuplades aussi ce sont les us et coutumes qui décident, et les femmes y accouchent suivant l'exigence de la mode dans toutes les attitudes possibles, couchées, assises, accroupies, agenouillées, debout, suspendues, etc.

Chez les peuples civilisés, aujourd'hui encore, la position que prend la femme sur le lit d'accouchement varie avec la nationalité. Tandis que, sur le continent, le décubitus dorsal est usuel, en Angleterre et en Amérique la position latérale est l'objet d'une préférence presque exclusive même dans les interventions opératoires.

Or, laquelle devons-nous recommander comme la meilleure ? Voici ce qui en est à peu près : la direction de la pression des forces expulsives n'est pas influencée par l'attitude de la femme. La pression intérieure chasse toujours la partie qui se pré-

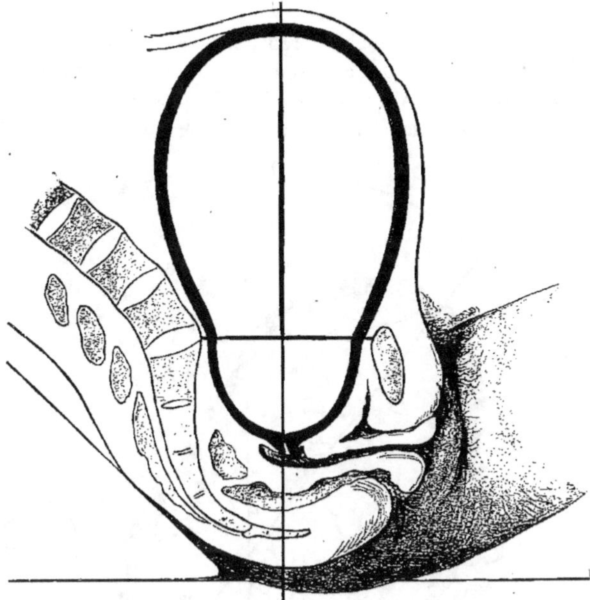

Fig. 214.

Décubitus dorsal, le haut du corps à demi redressé.
L'axe utérin et celui du détroit supérieur coïncident.

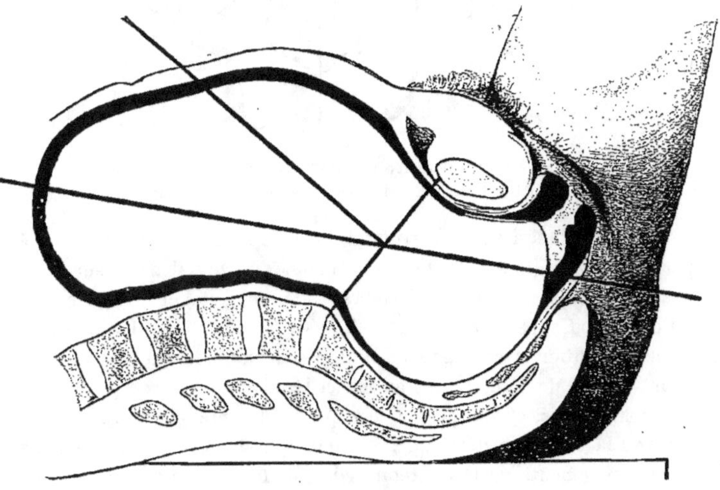

Fig. 215.

Décubitus horizontal.
L'axe utérin passe en arrière de celui du détroit supérieur.

sente dans la direction de la moindre résistance, quelle que soit la position de la parturiente, sur le dos ou sur le côté, assise ou agenouillée. Par contre, la position de l'utérus change avec l'attitude de la femme, ainsi que jusqu'à un certain point la situation du fœtus. Dans le décubitus dorsal avec la partie supérieure du corps quelque peu relevée,

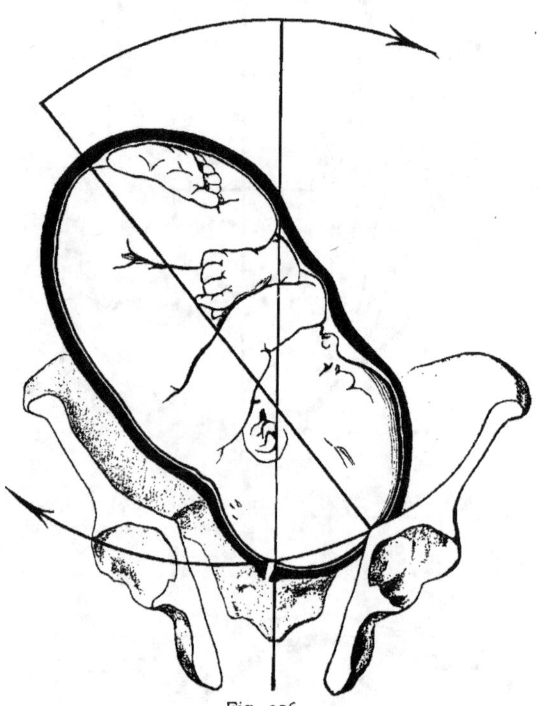

Fig. 216.
Tête déviée sur l'os iliaque gauche.
Le décubitus latéral gauche ramènera la tête sur le détroit supérieur.

le plan du détroit supérieur est horizontal, l'axe de l'utérus et du fœtus lui étant à peu près perpendiculaire (fig. 214). Mettez la femme horizontalement sur le dos, l'utérus s'abaisse en arrière sur la colonne vertébrale, les axes fœtal et utérin dévient en arrière de celui du détroit supérieur (fig. 215). Il en va de même quand vous faites prendre à une femme la position latérale gauche ou droite. Ici aussi le « fundus » utérin suivant la pesanteur s'incline de côté et avec lui le siège de l'enfant. Le corps du fœtus formant levier, le pôle opposé, c'est-à-dire la tête qui se présente, est poussée de l'autre côté. Même quand la tête s'est déjà engagée dans l'anneau pelvien, elle peut encore subir l'effet des mouvements de l'axe fœtal ; elle suit en sens inverse les mouvements du siège. *Nous pouvons donc par la position de la parturiente influencer celle de l'utérus et l'engagement de la partie qui se présente*, influence que nous utiliserons avec profit quand il s'agira de corriger une déviation de l'utérus ou de modifier l'engagement. Si, par exemple, l'utérus est déplacé à droite, nous placerons la femme sur le côté gauche : le fundus utérin, obéissant à la pesanteur, verse du côté gauche et se met au milieu. Si la tête n'est pas exactement située sur le détroit supérieur, a-t-elle par exemple dévié vers l'os iliaque gauche, nous faisons prendre la position latérale gauche, le fond de l'utérus et le siège fœtal s'inclinent à gauche, la tête est pressée du côté droit et reprend sa situation au-dessus du détroit supérieur. Si vous désirez que la moitié gauche de la tête s'engage d'abord et le plus profondément, placez la parturiente sur le côté gauche : le « fundus » et le siège s'inclinant à gauche, la partie droite de la tête se relèvera et la gauche s'enfoncera, etc. La fig. 216 représente le mécanisme de ces mouvements, facile à saisir.

Il résulte de toutes ces considérations qu'il n'existe pas de position unique, également bonne pour toutes les parturientes. Si les parois abdominales sont fermes, la position de l'utérus et l'engagement de la tête normaux, la femme est libre de prendre l'attitude qui lui semble la plus commode jusqu'au dégagement de la tête, que ce soit en décubitus dorsal le haut du corps plus ou moins relevé, ou bien latéral gauche ou droit. La flaccidité des parois utéro-abdominales entraîne une certaine tendance aux déplacements de l'utérus et aux déviations de la partie qui se présente. Dans ce cas, il vaut mieux, jusqu'à ce que la tête soit engagée, recommander la position dorsale dans laquelle l'axe fœtal coïncide avec celui du détroit supérieur. De même, quand il y a lieu de faire un appel énergique à la presse abdominale, la position dorsale paraît plus efficace. En outre, le décubitus latéral est gênant et la position dorsale préférable quand les bruits du cœur deviennent mauvais et nécessitent un fréquent contrôle. Enfin, vous n'insisterez sur l'observance exacte de telle position donnée que si vous voulez en obtenir un effet mécanique déterminé, ou quand elle se montre particulièrement favorable pour les soins à donner ou à une opération à pratiquer. Dans la suite, nous aurons l'occasion de revenir souvent sur cette question.

Nous arrivons maintenant à la *période de l'expulsion* qui donne davantage à faire à l'accoucheur.

Dès que l'orifice externe est complètement dilaté et ne présente plus d'obstacle au passage de la tête, l'action vigoureuse de la *presse abdominale* est désirable. Ordinairement, elle entre spontanément en jeu, mais assez fréquemment il faut d'abord la mettre en train par des exhortations et en fournissant à la femme de solides appuis pour les bras et les jambes, enfin en lui expliquant la façon de s'y prendre pour seconder la contraction utérine par les efforts d'expulsion.

La protection du périnée.

Quand la tête apparaît à la vulve, il faut surveiller le périnée et s'occuper de sa protection. Le périnée doit être bien en vue et l'accès doit en être facilité. Cette protection se fera le plus aisément dans la position latérale, toujours à recommander

quand les contractions utérines sont vigoureuses et que la parturiente pousse fortement. La femme place (fig. 217) son bassin tout au bord du lit, de façon que l'anus,
le périnée et la vulve soient aussi bien accessibles à la vue qu'aux mains. Si la « presse
abdominale » laisse à désirer et par conséquent si vous voulez pratiquer le soutien du
périnée en position dorsale, il est alors nécessaire de mettre bien en évidence le champ
opératoire ; dans ce but, la femme doit fortement écarter les jambes et le bassin doit
être relevé par un coussin que l'on glisse dessous. Vous aurez à portée de la main la

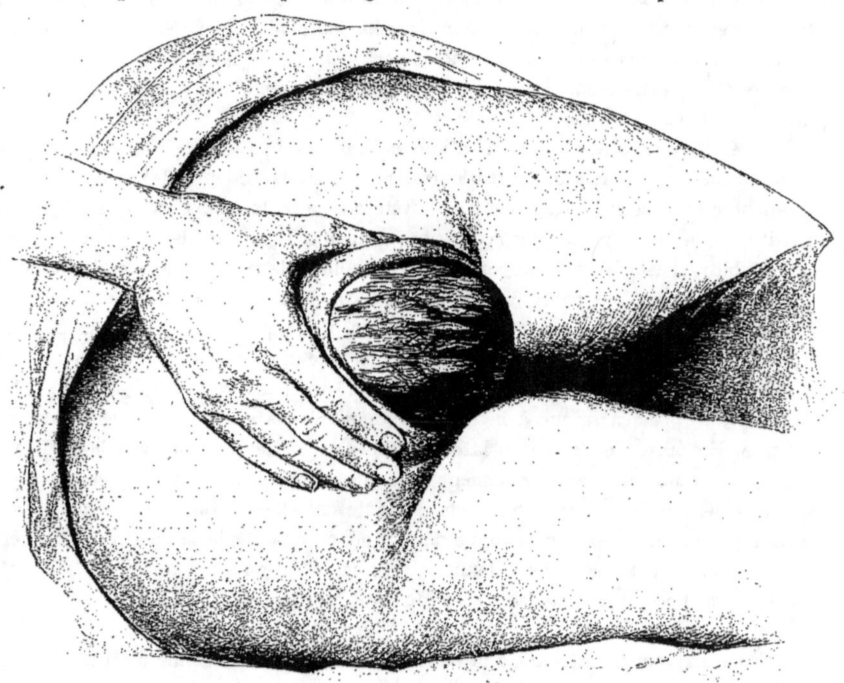

Fig. 217.
Protection du périnée, dans le décubitus latéral de la parturiente.

solution de sublimé et de la ouate, pour nettoyer fréquemment le périnée du mucus
sanguinolent qui y adhère et l'anus des fèces qu'il expulse, pour désinfecter ces parties
lorsque la tête apparaît et disparaît à la vulve et pendant son dégagement.

Il est faux de croire que, dans la marche naturelle de l'accouchement, la tête
doive nécessairement déchirer le périnée, que sans soutien artificiel, les déchirures
soient inévitables. Il est assez de cas où la distension se produit lentement et doucement,
et où la tête abandonnée à elle-même opère son dégagement d'une façon si parfaite
qu'il est superflu de soutenir le périnée par un procédé spécial, et qu'il suffit de contrôler
attentivement la marche du phénomène. Mais, d'autre part, il n'est pas rare que la
sortie de la tête ait lieu trop brusquement, sous l'action de contractions utérines

impétueuses et d'une violente poussée abdominale de la parturiente. Le périnée n'a pas le temps de se distendre et de faire agir son élasticité ; avant que l'occiput soit bien dégagé devant la symphyse, la tête se défléchit déjà, le front qui se relève en balayant le périnée le déchire d'un seul coup. Dans de telles conditions la protection du

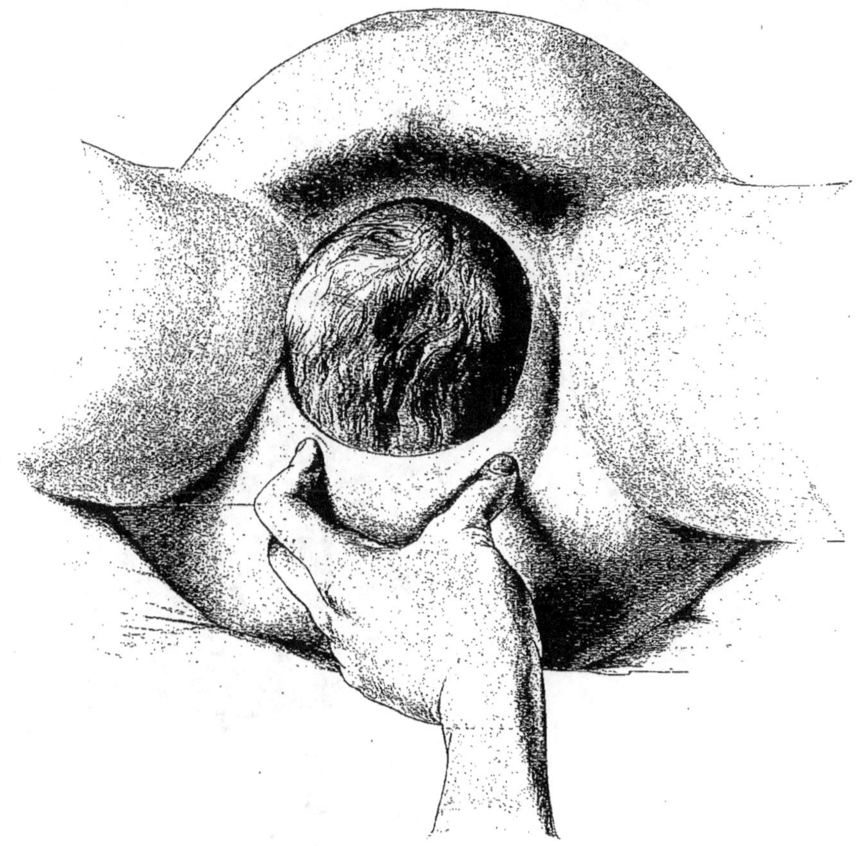

Fig. 218.

Protection du périnée dans le décubitus dorsal de la parturiente. Le pouce et l'index retiennent le front tout en laissant l'occiput se développer librement.

périnée reprend tous ses droits. Elle a pour fonction de rétablir les conditions physiologiques idéales, de sorte que 1º *la tête distende le périnée lentement durant plusieurs contractions*, et que 2º *le front ne commence à sortir qu'après le dégagement complet de l'occiput et des bosses pariétales*. La traversée de la tête a lieu ainsi par sa circonférence la plus petite, soit par la sous-occipito-frontale, la distension de la vulve et du périnée est réduite au minimum.

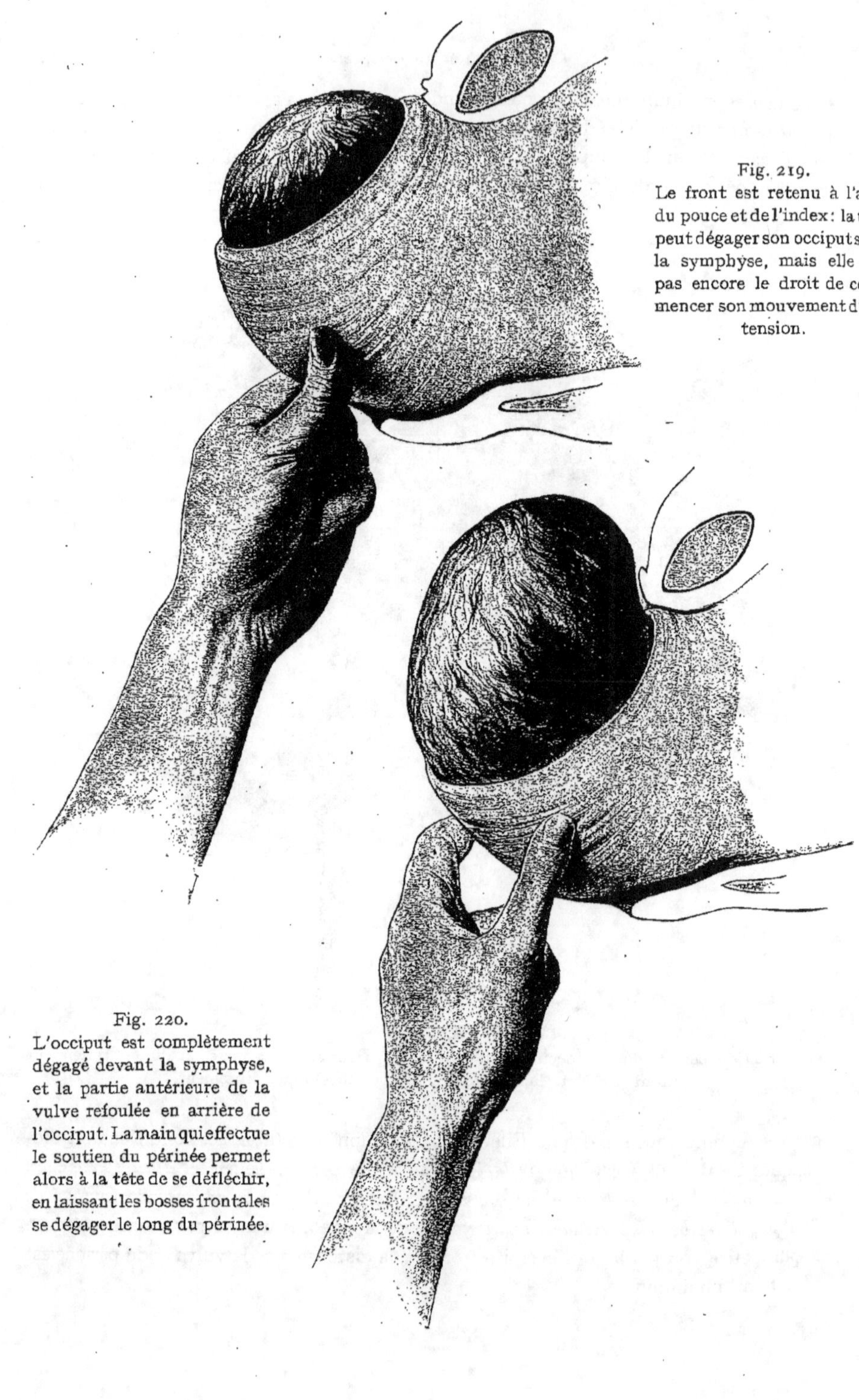

Fig. 219.
Le front est retenu à l'aide
du pouce et de l'index : la tête
peut dégager son occiput sous
la symphyse, mais elle n'a
pas encore le droit de commencer son mouvement d'extension.

Fig. 220.
L'occiput est complètement
dégagé devant la symphyse,
et la partie antérieure de la
vulve refoulée en arrière de
l'occiput. La main qui effectue
le soutien du périnée permet
alors à la tête de se défléchir,
en laissant les bosses frontales
se dégager le long du périnée.

Ce résultat n'est pas difficile à obtenir. Et cependant que de fois voyons-nous, sous prétexte de protection du périnée, employer des manœuvres maladroites et contraires au but poursuivi ! Les gens trop zélés commencent déjà à intervenir alors que la tête vient seulement de se montrer et qu'il ne peut être encore question de la distension du périnée. D'autres empêchent longtemps le crâne de se dégager normalement, retiennent l'occiput, compriment et pétrissent le périnée, ou bien le recouvrent de la main, comme s'ils le protégeaient ainsi contre les déchirures. Voici le procédé simple que je vous recommande : quand la tête commence ses apparitions et disparitions successives, aussi longtemps qu'elle recule complètement à la cessation de la

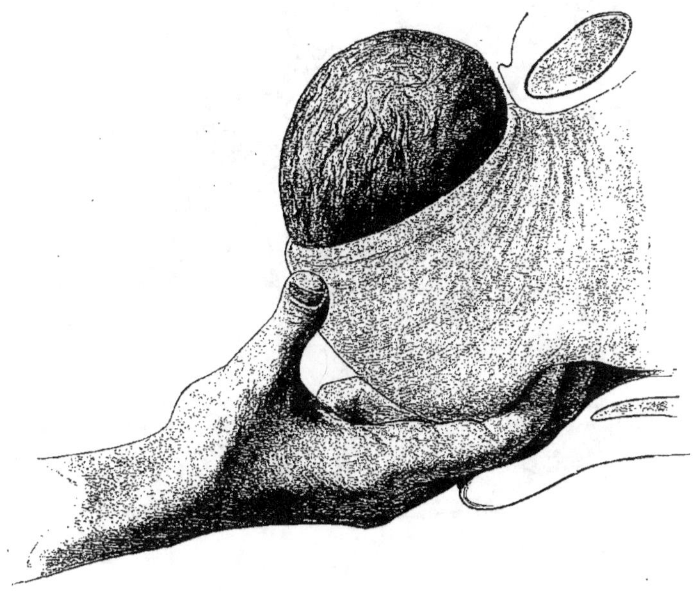

Fig. 221.

Manœuvre de *Ritgen-Olshausen.*

contraction, restez dans l'expectative et veillez seulement à ce que la parturiente soit en bonne position et le périnée facilement accessible. Quand la tête reste visible à la vulve même dans l'intervalle des contractions utérines, il s'agit de prendre ses précautions, la traversée pouvant maintenant se produire très rapidement, parfois déjà dans la douleur suivante. Appliquez donc le pouce et l'index sur le périnée, environ 3-4 cm. en arrière de la commissure postérieure de la vulve, au niveau des bosses frontales (fig. 219). Dès que la femme commence à pousser, exercez une contre-pression sur le front pour l'empêcher de sortir, mais laissez le passage libre à l'occiput qui s'élève à chaque douleur de plus en plus devant la symphyse. Bientôt les bosses pariétales se dégagent aussi, de sorte qu'à l'aide de deux doigts de l'autre main vous pouvez

refouler le bord antérieur de la vulve jusque sur la nuque. Quand la tête en est là, vous
pouvez laisser sortir le front, le pouce et l'index cèdent lentement en permettant à la
partie antérieure du crâne de se développer graduellement au-dessus de la commissure, centimètre par centimètre. Dès que les bosses frontales sont libres, le périnée se
retire de lui-même par-dessus le visage qu'il découvre.

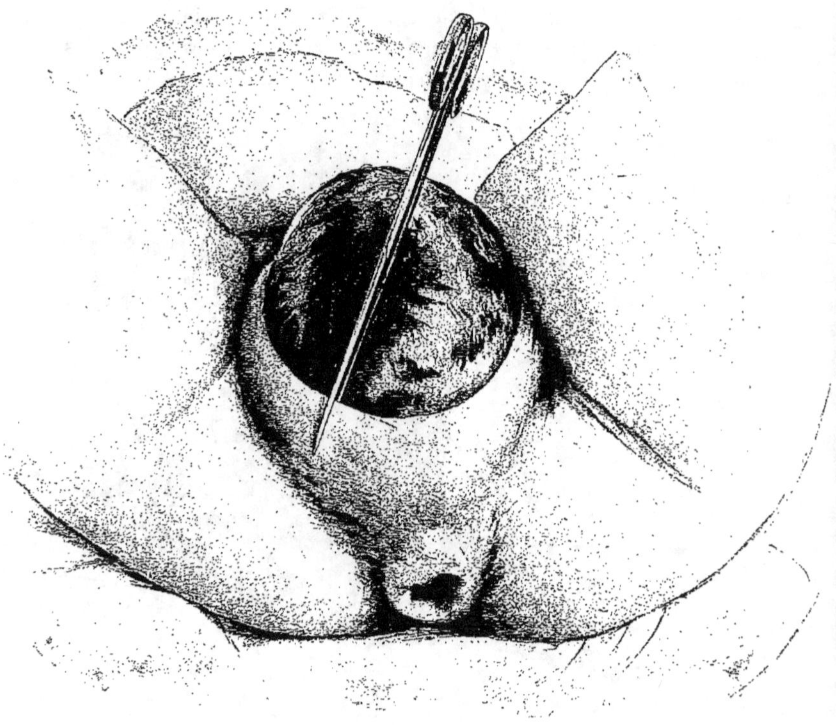

Fig. 222.
Episiotomie.

La sortie du front le long du périnée constitue le dernier acte dangereux de la
traversée de la tête ; on peut aussi l'effectuer artificiellement dans l'intervalle des contractions par deux procédés différents ; le premier indiqué par *Ritgen*, consiste à exercer
une pression sur le front dans la région du périnée postérieur ano-coccygien, pour
l'amener au jour par-dessus la fourchette ; dans le deuxième procédé, dit *de Olshausen*,
la pression sur le front est opérée par deux doigts introduits dans le rectum. Cette
méthode d'expression, pour peu qu'on l'applique avec prudence et habileté, ménage
considérablement le périnée, mais elle a le désavantage de souiller les doigts par leur
introduction dans le rectum et de nous forcer à une nouvelle désinfection au moment
où nous avons des devoirs plus pressants à remplir auprès de la parturiente.

Quand les conditions sont normales, la protection du périnée, exécutée convenablement, peut empêcher sûrement les déchirures considérables des parties molles. Si, par contre, vous avez affaire à une tête anormalement grosse, à un mécanisme pathologique dans son dégagement, à une vulve très étroite, ou à un périnée qui a perdu son élasticité par suite d'œdème ou d'atrophie cicatricielle, dans ces cas notre intervention, si habile qu'elle soit, ne sert à rien ; déjà au cours des apparitions inter-

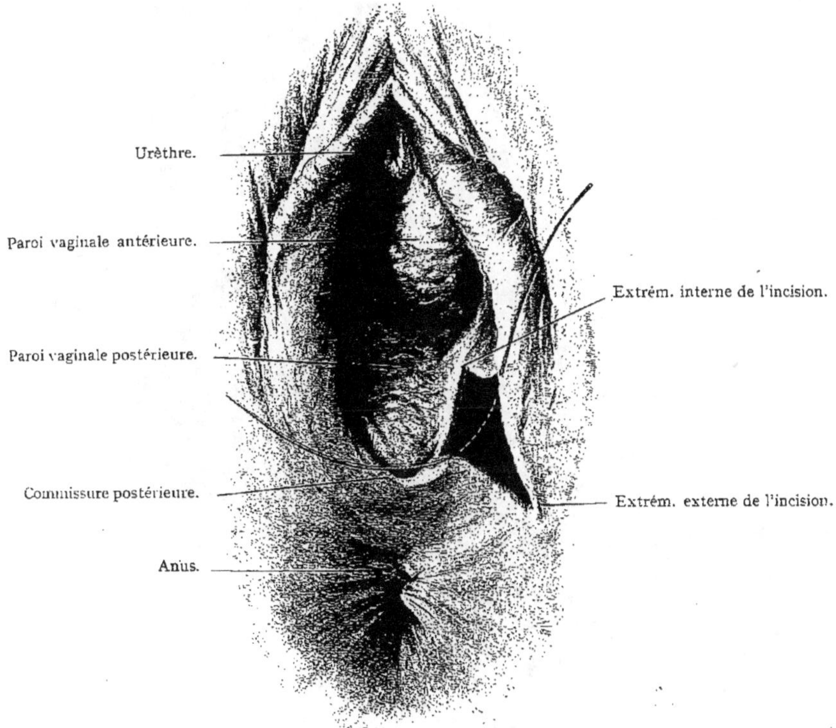

Fig. 223.
Suture de la plaie de l'épisiotomie.

mittentes de la tête le périnée offre un aspect inquiétant et ne manque pas de se rompre quand le crâne traverse la vulve avec sa plus grande circonférence. Lorsque les tissus ont commencé à se fendre, il est difficile de mettre un terme aux progrès de la déchirure, la tête se fraie une fausse route à travers le périnée et le degré de la rupture dépend de circonstances fortuites. Et comme les ruptures spontanées se produisent généralement au milieu de la musculature périnéale et troublent gravement la fonction du plancher pelvien, il vaut mieux prévenir la déchirure et faire de l'espace par une incision

dite *épisiotomie*. Dès que vous avez la conviction que la traversée de la tête ne se passera
pas sans rupture, poussez la branche mousse d'une paire de ciseaux entre la tête et le
bord fortement tendu du périnée, que vous coupez de côté en obliquant dans la direction de la tubérosité de l'ischion, sur une distance de 2-3 centimètres environ. L'incision

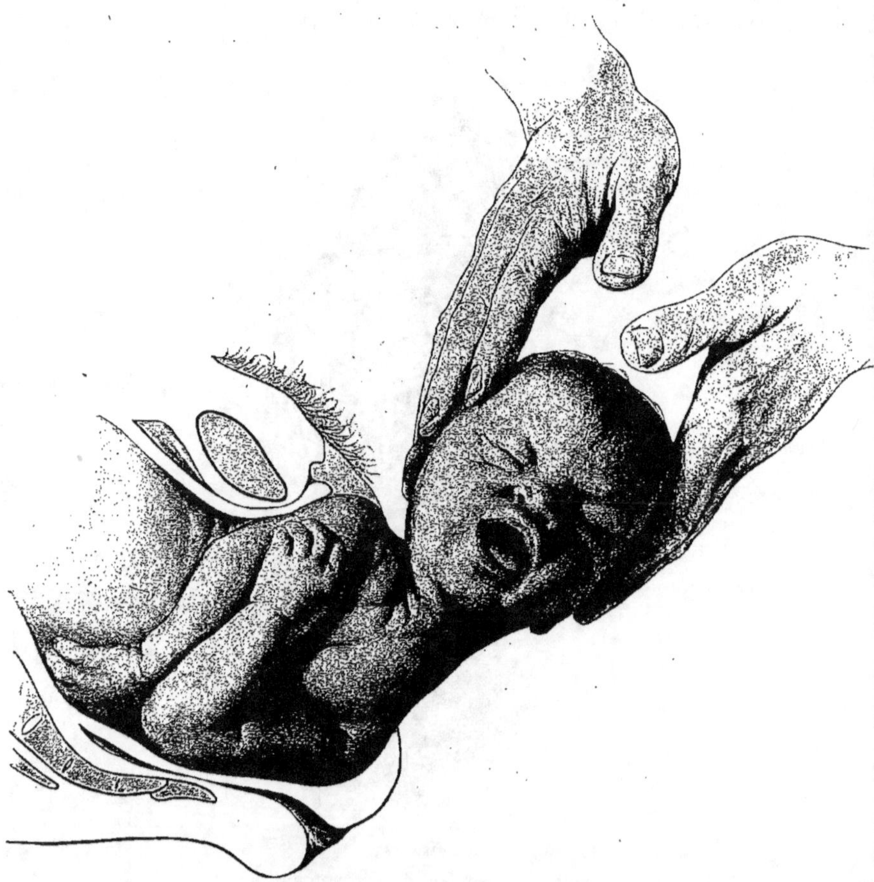

Fig. 224.
Extraction de l'épaule postérieure qui sort le long du périnée.
On tire sur la tête de bas en haut.

traverse la peau, le bord du diaphragme uro-génital, et atteint tout au plus quelques
fibres du constricteur du vagin. Elle laisse absolument intacte la masse principale de
la musculature périnéale, et quelques sutures dirigées non transversalement mais de
haut en bas (fig. 223) suffisent à réunir exactement la plaie losangique.

La tête vient de se dégager heureusement. Attention ! Voici les *épaules* qui peuvent encore mettre en danger le périnée. En relevant la tête, comme l'indique la fig. 224, faites en sorte que l'épaule antérieure se place bien dans l'arcade pubienne, et que la

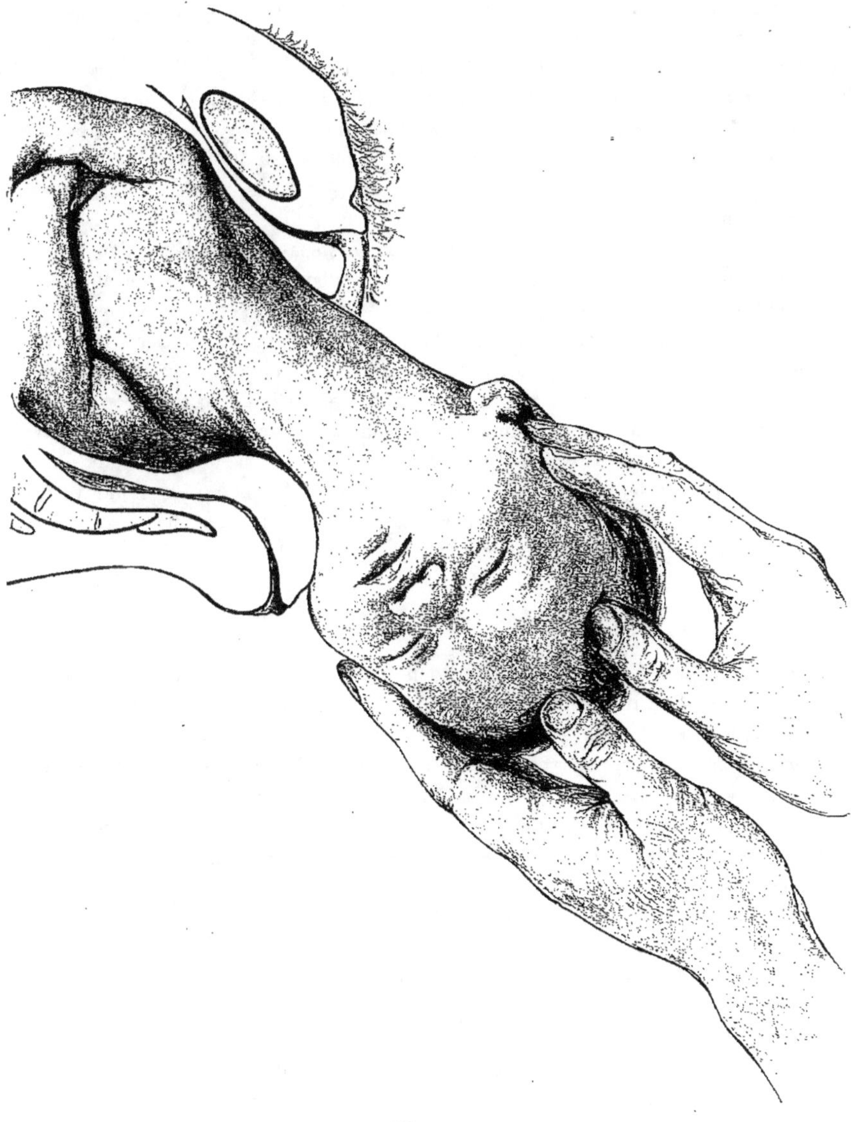

Fig. 225.

L'épaule antérieure est restée prise derrière la symphyse.
On tire la tête vers le bas.

postérieure ne reste pas prise dans le périnée mais qu'elle sorte en glissant de bas en haut le long de ce dernier. Si les épaules tardent à se dégager, il suffit le plus souvent de presser extérieurement sur le siège pour en accélérer la sortie. Naturellement si l'obstacle est dû à l'enroulement du cordon ombilical autour du cou, il faut le défaire préalablement ; en cas d'urgence même, il faut couper ce cordon entre deux pinces de Koch. Si la pression d'en haut sur le siège n'a pas réussi, saisissez la tête entre les doigts en laissant le visage à découvert et exercez d'abord une traction vers le bas, jusqu'à ce que l'épaule antérieure descende (fig. 225). Dès qu'elle apparaît sous la symphyse, dirigez la traction de nouveau de bas en haut, comme sur la fig. 224, pour extraire l'épaule postérieure le long du périnée.

Il est rare que ce procédé de dégagement des épaules vous laisse dans l'embarras. Cependant, quand la poitrine et la ceinture scapulaire ont un développement exagéré, il peut arriver que même la pression vigoureuse sur le siège et les tractions répétées sur la tête ne réussissent pas à faire descendre les épaules et à les amener à la vulve. Il ne reste alors d'autre moyen que de pénétrer dans le vagin avec les quatre derniers doigts pour y chercher le bras postérieur seul et le faire sortir. De cette façon, le diamètre bisacromial se trouve placé obliquement, et la circonférence du corps au niveau des épaules diminuée assez fortement pour que leur extraction ne rencontre plus d'obstacle.

Les épaules dégagées, l'expulsion du tronc est facile et rapide, le nouveau-né gît entre les cuisses de la mère où il pousse son premier cri. Il lui est encore relié par le cordon ombilical qu'il nous reste à trancher.

Ligature du cordon ombilical.

Chez les grands mammifères, le cordon ombilical est ou bien rompu par les tiraillements du petit ou bien, comme chez les carnassiers, mâché et coupé par les dents de la mère. Il se peut bien que la femme préhistorique l'ait aussi déchiré ou mâché et, d'après *Ploss*, l'usage de le couper avec les dents existe encore dans quelques peuplades sauvages. Dès les premiers débuts de la civilisation, la section du cordon à l'aide d'instruments tranchants a remplacé ce rude procédé, et la ligature du tronçon restant du cordon représente sans nul doute la première espèce de ligature vasculaire chez l'homme, pratiquée dès l'époque la plus ancienne.

Si simple que paraisse la ligature du cordon, il y a quelques points cependant sur lesquels il nous faut insister.

En premier lieu, la question du moment auquel la section est opérée n'est pas du tout indifférente. Si la ligature est appliquée immédiatement après la naissance, comme beaucoup de sages-femmes ont encore l'habitude de le faire sans réflexion, le nouveau-né perd ainsi une assez grande quantité de sang qui se trouve dans le placenta et le cordon et qui revient au corps de l'enfant dans le cours naturel des choses. En observant le cordon aussitôt après l'expulsion du fœtus, vous remarquerez que ses artères battent vigoureusement et que la veine ombilicale regorge de sang. Il s'écoule environ 5 minutes avant qu'elle s'affaisse et 10 minutes jusqu'à la cessation complète des pulsations artérielles.

Durant ce temps une grande partie du sang funiculaire et placentaire passe dans le corps de l'enfant. Cette quantité mesure de 50 à 120 gr., comme on peut le voir en mettant l'enfant sur la balance immédiatement après sa naissance, et si l'on tient compte du fait que le nouveau-né ne possède pas plus de 200 gr. de sang environ, nous voyons que la masse qui reflue est bien loin d'être négligeable. Donc, pour ne pas priver l'organisme de l'enfant de la réserve de sang qui lui appartient physiologiquement, *on ne doit pas lier le cordon immédiatement après la naissance, mais attendre* (environ 5 minutes) *que la veine ombilicale se soit vidée et affaissée.*

En second lieu, la *technique* de la ligature exige certaines précautions, si l'on tient

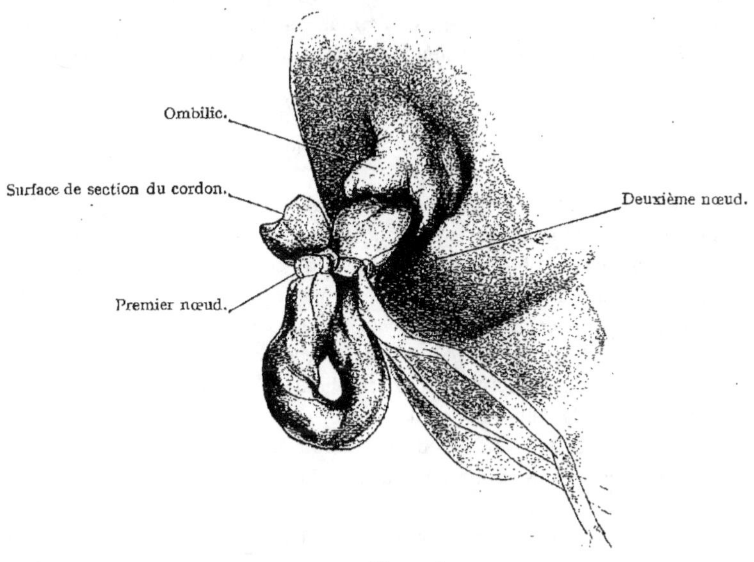

Fig. 226.

Mode de ligature du cordon ombilical offrant toute sécurité.

à éviter les hémorragies secondaires du bout fœtal et l'infection de la plaie ombilicale. L'hémorragie peut provenir du relâchement de la ligature, surtout lorsque le cordon très épais est riche en gélatine de Wharton ; pour la prévenir dans ce cas, on a recommandé de divers côtés l'emploi de liens élastiques en caoutchouc qui garantissent, il est vrai, la durée et la solidité de la ligature. Mais vous atteindrez facilement le même résultat avec les lacets de toile usuels, larges d'un demi-centimètre, en procédant de la manière suivante : à 4 travers de doigts de l'ombilic on place une première ligature qu'on noue solidement, on applique la deuxième du côté du placenta et l'on coupe entre deux. Après le bain du nouveau-né et avant l'application définitive du pansement ombilical, on recourbe le bout fœtal du cordon déjà lié et à l'aide des extrémités du lacet on jette une deuxième ligature au voisinage de l'ombilic. Le bout fœtal du cordon forme alors (fig. 226) une anse suspendue à l'ombilic. Pour éviter l'infection, il va sans dire que les

lacets servant à la ligature doivent être désinfectés ; il suffit pour cela de les placer peu
auparavant dans une solution de sublimé.

A. Martin a préconisé la ligature par un fil de soie appliqué à la limite de la peau,
et la section du cordon par le cautère à 1 ½ centimètre au-dessus. L'escarre de la cautérisation doit empêcher l'hémorragie secondaire, son élimination est rapide et suivie d'une
prompte guérison. On a essayé aussi l'*omphalotripsie*, c'est-à-dire l'hémostase par écrasement du bout fœtal à l'aide de pinces particulières. Ce procédé et d'autres tout aussi
compliqués ne conviennent pas dans la pratique courante et leurs inventeurs eux-mêmes
ont fini par les abandonner. Les soins attentifs et la propreté méticuleuse, apportés dans
la ligature et les pansements ultérieurs de l'ombilic, suffiront pleinement à écarter tous
les dangers que peuvent causer à l'enfant la section du cordon et l'élimination de son
bout fœtal.

Conduite à tenir dans la période de délivrance.

Après avoir pourvu à la ligature du cordon, reportez votre attention sur la mère.
Il s'agit maintenant de surveiller l'expulsion des annexes fœtales. Si l'on voulait classer
selon leur importance les diverses tâches que nous devons remplir à l'accouchement
physiologique, il faudrait mettre au premier rang *la conduite de la délivrance*, à côté
de l'antisepsie. *Car l'évolution du post-partum dépend tout autant du décollement et de
l'expulsion de l'arrière-faix que de la pratique de l'antisepsie.*

Même si l'expulsion du fœtus s'est accomplie heureusement et rapidement, néanmoins une anomalie de la délivrance peut non seulement entraîner le danger momentané
d'une hémorragie grave, mais aussi en dépit de toute antisepsie donner lieu à l'infection
puerpérale la plus dangereuse grâce à la putréfaction inévitable des débris placentaires
en rétention.

La conduite à tenir dans cette période de l'accouchement a subi bien des vicissitudes, et la méthode actuelle, si simple et naturelle, n'a fait que succéder à de longs
errements. Beaucoup d'accoucheurs des époques précédentes craignaient que la matrice
n'allât se fermer sur le placenta et le retenir, après l'expulsion du fœtus ; cette préoccupation les amena à hâter le plus possible la sortie de l'arrière-faix. Aussitôt après la
naissance de l'enfant on commençait les tentatives de délivrance ; la traction sur le
cordon et la pénétration de la main dans les parties génitales y jouaient le premier rôle.
La fig. 227 vous dépeint, d'après *Scanzoni*, la manœuvre de l'enlèvement de l'arrière-
faix telle qu'on la pratiqua généralement jusqu'au milieu du siècle dernier : la main
gauche tire sur le cordon, pendant que deux doigts de la main droite pénètrent dans le
vagin jusqu'à l'insertion placentaire du cordon et pressent le placenta contre la concavité du sacrum. Il est clair que, si l'arrière-faix n'était pas encore complètement décollé,
la traction pouvait entraîner facilement des anomalies dans le décollement, l'arrachement du cordon et de fragments du placenta. Même en cas de réussite de la manœuvre,
il restait le danger de l'infection par les doigts que l'on introduisait dans le vagin. Et
ce danger, nous devons l'estimer deux fois plus considérable à cette époque qui ignorait

totalement l'antisepsie. C'est à *Crédé* que revient le mérite d'avoir remplacé ce procédé dangereux en introduisant dans la pratique une méthode de délivrance bien plus parfaite (1854-1861). Sa méthode — *La manœuvre de Crédé* — renonce à toute pénétration dans les parties génitales après la sortie du fœtus ; l'expulsion du placenta est produite exclusivement par *la pression exercée de l'extérieur*. L'enfant né, la main de l'accoucheur embrasse le fond de l'utérus et l'excite à se contracter à l'aide de légères frictions. On attend que quelques douleurs se soient passées, puis aussitôt après la main empoigne solidement l'organe (pouce en avant et quatre doigts derrière) au moment de l'acmé d'une contraction, et le presse en bas et en arrière contre la concavité sacrée. Si la

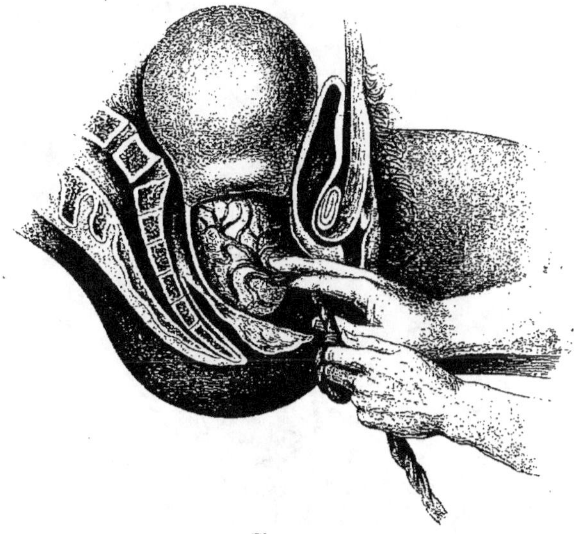

Fig. 227.
Extraction du délivre. Figure tirée de *Scanzoni*, Manuel d'obstétrique 1853.

manœuvre est exécutée avec habileté, on réussit généralement à faire sortir le placenta, sinon du premier coup, du moins dans les tentatives suivantes que l'on doit répéter seulement pendant les contractions.

Il est indéniable que la manœuvre de *Crédé* présente aussi certains inconvénients, malgré les grands avantages qu'elle a sur les anciennes méthodes. Si l'on commence les essais d'expression dès les premières douleurs de la délivrance, c'est-à-dire peu de minutes après la naissance de l'enfant, le placenta sera très souvent encore dans la matrice, totalement inséré ou seulement partiellement décollé ; la pression irrégulière de la main peut entraver le mécanisme naturel du décollement et de l'expulsion, et si l'on exagère cette pression elle peut produire l'écrasement du tissu placentaire, déterminer l'arrachement et la rétention de quelques cotylédons ou de fragments des membranes et de la caduque. Il est certain que, dans de nombreux cas, les essais d'expression, par leur début trop hâtif et par leur violence, ont entravé artificiellement l'expulsion de l'arrière-faix et l'ont rendue si difficile que l'on s'est vu finalement contraint de recourir à l'intervention grave du décollement manuel et de l'extraction du placenta, alors que la délivrance se serait faite absolument naturellement, pour peu qu'on l'eût tranquille-

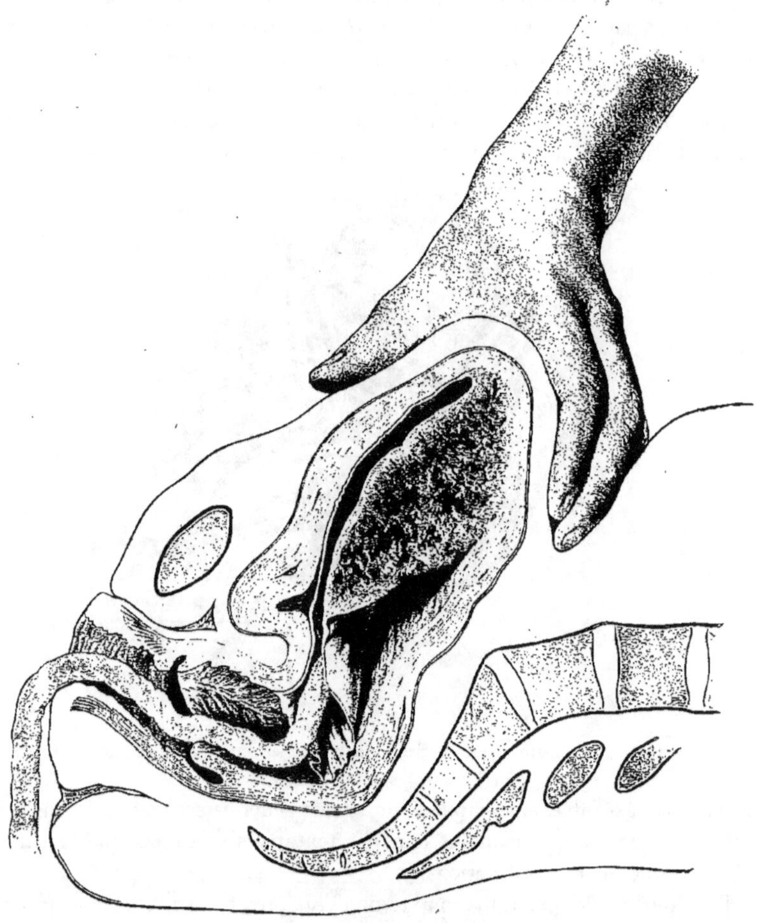

Fig. 228.
Manœuvre de *Crédé*.

ment attendue. C'est pour ces motifs que la manœuvre de *Crédé* n'est plus appliquée aujourd'hui que dans certains cas, quand l'arrière-faix doit quitter la matrice le plus rapidement possible, à cause d'une forte hémorragie ou de tout autre accident grave.

Dans l'accouchement normal, où rien ne force d'agir rapidement, il n'existe plus qu'une seule façon de conduire la délivrance : c'est *la méthode physiologique* ou *de l'expectative*, préconisée et perfectionnée par *Dohrn* et *Ahlfeld*. Le décollement du pla-

centa et son expulsion de l'utérus sont abandonnés entièrement à l'action des contractions qui s'acquittent très rapidement de ce travail et en tous cas avec bien plus de ménagements et de sûreté que la main ; on ne commence l'expression que lorsque l'arrière-faix est complètement sorti du corps utérin et descendu dans le col et le haut du vagin.

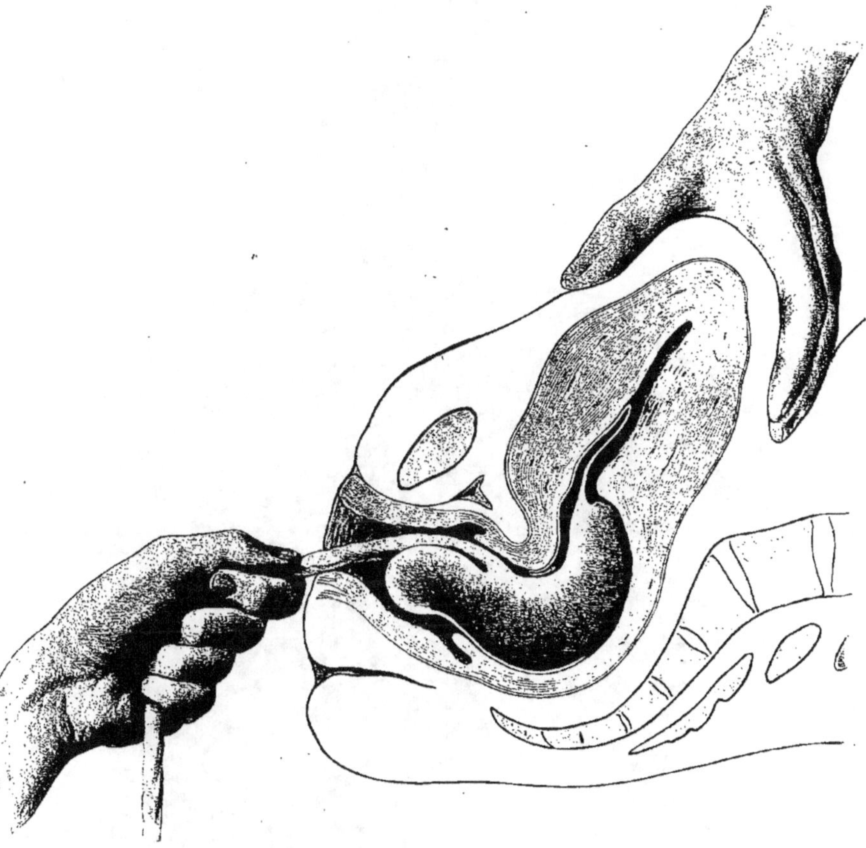

Fig. 229.

Expression du placenta.

Au moment où l'on commence à presser, l'organe déjà décollé se trouve dans le col et la voûte vaginale.

Donc après la naissance de l'enfant, vous devez commencer par attendre et vous n'avez pas autre chose à faire qu'à contrôler le cours normal de l'expulsion, en appliquant la main à plusieurs reprises sur l'utérus. S'il se contracte mal ou que la perte de sang soit considérable, frictionnez légèrement le « fundus », l'excitation ainsi produite suffisant ordinairement à renforcer les contractions. On reconnaît sans difficulté, nous l'avons vu, les progrès de l'évacuation utérine ; l'utérus, sphérique au début, s'aplatit en formant deux bords latéraux, il s'élève à droite en haut, tandis que l'arrière-faix

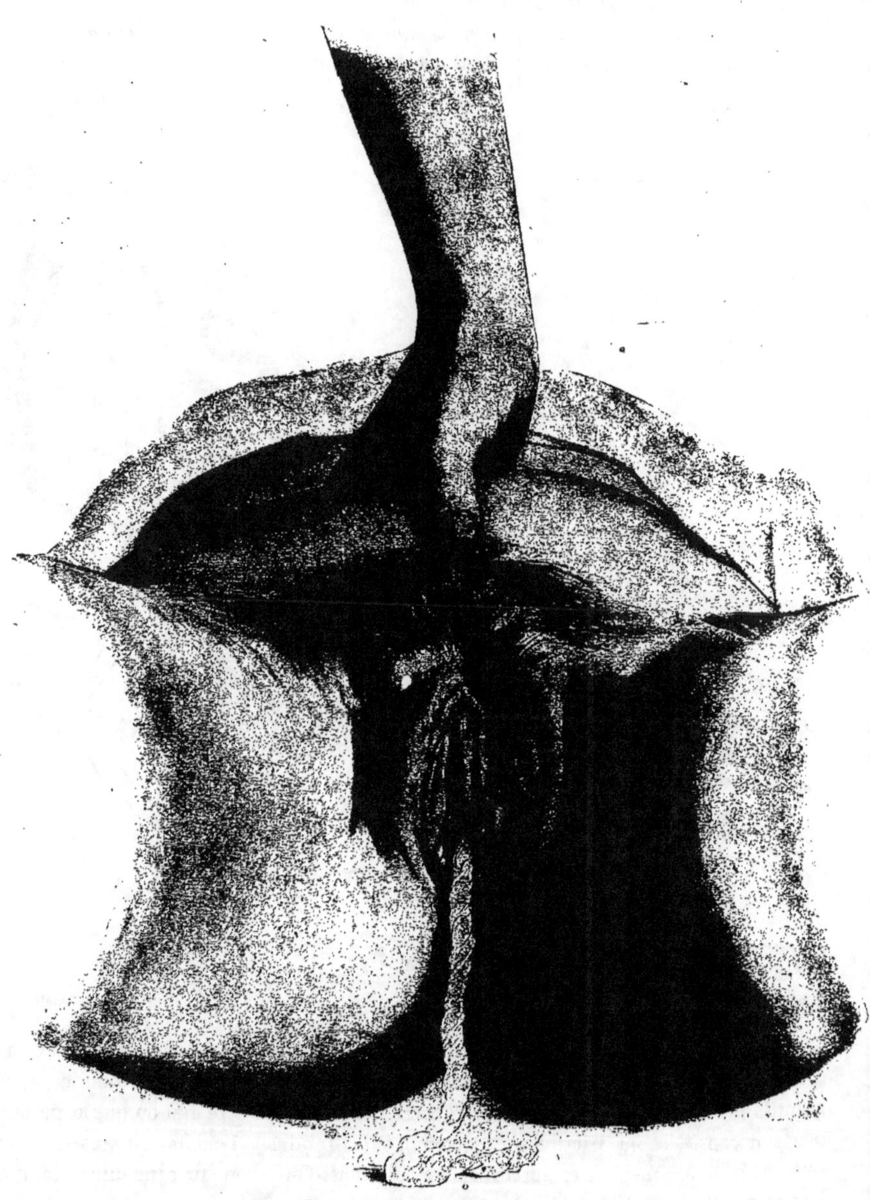

Fig. 230.

Position de la main dans la manœuvre de *Crédé* et l'expression du placenta.

expulsé vient former au-dessous du corps utérin une large saillie pâteuse. A cela s'ajoute encore *le signe d'Ahlfeld* : le cordon ombilical sort spontanément de plus en plus du vagin, en corrélation avec la descente du placenta tandis qu'avant le décollement de ce dernier, le cordon peut bien être exprimé par la pression exercée sur l'utérus, mais revient aussitôt en arrière, dès que cette pression cesse.

Dans la règle, une demi-heure à trois quarts d'heure après la naissance de l'enfant les signes qui révèlent l'expulsion de l'arrière-faix hors de la cavité utérine sont tous nettement marqués. Le délivre occupe le vaste sac aux parois flasques constitué par le col utérin et la voûte vaginale, où il peut séjourner encore des heures entières quand la femme garde tranquillement la position dorsale. Puisque son expression est maintenant facile et sans danger, on la pratiquera dans l'intérêt de la mère qui a besoin de repos.

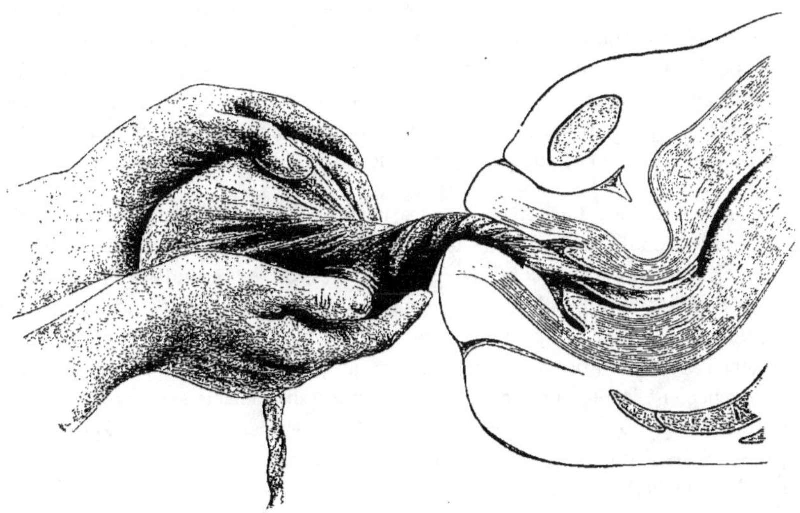

Fig. 231.
Enroulement des membranes pour en former un cordon.

Empoignez à pleine main le corps utérin comme dans la manœuvre de Crédé, amenez-le exactement dans la ligne médiane, redressez-le de façon que l'axe utérin coïncide avec celui du bassin, et pressez-le vigoureusement de haut en bas. Le corps utérin, descendant comme le piston d'une seringue, chassera devant lui le placenta et les membranes qui apparaissent alors à la vulve. En tirant sur le cordon, on facilite singulièrement leur dégagement. Si une telle traction est nuisible aussi longtemps que le placenta est encore inséré dans l'utérus et aussi longtemps que le cordon ombilical sur lequel on a tiré recule immédiatement dès que cette traction cesse, par contre elle perd tout danger et devient licite lorsque l'arrière-faix décollé se trouve dans la voûte vaginale.

A sa sortie on reçoit le placenta dans les mains en le faisant tourner plusieurs fois sur lui-même, de façon que les membranes qu'il entraîne derrière lui s'enroulent en un cordon (fig. 231). On prévient de cette manière l'arrachement et la rétention des membranes.

Le médecin a le devoir strict d'inspecter attentivement les annexes fœtales après leur expulsion, pour constater si elles sont complètes ou non, et si elles présentent quelque anomalie. Avant tout, il importe d'examiner la surface utérine du placenta. On doit y reconnaître partout la pellicule grise et miroitante du reste de la caduque, dont la présence témoigne que le décollement s'est bien fait dans la couche normale et qu'il n'est pas resté dans l'utérus des cotylédons ou des groupes de villosités. Ensuite, il faut examiner le bord du placenta, en y vérifiant la présence ou l'absence de placentas succenturiés qui pourraient en avoir été arrachés ; on reconnaît leur présence aux vaisseaux sanguins qui franchissant le bord du placenta cheminent dans le chorion à leur rencontre. La rétention du tissu placentaire, même soupçonnée seulement, exige absolument et sans aucune exception l'introduction de la main dans la cavité utérine pour en retirer aussitôt les débris qui s'y trouvent encore. S'il ne s'agit que de la rétention des membranes ou de leurs fragments, vous n'avez nullement besoin d'être aussi scrupuleux ; normalement, elles suivent spontanément dans les premiers jours du post-partum, sans produire de symptômes dangereux ; aussi n'a-t-on nulle crainte de leur rétention.

Quand tout est fini, on nettoie les parties génitales externes de l'accouchée du sang qui les souille, on les rince encore une fois à la solution de sublimé et on procède à leur inspection ; si l'on constate des déchirures, on les recoud s'il en vaut la peine. Enfin, l'on remplace les alèzes trempées, on place devant la vulve un tampon de ouate aseptique, et l'accouchée peut enfin jouir d'un repos bien mérité. Mais pour découvrir à temps l'atonie de l'utérus et l'hémorragie qui peuvent toujours survenir même après l'accouchement le plus normal, il faut contrôler chaque fois sans exception l'état de contraction de l'utérus pendant au moins deux heures. Ce n'est qu'après ce laps de temps que la rétraction de la musculature utérine est définitive et que l'on n'a plus à craindre d'hémorragie grave par atonie.

XIIme LEÇON

Messieurs, le *post-partum* ou *puerpérium* est la période qui succède à la naissance et durant laquelle l'organisme maternel, modifié par la grossesse et l'accouchement, subit de nouveaux changements destinés à le ramener à l'état normal. Le post-partum débute après l'expulsion de l'arrière-faix et dure de 6 à 8 semaines environ, laps de temps exigé par le retour de l'organisme à son état antérieur, qu'il ne retrouve du reste intégralement que dans les cas les plus rares, car la plupart des femmes conservent d'une façon durable les traces caractéristiques de la maternité, tant physiques que psychiques. Et même quand les signes extérieurs font totalement défaut, généralement les organes génitaux permettent encore des années durant de démontrer l'existence d'une grossesse passée.

Ce sont les *organes génitaux* qui subissent les plus grandes modifications du fait de la grossesse et de l'accouchement, par conséquent c'est chez eux principalement que se passent les *phénomènes de la régression*.

Rappelons quel est l'état de ces organes au début du post-partum : l'utérus qui vient d'accoucher, volumineuse masse musculaire, atteint à peu près à son extrémité supérieure le niveau de l'ombilic, le corps utérin aplati est légèrement incliné en avant, directement appliqué contre la paroi abdominale. Ses parois antérieure et postérieure, dont la section a 3 ou 4 centimètres d'épaisseur, sont en contact intime, la cavité utérine ne formant plus qu'une fente étroite remplie d'un peu de sang. A l'orifice interne, point de jonction du col et du corps, l'épaisseur de l'utérus diminue brusquement ;

les parois distendues du col, mesurant à peine un demi-centimètre de diamètre, constituent un sac vaste et mou, qui, après la sortie du placenta, est revenu sur lui-même en
formant de nombreux plis. Il est fermé en haut par la saillie musculaire de l'anneau
de contraction ; en bas, il est largement ouvert sur le vagin, dans lequel les lèvres antérieure et postérieure pendent à l'état de bourrelets charnus, flasques et sillonnés d'extravasats sanguins. Tout comme le col, le vagin distendu est représenté par un sac aux

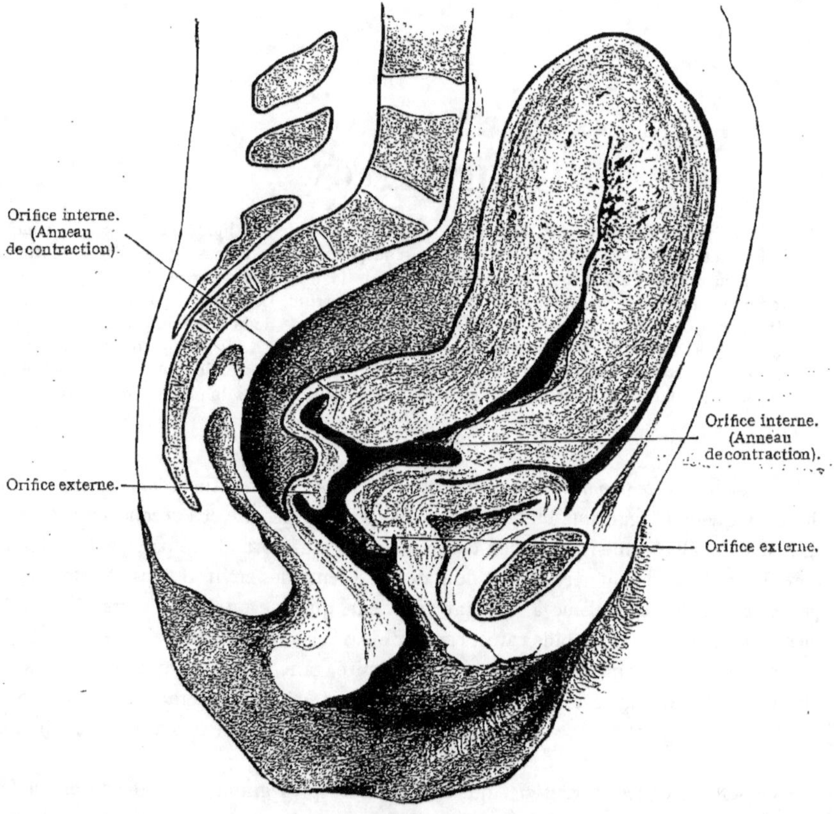

Fig. 232.

Tractus génital d'une femme qui vient d'accoucher.

nombreux plis, dont les parois antérieure et postérieure font prolapsus dans la vulve
béante.

Les attaches du tube génital avec le voisinage ont été extrêmement relâchées
par la forte distension gravidique, aussi la mobilité de l'utérus et du vagin est-elle
considérable dans les premiers jours du post-partum. Quand la vessie se remplit,
le corps utérin est refoulé en haut et d'ordinaire à droite en même temps. Il peut

arriver, grâce à l'extensibilité du vagin qui n'offre aucune résistance, qu'on rencontre le fond de l'utérus au niveau du rebord costal droit ou même sous le dit rebord en cas de forte réplétion de la vessie. A l'inverse, par traction sur la portion vaginale du col ou par pression sur le bas-ventre, il est facile d'enfoncer la matrice si profondément dans le bassin que l'orifice externe du col apparaît à la vulve.

Cet état de chose change très rapidement ; de jour en jour, les parties reprennent leur fermeté et leur fixité. La *vulve* se ferme déjà 24 heures après l'accouchement,

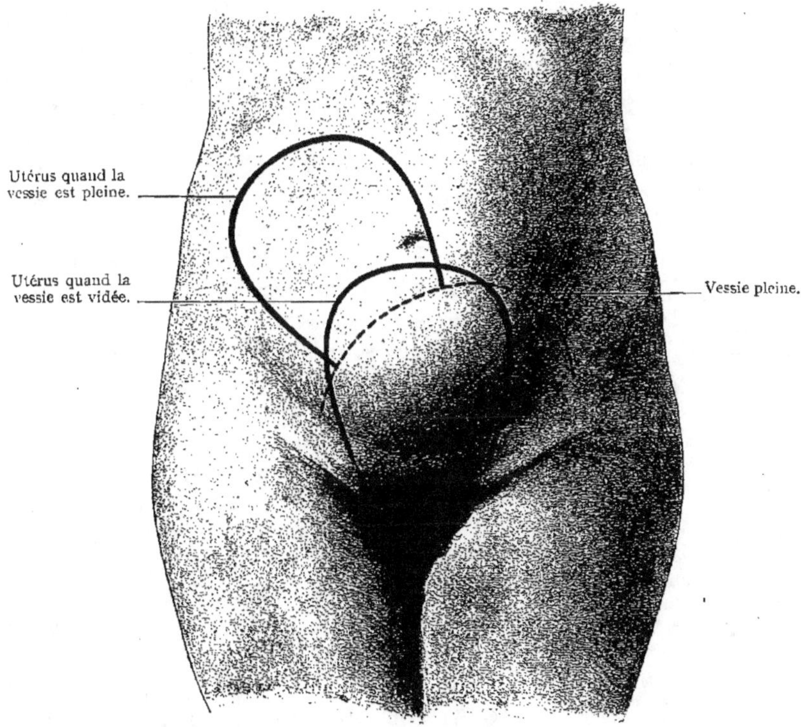

Fig. 233.
Mobilité de l'utérus dans les premiers jours du post-partum.

au bout de ce temps le *vagin* présente aussi davantage de résistance, et huit jours après il constitue de nouveau un canal bien contracté, quoique vaste encore. La régression du *col* a lieu de l'intérieur à l'extérieur, comme vous pouvez vous en rendre compte sur les figures ci-jointes. En premier lieu se ferme l'anneau de l'orifice interne, qui, trois jours déjà après la naissance, n'est plus perméable qu'à un seul doigt, et dix jours après ne laisse plus passer le doigt ou du moins à grand'peine. La partie inférieure du col et le museau de tanche ne récupèrent leur forme que beaucoup plus lentement. Le canal cervical reste accessible jusque vers le milieu de la deuxième semaine ; ce n'est que dans la troisième semaine que les lèvres du col s'appliquent solidement l'une sur l'autre en fermant l'orifice externe. Dès lors ce dernier n'a plus la forme d'une fossette arrondie, les déchirures latérales en ont fait une fente transversale, signe indélébile d'un accouchement passé.

De toutes les parties du tractus génital, le *corps utérin* est celle qui a le plus augmenté de volume durant la grossesse ; la puissante hypertrophie de ses fibres musculaires fut la condition préalable et nécessaire du travail de l'accouchement. Après l'expulsion du fœtus et de ses annexes, la fonction de la masse musculaire néoformée est achevée, cette substance est alors dissoute et résorbée en un laps de temps étonnamment court. Ce processus est provoqué par l'anémie utérine, liée nécessairement à la rétraction des parois musculaires vers la fin de l'accouchement ; cette anémie est renforcée par les *tranchées utérines* ou contractions rétractives, qui surviennent pendant les trois premiers jours du post-partum à intervalles réguliers et sont particulièrement violentes chez les multipares. Les lamelles musculaires, en se déplaçant les unes sur les autres et s'enchevêtrant intimement, rétrécissent en même temps la lumière des vaisseaux qui circulent entre elles. Si, auparavant, la nutrition des fibres hypertrophiées était surabondante, elle cesse presque complètement après la sortie du fœtus ; le courant sanguin ne pénètre qu'avec peine dans les vaisseaux resserrés, la faiblesse de l'apport sanguin n'est plus du tout en rapport avec la masse du protoplasma qu'il faut alimenter. Les conséquences en sont bientôt évidentes : le protoplasma des fibrilles musculaires se trouble ; peu de jours après, il est déjà criblé de fines gouttelettes graisseuses, qui augmentent en nombre et en dimension et subissent la résorption. C'est ainsi que toutes les fibres musculaires se rapetissent rapidement au cours du post-partum pour recouvrer leur volume primitif environ quatre semaines après. Petites causes, grands effets ! De même que l'hypertrophie des éléments musculaires amena l'augmentation de volume de l'utérus gravide, ainsi la tuméfaction trouble (granulo-protéique) et la dégénérescence graisseuse du protoplasma musculaire entraînent l'atrophie de toutes les fibres et, par là, la réduction de volume de l'organe. Pour cela, il n'est nullement besoin de la destruction complète de quelques fibres musculaires, destruction qui n'a pas lieu en réalité d'après les recherches de *Sänger* et d'autres auteurs. Chaque fibre conserve son noyau entouré d'un reste de protoplasma, ce qui permet une nouvelle hypertrophie lors de la prochaine grossesse.

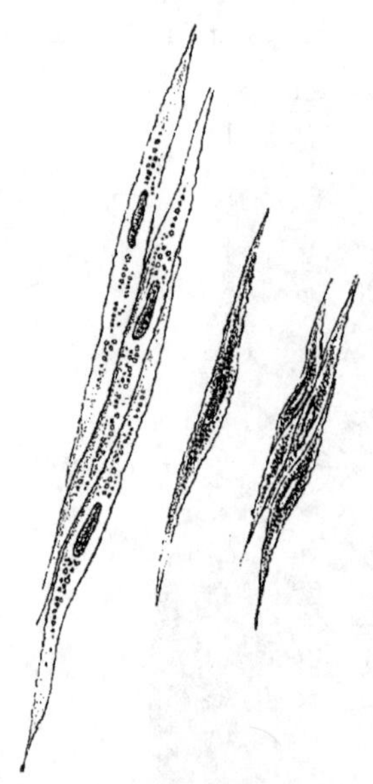

Fig. 234.

Fibres musculaires lisses de l'utérus avec tuméfaction trouble (granulo-protéique) et dégénérescence graisseuse.

Aux sixième, dixième et dix-huitième jours du post-partum.

La diminution de volume de l'utérus puerpéral a lieu très rapidement dans les huit premiers jours, ce qu'il est facile de démontrer en pesant l'organe pris sur des accouchées décédées. Dans ce laps de temps, l'utérus perd environ la moitié de sa masse, son poids tombe de un kilo à un demi-kilo, et, quinze jours après la naissance, à un tiers de kilo. A la fin de la troisième semaine, il ne pèse plus qu'un quart de kilo, et,

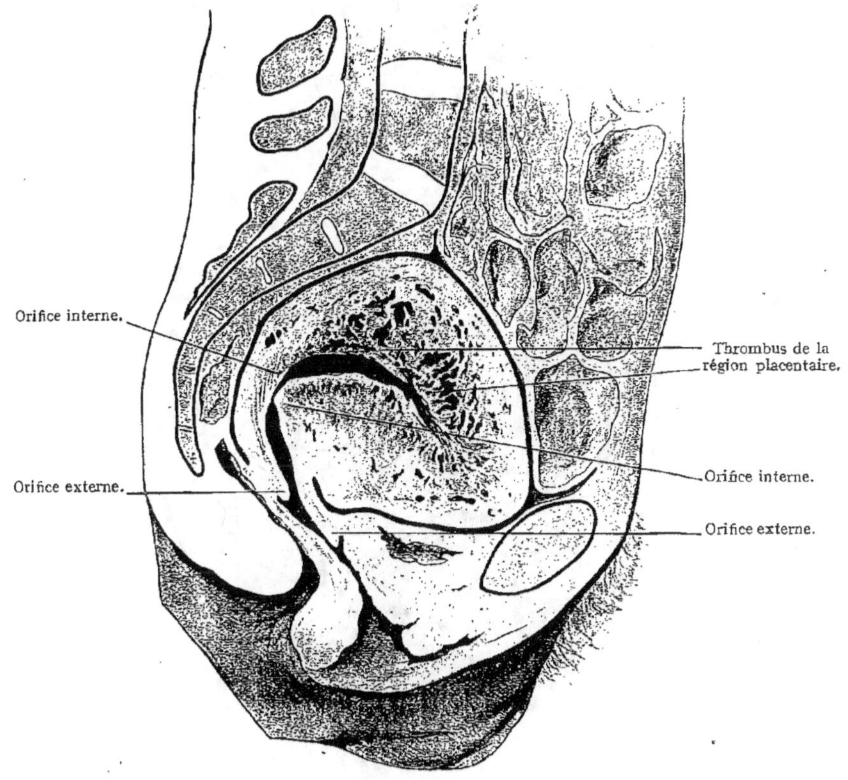

Fig. 235.
Utérus au cinquième jour du puerpérium.
D'après une coupe congelée de la clinique de Bâle.
Orifice interne fermé, orifice externe et canal cervical encore béants.

à la fin de la sixième semaine, il a regagné son ancien poids d'environ 50 à 60 gr. Par la palpation quotidienne du bas-ventre chez les accouchées, il est facile de constater les progrès de la régression utérine. De jour en jour on trouve le fond de la matrice enfoncé plus profondément, le neuvième ou le dixième jour d'habitude il disparaît derrière la symphyse. En même temps, le corps utérin pesant s'incline fortement en avant parce que le col flasque ne lui fournit pas d'appui, et il subit pour quelque temps une antéflexion à angle aigu, mais qui s'effacera dans la suite quand le col sera reformé et consolidé.

Il n'y a aucun intérêt à poursuivre, le ruban métrique en main, les progrès de l'involution utérine, car sa marche offre des variations individuelles considérables. Les mesures indiquées ne peuvent donc avoir d'autre prétention que de fixer des moyennes. Les troubles locaux et généraux de toute nature, avant tout la fièvre provenant de l'infection et la rétention placentaire, exercent régulièrement une action inhibante

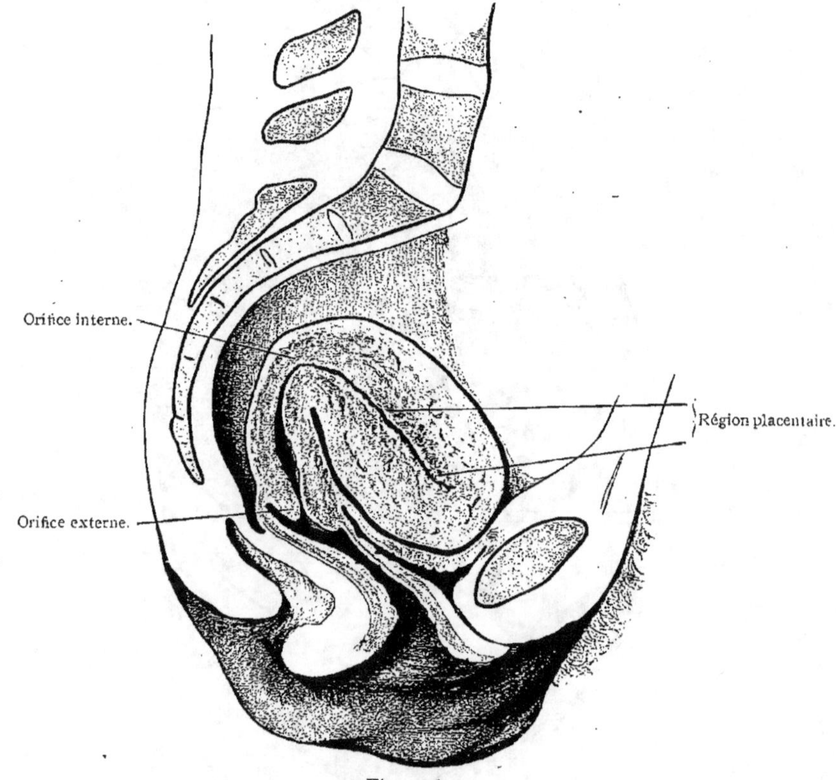

Fig. 236.

Utérus puerpéral au douzième jour.

D'après une préparation de la clinique de Halle.
Restauration complète du col ; orifice interne solidement fermé ; l'orifice externe est encore perméable pour le bout du doigt. Antéflexion du corps utérin à angle aigu. La région placentaire est encore bien visible au niveau de la paroi postérieure de l'organe.

sur la régression. Par contre, la lactation la favorise nettement, en fournissant aux matériaux organiques devenus disponibles dans le système génital un emploi naturel, ce qui accélère apparemment la résorption.

En même temps que l'involution puerpérale, un autre processus important s'accomplit dans les organes génitaux : c'est *la guérison des plaies* de l'accouchement qui ne manquent jamais chez n'importe quelle accouchée.

Les déchirures, les érosions et excoriations, les plaies contuses du périnée, du vagin, du museau de tanche et du col guérissent, soit « per priman », grâce à l'accolement des surfaces blessées, soit « per secundam », après formation d'un tissu de granulation. Par contre, la guérison de la grande *plaie cavitaire de l'endométrium* se produit d'une façon toute particulière : l'épithélium qui recouvrait à l'origine la muqueuse utérine a disparu déjà pendant la grossesse ; lors de l'expulsion de l'arrière-faix, il se détache encore la partie superficielle de la caduque, comme nous l'avons déjà mentionné. La surface interne de la matrice, après la délivrance, présente donc depuis l'orifice interne jusqu'à ceux des trompes une énorme plaie cavitaire, découvrant le stratum conjonctif de la muqueuse, où l'épithélium n'existe plus qu'à l'état d'îlots clairsemés constitués par les culs-de-sac des glandes utérines. Dans ces conditions, la guérison exige la reconstitution non seulement d'un *revêtement épithélial*, mais en outre *de la plus grande partie de la muqueuse utérine.*

Ces deux processus évoluent simultanément. Dans les premiers jours du post-partum, on remarque d'abord une forte infiltration leucocytaire des restes de la muqueuse ; les leucocytes pénètrent entre les cellules déciduales et s'amassent au voisinage de la surface, où ils forment une couche dense de granulations. Ainsi se constitue une ligne de démarcation au-dessous des parties les plus superficielles de la caduque qui succombent à la nécrose et sont éliminées. Au niveau de la dite infiltration leucocytaire, les cellules déciduales sont, pour la plupart, graduellement détruites, dissoutes, et font place à des éléments fixes du tissu conjonctif qui prolifèrent rapidement ; le reste des cellules déciduales s'atrophient et reprennent leur forme primitive de cellules conjonctives arrondies. A part ces processus, il y a prolifération intense des épithéliums dans les culs-de-sac glandulaires, qui sont d'abord très écartés les uns des autres, mais se rapprochent de jour en jour, grâce au resserrement des parois utérines, pour finir par former une couche serrée. De l'intérieur des glandes, l'épithélium, sous forme d'une masse semi-liquide riche en noyaux, se répand à la surface libre de la muqueuse en voie de régénération. Tous ces phénomènes sont représentés les uns à côté des autres sur la coupe de la fig. 237, provenant de la muqueuse d'un utérus au 6e jour du puerpérium. Au 10e jour, le revêtement de la muqueuse est déjà fort avancé et d'ordinaire 8 jours plus tard il est reconstitué sur toute l'étendue de la cavité utérine. A ce moment, soit vers la fin de la 3e semaine, l'épaisseur de la muqueuse s'est déjà considérablement accrue, les glandes ont retrouvé leur forme typique, de sorte que la régénération peut être considérée comme absolument terminée.

La guérison s'effectue suivant le même schéma au niveau de l'insertion placentaire ; ici aussi, les restes glandulaires, dont la présence est constante, forment le point de départ de la régénération épithéliale ; et quand la rétraction musculaire de l'utérus est parfaitement normale, les parois des vaisseaux sont étroitement appliquées l'une sur l'autre et s'oblitèrent par accolement des endothéliums ; de cette manière, le tableau de la régénération diffère à peine de ce qu'il est dans les autres régions de la muqueuse utérine. Si, par contre, des thromboses étendues ont pris naissance dans les veines de la région placentaire, on rencontre encore, outre les processus ci-dessus dépeints, tous

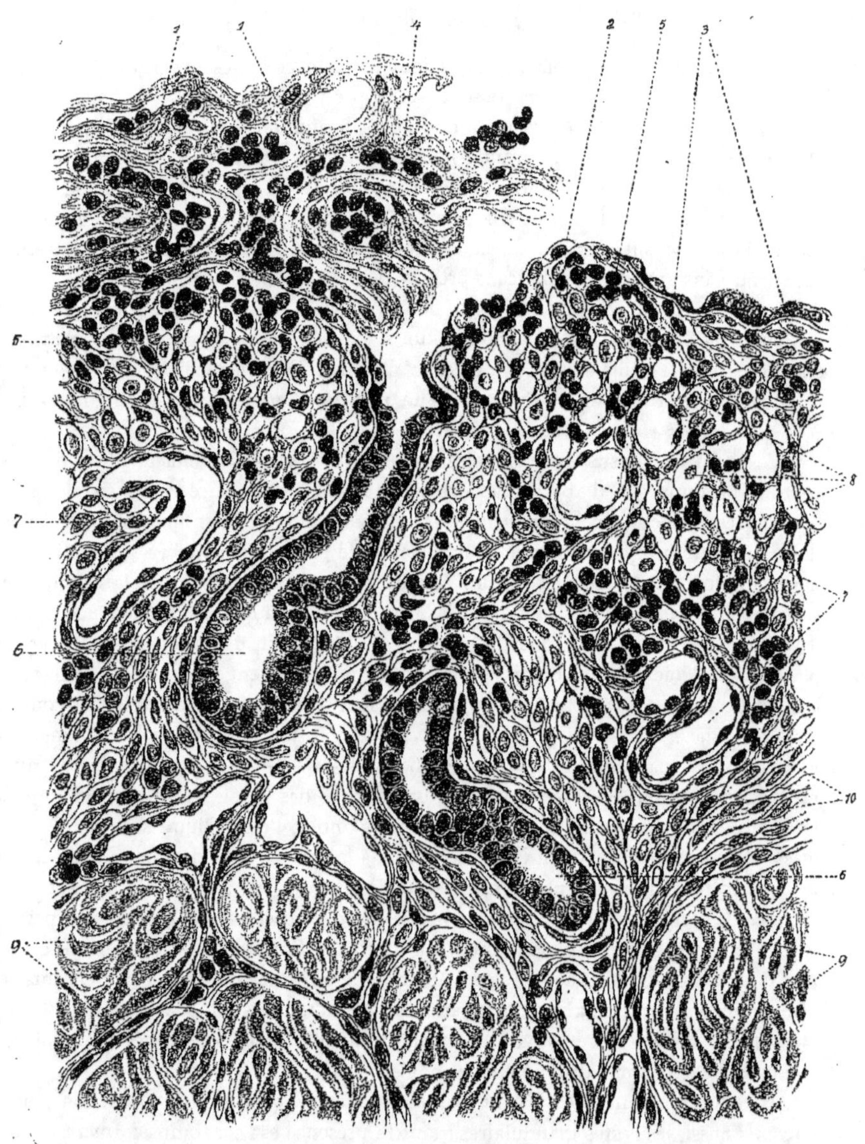

Fig. 237.

Coupe de la muqueuse utérine en voie de régénération au sixième jour du post-partum.

1) Couche superficielle nécrosée de la caduque, infiltrée de leucocytes et en voie de détersion. 2) Surface dénudée de la caduque. 3) Néoformation du revêtement épithélial; protoplasma liquide, multiplication des noyaux par voie directe sans mitoses. 4) Prolifération de l'épithélium glandulaire, s'étendant à la surface de la caduque. 5) Couche de granulations formant la ligne de démarcation d'avec la couche nécrosée superficielle. 6) Culs-de-sac glandulaires de la caduque. 7) Vaisseaux capillaires. 8) Cellules déciduales en voie de désagrégation et de régression, au milieu d'un réseau de fibres conjonctives. 9) Musculaire. 10) Couche profonde de la caduque avec cellules fusiformes.

les degrés de l'organisation des thrombus ; cette organisation évolue jusqu'à l'achèvement de leur transformation cicatricielle et confère à la région placentaire un aspect
fort caractéristique pendant un ou deux mois encore.

L'abondante sécrétion de la plaie cavitaire utérine est connue sous le nom de *lochies*.
Durant les premiers jours du post-partum les lochies ne contiennent que du sang qui
suinte des vaisseaux de la caduque et de la région placentaire. On parle de *lochies rouges*
ou *sanglantes (lochia rubra sive cruenta)*. Dès le 3e jour, l'écoulement devient plus clair,
séro-sanguin : *lochies séreuses*. Les vaisseaux sont actuellement oblitérés, le sérum
provient de la surface de la plaie cavitaire et contient, à part des hématies, des débris
de la caduque, des leucocytes et des épithéliums. A partir de la fin de la 1re semaine,
on y constate la présence d'un mucus abondant qui provient en partie du col utérin,
et le nombre croissant des leucocytes donne à la sécrétion un aspect gris-blanchâtre :
lochies blanches (lochia alba). Enfin, les lochies ne sont plus composées que d'un mucus
vitreux, et l'écoulement tarit ordinairement au cours de la 3e semaine du post-partum
lorsque l'épithélium est totalement reconstitué à la surface de l'endométrium.

Les anomalies de la régénération de la muqueuse et de la régression utérine modifient aussi naturellement la nature et la quantité des lochies. Si la rétraction est défectueuse ou s'il y a rétention de débris placentaires, elles restent plus longtemps sanglantes
ou le redeviennent quand la muqueuse néoformée et fragile est lésée à la suite de mouvements brusques, du lever précoce par exemple. Une forte teneur en pus de la sécrétion
est l'indice de processus inflammatoires dans l'endométrium ; dans tous les cas, des
lochies absolument purulentes sont pathologiques. Les retards dans la régénération
prolongent la durée de l'écoulement, qui continue parfois jusqu'à la 4e ou la 6e semaine,
et peut même passer directement à l'état de leucorrhée *(fluor albus)* lorsque la muqueuse
subit un processus inflammatoire chronique à la suite du post-partum.

Enfin, la nature des lochies est influencée encore essentiellement par leur contenu
en *micro-organismes*. Comme *Dœderlein* l'a établi le premier, les germes toujours présents dans la vulve et le vagin ne pénètrent pas plus haut que l'anneau de l'orifice
interne, dans les premiers jours du post-partum. Les sécrétions de la plaie cavitaire
— *lochies utérines* — sont donc stériles tout d'abord ; c'est pourquoi elles sont inodores
ou dégagent tout au plus l'odeur fade des sécrétions aseptiques. Ce n'est qu'au 3e jour
que des germes se rencontrent en quantité minime dans les sécrétions de la cavité
utérine. A la partie inférieure du canal cervical, les micro-organismes commencent
à devenir plus abondants ; dans le vagin et la vulve leur nombre est si considérable que
les *lochies vaginales*, où l'on trouve régulièrement de nombreux germes (coccus et bacilles
de toute nature), présentent généralement des signes de décomposition, et même exha-
lent une forte odeur de putréfaction lorsqu'elles sont abondantes et stagnent dans la
voûte vaginale. Cette sorte de putréfaction n'entraîne pas d'accidents pathologiques,
pour peu que les bactéries n'atteignent pas en grande quantité l'endométrium, parce
que l'épithélium pavimenteux du vagin empêche la résorption des produits putrides.
L'accouchée peut donc avoir un écoulement des plus fétides et pourtant se bien porter
sans avoir de fièvre.

Pendant que les organes génitaux subissent la régression que nous venons de décrire, les *seins* se sont développés pour atteindre le maximum de leur activité physiologique. Le début de ce développement remonte aux premiers mois de la gravidité. Le sein de la nullipare se compose presque uniquement d'un solide tissu conjonctif d'aspect tendineux, parsemé de quelques lobules glandulaires espacés. Le sein ne doit sa forme pleine et arrondie qu'à l'épaisse couche graisseuse qui enveloppe la masse glandulaire proprement dite. La glande est comme vivifiée par l'excitation que produit la conception ; tous ses éléments épithéliaux sont soumis à une active prolifération, et à la masse des conduits excréteurs et des alvéoles glandulaires de l'ébauche primitive du sein viennent s'ajouter une quantité énorme de nouvelles vésicules terminales. Ce processus de développement est accompagné de douleurs lancinantes, du gonflement graduel des seins et de leur hyperémie, reconnaissable au réseau bleuâtre de veines dilatées qui transparaît sous la peau. Déjà vers le milieu de la grossesse, il est possible de sentir le parenchyme glandulaire néoformé qui constitue sous la peau des nodules bosselés. Chez l'accouchée, on compte de 15 à 20 lobes. Ils sont divisés en lobules par des cloisons conjonctives ; ces lobules sont eux-mêmes composés d'un certain nombre de vésicules terminales groupées autour d'un même conduit excréteur. A chaque lobe correspond un conduit galactophore qui, sous l'aréole du sein, se dilate en une *ampoule* (ou sinus) *galactophore* et perce le mamelon par une fine ouverture.

En comprimant le sein d'une femme enceinte et en l'exprimant contre le mamelon, vous pouvez en extraire un peu de liquide à partir du deuxième mois déjà. Ce produit de sécrétion devient plus abondant dans la seconde moitié de la grossesse, il est tantôt aqueux, tantôt trouble, blanchâtre et présente des stries et sphérules jaune-citron ; c'est ce qu'on appelle le *colostrum*. La sécrétion du *lait proprement dit* ne commence qu'au deuxième ou troisième jour après l'accouchement, et s'accompagne souvent, dans les premiers jours, de manifestations violentes. Les seins gonflent énormément en l'espace de quelques heures, durcissent et deviennent sensibles. A cela s'ajoute, assez souvent, une irritation douloureuse des glandes lymphatiques de l'aisselle qui fait obstacle aux mouvements du bras ; l'état général tout entier se ressent du début de la sécrétion lactée, et la température monte d'un demi à un degré centigrade. Nous pouvons, sans aucune hésitation, désigner cette élévation de température par le terme de *fièvre de lait*, mais en nous rappelant que la simple montée du lait ne provoque, pour ainsi dire, jamais de température au delà de 38°5 ; si la fièvre est plus élevée, la cause en doit donc être cherchée ailleurs. Les phénomènes de la congestion dans les seins disparaissent habituellement en peu de jours, d'autant plus tôt que la sécrétion a pris plus vite son cours régulier.

L'activité des seins est excitée et entretenue par la succion de l'enfant d'une façon réflexe (par l'intermédiaire d'un centre médullaire). La réplétion de la glande vidée nécessite quelques heures. Le repos et une abondante nourriture favorisent la sécrétion ; tandis que les pertes en liquides organiques, telles que la diarrhée et les hémorragies, ainsi que les grands efforts corporels peuvent la diminuer fortement et soudainement. Même dans les circonstances les plus favorables (alimentation, santé, etc.), le développement vigoureux du parenchyme glandulaire restera cependant toujours la condition primordiale de la production du lait en suffisance. Nous savons que, sous ce rapport, il existe les plus grandes variations individuelles ; dans les villes, 20 °/₀ environ des accou-

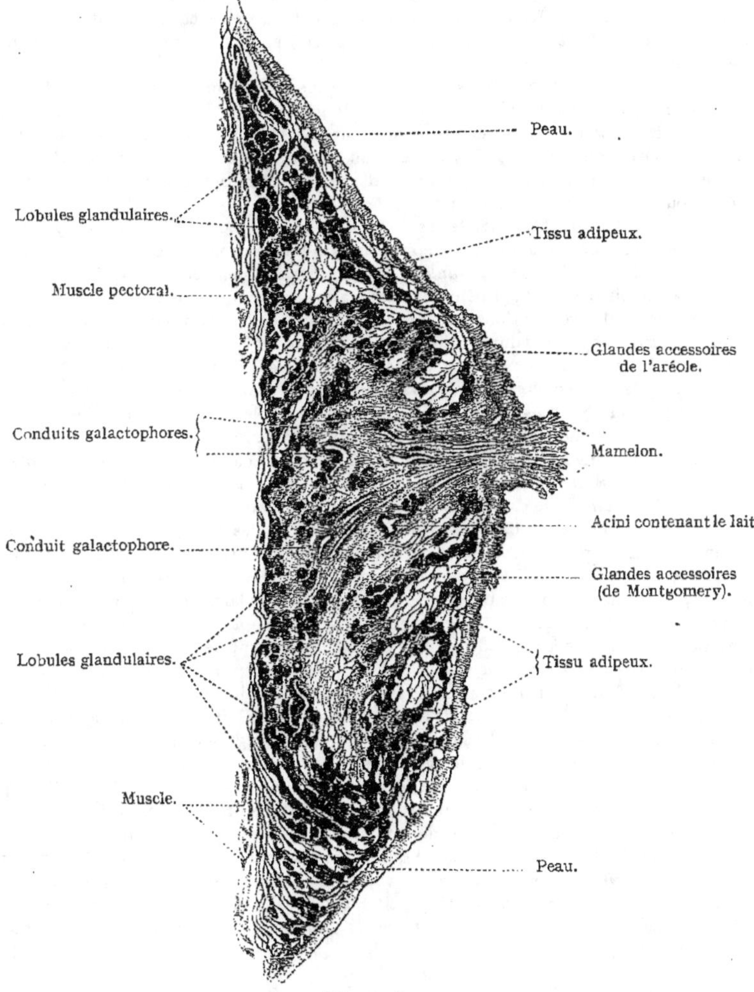

Fig. 238.
Coupe du sein pendant l'allaitement (trois semaines post partum).

chées sont incapables, malgré la meilleure volonté du monde, d'allaiter leurs enfants suffisamment et aussi longtemps qu'il le faudrait. La faute n'en est pas seulement aux vêtements modernes qui peuvent empêcher le libre développement des seins, mais en grande partie à l'hérédité, comme les recherches de *v. Bunge* le rendent probable :

l'organe qui n'a pas du tout fonctionné ou d'une façon insuffisante pendant plusieurs générations s'atrophie graduellement.

Le lait de femme a une réaction alcaline et un poids spécifique de 1,031 ; sur 100 parties, il en contient environ 87,5 d'eau et 12,5 de matières solides. Celles-ci, d'après de récentes analyses de *J. König*, se répartissent comme suit : sucre 6,21 ; graisse 3,78 ; albumine (albumine et caséine) 2,29 ; sels 0,71.

Au microscope, *le lait* se présente sous la forme d'un sérum clair comme de l'eau, dans lequel sont suspendues une infinité de gouttelettes de graisse très serrées (globules du lait). La caséine dissoute dans le sérum sert à l'émulsion des gouttelettes de graisse, c'est-à-dire les empêche de confluer en gouttes plus grandes. Ces globules du lait tirent leur origine des épithéliums glandulaires et quelques-uns d'entre eux portent encore des restes de protoplasma sous la forme d'un fin anneau périglobulaire ou d'une annexe en capuchon.

Dans le *colostrum*, les gouttelettes de graisse sont de grandeur inégale ; on y trouve, en outre, en plus ou moins grand nombre, des épithéliums détachés des alvéoles glandulaires et des conduits excréteurs, ainsi que les *corps granuleux* découverts par *Donné* ou *corpuscules du colostrum*. On les prenait autrefois pour des épithéliums glandulaires ayant subi la dégénérescence graisseuse ; il résulte cependant d'investigations récentes, qu'il s'agit là de leucocytes qui pénètrent dans les alvéoles durant la grossesse et aussi durant le post-partum quand il y a formation de lait sans évacuation : ces leucocytes fonctionnent comme phagocytes et se chargent de très fines gouttelettes graisseuses. Si l'absorption de ces dernières est très abondante, les cellules semblent ne consister qu'en un conglomérat de gouttelettes graisseuses ; cependant, il est possible, dans la règle, de démontrer la présence du noyau, grâce à une méthode de coloration appropriée.

Alors que, dans le colostrum, l'albumine du sérum coagule par la cuisson, il n'en est pas de même pour la caséine du lait ; par contre, cette dernière est précipitée par le suc gastrique, le tannin, le sublimé, ainsi que sous l'influence de nombreux microbes.

La *formation du lait* a lieu dans les vésicules terminales de la glande ; *à l'état de repos*, les épithéliums glandulaires tapissent la lumière des alvéoles d'une simple couche de cellules cubiques ; quand les alvéoles se remplissent de lait ces cellules sont comprimées et aplaties. *A l'état d'activité*, il se développe dans la partie interne du protoplasma cellulaire limitant la lumière de l'alvéole un corps brillant arrondi, qui gonfle la cellule entière, refoule le noyau de côté, et enfin se détache à l'intérieur de l'alvéole à l'état de globule du lait. Le restant de la cellule semble se régénérer très rapidement, du moins sur des coupes de la glande en fonction, l'on voit des alvéoles remplies de lait, tapissées d'un épithélium intact rangé avec régularité, et, dans leur voisinage immédiat, d'autres alvéoles dont les cellules sont gonflées. Le sérum du lait contient des substances telles que la caséine et le sucre de lait que l'on ne trouve pas dans le sang, ce ne peut donc être un simple transsudat des capillaires qui enlacent les vésicules terminales de la glande. Il faut admettre plutôt que le sérum du lait doit sa composition particulière à la fonction spécifique de l'épithélium glandulaire.

La nature et la composition du lait subissent l'influence de la constitution individuelle des femmes, de la manière de se nourrir, de la durée de la lactation, et, sans doute aussi, des émotions. Preuve en soit l'intestin du nouveau-né qui réagit aux modifications du lait, longtemps avant que nos moyens d'investigation actuels soient capables de découvrir une différence quelconque dans la qualité. La plupart des médicaments qui circulent dans le sang de la mère passent dans le lait, de même que beaucoup de bactéries, telles que les bacilles de la tuberculose et du charbon, les streptocoques, etc.

Si importantes que soient les transformations au cours du post-partum dans tout le système génital, l'*état général* des femmes n'en est guère influencé. Il est naturel qu'une accouchée se sente accablée et rompue de fatigue après les grands efforts d'un accouchement prolongé, que la surdistension, les écorchures et les plaies contuses du vagin et de la vulve laissent une sensation de meurtrissure de toutes ces régions. Mais cet accablement et ces sensations douloureuses disparaissent déjà dans les premiers jours,

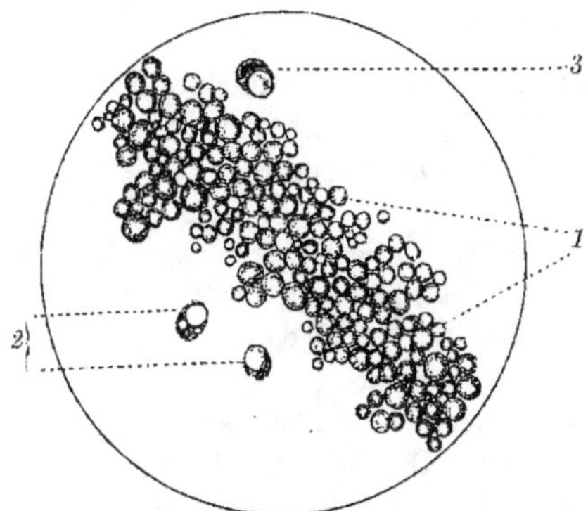

Fig. 239.

Eléments organisés du lait.

1) Gouttelettes de graisse (globules du lait). 2) Globules du lait pourvus d'une annexe en forme de capuchon (restes du protoplasma de l'épithélium glandulaire). 3) Globules du lait avec capuchon nucléé — cellule glandulaire intacte, détachée telle quelle.

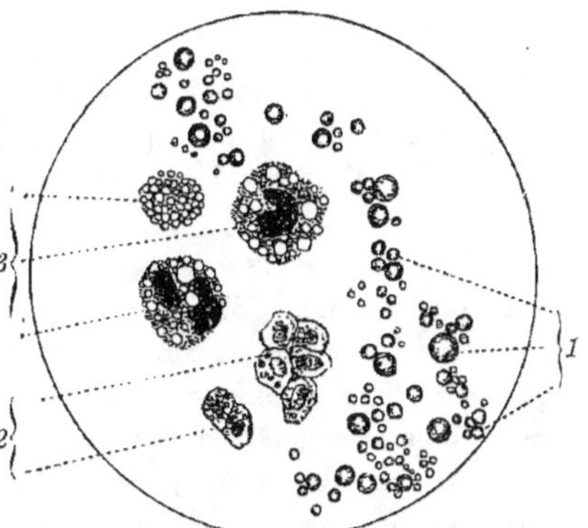

Fig. 240.

Eléments organisés du colostrum.

1) Gouttelettes de graisse de différentes grandeurs. 2) Epithéliums des conduits galactophores. 3) Corpuscules du colostrum (leucocytes ayant absorbé des gouttelettes de graisse) en partie encore nucléés.

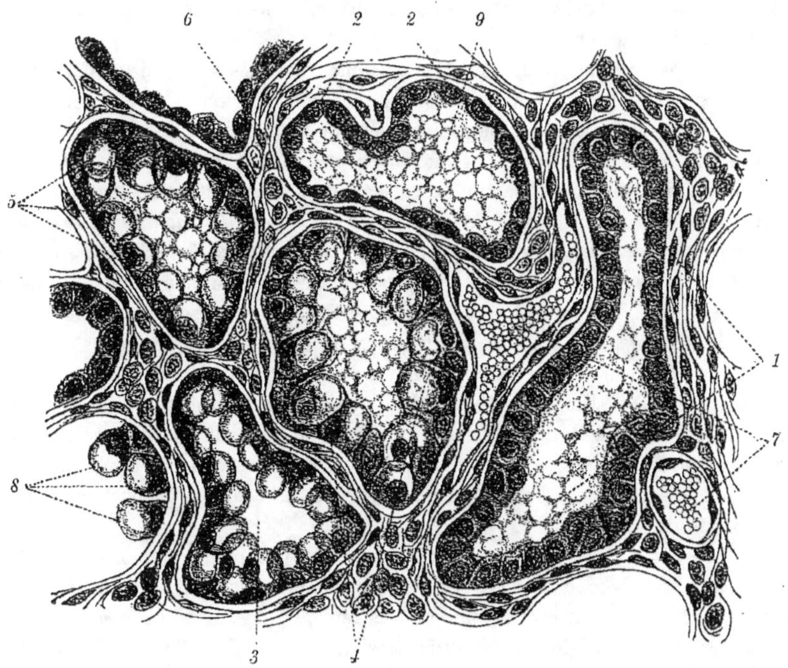

Fig. 241.

Formation du lait. Coupe du sein provenant d'une accouchée qui allaite.

L'épithélium des acinus apparaît sous diverses formes : dans l'acinus 1, l'épithélium est à l'état de repos ; dans l'acinus 2 il est aplati par la forte accumulation du lait dans l'acinus ; dans les acinus 3, 4, 5, il est à l'état d'activité sécrétoire. 6) Tissu conjonctif inter-acineux. 7) Capillaires. 8) Epithéliums sécréteurs de la glande avec grandes gouttes de graisse dans le protoplasma, le noyau est comprimé contre la paroi cellulaire. 9) Lait complètement formé.

et pour peu que les troubles de l'involution fassent défaut, l'examen objectif ne constatera pas chez l'accouchée de symptômes pathologiques — excepté peut-être une certaine faiblesse et une légère anémie — et l'accouchée elle-même ne se sentira pas malade.

Chez un tiers des accouchées environ le post-partum débute par une *série de frissons*, plus ou moins distincts, qui commencent immédiatement après l'expulsion de l'arrière-faix, quand l'accouchée va jouir du repos, et durent de cinq à dix minutes. Ne vous effrayez pas de ces frissons, ils n'ont aucune importance et ne sont le signe précurseur d'aucune complication. Là-dessus tout le monde est d'accord, bien que les opinions divergent encore beaucoup sur leurs causes. On a incriminé le refroidissement parce que le corps est découvert au dernier stade du travail, on a pensé aussi à la perte de chaleur que la mère subit par l'expulsion du fœtus, et qu'elle tendrait à remplacer par la réaction des frissons. Il est plus probable qu'ils sont la résultante des efforts musculaires intenses développés au cours du travail ; ces frissons rentreraient ainsi dans la catégorie de ceux qui surviennent chez nombre de personnes à la suite de grands efforts corporels, tels que de longues marches, des ascensions de montagne, etc. ; ils seraient dus à l'envahissement du sang par les produits de désintégration des muscles, formés par leur activité.

La *température* corporelle s'élève de quelques dixièmes de degré au cours des douze premières heures post partum. Si la naissance a lieu le matin et que cette élévation coïncide avec celle qui a lieu physiologiquement le soir, la température vespérale peut monter le premier jour après l'accouchement à 37°, 37°9 et même 38°. Mais dans les secondes douze heures post partum, cette élévation tombe définitivement et la température oscille ensuite entre 36°5 le matin et 37°5 le soir. *Les accouchées qui se portent bien n'ont pas de fièvre, pas plus que toute autre personne en bonne santé.* Au-dessus de 37°5 le soir la température n'est plus normale, elle est déjà subfébrile ; mais si elle atteint 38°, elle indique, dans tous les cas, qu'il faut chercher la cause de cette fièvre dans un processus pathologique des organes génitaux ou de tout autre organe.

Le *pouls* chez l'accouchée normale se distingue non seulement par sa rareté — 60, 50 et même 40 pulsations à la minute — mais aussi par son amplitude et sa vigueur. La bradycardie, très favorable dans le pronostic du post-partum, disparaît le plus souvent après la première semaine. La fréquence de la respiration diminue aussi chez l'accouchée, parce que la descente du diaphragme succédant à l'accouchement agrandit la capacité des poumons.

L'excrétion de l'urine est augmentée dans les huit premiers jours. En fait d'éléments anormaux, on y trouve souvent chez les femmes en couches du lactose qui passe des seins dans le sang pour être éliminé par les reins, et, en outre, des *peptones* qui tirent probablement leur origine de la destruction de myosine dans l'utérus. La vessie peut, après l'accouchement, se distendre sans obstacle, aussi le besoin d'uriner fait-il parfois défaut même en cas de réplétion extrême de l'organe. La miction est encore difficile ou impossible dans les premiers jours chez beaucoup de femmes, parce qu'elles n'ont pas l'habitude d'uriner étant couchées, et que le relâchement des parois abdominales

les empêche de pousser. En d'autres cas, la rétention résulte de coudures de l'urèthre, ou de la tuméfaction et des suffusions sanguines de la muqueuse du col vésical, lésions traumatiques produites par le travail (fig. 242).

Comme l'excrétion urinaire, la *sécrétion de la sueur* est aussi accrue chez l'accouchée, d'où l'exagération de la soif. L'activité de l'intestin est paresseuse, ce qui s'explique facilement par le repos, le relâchement des parois abdominales, et la diète légère. Les

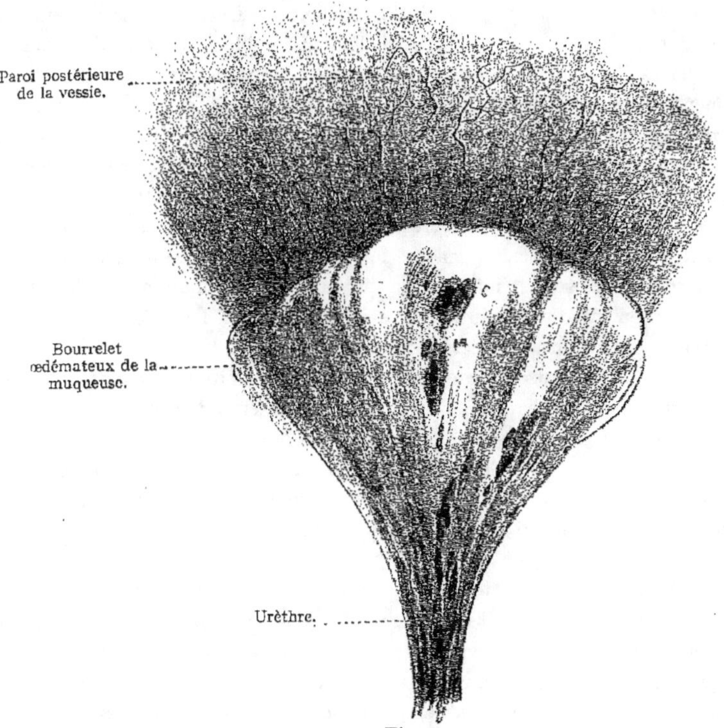

Fig. 242.

Œdème et extravasats sanguins de la paroi postérieure du col vésical chez une accouchée atteinte d'ischurie.

pertes abondantes en liquides organiques produites par l'urine, la sueur, les lochies et le lait, doivent, cela va sans dire, entraîner une réduction de poids qui est loin d'être insignifiante et comporte déjà 3-4 kilos au cours des huit premiers jours du puerpérium. On s'aperçoit toujours de cette perte à l'aspect des femmes lors de leur premier lever, mais elle est habituellement réparée promptement, d'autant plus que la lactation tend en général à augmenter l'embonpoint.

Messieurs, vous voyez donc que le post-partum n'est pas une maladie ; aussi les femmes en couches n'ont-elles nullement besoin d'un « traitement » proprement dit, tel qu'on le jugeait nécessaire autrefois, où l'on ne croyait pas que le puerpérium pût évoluer normalement sans médicaments, sans tisanes, cures de sudation et de soupes légères. Même le déploiement d'un grand appareil antiseptique est superflu, tandis qu'à une époque assez proche de nous il était tenu pour nécessaire, afin de préserver l'accouchée des menaces de la septicémie. L'antisepsie obtient le meilleur succès pendant l'accouchement, c'est alors que son importance prophylactique est la plus considérable, et non pas dans le puerpérium. Les accouchées n'ont besoin que d'une chose : *des soins attentifs et des ménagements.* Si l'accouchement a été convenablement dirigé et si l'involution des organes n'est pas artificiellement troublée, elle poursuivra son cours avec la régularité d'une fonction végétative qui ne laisse rien à désirer.

Commençons par les *soins les plus importants à donner,* ceux *qui concernent les organes génitaux.* Si l'accouchée n'a pas de fièvre, contentez-vous de veiller à l'application des deux mesures suivantes : 1º Couvrir les parties génitales externes d'une couche épaisse de ouate propre de dimensions convenables, qui protège d'une part les blessures de ces organes contre les poussières et les contacts malpropres et d'autre part absorbe les lochies. On remplace plusieurs fois par jour la ouate imbibée qu'on brûle. 2º Nettoyer ces parties soir et matin ainsi qu'après chaque miction et défécation, en les arrosant doucement d'une solution de sublimé à 1 °/₀₀ à l'aide de l'irrigateur. Le courant léger enlèvera ainsi les sécrétions adhérentes avec le plus de ménagements ; pour sécher, on n'utilise que de la ouate propre ; il faut proscrire éponges et essuie-mains qui n'offrent pas de sécurité. Toute manœuvre exercée sur les parties génitales, telle que l'écartement des lèvres, bien davantage encore l'introduction du doigt ou de la canule dans le vagin, fait bâiller les plaies en train de s'accoler et transporte des germes à l'intérieur en causant de la fièvre ; ces manœuvres sont donc à rejeter complètement chez les accouchées qui se portent bien, où rien ne nous force à intervenir localement.

Dans les huit premiers jours du post-partum l'infection des plaies génitales peut encore survenir par l'intermédiaire de linges de corps ou de lits malpropres, par des poussières ou de l'air vicié ; on exigera donc pour chaque accouchée la propreté du lit, du linge et des récipients servant à la toilette, on veillera à ce qu'elle respire un air pur et sans poussières et on l'isolera des personnes atteintes de maladies contagieuses (phlegmons, érysipèle, diphtérie, scarlatine, etc.). Il n'arrive que trop souvent, malheureusement, que ces prescriptions restent inobservées par la force des circonstances. Que de femmes font leurs couches sur un lit misérable, dans une chambre malsaine à l'air confiné, qui sert à toute la famille de salle d'habitation et de chambre à coucher, de cuisine et d'atelier tout à la fois !

Autrefois, suivant un usage observé strictement, les femmes devaient passer les huit premiers jours du puerpérium au lit, couchées tranquillement sur le dos, et n'obtenaient la permission de se lever que durant ou après la 2ᵉ semaine ; aujourd'hui, l'on est devenu moins sévère sur la *durée de l'alitement.* L'ancienne règle conserve tous ses droits quand l'accouchement a été difficile et suivi de lésions des organes génitaux, quand l'accouchée est fébricitante, atteinte de gonorrhée, ou lorsqu'elle présente des symptômes de thrombo-phlébite, bref, pour toutes les anomalies du post-partum ; et le médecin ne saurait trop insister sur les dangers de s'asseoir trop tôt ou ceux du lever précoce, dans de telles circonstances. Les mouvements, en déplaçant les parties, entravent la guérison des plaies, aident à la propagation des germes infectieux, et provoquent le détachement des thrombus qui peuvent s'être formés à n'importe quel endroit du système veineux génital. Si la femme a perdu beaucoup de sang ou s'est affaiblie de toute autre manière, c'est encore par le repos à la chaleur régulière du lit qu'elle se rétablira le mieux. Par contre, il n'y a aucune raison de contraindre au repos absolu des femmes vigoureuses et en bonne santé, dont l'accouchement a été normal. A partir du 3ᵉ jour vous pouvez leur permettre de se mouvoir au lit sans crainte de leur nuire, et même de rester tranquillement dans un fauteuil. Si les ligaments ne sont pas relâchés et distendus avant l'accouchement, la position assise n'entraînera pas de déplacements de la matrice, comme des expériences déjà nombreuses nous l'ont prouvé ; et même la formation des thrombus est plutôt entravée par le mouvement et la meilleure circulation qu'il détermine.

L'alimentation des femmes en couches consistera en mets à la fois digestifs et fortifiants. Les femmes bien et abondamment nourries se rétablissent beaucoup plus vite que celles qui souffrent de la faim et de la soif pendant le post-partum, et leur lait coule plus tôt et en plus grande quantité. Durant les premiers jours on donne du lait, du bouillon, des œufs et un peu de pain blanc ; à partir du 3ᵉ jour, après la 1ʳᵉ selle, des viandes légères, des légumes, du riz, des fruits cuits, etc. Comme boissons, l'eau et le lait conviennent le mieux, on peut aussi accorder du vin léger ; par contre, il faut proscrire la bière avant le 15ᵉ jour, parce qu'elle prédispose souvent aux hémorragies.

Il faut aussi veiller à *l'évacuation régulière de la vessie et de l'intestin.* Il n'est pas rare qu'on trouve la vessie distendue par plusieurs litres d'urine, remontant jusqu'au-dessus de l'ombilic et refoulant l'utérus jusqu'à l'arc costal, et cela sans qu'il y ait besoin d'uriner ; on insistera donc pour que les femmes urinent plusieurs fois par jour. Si la miction est paresseuse ou difficile, elle sera souvent facilitée par l'application de compresses chaudes sur le bas-ventre, par des lavages à chaud des parties génitales, par des tisanes. Souvent la miction sera favorisée par le redressement du buste ou par la position assise, les jambes pendantes. Si l'évacuation spontanée est impossible, il faut recourir au cathétérisme. Prenez bien vos précautions dans cette intervention, pour ne pas entraîner des traces de lochies dans la vessie. Ces sécrétions contiennent différents germes capables de provoquer une violente cystite ; et ces microbes déploient leurs effets pathogènes d'autant plus facilement que l'urine de l'accouchée est stagnante un certain temps et que sa vessie s'évacue d'habitude incomplètement. Avant l'introduction du cathéter, il faut donc soigneusement désinfecter la région de l'orifice uréthral ; l'introduction de l'instrument doit toujours avoir lieu à découvert, de manière à bien voir ce que l'on fait ; le bout du cathéter doit pénétrer directement dans l'urèthre, sans entrer en contact avec d'autres points de la vulve. — On provoquera la 1ʳᵉ selle au 3ᵉ jour, ensuite on cherchera à en obtenir une tous les deux jours ; l'huile de ricin, peu coûteuse, agit rapidement et sûrement ; souvent il suffira d'employer les lavements à la glycérine.

Enfin, n'oubliez pas de donner tous vos soins au *retrait des parois abdominales*. On a tort de mettre la déformation du ventre sur le même rang que les lésions du corps de la femme habituellement consécutives à la grossesse et à l'accouchement. Contre les vergetures, on emploiera avec succès le massage léger de la peau abdominale, pourvu qu'on y recoure à temps pendant la grossesse dès qu'apparaissent les premiers signes de la distension. En outre, nous avons plus d'un moyen, précisément dans les premières semaines du post-partum, pour rendre aux muscles abdominaux distendus et relâchés leur fermeté antérieure. La flaccidité des parois abdominales, la diastase des recti, le ventre en besace et l'élargissement de la taille sont non seulement de vilaines déformations, mais encore la source de plus d'un malaise chronique. En effet, le relâchement des muscles et l'abaissement de la pression abdominale amènent nécessairement avec le temps la congestion des viscères et la parèse musculaire de l'intestin, avec constipation opiniâtre et flatulence, etc. Parmi les moyens de combattre ce relâchement des parois ventrales, que l'on rencontre extrêmement souvent chez les femmes et toujours à la suite de grossesses passées, citons avant tout l'enveloppement solide de l'abdomen pendant les quatre premières semaines du post-partum. On trouve dans le commerce de nombreux modèles de ceintures spéciales. Ce qui convient le mieux, dans ce but, c'est une bande de caoutchouc de 20 centimètres de large et de 6 mètres de long, que l'on enroule

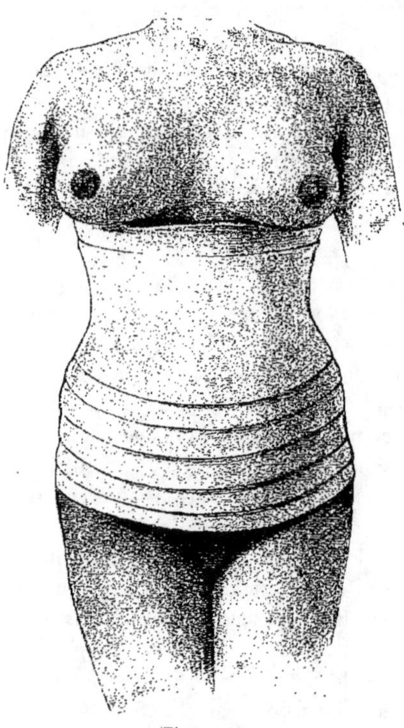

Fig. 243.

Ceinture pour accouchées, en caoutchouc mou, large de 20 centimètres, longue de 6 mètres.

soir et matin autour du ventre en la tendant fortement depuis les hanches jusqu'au thorax. Pendant ces quatre semaines, il faut éviter les grands efforts de la presse abdominale ; par contre, en cas de relâchement très considérable, on peut recourir au massage et à l'exercice de certains mouvements actifs destinés à fortifier les muscles abdominaux. Exécuté convenablement et avec persévérance, ce procédé est capable de maintenir intactes la forme et les fonctions de l'abdomen, même après des grossesses répétées.

L'accoucheur est consulté dans la règle non seulement pour la mère, mais aussi pour le nouveau-né, c'est pourquoi j'ai encore quelques indications à vous donner sur *ses fonctions organiques et les soins qu'il réclame*.

A l'instant où le fœtus quitte les organes génitaux de la mère pour venir au monde, les conditions de son existence changent du tout au tout. Peu de temps auparavant, il est encore isolé de l'atmosphère, entouré du liquide amniotique à la température maternelle, il respire et s'alimente par le placenta, puis brusquement il passe dans l'air froid, où il est soumis aux influences variées du monde extérieur et de ses micro-organismes, où il est affecté par des impressions absolument nouvelles pour ses sens, pendant que simultanément la respiration, la circulation et la nutrition subissent une transformation fondamentale.

Dans les premières secondes après la naissance, il y a encore assez d'oxygène dans le sang pour que la respiration ne soit pas excitée, l'enfant se trouve en état *d'apnée*. Mais puisque l'apport d'oxygène du placenta est supprimé, la provision ne tarde pas à en être consommée. Le sang devient rapidement veineux, ce qui, avec le concours des excitations qui atteignent les nerfs sensibles cutanés du nouveau-né, provoque l'irritation du centre respiratoire de la moelle allongée, dont l'entrée en activité suscite *le premier mouvement respiratoire*.

Cette première inspiration détermine à son tour *l'interruption de la circulation fœtale*. Lorsque l'enfant soulève le thorax pour la première fois, non seulement les alvéoles pulmonaires se déploient et s'emplissent de l'air aspiré, mais encore les vaisseaux pulmonaires sont dilatés. L'artère pulmonaire déversait jusqu'alors presque tout le contenu du ventricule droit par le conduit de Botal dans l'aorte descendante ; maintenant, elle projette tout son sang dans le puissant système vasculaire des poumons, le conduit de Botal se rétrécit, il ne sert plus à la circulation ; il s'ensuit dans l'aorte, qui n'est plus alimentée que par le ventricule gauche, un abaissement de pression tel que le sang n'arrive plus dans les artères du cordon ombilical, qui cessent bientôt de battre ; la circulation s'arrête dans le placenta, la veine ombilicale s'affaisse ainsi que son prolongement direct, le conduit veineux d'Arantius. Tandis qu'ainsi l'oreillette droite ne reçoit plus de sang du placenta et n'est plus alimentée que par les veines caves, l'oreillette gauche est gonflée par le sang artériel que les veines pulmonaires lui amènent. Par suite, la pression monte dans cette oreillette et applique solidement l'une contre l'autre les valvules du foramen ovale, de sorte que la communication fœtale entre les deux oreillettes ne tarde pas à être supprimée. A ce moment, les conditions de la respiration et de la circulation sont établies telles qu'elles existeront jusqu'à la fin de la vie.

Les vaisseaux ombilicaux, les conduits de Botal et d'Arantius, dont les parois sont comprimées jusqu'à l'accolement, s'oblitèrent dans les premiers mois de la vie par la prolifération conjonctive de l'intima, et s'atrophiant ensuite ils constituent ces cordons conjonctifs bien connus qui les remplacent chez l'adulte.

Le bout fœtal du cordon ombilical meurt et se dessèche par l'évaporation rapide de l'eau de la gélatine de Wharton, il subit ainsi en peu de jours une momification qui le rend dur comme du cartilage. Entre le mort et le vif, c'est-à-dire à l'anneau ombilical, la démarcation a lieu par granulation et légère suppuration, ce qui détache peu à peu le cordon mort et le fait tomber au 4ᵉ ou 5ᵉ jour. La surface granuleuse mise à nu s'épidermise rapidement et forme par rétraction cicatricielle l'ombilic.

Grâce à la nutrition placentaire, le sang du fœtus recevait sans peine toutes les substances dont il avait besoin, sous une forme directement assimilable ; chez le nouveau-né, *la nutrition* se fait suivant un autre mode, *par l'intermédiaire du tube digestif*, où les aliments doivent préalablement subir des transformations compliquées avant de passer dans le courant nourricier. L'appareil digestif fournit, dès la naissance, tous les ferments nécessaires à la digestion du lait : le suc gastrique, il est vrai, contient peu d'acide chlorhydrique, mais, par contre, du labferment en abondance, qui précipite la caséine du lait et la transforme en peptones facilement résorbées ; le suc pancréatique a la faculté de dissocier la graisse du lait en glycérine et acides gras (saponification) ; la bile est présente en quantité suffisante pour l'émulsion de ces acides. Par contre, les ferments qui transforment l'amidon en sucre manquent partiellement dans la salive et totalement dans le pancréas. C'est pourquoi les nouveau-nés ne peuvent digérer que très imparfaitement tous les aliments amidonnés.

Le contenu intestinal accumulé pendant la vie fœtale — *le méconium* — est évacué durant les premiers jours après la naissance. Cette masse noire et visqueuse se compose essentiellement de bile, de mucus, de cholestérine et de squames épidermiques avalées avec des poils de lanugo. A partir du 3ᵉ jour, les restes de la digestion du lait apparaissent dans les selles, d'abord sous la forme de petits morceaux jaunâtres mélangés au méconium ; plus tard, ils constituent la selle de lait bien connue, homogène et jaune d'or. *La sécrétion urinaire* est très faible dans les premiers jours, mais elle ne tarde pas à augmenter en même temps que l'alimentation liquide. L'urine est pâle, son poids spécifique varie de 1009 à 1003 ; elle est particulièrement riche en acide urique, que l'on trouve fréquemment dans les langes des premiers jours sous forme d'un précipité rougeâtre.

Les deux tiers des nouveau-nés environ — les vigoureux moins que les faibles — sont atteints *d'ictère* dans les premiers jours. Cet ictère dure une semaine à peu près ; s'il est intense, il s'accompagne d'une certaine somnolence et entrave l'alimentation. Il est indéniable qu'il a certains rapports avec les modifications qui surviennent après la naissance dans les échanges organiques, néanmoins les avis diffèrent encore extrêmement sur sa genèse. On a démontré dans l'urine et le liquide péricardique d'enfants ictériques la présence d'éléments biliaires ; il est donc probable que la coloration jaune est due à la résorption de la bile : l'ictère serait hépatogène et non hématogène.

La *peau* du nouveau-né réagit régulièrement à l'action nouvelle de l'air et de la lumière par la rougeur et la desquamation de l'épiderme. C'est à l'irritation de la peau qu'il faut attribuer la sécrétion des seins dont le développement est encore nul ; ils ont l'aspect de grosses glandes sébacées et dans la première semaine, chez les garçons comme chez les filles, il s'en écoule à la pression quelques gouttes d'un liquide blanchâtre : *le lait du nouveau-né* (Hexenmilch).

La *chaleur propre* du nouveau-né est de quelques dixièmes de degré plus élevée que celle de la mère immédiatement après la naissance : mais en l'espace de 1 à 2 heures cette température s'abaisse à 35,5° centigrades, à la suite du refroidissement et de l'évaporation à la surface de la peau humide, puis elle remonte à la normale au cours des 24 heures suivantes. Chez les enfants faibles dont la respiration et les oxydations sont insuffisantes, il peut s'écouler 8 jours et davantage même jusqu'à l'établissement de l'équilibre calorifique entre les pertes et la production.

Chez tous les nouveau-nés, par suite de l'alimentation insuffisante au début et des pertes considérables dues aux diverses sécrétions, *le poids diminue* durant les premiers jours. Cette réduction comporte en moyenne 200 grammes ; le poids recommence à monter, chez les enfants vigoureux, à partir du 3ᵉ ou du 4ᵉ jour, de sorte qu'il retrouve, à la fin du 1ᵉʳ septénaire, le niveau qu'il avait à la naissance. Les faibles ou mal nourris ont besoin pour cela d'un laps de temps double ou triple. Ensuite l'augmentation de poids mesure dans le premier mois, si l'enfant est en bonne santé, de 20 à 25 gr. par jour ou environ 200 gr. à la semaine ; pendant les quatre premiers mois la valeur de l'augmentation reste à peu près la même, de sorte qu'au bout de cette période l'enfant a précisément doublé son poids de naissance.

La propreté et la bonne alimentation forment les conditions essentielles de la prospérité du nouveau-né, le principe directeur dans tous les soins qu'il nécessite.

Nous n'avons rien de spécial à mentionner sur les règles générales de la propreté, elles sont les mêmes chez le nourrisson que chez l'adulte. Par contre, nous citerons quelques processus infectieux, dont les enfants peuvent être aisément victimes si les soins de propreté leur font défaut : ce sont *la septicémie et le tétanos par infection de la plaie ombilicale, et l'infection gonococcique de la conjonctive oculaire.*

La septicémie est produite par le contact de la plaie ombilicale avec des objets de pansement malpropres, des éponges, des lochies, l'eau souillée d'une baignoire, etc. *Les bacilles du tétanos* dont l'inoculation entraîne en général la mort du nouveau-né, se rencontrent de préférence dans les souillures du sol, les ordures et les balayures ; ils arrivent à l'ombilic directement par les poussières ou par l'intermédiaire d'objets de pansement infectés par elles. La propreté des mains et l'asepsie des pansements sont donc aussi nécessaires au traitement de la plaie ombilicale qu'à celui de toute autre plaie. En outre, il est essentiel que le pansement n'empêche pas la momification physiologique du reste du cordon. Quand la gélatine de Wharton peut évaporer son eau rapidement et que le bout fœtal du cordon s'atrophie en une masse cartilagineuse, les germes, quel que soit leur mode d'inoculation, rencontrent un terrain défavorable et ne peuvent se développer. Si, au contraire, la dessiccation est entravée, il se forme dans le cordon humide une énorme quantité de micro-organismes qui n'ont pas de peine à infecter la plaie ombilicale. Sous ce rapport, l'expérience bien connue de *Runge* est fort instructive : vous coupez en deux un cordon ombilical frais, l'un des bouts est laissé exposé à l'air libre, l'autre est conservé sous cloche et ne peut se dessécher. Alors que le premier bout s'atrophiant rapidement reste absolument inodore et sans trace de décomposition, le second présente bientôt une coloration verdâtre et l'odeur de la putréfaction. Il résulte de cela que le pansement ombilical ne doit pas seulement être aseptique, mais permettre encore le libre accès de l'air. Toutes les substances imperméables telles que la gutta-percha, etc., sont mauvaises, parce qu'elles empêchent la dessiccation du cordon en prédisposant ainsi à la putréfaction ; il en est de même de l'application de graisse, d'emplâtres ou d'onguents quelconques sous le pansement. Le procédé à la fois le meilleur et le plus simple consiste à couvrir la plaie ombilicale d'une couche de gaze stérile, qui l'isole de l'extérieur et la protège contre l'infection, tout en permettant le libre accès de l'air. La gaze est fixée par une bande fraîchement lavée, et peut être laissée en place jusqu'à la chute du cordon. Si l'on baigne l'enfant, le cordon ombilical est mouillé chaque fois ; en outre, il est impossible d'éviter d'une façon absolue l'infection de l'ombilic par l'eau du bain ; dans ces conditions, il vaut mieux s'abstenir complètement de baigner l'enfant jusqu'à la cicatrisation de la plaie, soit pendant les huit premiers jours environ, et remplacer le bain par des lotions.

L'inoculation de la gonorrhée à la conjonctive de l'enfant par les sécrétions génitales de la mère a lieu principalement après la naissance, lors du premier lavage du nouveau-né ; il est plus rare qu'elle se produise quand la tête est encore dans les voies génitales. L'éponge, avec laquelle la sage-femme lave et essuie les yeux, introduit dans la conjonctive la sécrétion génitale infectieuse qui adhère à la peau dans leur voisinage. Il faut donc veiller soigneusement, en nettoyant le visage à ce qu'il ne pénètre dans les yeux aucune trace du sang et du mucus adhérant aux régions voisines de la peau. Au moindre soupçon d'une affection gonorrhéique de la mère on ne saurait trop recommander la mesure prophylactique introduite par *Crédé*, consistant en l'instillation de quelques gouttes d'une solution de nitrate d'argent à 2 %. Par une légère pression sur les paupières on met à nu la conjonctive et l'humecte de quelques gouttes de cette solution, qui tue de façon certaine tous les germes de gonorrhée pouvant s'y trouver et n'a encore jamais porté préjudice à l'œil du nouveau-né. L'irritation produite par cette instillation disparaît spontanément en peu de jours sans qu'il y ait lieu d'intervenir. Cette irritation est moins prononcée quand on emploie une solution à 1 $^1/_2$ % dont l'efficacité a été pleinement démontrée. Et quand on se dit que 30 % environ des aveugles ont perdu la vue par la blennorrhée acquise à la naissance, nous devons saluer comme un grand progrès hygiénique l'application obligatoire de la prophylaxie de *Crédé*, soit dans les établissements publics, soit pour les cas douteux dans la pratique privée.

La nourriture naturelle du nourrisson et la mieux appropriée à son organisme, c'est toujours le lait maternel.

Toute mère a le devoir moral d'allaiter son enfant. Par là elle contribue non seulement à la prospérité du nourrisson mais encore à la sienne propre, car les excitations de la succion provoquent des contractions de l'utérus qui favorisent extrêmement son involution. Ce n'est qu'en cas de contre-indications formelles que l'on peut négliger le droit naturel de l'enfant à la nourriture qui lui convient. Malheureusement de tels motifs existent très fréquemment, chez 15 ou 20 % des femmes environ. Citons parmi les contre-indications : le défaut de lait ou sa mauvaise qualité, la malformation des mamelons, les maladies des seins, puis les affections fébriles de longue durée au cours du post-partum, enfin beaucoup de maladies chroniques telles que la chlorose, l'anémie, l'ostéomalacie, l'épilepsie, les psychoses et avant tout la phtisie. Même si l'on n'est en présence que d'une tare héréditaire et d'un habitus phtisique, on n'a pas le droit d'exposer la mère à l'influence épuisante de l'allaitement.

Le nouveau-né est mis au sein pour la première fois 12 heures après la naissance, et depuis ce moment toutes les 4 heures. A partir de la 2ᵉ semaine, il est facile d'habituer les enfants à un intervalle plus grand pendant la nuit. Les nourrissons vigoureux prennent dans les premiers jours environ 60 gr. par tétée, dans la 2ᵉ semaine 100 gr., plus tard 150 et 200 gr. Un seul sein suffit à fournir tout ce lait quand la glande est fortement développée et l'alimentation abondante ; les seins fonctionnant par alternances régulières, chacun d'eux n'entre d'habitude en activité que toutes les 8 heures. Des tétées trop longues et trop fréquentes amènent facilement une lésion des mamelons. La réplétion trop considérable et trop fréquente de l'estomac peut provoquer des troubles digestifs, même si le lait est de bonne qualité ; il en résulte que le lait passe dans l'intestin après une digestion stomachale insuffisante et y produit des fermentations. C'est pourquoi il faut s'en tenir strictement aux heures fixées pour les tétées et même sauter parfois un repas plutôt que risquer la suralimentation.

Si l'on veut que l'allaitement ait un cours régulier, et ne soit pas troublé par des inflammations des mamelons et du parenchyme glandulaire, la propreté la plus minutieuse est indispensable. Les mamelons doivent être nettoyés avant et après chaque tétée avec de l'eau fraîche ou boriquée, et couverts entre temps de compresses boriquées ou de ouate propre.

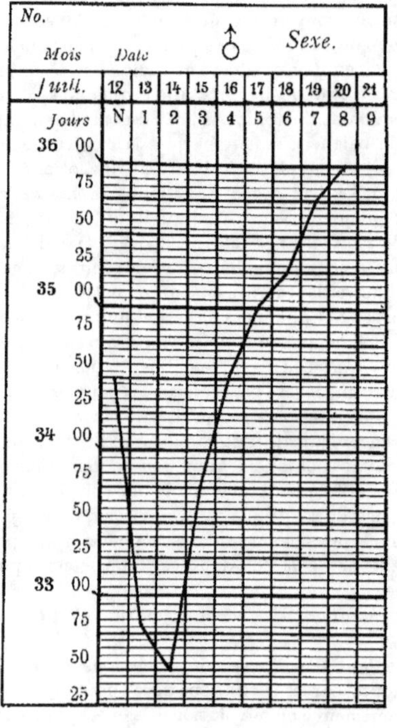

Fig. 244.

Courbe normale du poids.

Garçon vigoureux ; perd 200 grammes seulement, et regagne au quatrième jour déjà son poids de naissance, grâce à l'abondante alimentation au sein maternel.

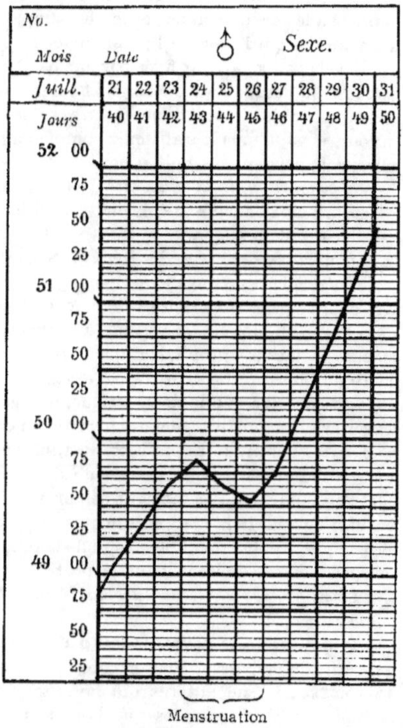

Fig. 245

Ascension regulière de la courbe du poids

Interruption de trois jours dans l'ascension, au moment du retour des règles six semaines post partum.

Le meilleur succédané du lait maternel est *le lait de nourrice*. Dans le choix d'une nourrice, il importe moins d'insister sur un extérieur agréable que d'exiger des seins et mamelons vigoureusement développés, ainsi qu'un lait abondant et de bonne qualité. Mais avant tout, par un examen rigoureux, vous devez acquérir la certitude que la nourrice est saine et franche de toute maladie contagieuse telle que la syphilis, la tuberculose, la gonorrhée, etc.

Si l'on ne dispose ni du lait maternel, ni d'une nourrice, il ne reste d'autre alternative que *l'alimentation artificielle*. Parmi les laits de nos animaux domestiques, en pratique *le lait de vache* est presque le seul qui entre en ligne de compte. Dans son emploi vous observerez les mesures de précautions suivantes :

1º *Le lait doit provenir d'animaux sains (indemnes de pommelière), proprement tenus et nourris de fourrages secs.* Les fourrages verts ou de mauvaise qualité provoquent sûrement chez le nourrisson des troubles digestifs.

2º *Le lait de vache*, plus riche que celui de la femme en albumine, en graisse et en sels, *doit être dilué et rendu par là semblable au lait maternel.* Il est prouvé par des milliers d'expériences que le

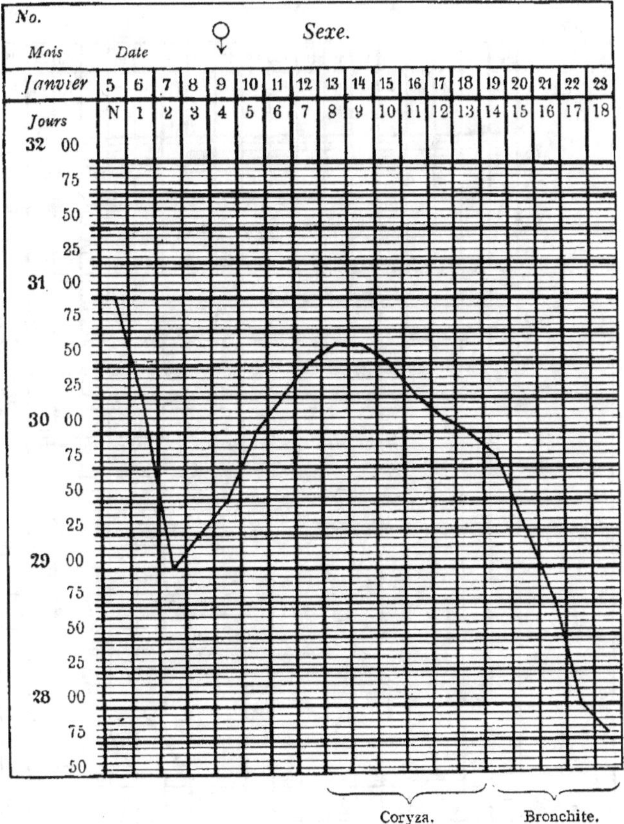

Fig. 246.

Fillette vigoureuse ; alimentation abondante au sein maternel.

Chute modérée de la courbe du poids dès le début du coryza, chute considérable dès le commencement de la bronchite.

meilleur moyen de dilution est constitué par les soupes claires à la farine d'avoine ou de riz. Dans le premier mois, on donne 3 parties de soupe pour 1 de lait ; dans le 2e mois 2 parties de soupe pour 1 de lait ; dans le 3e, parties égales, et à partir du 4e mois environ du lait pur, non dilué. Récemment, on a recommandé des dilutions moins fortes et l'emploi du lait pur à partir du 2e mois. En tenant compte de la plus forte proportion de sucre dans le lait de femme, on peut ajouter au mélange une petite quantité de sucre de lait : 10-15 grammes pour un demi-litre. *Soxhlet* a préconisé dernièrement le mélange de 2 parties de lait de vache avec 1 partie de solution aqueuse de lactose à 12 %. *Heubner* et *Hoffmann* indiquent une formule analogue (1 partie de lait pour 1 partie de solution de lactose à 6,9 %). Ce mélange équivaut presque au lait de femme par sa teneur en caséine, en sucre et sels, il peut être administré dès le début jusqu'au 4° mois.

3° *Le lait doit être donné stérile et indemne de toute altération.* Le lait est stérile normalement à l'intérieur des seins. Les nourrissons qui boivent le lait à même le sein, reçoivent donc toujours du lait frais et stérile. Celui de la vache aussi, à l'instant où il quitte le pis de l'animal, ne contient

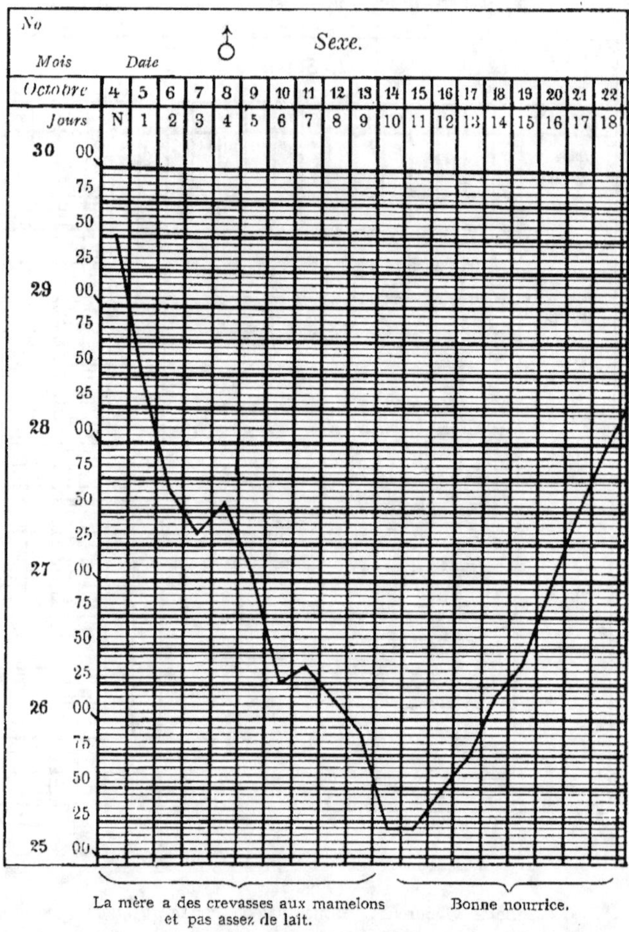

La mère a des crevasses aux mamelons
et pas assez de lait.

Bonne nourrice.

Fig. 247.

Forte chute de la courbe du poids, par insuffisance du lait maternel; ascension immédiate quand l'enfant reçoit le lait abondant d'une nourrice.

pas de microbes, mais il en renferme aussitôt qu'il a pris contact avec l'air et les récipients, et il tourne à l'aigre plus ou moins tôt selon la température extérieure, par suite de l'action décomposante des micro-organismes. Le *lait frais*, tel qu'on le reçoit habituellement dans les maisons, contient déjà, en été, des millions de germes par centimètre-cube, et il n'est pas étonnant que ce liquide en voie de fermentation acide provoque dans le tube digestif des enfants des processus de décomposition et entraîne la cholérine. L'appareil de *Soxhlet* pour la cuisson du lait permet de prévenir ces accidents si dangereux, en fournissant aux nourrissons un aliment stérilisé d'une manière très simple : le lait, de fraîche provenance autant que possible, est aussitôt, après dilution convenable, réparti dans des bouteilles par portions de 100 à 250 gr., environ ; ces bouteilles sont placées dans un vase métallique contenant de l'eau, qu'on porte lentement à l'ébullition et laisse cuire durant 10 à 15 minutes. L'ébullition tue tous les germes nuisibles et, si les bouteilles sont fermées comme elles doivent l'être, le lait reste intact jusqu'à son emploi ; cette cuisson a cependant le désavantage de modifier ses albumines en les rendant moins digestives, aussi a-t-on proposé récemment de stériliser le lait par la *pasteurisation*, c'est-à-dire en le soumettant à des températures inférieures à celle de l'ébullition (1 à 2 heures à la température de 65° à 70° C.). Dans ce but, des appareils spéciaux pour l'usage privé ont été proposés par *Nenky, Freemann, Hippius, etc.*

4° Le lait doit toujours être donné *à la température de 37°*.

Même après avoir été traité de cette façon, il va sans dire que le lait de vache est encore loin d'être l'équivalent du lait de femme. L'albumine de ce dernier est formée pour les $^4/_{10}$ environ d'albumine proprement dite, et pour les $^6/_{10}$ de caséine ; tandis que celle du lait de vache ne contient que $^1/_{10}$ d'albumine pour $^9/_{10}$ de caséine. Or l'albumine est beaucoup plus digestive que la caséine. En outre, la caséine du lait de vache, dont la composition diffère de celle du lait de femme, coagule en gros blocs épais que les sucs digestifs ont beaucoup de peine à attaquer ; tandis que la caséine du lait de femme coagule en fins caillots bien plus accessibles à ces sucs. La « crème » de *Biedert* (Rahmgemenge) évite cette forte quantité de caséine du lait de vache, souvent mal supportée : ce mélange de *Biedert* utilise principalement la graisse du lait, il se compose d'une partie de crème douce, de 3 parties d'eau et de 15 gr. de lactose pour 1/2 litre du mélange. Pour obtenir la caséine du lait de vache sous une forme plus digestive, on a fabriqué aussi des produits dans lesquels le labferment et la trypsine lui ont fait subir une digestion préalable (lait de *Backhaus*, lait humanisé de *Vollmer*).

L'alimentation avec le lait de vache frais est relativement coûteuse, et de plus impraticable en bien des endroits, parce qu'il est impossible d'y obtenir du lait frais de bonne qualité. Aussi l'alimentation des nourrissons fait-elle un usage considérable des *laits conservés*. Les conserves dont on empêche la décomposition par la présence du sucre en excès, sont nuisibles à la longue et inutilisables. Par contre, vous pouvez recommander les produits de fabrication, où le lait est simplement condensé et conservé stérile dans des boîtes de fer blanc, ainsi que les poudres de lait desséché, lancées récemment dans le commerce.

Les succédanés du lait qui contiennent de l'amidon (farines alimentaires) ne conviennent pas pendant les premiers mois, parce que les enfants ne produisent pas encore assez de diastases pour transformer l'amidon ingéré en sucre et le rendre ainsi assimilable. *Liebig* a cherché à suppléer à l'absence de ce ferment par l'adjonction de malt qui contient un ferment saccharifiant. Mais *la soupe de Liebig* n'a guère eu de succès, parce que sa préparation est trop compliquée. Dans la plupart des farines alimentaires pour enfants (*Nestlé, Kufeke, Mellin, Theinhardt*, sucre nutritif de *Soxhlet*, aliment neutre de *Liebe*, etc.), la transformation de l'amidon en dextrine et dextrose est produite artificiellement ; plusieurs de ces farines sont, en outre, mélangées avec du lait condensé, des sels, du lactose, du malt, de l'albumine, etc.

La balance nous fournit un moyen toujours sûr de contrôler la qualité de l'aliment employé et la prospérité du nourrisson. Les enfants bien nourris et soignés subissent une augmentation de poids constante à partir du troisième ou quatrième jour après la naissance. Si l'alimentation est défectueuse ou s'il existe un trouble quelconque de la santé, cela se manifeste immédiatement par un arrêt de l'augmentation de poids ou même par une diminution. Pour avoir une idée de la sensibilité avec laquelle le poids réagit aux influences de la nourriture et des maladies, vous n'avez qu'à jeter un coup d'œil sur les figures ci-jointes 244-247, représentant des courbes du poids de nouveau-nés.

XIIIme LEÇON

La grossesse multiple ; fréquence, étiologie et genèse. Jumeaux provenant d'un seul ou de deux œufs (grossesse univitelline et bivitelline). Superimprégnation et superfétation. Cours de la grossesse multiple. Diagnostic. Conduite de l'accouchement gémellaire. Engagement simultané des jumeaux dans le bassin. Grossesses triples et quadruples, etc.

Messieurs, avant de quitter le domaine de la physiologie, il nous reste une question à traiter qui confine aux limites de la pathologie : j'ai nommé *la grossesse multiple*.

Le développement simultané de plusieurs fœtus, habituel chez les petits mammifères, est une exception chez les grands animaux et chez la femme. Il est vrai que cette exception n'est pas très rare, puisqu'on observe un accouchement gémellaire sur 80 naissances environ. La fréquence des grossesses triples ou quadruples, etc., diminue suivant une loi établie par *Hellin* proportionnellement au nombre des fœtus nés simultanément, de sorte qu'on compte un cas de trijumeaux sur $80^2 = 6400$ accouchements, un cas de quadrijumeaux sur $80^3 = 512,000$ accouchements, et un accouchement quintuple sur $80^4 = 40,960,000$. Ces chiffres correspondent assez bien à la statistique publiée par *Guzzoni*, comprenant plus de 50 millions d'accouchements et comptant une naissance gémellaire sur 87, puis, en corrélation avec la formule d'*Hellin*, une triple sur 7103 cas, une quadruple sur 757,000, une quintuple sur 41,600,000. Sur l'accouchement quintuple il existe des observations absolument authentiques, et il y a quelques années (1888) *Vassalli* en a même vu un sextuple. Ce cas, tenu pour impossible jusqu'alors, s'est passé à Castagnola au bord du lac de Lugano ; 4 fœtus masculins et 2 féminins, du poids total de 1730 gr., furent expulsés l'un après l'autre au quatrième mois.

La grossesse multiple est *héréditaire* dans certaines familles, et il est remarquable que cette hérédité se transmette aux descendants mâles autant qu'aux féminins. On sait depuis longtemps que l'hérédité *maternelle* joue un grand rôle dans la grossesse multiple, et vous obtiendrez souvent la confirmation de ce fait en vous renseignant auprès de la mère. On doit admettre que dans ces familles la production simultanée de plusieurs œufs à maturité constitue une faculté spéciale qui s'hérite par les femmes. Bien que le fait soit moins connu et plus difficile à expliquer, il paraît néanmoins certain que du côté *paternel* aussi il peut exister une prédisposition héréditaire à concevoir simultanément plusieurs fœtus. *Gœhlert* a établi les tableaux généalogiques de diverses familles, permettant de suivre au cours de plusieurs générations les particularités de leur fécondité ; d'après ces constatations, l'hérédité de la gémellité est renforcée et les grossesses multiples s'accumulent de façon frappante lorsque la prédisposition existe à la fois chez le mari et la femme. Voici un cas unique de ce genre publié en 1808 par *H. X. Boër* et reproduit récemment par *Valenta* : il s'agit d'une pauvre femme à Vienne qui eut 11 accouchements tous multiples, et dans ce nombre 3 fois des jumeaux, 6 fois des trijumeaux et 2 fois des quadrijumeaux, en tout donc 32 enfants ! le mari était né jumeau et la femme quadrijumelle.

L'hérédité, ainsi que certaines anomalies de forme et de développement des organes génitaux liées fréquemment à la gravidité gémellaire (par ex. utérus bicorne ou duplex, polymastie, etc.), corroborent l'opinion que la procréation de plusieurs fœtus est une sorte d'*atavisme*, c'est-à-dire qu'elle s'est maintenue dans certaines familles, tandis qu'elle a disparu dans le cours des siècles chez la plupart des individus de la race humaine primitivement pluripare.

La *grossesse gémellaire* prend naissance de *deux façons essentiellement différentes.* Les jumeaux tirent leur origine ou bien de *deux œufs* fécondés simultanément et se fixant l'un à côté de l'autre dans la matrice, ou bien *d'un seul œuf* dans lequel il se développe par exception deux ébauches embryonnaires. Les jumeaux *d'origine bivitelline* sont beaucoup plus fréquents que ceux *d'origine univitelline.* Sur 100 grossesses gémellaires, on en compte 85 bivitellines et 15 univitellines.

1. *Jumeaux d'origine bivitelline.*

Quand la grossesse gémellaire résulte de la fécondation de deux œufs, ces derniers peuvent provenir de deux ovaires, ou bien d'un seul dans lequel deux follicules sont arrivés à maturité et se sont rompus simultanément ; enfin et dernière éventualité, les deux œufs proviennent d'un seul follicule, dont le cumulus ovigère ou discus oophorus contenait deux ovules. Ces follicules à deux ovules ne sont pas rares ; beaucoup d'observateurs en ont déjà constaté l'existence. *Strassmann*, à l'examen d'une préparation d'ovaire, a trouvé deux œufs distincts dans presque chaque follicule ; et dans les ovaires d'une femme morte d'hémorragie dans un accouchement gémellaire, j'ai constaté la présence non seulement d'un grand nombre de follicules à deux ovules, mais aussi de plusieurs à trois ovules. Il est souvent arrivé que, chez les femmes décédées en donnant naissance à des jumeaux, on ne trouve qu'un seul corps jaune à l'autopsie ; ce fait nous permet donc de conclure que le 3e mode de grossesse gémellaire cité plus haut (jumeaux nés de deux ovules d'un même follicule) ne doit pas être bien rare.

Voici comment les choses se passent dans la cavité utérine quand deux œufs viennent s'y fixer simultanément : dans tous les cas chaque œuf se constitue en propre amnios, chorion et placenta. Si les œufs s'établissent à distance l'un de l'autre, il se forme autour de chacun d'eux une caduque réfléchie spéciale et les placentas restent séparés (fig. 248) ; si, par contre, les œufs s'implantent tout près l'un de l'autre, la caduque réfléchie leur est commune. Les placentas, dont les sièges sont alors contigus, peuvent s'accoler et former un seul organe de grand volume (fig. 249). Mais si l'on examine attentivement, dans ce cas, on trouvera constamment la cloison qui les sépare ; leurs vaisseaux ne communiquent pas, et l'on réussit à les décoller et les séparer sans aucune lésion de leur tissu.

Les deux œufs jumeaux peuvent-ils être fécondés par du sperme provenant de différents coïts, et éventuellement de différents hommes ? C'est là une question très controversée. La chose est possible chez les femelles qui, au temps du rut, hébergent régulièrement dans leurs trompes plusieurs œufs mûrs et qui sont couvertes par divers mâles ; la réalité de ce phénomène a du reste été établie expérimentalement. Par exemple, si des chiennes ont été couvertes par deux mâles à un court intervalle, on reconnaîtra très nettement dans la portée qu'elles mettront bas la race différente des pères. Il n'y a aucune raison de douter que chez la femme aussi deux ovules, libérés simultanément ou peu de temps l'un après l'autre, ne puissent être fécondés par du sperme de provenances différentes. Mais pour des motifs faciles à comprendre il est fort malaisé chez la femme de fournir la preuve de ce phénomène, désigné par le terme de *superfécondation* ou *superimprégnation*. Qu'une négresse accouche simultanément d'un enfant blanc ou à teint clair et d'un enfant noir, le fait ne résultera pas nécessairement d'une superfécondation ; car dans les naissances simples de métis, l'expérience enseigne que les caractères du rejeton rappellent davantage tantôt ceux du père, tantôt ceux de la mère. Même l'enfant dont l'apparence serait absolument celle de la race nègre pourrait donc avoir pour père, dans le cas particulier, le même homme blanc que son frère jumeau plus clair. Pour prouver l'existence réelle de la superfécondation chez la femme, il faudrait, comme *B. S. Schultze* l'exige avec raison, qu'une femme ait mis au monde des jumeaux présentant chacun les caractères spécifiques d'une race déterminée, et que ces deux races de jumeaux diffèrent elles-mêmes de celle de leur mère ; il faudrait, par exemple, qu'une femme blanche accouche de jumeaux dont l'un soit nettement de race éthiopienne et l'autre de race mongole. Il n'existe pas encore d'observations de ce genre qui dépendent du croisement de trois races.

Si l'on doit réserver la possibilité de la superfécondation ou superimprégnation, nous pouvons, par contre, considérer la *superfétation* comme une hypothèse absolument invraisemblable. On entend par là la survenance d'une deuxième fécondation au moment où la matrice contient déjà un fœtus en voie de développement. Au 4e mois de la gravidité l'œuf remplit complètement la cavité utérine, les caduques vraie et réfléchie s'accolent, aussi l'accès de cette cavité est-il dès lors absolument fermé aux spermatozoïdes. Mais déjà auparavant une nouvelle fécondation n'est guère possible, parce que, normalement, l'ovulation s'arrête après la 1re fécondation et que les spermatozoïdes, même en ayant encore accès dans les trompes, n'y rencontreraient plus d'ovule susceptible d'être fécondé. C'est précisément cette dernière circonstance qui empêche toute superfétation dans l'utérus duplex, bien qu'il existe dans ce cas à côté de l'utérus gravide une 2ᵉ cavité utérine qui reste vide jusqu'à l'accouchement, et que les conditions anatomiques y soient très favorables à une deuxième fécondation.

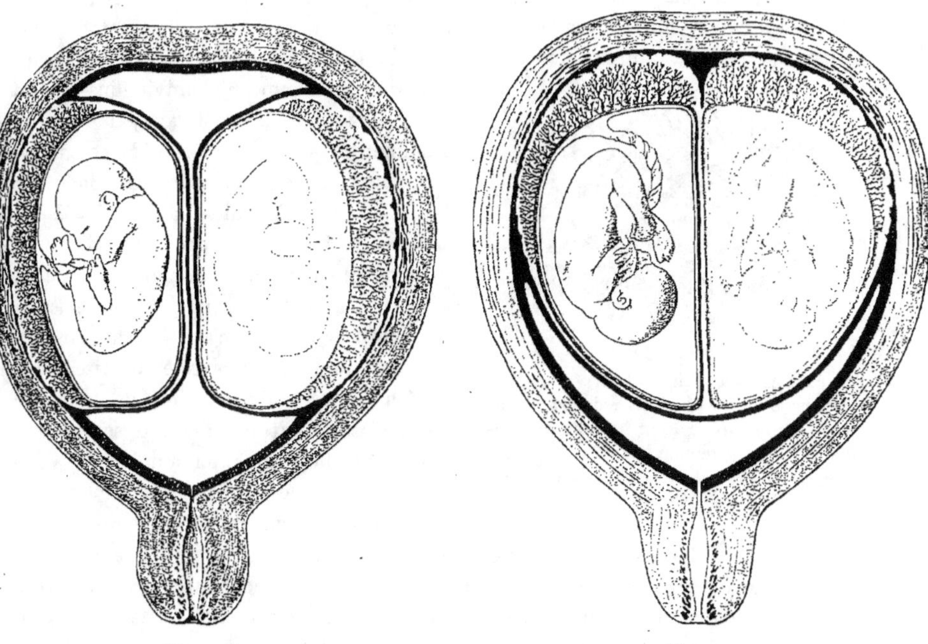

<table>
<tr><td align="center">Fig. 248.</td><td align="center">Fig. 249.</td></tr>
<tr><td align="center">Jumeaux d'origine bivitelline (schéma).</td><td align="center">Jumeaux d'origine bivitelline (schéma).</td></tr>
</table>

Fig. 248. — Amnios, chorion et placenta sont doubles. Les œufs s'étant implantés à grande distance l'un de l'autre, il s'est formé sur chacun d'eux une caduque réfléchie spéciale.

Fig. 249. — 2 amnios, 2 chorions, 2 placentas. L'insertion des deux œufs s'étant produite à courte distance l'un de l'autre, ils ont été entourés d'une caduque réfléchie commune et les deux placentas se sont soudés.

2. *Jumeaux d'origine univitelline.*

Il n'existe pas d'observations sur les stades les plus primitifs du développement de ces jumeaux. Jusqu'ici on s'expliquait leur mode de formation des deux façons suivantes : 1º l'ovule contiendrait primitivement une double ébauche germinative qui donnerait naissance à des jumeaux après la fécondation par un ou deux spermatozoïdes. De tels ovules, véritables « œufs gémellaires », dont le vitellus présente deux vésicules germinatives, ont été souvent observés dans les ovaires de fœtus et de nouveau-nés, et récemment *von Franqué, Stœckel*, etc., en ont aussi constaté la présence chez la femme adulte (fig. 250). 2º Le doublement de l'ébauche embryonnaire surviendrait ultérieurement, résultant de la division du germe primitivement simple, provoquée peut-être par la pénétration de deux spermatozoïdes. Quoi qu'il en soit, dans ces deux éventualités, les germes séparés devraient toujours se constituer en deux vésicules blastodermiques ou blastula et former plus tard deux chorions. Or, chez les jumeaux d'origine univitelline, on ne trouve jamais qu'un seul chorion ; les deux ébauches embryonnaires doivent donc provenir d'une seule vésicule blastodermique, c'est pourquoi la plupart des embryologistes (*Schultze*, *Hertwig*, etc.) reportent la

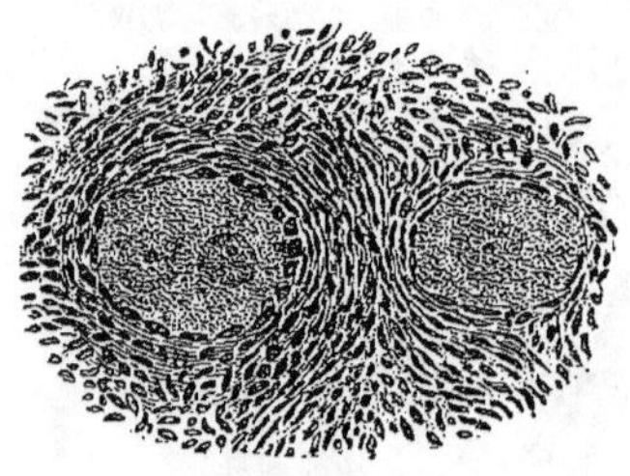

Fig. 250.

Deux follicules primordiaux, dont l'un renferme un ovule porteur de *deux vésicules germinatives* (œuf gémellaire proprement dit).

D'après *von Franqué*, Zeitschrift f. Geb. u. Gyn. vol. 39.

formation des jumeaux univitellins à l'époque du stade de la blastula ; par une cause inconnue, il se constituerait à ce moment deux ébauches embryonnaires dans la vésicule blastodermique, à l'aide d'une *double gastrulation*. S'il se développe ainsi deux aires embryonnaires sur la même blastula, le chorion, auquel cette dernière donne naissance, sera simple, comme c'est le cas en réalité chez les jumeaux d'origine univitelline. Si les deux aires embryonnaires de la blastula sont suffisamment éloignées, il se forme sur chacune d'elles un repli amniotique spécial (fig. 251). Ce n'est que très rarement, si les ébauches embryonnaires sont contiguës, qu'il se forme sur elles un seul amnios commun (fig. 252). Dans ces circonstances, il peut arriver que ces ébauches se pénètrent l'une l'autre et se fusionnent soit par l'extrémité céphalique ou caudale, soit au niveau du tronc, pour donner ainsi naissance aux *monstres doubles* (Duplicitas anterior, posterior et parallela).

Par suite du développement des embryons sur une même vésicule blastodermique, les placentas des jumeaux d'origine univitelline s'unissent intimement et constituent sans exception un organe unique, dont les deux parties ne sont pas même séparées par une cloison (fig. 253). En injectant dans les vaisseaux ombilicaux des matières colorantes, *Hyrtl* et *Schatz* ont pu démontrer dans ces placentas la communication par anastomoses entre les artères des deux fœtus ; ils ont fait la même constatation pour les deux systèmes veineux ; ils ont enfin observé à la limite des deux domaines vasculaires la présence de groupes de villosités, dont l'artère afférente appartenait à l'un des fœtus et la veine efférente à l'autre, constituant ainsi une troisième espèce de circulation placentaire, interfœtale.

Les jumeaux d'origine univitelline sont toujours de même sexe ; leur ressemblance est habituellement frappante, ainsi que l'analogie de leurs aptitudes intellectuelles et de leurs goûts.

Il vous est facile, par l'examen du placenta et de ses annexes, de décider entre l'origine univitelline et bivitelline des jumeaux dans un cas donné. Vous trouverez toujours deux cordons ombilicaux qui mèneront ordinairement à deux cavités ovulaires. Si la membrane séparant les deux sacs

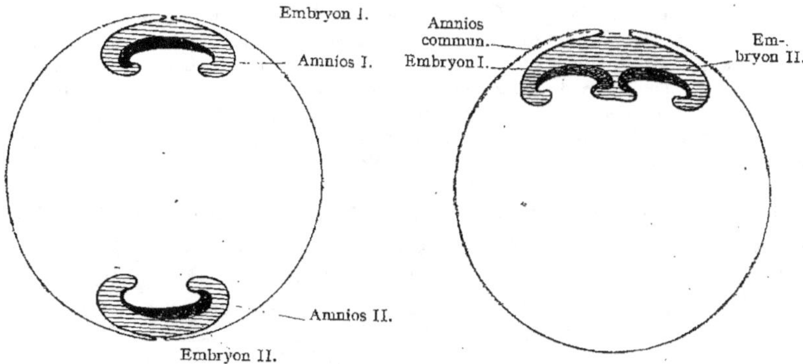

Fig. 251.

Vésicule blastodermique avec deux ébauches
embryonnaires aux pôles opposés.

Chaque ébauche se constitue un amnios en propre.

Fig. 252.

Vésicule blastodermique avec deux ébauches
embryonnaires contiguës.

Il ne se développe qu'un seul amnios pour les
deux embryons.

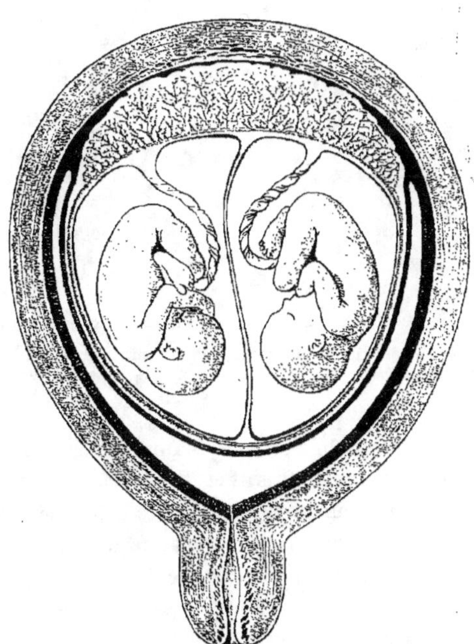

Fig. 253.

Jumeaux d'origine univitelline (schéma).

Caduque réfléchie, chorion et placenta uniques; amnios doubles.

ne se compose que de deux feuillets, il s'agit de jumeaux univitellins ; ces deux feuillets minces correspondent aux deux amnios, que l'on peut isoler l'un de l'autre sur le placenta commun jusqu'à l'insertion des cordons. En cas de jumeaux bivitellins, par contre, la cloison des sacs ovulaires se compose de quatre feuillets, à savoir des deux amnios et des deux chorions. Ces feuillets sont, il est vrai, accolés, mais leur adhérence cède déjà à une légère traction aussi facilement que celle des placentas, de sorte que les deux sacs ovulaires peuvent être séparés complètement. Il est rare que les deux cordons conduisent dans une seule cavité ovulaire sans cloison, démontrant la présence de jumeaux univitellins dans une cavité amniotique commune.

Le développement de deux ou plusieurs fœtus à la fois impose aux organes génitaux et à l'ensemble de l'organisme maternel un surcroît de travail auquel ils ne sont pas toujours en état de satisfaire, du moins complètement. Il en résulte des troubles variés de la grossesse et de l'accouchement multiples, qui en rendent le cours moins favorable qu'en cas de fœtus unique.

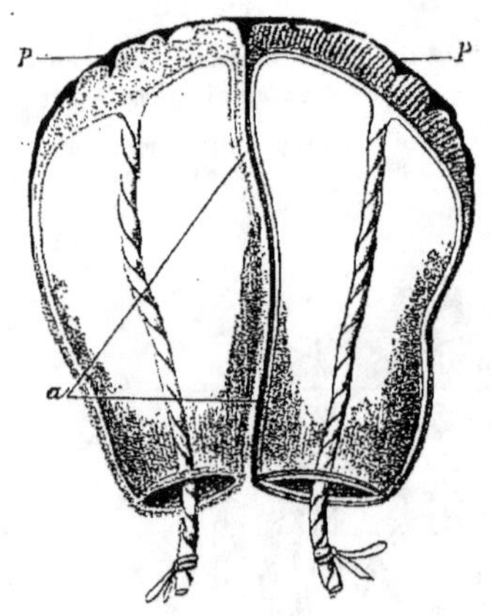

Fig. 254.

Annexes fœtales de jumeaux bivitellins.

P) Placentas. *a*) Cloison composée de quatre membranes (deux amnios et deux chorions).

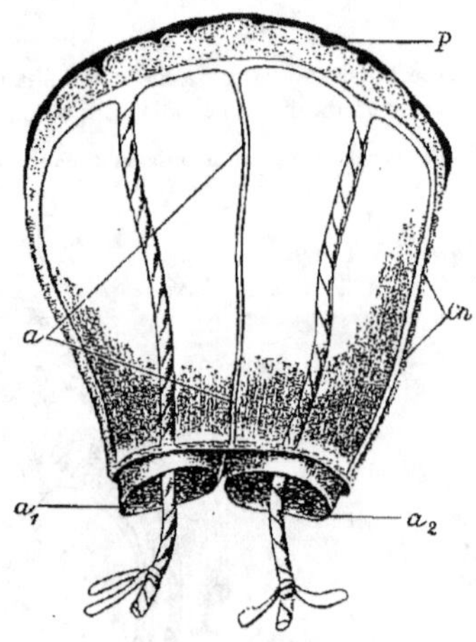

Fig. 255.

Annexes fœtales de jumeaux univitellins.

P) Placenta commun. *Ch*) Chorion commun. *a*) cloison composée de deux membranes (les deux amnios a_1 et a_2).

La grossesse gémellaire produit presque toujours chez la mère de grands malaises, par suite de la rapide croissance de l'utérus et de l'énorme développement que le ventre finit par présenter. Souvent la femme ressent de très bonne heure les effets désagréables de la pression sur la vessie et l'intestin, et les manifestations nerveuses d'ordre réflexe, telles que le vomissement matutinal, sont particulièrement violentes à cause de cette rapide augmentation du volume de l'utérus. A cela s'ajoutent plus tard l'énergie et la longue durée des mouvements fœtaux qui troublent le sommeil ; le diaphragme est refoulé en haut et l'amplitude de son excursion diminuée ; il s'ensuit une dyspnée croissante. Enfin, les mouvements deviennent si pénibles que les femmes sont à peine capables de se retourner dans le lit ; l'insuffisance cardiaque conduit aux œdèmes et amène la formation de varices nombreuses et très développées ; le surcroît de fonctions qui incombe aux reins prédispose davantage à la néphrite gravidique et aux crises éclamptiques lors de l'accouchement.

La gémellité entraîne autant d'inconvénients pour les fœtus que pour leur mère. Même quand la grossesse arrive à terme, ils n'atteignent pas d'ordinaire le poids moyen d'un fœtus unique. En outre, leurs poids respectifs présentent encore des différences

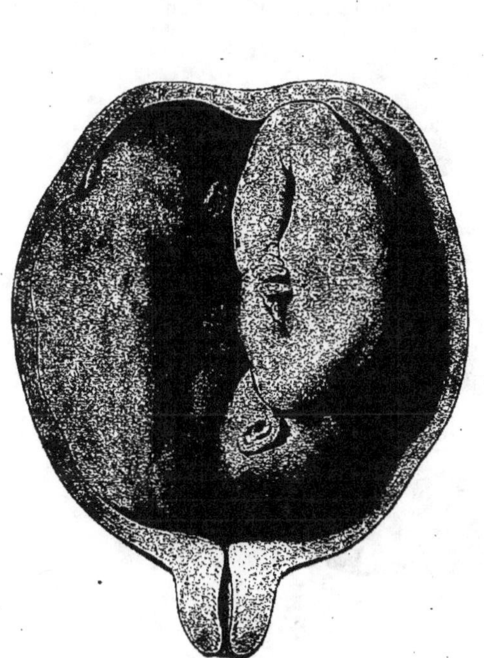

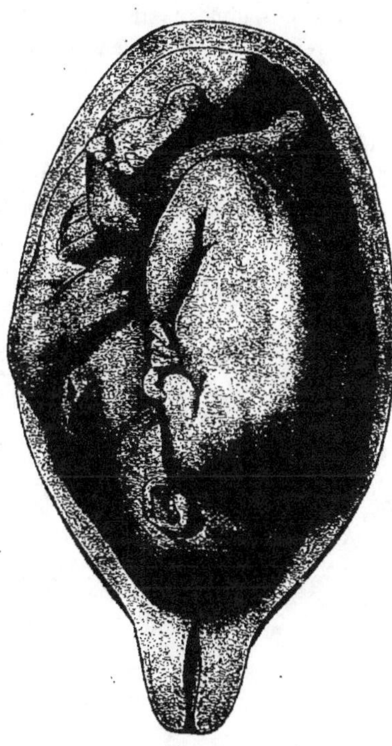

<table>
<tr><td>Fig. 256.</td><td>Fig. 257.</td></tr>
<tr><td>Jumeaux placés l'un à côté de l'autre dans l'utérus.</td><td>Jumeaux placés l'un derrière l'autre.</td></tr>
</table>

de 200 à 300 gr., ce qu'il faut attribuer au fait que, suivant l'insertion de l'œuf, les conditions sont plus ou moins favorables à l'extension des villosités choriales et par suite à la nutrition des fœtus. *Environ le quart des grossesses gémellaires se termine prématurément.* Ce fait diminue encore considérablement les chances des jumeaux dans leur lutte pour l'existence.

Parfois leur sort se décide déjà dans la cavité utérine. En cas d'origine univitelline, il arrive qu'au début du développement le cœur de l'un des embryons l'emporte sur celui de l'autre, et finisse par commander lui-même le courant sanguin de l'embryon le plus faible, grâce aux anastomoses artérielles de l'ébauche placentaire. Le cœur de ce dernier est paralysé et s'atrophie ; cet embryon lui-même, en qualité de monstre *acardiaque* est nourri par son frère en général bien conformé et vient au monde en même temps que lui. En d'autres cas, l'un des fœtus, moins privilégié, meurt puis est expulsé, tandis que le second poursuit normalement son développement, ou bien, après résorption de son liquide amniotique, le fœtus mort est aplati par compression, et à l'accouchement on le trouve suspendu aux annexes de son frère arrivé à maturité ; on l'appelle dans ce cas *fœtus papyraceus sive compressus*.

Si l'embryon dont la nutrition est compromise reste vivant, finalement il peut naître des jumeaux dont le développement semble correspondre à deux stades fort différents de la grossesse : l'un, par exemple, présentant tous les signes de la maturité ;

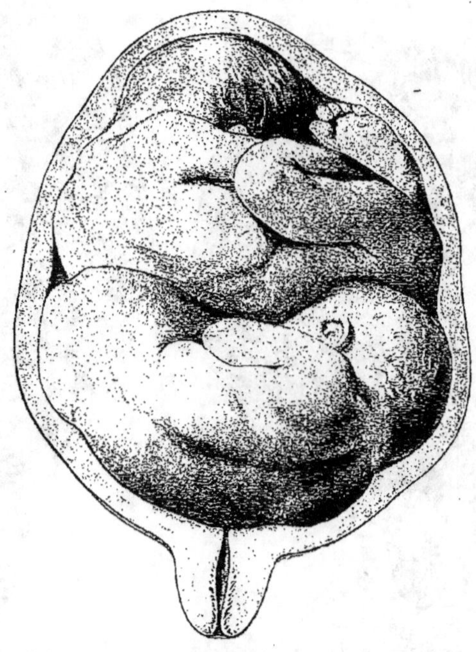

Fig. 258.

Jumeaux placés l'un au-dessus de l'autre.

l'autre, ressemblant à un fœtus du cinquième ou sixième mois. Ces cas d'irrégularité de développement ont donné lieu à la théorie de la superfétation et continuent par erreur à appuyer cette hypothèse.

L'accouchement gémellaire a lieu, dans la règle, de telle façon que les deux fœtus sortent d'abord, et que les deux annexes fœtales viennent ensuite.

La période de dilatation peut traîner longtemps, quand les parois utérines sont trop distendues et amincies. Les contractions de la musculaire du corps utérin n'ont alors que peu d'effet sur la dilatation du col ; il se passe des jours jusqu'à ce qu'elle soit complète, sous l'action de douleurs faibles qui subissent par moments de longues pauses. Mais ensuite l'expulsion des petits fœtus va d'autant plus vite ; ordinairement après la naissance du premier, il se présente une deuxième poche des eaux, et dès qu'elle est rompue le second fœtus est expulsé à l'aide de quelques contractions, environ 20 à 30 minutes après le premier. Il se passe rarement plus d'une heure entre les deux naissances, cependant on connaît quelques cas isolés où cet intervalle se prolongea des jours et même des semaines entières.

La présentation des jumeaux à l'accouchement dépend de la position qu'ils ont été contraints de prendre durant la grossesse. Etant donnée la forme allongée de la cavité utérine, les jumeaux utilisent le mieux l'espace dont ils disposent en se plaçant dans le sens de la longueur ; l'un dans la partie gauche, l'autre dans la partie droite de l'utérus (fig. 256). C'est la position que vous rencontrez le plus souvent. La conformation utérine permet beaucoup plus rarement aux deux fœtus de se placer l'un derrière l'autre comme sur la fig. 257, ou l'un au-dessus de l'autre, comme dans la fig. 258. Dans ce dernier cas, à l'accouchement, le fœtus supérieur doit d'abord percer la cloison intersacculaire avant d'arriver dans la cavité ovulaire du fœtus inférieur déjà sorti, puis il est expulsé finalement à travers l'ouverture du sac ovulaire inférieur. Le dégagement des annexes fœtales est alors très compliqué (fig. 259, d'après *Budin*).

Voici la statistique de *Werth* concernant la position des fœtus dans 1688 cas d'accouchement gémellaire ; elle indique en pour-cent la fréquence relative des différentes présentations des jumeaux :

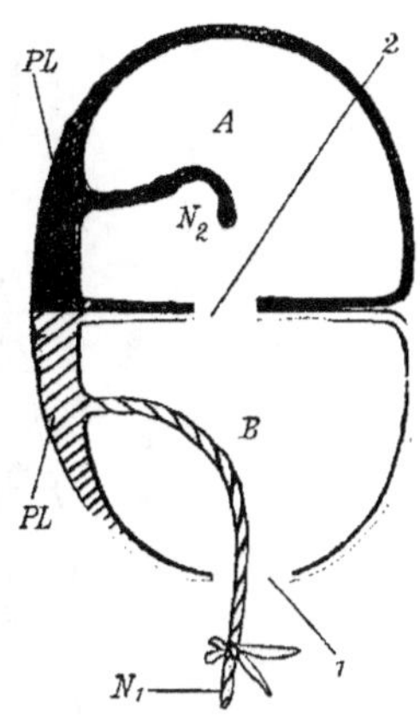

Fig. 259.

Annexes fœtales de jumeaux placés l'un au-dessus de l'autre, d'après *Budin*. Leçons de clinique obstétricale.

PL) Placentas. 1) Ouverture dans la cavité ovulaire du jumeau né le premier. 2) Trou dans la cloison des deux kystes ovulaires ; le jumeau né le dernier a traversé ce trou et pénétré dans le kyste ovulaire du premier né, d'où il est sorti ensuite par l'ouverture (1).

les deux fœtus en présentation céphalique	801 fois	=	47,4 %
l'un en présentation céphalique, l'autre en pelvienne	578 »	=	34,2 %
les deux en présentation pelvienne	142 »	=	8,4 %
l'un en céphalique, l'autre en présentation de l'épaule	98 »	=	5,8 %
l'un en pelvienne, l'autre en présentation de l'épaule	61 »	=	3,6 %
les deux en présentation de l'épaule	8 »	=	0,47 %

Bien que les présentations longitudinales et surtout les céphaliques dominent dans l'accouchement gémellaire, vous voyez cependant par ces chiffres que les présentations pelviennes et de l'épaule sont beaucoup plus fréquentes que dans les accouchements simples. Or, la grande fréquence de ces présentations anormales ne multiplie pas seulement les dangers pour les jumeaux, mais est aussi défavorable à la mère, car elles nécessitent plus fréquemment les interventions opératoires, et chaque intervention recèle la possibilité d'une lésion ou d'une infection.

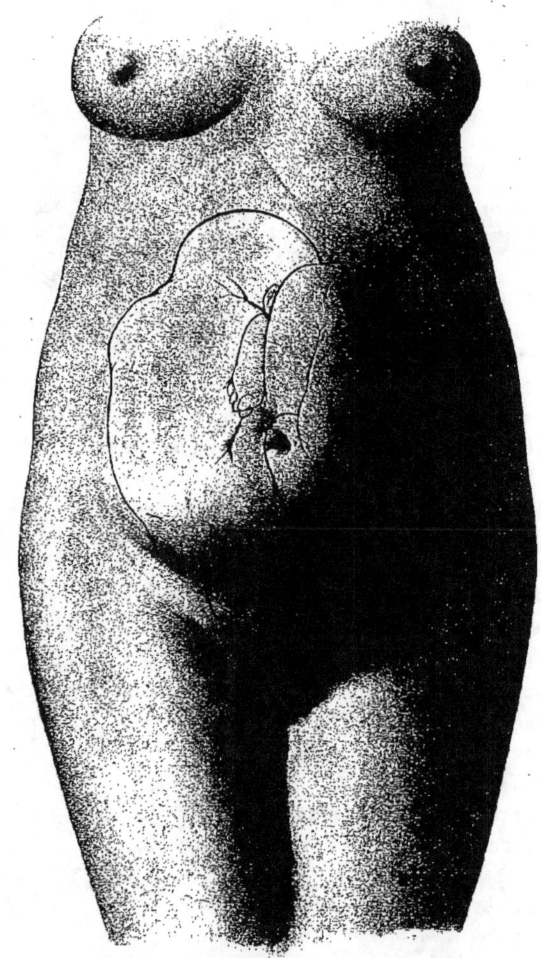

Fig. 260.

Jumeaux placés l'un à côté de l'autre.

L'une des têtes est sentie distinctement à l'examen interne et l'autre à l'examen externe. On reconnaît aussi aisément à la palpation le siège et le dos des deux fœtus ; le diagnostic de gémellité est, dans ce cas, facile à poser.

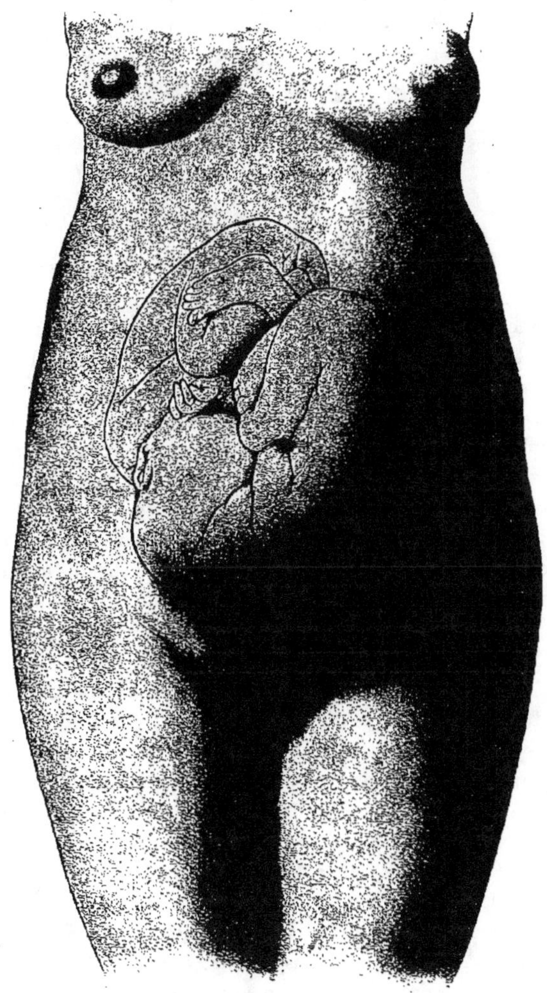

Fig. 261.

Jumeaux placés obliquement l'un derrière l'autre.

Le jumeau situé à droite en arrière est masqué par celui qui est à gauche en avant. Du premier on ne peut palper que le siège. Le diagnostic exact peut être conclu de la distance exagérée qui sépare la tête du siège (36 cm.) cette grande distance démontrant que tête et siège n'appartiennent pas au même fœtus.

Un autre danger de l'accouchement gémellaire consiste dans les troubles fréquents de la période de délivrance. Les parois utérines surdistendues se contractent mollement et ont une prédisposition à l'atonie, aussi la rétraction des faisceaux musculaires est-elle lente et indécise ; le mécanisme de l'expulsion du placenta double, ou du placenta simple mais de volume exagéré, est facilement entravé, et les pertes de sang produites par ces anomalies peuvent être fort graves, étant donnée l'étendue considérable de l'insertion placentaire. En tenant compte de tous ces faits, vous ferez bien d'observer une certaine réserve dans le *pronostic* de l'accouchement gémellaire, pronostic moins favorable que celui de l'accouchement simple.

La naissance inopinée de jumeaux est souvent désagréable aux parents et toujours fâcheuse pour le médecin. Dans l'intérêt de sa réputation déjà, il faudrait qu'il reconnaisse toujours à temps la gémellité, bien que cela n'ait pas grande importance pour la conduite de l'accouchement, et que l'annonce de jumeaux soit loin d'être toujours un sujet de joie pour la mère. Comme l'expérience l'enseigne, dans la plupart des cas les jumeaux ne sont diagnostiqués que lorsqu'il n'y a plus aucun mérite à le faire, c'est-à-dire après la naissance du premier. La faute en est souvent à l'inattention, on a simplement oublié de penser à cette possibilité ; mais parfois l'absence du diagnostic résulte de réelles difficultés qui l'ont empêché. Dans ce cas, il s'agit surtout de la forte tension des parois utéro-abdominales et de l'abondance du liquide amniotique, deux circonstances qui nous empêchent d'utiliser avec succès la palpation, élément le plus sûr du diagnostic.

Il y aura lieu de *soupçonner* la présence de jumeaux quand le volume de l'utérus augmente de bonne heure et très rapidement, quand il y a surdistension de l'abdomen, que le « fundus » utérin est très haut ou que l'utérus semble divisé en deux parties par un sillon médian, lorsque la mère ressent les mouvements de l'enfant simultanément à plusieurs endroits de l'abdomen, et que vous-mêmes percevez à la palpation toutes sortes de parties fœtales. Si des cas de gémellité ont déjà eu lieu dans la famille des parents, cela ne peut que fortifier vos présomptions.

La présence de jumeaux devient *certaine* si vous sentez deux têtes ou plusieurs grandes parties, qu'il est impossible d'attribuer toutes à un seul fœtus. Quand les jumeaux sont situés à côté ou au-dessus l'un de l'autre, c'est alors qu'on arrive le plus facilement à palper les deux têtes ; il est même souvent possible de déterminer exactement dans ces cas la présentation de chacun des fœtus, comme l'on peut s'en rendre compte sur la fig. 260. Au contraire, le diagnostic est difficile lorsque les jumeaux sont situés l'un derrière l'autre (fig. 261). En effet, le fœtus antérieur peut recouvrir si complètement le postérieur qu'il faut un examen répété et fort soigneux pour palper quelque partie de ce dernier. Parfois le diagnostic peut encore être posé durant l'accouchement, si l'on perçoit deux poches des eaux, deux mains ou deux pieds droits par exemple, ou bien si l'on observe l'absence de pulsations sur une anse du cordon ombilical alors que les bruits du cœur sont très nets, enfin si l'on constate n'importe quel fait de cette nature, possible uniquement avec des jumeaux.

L'auscultation fournit une preuve certaine de l'existence de jumeaux, si l'on entend sur la femme enceinte ou sur la parturiente *deux espèces de bruits du cœur fœtaux se distinguant nettement par leur fréquence inégale.* Naturellement, la numération doit être entreprise simultanément aux deux endroits qui paraissent être le siège des bruits cardiaques ; il faut donc que deux observateurs auscultent à la fois et qu'ils commencent à compter à un signal convenu, dès qu'ils entendent distinctement les bruits du cœur. On peut considérer la présence des jumeaux comme prouvée absolument quand l'inégalité de fréquence des bruits est constante et, du moins par moments, considérable. De petites différences de 4 à 5 pulsations n'ont aucune valeur, car il est facile de faire des erreurs de compte à cause de la rapidité du rythme cardiaque, d'autant plus que les deux observateurs ne commencent ni ne finissent jamais leur numération exactement au même instant. La constatation de deux foyers de bruits du cœur nets, séparés par une zone où on ne les entend absolument pas, permet tout au plus de présumer l'existence de jumeaux, car il est assez fréquent de faire la même constatation en présence d'un fœtus unique. Par exemple, dans les présentations longitudinales dorso-postérieures, il n'est pas du tout rare de percevoir les bruits du cœur à la fois sur les deux côtés de l'utérus tandis que l'on n'entend rien au milieu. La présence de jumeaux est révélée de la façon la plus sûre par la radiographie qui, à partir de la fin du 5ᵉ mois déjà, montre l'ombre des 2 têtes et qui plus tard permet même de reconnaître distinctement la position et la présentation des fœtus.

Les règles suivantes président à la *direction de l'accouchement gémellaire.*

Pendant la période de dilatation, dont la longue durée vous induirait facilement à intervenir, toute votre habileté consistera dans l'inaction et l'expectation. La polypragmasie, les examens trop fréquents, mais surtout les interventions à l'intérieur des voies génitales dans l'espoir de hâter l'accouchement, ne peuvent être que nuisibles.

Quand le premier fœtus est né, il s'agit en liant le cordon ombilical de prendre bien garde à ce que le bout placentaire du cordon reçoive aussi une ligature solide. Comme nous l'avons vu, les vaisseaux placentaires des jumeaux d'origine univitelline sont communiquants, aussi le fœtus restant encore dans l'utérus pourrait-il se saigner, en cas de mauvaise ligature, par le cordon appartenant à son frère déjà né.

Après avoir pris soin du cordon, faites soigneusement un examen externe et interne, pour déterminer la présentation du deuxième fœtus et vous renseigner à temps s'il existe une procidence des petites parties, accident assez fréquent dans l'accouchement gémellaire. La présentation de l'épaule, la procidence du cordon ou des bras nécessitent la version et l'extraction.

Si le second fœtus se présente favorablement et que l'état de la mère soit bon, il n'y a aucune raison de l'extraire aussitôt. Vous pouvez attendre tranquillement l'apparition de nouvelles contractions utérines. Pendant cette attente, vous devez cependant contrôler sans cesse l'état des bruits du cœur à l'aide du stéthoscope. Car, grâce au rapetissement de l'utérus à la suite de l'expulsion du premier jumeau, il survient facilement des décollements du placenta et le second court le risque d'étouffer ; si vous remarquez un trouble des bruits cardiaques, n'hésitez pas à le délivrer de sa situation dangereuse.

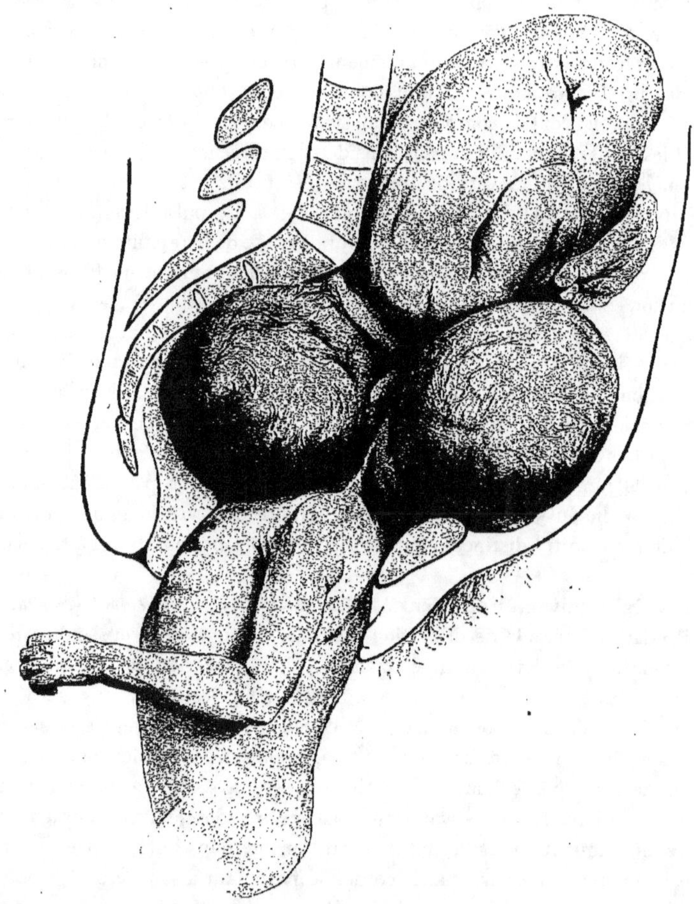

Fig. 262.

Premier jumeau en présentation du siège, le deuxième en présentation céphalique.
Les têtes sont « crochées » faisant mutuellement obstacle à leur sortie.

Pour les motifs précités, la surveillance de la période de la délivrance exige une attention spéciale. C'est pourquoi, aussitôt après l'expulsion du deuxième jumeau, observez l'utérus en y appliquant la main et provoquez ses contractions par de légers frottements au moindre signe d'atonie imminente. Le décollement du placenta gémellaire et son expulsion du corps utérin exigent naturellement un temps plus long que

Fig. 1.

Période de dilatation. Primipare.

Tête à l'entrée ; dos à gauche, siège et membres inférieurs à droite dans le fundus ; le bras droit est à côté de la tête, le bras gauche appliqué sur la poitrine.

Fig. 1.
Tête de la Radiation Multiple.

Fig. 2.
Tête de l'Eruption.

Fig. 3.
Rupture de l'Os Sphénoïde du coté du Siliçe.

Fig. 4.
Rupture de l'Os de la voûte.

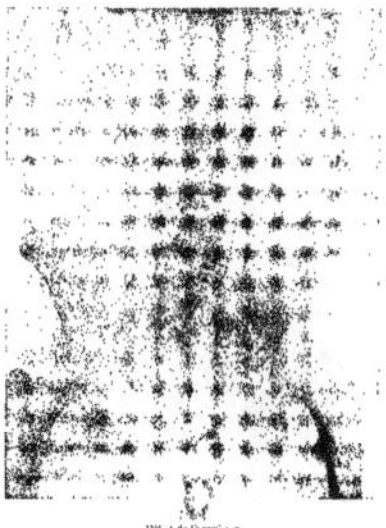

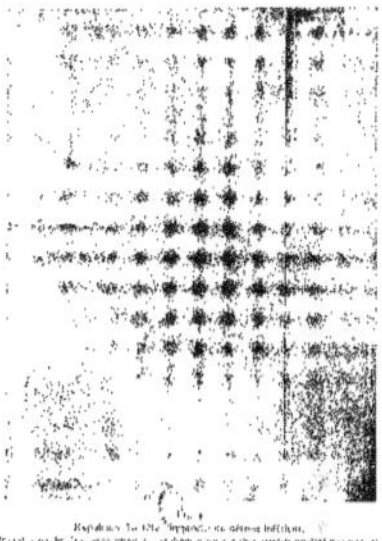

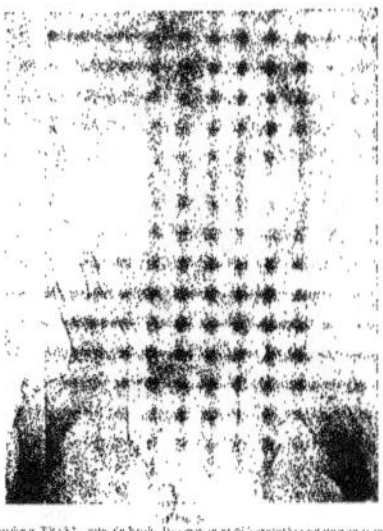

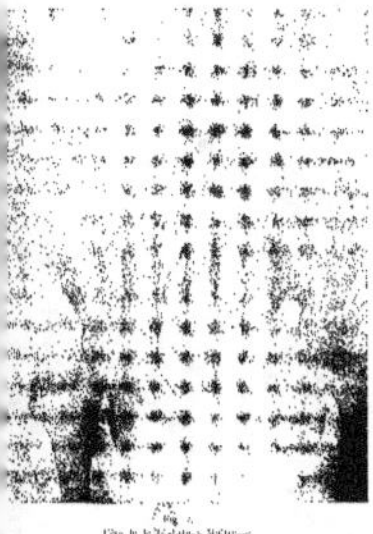

dans l'accouchement simple ; il faudra donc attendre plus longtemps avant de tenter l'expression placentaire, à moins naturellement que vous ne soyez contraints par l'hémorragie de procéder énergiquement.

Même après la délivrance, ne manquez pas de surveiller l'état de l'utérus encore

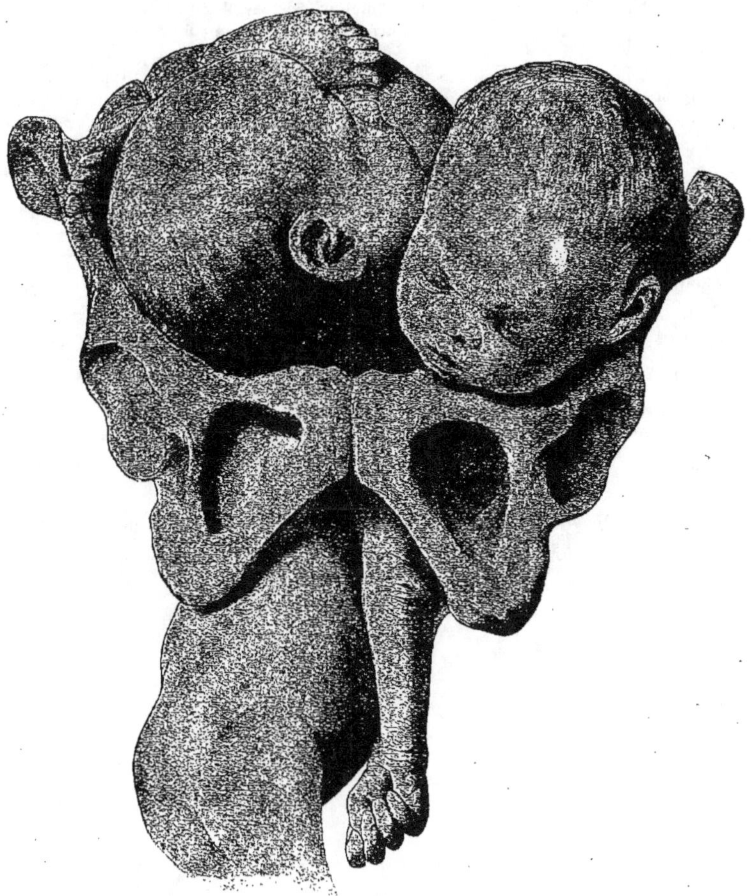

Fig. 263.

Premier jumeau en présentation du siège, deuxième en présentation de l'épaule.
La tête du premier jumeau est empêchée de pénétrer dans le bassin par l'épaule du second.

plusieurs heures. Il manifeste, c'est là un fait d'expérience, une forte tendance à l'atonie, et sa rétraction ne devient définitive que beaucoup plus lentement et plus difficilement qu'après l'accouchement simple. L'administration d'une forte dose d'ergot constitue une excellente mesure prophylactique contre l'atonie ; on devrait toujours y recourir après l'accouchement gémellaire.

L'engagement simultané des jumeaux dans le bassin constitue une anomalie intéressante, mais très rare ; ils enchevêtrent leurs parties et entravent mutuellement leur progression.

On a observé diverses variétés de cette complication. Si le volume des fœtus est petit, les deux têtes peuvent s'engager simultanément, ou les deux sièges, avec 3 ou 4 pieds, ou bien l'un des fœtus chevauche sur l'autre mis en travers ; ou enfin l'engagement se fait en position croisée, l'un des jumeaux en présentation céphalique, l'autre en pelvienne, pour finir par l'état de choses reproduit à la fig. 262.

Cela nous conduirait trop loin de fixer pour chacune de ces éventualités des règles de conduite précises. Je me contenterai de remarquer que, s'il y a engagement simultané de fœtus très petits, leur expulsion est possible spontanément ou à l'aide de tractions. Si le volume des fœtus est plus grand, on réussira souvent à repousser la partie fœtale qui constitue l'obstacle ; ou bien l'on dégage et sort l'un des jumeaux soit par la traction sur les pieds, soit par le forceps, et l'on extrait ensuite l'autre de la même façon. Si l'espace disponible est insuffisant et qu'aucune de ces manières de faire ne soit praticable, il ne reste pas d'autre alternative, pour faire de la place, que de perforer l'un des crânes.

Avant de finir, quelques mots encore au sujet des *grossesses triples* ou *quadruples*, etc. Leur origine s'explique de la même manière que celle de la grossesse gémellaire, et n'en diffère que par le nombre des ovules fécondés et qui ont réussi à se développer. Les trijumeaux résultent fréquemment de l'établissement dans l'utérus de deux ovules, dont l'un forme deux ébauches embryonnaires. Les fœtus provenant de cet ovule ont tous les caractères des jumeaux d'origine univitelline : ils possèdent en commun un seul placenta et un seul chorion et ils sont du même sexe, tandis que le troisième occupe un chorion spécial et s'alimente par son propre placenta.

Plus le nombre des fœtus est considérable, plus il est probable que leur expulsion se fera avant qu'ils soient viables. Pourtant on connaît non seulement des trijumeaux mais aussi des quadrijumeaux qu'on a réussi à faire vivre.

PARTIE PATHOLOGIQUE

XIVme LEÇON

Anomalies des phénomènes de la génération, provenant de maladies de la mère : a) « *maladies gravidiques* », locales et générales : anémie, chlorose, hydrémie, anémie pernicieuse aiguë, leucémie, diathèse hémorragique. Troubles des fonctions rénales, rein gravidique. Atrophie aiguë du foie, diabète, névroses gravidiques (Hyperémésis, ptyalisme, chorée), psychoses. b) *maladies accidentelles*, « *complications de la grossesse* » : infections aiguës et chroniques (Tuberculose, syphilis), maladies des appareils digestif, circulatoire et respiratoire.

Messieurs, nous avons exposé jusqu'ici le cours normal, typique de la grossesse, de l'accouchement et du post-partum. Nous allons passer en revue de nouveau ces phénomènes, mais avec la différence maintenant que nous étudierons *leur cours pathologique*, les modifications qu'ils subissent du fait de conditions anormales.

Nous recommençons donc par la *grossesse* et nous nous occuperons tout d'abord des rapports existant entre la gravidité et *les maladies de la mère*, qui se divisent en deux groupes : d'une part, la grossesse prédispose à certains troubles fonctionnels de l'organisme *(maladies gravidiques)* ; d'autre part, des maladies qui atteignent la mère accidentellement peuvent compliquer la gravidité, ou leur cours peut être influencé par elle *(complications de la grossesse)*.

1. Maladies gravidiques de la mère.

Nous avons déjà mentionné le fait que la conception et le développement de l'embryon qui lui succède augmentent considérablement les échanges nutritifs dans le corps de la mère. Le fœtus emprunte au sang maternel les matériaux dont il a besoin pour constituer rapidement ses divers protoplasmas, et lui abandonne les abondantes scories produites par l'intensité de ses échanges nutritifs et dont la destruction ultérieure et l'élimination doivent être assurées par les organes maternels. Ceux de l'hématopoïèse et de l'excrétion sont donc mis plus fortement à contribution durant la gravidité ; si l'organisme est sain et vigoureux, il s'adaptera sans difficultés à ce surcroît de fonctions, tandis que s'il est faible ou épuisé il en deviendra aisément la victime.

C'est ainsi que l'on voit fréquemment survenir avec la grossesse *des troubles de la régénération et de la composition du sang*, chez les personnes trop jeunes ou mal développées, quand les conceptions se succèdent rapidement, et chez les femmes surmenées, mal nourries ou affaiblies par d'autres influences. Le nombre des globules rouges et le taux de l'albumine dans le sang diminuent, le nombre des leucocytes augmente au contraire, ainsi que la teneur du sang en eau et en fibrine. Cliniquement, l'altération du sang se manifeste tantôt par les symptômes de l'*anémie* et de la *chlorose* (pâleur de la peau dont les veines transparaissent, muqueuses décolorées, visage défait, yeux cernés, palpitations, dyspnée, lassitude), tantôt par ceux de l'*hydrémie* ou *hydrops gravidique* (faiblesse générale, bouffissure de la face, paupières enflées, tendance à l'œdème des jambes et des parties génitales sans troubles rénaux). On réussit ordinairement par l'amélioration de l'alimentation, par les ménagements et le repos à arrêter cet appauvrissement du sang ; on parvient même à le combattre suffisamment pour que la grossesse arrive à terme sans danger. Mais parfois les prescriptions diététiques et médicamenteuses restent sans aucun effet, la faiblesse augmente, les hématies normales du sang sont plus ou moins remplacées par des érythrocytes à noyaux et des poïkilocytes, enfin la femme perd ses forces rapidement tout en présentant parfois de la fièvre et finit par mourir, souvent après expulsion prématurée du fœtus. Il semble que la gravidité joue un rôle important dans l'étiologie de cette grave affection des organes hémopoïétiques, décrite par *Biermer* sous le nom d'*anémie pernicieuse progressive*. On a observé aussi chez la femme enceinte des modifications *leucémiques* du sang (forte augmentation des globules blancs et apparition d'hématies nucléaires), accompagnées assez souvent des signes de la *diathèse hémorragique* : forte éruption de pétéchies ou taches purpuriques sur la peau et les muqueuses, hémorragies du nez, de l'intestin et des organes génitaux, etc. Dans tous les cas graves d'altérations sanguines, la guérison ne peut être espérée que si elles ont été reconnues, dès le début, par l'examen microscopique du sang. La rapide interruption de la grossesse constituera alors le point de départ nécessaire de la thérapeutique.

A part le sang, beaucoup d'organes présentent des phénomènes particuliers, produits par la modification gravidique des échanges nutritifs, phénomènes parfois pathologiques. Les récentes recherches sur les fonctions biologiques des *glandes à sécrétion interne* (thyroïde, surrénales, parathyroïde, thymus, glandes génitales, hypophyse, pancréas, placenta) nous ont appris que ces glandes, par le mélange de leurs sécrétions au sang, jouent un rôle prédominant dans l'organisation de tous les échanges nutritifs. Au cours de la grossesse, l'activité régulière des glandes endocrines produit toute une série de modifications normales, et en outre le trouble de leurs fonctions entraîne des phénomènes pathologiques. La *thyroïde*, qui réagit déjà lors de la puberté et de la menstruation aux hormones de l'ovaire, subit une hypertrophie sous l'action des substances placentaires, en provoquant à son tour une accélération des échanges nutritifs pour les albumines et les hydrates de carbone. On sait que le gonflement de la thyroïde est un phénomène concomitant de la grossesse, au cours de laquelle les goîtres en général augmentent beaucoup de volume. Tout comme la thyroïde, le lobe antérieur de *l'hypophyse* s'hypertrophie régulièrement dans la gravidité, en corrélation avec l'agrandissement de l'utérus et la croissance du bassin ; le lobe postérieur de cette glande produit la pituitrine, excitatrice des contractions utérines. De même les *sur-rénales* présentent des signes d'hypertrophie, en rapport avec la pigmentation de la peau, analogue à celle de la maladie d'Addison et si fréquente chez la femme enceinte. La tendance que cette dernière manifeste aux affections cutanées provient sans doute également de troubles de sécrétion interne : il en est ainsi de l'*acné*, de l'*érythème nasal* et de l'*impétigo herpétiforme gravidique*, qui débute aux organes génitaux et dont l'issue est souvent fatale. A part sa fonction principale d'assurer la nutrition et la respiration fœtales, le *placenta* fournit en outre au sang des substances analogues aux hormones, qui excitent la croissance des voies génitales et des seins. Dans l'*ovaire*, le corps jaune exerce une action importante sur la nidation et le premier développement de l'œuf ; la fonction exagérée de l'ovaire peut troubler les échanges du calcium (carie dentaire, ostéomalacie). L'accroissement de la glande interstitielle de l'ovaire dans les derniers mois de la gravidité est l'indice des nouvelles fonctions sécrétoires qui s'y développent. Nous avons ainsi passé en revue les effets de la secrétion interne sur les échanges nutritifs de la femme enceinte, mais nos connaissances à ce sujet sont encore très insuffisantes.

Parmi les organes de l'excrétion, les *reins* sont le plus fréquemment atteints par la suractivité fonctionnelle de la gravidité. Quelle est la nature des déchets de l'économie dont l'excrétion irrite le parenchyme rénal ? Pour le moment nous l'ignorons malgré les nombreuses recherches faites sur cette question ; cependant différents faits parlent en faveur de l'origine fœtale de ces produits nocifs dus à la réduction anormale des albumines : ainsi le début des troubles à partir du moment où le fœtus atteint un grand volume, leur disparition rapide après la naissance et parfois déjà après la mort du fœtus, leur fréquence dans la gémellité, etc.

Le degré, la nature et la gravité des troubles gravidiques de la fonction rénale, varient énormément. Si l'on examine l'urine chaque jour, durant des semaines ou des mois, à l'aide de réactifs sensibles, on y trouvera de l'albumine chez 15 à 20 % environ des femmes enceintes. Cependant, il y a lieu d'éliminer un certain nombre de cas positifs, dans lesquels l'albuminurie n'est pas d'origine rénale, mais provient de la transsudation séreuse de la muqueuse vésicale souvent atteinte de catarrhe et d'hyperémie gravidiques. En d'autres cas, l'albumine survient par intermittences à la suite de fatigue corporelle, et ce n'est que dans le 5 % environ des cas de grossesse que l'urine donne la réaction de l'albumine d'une façon durable dans les derniers mois. Même dans ces cas, il ne s'agit que de quantités modérées de cette substance, et en fait d'éléments morphologiques anormaux, on ne trouve que des cylindres hyalins. On ne rencontre de forte albuminurie que chez le 1 °/o des femmes enceintes, dans ce cas la quantité d'urine journalière tombe fort au-dessous de la moyenne, et le microscope permet d'y constater la présence de cylindres granuleux et épithéliaux. A l'oligurie s'associent souvent la rétention de l'eau et des chlorures et l'élévation de la pression sanguine. Les symptômes cliniques concordent avec l'état des urines. Si l'albuminurie est intermittente, il n'existe la plupart du temps aucun trouble de l'état général, on ne la reconnaît que par l'examen systématique des urines ; si le taux de l'albumine est faible, elle n'entraîne qu'un œdème modéré des malléoles ; s'il est au contraire considérable et si l'albuminurie a débuté rapidement elle provoque l'œdème intense des jambes, des parties génitales, des mains et du visage ; on observe des céphalées, des vomissements, des troubles de la vue et d'autres symptômes cérébraux, enfin apparaissent des crises d'éclampsie.

Il faut admettre que la présence intermittente dans l'urine de minimes quantités d'albumine est due à des troubles fonctionnels passagers du parenchyme rénal, troubles

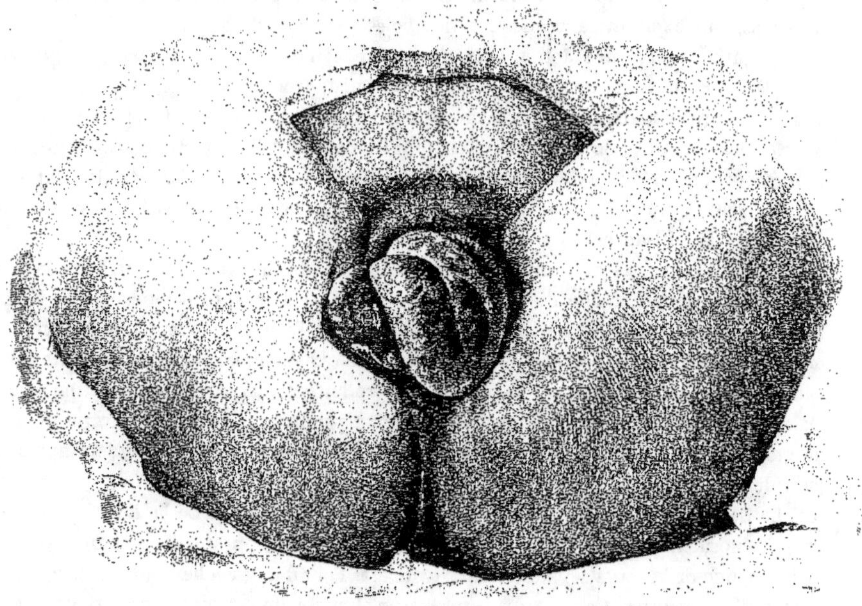

Fig. 264.

Oedème considérable des lèvres vulvaires dans le « rein gravidique ».

non reconnaissables au microscope. *Leyden* a décrit sous le nom de *rein gravidique* (le terme préféré est actuellement « néphropathie de la grossesse ») les altérations qui sont à la base de l'albuminurie continue des derniers mois de la grossesse ; il ne s'agit pas là de processus inflammatoires, mais de la *tuméfaction trouble* et de la *dégénérescence graisseuse* des épithéliums dans les glomérules et les canaux droits, c'est-à-dire des mêmes processus que l'on observe dans les reins à la suite des intoxications les plus diverses. Cette constatation nous explique aisément le retour rapide du parenchyme rénal à ses fonctions normales : les modifications des épithéliums sécréteurs disparaissent facilement par la suppression de l'irritant toxique. En effet, dans les légers degrés d'albuminurie gravidique, l'albumine disparaît de l'urine déjà peu de jours après l'accouchement, et même dans les formes graves on constate généralement le retour complet à l'intégrité rénale, bien que le taux de l'albumine ne diminue que lentement et que l'urine en contienne encore dans les premières semaines du puerpérium. Le passage du rein gravidique à la néphrite chronique parenchymateuse ou à la sclérose rénale est en tout cas exceptionnel ; il faut le prévoir surtout lorsque des reins affaiblis par une première atteinte continuent à subir de nouvelles lésions par la répétition des grossesses.

Si la grossesse s'attaque souvent à des reins normaux, il n'est pas étonnant qu'elle vienne empirer et parfois gravement les lésions rénales dont l'origine l'a précédée. A l'inverse, tous les troubles de la fonction rénale, qu'ils soient le produit des modifications passagères du rein gravidique ou bien le résultat de processus dégénératifs chroniques, exercent une influence néfaste sur le cours de la grossesse ; il survient souvent, comme *Fehling* et *Winter* l'ont prouvé, des hémorragies dans le placenta et de nombreux infarctus blancs ; il se forme des hématomes entre le placenta et la paroi utérine, accidents qui entravent tous la nutrition du fœtus ; si ces lésions sont très prononcées, elles entraînent la mort du fœtus et son expulsion prématurée. La mère est exposée au danger de l'éclampsie dans toutes les formes de néphrite accompagnées de réduction de la sécrétion urinaire, d'élévation de la pression artérielle et de rétention dans l'organisme des produits toxiques de la désassimilation.

Pour tous ces motifs, le médecin fera bien de prendre au sérieux tous les troubles rénaux de la grossesse, si légers soient-ils ; aussi, même si les symptômes sont peu apparents, on déchargera les reins et désintoxiquera l'organisme par une alimentation végétarienne pauvre en graisses, en albumines et en sel, le repos au lit, les eaux alcalines, et la diaphorèse méthodique sous forme de bains et de maillots chauds. Si malgré cela le taux de l'albumine augmente, si la quantité d'urine diminue de plus en plus tandis que les œdèmes s'accroissent, et si l'on constate la moindre trace des symptômes cérébraux précités, l'indication est alors nette de provoquer l'interruption de la grossesse.

A part les troubles nutritifs et fonctionnels des reins, dus à leur suractivité, l'appareil urinaire peut subir encore des lésions gravidiques provenant d'influences purement mécaniques. La pression exercée par l'utérus gravide ou la tête première sur le col vésical peut faire obstacle à l'émission de l'urine ; la vessie se vide incomplètement, il s'accumule alors dans l'urine résiduale du mucus et des bactéries, et il s'ensuit une *cystite*, dont la guérison se fait attendre jusqu'après la délivrance, lorsque l'évacuation complète de l'urine redevient possible. La pression utérine sur les uretères (il s'agit surtout de l'uretère droit, à cause de la dextroversion et de la torsion physiologiques de l'utérus) amène la stase urinaire dans le bassinet, ce qui entraîne de la pyélite catarrhale et même purulente, si des bactéries (fréquemment le colibacille) remontent jusque dans le bassinet. Cette ascension des bactéries dans les uretères est due souvent à la parèse du sphincter qui ferme l'embouchure de l'uretère dans la vessie, parèse provoquée par l'œdème de la paroi vésicale. Mais il n'est pas rare, en cas de constipation chronique ou d'alimentation lactée excessive, que les colibacilles partent aussi de l'intestin, pour parvenir aux reins par la voie sanguine.

La pyélite gravidique débute par de forts accès de fièvre, des frissons, et de violentes douleurs dans le côté droit, ce qui peut donner lieu à confusion avec une appendicite. Le pronostic est favorable, la pyélite guérit d'ordinaire par un traitement approprié (repos, diète végétarienne et abandon du lait, maillots chauds, eaux alcalines, décubitus latéral gauche, purgatifs, cathétérisme de l'uretère rétréci), mais la guérison n'arrive parfois qu'après la délivrance. En tout cas il n'est, pour ainsi dire, jamais nécessaire de recourir à une opération sur les reins, même dans les cas très graves le cathétérisme répété de l'uretère suffira pour améliorer l'état de la malade.

Les lésions gravidiques du *foie* sont plus rares que celles des reins. Toutefois, dans le tiers des cas environ, l'*atrophie jaune aiguë du foie* atteint des femmes enceintes ; grâce à ses modifications des échanges nutritifs, la gravidité prédispose donc jusqu'à un certain point à cette grave affection dont l'issue est toujours mortelle. Cette maladie s'accompagne habituellement de processus de dégénérescence dans le parenchyme rénal, l'épithélium intestinal et le myocarde ; aussi n'est-il pas douteux qu'à la base de tout ce syndrome, il y a une autointoxication de la femme enceinte par une substance toxique formée dans son organisme. Il est inutile de recourir à l'interruption de la grossesse, qui ne tarde pas d'ailleurs à survenir spontanément ; jusqu'à présent du moins cette manœuvre n'a encore jamais sauvé la malade. Des modifications du foie sous forme d'hémorragies dans le parenchyme et de foyers de nécrose s'observent en outre dans l'éclampsie ; elles résultent aussi du trouble des échanges nutritifs et d'une autointoxication.

Le *diabète* est une complication sérieuse de la grossesse ; tantôt c'est la première apparition de la maladie, tantôt il s'agit d'un léger diabète antérieur dont le développement devient menaçant, grâce au surcroît de fonctions que les échanges nutritifs de la femme enceinte imposent au foie. Lorsque les symptômes connus du diabète sont présents (accablement, perte de poids, soif, polyurie, prurit, etc.) le danger augmente quand l'élimination du sucre persiste malgré la diète appropriée, quand l'acétone et l'albumine apparaissent dans les urines et que simultanément il se forme un hydramnios. La mortalité maternelle comporte plus de 50 %, le tiers des malades succombe au coma pendant ou après l'accouchement. Quant aux enfants, la moitié meurent déjà à l'intérieur de l'utérus, et un grand nombre des autres encore après la naissance. Attendu que l'avortement et l'accouchement prématuré ne font qu'aggraver le mal et provoquent assez souvent le coma, on ne recourra à l'interruption de la grossesse que si l'indication en est urgente et pour les autres cas on se contentera de la thérapeutique ordinaire du diabète.

Enfin, le *système nerveux* réagit souvent aussi aux modifications des échanges nutritifs et aux autointoxications que produit l'état gravide. La plupart de ces réactions sont habituelles, passagères et sans importance ; mentionnons la mauvaise humeur, l'irritabilité, l'excitation des nerfs sensoriels surtout gustatifs et olfactifs sous forme d'envies et d'idiosyncrasies, les réflexes anormaux dans le territoire des plexus abdominaux ou du sympathique, du nerf vague et des nerfs splanchniques, qui provoquent les vomissements matutinaux et l'asthme gravidique ; en outre, les névralgies des nerfs périphériques les plus divers (par exemple, névralgies dentaires et céphalées). Mais quelques-unes de ces manifestations peuvent prendre une mauvaise tournure quand elles se développent sur un terrain affaibli soit par une tare héréditaire, soit par toute autre lésion du système nerveux. Dans ces conditions, la durée et la gravité des symptômes sont fortement exagérées ; il se développe des syndromes morbides typiques que l'on réunit sous le terme de « *toxicoses gravidiques* ».

C'est avant tout le cas des vomissements matutinaux ; chez les femmes prédisposées à la neurasthénie et particulièrement chez celles qui le sont à l'hystérie, de l'avis de *Kaltenbach* et *Ahlfeld*, ils peuvent acquérir un tel degré d'intensité qu'ils constituent alors les *vomissements dits incoercibles ou hyperemesis gravidarum*. Les nausées, au début modérées, s'exagèrent tantôt soudainement, tantôt graduellement, si bien que la malade vomit aussitôt tout aliment ingéré quel qu'il soit, et qu'elle ne cesse pas, même à jeun, de rendre avec effort des matières bilieuses ou muqueuses. Aux vomissements s'associent bientôt des douleurs à l'épigastre et une soif brûlante ; plus tard la langue se dessèche, l'haleine devient fétide, l'urine rare contient des cylindres et de l'albumine ; ensuite c'est l'état général qui commence à souffrir, les forces et le poids de la femme diminuent rapidement, l'épuisement devient complet et au bout de quelques semaines la mort peut survenir, parfois au milieu de la fièvre et du délire. Mais l'issue fatale n'est que très exceptionnelle ; dans la règle, après un certain nombre de semaines, il se produit une amélioration dans l'état de la patiente, dont l'estomac tolère quelque nourriture liquide ; bien qu'affaiblie, la femme réussit finalement à franchir les premiers mois de la grossesse qui s'achève alors normalement.

Nous venons de dire qu'il fallait considérer les vomissements incoercibles comme une névrose hystérique, les résultats ou plutôt les échecs de la *thérapeutique* ne font que confirmer cette notion pathogénique. Tous les médicaments possibles ont été essayés, avant tout naturellement les narcotiques et les nervins (mentionnons encore comme d'usage courant le menthol, puis l'orexine basique et l'oxalate oxydulé de cérium à la dose de 0.30 gr.), tous ont réussi dans certains cas et complètement échoué dans les autres. Il en est de même des interventions locales sur les organes génitaux : le redressement de l'utérus rétrofléchi, la dilatation du col utérin par l'introduction du doigt, les cautérisations de la muqueuse cervicale, ainsi que des lavages d'estomac, de la galvanisation, etc., etc. Tous ces moyens n'agissent, quand ils réussissent, que par la suggestion. Tout se ramène à de la psychothérapie. Isolez la patiente de sa famille, prescrivez-lui le repos absolu au lit, qu'elle y reste couchée sur le dos tout à fait horizontalement avec la vessie de glace sur l'épigastre ; qu'elle prenne des aliments liquides et refroidis, par petites portions ; faites-lui donner, en outre, 2-3 lavements par jour (solution aqueuse de 1 à 2 gr. de bromure de potassium ou de l'un des médicaments précités sous une forme quelconque), et promettez une guérison certaine par ce traitement ; graduellement, vous pourrez renforcer l'alimentation et après quelques rechutes vous verrez disparaître les vomissements. Parfois ils cessent tout d'un coup ; les malades qui, hier encore, vomissaient tout supportent aujourd'hui tout ce qu'on leur présente. Celui qui sait employer l'hypnotisme en obtiendra souvent d'excellents résultats.

Mais il est des cas où l'hypnotisme et tous les médicaments échouent aussi longtem[
que persiste l'anomalie des échanges nutritifs. Après avoir endormi des femmes en na
cose, nous leur avons suggéré au réveil que la grossesse était interrompue ; elles n'e
continuèrent pas moins à vomir ; mais les vomissements cessèrent immédiatement p[
l'évacuation de l'œuf au cours d'une deuxième narcose, même si on leur affirmait a
réveil que la grossesse suivait son cours ! Dans ces cas la toxicose est seule à command[
le syndrome. Parfois on réussit à faire disparaître ces graves manifestations par d[
injections d'extraits de corps jaune ; mais en cas d'échec il ne reste alors comme de
nière ressource que l'interruption de la grossesse, dont l'action est promptement efficac[
lorsqu'on n'y recourt pas trop tard, c'est-à-dire quand la patiente est déjà complètemer
cachectique ou moribonde.

Une autre névrose gravidique, de nature sécrétoire, *le ptyalisme*, s'observe en mên
temps que les vomissements incoercibles, mais quelquefois elle existe seule. De jo[
comme de nuit et dans le sommeil, la salive ne cesse pas de s'écouler de la bouche en grand
quantité. Cet état est plus désagréable qu'inquiétant, mais à la longue il est capab[
de compromettre la nutrition. On recommande contre cette salivation abondante
bromure de potassium, la cocaïne, l'atropine, la pilocarpine, etc., mais leur effet e
des plus incertains, très souvent le ptyalisme ne cède qu'après l'accouchement.

Enfin, dans le domaine de l'innervation motrice, mentionnons une derniè
névrose gravidique, la *chorée*. Le jeune âge et la primiparité y prédisposent, et d'hal
tude on constate une mauvaise hérédité nerveuse. Les formes légères, dont le début e
lent et l'intensité reste faible, guérissent simplement à l'aide d'une psychothérap
bien comprise, et sans emploi de narcotiques tels que les bromures et le chloral, et
Mais, dans un tiers des cas, la chorée gravidique présente de graves symptômes par s
début brusque, sa rapide extension aux groupes musculaires les plus divers, et p
l'apparition précoce de crises gesticulatoires et maniaques ; elle entraîne alors l'iss
fatale au milieu du délire et de la fièvre, d'une façon analogue aux formes graves d
vomissements incoercibles. L'expérience a suffisamment démontré l'échec absolu
tout médicament en présence de cas si dangereux, aussi serait-il absurde de renouvel
ces essais sans espoir de succès, et de laisser échapper ainsi l'instant favorable à la seu
intervention susceptible de sauver la malade, à savoir l'avortement provoqué en tem
voulu.

Les *psychoses* prononcées sont rares au cours de la grossesse. L'hérédité fait presq
toujours partie de leur étiologie, et il s'agit ordinairement d'états de dépression, méla
colie, stupeur, et, par exception seulement, de formes de la manie. Par contre, le pos
partum constitue une époque de prédilection pour les maladies mentales ; chez la femm
presque 10 °/₀ des psychoses sont d'origine puerpérale. On attribue cette prédispositi
à l'affaiblissement provoqué par les hémorragies de l'accouchement et par la lactatio
puis à l'existence préalable d'une septicémie ou d'une intoxication éclamptique. C
psychoses puerpérales par intoxication ont un pronostic beaucoup plus favorable que l
affections mentales « idiopathiques » dépendant d'une tare héréditaire, dont les pr
mières manifestations se révèlent déjà pendant la gravidité.

2. Maladies accidentelles de la mère ou complications de la grossesse.

Nous n'avons traité jusqu'ici que les troubles auxquels prédispose souvent l'état de gravidité, directement ou indirectement ; tout aussi fréquentes sont les affections de la mère qui ne présentent aucun rapport de cause à effet avec la grossesse et ne surviennent qu'accidentellement. Naturellement, il est impossible d'étudier ici toutes les complications possibles de la gravidité par maladies accidentelles, mais il est nécessaire du moins que vous soyez renseignés sur les plus importantes de ces affections, et que vous connaissiez leur influence sur le cours de la grossesse.

Les *infections aiguës* — rougeole, scarlatine, variole, fièvre typhoïde, fièvre récurrente, influenza, coqueluche, diphtérie, choléra, érysipèle, charbon, etc. — prennent en général chez les femmes enceintes une allure plus grave que d'habitude, surtout dans les derniers mois. Elles comportent un pronostic plus sérieux dans la rougeole, l'influenza et la coqueluche, par la tendance aux inflammations pulmonaires ; dans la scarlatine, par la prédisposition aux lésions rénales et à la diphtérie ; dans la variole et les autres exanthèmes, par la prédisposition aux formes graves hémorragiques ; enfin, dans la septicémie, par la facile localisation de l'infection dans les organes génitaux. Mais avant tout le pronostic est assombri par la *fréquence de l'interruption de la grossesse*, qui accélère l'épuisement par les hémorragies, l'excitation et les efforts de l'accouchement, et qui exagère fortement les dangers de l'affection primaire. Ce sont le typhus abdominal, la fièvre récurrente, le choléra, et parmi les exanthèmes aigus la variole, qui entraînent le plus souvent et le plus facilement l'expulsion du fœtus. Le danger que les maladies infectieuses aiguës font courir aux femmes enceintes et parturientes a été confirmé par les épidémies de grippe des dernières années, dont les pneumonies graves et les complications septiques des voies génitales ont porté la mortalité au taux de 30 °/o et davantage.

Dans quelques maladies infectieuses la cause de l'interruption est due à des lésions locales de la muqueuse utérine, connues sous le nom d'*endométrite hémorragique*. Au cours du choléra, de la variole et d'autres exanthèmes aigus, on constate souvent chez les femmes non gravides des hémorragies atypiques des organes génitaux ; aussi n'est-il pas étonnant de rencontrer dans ces cas chez les femmes enceintes des hémorragies de la caduque, qui deviennent facilement considérables grâce à la richesse vasculaire et à la structure délicate des tissus ; elles décollent l'œuf sur une vaste étendue et provoquent ainsi des contractions utérines. D'autres processus infectieux commencent par tuer le fœtus, dont c'est la mort seule qui donne le branle à l'avortement.

La mort du fœtus peut résulter de l'inoculation à travers le placenta du poison spécifique qui circule dans le sang de la mère : le fœtus succombe à une *infection intra-utérine*. Ce mode de contagion est démontré avec certitude pour la variole, car des varioleuses ont accouché de fœtus dont le corps était couvert de pustules ; ou, bien à défaut d'interruption de la grossesse, ils vinrent au monde à terme en présentant des cicatrices varioliques. On a fait des observations analogues avec la scarlatine et la malaria. Enfin, dans quelques maladies infectieuses c'est la bactériologie qui a démontré la possibilité de la contagion intra-utérine : dans la fièvre récurrente, le typhus, le choléra, le charbon, la pneumonie et l'érysipèle, on a retrouvé dans le sang et les organes du nouveau-né les spirilles spécifiques, les bacilles et les coccus de ces diverses maladies. Il est vrai qu'il n'est pas encore prouvé par là que tous les germes pathogènes en question aient traversé la cloison placentaire, pour émigrer d'emblée du sang maternel dans les capillaires des villosités fœtales à travers l'épithélium du chorion. Cette manière de voir est plutôt démentie par le fait que le fœtus échappe souvent à la contagion, dans plusieurs de ces maladies infectieuses, et naît indemne ; il est donc probable que les cloisons placentaires sont réellement imperméables vis-à-vis de certains germes pathogènes et que ces germes n'ont accès dans les voies sanguines du fœtus qu'à la faveur de circonstances spéciales, lorsque des hémorragies intraplacentaires ont amené l'effraction de la cloison et la destruction de fragments de villosités.

A part l'infection, la fièvre très élevée de la mère peut causer la mort du fœtus par *rétention de chaleur*. Nous savons déjà qu'il produit aussi de la chaleur, qu'il nage dans le liquide amniotique dont la température est celle de la mère, et que sa température propre est environ d'un demi-degré plus élevée. C'est pourquoi dans les maladies fébriles il est facilement exposé à l'hyperthermie, et dès que la température maternelle dépasse 40° C. le danger devient très sérieux pour lui. Si l'ascension de la fièvre est rapide et ne donne pas le temps au fœtus de s'adapter à cette température élevée, sa vie est menacée plus gravement que si l'élévation est lente, d'après les expériences faites sur les animaux par *Doléris* et *Runge*.

La mort du fœtus n'entraîne pas nécessairement son expulsion immédiate. Il peut s'écouler des jours et des semaines jusqu'à ce que les contractions s'éveillent enfin et que l'utérus se débarrasse de son contenu. Durant ce laps de temps, le fœtus mort subit diverses transformations :

Les tissus délicats des jeunes embryons sont facilement dissous dans le liquide amniotique et le corps fœtal disparaît ainsi de l'œuf sans laisser de traces. Les membranes ovulaires et surtout le tissu des villosités placentaires alimenté par la circulation maternelle peuvent s'accroître encore un certain temps, et même après une longue rétention ces annexes peuvent avoir encore l'apparence de tissus frais, vivants.

Les fœtus plus âgés subissent la *macération* dans le liquide amniotique. L'épiderme se soulève en formant des phlyctènes, l'hémoglobine diffuse dans les tissus qui s'imbibent d'un sérum rougeâtre. Au crâne, les sutures se ramollissent déjà peu de jours après la mort, de sorte que ses os branlent dans les enveloppes flasques de la tête. Le liquide amniotique prend une coloration brun-rouge sale. Le fœtus est alors dit *fœtus sanguinolentus* ou *maceratus* ; on l'appelait jadis fœtus putréfié ; bien à tort, car la putréfaction véritable est impossible aussi longtemps que les membranes ovulaires restent intactes et barrent l'entrée du liquide amniotique aux saprophytes. D'ailleurs l'odeur des fœtus macérés n'est pas celle de la putréfaction, mais une odeur caractéristique, fade et douceâtre.

Parfois le fœtus mort, au lieu de se macérer, s'atrophie à l'intérieur de l'utérus, il y a résorption du liquide amniotique et de l'eau des tissus : le corps fœtal subit la *momification*. C'est à l'occasion de la mort prématurée de l'un des jumeaux que l'on observe le plus souvent ce phénomène (*fœtus p pyraceus*).

Il est rare que le fœtus mort soit retenu dans l'utérus des mois et des années après l'expiration du terme de la grossesse. *Oldham* dénomma ce phénomène remarquable : *missed labour* (accouchement suspendu ; travail manqué, effectué en vain) ; des contractions utérines apparaissent bien au terme normal, du liquide amniotique s'écoule, mais ensuite le travail s'arrête et le fœtus reste dans l'utérus. Cette expression anglaise a été consacrée par l'usage, et sous la forme de *missed abortion* (abortus interruptus de *Schaeffer*) on l'emploie aussi dans les cas beaucoup plus fréquents, où la mort de l'embryon a lieu dans les premiers mois de la gravidité et n'est suivie de son expulsion que longtemps après. Le fœtus en rétention subit la momification et, incrusté de sels calcaires, il peut se transformer en lithopédion intra-utérin ; mais si des microbes réussissent à gagner la cavité utérine, la putréfaction peut survenir même des années plus tard, et le corps fœtal s'éliminer par fragments. On ne sait rien de précis sur les causes de cet arrêt du travail dans le *missed labour* ; pour le moment on admet une irritabilité défectueuse de l'utérus, provenant d'anomalies de la musculature ou bien des voies nerveuses périphériques ou centrales.

Parmi les *maladies infectieuses chroniques*, il en est deux dont la dissémination et la fréquence extrêmes doivent intéresser spécialement l'accoucheur : la *tuberculose* et la *syphilis*.

La *tuberculose pulmonaire* ne trouble pas généralement le cours de la grossesse ; mais si la fièvre et la toux sont intenses dans les cas avancés, l'accouchement survient prématurément. Quand la phtisie de la mère est ainsi grave, l'enfant est en général faible, sa nutrition mauvaise, et il succombe souvent dans les premiers mois de la vie extra-utérine. Au contraire, s'il s'agit du début de l'affection, le fœtus peut être très vigoureux et son aspect ne trahit d'abord aucun signe du préjudice qu'il peut avoir subi du fait de la maladie de la mère. Celle-ci ne transmet pas ses bacilles de Koch au fœtus, ou du moins les cas de cette contamination sont-ils excessivement rares (par exemple, dans la tuberculose miliaire, où l'on a démontré la présence de tubercules dans le placenta) ; ce que le fœtus hérite d'une mère tuberculeuse, ce n'est pas dans la règle la tuberculose même, mais seulement une certaine prédisposition à cette affection, qui diminuera dans la suite sa résistance vis-à-vis des bacilles de Koch universellement répandus.

Pour la femme tuberculeuse la conception est toujours un fâcheux événement, jamais désirable. Dans la grossesse, la résistance de l'organisme à l'infection tuberculeuse faiblit, probablement par la diminution dans le sang des substances antitoxiques et bactéricides. A cet affaiblissement contribuent l'appel énergique fait aux échanges nutritifs dont l'intensité augmente, et les pertes en liquides organiques tant à l'accouchement que dans le post-partum. Tout cela aggrave souvent sinon toujours la marche de l'affection pulmonaire, et, en cas de prédisposition héréditaire, l'état de gravidité peut même provoquer les premières manifestations de la maladie. S'il semble quelquefois que la marche de l'affection subisse un arrêt durant la grossesse, l'aggravation ne manque pas cependant de survenir dans le post-partum ; elle révèle alors d'autant plus nettement les grands progrès que le mal a faits. On observe aussi assez souvent dans le post-partum l'apparition de la tuberculose miliaire aiguë.

Le médecin a le devoir d'éclairer la famille sur les conséquences que le mariage des jeunes filles tuberculeuses ou fortement prédisposées à cette maladie entraîne à la fois pour elles-mêmes, leur mari et leur descendance. Malheureusement, on ne se rappelle en général ces avertissements que trop tard, lorsque le mariage est accompli et que les suites en deviennent déjà apparentes. *Auvard* a résumé la prophylaxie obstétricale de cette affection dans les termes suivants, très concis : jeune fille pas de mariage, femme pas d'enfants, mère pas d'allaitement. La dernière de ces propositions est la plus facile à mettre en pratique. On interdira donc l'allaitement non seulement à toutes les tuberculeuses, mais aussi à toutes les accouchées affectées d'une prédisposition héréditaire à la bacillose, et cela sans exception, même lorsqu'elles se sentent parfaitement bien. Les femmes enceintes tuberculeuses ou sujettes à le devenir doivent être l'objet d'une surveillance médicale constante. Si l'état général laisse à désirer, si les forces diminuent ou que l'on constate la progression du mal, l'apparition de fièvre et de sueurs nocturnes, l'intervention de l'avortement artificiel est non seulement justifiée, mais encore s'impose

sans hésitation. Quand les femmes ont déjà des enfants et que les conceptions se renou-
vellent toujours facilement, on aura même le droit de recourir à la stérilisation
ou à la castration (extirpation des ovaires). Par contre dans les derniers mois et chez les
phtisiques avancées, l'interruption de la grossesse n'a guère de valeur, on sacrifie
l'enfant sans grand profit pour la mère, et on court même le risque qu'elle succombe
aux suites de l'intervention destinée à lui prolonger la vie.

L'action exercée par la *syphilis* sur la mère, le fœtus et la grossesse, est extrêmement variée.

Le plus souvent la syphilis est apportée en mariage par le mari, qui l'a acquise
durant sa vie de garçon et qui, après avoir suivi un traitement plus ou moins suffisant,
épouse une jeune fille saine. Les accidents locaux du mal, papules sur les organes génitaux, plaques muqueuses, ont disparu habituellement ; la « *lues* » a passé à l'état de
maladie latente. Comment s'expliquer, dans ce cas, l'infection du fœtus ? On a admis
jusqu'à présent que le virus syphilitique imprègne encore le sperme et qu'à l'aide du
spermatozoïde qui va provoquer la segmentation et le développement de l'ovule la
syphilis est inoculée au nouvel organisme naissant. Si étonnante que fût cette *transmission conceptionnelle* ou *germinative*, cette *hérédité* « *spermatique* » de la syphilis par
le père, on ne put guère en mettre en doute la possibilité, en voyant tous le jours des
femmes saines et le restant toute leur vie mettre au monde des enfants syphilitiques de
par le père ; on dut même considérer cette sorte de transmission comme la forme la
plus habituelle de l'hérédité syphilitique.

Puis on a constaté que les mères d'enfants syphilitiques, quoique ne présentant
aucune manifestation de cette maladie, étaient cependant immunisées contre elle et
par suite capables d'allaiter leur enfant sans aucun danger de se contaminer, même
s'il présentait des lésions spécifiques à la muqueuse buccale. Pour expliquer ce fait,
on admit que pendant la grossesse la mère absorbe, grâce à la circulation placentaire,
certaines substances fabriquées par le fœtus syphilitique, substances qui lui confèrent
l'immunité vis-à-vis du virus. Mais cette immunisation de la mère par le fœtus syphilitique de par le père, constituant *la loi* dite *de Colles*, offrit néanmoins des exceptions :
on observa que dans quelques cas le placenta est perméable non seulement aux produits
immunisants du fœtus, mais aussi au virus de la maladie, que dans ces cas la mère est
infectée par son enfant syphilitique, grâce à ce qu'on appelle le *choc en retour* et, qu'abstraction faite du chancre, elle parcourt alors le cycle entier des manifestations spécifiques. En d'autres cas, le placenta apparut absolument imperméable tant au virus
qu'à ses antitoxines, la mère ne fut pas plus infectée qu'immunisée et la maladie put
encore lui être inoculée plus tard soit par le mari soit par l'enfant.

De même que le passage des antitoxines du fœtus syphilitique à sa mère pouvait
immuniser celle-ci, on pensa que vice-versa le passage de ces antitoxines de la mère
syphilitique au fœtus était susceptible d'immuniser (loi de *Profeta*) l'enfant né indemne
de parents syphilitiques contre toute atteinte ultérieure du mal, par exemple, par les
lésions spécifiques des seins maternels.

Après la découverte de l'agent de la syphilis (spirochaeta pallida), la transmissibilité spermatique de la maladie fut mise en doute, avec raison, semble-t-il. On admit difficilement que le spermatozoïde fécondant renfermât dans sa tête ou quelque part ailleurs un spirochète sous une forme quelconque qu'il transporte dans l'ovule et que les spirochètes se multipliassent dans ou entre les cellules ovulaires en voie de segmentation. Ces doutes furent encore renforcés par les résultats de la réaction de Wassermann chez les mères d'enfants syphilitiques en apparence du fait du père seulement ; cette réaction fut positive dans la grande majorité des cas. Cela n'est pas encore une preuve certaine, nous dira-t-on, que ces mères fussent syphilitiques et il reste possible que certains produits des échanges organiques du fœtus ne fassent que créer dans l'organisme maternel les anticorps qui rendent positive la réaction de Wassermann. Néanmoins, aujourd'hui, les syphilidologues en majorité nient la transmission spermatique de la syphilis et professent que le fœtus est infecté par l'intermédiaire du sang de la mère contaminée elle-même préalablement par son mari. L'immunité de la mère ou de l'enfant, affirmée par les lois de *Colles* et de *Profeta*, n'existerait pas. Cette pseudo-immunité s'expliquerait simplement par le fait que la mère d'un enfant syphilitique est elle-même syphilitique, aussi bien que les enfants de parents syphilitiques, alors même qu'ils ne présenteraient à la naissance aucun signe perceptible de cette maladie ; le mal ne serait que latent, souvent confirmé plus tard par l'apparition de symptômes.

Cette hypothèse toutefois n'explique pas tout. Pourquoi donc les mères de fœtus syphilitiques, lorsqu'elles ont été réellement infectées par un chancre passé inaperçu, ne présentent-elles plus leur vie durant aucun signe de cette maladie, et cela sans avoir jamais été soumises à aucun traitement spécifique ? Nous n'en savons rien.

On observe rarement la *transmission post-conceptionnelle* de la syphilis au fœtus. Si la conception est l'œuvre d'un homme en bonne santé et si la femme n'est infectée que durant les deux derniers mois de la grossesse, le fœtus peut rester indemne. Si l'infection atteint la mère au début de la grossesse, dès que les spirochètes arrivent dans le sang, le virus passe à travers le placenta, de la mère au fœtus, qui peut naître alors avec tous les signes de la maladie. Ce n'est que très exceptionnellement qu'il s'infecte lors de l'accouchement seulement, par contact avec les efflorescences spécifiques des organes génitaux de la mère.

Les hommes syphilitiques ne devraient se marier que longtemps, 4—5 ans, après le début du mal, et seulement après avoir subi préalablement un traitement énergique. L'action de la syphilis paternelle sur le fœtus est d'autant plus funeste que la maladie est plus récente et mal soignée ; il survient aussi d'autant plus facilement des récidives susceptibles d'infecter directement la femme. Si l'état de santé des enfants montre que la maladie des parents n'est pas encore éteinte, il est indiqué de renouveler les cures de salvarsan, de mercure et de iodure de potassium. L'action de ces remèdes est très prompte, précisément vis-à-vis de la transmission germinative de l'infection ; à la suite d'une sérieuse cure de frictions chez l'homme et la femme, les grossesses ultérieures sont souvent normales et les enfants restent intacts.

Il est facile de reconnaître la syphilis congénitale du fœtus, quand il présente les symptômes caractéristiques de la maladie (condylomes et plaques muqueuses) ou qu'il est atteint de *pemphigus syphilitique* (à la paume des mains et à la plante des pieds), très fréquent chez le nouveau-né. Le diagnostic est plus difficile en présence de simples troubles généraux de la nutrition peu prononcés, ou sur des fœtus morts et macérés, dont la peau ramollie et réduite en lambeaux ne permet plus de constatations positives. Dans ce dernier cas, l'*autopsie* fournit au diagnostic des signes de grande valeur : on constate le durcissement et l'agrandissement des poumons et des grosses glandes abdominales (foie, rate, pancréas), lésions dues à une abondante infiltration de petites cellules, tantôt diffuse, tantôt en foyers localisés (gommes). Le foie et la rate surtout ont souvent doublé ou triplé de volume. Une ascite abondante est presque toujours présente.

Le diagnostic utilise, en outre, une modification qui intéresse la limite entre la diaphyse et l'épiphyse des grands os longs ; elle est surtout fréquente et très marquée à l'épiphyse inférieure du fémur, et *Wegener* l'a décrite le premier sous le nom d'*ostéochondrite syphilitique*. A l'état normal, le cartilage est séparé de l'os par une fine ligne d'ossification, tandis que chez le fœtus syphilitique la démarcation est constituée par une bande de tissu dont l'épaisseur variable peut atteindre un demi à un millimètre ; cette bande ondulée et dentelée irrégulièrement du côté du cartilage présente au début une coloration blanc-rougeâtre et plus tard gris-jaunâtre. Aux faibles degrés de cette lésion, il s'agit d'une prolifération du cartilage dont la substance fondamentale intercellulaire s'incruste de sels calcaires ; si la lésion est plus accentuée, la zone calcifiée, mal nourrie, du cartilage subit la caséification et la fonte purulente. C'est à ce stade que la couche intermédiaire molle, dont il vient d'être question, est le plus nettement marquée entre le cartilage et l'os ; elle est tellement ramollie qu'il survient parfois un décollement complet du cartilage épiphysaire.

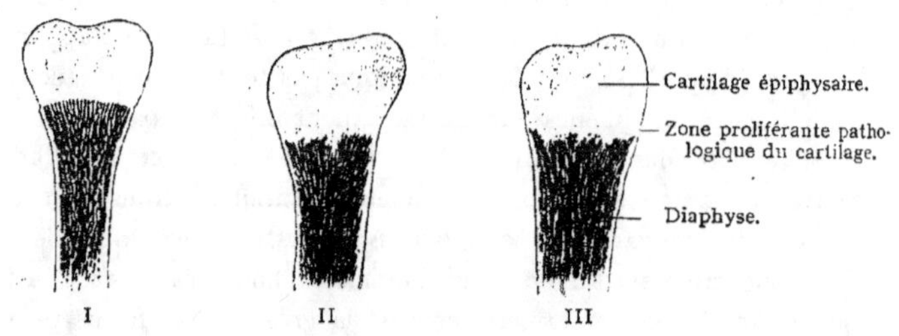

Fig. 265.

Ostéochondrite syphilitique.

Coupes de l'épiphyse inférieure du fémur. I d'un nouveau-né sain. II et III d'un nouveau-né syphilitique.

Le *placenta* aussi mérite un examen attentif. Dans les cas de syphilis, son poids et ses dimensions sont presque toujours plus considérables qu'ils ne devraient l'être d'après l'âge et le développement du fœtus ; en même temps sa coloration est particulièrement claire, rouge-chair. Le plus souvent, c'est la partie fœtale du placenta qui est principalement affectée. Les villosités sont épaissies par l'infiltration de petites cellules, et prennent un aspect massif ; leurs vaisseaux sont en partie oblitérés, les espaces intervilleux de même. Si la *mère* était déjà syphilitique au moment de la conception ou qu'elle le devienne pendant la grossesse, c'est alors la partie maternelle de l'organe (caduque sérotine) qui peut devenir le siège des lésions spécifiques ; il se forme, en ce cas, dans la sérotine et les prolongements qu'elle envoie entre les cotylédons, des tubercules semblables à des gommes au contenu ramolli caséeux.

Enfin, on peut démontrer la présence du spirochaeta pallida, l'agent présumé de la syphilis, dans les organes du fœtus mort ; il est surtout abondant dans les grosses glandes abdominales. La grande dissémination des spirochètes et leur nombre énorme expliquent les altérations anatomiques et la mort prématurée, ainsi que la forte réaction positive du sang fœtal. Fait surprenant : ces microorganismes ne se rencontrent pour ainsi dire jamais dans le placenta. Les fig. 266 et 267 reproduisant des microphotographies sont une bonne image de l'accumulation des spirochètes, telle qu'on la constate ordinairement dans le foie des fœtus syphilitiques.

Pour finir, je rappellerai brièvement les complications des phénomènes de la génération par les maladies des appareils circulatoire, respiratoire et intestinal.

L'influence des *lésions valvulaires* du cœur sur la grossesse et l'accouchement dépend moins du siège de la lésion à tel ou tel orifice que de l'état du myocarde et du degré de la compensation. Si le myocarde est sain et bien développé, et que son hypertrophie ait déjà compensé suffisamment le trouble circulatoire, il surmontera sans grande difficulté le surcroît d'activité fonctionnelle auquel il est soumis par la grossesse et l'accouchement. Aussi, malgré la présence de souffles intenses au niveau des orifices

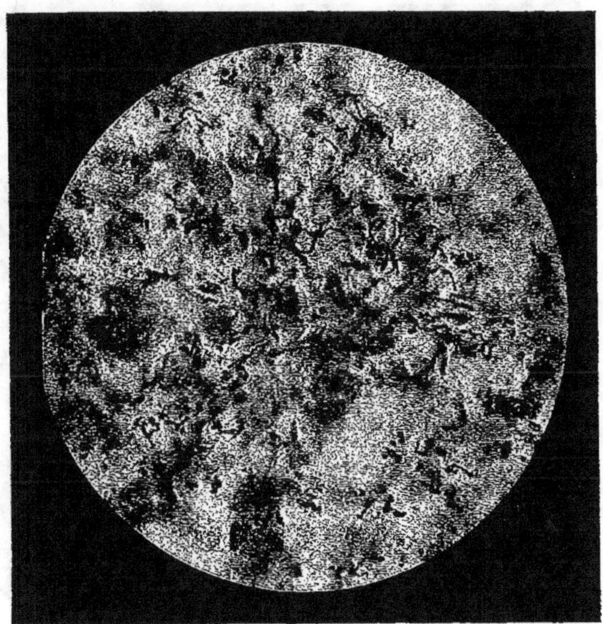

Fig. 266.

Nombreux spirochètes dans le foie d'un fœtus syphilitique mort-né. Imprégnation à l'argent d'après Levaditi.

Préparation de la clinique de la Charité.

artériels ou veineux, est-il fréquent que la marche des événements soit normale jusqu'au bout ou bien que les accidents, s'il en survient de temps en temps, disparaissent rapidement, grâce à une hygiène convenable et à l'emploi de la digitale. Il en est autrement en cas d'insuffisance de la compensation et de dégénérescence du myocarde. Alors les troubles de la circulation se manifestent déjà de bonne heure, et, dès le milieu de la gravidité, la maladie peut revêtir des allures menaçantes par la dyspnée, l'œdème des jambes, l'ascite, l'hydrothorax, l'albuminurie et l'œdème pulmonaire, et la situation devenir insupportable à la patiente. Le pronostic est aggravé par des complications telles que la néphrite, des adhérences péricardiques, mais surtout par les déviations de la colonne vertébrale avec rétrécissement du thorax et déplacement du cœur. Quelquefois le fœtus succombe à l'asphyxie provoquée par la rétention d'acide carbonique dans le sang maternel au plus fort d'un accès de dyspnée ; l'évacuation spontanée de l'utérus ne tarde pas à s'ensuivre, ce qui amène une rémission notable de tous les symptômes.

Si la grossesse n'est pas interrompue, le danger réapparaît dans les derniers mois et surtout à l'accouchement. Les contractions utérines et les efforts de la presse abdominale lors de l'expulsion peuvent épuiser complètement le myocarde, ou bien la sortie

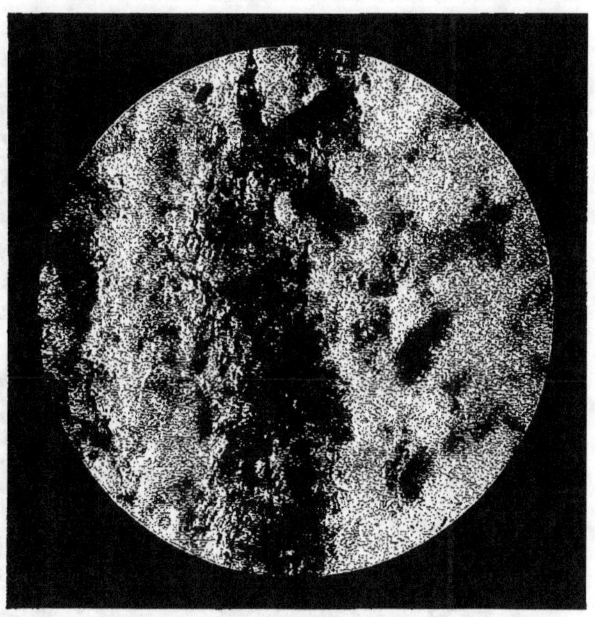

Fig. 267.

Amas de spirochètes dans le foie d'un fœtus syphilitique.

Préparation de la clinique de la Charité.

de l'enfant s'accompagne de l'affaiblissement soudain du cœur, qui entraîne l'œdème pulmonaire et l'issue fatale. D'où vient cette action défavorable de l'évacuation utérine, qui en fait le moment critique par excellence des affections cardiaques de la parturiente avec décompensation et dégénérescence du myocarde, et cause la mort dans le 3 % des cas ? La question n'est pas résolue : selon *Fritsch*, le danger gît dans la chute soudaine de la pression intra-abdominale qui succède à l'expulsion de l'enfant ; cette chute amènerait un énorme afflux de sang dans le vaste territoire vasculaire de l'abdomen, suivi de l'anémie paralysatrice du myocarde. *Spiegelberg* et d'autres auteurs admettent, au contraire, que le ventricule droit est surpris et bloqué par l'apport soudain d'une masse de sang dont il est incapable de se débarrasser. L'encombrement de la circulation veineuse résulterait de la fermeture des grands vaisseaux utérins et de l'aspiration exercée par l'abaissement du diaphragme au moment de l'évacuation utérine. Même dans le post-partum, il peut encore survenir chez les cardiaques de graves accidents d'embolie (hémiplégie, amaurose, gangrène des extrémités, etc.).

Quant au traitement, à part les médicaments et les prescriptions diététiques, il consiste pour l'accoucheur à provoquer l'avortement dans le cas de lésions valvulaires graves et non compensées. L'indication la plus fréquente en est fournie par la sténose mitrale qui dès le début ne dispose que de la faible force de réserve du ventricule droit, ce qui mène très vite à la décompensation. Dans les derniers mois, l'interruption de la grossesse s'accompagne déjà de grands efforts et d'hémorragies, aussi le résultat n'en est-il pas toujours favorable, et au lieu d'une amélioration de l'état de la malade l'accouchement prématuré artificiel peut amener l'issue fatale. Si l'utérus est fortement distendu et la dyspnée intense, l'indication peut être formelle de crever aussitôt la poche des eaux. A l'accouchement, il importe d'épargner le plus possible à la parturiente l'excitation et les fatigues de l'expulsion, en recourant tout simplement au forceps ou à la version et à l'extraction sur le pied. Pour éviter la chute soudaine de la pression intra-abdominale à la sortie du fœtus, comprimez le ventre en le chargeant d'un sac de sable ou en y appliquant quelques tours de bandes serrés.

Parmi les *maladies des vaisseaux*, ce sont les altérations veineuses ou *varices*, si fréquentes dans la grossesse, qui nous intéressent principalement. L'affection veineuse atteint exclusivement le territoire de la veine cave inférieure, et, dans ce domaine, elle se localise de préférence aux veines des membres inférieurs, des parties génitales et du rectum. Elle débute ordinairement par la dilatation des plus fines veinules cutanées des jambes et s'étend graduellement de là aux grands troncs, surtout à la veine saphène et à ses collatérales (fig. 268). Ces dernières se transforment en cordons qui forment des spirales et des vrilles en ressortant nettement sous la peau ; leurs dilatations constituent de véritables kystes et glomérules au-dessus des malléoles, au niveau du genou et à la face interne de la cuisse. Des pelotons veineux analogues se rencontrent aux organes génitaux externes, dans le vagin et le paramétrium à l'intérieur des ligaments larges. La tendance aux varicosités est très variable ; certaines femmes, en dépit de grossesses répétées, en présentent à peine quelques traces, tandis que d'autres montrent, dès la première gravidité, des nodules variqueux distincts. Il est donc indéniable qu'outre l'action constante de la stase sanguine la prédisposition individuelle (ou faiblesse des parois veineuses) joue aussi un rôle dans la formation des varices.

L'affection entraîne des douleurs, des sensations de pesanteur et de tension dans les jambes, des démangeaisons désagréables, de l'œdème, de l'eczéma et des ulcères ; à part ces symptômes, les varices peuvent devenir dangereuses par leur rupture. L'hémorragie est alors sous-cutanée ou sous-muqueuse (ecchymoses, hématome des jambes, de la vulve et du vagin) ou bien extérieure et, dans ce cas, l'anémie qu'elle provoque peut être mortelle.

Traitement : Il consiste dans la compression régulière des jambes à l'aide de bandes ; à l'occasion, il faut pratiquer l'élévation des membres inférieurs. L'hémorragie par rupture d'un nodule variqueux est arrêtée par un pansement compressif ; mais, s'il est impossible de l'appliquer convenablement (par exemple sur les organes génitaux externes ou dans le vagin), on a recours à la ligature en masse qui réussit toujours. Il est arrivé souvent, dans le post-partum, qu'on ait extirpé avec succès des varicosités gênantes. Contre les nodosités variqueuses enflammées et thrombosées, on prescrit la

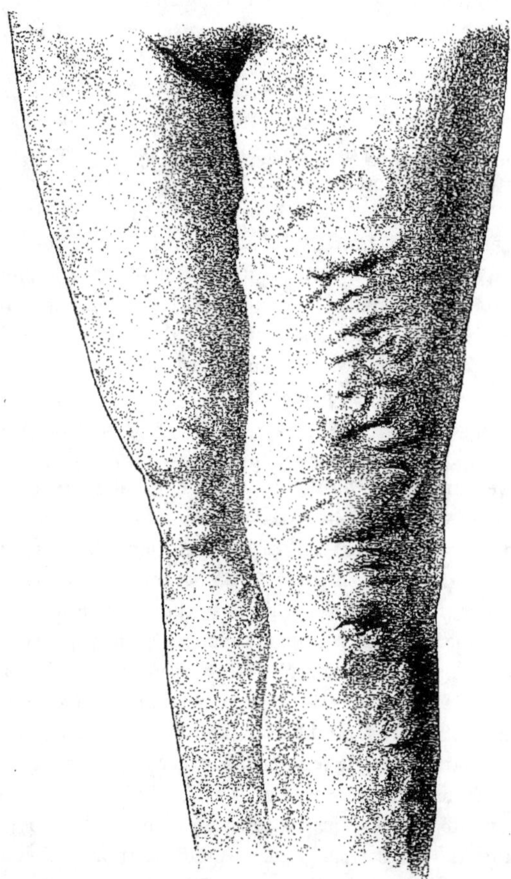

Fig. 268.
Dégénérescence variqueuse de la veine saphène gauche, chez une femme enceinte.

position élevée des jambes, les maillots frais à la solution d'acétate d'alumine, les bains de lumière et de petites doses de digitale, qui augmentent la vis a tergo et empêchent l'extension de la thrombose ; quant aux nodosités variqueuses qui causent une gêne permanente, le mieux est de les extirper ou d'amener leur atrophie par ligature.

· *Les maladies des organes maternels de la respiration* mettent en danger le fœtus si la toux est intense ou si la dyspnée et la cyanose sont considérables. La toux en ébranlant l'abdomen provoque facilement un décollement de l'œuf, des hémorragies et l'avortement ; la cyanose du sang maternel peut asphyxier le fœtus. Les souffrances que causent habituellement les affections du système respiratoire sont exagérées par la grossesse, et dans les derniers mois la respiration diaphragmatique est assez entravée pour que même un léger catarrhe bronchique produise une dyspnée intense et extrêmement pénible.

Si la cyanose et la dyspnée nécessitent par leur gravité une intervention, le moyen le plus simple et le plus rapide à la fois consistera dans la rupture artificielle des membranes à l'aide d'une sonde. Dans la règle, le rétrécissement de l'utérus lié à l'écoulement du liquide amniotique suffit à améliorer considérablement le jeu du diaphragme, et à soulager beaucoup la malade.

Dans la deuxième moitié de la gravidité, la *pneumonie croupale* est une complication très sérieuse qui menace directement la vie ; le foyer a de la peine à se délimiter et la résolution à se produire. Les pneumocoques ont une grande tendance à l'envahissement des voies sanguines et par suite aux métastases purulentes dans les articulations, la plèvre et le péritoine, ainsi que dans l'utérus peu après la délivrance. La maladie amène fréquemment des contractions utérines et l'avortement ou l'accouchement prématuré. Le pronostic est encore plus grave avec les *pneumonies grippales* qui envahissant en quelques heures une grande partie du champ respiratoire sont mortelles en général.

Affections intestinales.

De légers désordres dans les fonctions de l'appareil digestif sont excessivement fréquents au cours de la gravidité. Il a déjà été question du vomissement matutinal, des vomissements incoercibles (hyperemesis gravidarum) et du ptyalisme des premiers mois ; de même, à propos de la diététique de la grossesse, nous avons déjà traité la paresse intestinale, la constipation et les moyens d'y remédier. Il semble que la constipation favorise l'*appendicite*, complication qui n'est pas rare chez la femme enceinte et toujours très sérieuse. Le danger croît avec l'âge de la gravidité et, d'après les observations faites jusqu'ici, il est beaucoup plus grand au cours de la deuxième moitié que dans les trois premiers mois. La tension des parois abdominales et le développement du ventre font obstacle au diagnostic, dont les éléments nous sont presque uniquement fournis par l'irritation péritonéale de la fosse iliaque droite et par les symptômes généraux (vomissements, langue saburrale, constipation, fièvre, etc.). La pression et les excitations provenant de l'exsudat provoquent souvent des contractions utérines et l'expulsion prématurée du fœtus. Le déplacement des organes qu'entraîne nécessairement le rapetissement de l'utérus peut amener la rupture d'adhérences protectrices, et la pénétration du pus septique dans la cavité péritonéale libre, suivie d'une péritonite généralisée rapidement mortelle. Les observations de cette nature prouvent sans aucun doute que la pérityphlite, par son évolution concomitante ou récente, met en danger la vie à l'accouchement, qu'il soit prématuré ou bien à terme. C'est pourquoi l'appendicite ne sera jamais l'indication de l'interruption artificielle de la grossesse, mais déjà lors de la première attaque on interviendra chirurgicalement au cours des 24 premières heures en cas de symptômes graves locaux ou généraux. La technique opératoire est d'autant plus difficile que la gravidité est plus avancée. L'utérus proche du terme refoule l'appendice complètement de côté et en arrière, et en rend l'accès très malaisé. La grossesse peut continuer normalement après l'opération, mais il est plus fréquent que celle-ci entraîne des contractions utérines et l'expulsion du fœtus, qui, à leur tour, entravent la guérison et augmentent le taux de la mortalité opératoire.

Une complication de la grossesse, heureusement aussi rare que funeste, est *la nécrose d'un segment important de l'intestin*, par torsion et étranglement du mésentère qui entraînent l'ischémie. Le *volvulus*, dans ce cas, est provoqué par les déplacements de l'intestin que cause l'utérus gravide et par les contractions du travail ; l'accident débute violemment par des vomissements et le collapsus, et si le volvulus ne disparaît pas bientôt spontanément ou par opération, la faiblesse du cœur croît rapidement et la mort survient au bout de quelques heures.

XVme LEÇON

Anomalies des phénomènes générateurs par malformations et maladies des organes génitaux maternels. 1. Utérus : malformations, déviations (rétroversion et rétroflexion de l'utérus gravide, ventre en besace, prolapsus, hernie), néoformations (myome et carcinome), inflammations (endométrite déciduale, hydrorrhée gravidique). 2. Ovaires (kystes). 3. Vulve et vagin (vaginite granuleuse, colpohypertrophie kystique, papillome, mycose vulvaire, gonorrhée).

Messieurs, des parties génitales saines et bien conformées, telle est une des conditions essentielles de la marche normale des phénomènes de la génération ! *Les vices de conformation et les affections des organes génitaux* sont souvent un obstacle à la conception, ou, si l'œuf a pu être fécondé, son développement est facilement compromis, ou enfin, il se produit des complications au moment de la naissance.

Il est clair que de telles complications doivent tout spécialement survenir lorsque *la matrice* est le siège des anomalies, cet organe logeant l'œuf pendant tout le temps de son développement et devant accomplir le travail le plus important au moment de l'accouchement. Nous rencontrons là des malformations, des déplacements, des inflammations, des tumeurs, et toutes ces affections exercent une action spéciale soit sur la grossesse, soit sur l'accouchement, au cours desquels il se produit toute une série de troubles bien caractérisés.

Les vices de conformation de la matrice, quelque variés soient-ils, s'expliquent tous par un arrêt de développement ; cet arrêt, suivant qu'il survient plus ou moins tôt, cause différentes anomalies dans la forme de l'organe. On sait que la matrice et le vagin proviennent des canaux de *Müller* et sont primitivement doubles. Chez plusieurs espèces animales ce dédoublement persiste pendant toute la vie ; chez la femme, dans le cours ordinaire des choses, les canaux de Müller se fusionnent déjà pendant la vie embryonnaire à partir de leur extrémité distale, de sorte que le vagin d'abord, puis ensuite l'utérus, deviennent uniques. Mais cette fusion peut aussi faire défaut ; de là provient cette malformation désignée sous le nom de *dédoublement des voies génitales.*

Cette anomalie présente les degrés les plus variés : l'utérus et le vagin sont complètement séparés en deux moitiés indépendantes (*utérus didelphe*) ; ou l'utérus se termine dans sa partie supérieure par deux cornes (*utérus bicorne*) ; ou il paraît unique extérieurement, mais est partagé à l'intérieur par une cloison en deux cavités (utérus biloculaire), etc. La variété offrant le moindre degré de dédoublement est fréquente ; elle est désignée sous le nom d'*utérus arqué* (uterus arcuatus) : seule une dépression plus ou moins prononcée du « *fundus* » rappelle encore la duplicité de l'ébauche primitive. Dans d'autres cas, un des canaux de *Müller* ne se développe pas ou seulement rudimentairement ; il ne persiste que l'autre moitié du double organe embryonnaire ; nous avons alors affaire à une deuxième espèce d'arrêt de développement, l'*unicornité*, dont l'*utérus unicorne*, avec ou sans corne accessoire atrophiée, est un des rares représentants.

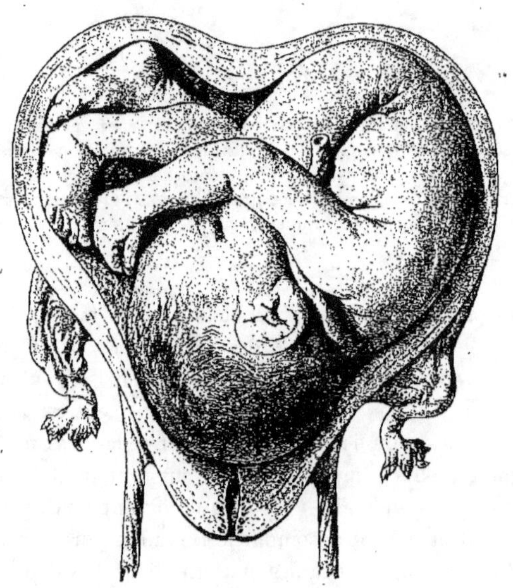

Fig. 269.

Utérus gravide arqué. Coupe.

Préparation de la clinique obstétricale de Bâle.

Dans toutes les formes d'*utérus double*, la grossesse peut se produire et évolue ordinairement sans présenter d'anomalies spéciales. Les deux moitiés peuvent en même temps loger chacune un œuf ; pourtant dans la plupart des cas, il n'y a qu'une moitié qui est gravide, tandis que l'autre est vide mais participe à l'hypertrophie de la grossesse et forme, par une forte prolifération de la muqueuse, une espèce de caduque. L'accouchement est parfois compliqué de faiblesse des douleurs et de tendance aux hémorragies pendant la délivrance. Ces complications sont la conséquence d'une formation défectueuse de la musculature qui, en cas de dédoublement de la matrice, n'arrive jamais au degré de résistance et d'enchevêtrement intime des fibres existant dans l'utérus normal, constitué par la fusion des canaux de Müller. Ce vice de développement n'est même

pas toujours compensé par l'action hypertrophiante que la grossesse exerce sur la
musculature de l'utérus. Si le placenta s'insère à la mince cloison, parfois simplement

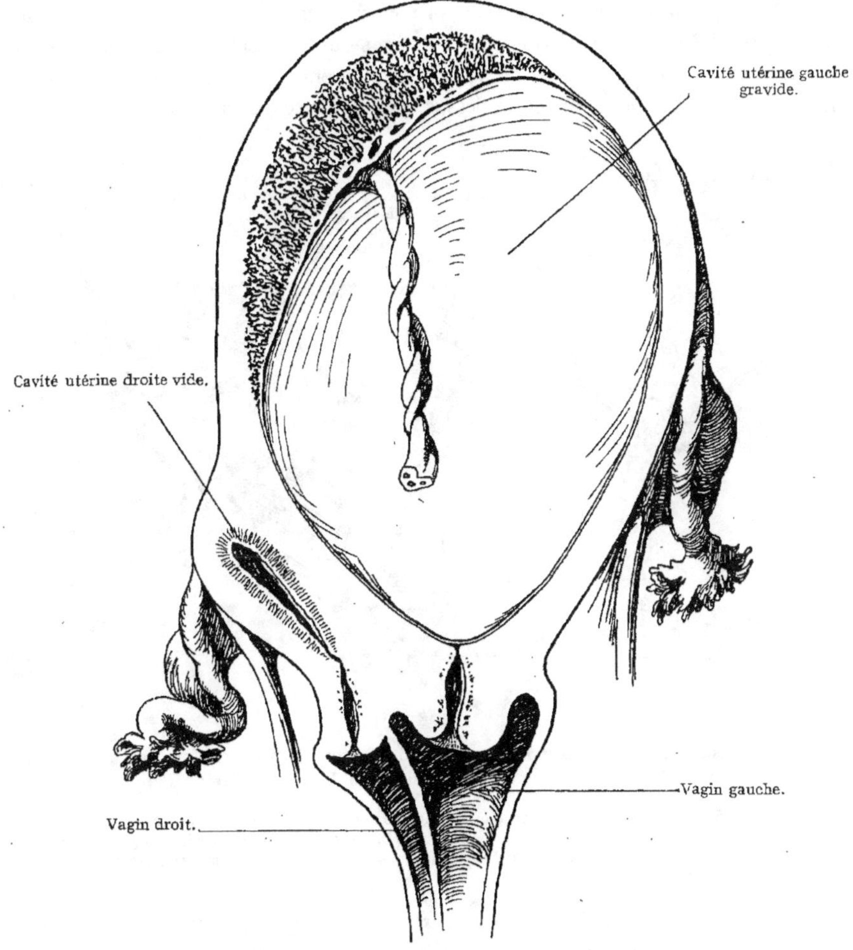

Fig. 270.

Grossesse dans un cas de dédoublement des organes génitaux. (Uterus duplex septus cum vagina
duplici).

Ce schéma provient d'un cas dans lequel il y eut, à deux reprises, grossesse et accouchements normaux.

membraneuse, qui sépare les deux cavités utérines, l'hémorragie peut être particulièrement grave dans la période de délivrance. En outre, on a constaté la position oblique de
la corne utérine gravide (obliquité liée à l'engagement anormal du fœtus), et observé
des déchirures de cette corne ainsi que du col. Mais toutes ces complications ne sur-

viennent pas nécessairement ; l'accouchement peut même évoluer plusieurs fois si régulièrement que le dédoublement reste·tout à fait inaperçu et n'est découvert que plus tard par hasard.

Quand la fécondation a lieu dans un utérus unicorne, le cours ultérieur de la grossesse dépend du siège d'insertion de l'œuf. S'il s'implante dans la corne bien conformée, la grossesse et l'accouchement se passent régulièrement, ou bien l'on ne constate que les complications mentionnées ci-dessus, conséquence de la faiblesse congénitale de

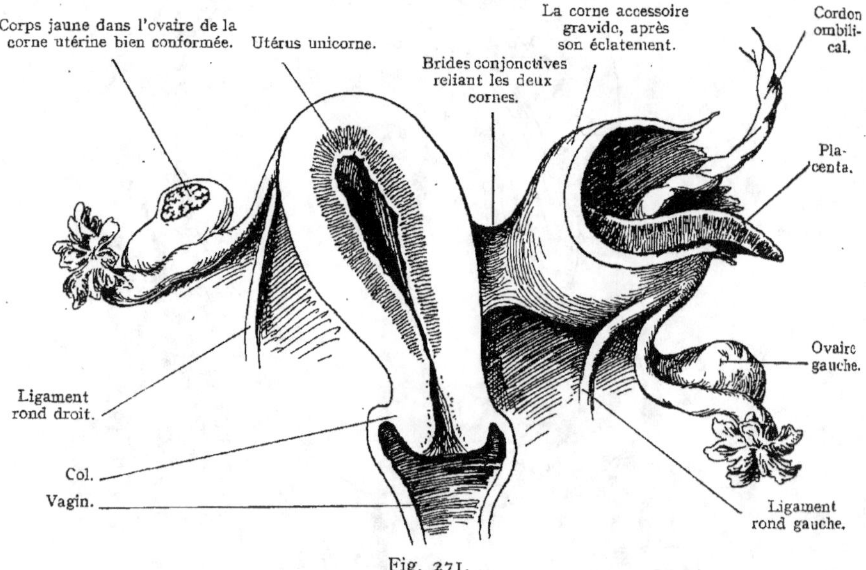

Fig. 271.

Gravidité dans la corne accessoire rudimentaire d'un utérus unicorne. Mort par hémorragie après rupture de la corne gravide au quatrième mois. D'après *Scanzoni*, Beitr. z. Geb.

Le corps jaune siège dans l'ovaire de la corne droite bien conformée ; il y a donc eu migration externe de l'œuf de l'ovaire droit dans la trompe gauche. La femme avait eu dans la corne utérine droite bien développée quatre grossesses, dont l'évolution avait été normale aussi bien que les quatre accouchements correspondants.

la musculature. *Au contraire, lorsque c'est la corne supplémentaire atrophiée qui est le siège de l'œuf*, la situation est toujours très grave. La plupart du temps, la corne rudimentaire est sans aucune communication avec la cavité du col utérin et il semble impossible au premier abord qu'une grossesse puisse avoir lieu dans cet organe clos. Sans aucun doute, dans de tels cas, le sperme pénètre par la trompe de la corne utérine bien conformée jusqu'à l'*ostium abdominale*. Il peut ensuite féconder un ovule de l'ovaire du même côté ; après l'imprégnation cet ovule émigre de l'autre côté, où il est saisi par la trompe de la corne rudimentaire et transporté dans cette dernière. Mais il se peut aussi que les spermatozoïdes, une fois dans la cavité péritonéale, se rendent d'eux-mêmes jusqu'à l'ovaire du côté rudimentaire et là y fécondent un ovule, qui pénètre dans la trompe de la corne accessoire et finalement dans celle-ci elle-même. Le premier mode est appelé : *migration externe de l'œuf* ; le second : *migration externe du sperme.*

Si la grossesse n'est pas auparavant interrompue artificiellement, elle se termine dans la corne rudimentaire, ordinairement entre le 3e et le 6e mois, par rupture de la paroi et hémorragie mortelle dans la cavité abdominale. Ce n'est qu'exceptionnellement que l'étroite couche musculaire de la corne atrophiée peut résister jusqu'aux derniers mois ou jusqu'à la fin de la grossesse. L'accouchement par les voies naturelles étant impossible, les suites ultérieures sont celles de la grossesse extra-utérine.

Le diagnostic des vices de conformation de l'utérus, souvent très difficile chez les femmes enceintes, l'est encore davantage chez les parturientes. Pour le fixer d'une façon décisive, il faut pratiquer le toucher des organes génitaux en narcose, en combinant l'examen externe à l'interne. Le cloisonnement du vagin et du col, le dédoublement du vagin et de la portion vaginale, l'existence d'une gouttière médiane manifeste sur le corps de la matrice ou de profondes dépressions sur le fundus utérin, sont de fortes présomptions en faveur d'un dédoublement de l'utérus. L'attention est souvent attirée par une déviation latérale très marquée de l'utérus gravide ou par son aspect fusiforme, et on découvre à côté la seconde corne vide. La grossesse dans la corne rudimentaire présente au toucher et à la palpation les mêmes signes que certaines formes de grossesse extra-utérine, dont il sera question plus tard : il existe, latéralement à la corne normale, un corps mou, arrondi, qui, après anamnèse, doit être envisagé comme un kyste ovulaire avec son fœtus. Le lien qui le réunit à la corne utérine vide est lâche ; il n'est parfois représenté que par un cordon de tissu conjonctif s'étendant jusqu'au col utérin. On peut ainsi nettement établir qu'il existe une grossesse dans un endroit anormal, mais on ne pourra jamais décider avec certitude si l'œuf se trouve dans une corne atrophiée ou dans la trompe, qu'après laparatomie, les organes en main.

En cas de dédoublement de l'utérus, la thérapeutique ne peut être qu'expectative et symptomatique, c'est-à-dire que vous attendrez d'abord les événements et réglerez votre conduite d'après les circonstances. Etant donné le danger d'une rupture possible à chaque instant, la grossesse dans la corne accessoire exige l'extirpation immédiate de la corne gravide ; cette opération est techniquement parfaitement praticable, le pronostic en est donc favorable.

Les déviations de la matrice

sont pratiquement plus importantes que les vices de conformation, parce qu'elles sont plus fréquentes ; celles d'entre elles qui offrent le plus d'intérêt, à cause de l'importance de leurs conséquences, sont les rétrodéviations, *la rétroversion* et *la rétroflexion* de l'utérus gravide.

Vous vous rendrez compte de ce qu'on entend par rétrodéviation en examinant les figures suivantes. Le corps utérin, dont normalement l'extrémité supérieure ou *fundus* est dirigée en avant surplombant la vessie, peut dans cette position se développer sans obstacle à l'intérieur de la cavité abdominale ; il est au contraire incliné en arrière dans la rétroversion, et dans la rétroflexion coudé en arrière,

formant ainsi avec le col un angle aigu ; dans ces deux cas il se trouve par conséquent dans la concavité du sacrum ; suivant que le *fundus* utérin est plus ou moins
enfoncé dans le cul-de-sac de Douglas, on distingue des degrés plus ou moins forts
de rétrodéviation.

Les rétropositions de la matrice, que nous rencontrons chez les femmes enceintes,
ne prennent naissance qu'exceptionnellement pendant le cours même de la grossesse.
On n'observera guère une genèse aussi rapide que si l'organe est très mobile, insuffisamment retenu par des ligaments relâchés, et qu'un traumatisme du bas-ventre (coup ou
chute) se transmette par l'intermédiaire de la vessie pleine à l'utérus qui est ainsi
recourbé en arrière. Ordinairement l'anomalie, qu'elle soit congénitale ou acquise à la
suite d'un accouchement précédent, existe déjà au moment de la conception ; l'organe
est donc fécondé en rétroposition et conserve cette situation anormale au cours ultérieur
de la grossesse. Cette anomalie ne produit souvent aucun symptôme particulier ; dans
certains cas, elle est accompagnée de douleurs lombaires qui augmentent par le travail,
la station verticale et la marche prolongées, ainsi que d'une sensation de pression et
de réplétion dans le bassin, enfin de pollakiurie avec ténesme vésical et de troubles de
la défécation. Tous ces symptômes disparaissent habituellement au cours du 3e mois,
par le fait que l'utérus se relève peu à peu de lui-même et quitte l'excavation pelvienne
pour s'élever dans la cavité abdominale (fig. 272, 273).

*Le redressement spontané de la matrice est l'issue de beaucoup la plus fréquente des
rétrodéviations pendant la grossesse.* Comme *Chrobak* l'a fait ressortir, cet heureux phénomène se produit très facilement, presque régulièrement même, dans les cas de rétroflexion. Le col utérin s'appuie alors à la symphyse pubienne fournissant ainsi un solide
point d'appui à la musculature de la paroi antérieure ; agissant à la façon d'un levier,
cette musculature, dès le début fortement distendue, ramène par sa rétraction le corps
utérin au-dessus de l'excavation pelvienne.

Si vous étiez consultés pour les troubles mentionnés ci-dessus, il vous suffira
d'ordonner un repos au lit de deux à trois semaines. Dès que la position dorsale ou
latérale élimine l'action de la presse abdominale, le redressement de l'utérus se produit
très promptement. Le tamponnement de la voûte vaginale dans le fornix postérieur
ou l'application d'un colpeurynter peuvent faciliter le redressement, mais ils ne sont
pas absolument nécessaires. Avant que la femme ne se lève, on introduira dans le vagin
un pessaire qui fasse levier et reste en place jusqu'au cinquième mois pour empêcher la
rechute de la matrice à l'ancienne position.

La marche de la grossesse est tout autre, et les conséquences de la rétro-déviation
beaucoup plus graves, dans les cas heureusement rares où le redressement spontané
fait défaut. Ce sont parfois des adhérences inflammatoires, pseudo-ligamentaires ou en
nappe, qui fixent l'utérus dans la concavité du sacrum et l'empêchent de se relever ;
mais il est possible aussi que l'utérus, malgré sa mobilité, soit maintenu dans sa position
anormale par la continuation d'un travail pénible et l'absence de toutes précautions,
ou bien encore, par suite de la proéminence exagérée du promontoire. Dans ces deux cas,
l'utérus devient trop volumineux pour gagner spontanément la cavité abdominale. Le

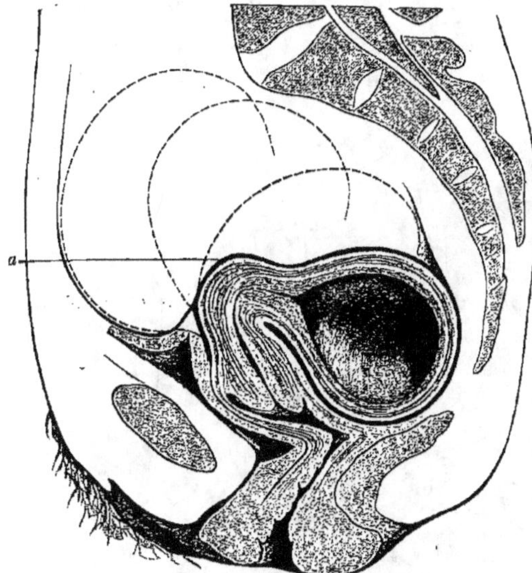

Rétroflexion de l'utérus gravide.

a) Partie supérieure du col, que l'on pourrait
prendre pour le corps utérin lors de
l'examen.

Fig. 272

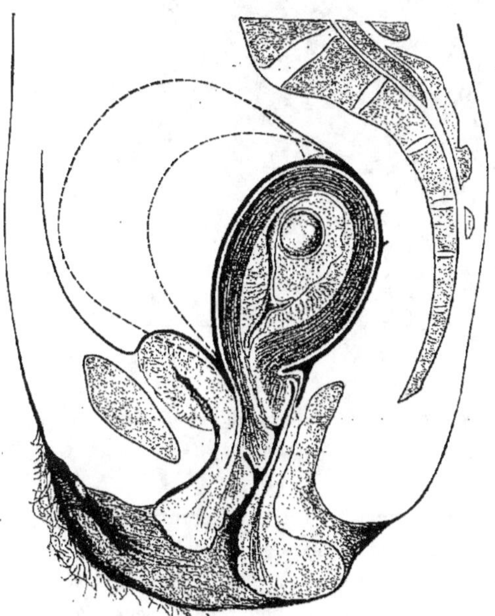

Rétroversion de l'utérus gravide,
faible degré.

Coupe congelée de *W. Braune.*

Fig. 273

Les lignes ponctuées indiquent les contours de l'utérus au cours du redressement spontané.

résultat est finalement le même, quelle que soit la nature de l'obstacle au redressement : *c'est l'enclavement ou l'incarcération de l'utérus gravide dans la cavité du petit bassin.* *Dührssen* a montré avec raison, dans un travail approfondi sur les cas observés jusqu'à

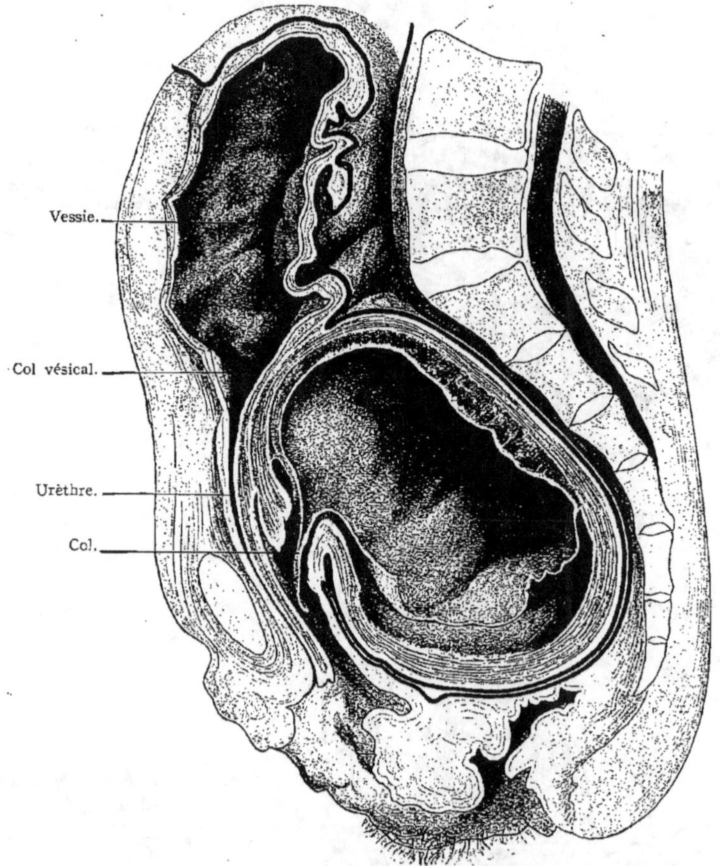

Fig. 274.

Incarcération ou enclavement de l'utérus gravide *rétrofléchi.*

Coupe d'une préparation durcie à l'acide chromique, par *Wyder-Schwyzer*, Arch. f. Gyn. vol. 41.

maintenant, que le cours ultérieur des événements est très différent suivant qu'il s'agit d'une *rétroflexion* ou d'une *rétroversion*, et qu'en conséquence, au point de vue de l'incarcération, ces deux espèces de rétropositions doivent être très nettement séparées.

Dans la *rétroflexion* qui ne s'est pas corrigée, les phénomènes d'enclavement commencent à apparaître à la fin du troisième ou au début du quatrième mois. La coupe de *Wyder* (fig. 274) représente très bien les rapports anatomiques à ce moment. Vous voyez que l'utérus remplit tout le petit bassin : en arrière il s'applique étroitement contre le sacrum, en avant il refoule la vessie fort au-dessus de l'excavation pelvienne, tandis que le col utérin est pressé contre la symphyse et comprime l'urèthre très allongé. Les symptômes correspondent entièrement à ces diverses modifications. Avant tout, ils concernent la vessie et proviennent de son déplacement vers le haut et de la compression de l'urèthre. La miction devient difficile, ensuite impossible, et finalement l'urine s'écoule involontairement d'une vessie trop pleine et distendue à l'extrême ; les malades se plaignent alors d'être incapables de retenir leur urine et cependant leur vessie reste pleine à se rompre : *incontinence par regorgement (ischuria paradoxa)*. Si le rectum est en outre comprimé à tel point que les gaz intestinaux ne s'échappent plus que difficilement, l'abdomen, déjà distendu sans cela, gonfle encore davantage, ce qui provoque des nausées et des vomissements. Les troubles urinaires (ténesme, rétention et douleur de la distension vésicale) joints aux symptômes intestinaux (météorisme, constipation), puis aux contractions utérines qui surviennent ensuite, rendent la situation de la femme extrêmement pénible. Même alors, un avortement spontané peut au dernier moment amener une rapide disparition de tous les symptômes menaçants.

Si la nature n'agit pas et que les secours de l'art fassent défaut, *c'est par la vessie de nouveau que la situation va s'aggraver et devenir dangereuse*. Grâce à la persistance de l'incontinence d'urine qui s'écoule goutte à goutte, des germes putrides pénètrent peu à peu dans la vessie, et trouvant dans l'urine en rétention un milieu favorable, s'y multiplient rapidement ; l'urine devient trouble, nauséabonde et purulente par son mélange avec des leucocytes provenant de la muqueuse vésicale irritée. La décomposition du contenu, jointe à la surdistension persistante de la vessie et à la compression de ses vaisseaux par le col utérin, provoque finalement une nécrose plus ou moins profonde de la paroi vésicale. Parfois la muqueuse seule meurt, puis est expulsée soit par lambeaux, soit en masse comme un sac répandant une odeur putride. En d'autres cas, la gangrène pénètre plus profondément jusque dans la couche musculaire et même jusqu'à la séreuse de l'organe. C'est dans ces processus, accompagnés naturellement d'une forte fièvre, que réside la cause la plus fréquente de la mort dans l'incarcération de l'utérus. Le décès est donc dû à une septicémie, conséquence de la gangrène vésicale, ou à une pyélo-néphrite purulente, à une péritonite purulente consécutive à la rupture de la vessie, ou à une pyémie suite d'abcès urinaires dans le voisinage de l'organe ; ce n'est qu'exceptionnellement que l'issue fatale résulte de la septicémie utérine ou de la gangrène de l'intestin.

Lorsque les adhérences qui fixent dans le bassin l'utérus rétrofléchi ne concernent que sa paroi postérieure ou une partie de celle-là, elles modifient le développement de l'organe de façon toute spéciale. Dans ce cas la paroi antérieure peut s'élever dans la cavité abdominale, et sa distension seule suffit presque à créer l'espace nécessaire à la croissance du fœtus, tandis que la paroi postérieure est fixée dans le bassin et que le museau de tanche se trouve par conséquent derrière la symphyse pubienne. On désigne cette anomalie de forme et de position sous le nom de *rétroflexion partielle de l'utérus gravide* (fig. 275). Si la paroi postérieure est, par suite de la pression de l'œuf, déprimée en forme de poche et enfoncée dans le bassin, il peut se produire dans la rétroflexion partielle des phénomènes d'enclavement, pareils à ceux de la rétroflexion totale. Toutefois, ils se manifestent toujours plus tard, dans le 5e ou 6e mois ; les troubles ne sont souvent que peu prononcés ou font totalement défaut, de sorte que la grossesse peut se terminer normalement. Vous trouvez alors à l'accouchement l'orifice externe du col directement derrière la symphyse et, dans le bassin, un renflement sacciforme

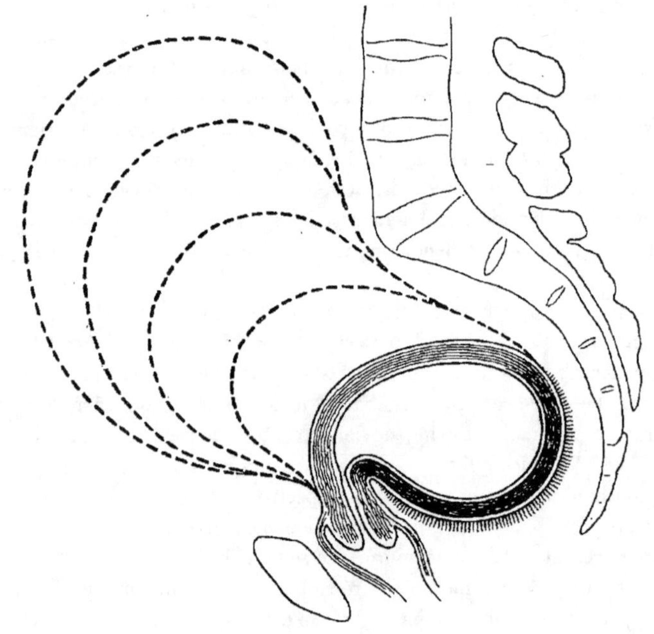

Fig. 275.

Rétroflexion partielle de l'utérus.

La paroi postérieure est fixée dans le bassin par des adhérences ; les lignes ponctuées indiquent l'expansion graduelle de la paroi antérieure.

de la paroi postérieure de l'utérus, renflement qui contient la tête. A mesure que la dilatation augmente, l'orifice se porte graduellement dans l'axe du bassin, tandis qu'en même temps le diverticule postérieur s'élève et s'efface. Vous pouvez favoriser cette évolution par l'introduction d'un colpeurynter ou en refoulant vers le haut la paroi postérieure de la matrice. Mais évitez, en présence de la situation anormale de l'orifice externe, de vous laisser entraîner à d'autres interventions prématurées.

La fig. 277 vous donne une reproduction schématique de l'incarcération dans la *rétroversion de l'utérus gravide*. La matrice y est complètement renversée, la portion vaginale regarde en haut vers la cavité abdominale, le corps de l'utérus est dirigé directement en bas vers le plancher pelvien. Comme dans cette position le segment inférieur de l'utérus peut se distendre encore à l'intérieur de l'abdomen, les symptômes d'enclavement dans la rétroversion commencent d'habitude relativement tard, au milieu de la grossesse environ, c'est-à-dire quand l'élongation du vagin atteint son maximum et que ses culs-de-sac, refoulés jusqu'au-dessus de la symphyse, arrêtent entièrement l'ascension du museau de tanche. Dans ces conditions, il est difficile, ou même impossible d'atteindre la portion vaginale avec le doigt ; le corps utérin remplit

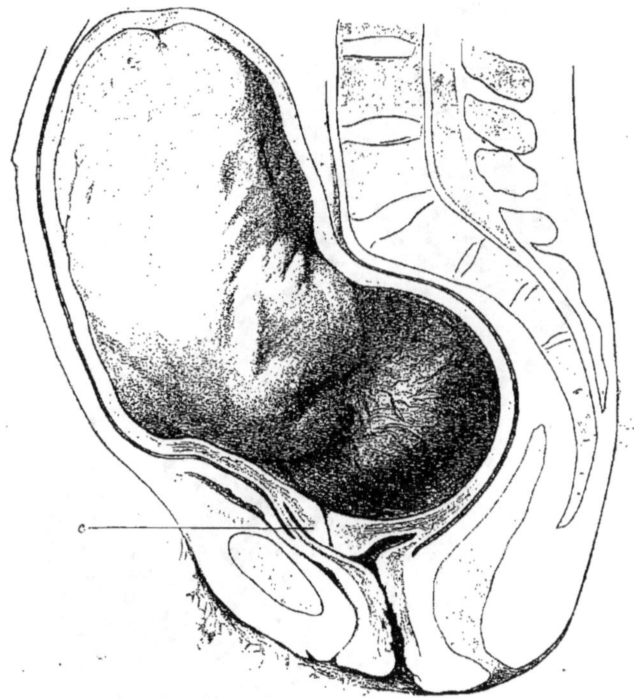

Fig. 276.

Rétroflexion partielle de l'utérus à la fin de la gravidité.

c) Col directement derrière la symphyse ; la tête siège dans un renflement sacciforme de la paroi utérine postérieure.

la cavité du bassin et appuie si fortement contre le plancher pelvien qu'il fait bomber considérablement la paroi postérieure du vagin et le rectum. La vessie, complètement repoussée dans la cavité abdominale, est divisée par la portion vaginale (museau de tanche) en deux cavités, antérieure et postérieure, qui ne communiquent parfois que par une fente étroite. De l'examen de la fig. 277, il ressort d'emblée que le redressement de l'utérus gravide incarcéré, spontané aussi bien qu'artificiel, est beaucoup plus difficile dans la rétroversion que dans la rétroflexion. Dans les tentatives de rotation, le col rencontre à la symphyse et le corps au promontoire une résistance difficile à vaincre.

Les lésions de la vessie dans la rétroversion sont aussi plus graves et, en conséquence, la mortalité est plus grande.

Le diagnostic de l'incarcération est facile à faire dans les cas typiques de rétroflexion et de rétroversion de l'utérus gravide. *Des troubles de la miction (rétention et douleurs) dans la première moitié de la grossesse doivent toujours faire penser à l'enclavement de l'utérus en rétroposition.* Une fois sur la trace du diagnostic, il est facile,

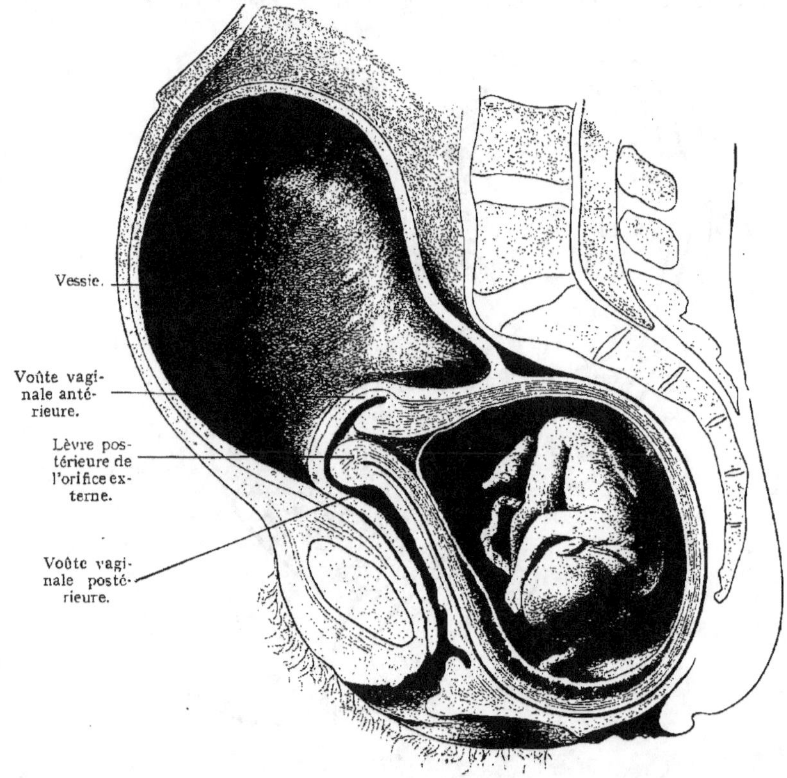

Fig. 277.

Incarcération de l'utérus gravide dans la rétroversion de l'organe, cinquième mois.

après cathétérisme évacuateur de la vessie, de vous assurer par l'examen bimanuel si le corps qui remplit l'excavation pelvienne est bien l'utérus gravide déplacé. Les choses sont plus compliquées dans la rétroflexion partielle où une partie de l'organe se trouve dans l'excavation pelvienne et l'autre dans la cavité abdominale. On reconnaît aisément que ce segment abdominal est bien l'utérus gravide par ses rapports avec le col ; par contre la poche qui se trouve dans le bassin peut donner lieu à des confusions avec des kystes de l'ovaire ou des fibromyomes incarcérés. A l'accouchement, dès que le col est devenu perméable, on peut introduire le doigt dans l'évagination que forme la paroi postérieure, établissant ainsi que la poche en question fait partie de l'utérus.

Le danger de l'enclavement provenant entièrement de la vessie, c'est donc cet organe qui doit avant tout attirer notre attention. Le plus urgent est *l'évacuation de la vessie,* ce qui, en relâchant ses parois et en diminuant la pression sur les vaisseaux vésicaux, améliore la circulation et écarte le plus sûrement le danger d'une gangrène imminente. L'allongement de l'urèthre, sa compression par le col utérin, et la forme anormale de la vessie, exigent l'emploi de longues sondes pour hommes. Si l'instrument rencontre de la résistance à l'endroit de la compression, son introduction peut être facilitée en saisissant la portion vaginale avec la pince tire-balles pour l'amener en arrière et en bas. S'il existe déjà des signes de gangrène vésicale, si l'urine est très trouble et putride et que le voisinage de la vessie soit infiltré et douloureux, le cathétérisme ne suffit plus à produire la délimitation favorable de la nécrose et l'expulsion sans danger des parties gangrenées ; dans ces cas-là, il n'y a de salut à attendre que de la cystostomie vaginale, opération proposée par *Pinard et Varnier*, la fistule vésicale artificielle mettant l'organe au repos et seule rendant possible l'élimination de tout ce qui est gangrené.

A l'évacuation de la vessie doit succéder immédiatement *le redressement de la matrice*. Dans ce but on peut recourir d'abord à la pression d'un colpeurynter qu'on place dans le haut du vagin et qu'on remplit de mercure. Si ce procédé échoue, il faut pratiquer le *redressement manuel*. Mettez la femme en position génupectorale ou faites une narcose complète s'il s'agit de personnes très sensibles ; puis introduisez deux doigts dans le vagin et repoussez l'utérus du bassin dans la cavité abdominale. La traction simultanée sur la portion vaginale au moyen d'une pince tire-balles facilite la réduction, on sent l'utérus s'échapper tout d'un coup dans l'abdomen et on empêche sa rechute par un tamponnement solide du vagin. Il va de soi qu'il faut éviter dans cette réduction toute manœuvre trop violente, susceptible de produire des déchirures de la matrice ou de la vessie fragiles. S'il y a déjà des signes de gangrène, il y a contre-indication de tout essai de réduction, qui ne pourrait qu'aggraver la nécrose.

Si la réduction ne réussit pas ou n'a plus le droit d'être pratiquée, il ne reste pas d'autre alternative que *l'avortement provoqué*. Une sonde convenablement recourbée est introduite dans la cavité utérine et poussée contre l'œuf, de sorte que les membranes se déchirent et que le liquide amniotique s'écoule. Ce procédé est d'une application facile dans la rétroflexion, mais il peut échouer tout à fait dans la rétroversion où le museau de tanche est dirigé directement en haut. Dans ces conditions, l'amoindrissement de l'utérus doit être obtenu par la *ponction vaginale*. Au lieu du trocart, je vous recommande dans ce but une aiguille à ponction de calibre moyen ; après avoir mis à nu la paroi postérieure du vagin, vous enfoncez l'aiguille dans la partie proéminente de l'utérus et vous aspirez le liquide amniotique à l'aide d'une seringue. Bientôt la matrice est assez diminuée de volume pour pouvoir être réduite, le petit orifice de la piqûre se referme sans autre et l'avortement, comme je l'ai vu une fois, peut même ne pas se produire.

Le contraire de la rétroversion et de la rétroflexion de l'utérus est représenté par *l'antéversion* et *l'antéflexion.* C'est la position normale de la matrice pendant et en dehors de la grossesse, elle ne devient donc pathologique que lorsqu'elle atteint un degré extrême. Cette déviation se rencontre le plus souvent chez des multipares aux parois abdominales relâchées, n'offrant pas d'appui à l'utérus, et lui permettant de tomber en avant pendant les derniers mois de la grossesse. Cet état, appelé *ventre en besace*

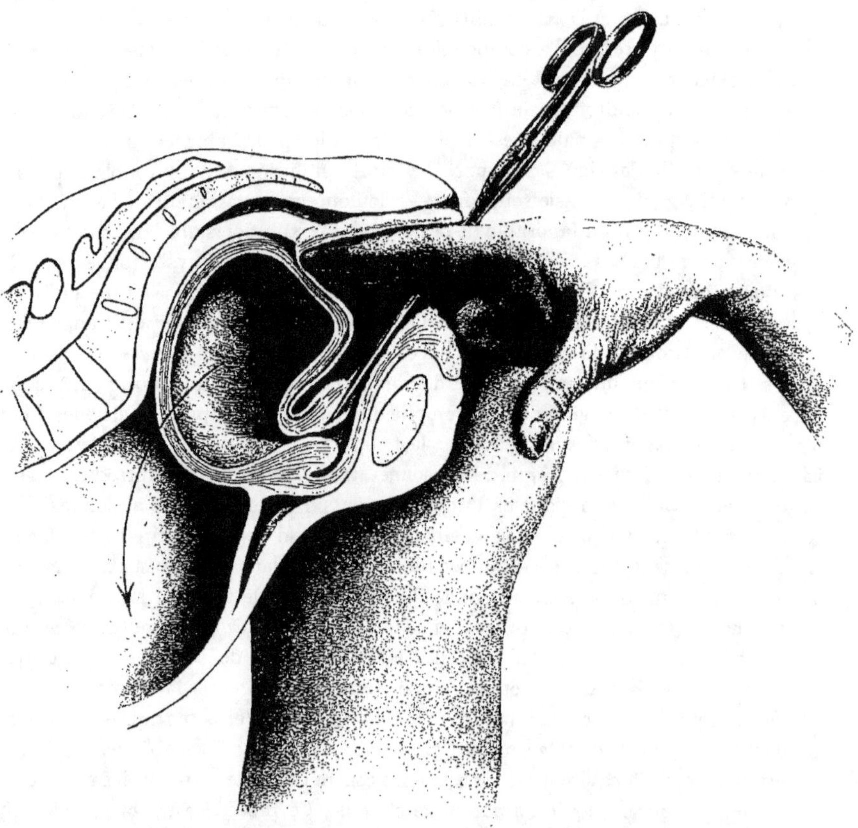

Fig. 278.
Redressement, en position génu-pectorale, de l'utérus rétrofléchi et incarcéré.

(abdomen pendulum), peut aussi être causé par un rétrécissement du bassin s'opposant à l'engagement de la partie fœtale qui se présente, et forçant l'utérus gravide à se diriger en haut et en avant. Si en outre, grâce à la petitesse de la taille ou par suite de cyphose (fig. 279), la cavité abdominale est exiguë et courte, l'antéflexion et le ventre en besace atteignent leur maximum ; le fond de la matrice pend comme une bourse flasque par dessus la symphyse et se trouve beaucoup plus bas que le col.

Abstraction faite des troubles pendant la grossesse, le ventre en besace peut provoquer des complications à l'accouchement en empêchant l'engagement normal de la partie fœtale qui se présente, et par la mauvaise direction imprimée à l'axe du

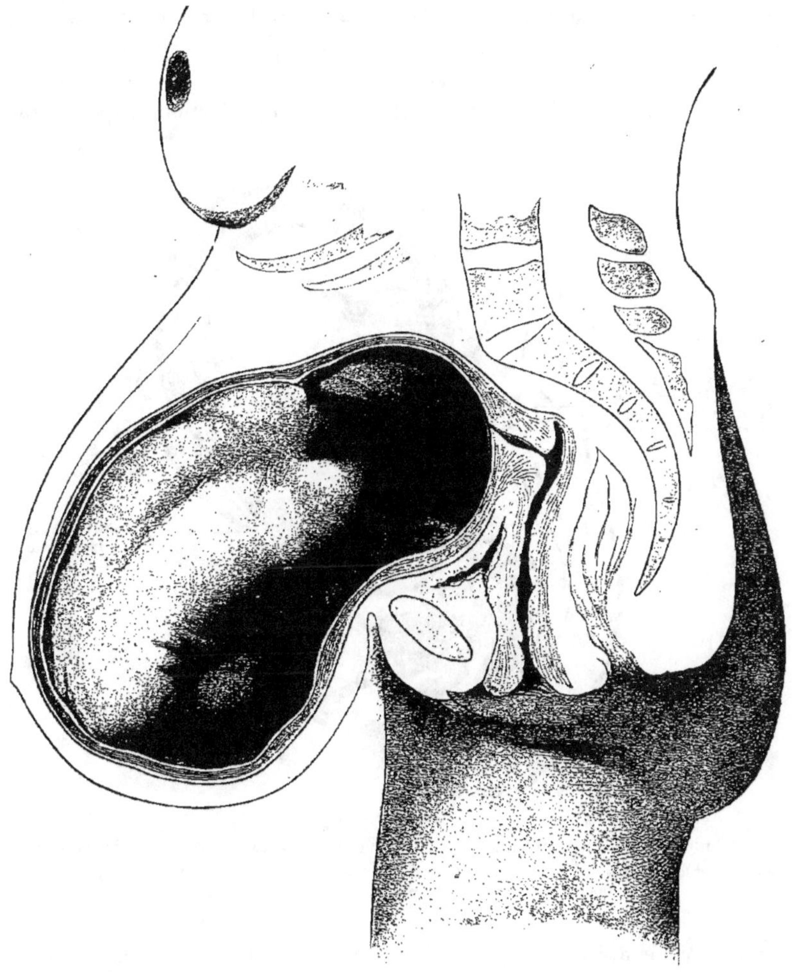

Fig. 279.

Primipare avec cyphose dorsale et ventre en besace

Ce dessin est la reproduction d'une photographie et correspond exactement aux mesures prises avec le pelvimètre.

fœtus. Thérapeutique : redressement de la matrice et fixation par un bandage de corps convenable.

Une complication grave de l'accouchement, jadis tout à fait inconnue mais actuellement assez fréquente, est causée par la *fixation opératoire de l'utérus* au vagin ou à la paroi antérieure du ventre. La partie fixée de la matrice ne participe pas au développement de l'organe pendant la grossesse et n'éprouve aucun ramollissement, même sous l'effet des douleurs du travail. Aussi la paroi utérine antérieure conserve-t-elle sa consistance ferme durant la période de dilatation, la lèvre antérieure du col proémine comme un éperon dans le vagin, tandis que la paroi utérine postérieure s'amincit énormément, et que la lèvre postérieure du col est entraînée avec elle jusque bien au-dessus du promontoire. La fig. 280 vous donne la reproduction, d'après nature, d'un

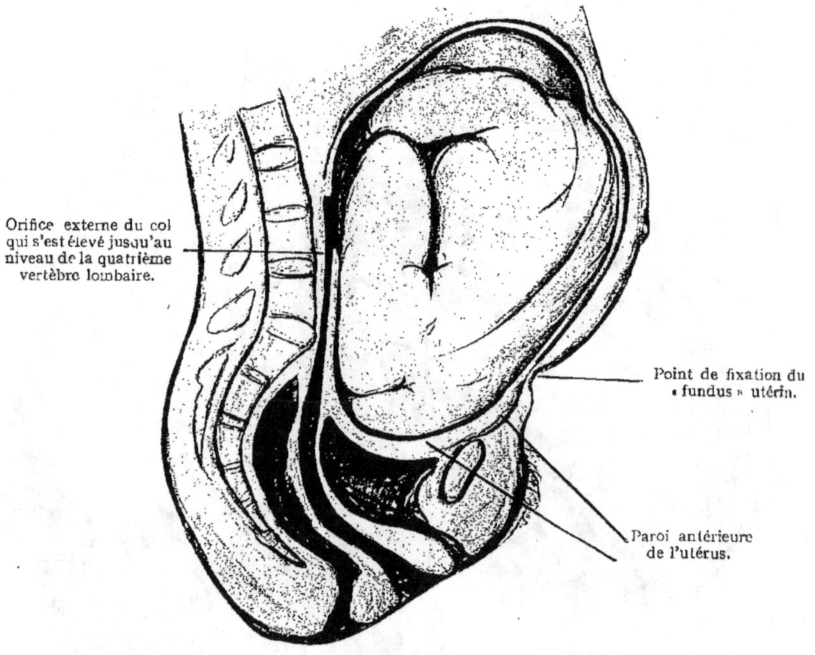

Fig. 280.

Anomalie de l'accouchement par une ventro-fixation trop solide de l'utérus.

Les contours et les mesures ont été pris sur le vif, exactement. Après incision de l'éperon formé par la paroi antérieure du col, on a pratiqué l'abaissement d'un pied et l'extraction.

cas pareil. Même après un travail de plusieurs jours, les contractions ne parviennent pas à effacer la moitié antérieure du col, constituée par du tissu cicatriciel ; l'accouchement s'arrête, le liquide amniotique se décompose, la fièvre apparaît et la mère peut succomber avec son enfant. Dans ces cas, on a plusieurs fois terminé l'accouchement par l'opération césarienne, ce qui n'est pas sans danger lorsqu'il existe déjà de la fièvre et de la décomposition du contenu de la matrice. Comme je l'ai vu à plusieurs reprises, il est possible de pratiquer la version et l'extraction par les voies naturelles, en dilatant le col par l'incision de l'éperon sur la ligne médiane ; vu l'impossibilité d'opérer à ciel ouvert, on exécutera cette section avec un bistouri boutonné ou recourbé, introduit sur

la main. Après l'accouchement, le col peut être abaissé et suturé après avoir soigneusement mis à nu les lèvres de l'incision.

Des autres anomalies de position de l'utérus, je mentionnerai encore le *prolapsus* et la *hernie.*
Le prolapsus total de l'utérus n'arrive que pendant les premiers mois de la grossesse. L'agrandissement continuel du corps utérin ne tarde pas à arrêter les progrès de la descente et, à partir du

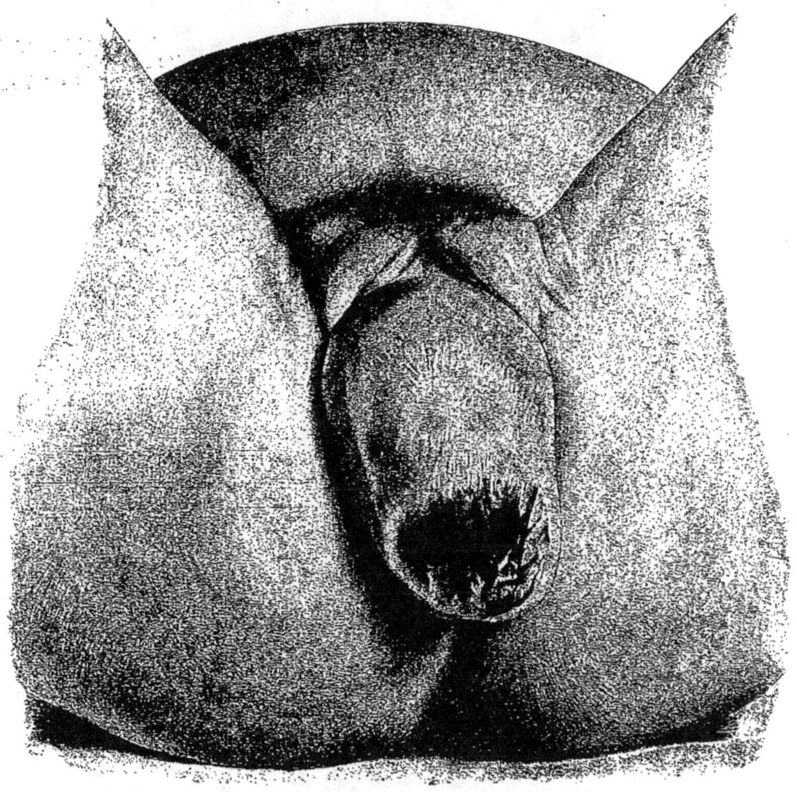

Fig. 281.

Prolapsus du col utérin hypertrophié, au huitième mois de la gravidité.

L'accouchement s'est fait spontanément.

cinquième mois, l'utérus est retenu d'une façon stable dans la cavité abdominale au-dessus du
détroit supérieur, pour ne reparaître qu'à l'issue du post-partum au devant des parties génitales.
Quand on rencontre encore dans les derniers mois la portion vaginale devant ou dans la vulve, il ne
s'agit jamais d'une descente de la matrice, mais d'un prolapsus de la partie hypertrophiée du col. Le
fond de la matrice se trouve alors à sa place normale dans l'abdomen. L'expérience nous apprend
que l'aptitude du col à la dilatation n'est pas compromise par son allongement hypertrophique ;
l'accouchement se fait dans la règle sans difficulté, le col remontant sous l'influence des douleurs du
travail.

Il est très rare que la gravidité survienne dans un utérus qui siège à l'intérieur d'une hernie. La plupart du temps il s'agit d'une hernie inguinale, comme dans le cas de *v. Winckel* représenté à la fig. 282. Tant que la matrice est encore assez petite pour franchir l'orifice herniaire, on tentera la réduction. S'il existe déjà des phénomènes d'enclavement, il faut, dans les premiers mois de la

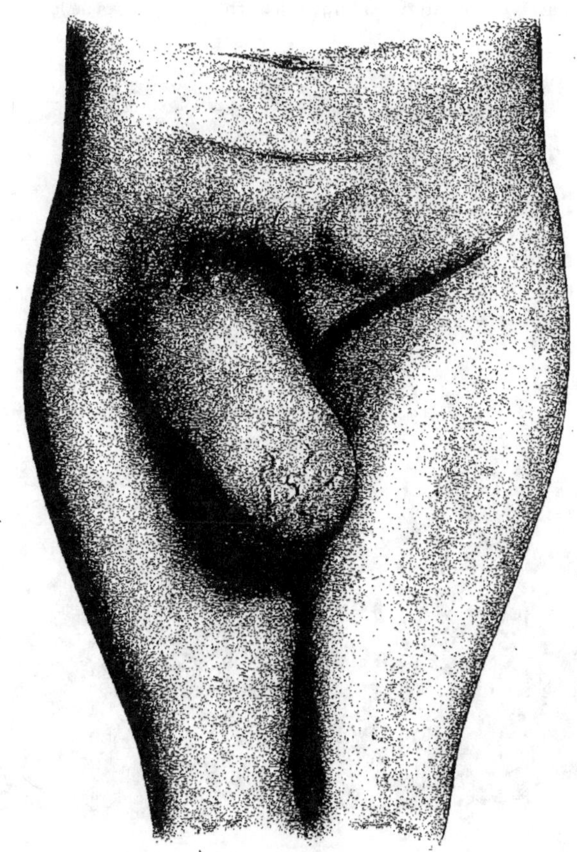

Fig. 282.

Hernie inguinale de la corne droite d'un utérus gravide au troisième mois.
D'après *v. Winckel-Eisenhart*, Archiv. f. Gyn. 26.

Utérus bicorne ; la corne droite, gravide, avait émigré dans le sac herniaire.

grossesse, provoquer l'avortement en perforant les membranes ; plus tard, il faut pratiquer la herniotomie, ouvrir et vider l'utérus qui sera ensuite réduit ; éventuellement, en cas de symptômes d'infection, faire l'amputation du corps utérin.

La matrice est l'un des organes qui se distinguent par une tendance toute particulière à former des tumeurs, aussi n'est-il pas surprenant que l'on observe assez fréquemment des *complications de la grossesse et de l'accouchement par des Néoformations de l'utérus.*

Il s'agit principalement des myomes qui ne font guère obstacle à la conception. Les carcinomes ne la permettent qu'à leur début, tant qu'ils ne sont pas à l'état sanieux, en voie d'ulcération et de décomposition ; ils sont heureusement rares dans la gravidité.

L'influence des *myomes* a été surfaite jusqu'à ces derniers temps, et la crainte d'accidents graves à l'accouchement a souvent conduit à des interventions que l'on doit qualifier aujourd'hui d'absolument superflues. C'est le mérite d'*Hofmeier* d'avoir montré que le danger des myomes pour la femme enceinte n'est pas très grand, et que,

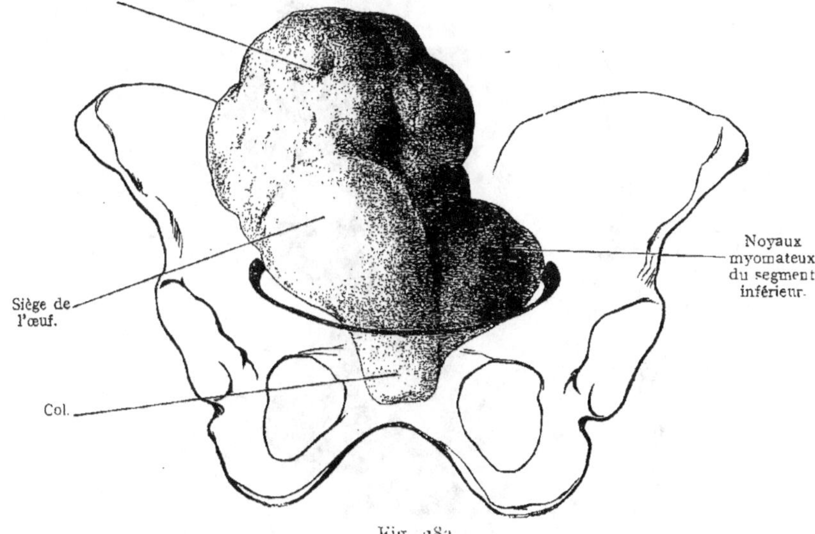

Fig. 283.

Gravidité d'un utérus myomateux, troisième mois.

dans la plupart des cas, la grossesse arrive à terme et l'accouchement se passe heureusement.

Les myomes situés dans la paroi utérine subissent du fait de l'hyperémie gravidique une imbibition séreuse et un relâchement qui peuvent aller jusqu'au ramollissement et à la fonte du tissu. Ces processus entraînent la formation de cavités, analogues aux cavernes pulmonaires, qui sont remplies de sérum ou de mucus et peuvent faire croire à une rapide croissance de la tumeur. Au cours des derniers mois de la grossesse, grâce à la distension graduelle de la paroi utérine, les noyaux néoformés paraissent aplatis et moins proéminents. Les fig. 283-285 reproduisent un utérus myomateux soigneusement observé à différentes époques de la gravidité et vous montrent comment les tumeurs modifient leur disposition réciproque par suite de la croissance du tissu utérin intact qui les sépare. Au début, les divers noyaux sont

encore contigus, accolés ; seule une place molle et fluctuante au niveau du fond de
l'utérus, jointe à l'absence des règles, indique la grossesse. A la fin, les myomes sont
fort écartés les uns des autres ; la plus grande partie d'entre eux s'est élevée avec le
« fundus », et en bas il ne reste qu'un noyau, droit au-dessus du col.

Si le volume des myomes est considérable, avec le développement progressif
du fœtus la distension du ventre peut devenir énorme, et s'accompagner de symptômes de compression très désagréables. En outre, l'inégale extensibilité de l'utérus

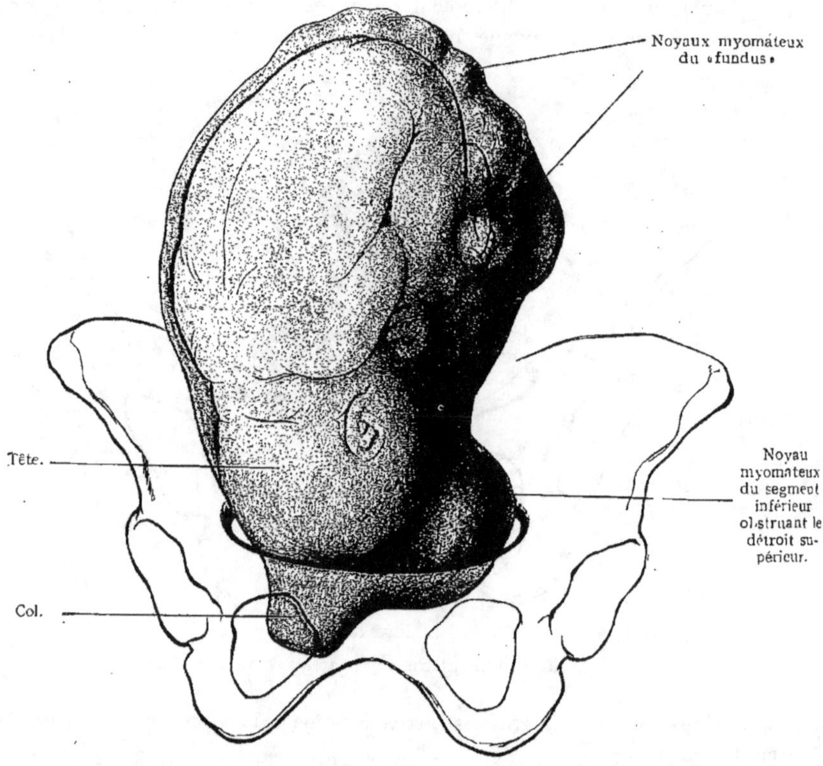

Fig. 284.
Le même utérus qu'à la figure 269, à la fin de la grossesse.
Un grand noyau myomateux obstrue le détroit supérieur en empêchant la tête de s'engager.

dans ses diverses régions peut provoquer des décollements de l'œuf, des hémorragies et l'expulsion prématurée du fœtus. Mais tout cela est loin d'être la règle, la plupart du temps la gravidité atteint son terme normal, et l'on est souvent surpris de
voir un utérus, dont la dégénérescence myomateuse est considérable, remplir ses
fonctions d'une façon parfaite.

La marche de l'accouchement dépend moins des dimensions de la tumeur que
de son *siège*. Même si les tumeurs sont volumineuses et nombreuses, pourvu qu'elles

siègent sur le corps utérin, l'expulsion de l'enfant évolue sans obstacles. Pareillement, si les noyaux myomateux sont situés dans le segment inférieur de l'utérus, ils remontent soit pendant la grossesse, soit à l'accouchement en même temps que ce segment au cours de la dilatation, et dégagent ainsi le détroit supérieur, où la tête peut entrer librement (voir fig. 283-285). Ils entraînent bien à l'occasion des anomalies dans la présentation du fœtus ou dans les contractions utérines, mais cette conséquence n'a pas très grande importance.

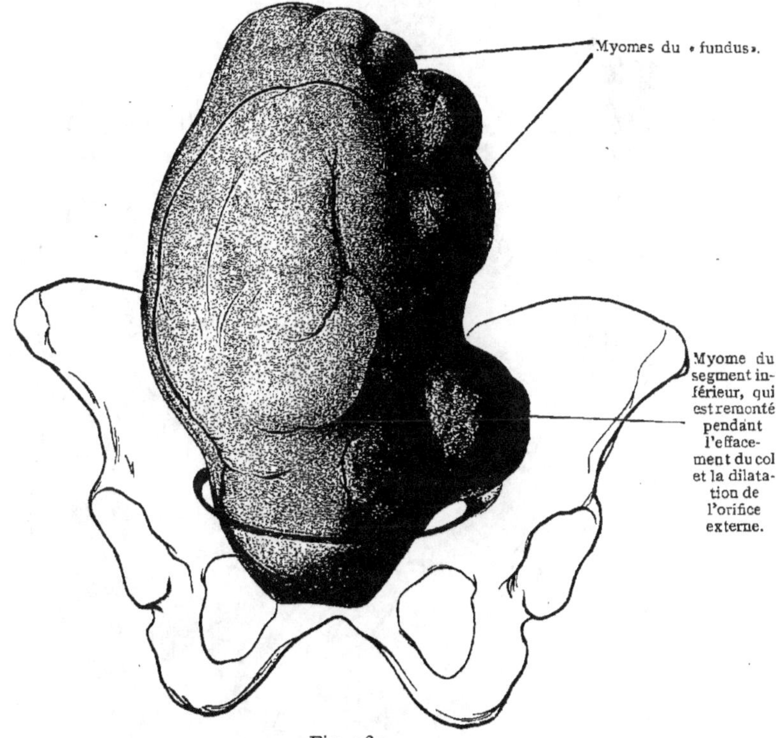

Fig. 285.
Le même utérus pendant la période de dilatation.
Le noyau myomateux qui obstruait le détroit supérieur a effectué pendant l'effacement du col une ascension spontanée, laissant la tête s'engager librement.

Des troubles graves ne se produisent à l'accouchement que si les myomes siègent sur le col, s'ils se sont développés dans le tissu conjonctif du bassin sous la séreuse, ou qu'ils soient fixés par des adhérences dans le cul-de-sac de *Douglas*. La tumeur ne peut alors s'échapper vers le haut, elle obstrue le canal pelvien, et la parturiente, si elle est privée des secours de l'art, succombe avant la délivrance à la rupture de l'utérus ou à l'infection. La fig. 286 montre un cas semblable, que *Kaltenbach* a terminé heureusement par l'opération césarienne et l'amputation du corps utérin dégénéré.

Dans la période de délivrance, les fibro-myomes peuvent être dangereux en empêchant la rétraction normale des parois utérines et par suite en donnant lieu à de violentes hémorragies de la région du placenta, à la rétention et à la putréfaction de cet organe. Toutefois ces dangers-là sont rares. Il est plus fréquent d'observer, au cours du post-partum, la gangrène du myome avec suppuration.

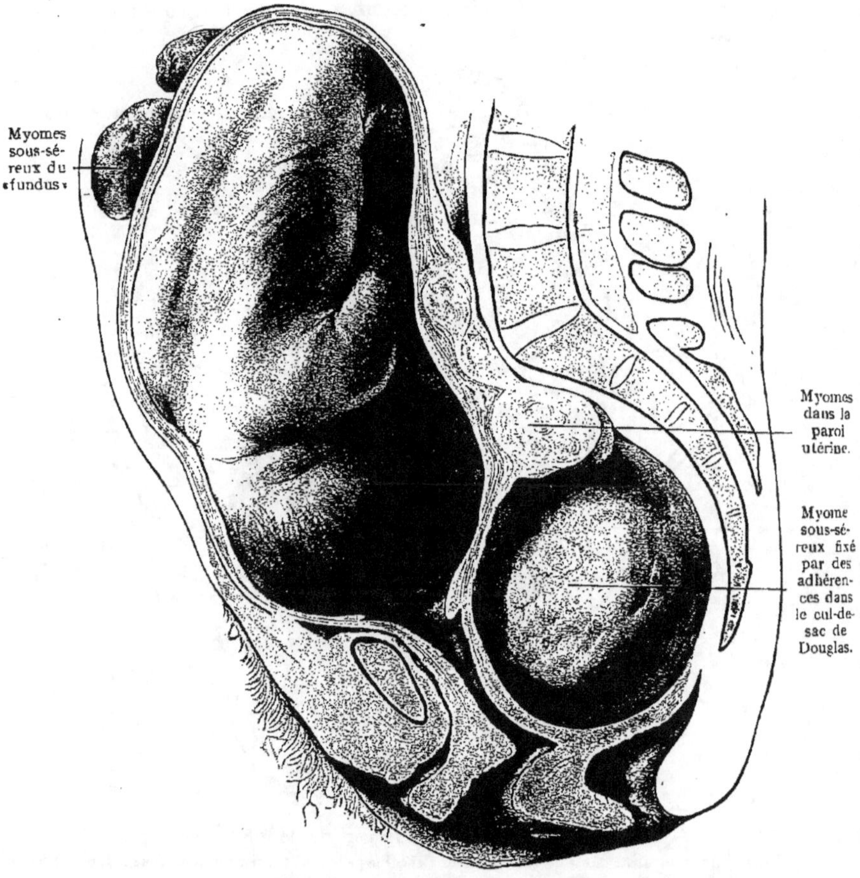

Fig. 286.

Obstruction du canal pelvien par un grand myome fixé dans le cul-de-sac de *Douglas*.

Préparation de la clinique obstétricale de Halle.

Le traitement doit être conforme aux particularités de chaque cas. *Pendant la grossesse,* vous vous bornerez d'abord à l'expectation. L'interruption artificielle de la gravidité, à laquelle on pourrait penser, recèle de grands dangers : l'expulsion de l'œuf peut se faire attendre ; des hémorragies difficiles à arrêter, la décomposition des parties constituantes de l'œuf, celle des segments de myome faisant saillie dans la cavité utérine, peuvent menacer la vie de la malade et vous faire regretter votre intervention prématurée. Dans le cas seul où les symptômes fourniront une indication d'urgence, par exemple en présence de l'enclavement de l'utérus myomateux, ou de myomes très volumineux à rapide croissance, ou quand pour toute autre cause votre examen conclura à l'impossibilité absolue d'un accouchement naturel, il vaut mieux pratiquer l'extirpation de l'organe gravide avec tous ses noyaux myomateux. Les noyaux solitaires peuvent être énucléés sans que cette opération entraîne l'interruption de la grossesse.

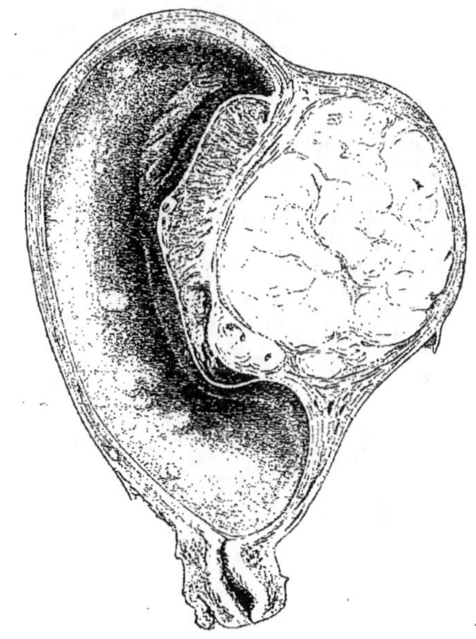

Fig. 287.

Utérus gravide au cinquième mois. Le placenta s'est développé précisément à l'endroit où un myome sphérique a distendu et aminci la paroi utérine.

Préparation de la clinique gynécologique de l'Université de Berlin.

De même *à l'accouchement*, l'expectation est encore la meilleure conduite à tenir lorsque les tumeurs siègent à la partie supérieure de l'utérus. Si, par contre, elles sont situées à sa partie inférieure et obstruent le passage, les principes suivants feront règle : les myomes qui se sont développés comme des polypes dans le vagin sont passibles sans danger de l'excision pure et simple ; pareillement, les tumeurs même volumineuses qui proéminent dans le canal génital sont souvent faciles à énucléer pour peu qu'elles soient accessibles d'en bas, après quoi l'accouchement est terminé simplement par la version. Si le myome est solidement fixé au niveau du détroit supérieur ou dans le bassin, faites avec prudence des essais de réduction ; mais le plus souvent vos efforts n'auront guère de succès quand la tumeur n'a pas manifesté durant l'effacement du col la tendance à remonter spontanément. En cas d'échec de vos tentatives de réduction, ne recourez à la version, au forceps ou à la perforation, pour délivrer la parturiente, que si l'excavation pelvienne est très peu rétrécie par la tumeur. Si la place est insuffisante, l'opération césarienne, suivie éventuellement de l'ablation de l'utérus myomateux, est préférable à l'accouchement forcé par les voies naturelles,

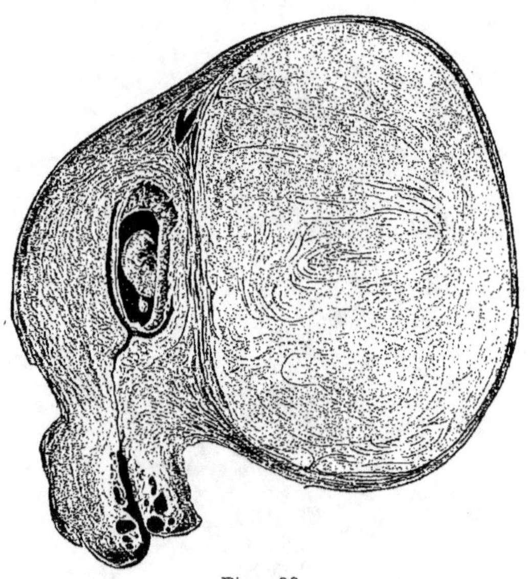

Fig. 288.

Utérus gravide au deuxième mois avec un myome.

Préparation de la clinique gynécologique de l'Université de Berlin.

qui sacrifie l'enfant et cause facilement la mort de la mère par lésions des parties molles et des masses fibromateuses (plaies contuses, déchirures, nécroses par compression, etc.).

Le *carcinome* de l'utérus est une complication redoutable de la grossesse.

La dégénérescence cancéreuse a son siège au col utérin et peut faire des progrès rapides, en raison de l'hyperémie gravidique des parties et de leur ramollissement. Des hémorragies, des pertes séro-sanguines ou putrides rendent la malade et son médecin attentifs à la gravité du mal. La grossesse peut être interrompue prématurément, mais il n'est pas rare aussi qu'elle arrive à terme.

La marche de l'accouchement dépend de l'étendue de l'infiltration cancéreuse du col. Est-elle minime, la dilatation spontanée de l'orifice externe réussit enfin à se produire, quoique lentement, et l'expulsion de l'enfant a lieu. Si, au contraire, une grande partie du col est remplacée par des masses cancéreuses et fixée par l'infiltration de même nature qui envahit le tissu conjonctif environnant, l'enfant ne peut passer qu'après des déchirures et des destructions de tissu plus ou moins profondes ; ou bien la dilatation fait totalement défaut par suite de la rigidité du col dégénéré et l'accouchement s'arrête.

L'étendue du carcinome détermine aussi la conduite à tenir en présence de l'utérus gravide cancéreux. Si le néoplasme semble encore localisé et que l'on entrevoie la possibilité d'enlever complètement tout le tissu malade, il faut, pour sauver la mère, recourir à l'opération radicale, c'est-à-dire à l'extirpation du cancer en même temps que de l'utérus gravide. Durant les quatre premiers mois, elle est facilement praticable par le vagin et sans qu'il soit nécessaire d'évacuer l'utérus pour réduire son volume ; dans la seconde moitié de la grossesse également et même chez la parturiente, la voie vaginale est utilisable suivant la méthode indiquée par *Dührssen* sous le nom d' « opération césarienne vaginale » (vaginaler Kaiserschnitt) : on met à nu la paroi antérieure de l'utérus et l'incise sur la ligne médiane, on extrait l'enfant par la large ouverture ainsi obtenue, et l'on enlève aussitôt l'organe. L'intervention par le vagin a l'avantage sur l'extirpation abdominale d'être moins dangereuse ; mais elle offre l'inconvénient qu'on ne peut pas procéder aussi radicalement, c'est-à-dire opérer dans le tissu sain aussi loin du cancer que si on intervient par la cavité abdominale. Autre infériorité, les glandes infiltrées doivent, dans l'opération vaginale, être abandonnées et il en résulte chez la femme enceinte, où les conditions sont particulièrement favorables à l'extension du cancer, que la récidive succède souvent immédiatement à l'intervention par le vagin. C'est pourquoi dans la grossesse, on préfère, quand c'est possible, l'extirpation plus radicale par l'abdomen.

Lorsque l'étendue du carcinome est telle qu'on n'a plus le droit d'espérer son ablation totale, il ne reste plus qu'à sauver l'enfant. Dans ces conditions, l'interruption artificielle de la grossesse serait une faute ; on attendra, au contraire, le début de l'accouchement à terme et l'on délivrera la femme soit par les voies naturelles soit, au cas où cela semblerait impossible, par l'opération césarienne.

A la suite de cette étude des néoplasmes, je dirai encore quelques mots des

Processus inflammatoires de l'utérus.

Si grand que soit le rôle joué par les inflammations en général dans la pathologie des organes génitaux féminins, leur importance n'est pourtant que secondaire au cours de la grossesse et de l'accouchement. Abstraction faite (pour les traiter plus tard) des infections et septicémies, il n'y a guère que les inflammations chroniques de la muqueuse de l'utérus gravide qui méritent de retenir notre attention ; elles sont connues sous le nom d'*endométrite déciduale.*

L'affection consiste dans la prolifération et l'épaississement de la muqueuse utérine, qui dépassent de beaucoup les limites normales. Cette hyperplasie tantôt s'étend uniformément à toute la caduque vraie et intéresse même quelquefois la caduque réfléchie (endométrite déciduale diffuse), tantôt elle procède par îlots et entraîne alors la formation sur la muqueuse d'excroissances tubéreuses ou en massues (endométrite déciduale tubéreuse ou polypeuse de *Virchow*). Au microscope, on trouve dans la muqueuse proliférée, entre les cellules déciduales fortement développées, d'abondants amas de cellules rondes ; on y constate aussi par places la dilatation et l'allongement des glandes ; donc, en résumé, les mêmes modifications qui existent en dehors de la grossesse dans l'endométrite chronique, d'où provient d'ailleurs l'endométrite déciduale dans la plupart des cas.

Si les altérations de l'endométrite gravidique sont intenses, elles amènent des hémorragies irrégulières, la mort du fœtus et l'avortement ; également, certaines

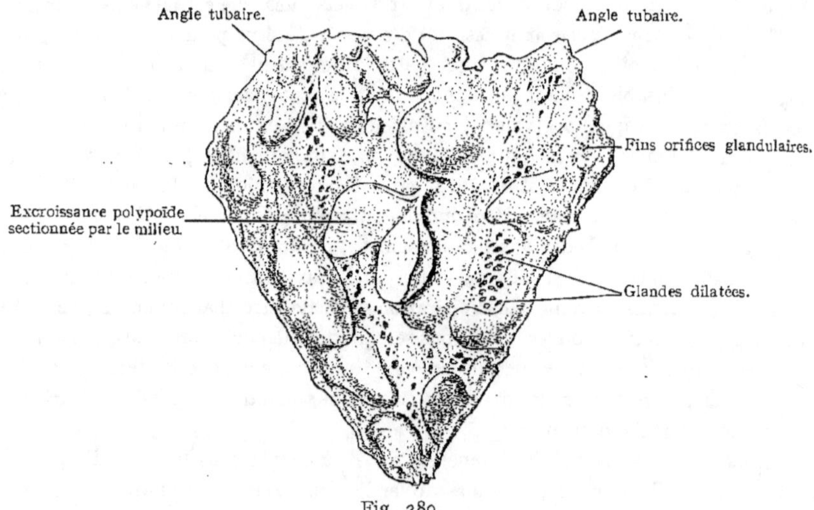

Fig. 289.

Endometritis decidua tuberosa, d'après *Virchow*.

Fragment de la caduque vraie, expulsé au cours d'un avortement du deuxième ou troisième mois.

modifications du placenta, telles que les infarctus blancs, peuvent en partie provenir de processus inflammatoires localisés de la caduque sérotine *(endométrite placentaire)*. Parfois l'inflammation de la muqueuse provoque la sécrétion d'un liquide séro-muqueux dont l'écoulement est continu ; ou bien, si ce liquide est retenu momentanément par l'obstruction du canal cervical, il s'accumule entre la caduque vraie et la réfléchie pour être évacué ensuite par intermittences au milieu de légères contractions utérines *(endométrite déciduale catarrhale* ou *hydrorrhée déciduale de l'utérus gravide)*. Ces pertes de « fausses-eaux » peuvent se répéter plusieurs fois jusqu'à l'accouchement, à intervalles plus ou moins grands. Ce n'est que rarement que les « fausses-eaux » résultent de l'accumulation anormale de liquide entre la caduque réfléchie et le chorion ou entre l'amnios et le chorion.

Par contre, les observations de *P. Bar* et d'autres après lui ont établi qu'un écoulement durant des semaines et des mois peut être aussi formé par du *véritable* liquide amniotique, quand les membranes ovulaires se déchirent et que les contractions utérines, qui ordinairement succèdent à cette rupture en expulsant le fœtus, font exceptionnellement défaut. Les membranes se ratatinent, dans ces conditions, en un petit sac, le fœtus est à nu dans la cavité utérine, il peut même poursuivre son développement sans subir de préjudice, et arriver presque à terme. Dans ce cas la quantité de l'écoule-

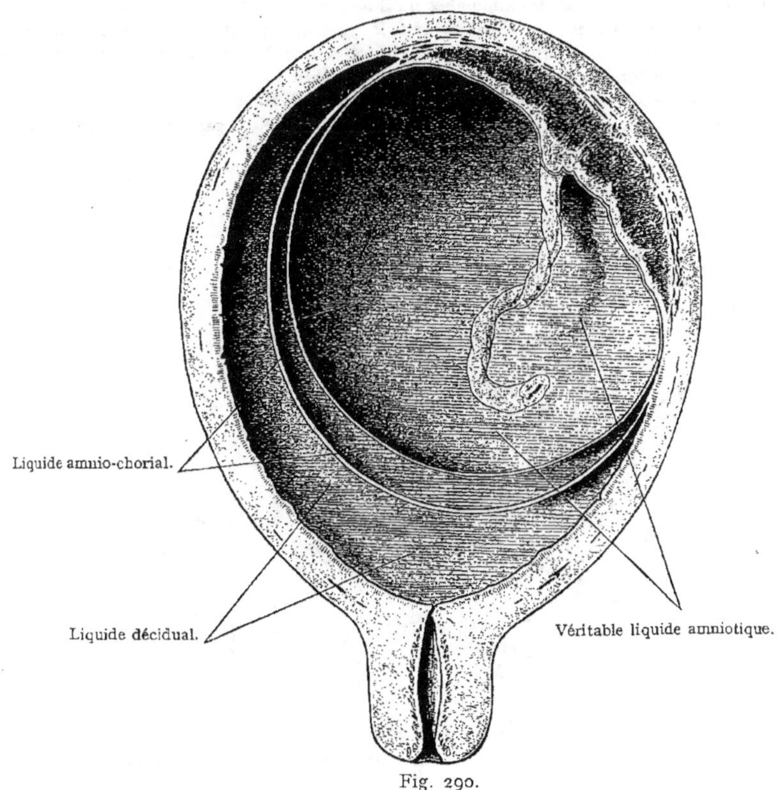

Fig. 290.

Les diverses variétés de « fausses-eaux ». Schéma.

ment est très considérable, et le plus souvent il est quelque peu sanguinolent, c'est là ce qu'on appelle, en opposition à l'hydrorrhée déciduale l'*hydrorrhée amniotique de l'utérus gravide* (hydr. ut. grav. amnialis).

Il est impossible pendant la grossesse de combattre l'hyperplasie et l'hypersécrétion, par contre on cherchera à prévenir la récidive de l'endométrite déciduale dans une grossesse suivante par un traitement approprié (curettage et cautérisation de la muqueuse).

L'inflammation de la muqueuse au niveau de l'orifice externe, avec accolement et épidermisation consécutifs de cette muqueuse, constitue la « *conglutination de l'orifice externe.* » qui est complètement fermé et ne peut être ni palpé ni aperçu au speculum. Cet accolement est facile à vaincre sous la pression du doigt ou d'une sonde ; la stricture cicatricielle du canal cervical peut entraîner des difficultés graves à l'accouchement, nécessitant même le recours à l'opération césarienne. .

Les *maladies des autres organes de l'appareil génital* de la femme peuvent aussi provoquer dans les phénomènes de la génération des anomalies qu'il nous reste à vous exposer.

Les anomalies des *trompes* empêchent souvent le transfert de l'ovule fécondé dans la matrice et donnent ainsi lieu à son implantation dans un endroit anormal, soit à la grossesse extra-utérine. Nous reparlerons bientôt en détail de cette grave complication.

Le rôle des *ovaires* devient important lorsqu'ils sont agrandis par la formation de tumeurs. Même si la dégénérescence n'a épargné qu'une fraction minime du parenchyme ovarien apte à

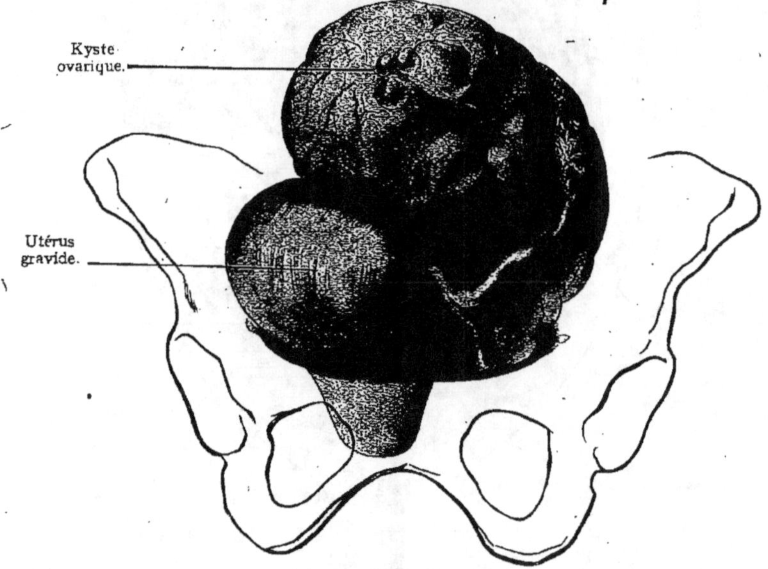

Fig. 291.

Gravidité au quatrième mois et kyste de l'ovaire gauche.

fonctionner, l'ovulation, le détachement des ovules et leur fécondation restent possibles. Aussi la présence simultanée de tumeurs ovariennes et de la gravidité n'est-elle pas une rareté. Ordinairement, les néoplasmes ovariques qu'on rencontre chez les femmes enceintes et les parturientes sont des *kystes*, qui n'intéressent généralement qu'*un seul ovaire*.

Les petits kystes qui remontent avec l'utérus dans la cavité abdominale n'offrent, pour ainsi dire, aucun symptôme et fréquemment ne sont découverts qu'après l'accouchement, par hasard. Il en est autrement quand le kyste atteint un volume considérable déjà avant la conception ou commence pendant la grossesse à croître rapidement, ce qui arrive parfois. Il existe alors dans l'abdomen deux corps dont les dimensions augmentent continuellement ; la distension du ventre devient énorme, elle compromet la nutrition et finit même par gêner la respiration au point de menacer l'existence. La pression de la tumeur sur l'utérus peut interrompre la grossesse, événement d'ailleurs rare. A l'inverse, la croissance de l'utérus peut provoquer la rupture du kyste, ou la torsion du pédicule avec nécrose de ses parois et péritonite.

L'accouchement évolue tout comme en présence de myomes utérins : même les kystes volumineux n'en entravent guère le mécanisme, quand ils sont dans l'abdomen et laissent le passage libre dans l'excavation pelvienne. Sont-ils au contraire fixés dans le bassin par des adhérences ou par leur développement intraligamentaire, ils font obstacle à l'engagement de la partie fœtale qui se présente.

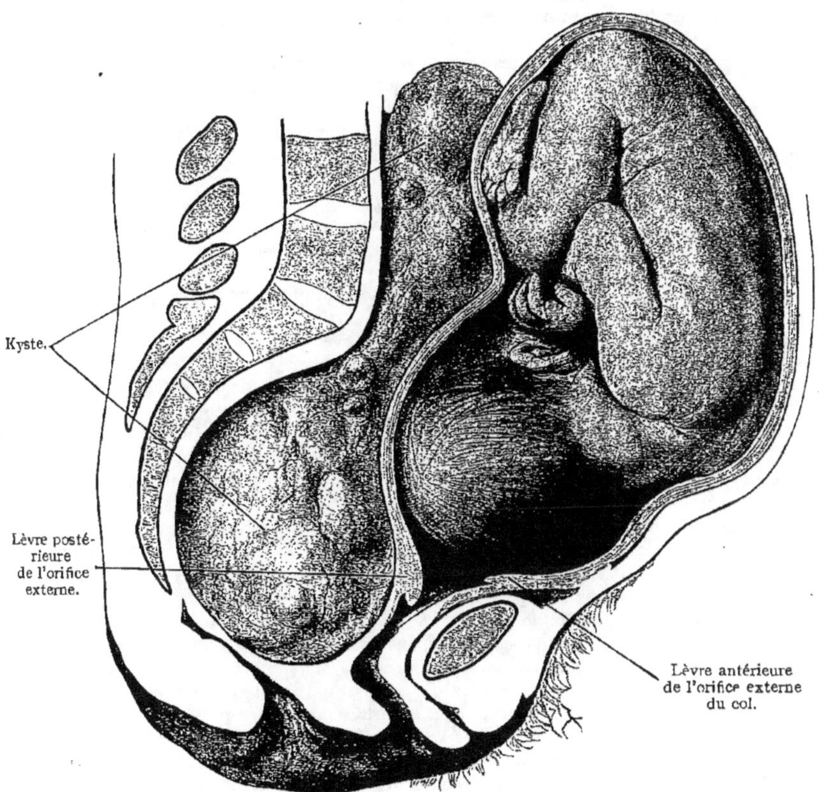

Fig. 292.

Complication de l'accouchement par un kyste ovarique.

Une partie du grand kyste est fixée dans le Douglas, empêchant la tête de s'engager. La lèvre antérieure du col est fortement attirée en haut. L'accouchement a été rendu possible par incision du kyste à travers la voûte vaginale postérieure. Le liquide évacué, la tête descendit spontanément et put être extraite aisément par le forceps. Le kyste fut attiré dans le vagin à travers l'incision du cul-de-sac postérieur et enlevé après ligature du pédicule ; ce dernier fut ensuite réduit dans le Douglas et la plaie vaginale suturée.

Dans le post-partum on observe assez souvent la suppuration des kystes. Il semble que la compression prolongée et les lésions qu'elle produit dans les accouchements difficiles affaiblissent considérablement l'énergie vitale du tissu néoplasique, et que cette circonstance rende alors le terrain particulièrement favorable au développement des microbes pathogènes provenant des voies génitales.

Les accidents graves possibles à l'accouchement et dans le post-partum d'une part, et d'autre

part les résultats favorables de l'ovariotomie moderne ont engagé à pratiquer par principe l'ablation des tumeurs ovariennes dans la grossesse. En effet, il est indéniable que les néoplasmes de
l'ovaire s'extirpent facilement chez la femme enceinte et que le pronostic de l'ovariotomie au cours
de la gravidité est absolument favorable ; toutefois nous devons tenir compte du fait que dans le
20 % des cas environ l'avortement fait suite à l'opération, aussi vous recommanderai-je de ne pas
toucher aux petites tumeurs jusqu'après l'accouchement, et de n'extirper que les grandes ou celles
qui, par leur position ou leur immobilisation, font prévoir des troubles à l'accouchement.

Durant ce dernier, seuls les kystes fixés ou enclavés à l'intérieur du bassin exigent une intervention. Essayez d'abord avec prudence de pratiquer leur réduction ; si elle échoue, fendez le cul-
de-sac vaginal sur la tumeur, fixez à l'aide de deux pincettes la paroi du kyste mise à nu et incisez-
la. L'évacuation du contenu liquide écarte l'obstacle, le fœtus peut être extrait par le forceps ou la
version, et ensuite l'extirpation de l'enveloppe du kyste est facile à achever au travers de l'incision
vaginale (ovariotomie vaginale intra partum, voir fig. 292).

Au niveau du *vagin* et de la *vulve*, l'hyperémie gravidique amène souvent une abondante sécrétion purulente d'aspect laiteux, qui, chez les personnes corpulentes, s'accompagne volontiers d'eczéma des parties génitales externes et des régions environnantes. A cette sécrétion s'associent en
outre quelquefois le gonflement et l'hypertrophie des papilles de la muqueuse vaginale, qui proéminent dans le vagin en rangs serrés, sous forme de nodules rouges, et rendent sa surface rugueuse
et granuleuse, d'où le nom de *vaginite granuleuse*.

Une autre affection vaginale, que l'on n'a guère observée que dans la gravidité, est la *colpohyper-
plasie kystique* ou *colpitis emphysematosa*, décrite en premier lieu par *von Winckel*. Dans la muqueuse
vaginale, apparaissent de nombreux kystes dont la grosseur varie de celle d'un pois à celle d'une
fève ; ils siègent surtout au fond du vagin dans les culs-de-sac et sont remplis d'un gaz qui, d'après
les recherches de *Zweifel*, serait de la triméthylamine. Ces kystes gazeux du vagin doivent leur origine à l'action de micro-organismes en forme de bâtonnets (bâtonnets d'*Eisenlohr*, bacilles de
l'œdème de *Lindenthal*), qui se multiplient dans le tissu connectif sous-épithélial en y produisant le
gaz susdit, lequel distend les fentes lymphatiques superficielles sous forme de vésicules.

La vaginite granuleuse et l'emphysémateuse subissent la régression spontanée au cours du
post-partum et ne nécessitent aucun traitement particulier. On combattra l'hypersécrétion, ainsi
que la cuisson et le prurit violent qui l'accompagnent, au moyen de bains de sièges, simples bains de
propreté, et par des irrigations vaginales légèrement astringentes avec des solutions d'ichthyol,
d'alun, de tanin ou d'acide pyroligneux, etc.

On appelle *mycose vulvaire* (mycosis vulvae) une affection spéciale aux parties génitales externes
qui survient chez les femmes enceintes malpropres ; on la rencontre aussi parfois à l'accouchement ; elle présente beaucoup d'analogie avec le muguet qui affecte la bouche du nouveau-né. La
vulve entière, les petites lèvres, l'hymen, même la surface interne des grandes lèvres sont couvertes
d'un enduit caséeux gris-blanchâtre ; après l'avoir enlevé, il reste sur les muqueuses des plaques
d'érosion qui saignent facilement ; ce dépôt pultacé se compose d'épithéliums macérés, d'innombrables bactéries et filaments mycéliens qui constituent de véritables touffes de champignons. Par un
nettoyage soigneux et des lavages avec des solutions désinfectantes et astringentes, on arrive facilement à supprimer la prolifération des hyphomycètes et ses conséquences.

Comme celles du vagin, les papilles de la vulve présentent fréquemment dans la grossesse des
phénomènes de prolifération. Ces processus donnent naissance aux *papillomes* ou *condylomes acu-
minés*. Tantôt ils se développent isolément, tantôt par amas compacts ; ils peuvent atteindre des
dimensions considérables au cours de la gravidité et répandent alors une odeur très fétide, grâce à
la putréfaction de leur surface épithéliale macérée. Dans le post-partum, ces excroissances rétro-
cèdent toujours rapidement, elles s'atrophient et tombent. Lorsque leur présence en grand nombre
empêche la désinfection normale des parties génitales à l'accouchement, leur ablation est tout indiquée ; elle se fait en narcose à l'aide des ciseaux. Le thermocautère est le meilleur moyen d'arrêter
l'hémorragie des surfaces de section. Si les papillomes sont petits et isolés, la cautérisation indolore
à l'acide nitrique fumant ou à l'acide chromique suffira à les atrophier et à les faire tomber.

On considère souvent l'écoulement purulent, la vaginite granuleuse et les papillomes précités,
comme des signes certains d'*infection gonococcique*. C'est là une affirmation qui fait tort aux femmes
et à leurs maris. En réalité, ces affections n'ont aucun rapport étiologique avec la gonorrhée,

elles peuvent se développer pendant la grossesse même en l'absence totale du virus blennorragique, et leur seule présence ne prouve rien du tout. Naturellement, il est possible que la gonorrhée coexiste incidemment avec une vaginite granuleuse ou des papillomes.

Gonorrhée ou blennorragie.

Quand l'inoculation du gonocoque aux parties génitales a lieu au cours même de la gravidité, elle provoque des phénomènes inflammatoires extrêmement violents. Evidemment l'état gravide favorise énormément l'invasion des microbes, grâce au ramollissement et à l'imbibition séreuse de la couche épithéliale ; c'est pourquoi chez la femme enceinte le revêtement des muqueuses vaginales et vulvaires participe quelquefois à l'infection, bien qu'il soit épargné d'habitude en dehors de la grossesse. Les muqueuses hyperémiées, tuméfiées et couvertes par places de membranes diphtériques, sécrètent en abondance un pus verdâtre qui s'accumule sous forme de véritables flaques entre les plis du vagin. Les sensations de cuisson et d'écorchure des parties génitales ne disparaissent qu'après des semaines, quand les symptômes de l'inflammation aiguë commencent à diminuer graduellement.

Dans la grande majorité des cas de blennorragie la contagion a précédé la conception, et l'on a donc d'emblée affaire à une *infection chronique* localisée dans l'urèthre, dans les glandes du vestibule et de Bartholin, enfin dans le col utérin. Dans ce cas, les gonocoques nichés dans les couches épithéliales superficielles entretiennent un état inflammatoire subaigu, qui, à part la production modérée d'une sécrétion muco-purulente, n'offre cependant pas de symptômes. Du reste, la plupart des femmes ignorent qu'elles sont infectées et, même après un examen soigneux des parties génitales, le diagnostic de la blennorragie n'est possible, dans la règle, que par la démonstration microscopique des gonocoques dans les sécrétions. A plusieurs reprises, on a présumé que les gonocoques fixés dans la muqueuse utérine étaient susceptibles de donner lieu, après la conception, à des processus inflammatoires purulents dans la caduque, qui aboutiraient à l'avortement. Mais jusqu'à maintenant il n'existe pas d'observations probantes sous ce rapport. On pourrait tout au plus admettre que, si l'infection a lieu au cours des premiers mois, les gonocoques pénètrent jusqu'à la caduque et entraînent l'interruption de la grossesse à la suite d'une endométrite déciduale blennorragique, aiguë et purulente. Mais en réalité les infections aiguës aussi évoluent habituellement sans avortement. Dans la blennorragie chronique, les gonocoques qui peuvent se trouver dans la caduque périssent en tout cas après la soudure de la caduque vraie avec la réfléchie et la gravidité arrive à terme à l'abri des atteintes de la blennorragie du col utérin.

A l'accouchement, le mucus infectieux est exprimé par la tête de l'enfant hors des glandes de la muqueuse cervicale et comme raclé à la surface des replis de cette muqueuse. Il peut arriver ainsi que des traces de sécrétion virulente restent adhérentes dans le voisinage des yeux, sur les paupières et les cils ; qu'elles viennent par l'ouverture des paupières ou le lavage des yeux souiller la conjonctive, et un à deux jours après il se développera chez le nouveau-né la conjonctivite blennorragique, constituant parfois le premier signe qui révèle chez la mère l'existence de la gonorrhée.

Le post-partum est la période de prédilection pour les manifestations de la blennorragie. Les gonocoques existant dans le col rencontrent dans les lochies un excellent milieu de culture dans lequel ils se multiplient constamment d'une façon très intense. L'orifice interne largement béant facilite *l'ascension* de l'infection gonococcique dans la cavité utérine, et de là jusque dans les trompes il n'y a qu'un pas. Les femmes qui souffrent de gonorrhée utérine et de pyosalpingite blennorragique, et dont la santé est profondément altérée durant des mois entiers, vous diront souvent que le début de leurs maux remonte au post-partum, c'est-à-dire que la blennorragie du cervix, acquise lors du mariage, était latente, et que les symptômes graves de la maladie n'ont commencé qu'avec l'ascension de l'infection dans la cavité utérine et les trompes, au cours du post-partum. Parfois cette ascension a déjà lieu dans les premiers jours après l'accouchement, accompagnée d'une fièvre élevée et de symptômes alarmants, mais en général la blennorragie n'opère son ascension que vers la fin du post-partum dans les premiers jours ou semaines qui suivent le lever. On pensera toujours à la gonorrhée si à cette époque il survient, d'un seul ou des deux côtés du bas-ventre, des douleurs soudaines et violentes, accompagnées de fièvre et d'irritation péritonéale. Pour assurer le diagnostic il faut démontrer la présence d'un exsudat en arrière et à côté de l'utérus, d'une tuméfaction des trompes, et l'existence de gonocoques dans les lochies purulentes.

L'envahissement de la vessie par l'infection gonococcique, chose rare en général chez la femme, s'observe aussi plus souvent au cours du post-partum.

Le danger d'un avortement interdisant l'emploi de moyens plus efficaces, le traitement de la blennorragie pendant la grossesse ne consistera qu'en irrigations vaginales désinfectantes. Dans ce but je vous recommanderai de préférence la solution d'ichthyol de 0,5 à 1 %, dont l'action est bactéricide, légèrement astringente, antiphlogistique et moins irritante que celle des antiseptiques usuels. Nous avons déjà dit ce qu'il y a à faire pour la prophylaxie de la blennorragie de l'enfant. Le meilleur moyen d'empêcher le processus infectieux de gagner l'utérus et les trompes, c'est que les accouchées gardent le lit jusqu'à l'involution complète de l'utérus, c'est-à-dire jusqu'à la fin de la cinquième ou sixième semaine, en évitant soigneusement tout mouvement brusque. Il faut s'abstenir naturellement de toute intervention et injection à l'intérieur des organes, parce qu'elles pourraient favoriser le transport des gonocoques dans les voies génitales supérieures.

XVIme LEÇON

Anomalies des trompes. Grossesse extra-utérine. Grossesses tubaire et ovarienne. Pourquoi l'œuf se greffe en dehors de la matrice. Variantes de la grossesse tubaire et leur issue : avortement tubaire, môle tubaire, rupture de la trompe, hématocèle, grossesse abdominale secondaire. Marche, symptômes et diagnostic, aux différents stades de la grossesse tubaire. Thérapeutique. Grossesse ovarienne.

Messieurs, les anomalies des trompes méritent d'être exposées à part, parce qu'elles peuvent amener des troubles très spéciaux de la grossesse. Comme on le sait, la fonction des trompes consiste à conduire les spermatozoïdes jusqu'à l'ovaire, et à transporter l'ovule dans la matrice après la fécondation qui a lieu sur l'ovaire ou dans l'ampoule tubaire. Le transfert de l'ovule immobile par lui-même est opéré par le mouvement des cils vibratiles de l'épithélium tubaire, mouvement dirigé du côté de l'utérus et par les contractions de la musculature des trompes. Toutes les altérations des trompes qui empêchent la pénétration des spermatozoïdes entraînent la stérilité. Si, par contre, la voie est ouverte à ces derniers et que la trompe soit seulement incapable d'assurer la propulsion de l'ovule, celui-ci s'arrêtera à n'importe quel point de son trajet vers l'utérus et s'y implantera pour y poursuivre son développement. Telle est l'origine de la grossesse dans un endroit anormal en dehors de la matrice, *grossesse* dite *ectopique* ou *extra-utérine*. Le siège de l'insertion anormale est dans la règle la muqueuse des trompes ; *en grande majorité* les grossesses extra-utérines sont donc des *grossesses tubaires*. Il est tout à fait exceptionnel que l'ovule reste dans le follicule où il est arrivé à maturité et où l'un des spermatozoïdes est venu le féconder, et que le tissu de l'ovaire serve ainsi de siège à son développement ultérieur : *grossesse ovarique*. Plus rarement encore, l'ovule fécondé trouve l'occasion de se greffer quelque part sur le péritoine et se développe alors librement dans la cavité abdominale : *grossesse ectopique abdominale*.

Quelles sont les anomalies des trompes qui troublent le mécanisme de la propulsion de l'ovule et provoquent ainsi son implantation extra-utérine ? Pour le moment la question reste insoluble. Grâce aux opérations nous obtenons actuellement de nombreuses préparations de trompes gravides ; malheureusement il est impossible dans la plupart des cas d'en tirer des conclusions certaines relativement à la cause de l'insertion anormale, parce que la grossesse, au bout de peu de temps déjà, modifie profondément les trompes et fait disparaître ainsi l'état de choscs primitif. Après comme avant, nous en sommes réduits à des réflexions théoriques dans la discussion des relations causales entre les anomalies des trompes et la grossesse tubaire.

Jadis on attribuait le rôle principal à des inflammations du péritoine pelvien qui sans doute sont très fréquentes ; elles peuvent provoquer toutes sortes de coudures et de rétrécissements des oviductes, grâce aux adhérences cicatricielles, en nappe et ligamentaires. Les spermatozoïdes doués de mouvements énergiques sont en état de franchir l'endroit rétréci du canal, tandis que l'obstacle arrête au passage l'ovule fécondé. Il est incontestable qu'un tel processus soit possible, mais qu'il soit fréquent la chose est des plus problématiques. Dans la plupart des cas la trompe ne présente aucune coudure au siège de l'insertion de l'ovule, et les adhérences inflammatoires qui peuvent exister ne se sont évidemment formées qu'après la conception. Il en est de même des polypes, des myomes et autres tumeurs ; ils peuvent bien à l'occasion empêcher le transfert de l'œuf, mais ils sont fort loin de constituer un élément pathogénique constant de la grossesse tubaire, puisqu'on constate le plus souvent leur absence.

Plus tard, lorsqu'on connut plus exactement les modifications de la muqueuse salpingique par les inflammations blennorragiques ou autres, on crut voir un facteur causal important dans la perte des cils vibratiles de l'épithélium tubaire. Il suffit déjà d'un léger catarrhe pour amener la chute de ces cils, et l'ovule inerte devrait s'arrêter sur place dès que le courant ciliaire fait défaut. Mais cette supposition non plus, si plausible qu'elle soit, n'a aucune valeur générale pour l'étiologie de la grossesse tubaire. Des investigations récentes ont démontré que les contractions tubaires jouent un grand rôle dans le transfert de l'ovule ; le mouvement des cils vibratiles a moins d'importance qu'on ne le croyait jusqu'alors, quoique, comme on peut souvent s'en convaincre sur les trompes excisées, l'appareil ciliaire de l'épithélium vibre en général très énergiquement au voisinage du kyste ovulaire.

Les inflammations chroniques peuvent avoir d'autres effets : ce sont le rétrécissement du canal tubaire par tuméfaction de ses parois, l'accolement et la soudure de plis de la muqueuse, et la prolifération d'éléments épithéliaux qui pénètrent dans la musculaire sous forme de tubes glandulaires ; il en résulte la formation de canalicules ou de diverticules terminés en cul-de-sac, dans lesquels l'ovule peut s'égarer et rester pris. L'examen soigneux de la trompe, dans les opérations entraînant l'interruption précoce de la gravidité, a fourni la preuve certaine que la formation de ces culs-de-sac, capables de retenir l'ovule fécondé, constitue un facteur étiologique assez fréquent de la grossesse tubaire.

Par ses études sur les anomalies du développement des trompes, *W. A. Freund* nous a procuré de nouveaux éléments importants de l'étiologie en question. Ces organes peuvent aussi bien que l'utérus subir un arrêt de développement et rester à l'état fœtal ou infantile ; ils présentent alors chez la femme adulte, au lieu de la trompe normale étendue et rectiligne, les mêmes flexuosités nombreuses que chez le fœtus et l'enfant. Utérus infantile et trompes infantiles sont les causes les plus fréquentes de la stérilité incurable chez la femme ; mais les trompes infantiles peuvent encore, par leur fonctionnement défectueux, amener l'insertion prématurée de l'ovule fécondé, au cours de son transport dans la cavité utérine. Une telle étiologie est naturellement insoutenable, quand la trompe extirpée est normalement développée, ou bien lorsque la grossesse tubaire succède à plusieurs grossesses normales.

Enfin on a pensé que les émotions (chagrins, peur) et les excitations sexuelles, etc., peuvent aussi jouer un rôle ; survenant dans les jours qui suivent la conception, elles provoqueraient dans la musculature tubaire des contractions spasmodiques et des mouvements antipéristaltiques, et arrêteraient ainsi l'émigration de l'œuf dans la cavité utérine.

Vous le voyez, Messieurs, il ne manque pas dans les oviductes d'états pathologiques que l'on puisse mettre en relation avec la grossesse tubaire ; mais la preuve que quelques-uns d'entre eux jouent fréquemment un tel rôle pathogénique fait encore défaut et restera difficile à fournir. Si l'on examine au microscope les mouvements vibratiles des cils sur des fragments excisés de la muqueuse tubaire, et que l'on étudie ainsi leur action mécanique sur des cellules voisines ou de très fines particules mises artificiellement en contact avec eux, on arrive involontairement à l'impression que pour donner lieu à une grossesse tubaire il n'est peut-être nullement besoin d'altérations marquées ; un incident malheureux, la présence de quelque mucosité, un petit caillot sanguin resté dans la trompe depuis la dernière menstruation, etc., suffirait à retenir l'ovule et, pour peu que les conditions y soient favorables, à provoquer son implantation dans la muqueuse de l'oviducte.

Peut-être est-ce l'ovule lui-même qui, dans certains cas, est la propre cause de son insertion anormale. Comme *Sippel* en a fait la remarque, le corps jaune se rencontre fréquemment dans la grossesse tubaire sur l'ovaire du côté opposé. Après sa sortie du follicule, l'ovule ne serait donc pas entré dans la trompe correspondante mais aurait émigré dans le pavillon de la trompe opposée. On a le droit de penser que, au cours d'un si long trajet, le développement a fait de tels progrès que l'ovule est devenu trop volumineux pour franchir encore les canalicules entre les plis tubaires, ou trop lourd pour pouvoir être charrié par les cils ; peut-être aussi que l'ovule se fixe prématurément parce que ses cellules ectodermiques, dites trophoblastes, manifestent déjà leur action cytolytique. Peut-être les phénomènes du développement de l'œuf jouent-ils un rôle plus considérable qu'on ne l'admit autrefois. Le moment auquel l'œuf devient mûr pour l'implantation détermine le siège de cette dernière. Si l'œuf atteint ce stade de développement déjà pendant son passage à travers la trompe, il se forme une grossesse tubaire ; si cette maturation apte à l'implantation est retardée, l'œuf va s'insérer au bas de la cavité utérine, en donnant lieu à la formation d'un placenta à insertion basse ou d'un placenta praevia. Enfin, dans les cas d'ovules gémellaires, dont on a constaté la fréquence surprenante dans les trompes gravides, il se peut aussi que la rapidité de leur développement et de leur croissance fasse obstacle à leur propulsion normale dans l'oviducte.

L'observation clinique fournit encore moins d'éclaircissements sur l'étiologie de la grossesse tubaire que l'anatomique. Autrefois la gravidité ectopique passait pour une grande rareté ; aujourd'hui, où l'on sait mieux la diagnostiquer, il faut la considérer au contraire comme fréquente, car il ne se passe pas de semaine dans les grandes cliniques sans qu'on observe un cas de grossesse tubaire. Les multipares en sont certainement atteintes plus souvent que les nullipares ; sous le rapport de la fréquence des cas, il n'y a guère de différence entre les deux trompes, gauche et droite. Chose curieuse, on a déjà souvent observé la répétition de la grossesse tubaire chez la même femme. L'anomalie s'est produite à l'une des trompes et peu de temps après l'extirpation du kyste ovulaire le même processus se reproduit dans la trompe restante, prouvant ainsi chez certaines personnes la persistance des causes prédisposantes. Il peut survenir aussi des cas de gémellité, avec gravidité concomitante de l'utérus et d'un oviducte.

L'œuf fécondé rencontre dans la trompe une muqueuse qui, par sa genèse, est semblable à la muqueuse utérine et qui se prête parfaitement bien à l'insertion de l'ovule. Tout comme dans l'utérus, elle subit au contact de l'œuf la transformation en caduque, et le développement de la caduque réfléchie et du placenta a lieu de la manière habituelle. La prolifération de la muqueuse est assurément loin d'atteindre dans la trompe la même puissance que dans l'utérus, la caduque réfléchie en particulier y est généralement fort mince ; de même, la transformation en caduque ne s'étend jamais à toute la muqueuse, mais reste toujours cantonnée dans le voisinage de l'œuf. Grâce à la minceur de la muqueuse, l'œuf pénètre de bonne heure dans la tunique musculaire de la trompe, qui se comporte ensuite différemment : tantôt son développement va de pair avec la croissance de l'œuf, de sorte que la grossesse arrive à terme et que le fœtus est entouré d'un sac musculaire de plusieurs millimètres d'épaisseur, qui présente des contractions distinctes comme l'utérus proche du terme ; mais c'est là une exception ; tantôt et dans la plupart des cas, l'hypertrophie des fibres musculaires, que l'on peut toujours démontrer au début, ne persiste pas longtemps ; l'ovule se creuse un nid dans la musculature tubaire ; au fur et à mesure de la croissance de l'œuf, la paroi du kyste ovulaire se distend et devient si mince qu'elle est prête à se rompre. La grossesse tubaire s'accompagne constamment de l'hypertrophie sympathique de la musculaire et de la muqueuse utérines, qui subissent les mêmes modifications que dans la gravidité intra-utérine ; ces changements progressent jusqu'à la fin du 3e mois. A ce moment, la muqueuse utérine atteint d'un demi à un centimètre d'épaisseur et présente la structure typique de la caduque. A moins que la grossesse ne soit interrompue plus tôt, ce n'est qu'au 4e mois que commence la régression graduelle de l'utérus.

Dans chaque cas la conformation anatomique du kyste embryonnaire de la trompe dépend de son siège, d'après lequel on distingue trois formes principales de grossesse tubaire : dans la première l'œuf s'insère dans l'extrémité externe élargie de la trompe, c'est la *grossesse ampullaire.* Dans la deuxième, presque aussi fréquente, l'œuf se greffe dans la région moyenne, étroite, de l'oviducte : *grossesse isthmique* ou *tubaire*

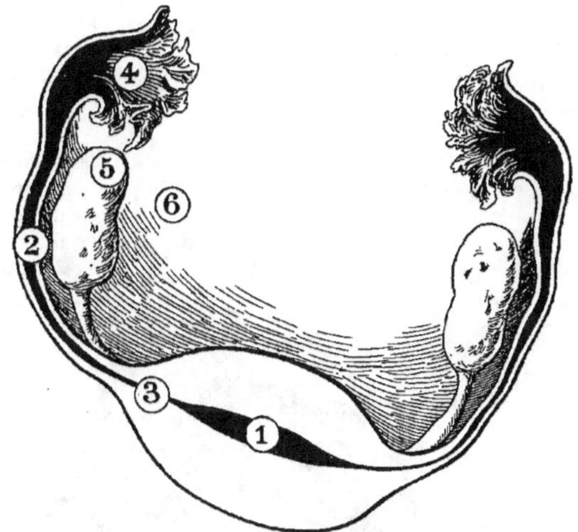

Fig. 293.

Coupe horizontale des organes génitaux internes, représentant toutes les variétés possibles
d'insertion de l'œuf.

1) Insertion normale à la paroi utérine antérieure ou postérieure. 2) Graviditas tubaria isthmica. 3) Graviditas
interstitialis. 4) Graviditas ampullaris. 5) Graviditas ovarica. 6) Graviditas abdominalis (cette dernière variété n'est
pas encore démontrée péremptoirement).

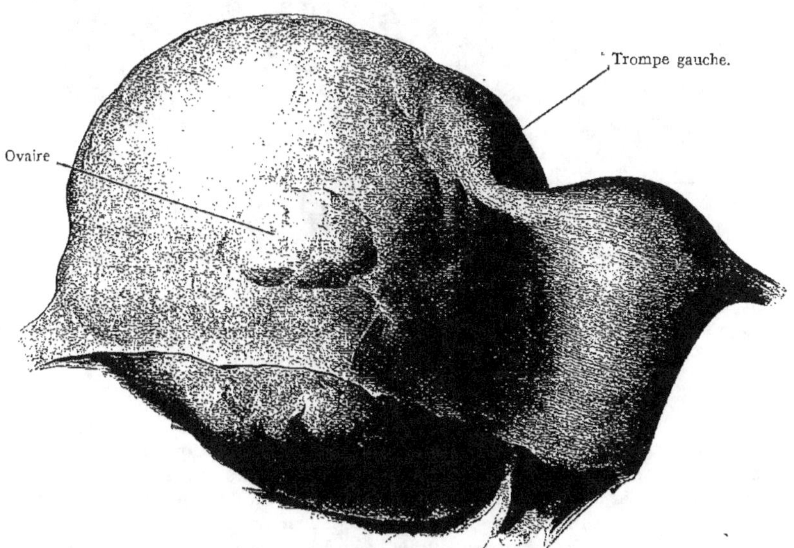

Fig. 294.

Grossesse intraligamentaire gauche.

Le kyste ovulaire tubaire s'est développé vers le bas, entre les feuillets du ligament large jusqu'à la voûte vaginale;
on a pu l'extraire in toto sans lésion de sa paroi.

proprement dite. Par contre, l'implantation de l'œuf n'a lieu que rarement dans le segment de la trompe le plus interne qui chemine à travers la paroi utérine : *grossesse interstitielle.*

La *gravidité ampullaire* détermine la dilatation en massue du tiers externe de la trompe. Pendant le développement du kyste embryonnaire, les franges du pavillon peuvent se souder par leur surface péritonéale, entraînant ainsi l'occlusion complète de l'oviducte du côté de la cavité abdominale ; ou bien elles se groupent en rosette autour d'un étroit orifice qui conduit à l'intérieur de la trompe jusqu'à l'œuf. Si l'ovule se greffe dans le pavillon près de l'« *ostium abdominale* », une par-

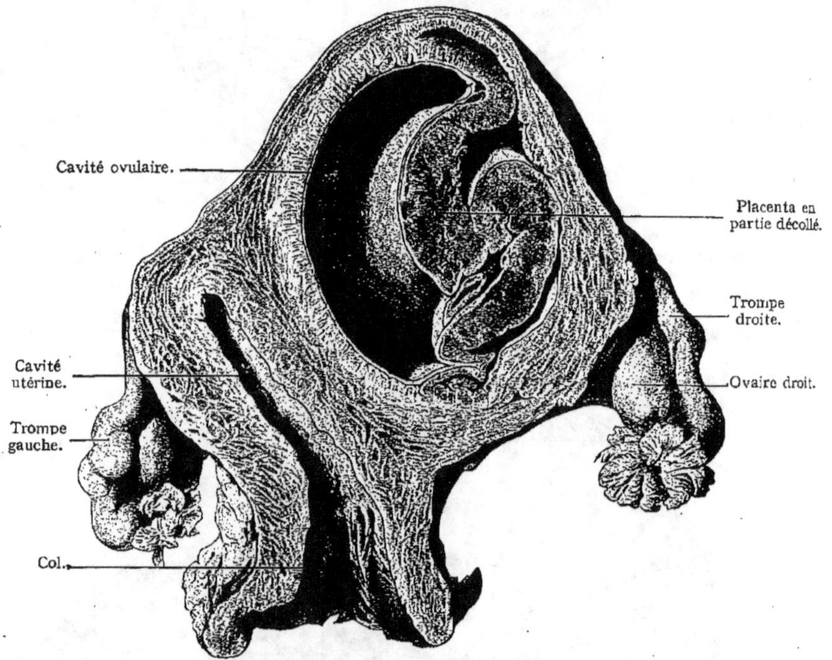

Fig. 295.

Grossesse interstitielle droite au quatrième mois. Extirpation per vaginam du kyste fœtal et de l'utérus.

Préparation de la clinique de Bâle.

tie du kyste ovulaire fera saillie dans la cavité abdominale à mesure qu'il s'agrandira, et formera des adhérences, par des exsudats fibrineux, avec les régions voisines du péritoine pelvien, avec l'épiploon ou l'intestin. Cette variété de la grossesse ampullaire, où l'œuf se trouve en partie dans la trompe et en partie dans la cavité péritonéale, porte le nom de *grossesse tubo-abdominale.*

Dans la grossesse *tubaire proprement dite*, le kyste embryonnaire constitue une dilatation fusiforme ou sphérique du canal salpingique, et il s'accroît généralement en haut, du côté de la grande cavité abdominale. Le ligament large étant entraîné par lui, il se développe une tumeur pédiculée tout à fait mobile, qui se présente dans les meilleures conditions pour l'extirpation. Les conditions sont moins favorables lorsque le kyste embryonnaire s'étend en bas, à l'intérieur du ligament large. Les deux feuillets de ce ligament sont écartés et la trompe distendue s'enfonce profondément dans le tissu conjonctif pelvien : *grossesse intraligamentaire* (fig. 294). Si la paroi musculaire amincie de l'oviducte se rompt, l'œuf entier ou le fœtus seul peuvent être entourés directement par les feuillets du ligament large.

Dans les formes précitées de la grossesse tubaire, le kyste ovulaire siège sur la trompe en dehors de l'insertion utérine du ligament rond, tandis que dans la variété *interstitielle* il se forme une excroissance latérale sur le fond de l'utérus qui en impose tout d'abord pour une tumeur utérine et non tubaire, et qui siège en dedans de l'insertion du ligament rond. Puisque le segment interstitiel de la trompe est tout entouré par la musculature utérine, celle-ci contribue à constituer le kyste embryonnaire. Elle enveloppe l'œuf d'une couche dont l'épaisseur est partout égale (fig. 295) ; ou bien elle subit à la partie supérieure, renflée en dôme, un amincissement qui amène tôt ou tard une rupture. Parfois l'œuf a la tendance à se développer du côté de l'utérus ; l'orifice utérin de la trompe s'ouvre alors sous la pression du kyste ovulaire, qui proémine dans la cavité utérine comme s'il sortait d'un diverticule latéral : *grossesse tubo-utérine* (ou utéro-interstitielle). Cette variété de la grossesse interstitielle permet l'expulsion du fœtus et de ses annexes par les voies naturelles.

Un très petit nombre seulement des œufs insérés dans la trompe arrivent à maturité ou atteignent même la seconde moitié de la grossesse. Beaucoup s'arrêtent déjà aux premiers débuts de leur développement, et disparaissent sans donner lieu à aucun symptôme. Si tel n'est pas le cas, l'interruption de la gravidité a lieu habituellement au cours des trois ou quatre premiers mois. Vous n'aurez que rarement l'occasion d'observer des grossesses tubaires plus avancées ; au contraire, vous aurez souvent affaire à l'interruption précoce ; il importe donc avant tout que vous ayez des notions exactes sur les phénomènes qui se déroulent alors. Dans la règle, l'interruption de la gravidité est préparée par l'action destructive de l'œuf en voie de croissance sur la paroi tubaire et la caduque réfléchie ou capsulaire. Dans la grossesse tubaire, l'une et l'autre sont beaucoup plus minces et plus délicates

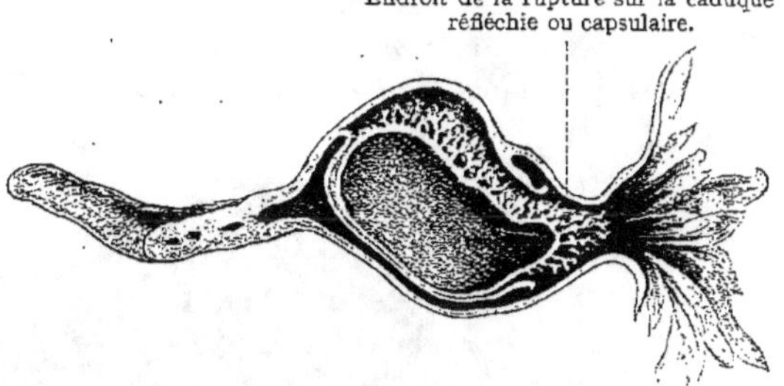

Fig. 296.

Rupture interne du kyste fœtal, amenant l'avortement tubaire.

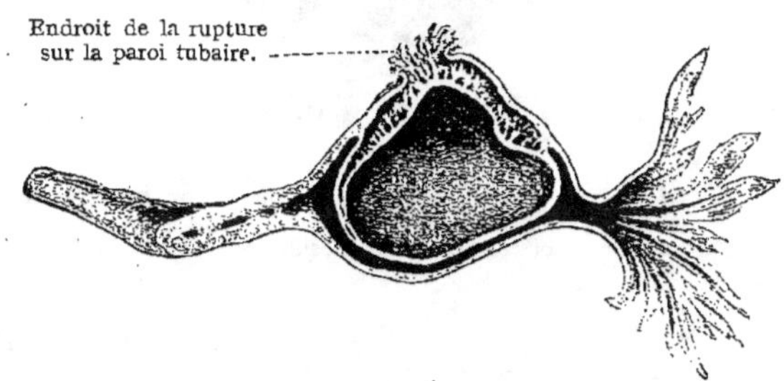

Fig. 297.

Rupture externe du kyste fœtal = rupture de la trompe.

que n'est l'enveloppe de l'œuf dans la grossesse utérine physiologique ; grâce à ce fait elles sont rongées, usées de bonne heure par les cellules trophoblastes du chorion, de sorte qu'il ne reste que des débris minimes de la caduque réfléchie, et de la paroi tubaire seulement la couche péritonéale. Si la caduque capsulaire vient à se rompre *(rupture interne de la capsule embryonnaire — Werth)*, l'ovule arrive dans la lumière de la trompe dont il est expulsé, en donnant lieu au syndrome de l'*avortement tubaire*. Par contre, si c'est la paroi tubaire amincie qui se déchire *(rupture externe de la capsule embryonnaire)*, l'œuf pénètre totalement ou partiellement dans la cavité abdominale à travers la déchirure, en constituant le tableau clinique de la *rupture de la trompe*.

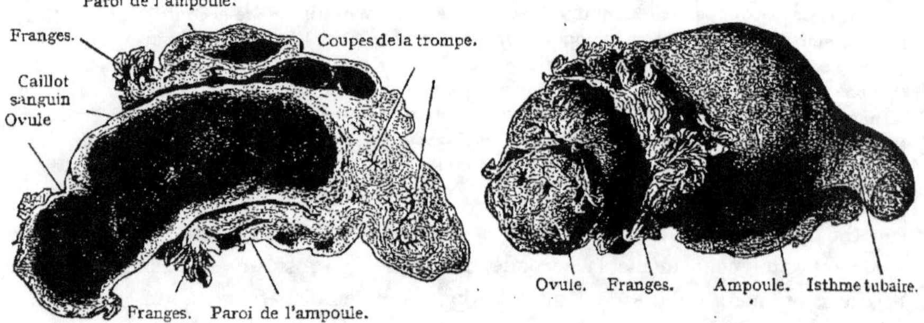

Fig. 298.
Coupe de la préparation représentée à la fig. 299.

Fig. 299.
Avortement tubaire.
L'œuf est précisément en train de franchir l'ostium abdominale.

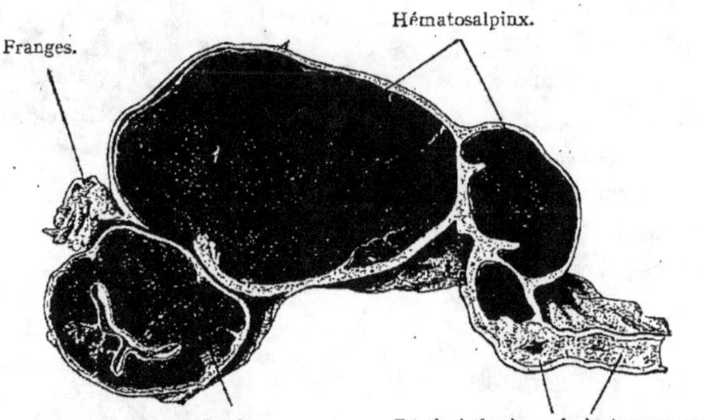

Fig. 300.
Avortement tubaire achevé.

Œuf expulsé ; pavillon tubaire rempli de caillots sanguins. C'est la même préparation qui est vue d'en haut à la fig. 302.

1. L'avortement tubaire.

Le même phénomène qui, d'habitude, suit l'interruption de la grossesse intra-utérine est aussi celui que l'on observe le plus souvent sur la trompe gravide : l'*avortement*. Depuis que *Werth* nous a rendus attentifs à l'*avortement tubaire*, on a confirmé de tous côtés qu'il constitue l'issue la plus fréquente de la grossesse tubaire D'après les indications données par les femmes, nous devons admettre que le processus débute dans beaucoup de cas par des contractions de la trompe, suivies d'hémorragies ; celles-ci à leur tour occasionnent la rupture de la caduque réfléchie et finissent par chasser complètement l'œuf de son siège. En d'autres cas, l'oviducte gravide subit l'effet d'actions mécaniques (ébranlements du corps, efforts de la presse abdominale, etc.), qui, par la lésion de l'œuf, provoquent le début de l'hémorragie ; ou bien celle-ci provient tout d'abord des déplacements l'un sur l'autre de l'œuf et de la paroi tubaire, lesquels résultent nécessairement de l'agrandissement insuffisant de cette dernière. L'effet est toujours le même : l'œuf détaché de son insertion gît dans la trompe, qui est fortement distendue par l'épanchement sanguin et réagit à cette distension par des contractions plus ou moins énergiques. Si l'œuf siège dans l'ampoule tubaire, les contractions réussissent généralement à l'en expulser. Les fig. 298-299 vous montrent un tel ovule âgé de deux mois et entouré de caillots sanguins, juste au moment où il pénètre dans la cavité abdominale par l'orifice abdominal de la trompe largement ouvert.

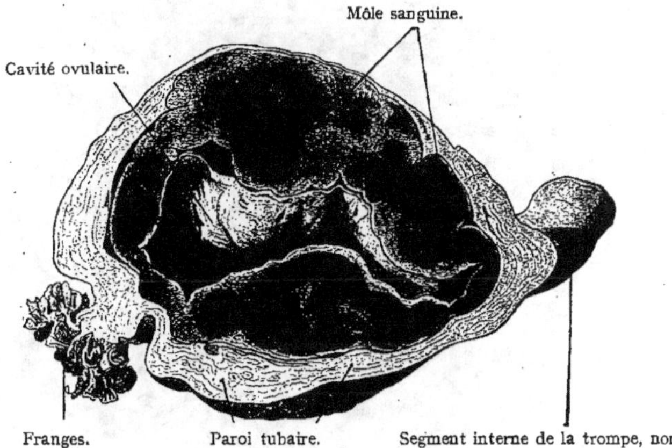

Fig. 301.

Môle tubaire.

Sur la fig. 300, vous voyez l'avortement terminé, l'œuf est dans la cavité péritonéale à côté du pavillon ; la trompe elle-même, remplie de caillots, constitue une poche sanguine à parois minces dite *hématosalpinx*.

Dans la gravidité isthmique les efforts d'expulsion de la trompe ont généralement moins de succès, le segment tubaire étroit qui sépare le kyste embryonnaire du pavillon ne peut être franchi que difficilement et les contractions infructueuses persistent longtemps : c'est l'*avortement tubaire prolongé*. Souvent l'œuf reste sur place malgré toutes les contractions de la trompe, infiltré de sang et entouré de caillots, et quelques semaines après il s'est transformé en ce qu'on appelle une *môle tubaire* (voir fig. 301). L'œuf et les caillots sanguins ont alors fusionné en une masse unique de consistance couenneuse, fibrineuse, qui présente par places une apparence charnue, rouge clair, par suite de la disparition de l'hémoglobine dissoute. Il n'y a plus trace du corps de l'embryon et, même pour reconnaître les membranes ovulaires et les restes du placenta, il faut recourir souvent au microscope.

Comme l'utérin, l'avortement tubaire s'accompagne aussi d'hémorragies qui dans ce cas se produisent naturellement à l'intérieur de la cavité abdominale. Le sang s'accumule d'abord au voisinage du pavillon de la trompe, et sa coagulation provoque des adhérences entre les organes voisins de l'abdomen, qui constituent une sorte de capsule autour de la masse sanguine. De cette manière, la trompe gravide est remplacée par une tumeur volumineuse, allongée, renflée en massue à son

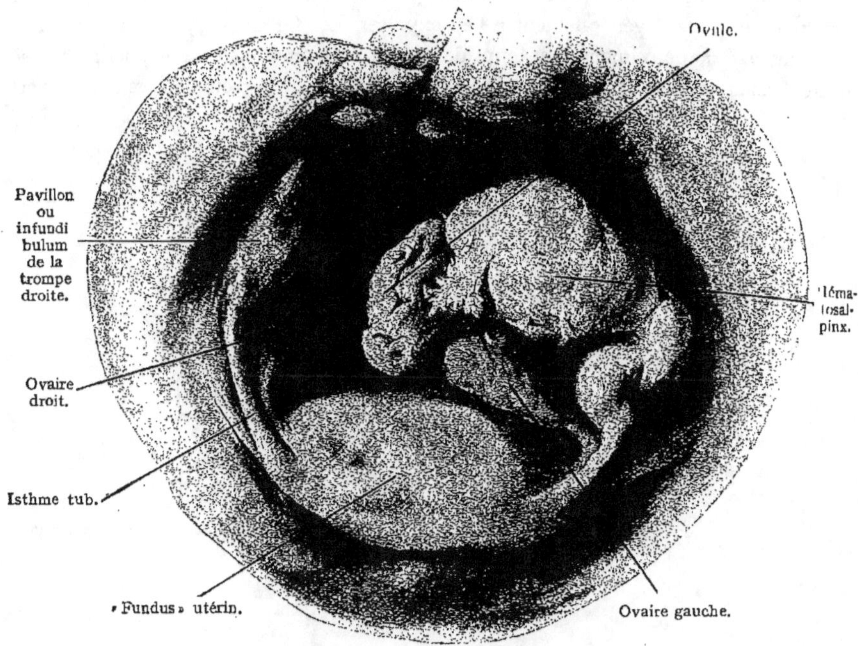

Fig. 302.

Avortement tubaire achevé, avec hématosalpinx et hématocèle péritubaire.

extrémité externe, et située latéralement et en arrière de l'utérus qu'elle refoule du côté opposé. Le noyau de la tumeur est formé par l'oviducte gravide, et son enveloppe par les caillots sanguins épaissis dont l'aspect rappelle celui du goudron. *Sänger* a donné à cette tumeur le nom d'*hématocèle péritubaire*.

Si l'hémorragie est intense, elle ne se borne pas à la formation de l'hématocèle péritubaire ; mais le sang remplit complètement l'excavation pelvienne et se rassemble pour la plus grande part dans la profonde poche péritonéale recto-utérine, connue sous le nom de *cul-de-sac de Douglas*. Ces hémorragies profuses déplacent l'utérus en haut et en avant, dépriment profondément le cul-de-sac vaginal postérieur, et arrivent

en haut à mi-hauteur de l'ombilic, en constituant une tumeur sphérique qui surmonte .
l'utérus. Comme au début le sang est liquide, à l'exploration pendant et peu après
l'hémorragie, la main ne ressent que l'impression d'une résistance pâteuse au voisinage
du kyste embryonnaire. Mais, au fur et à mesure des progrès de la coagulation, il se

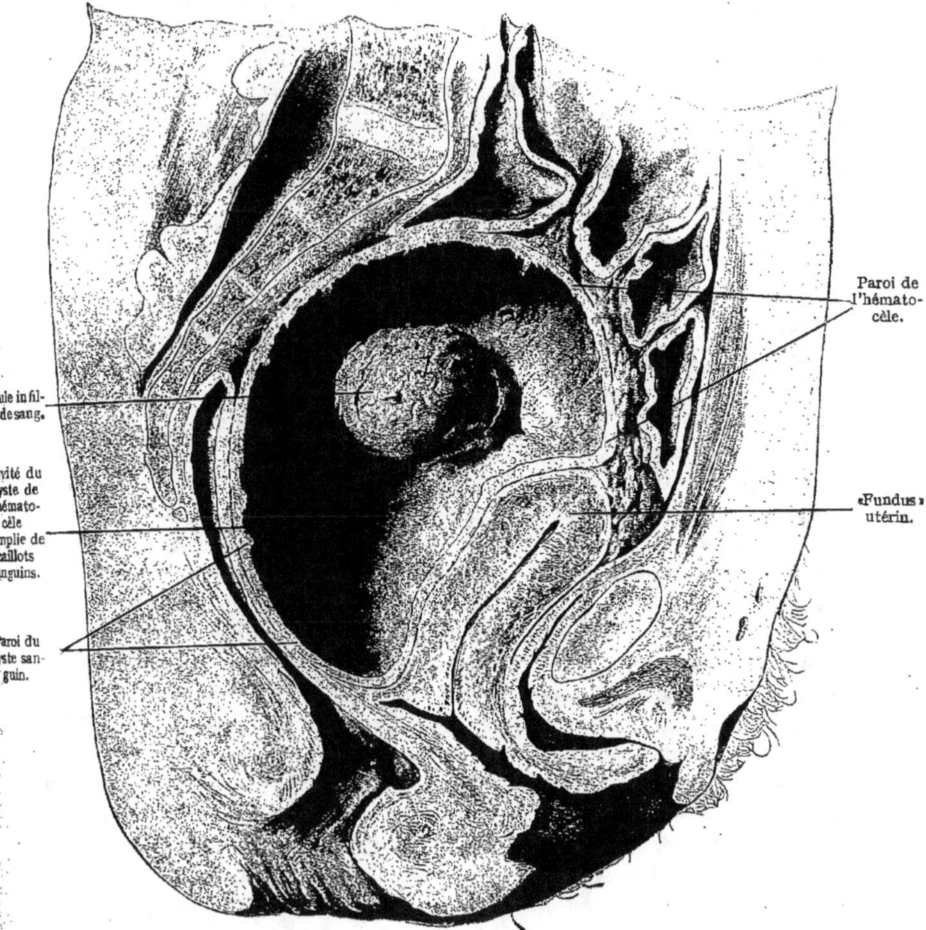

Fig. 303.
Hématocèle rétro-utérine. Coupe sagittale.

formé déjà dans les premiers jours, derrière l'utérus, une tumeur nettement délimitée,
dont la consistance devient rapidement plus ferme : c'est ce qu'on appelle depuis la
description de *Nélaton : l'hématocèle rétro-utérine. J. Veit* réussit à démontrer que la
plupart des hématocèles doivent leur origine à l'interruption d'une grossesse tubaire.

La coupe sagittale de la fig. 303 est une excellente reproduction anatomo-pathologique de cette anomalie ; au centre de la grande hématocèle rétro-utérine, on voit l'œuf expulsé de la trompe. L'épanchement sanguin a refoulé de tous côtés les organes situés normalement dans l'excavation pelvienne ; l'intestin est repoussé en haut avec l'épiploon, l'utérus et la vessie le sont en avant contre la symphyse pubienne, le rectum est comprimé contre la paroi pelvienne postérieure, la fosse de Douglas a subi une expansion considérable. Aux points de contact du péritoine et du sang il s'est développé un exsudat fibrineux, qui soude les anses intestinales et l'épiploon en une calotte sur le sommet de l'hématocèle, et qui, avec le concours des caillots sanguins, constitue à l'épanchement tout entier une enveloppe assez épaisse. La paroi de l'hématocèle se compose de couches de fibrine stratifiées et peut être facilement séparée in toto de la séreuse sous-jacente.

2. La rupture de la trompe gravide.

Après l'avortement, *la rupture du sac embryonnaire* ou *kyste fœtal* est l'issue la plus fréquente de la grossesse tubaire. Elle est préparée par la croissance excentrique de l'œuf, grâce à laquelle un seul côté de la paroi tubaire est aminci et distendu ou rongé par les villosités choriales. La rupture elle-même résulte ensuite d'actions mécaniques occasionnelles, telles que les efforts de la défécation, ou les tiraillements provenant de contractions de la trompe, ou la distension soudaine du sac embryonnaire par des hémorragies intra-ovulaires. Elle peut en outre succéder à des interventions médicales, telles que le curettage, la dilatation du col ou des tentatives de redressement de l'utérus supposé rétrofléchi. Deux fois déjà j'ai vu survenir la déchirure suivie d'une grave hémorragie interne, pendant un examen fait sous narcose pour fixer le diagnostic. On observe la rupture dans toutes les formes de la grossesse tubaire ; elle arrive de préférence au cours du 2e ou 3e mois ; mais elle peut aussi se produire quelques jours déjà après l'absence des règles alors que l'œuf ne dépasse pas les dimensions d'une cerise, ou bien se faire attendre jusque dans les derniers mois de la grossesse. La déchirure a lieu généralement à l'endroit de la trompe où siège le placenta et où les vaisseaux sont très développés, c'est pourquoi l'hémorragie est ordinairement intense. Si le volume de l'œuf est considérable, la rupture peut entraîner la mort en quelques minutes par hémorragie interne, c'est-à-dire intra-péritonéale ; et même si l'œuf est petit ou très petit, la femme n'est pas à l'abri d'une anémie grave. Il est vrai que, dans ce cas, celle-ci ne survient pas tout d'un coup et ne devient dangereuse habituellement que par la répétition des hémorragies, c'est-à-dire après plusieurs heures ou plusieurs jours. Evidemment, l'écoulement s'arrête momentanément par coagulation du sang aux orifices des veines, ou grâce à l'obstruction de la déchirure par une partie de l'œuf, mais il recommence facilement quand la pression sanguine se relève ou que les caillots oblitérants sont détachés par des mouvements, ou par l'appel de sang veineux que produisent les profondes inspirations.

A part l'hémorragie dans la cavité péritonéale suivie d'anémie grave, la rupture de la trompe gravide amène aussi souvent, comme l'avortement tubaire, la formation d'une hématocèle. Il est nécessaire pour cela que l'hémorragie évolue lentement et que sa répétition à brève échéance ne vienne pas empêcher l'enkystement fibrineux de l'hématome dans le bassin. Si la rupture du kyste fœtal n'a pas lieu à sa surface libre, mais au niveau de la paroi tubaire dépourvue de péritoine qui regarde le ligament

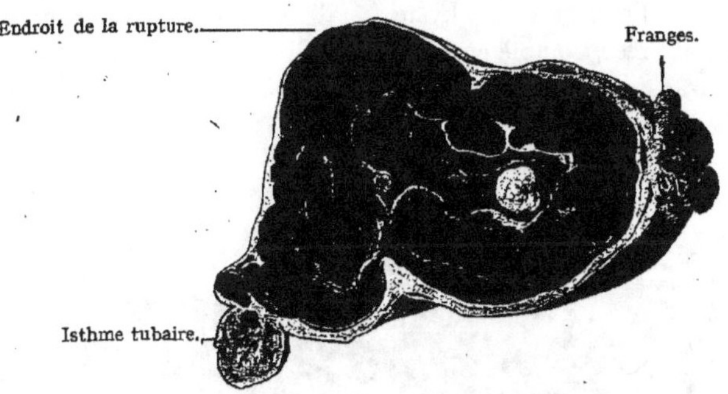

Fig. 304.

Rupture de la trompe à la cinquième semaine de la grossesse. Coupe grandeur naturelle.

L'embryon est au milieu des caillots sanguins, encore absolument frais et bien conservé. Forte hémorragie dans la cavité péritonéale.

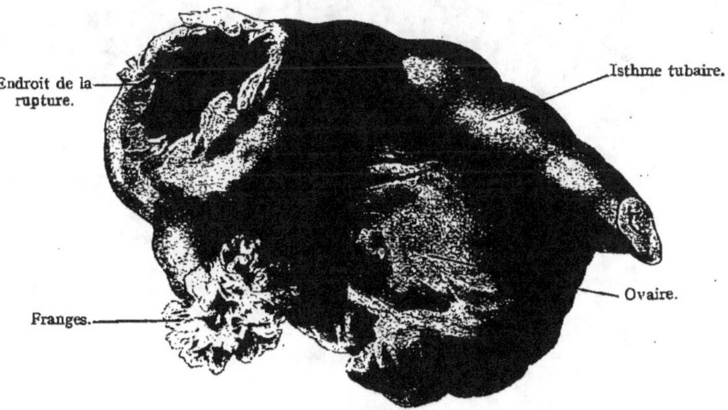

Fig. 305.

Rupture de la trompe avec déchirure considérable.

L'œuf a émigré dans la cavité péritonéale ; forte hémorragie ; la trompe, du type infantile, montre de nombreuses flexuosités.

large, le sang se fraye un chemin dans le tissu conjonctif lâche de ce ligament, en constituant sous la séreuse l'*hématome du ligament large*.

Les fig. 304 et 305 reproduisent deux trompes déchirées, dont la rapide extirpation a sauvé deux femmes près de succomber à l'anémie et dont le pouls avait déjà disparu. La fig. 306 montre in situ les organes génitaux internes d'une femme morte d'hémorragie.

La rupture de l'œuf tubaire signifie dans la règle son anéantissement. Il arrive pourtant dans quelques cas rares que la paroi tubaire cède très graduellement à la pression de l'œuf et que la déchirure laisse intacte la région du placenta. L'hémorragie consécutive est alors minime et n'entraîne pas de catastrophe, mais le fœtus glisse dans la cavité abdominale par l'ouverture du kyste fœtal, soit avec ses enveloppes, soit, si elles ont été aussi déchirées, complètement à nu et il y continue son existence. La grossesse tubaire se transforme ainsi en *grossesse abdominale secondaire*. Le fœtus

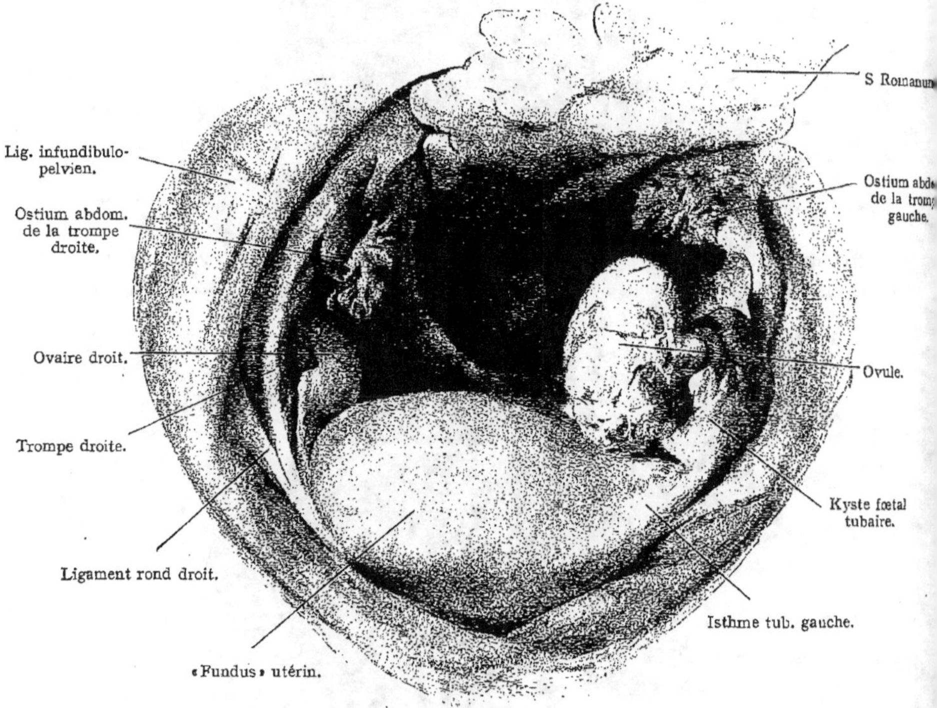

Fig. 306.

Grossesse tubaire isthmique gauche, avec rupture du kyste fœtal et hémorragie mortelle dans la cavité péritonéale.

Préparation de l'institut anatomo-pathologique de Bâle.

peut arriver dans l'abdomen à maturité complète. Le péritoine se comporte de diverses façons vis-à-vis de son contenu anormal ; on ne remarque parfois aucun signe de réaction, le fœtus est entouré du chorion et de l'amnios ou se trouve libre au milieu des anses intestinales non modifiées. En d'autres cas, un exsudat fibrineux se forme partout où la séreuse entre en contact avec l'œuf ou le fœtus, et de nombreuses adhérences se développent entre l'œuf et les organes abdominaux. Le placenta reste à son siège primitif dans la trompe, mais par sa croissance ultérieure il empiète habituellement sur le péritoine, si bien que, dans les derniers mois de la grossesse abdominale, il faut toujours s'attendre à trouver une grande portion du placenta soudée avec les surfaces séreuses voisines du ligament large, de l'utérus, de la paroi pelvienne postérieure, etc.

Sinon plus tôt, la mort du fœtus survient au plus tard lorsque sa maturité est complète. La circulation cesse dans le placenta, le fœtus et ses annexes deviennent

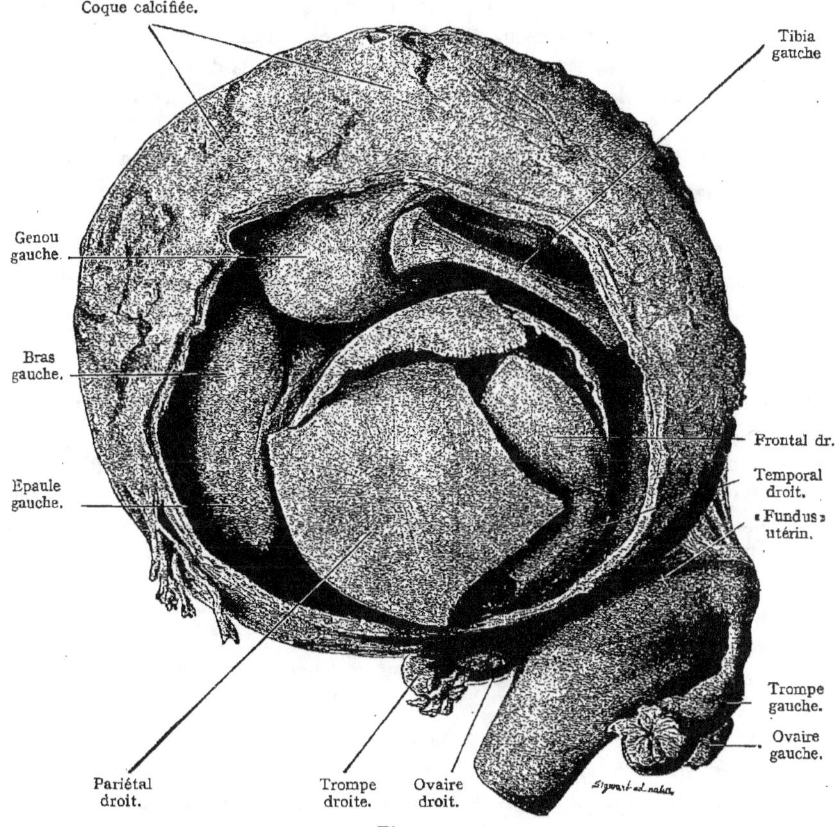

Fig. 307.

Lithokélyphopédion, toléré 14 années ; ensuite suppuration. Préparation de la clinique de Halle.

Un fragment de la coque est enlevé pour faire voir, à l'intérieur, le fœtus en partie macéré.

un corps étranger pour l'organisme maternel. Si l'embryon est jeune, le péritoine le digère et le résorbe en très peu de temps, comme *Léopold* l'a montré dans ses expériences intéressantes sur le lapin. Quand le développement est plus avancé, l'organisme est incapable de se débarrasser si simplement du produit de la conception. Nous observons alors d'autres phénomènes qui tendent soit à l'*enkystement* des tissus morts du fœtus et de ses annexes, soit à leur *suppuration* et à leur *expulsion*.

L'*enkystement* constitue l'issue la plus rare mais la plus favorable à la mère. Le processus commence par la résorption du liquide amniotique ; les membranes ovulaires s'appliquent étroitement sur le fœtus, qui se dessèche, s'atrophie, subit la *momification* dans laquelle ses parties molles se transforment en une bouillie caséeuse ; cependant elles peuvent aussi dans quelques cas se conserver des années entières. Le péritoine forme autour du tout une capsule d'abord fibrineuse, plus tard fibreuse. La momification s'accompagne ordinairement d'un dépôt de sels calcaires qui transforme le fœtus extra-utérin en un *lithopédion*. La calcification progresse de dehors en dedans et commence par attaquer les enveloppes quand le fœtus est entouré de ses membranes. Ainsi prennent naissance des kystes qui contiennent à l'intérieur d'une capsule pierreuse le fœtus momifié ou macéré (fig. 307), et que *Küchenmeister* désigne du terme de *lithokéliphos* (κέλυφος = coquille d'œuf). Si l'embryon est d'emblée à nu dans la cavité abdominale, les sels de chaux se déposent à l'intérieur de ses téguments en constituant le véritable *lithopédion*.

La *suppuration* survient quand il se développe dans l'œuf, après la mort de l'embryon, des substances irritantes à pouvoir chimiotactique positif, ou quand ces substances sont produites par des bactéries qui, du sang de la mère ou d'anses intestinales accolées ont passé dans les masses mortifiées. Même lorsque le fœtus a séjourné plusieurs années dans l'abdomen sans provoquer de troubles, la suppuration peut encore avoir lieu. Le plus souvent, il ne se développe pas de péritonite généralisée, mais le kyste fœtal suppuré reste isolé de la cavité abdominale et le pus se fraye graduellement un passage dans le rectum ou bien il perce dans le vagin, dans la vessie ou à l'extérieur à travers les parois abdominales. Par les fistules, les parties molles en décomposition et les os dénudés du fœtus s'évacuent ensuite lentement, entraînant un état de cachexie et de marasme chez la patiente.

Symptômes et traitement de la grossesse tubaire.

A la diversité des formes anatomiques et de leurs terminaisons correspondent des *variétés cliniques multiples*. L'avortement tubaire et le lithopédion, la rupture d'un petit kyste fœtal et une grossesse abdominale en voie de suppuration sont autant de syndromes qui n'ont rien de commun entre eux que leur étiologie, constituée par le développement d'un œuf dans la trompe, en dehors de l'utérus, et qui présentent sous tous les autres rapports les plus grandes différences. Si l'on veut être clair et précis dans la discussion des symptômes et du traitement, il faut distinguer au moins *une période de début* et *une période avancée* de la grossesse tubaire, et les traiter séparément.

Pendant les *premiers mois*, la trompe gravide n'offre guère de symptômes caractéristiques. Les signes de la grossesse se développent exactement comme pour l'utérus gravide. Les règles font défaut, l'utérus se ramollit et s'agrandit ; le vagin subit également le ramollissement bien connu de ses tuniques, en même temps qu'il présente une coloration cyanotique ; de même les vomissements matutinaux et les divers signes subjectifs de la grossesse apparaissent de la façon habituelle. Il peut y avoir absence totale de symptômes révélateurs du danger menaçant ; mais il existe souvent un signe important : *les contractions de la trompe*. A intervalles de quelques jours, finalement de quelques heures, il survient dans le bas-ventre des douleurs que les femmes décrivent comme spasmodiques et analogues aux contractions utérines de l'accouchement, mais qu'elles localisent toutefois à côté de l'utérus en un point qui correspond à la trompe gravide. La plupart du temps, ces crises spasmodiques passent inaperçues, mais même lorsque les femmes consultent pour cela le médecin et que ce dernier pense à la grossesse tubaire, il est difficile durant les deux premiers mois de sentir à l'examen bimanuel le kyste ovulaire de la trompe. Il possède, en effet, la même consistance molle que les anses intestinales, ses contours ne peuvent être reconnus que par une palpation et un toucher délicats, et seulement si les parois abdominales sont minces et complètement relâchées. Le fait est qu'il est excessivement rare de diagnostiquer la grossesse tubaire dans les premiers mois, alors qu'elle ne présente encore aucun trouble et qu'elle poursuit tranquillement son cours ; *dans la règle, ce diagnostic précoce ne peut être posé que lorsqu'une hémorragie amène la destruction de l'œuf, l'avortement tubaire ou la rupture de la trompe.*

L'avortement tubaire est caractérisé par le retour périodique de *contractions tubaires* intenses, puis par un *point douloureux* qui ne tarde pas à survenir *dans la région de la trompe en voie d'avortement* ; cette douleur provient de l'irritation du péritoine par l'épanchement sanguin à son intérieur. A cela s'ajoute un troisième symptôme, *l'expulsion d'une membrane caduque,* qui a lieu après effacement du canal cervical, sous l'action de contractions utérines nettement marquées. L'irritation du péritoine et les symptômes d'anémie sont d'autant plus prononcés que l'hémorragie intrapéritonéale est plus intense. Malgré tout, l'état général de la patiente ne semble guère atteint d'habitude, et il n'est pas rare que des femmes effectuent leur avortement tubaire entièrement hors du lit et ne s'adressent au médecin que lorsque l'*hématocèle* est complètement formée. Dès que des hémorragies se sont produites à l'intérieur de l'œuf, le kyste embryonnaire devient plus ferme et se laisse bien plus facilement palper et délimiter comme une tumeur derrière ou à côté de l'utérus. Au début, l'épanchement sanguin autour du pavillon de la trompe et dans la fosse de Douglas ne donne que l'impression d'une infiltration pâteuse diffuse, et ce n'est qu'après la coagulation du sang et l'enkystement des masses de caillots que l'examen bimanuel arrive à fixer plus exactement la forme et l'étendue de l'hématocèle péritubaire ou rétro-utérine. L'avortement tubaire est fréquemment confondu avec l'avortement utérin ordinaire. On sait qu'il y a grossesse et l'on prend les contractions, l'hémorragie, l'effacement du col et l'expulsion de membranes, pour les signes notoires d'une fausse-couche. Si l'on peut déjà sentir une tumeur derrière la matrice, l'état de chose peut aussi rappeler *l'avortement dans la rétroflexion de l'utérus gravide.* Dans tous ces cas douteux c'est l'examen bimanuel soigneux du bassin qui décidera ; cet examen sera fait de préférence sous narcose. Il permet, dans l'avortement tubaire, de distinguer sûrement le corps utérin en antéposition de la tumeur rétro-utérine, et selon sa forme et sa position cette dernière sera considérée comme un hématosalpinx ou une hématocèle.

Dans la *rupture* de la trompe gravide, le tableau clinique est dominé par les symptômes de l'*hémorragie interne* ; celle-ci survient parfois brusquement sans aucun prodrome, en pleine santé ; elle peut amener la mort en très peu de temps, lorsque la rupture
atteint un kyste fœtal de grand volume, âgé déjà de 3 ou 4 mois, et ouvre ainsi beaucoup
de vaisseaux de gros calibre. Mais, en général, la déchirure du kyste fœtal est petite,
l'hémorragie d'abord modérée ; et ce n'est que plusieurs heures ou même plusieurs jours
après, que l'on constate une anémie extrême à la suite de nouvelles hémorragies qui
se manifestent par des évanouissements réitérés. Il arrive souvent cependant que,
malgré une perte de sang considérable, l'état de la malade ne devienne pas si désespéré,
que le pouls reste passable, et que les débuts de la coagulation et de l'enkystement de
l'épanchement sanguin viennent mettre fin à tout danger.

Pour bien interpréter ces symptômes subits d'hémorragie interne, il importe avant
tout de rechercher auprès de la malade ou de ses proches si des signes de grossesse exis-
taient préalablement. Quand les menstrues ont fait défaut, même si le retard est léger
et quand la femme s'est elle-même considérée comme enceinte, pensez toujours à la
grossesse extra-utérine et dirigez votre attention sur les organes génitaux, qui d'ailleurs
la sollicitent déjà par les douleurs dans le bas-ventre. Si alors vous constatez à l'examen
l'agrandissement de l'utérus, l'épaississement de la trompe et son hyperesthésie, enfin
la présence d'un épanchement sanguin dans l'abdomen, il ne vous restera plus dans la
pratique qu'à décider si *l'opération immédiate est rendue nécessaire par le danger de
mort, ou bien si l'expectation armée est encore permise en recourant d'abord à des moyens
palliatifs.* La question se présente comme suit : 1º Il existe dans le péritoine un épanchement sanguin libre, on constate l'absence de tout signe de coagulation et d'encapsulement du sang ; c'est que l'hémorragie continue ou du moins peut recommencer à chaque
instant ; pour l'arrêter, il faut donc procéder à l'extirpation immédiate de la trompe
gravide. 2º Au contraire, il y a des signes manifestes que la coagulation et l'encapsulement sont en voie de se produire : dans ce cas, il n'est pas probable que de nouvelles
hémorragies viendront mettre la vie en danger et l'intervention opératoire peut encore
être remise à plus tard.

L'épanchement sanguin à l'état libre dans la cavité abdominale donne à la percussion, comme l'ascite ou d'autres collections liquides, de la matité dans les régions
latéro-inférieures de l'abdomen ; les anses intestinales à contenu gazeux surnagent dans
le sang en déterminant un son tympanique au milieu du ventre. A l'exploration interne,
l'utérus apparaît refoulé vers le bas, et le cul-de-sac vaginal postérieur aplati. S'il vous
reste quelques doutes sur la présence du sang, faites une ponction avec la seringue de
Pravaz, qui vous renseignera de la manière la plus sûre et la plus simple. Pratiquez-la
par l'hypogastre ou à travers le cul-de-sac postérieur du vagin ; et cela, sans aucune
crainte, car l'aiguille mince d'une seringue de Pravaz peut être enfoncée n'importe où
dans la cavité abdominale, sans danger. Le sang retiré est-il rouge vif, le pouls petit et
fréquent, ne reculez pas l'opération, ne fût-ce que d'une demi-journée ; l'intervention
doit être d'autant plus prompte que l'état général est plus mauvais. L'extirpation de la
trompe gravide est dans la règle très simple, parce que l'organe est tout à fait mobile

et ne présente pas encore d'adhérences : après incision de la paroi abdominale, il s'écoule du sang en abondance de l'abdomen ; on saisit d'une main le kyste fœtal déchiré et l'amène dans la plaie, puis il suffit d'appliquer deux pinces pour l'isoler du ligament large et du ligament infundibulo-pelvien, ce qui arrête l'hémorragie. Après ablation du kyste, au-dessus des pinces et ligature des pédicules, on évacue de l'abdomen la plus grande partie du sang épanché, enfin on referme la plaie. Si maintenant le pouls radial est encore perceptible, la malade a de grandes chances de se rétablir rapidement. Mais dans le cas même où le pouls est incomptable, filiforme, à peine sensible, on peut encore souvent rappeler la malade à la vie par une transfusion intra-veineuse de son propre sang, après avoir recueilli le sang épanché dans l'abdomen et l'avoir mélangé à parties égales avec une solution de citrate de soude à 1 % et de chlorure de sodium à 0,9 % *(Autotransfusion de Thies)*.

La coagulation et l'encapsulement du sang sont indiqués par la *formation d'une tumeur* à côté et en arrière de l'utérus. On peut suivre de jour en jour les progrès du durcissement de l'épanchement sanguin, quand on a l'occasion d'observer, dès le début, la rupture ou l'avortement de la trompe gravide. Les hématocèles guérissent très souvent spontanément, aussi n'y a-t-il aucune raison de les opérer d'emblée. Aussi longtemps qu'il existe des symptômes d'irritation péritonéale, on prescrit une vessie de glace sur le ventre et des narcotiques, plus tard on cherche à favoriser la résorption de l'héma-tome par l'emploi de la chaleur sous forme de maillots, de bains de lumière, d'irrigations vaginales et de bains, finalement on recourra au massage pour faire disparaître les derniers vestiges d'adhérences. Si la résorption fait défaut et si l'hémorragie récidive plusieurs fois dans le kyste, ce qui est surtout le cas lorsqu'une môle tubaire forme le noyau de l'hématome, il est indiqué de pratiquer la laparotomie pour décoller les parois de l'hématocèle et en faire l'ablation en même temps que celle de la trompe. De même l'infection putride de l'hématocèle exige une opération. Mais en présence du con-tenu septique, comme dans tous les cas fébriles, il est préférable alors de se conten-ter de l'ouverture large de la collection par le cul-de-sac vaginal postérieur, cette intervention ayant l'avantage de maintenir l'hématocèle isolée de la cavité abdominale et d'éviter ainsi l'infection du péritoine.

Si l'œuf extra-utérin se développe jusque dans les *derniers mois de la grossesse*, il n'y a absence de troubles que dans les rares cas où l'hypertrophie de la musculature tubaire va de pair avec l'expansion de l'œuf, et où le fœtus reste enfermé jusqu'à la fin dans le kyste ovulaire de la trompe. Dans la grossesse abdominale, la réaction inflammatoire du péritoine entraîne généralement de violentes douleurs, qui peuvent devenir intolérables quand la séreuse, dont la sensibilité s'est exagérée, continue à être irritée par les mouvements du fœtus. Les douleurs s'accompagnent souvent de troubles des fonctions intestinales et gastriques ; constipation alternant avec la diarrhée, vomissements fréquents. Si la gravidité arrive à terme, il survient des douleurs d'enfan-tement, l'utérus expulse une caduque accompagnée d'une hémorragie plus ou moins forte, et les seins commencent à sécréter. Les symptômes subséquents dépendent du sort subi par le fœtus mort. S'il y a enkystement avec rétention, les douleurs péritoné-

ales diminuent graduellement, la tumeur s'atrophie et peut persister des années entières
à l'état de lithopédion sans provoquer de troubles particuliers. Parmi les nombreux
exemples de ce phénomène un des plus célèbres est le lithopédion de Leinzell dont la
propriétaire accoucha encore de deux enfants en bonne santé et atteignit l'âge patriarcal
de 94 ans. S'il y a suppuration du kyste fœtal, le tableau clinique est alors tout différent

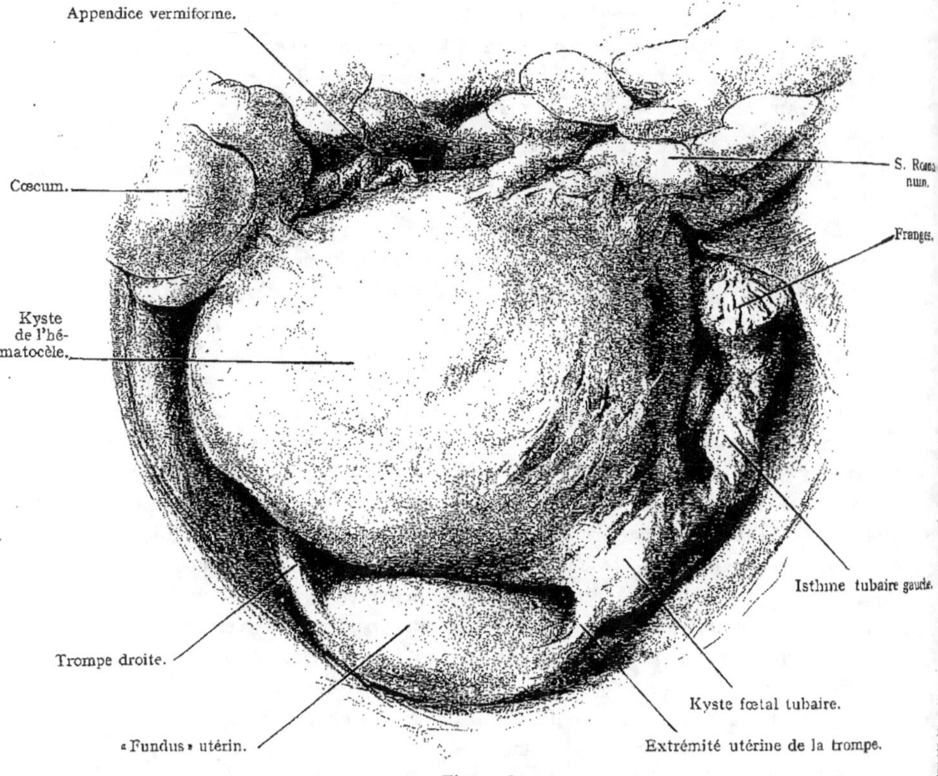

Fig. 308.

Hématocèle rétro-utérine par rupture de la trompe gauche dans une grossesse tubaire isthmique.

Photographie prise sur le vif, après que l'on eut décollé les intestins tout autour de l'hématocèle.

du précédent ; les douleurs inflammatoires de l'abdomen augmentent, la fièvre se met
de la partie et seule la percée de la poche à l'extérieur améliorera la situation. La guérison est possible après expulsion totale du fœtus macéré, mais celle-ci exige en tout cas
plusieurs mois, et beaucoup de femmes succombent à la suppuration chronique et à la
fièvre avant qu'elle soit achevée.

Plus le développement de l'œuf est avancé, plus il est facile de diagnostiquer la
gravidité. Dès qu'on sent des parties fœtales et qu'on entend les bruits du cœur, il n'y
a pas d'hésitation possible, la grossesse est certaine. Par contre, il sera parfois difficile

d'en déterminer le siège extra-utérin, parce que l'utérus est masqué par le kyste fœtal ou du moins ne peut en être délimité assez nettement à la palpation. Si, en outre, le kyste ovulaire lui-même présente des contractions quand la grossesse est avancée, la situation est encore plus compliquée et l'on devra recourir éventuellement à la sonde pour démontrer la vacuité de l'utérus. La formation d'un lithopédion constitue une tumeur dure, arrondie ou présentant des bosses, ce qui empêche de reconnaître les formes du fœtus ; le plus simple, dans un cas douteux, sera de vérifier l'existence d'un fœtus par la radiographie.

Si la grossesse extra-utérine est avancée, c'est l'intervention opératoire qui a le plus de chances de sauver la mère. Sans opération, il n'y a d'autre alternative que la suppuration et la lithopédisation. La première est beaucoup plus dangereuse que l'opération ; la seconde constitue, il est vrai, une sorte de guérison spontanée mais bien trop rare pour qu'on ait le droit de compter sur elle.

Le traitement opératoire de la grossesse extra-utérine à sa dernière période appartient aux problèmes difficiles de la chirurgie abdominale, et seuls des opérateurs exercés pourront l'entreprendre avec chances de succès. De tels cas avancés étant fort rares, le chirurgien n'a guère l'occasion d'acquérir une grande expérience dans ce domaine, c'est pourquoi les opinions relatives au meilleur procédé opératoire sont très divergentes. Jadis, on attribuait une importance particulière au choix du moment le plus propice à l'opération, et de l'avis presque général il ne fallait intervenir que quelque temps après la mort du fœtus, parce qu'alors les vaisseaux sont oblitérés au niveau de l'insertion du placenta et que l'hémorragie provenant du décollement du kyste fœtal est plus faible. Aujourd'hui, on accorde beaucoup moins d'importance à ce fait, et selon l'opinion de la plupart des opérateurs le meilleur moyen de prévenir le danger toujours imminent de la rupture ou de la suppuration du kyste ovulaire, c'est de pratiquer l'opération le plus tôt possible dans tous les cas, sans tenir compte de l'état du fœtus, ni de l'âge de la grossesse.

Deux méthodes se trouvent en présence : 1° *l'enlèvement du fœtus et du kyste ovulaire* : 2° *l'extraction du fœtus avec abandon de ses annexes dans l'abdomen.* La première méthode, la plus radicale, est d'une exécution plutôt simple lorsque le kyste fœtal n'est pas adhérent et lorsqu'il possède un bon pédicule facile à lier. Si, au contraire, comme c'est souvent le cas, la poche présente de tous côtés de solides adhérences avec les organes abdominaux et que le placenta soit inséré par une large surface, le kyste fœtal sera difficile à énucléer et l'on aura de la peine à se rendre maître de l'hémorragie produite par le décollement du placenta. L'opérée peut se saigner et mourir pendant l'opération ou peu de temps après. Dans de telles circonstances, la deuxième méthode, qui abandonne la poche ovulaire sans y toucher, est moins dangereuse pour la patiente. Il en est de même lorsque la suppuration a déjà commencé. Après ouverture de la cavité péritonéale, on suture la paroi antérieure du kyste aux bords de la plaie abdominale, puis on l'incise et extrait le fœtus. La cavité restante est tamponnée à la gaze et en général elle se rapetisse si rapidement par l'élimination graduelle des membranes ovulaires et du placenta que la guérison est complète au bout de quatre à six semaines.

La fig. 309 reproduit d'après *van Tussenbroech* la coupe du kyste fœtal d'une *grossesse ovarique* terminée prématurément par la rupture. On voit que l'ovule n'a utilisé pour son implantation qu'une partie du follicule de Graaf, c'est-à-dire du corps jaune, et que la theca folliculi remplace la muqueuse utérine. Si la gravidité ovarique poursuit son cours, le tissu de l'ovaire participe à la formation du kyste embryonnaire. L'ovaire peut être aplati, et, excavé en forme de coque, envelopper l'œuf de toutes parts. En d'autres cas, l'ovule s'accroît à travers l'orifice du follicule à l'intérieur de la cavité abdominale ou dans le mésovarium, en écartant alors les feuillets du ligament large, comme beaucoup de kystes ovariques. Ainsi prend naissance secondairement la grossesse abdominale ou intra-ligamentaire.

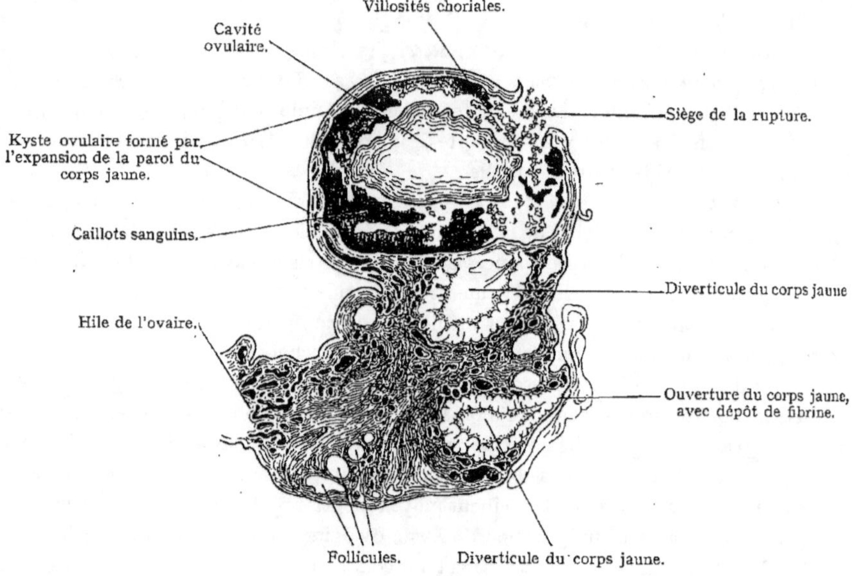

Fig. 309.

Grossesse ovarique, d'après *C. van Tussenbrœk*, Ann. de Gyn. 1899.
Rupture à la sixième semaine. L'œuf s'est développé dans le follicule de *Graaf*, dont une partie a subi la transformation en corps jaune.

Si le pavillon de la trompe est soudé avec la région de l'ovaire où siège le follicule fécondé, l'expansion de l'œuf peut aussi se faire à l'intérieur de la trompe, en constituant *la grossesse tubo-ovarique*, dans laquelle le kyste ovulaire est composé en partie par le tissu de l'ovaire, en partie par la paroi tubaire.

Quant à la marche et à l'issue de la grossesse ovarique, elles présentent les mêmes éventualités que la grossesse tubaire, déjà décrite. Le traitement aussi obéit aux mêmes principes que nous avons exposés à propos de cette dernière.

Grossesse abdominale. Jadis, tenant le tissu d'une muqueuse pour nécessaire à l'insertion d'un œuf fécondé, on ne croyait pas à la possibité d'une *grossesse abdominale primaire*. Par contre aujourd'hui, l'implantation de l'œuf non seulement à la surface de l'ovaire (grossesse abdominale époophorique) mais encore sur la séreuse abdominale est prouvée par des observations irréfutables. Quand l'œuf rencontre un endroit où il est protégé, il peut enfoncer ses villosités dans la séreuse transformée en membrane déciduale, en s'y développant même jusqu'aux derniers mois de la grossesse. On trouve alors le placenta inséré sur la paroi postérieure de l'abdomen, sans aucune connexion avec les voies génitales.

Le cours ultérieur est le même que pour la *grossesse abdominale secondaire*, déjà décrite.

XVIIme LEÇON

Anomalies de développement et maladies du fœtus et de ses annexes : malformations du fœtus, monstres doubles, gigantisme, tumeurs et distensions du tronc fœtal. Hydrocéphalie. Môle vésiculaire, chorion-épithéliome malin, hydramnios, oligohydramnios. Anomalies placentaires, placenta marginé et circumvallaire, infarctus blanc et myxome placentaire fibreux. Longueur et brièveté anormales du cordon ombilical, variétés de son insertion placentaire : vrais et faux nœuds du cordon ombilical ; enroulement et torsions de ce cordon.

Messieurs, nous nous sommes occupés jusqu'à présent des modifications que subissent les phénomènes de la génération du fait des états pathologiques de la mère. Mais le fœtus aussi est exposé, durant son séjour intra-utérin, à des anomalies de développement et à des ma.adies qui intéressent le corps fœtal même ou ses annexes ; comme il en peut résulter des anomalies dans le cours de la grossesse et de l'accouchement, il est nécessaire que nous étudiions la pathologie du fœtus et de ses annexes.

Dès le début de l'époque embryonnaire les *malformations de l'embryon* ne sont pas rares, qui arrêtent le développement de l'œuf. Le chorion et l'amnios peuvent continuer à proliférer un certain temps après la mort de l'embryon ; mais l'interruption de la grossesse survient finalement ainsi que l'expulsion de l'œuf. Dans le kyste ovulaire relativement grand, on ne trouve alors au lieu de l'embryon qu'un corps arrondi ou polypoïde, ou qu'une ébauche embryonnaire absolument déformée et grotesque. La fig. 310 reproduit d'après *His* quelques-uns de ces embryons qui sont viciés déjà dans leur première ébauche et proviennent d'œufs expulsés tout au début de la gravidité.

Parmi les innombrables malformations que la tératologie décrit sur des fœtus. plus développés ou à terme, *les monstres doubles* sont les plus importantes du point de vue obstétrical. Nous avons déjà mentionné qu'ils proviennent d'un seul ovule par double gastrulation ou par scission de l'ébauche embryonnaire primitive. On comprend facilement quelles difficultés s'opposent à leur passage à travers les voies génitales, en considérant ces monstres doubles soit dans une collection anatomique, soit vivants dans un panopticum. Comme *G. Veit* l'a montré, les accidents à l'accouchement varient considérablement avec la nature et le degré du dédoublement, et du point de vue du mécanisme de l'accouchement on répartit les monstres en trois groupes. Ce mécanisme évolue de la manière la plus simple quand les jumeaux d'ailleurs

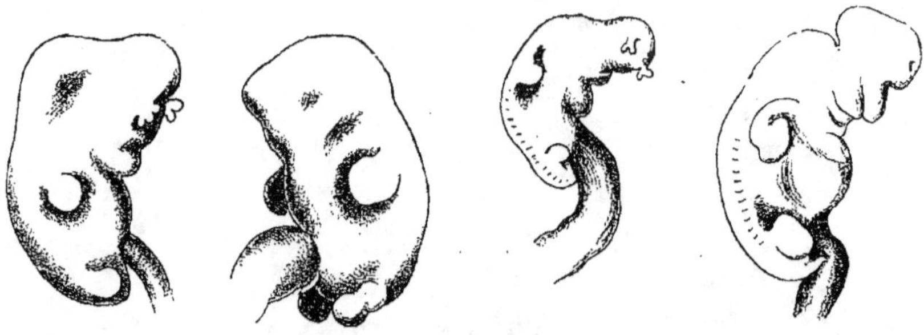

Fig. 310.

Monstres embryonnaires d'après *His*, Anatomie des embryons humains.

bien conformés ne sont soudés que par la tête ou le siège (craniopagus, ischio-pagus, pygopagus). Les fœtus se mettent alors en ligne et traversent facilement

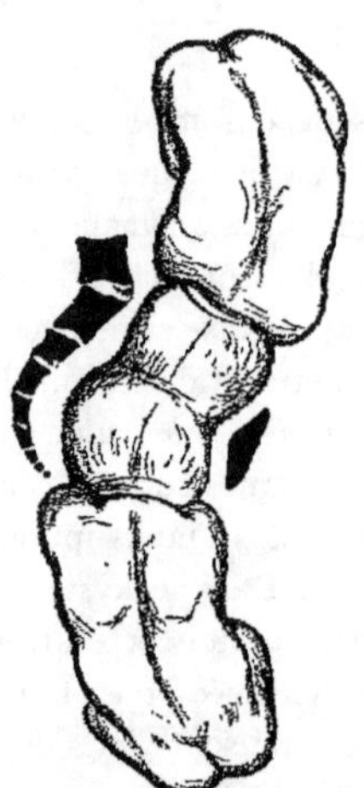

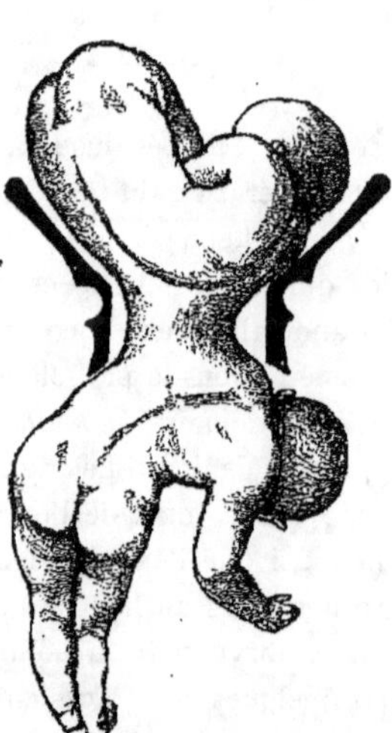

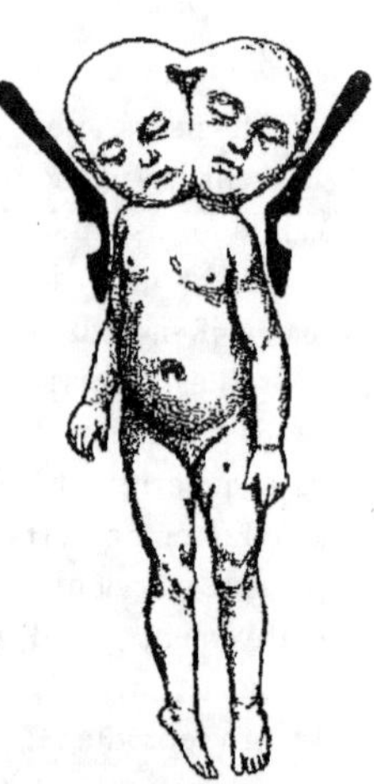

Fig. 311.	Fig. 312.	Fig. 313.
Accouchement de craniopages.	Accouchement de thoracopages.	Accouchement d'un diprosopus.
Les deux corps se mettent sur une ligne et franchissent le bassin sans obstacle.	Le deuxième fœtus en présentation transversale, peut être extrait après la version.	La grosse tête reste bloquée et doit être perforée.

le bassin l'un après l'autre. Il en est de même chez le deuxième groupe de monstres doubles où l'adhérence existe entre les deux troncs (thoracopagus, dicephalus); après la naissance du premier corps, le second peut, il est vrai, se mettre en travers au-dessus du détroit supérieur en empêchant son expulsion, mais ordinairement leur union est si lâche et mobile qu'on réussit par la version à ramener dans le sens longitudinal cette seconde moitié du monstre et à extraire ce dernier en entier sans morcellement. Si ces jumeaux thoracopages naissent vivants, ils peuvent continuer leur existence et même atteindre un âge avancé. Les frères siamois, comme la plupart des monstres doubles restés en vie, étaient des thoracopages. Dans le troisième groupe, qui offre le plus de difficultés à l'accouchement, le dédoublement est limité à la tête ou à l'extrémité pelvienne, tandis que le reste du corps est resté simple. Ce groupe comprend le diprosopus, le dipygus et des variétés analogues de la duplication céphalique ou pelvienne. Les parties doubles sont incapables de franchir le canal pelvien par suite de leur grand volume ; il faut recourir à la traction sur les pieds ou au forceps, éventuellement à la perforation de la tête double.

Il est une particularité toutefois qui favorise l'expulsion de tous les monstres doubles précités, c'est le petit volume et la consistance molle et souple des deux corps fœtaux. Leur naissance est en général spontanée, les opérations de morcellement sont rarement nécessaires. Le diagnostic n'est jamais posé avant l'accouchement, mais seulement lorsqu'on introduit la main dans l'utérus pour rechercher la nature de l'obstacle qui empêche le travail d'avancer.

A la suite des vices de conformation, citons une autre anomalie par excès de développement, le *gigantisme*, c'est-à-dire le développement exagéré du corps fœtal qui dépasse de beaucoup la moyenne. Il y a des femmes qui habituellement accouchent d'enfants anormalement gros, au cours de plusieurs grossesses successives ; mais dans la plupart des cas on doit chercher la cause de ce volume exagéré dans la prolongation anormale de la grossesse. Il existe des observations authentiques de nouveau-nés pesant sept, huit et même neuf kilos. Dans de tels cas, le bassin le plus normal n'est naturellement pas assez spacieux, et l'expulsion rencontre des obstacles analogues à ceux que le bassin rétréci est ordinairement seul à présenter. La marche de l'accouchement dépend moins des dimensions de la tête que de sa capacité de configuration ; les difficultés les plus grandes se manifestent lorsque les os sont si durs et leurs sutures si rigides que l'adaptation au bassin en devient impossible. Dans ces conditons, même si le bassin est vaste, il faut souvent en finir par l'extraction pénible au forceps ou par la perforation. Si la parturiente est restée aseptique, le meilleur traitement sera l'opération césarienne qui procure un enfant bien vivant et n'entraîne guère de dangers pour la mère.

Fréquemment l'obstacle est constitué moins par la tête que par la *ceinture scapulaire*, dont le diamètre transverse est exagéré ; dans ce cas, l'extraction ne peut avoir lieu qu'après avoir dégagé le bras postérieur, ce qui réduit le volume des épaules.

L'influence des *maladies du fœtus* s'exerce de deux façons : 1° L'affection amène la mort du fœtus et par là l'interruption prématurée de la gravidité ; c'est ainsi qu'agissent la syphilis et de nombreuses maladies infectieuses aiguës. 2° Les états pathologiques du fœtus peuvent entraîner des troubles mécaniques de l'accouchement, quand ils déterminent l'agrandissement excessif de certaines parties du corps.

Le tronc fœtal constitue ainsi un obstacle au travail lorsqu'il est distendu anormalement par l'*ascite* à la suite d'hépatite syphilitique, par *rétention d'urine* consécutive à une atrésie congénitale de l'urèthre, par *dégénérescence kystique des reins*, par des *lymphangiomes kystiques* (kystes congénitaux séreux) et des tumeurs d'*hydrorachis* (spina-bifida) siégeant au niveau du sacrum, ou enfin par d'autres tumeurs. L'expulsion s'arrête dès que la partie fœtale agrandie arrive dans le bassin, et la faute la plus grave que puisse commettre l'accoucheur, c'est de forcer l'extraction malgré l'obstacle et d'arracher ainsi les parties déjà dégagées. Si, au contraire, vous introduisez la main jusqu'au détroit supérieur aussitôt qu'une résistance un peu forte se fait sentir, vous n'aurez jamais de peine à reconnaître l'obstacle, et la ponction des kystes ou le morcellement des tumeurs solides rendra possible l'expulsion.

L'exemple le plus fréquent de l'agrandissement pathologique de la tête est

L'Hydrocéphalie.

Le liquide céphalo-rachidien s'accumule dans les ventricules cérébraux où il peut atteindre plusieurs litres, et le volume du crâne devient énorme. Les os plats sont alors minces comme du papier, les sutures étalées.

A l'accouchement, le crâne hydropique peut être comprimé et s'allonger assez pour traverser le bassin, ou bien éclater sous l'action des contractions ; il est alors expulsé facilement, replié sur lui-même. Mais ces deux modes d'évolution sont rares ; il est plus fréquent que le crâne stationne au-dessus du détroit supérieur sans s'engager, bien qu'il proémine durant la contraction comme une poche des eaux. Si l'obstacle n'est pas diagnostiqué et qu'on n'y remédie pas, le corps utérin se rétracte de plus en plus sur la tête, le col est surdistendu et finit par se rompre. La rupture utérine a été souvent observée dans l'hydrocéphalie.

La principale difficulté que cette anomalie entraîne pour l'accoucheur consiste à en poser le diagnostic à temps. La confusion est fréquente avec la poche des eaux, avec le siège ou le tronc, avec le crâne affaissé d'un fœtus macéré ou avec des tumeurs kystiques du fœtus, et cela surtout lorsque la tête est élevée et n'est accessible au toucher que par un petit segment. Si le crâne présente des sutures et des fontanelles étalées, des os minces, une faible convexité et une consistance rappelant celle d'une poche d'eau, il faut toujours penser à l'hydrocéphalie. Pour peu qu'on la soupçonne, il est facile de reconnaître, à l'examen bimanuel par le vagin et les parois abdominales, les dimensions exagérées de la tête et d'assurer ainsi le diagnostic. Dans les présentations pelviennes, avec tête dernière par conséquent, l'hydrocéphalie n'est diagnostiquée qu'au moment où l'extraction rencontre un obstacle, et où la main peut toucher la face, petite, surmontée par l'énorme voussure du crâne. Si l'on a déjà constaté au cours du travail la présence de collections liquides dans la moelle (hydrorachis et spina-bifida), il sera prudent de s'attendre à une anomalie semblable dans le crâne.

Le *traitement* de l'hydrocéphalie est fort simple et consiste dans la ponction du crâne au moyen d'un trocart ou de tout autre instrument pointu qu'on ait sous la main. On la pratique dès que la dilatation de l'orifice externe du col est suffisante et que l'expulsion cesse d'avancer. Le pronostic pour le fœtus est mauvais dans tous les cas, même si l'enfant est extrait vivant. Aussi le traitement n'a-t-il qu'un but, celui d'écarter

tout danger de la mère. Si le crâne évacué tarde à sortir, on dilate l'orifice de la ponction
et achève l'extraction par le cranioclaste. On procède de même contre l'hydrocéphalie
de la tête dernière, dans les présentations pelviennes. Le forceps glissant facilement sur
la tête molle, il faut donc s'en abstenir.

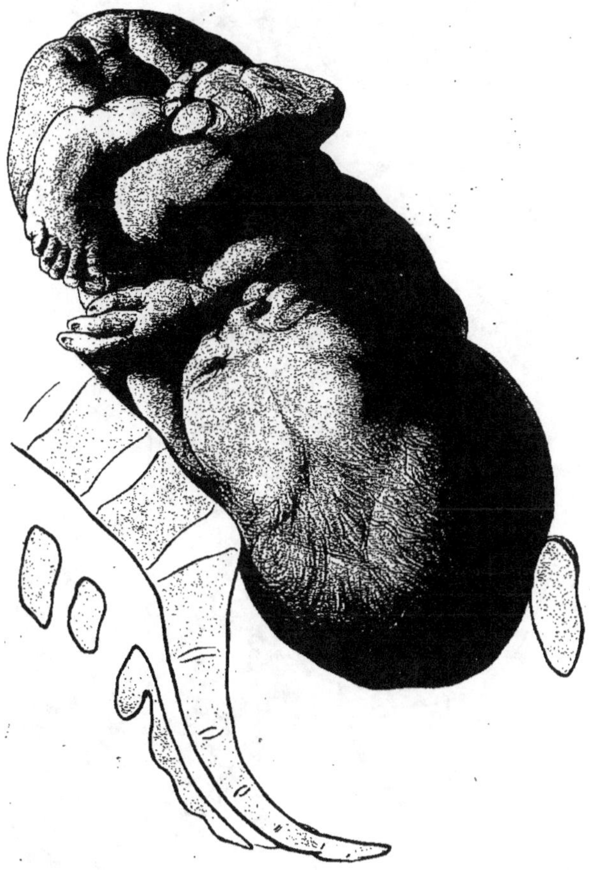

Fig. 314.

Hydrocéphalie. Tête première.

L'*anencéphale* (fig. 316) qui n'est pas rare, fait contraste avec l'hydrocéphale. La
fente médullaire étant restée béante, le développement du cerveau a fait défaut ;
la voûte cranienne manque totalement (acranie) ou seulement sa partie supérieure
(hémicranie). Ces fœtus mal formés qui souvent sont encore atteints de vices de conformation de la colonne vertébrale, s'engagent généralement en présentation de la
face, lorsque la tête pénètre dans le bassin.

Quand c'est la base crânienne ouverte qui se présente, l'anencéphale peut constituer une énigme difficile à résoudre au toucher vaginal. Les signes du diagnostic sont les suivants : palpation de rebords osseux qui ressortent franchement, immédiatement

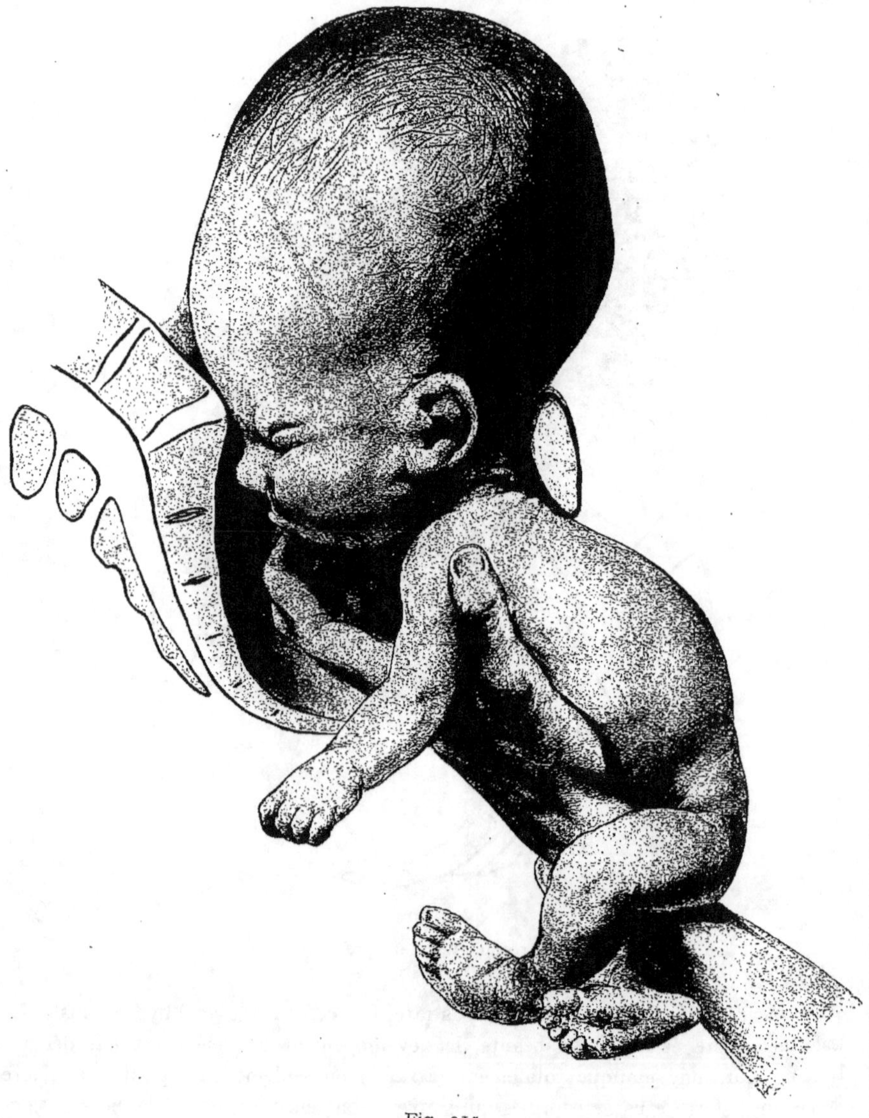

Fig. 315.

Hydrocéphalie. Tête dernière.

Obstacle à l'extraction de la tête dernière. Dessin d'après nature d'un fœtus tout de suite après la mort.

au-dessus des yeux fortement proéminents, et entourent une masse molle, spongieuse ; palpation de la selle turcique ou du grand trou vertébral.

L'accouchement sera terminé très facilement, lorsqu'il y a présentation des pieds ou si l'on peut pratiquer la version podalique. Si la tête est déjà fortement fixée, il faut opérer l'extraction à l'aide du crochet mousse ou du doigt introduit dans la bouche. Il arrive souvent que les épaules largement développées opposent encore une certaine résistance, lorsque les parties molles n'ont été qu'insuffisamment distendues par la petite tête de l'anencéphale.

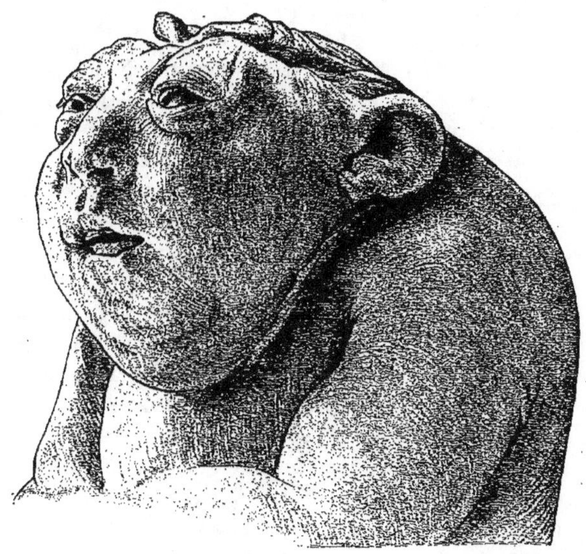

Fig. 316.

Tête de grenouille ou anencéphale.

Occupons-nous maintenant des *annexes fœtales*, qui présentent quantité d'anomalies de développement et de maladies. Par l'examen attentif du placenta et des membranes on arrive dans la moitié ou le tiers des accouchements à découvrir une anomalie de l'un ou de l'autre de ces organes, ou du cordon ombilical, ou enfin du liquide amniotique. La plupart de ces anomalies n'ont qu'un intérêt purement scientifique ; cependant quelques-unes ont aussi de l'importance en pratique, et ce sont ces dernières que je m'en vais maintenant vous exposer.

Je commencerai par un état pathologique du chorion, qui est très intéressant et joue un rôle considérable dans l'étude de l'étiologie des tumeurs malignes ; il s'agit de la

môle vésiculaire ou *hydatiforme.*

La môle hydatiforme est constituée par une masse de vésicules de la grosseur d'un grain de mil à celle d'une noisette, remplies d'un liquide clair, et groupées par de fins pédicules en chapelets ou en grappes. Si l'on étale soigneusement sous l'eau le conglomérat de vésicules, on s'apercevra sans peine que les pédicules porteurs des petits kystes proviennent d'une membrane mince, le chorion, et ne sont rien d'autre que les villosités choriales elles-mêmes dégénérées. La fig. 317, schématique, vous représente bien cette origine. A l'intérieur de l'enveloppe choriale on retrouve parfois un embryon mais habituellement il a déjà disparu sans laisser de traces, son corps délicat s'est désagrégé et dissous dans le liquide amniotique, il ne persiste tout au plus qu'un reste du cordon ombilical.

Dans la plupart des cas la dégénérescence des villosités choriales commence au début de la grossesse, alors que la surface entière du chorion porte encore des villosités. L'œuf tout entier disparaît dans la masse des vésicules, l'embryon meurt, tandis que les villosités continuent à proliférer durant des semaines. Si la dégénérescence ne survient que plus tard, quand le placenta est déjà constitué, celui-ci se transforme en masse d'hydatides. Cette transformation peut être limitée à une partie du placenta ou même simplement à quelques-uns de ses cotylédons, et le fœtus naître vivant. La fig. 318 reproduit un tel placenta qui a subi partiellement la dégénérescence hydatiforme.

Virchow attribua l'origine de la môle vésiculaire à la prolifération néoplasique du tissu muqueux des villosités. Grâce à une irritation provenant de la surface utérine ou directement du sang maternel, il se produirait dans la substance intercellulaire du stroma villeux une multiplication des cellules et de leurs noyaux avec accumulation de mucus ; ces processus amèneraient l'épaississement tubéreux des villosités et plus tard la formation des vésicules par liquéfaction du tissu. Conformément à cette théorie étiologique, *Virchow* a dénommé cet état pathologique : *le myxome des villosités choriales*. Il résulte pourtant de recherches récentes que les môles tirent leur origine plutôt du revêtement épithélial que du stroma conjonctif des villosités.

Le phénomène primordial consiste dans la prolifération des deux couches épithéliales qui revêtent les villosités dans les premiers mois de la gravidité : du syncytium et de la couche cellulaire de Langhans. Le stroma villeux ne participe que secondairement à la prolifération, mais au bout d'un temps très court il ne présente plus que des phénomènes de dégénérescence. La fig. 319 reproduit, à un faible grossissement, la coupe d'une vésicule de la grosseur d'un pois, pourvue de ses annexes et fixée à l'état frais ; cette coupe vous représente l'histologie du développement de la môle hydatiforme à tous les stades : en *a)*, vous voyez l'épithélium, première ébauche des vésicules, pousser des bourgeons solides polypoïdes ; en *b)*, le tissu conjonctif fœtal pénétrer et s'accroître à l'intérieur de ces bourgeons, lorsqu'ils ont acquis un certain volume. De bonne heure, ce tissu connectif de prolifération, peu vascularisé, subit la dégénérescence hydropique ou muqueuse avec gonflement et liquéfaction finale en son centre. C'est ainsi que prennent naissance les vésicules, remplies d'un liquide muqueux ou albumineux et de détritus cellulaires.

Au niveau de la sérotine, où les villosités dégénérées entrent en contact intime avec les tissus maternels, elles présentent une évolution spéciale, décrite par *Marchand*, qui influe grandement sur la marche et le pronostic du mal. Ici aussi c'est l'épithélium

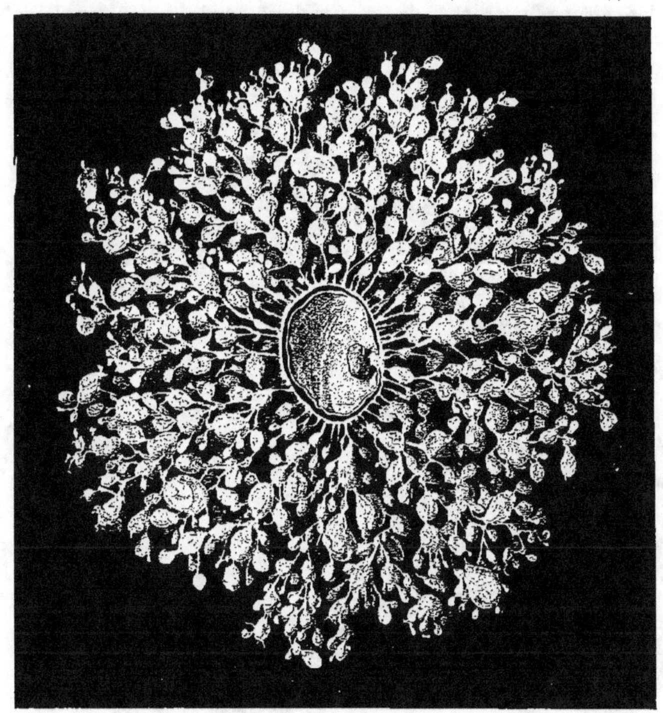

Fig. 317.

Môle vésiculaire. Schéma.

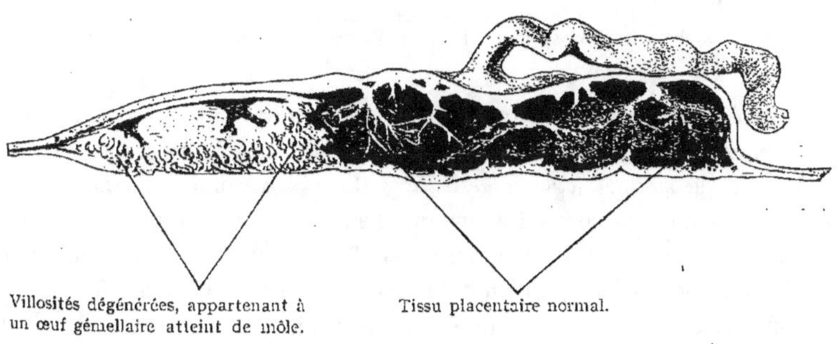

Fig. 318.

Myxome partiel du placenta. D'après *Storch*, Archives de Virchow, vol. 72.

villeux qui s'enfonce dans la caduque sous forme de gros cordons et amas cellulaires, et qui en dissout les tissus ; si la prolifération est excessive, le néoplasme ne se contente pas de détruire les couches compacte et spongieuse de la muqueuse, mais il atteint en outre les régions limitrophes de la musculaire que la tumeur crible de ses prolongements. Si le stroma villeux suit le mouvement et se développe à l'intérieur des bourgeons épithéliaux, on trouve finalement les villosités dégénérées profondément enfoncées

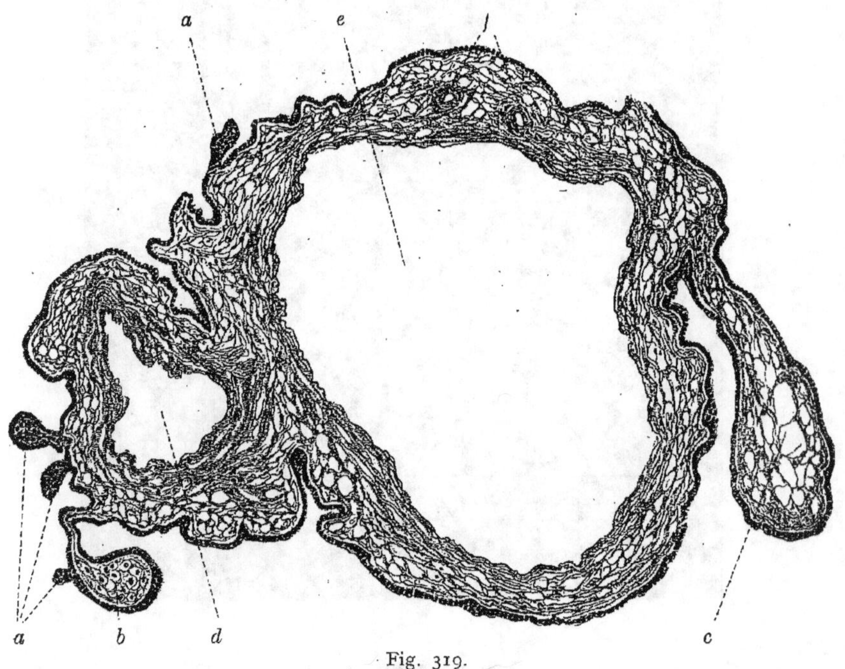

· Fig. 319·

Môle hydatiforme. Coupe d'une vésicule de la grosseur d'un pois. Faible grossissement.

a) Bourgeons polypoïdes du manteau épithélial. *b*) Stroma villeux en voie de pénétration et d'accroissement à l'intérieur des bourgeons épithéliaux. *c*) Tuméfaction hydropique du stroma au début. *d*) Liquéfaction au centre d'une petite vésicule. *e*) Cavité d'une grande vésicule. *f*) Vaisseaux capillaires dans la paroi de la vésicule.

dans la paroi utérine rongée de toutes parts, et flottant dans les vaisseaux qu'elles ont ouverts ; elles peuvent même perforer la séreuse utérine. Ce processus a reçu de *Volkmann* le nom de *môle vésiculaire destructive*. La préparation de la clinique de Halle, reproduite à la fig. 320 vous en donne une bonne idée.

Ces amas épithéliaux du syncytium et de la couche de Langhans, que le tissu de la sérotine montre en grand nombre dans chaque môle hydatiforme, acquièrent dans quelques cas une indépendance absolue vis-à-vis du stroma villeux et entraînent alors par leur multiplication et leur prolifération anarchiques le développement d'un *néoplasme malin*, dont les allures rappellent tout à fait le carcinome ou le sarcome ;

cette tumeur est mortelle ; elle se ramollit, provoque des hémorragies utérines et donne lieu à des métastases dans divers organes. Sur la base d'observations cliniques, *Kaltenbach* et *Léopold*, les premiers, ont attiré l'attention sur la formation de tumeurs malignes consécutives à la môle vésiculaire et leurs affirmations ont dès lors été confirmées par de nombreux cas analogues, succédant pour la plupart à une môle hydati-

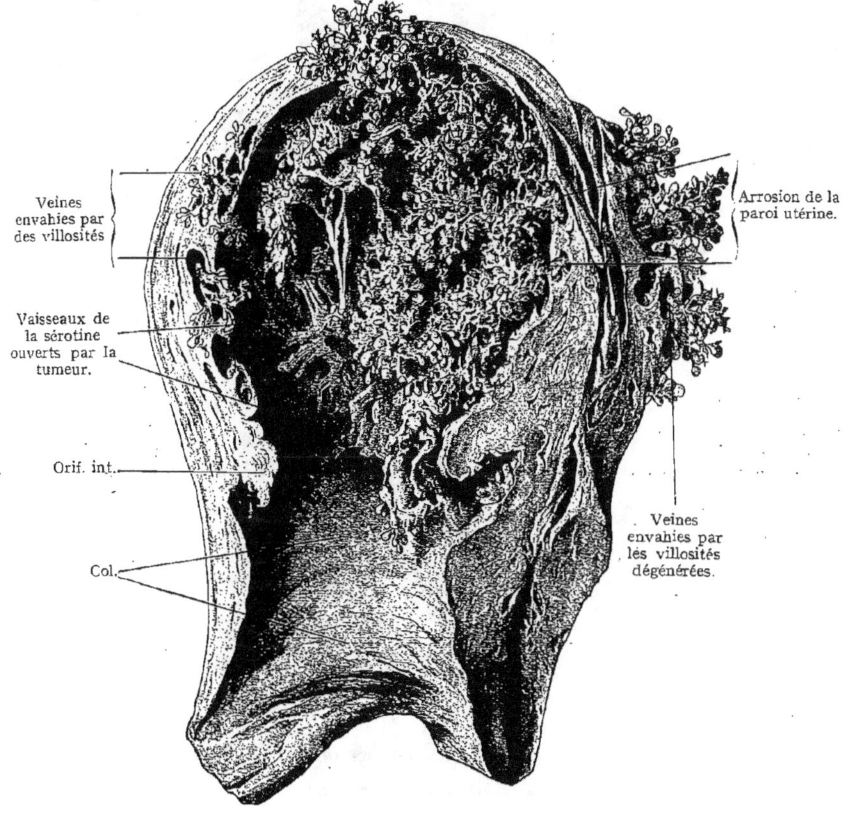

Fig. 320.

Utérus avec môle destructive.

Préparation de la clinique de Halle.

forme mais parfois aussi à l'expulsion par avortement d'un œuf apparemment non dégénéré, ou même à un accouchement normal à terme. *Rod. Maier* est le premier auteur qui ait décrit l'anatomo-pathologie de ces néoformations et les ait classées parmi les tumeurs utérines ; il leur donna le nom de *déciduome*, et *Sänger*, qui en fit en 1889 une description détaillée, les considéra comme une entité morbide qu'il appela *sarcome utérin déciduo-cellulaire*.

Toutefois, le terme de *chorion-épithéliome malin* a prévalu depuis les recherches de *Marchand*, qui ont le plus contribué à éclaircir l'origine et les rapports de cette tumeur singulière avec la môle hydatiforme. En effet, les masses cellulaires dont la prolifération atypique détruit le tissu utérin, et qui se répandent dans l'organisme

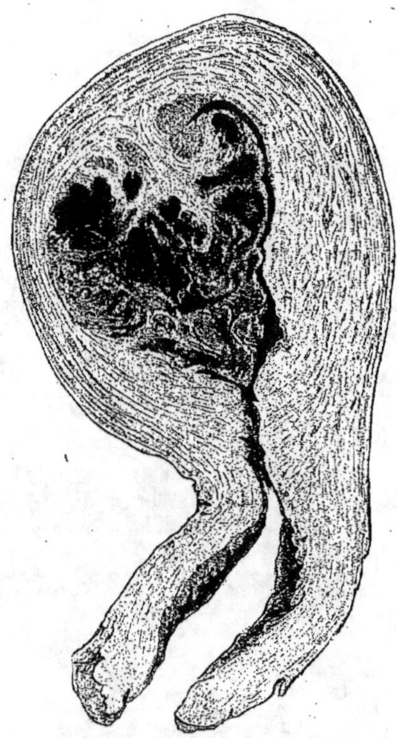

Fig. 321.

Utérus avec chorion-épithéliome malin et môle vésiculaire.

Préparation de la clinique gynécologique de l'Université de Berlin.

de préférence par la voie sanguine pour faire des métastases dans les poumons, le foie, le cerveau, les reins, etc., ces masses cellulaires sont des rejetons de l'épithélium du chorion ; il ne s'agit donc pas d'une néoformation conjonctive (sarcome), mais bien d'une prolifération épithéliale de nature carcinomateuse. A l'observation clinique aussi bien qu'anatomique, tout carcinome paraît à l'œil non prévenu un corps étranger à l'organisme, greffé sur ce dernier, et, fait intéressant, le chorion-épithéliome nous donne la preuve formelle que l'origine des cellules en prolifération est étrangère à l'organisme maternel, que l'infection de la mère est opérée par des cellules en dégénérescence maligne d'origine *fœtale*.

Quant à l'*étiologie* de la dégénérescence des villosités choriales constituant la môle hydatiforme elle nous est aussi peu connue que celle des tumeurs en général. La fréquence de cette anomalie chez les femmes âgées, ou atteintes de néphrite ou encore de dégénérescence kystique des ovaires, et sa répétition chez la même femme, même fécondée par différents hommes, seraient autant d'indications que la prolifération excessive de l'épithélium chorial reçoit son impulsion de la mère. Mais, d'autre part, certaines observations parleraient plutôt en faveur d'une étiologie ovulaire, par exemple la présence, dans une grossesse gémellaire, d'une môle hydatiforme à

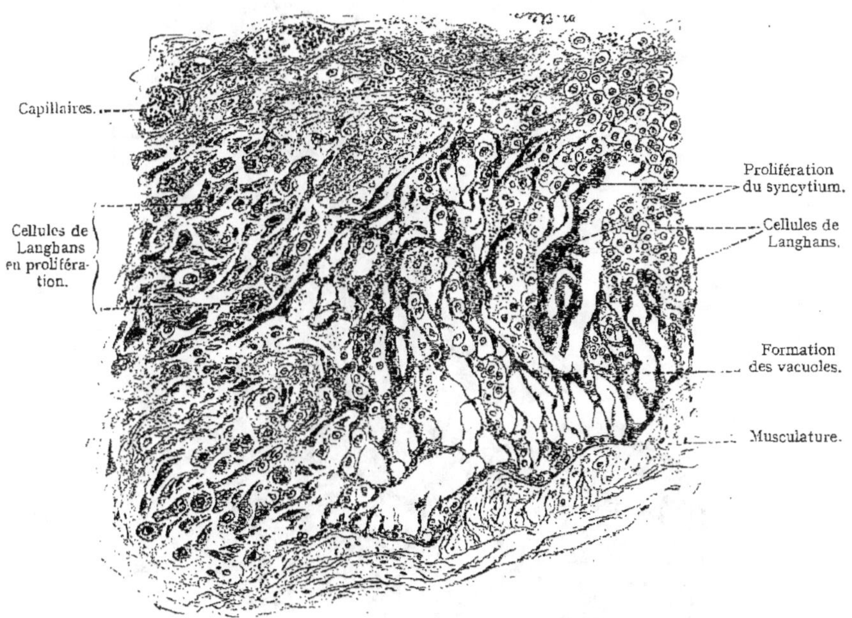

Fig. 322.

Coupe d'un chorion-épithéliome, moyen grossissement.

côté d'un fœtus normalement développé. N'oublions pas, en outre, que l'épithélium des villosités possède physiologiquement des propriétés analogues de prolifération, de cytolyse et d'arrosion des tissus, et que ce sont les mêmes propriétés qui deviennent pathologiques par leur exagération dans la môle vésiculaire destructive et dans le chorion-épithéliome.

Les *symptômes* de la môle hydatiforme sont assez caractéristiques : la croissance de l'utérus est beaucoup plus rapide que dans la grossesse normale, et son volume semble par conséquent beaucoup plus grand que l'âge de la gravidité ne le comporte. De bonne heure surviennent des contractions, des pertes vaginales muqueuses et des hémorragies ; l'apparition de vésicules dans l'écoulement assure le diagnostic. La môle est expulsée au cours du troisième au cinquième mois, au milieu d'hémorragies plus ou moins fortes ; l'événement évolue en général d'une façon heureuse pour la mère. Le

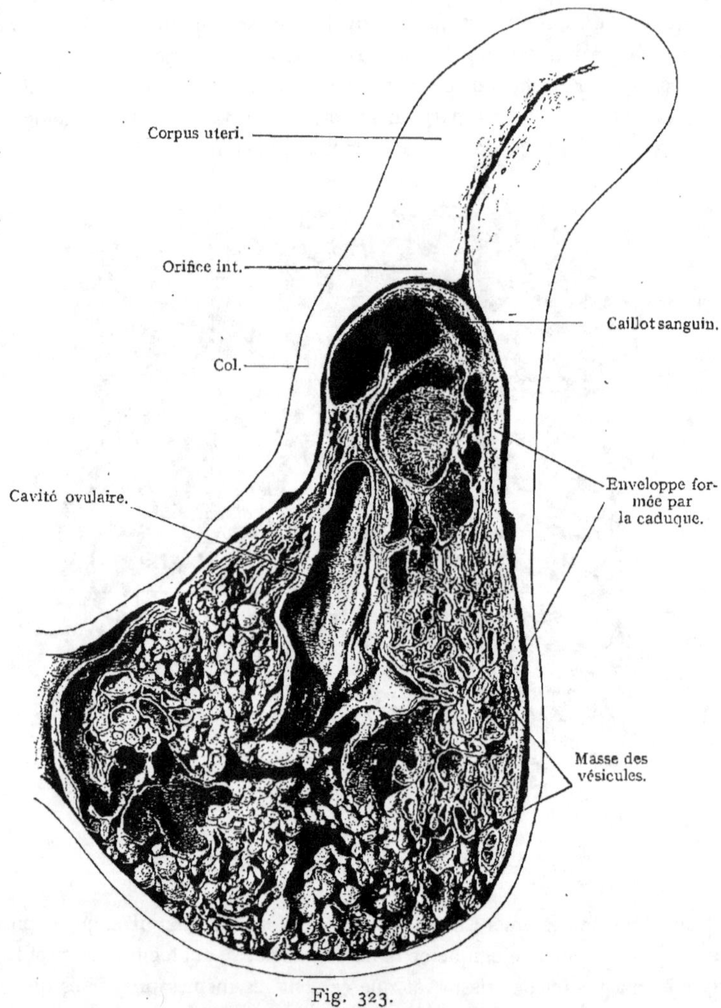

Fig. 323.
Môle vésiculaire, expulsée in toto.
Préparation de la clinique de Halle.

conglomérat de vésicules est évacué in-toto, encore entouré de la caduque (fig. 323), ou bien par fragments et lambeaux.

Si les hémorragies sont modérées il n'y a aucune raison d'intervenir, il vaut mieux abandonner l'expulsion de la môle aux forces de la nature. Les contractions utérines, renforcées par de fortes doses d'ergot de seigle, se chargent de décoller la môle d'une manière bien plus complète et moins dangereuse que la main la plus habile. Si la masse des vésicules se trouve déjà dans le col, on peut en hâter l'évacuation par l'expression, pratiquée d'en haut à travers la paroi abdominale ; mais les tractions et les tiraillements sur la môle à moitié expulsée ne font que causer des déchirures, il faut donc s'en abstenir. Si les hémorragies sont menaçantes elles exigent le curage, l'évidement de la môle, que l'on exécute en introduisant quatre doigts ou toute une main dans les organes et en exerçant de l'autre main une contre-pression sur l'abdomen. L'emploi d'instruments tels que la curette ou la pince à pansements est interdit dans tous les cas à cause du danger de la perforation. Si l'hémorragie continue après l'évacuation complète de la môle, on tamponne solidement l'utérus à l'aide de gaze au vioforme. Attendu que dans le 15 % des cas environ la môle hydatiforme est suivie d'un chorion-épithéliome malin, il serait bon que toute femme atteinte de cette anomalie soit soumise dans la suite à une surveillance attentive de plusieurs années.

Une seconde et importante maladie de l'œuf est constituée par l'accumulation exagérée de liquide amniotique, à savoir

L'*Hydramnios.*

Tout comme d'autres hydropisies, l'hydramnios est causé le plus fréquemment par des *troubles circulatoires,* soit de la mère, soit du fœtus, qui entraînent l'exagération de l'excrétion liquide dans la cavité ovulaire. Ce rapport causal est manifeste lorsque, chez des femmes enceintes atteintes de troubles circulatoires, d'anémie, etc., l'hydramnios s'associe à des œdèmes et à des épanchements hydropiques des cavités du corps. On admettra d'emblée, dans ce cas, que la production exagérée de liquide amniotique est due à l'augmentation de la transsudation qui s'opère de la caduque dans la cavité ovulaire à travers le chorion et l'amnios.

Les troubles circulatoires du fœtus agissent d'une manière semblable quand ils provoquent de la stase veineuse, surtout dans la veine ombilicale et son territoire placentaire. Par exemple, une hépatite syphilitique, qui amène de l'ascite par compression de la veine porte, peut en même temps rétrécir le canal veineux d'Arantius et diminuer le débit de la veine ombilicale, ce qui produit l'encombrement de la circulation dans l'énorme réseau capillaire du placenta, d'où résulte une exsudation abondante dans la cavité ovulaire ; tout cela se comprend aisément. Le même mécanisme agit dans les rétrécissements congénitaux du conduit de Botal ou de l'orifice aortique et dans les autres anomalies des organes circulatoires, que l'on rencontre souvent à côté d'autres malformations fœtales dans les cas d'hydramnios.

C'est aussi à des troubles de circulation que l'on doit attribuer l'*hydramnios aigu,* observé assez fréquemment dans la grossesse gémellaire univitelline et qui conduit en peu de semaines à une énorme distension de l'œuf. Presque toujours dans ce cas, un seul des jumeaux présente de l'hydramnios, l'autre ne possède que peu ou point de liquide amniotique ; *Schatz* et d'autres auteurs ont pensé que les communications entre les vaisseaux ombilicaux des jumeaux, à l'intérieur du placenta commun, étaient la cause de l'hydramnios de l'un et de l'oligoamnios de l'autre ; une telle opinion est pour le moins plausible. Sur la ligne de contact des territoires vasculaires gémellaires, on rencontre toujours dans le placenta commun plusieurs arborisations villeuses qui appartiennent aux deux fœtus, l'artère étant fournie par l'un et la veine par l'autre ; le sang circule ainsi dans ces groupes de villosités, des artères d'un fœtus dans les veines de l'autre (3ᵉ circulation, commune aux deux fœtus). Le jumeau qui possède les meilleures anastomoses artérielles en nombre et en calibre, avec le réseau circulatoire commun, infusera à son frère plus de sang qu'il n'en reçoit lui-même ; il manquera par conséquent de sang et d'eau et s'atrophiera ; tandis que l'autre, rendu pléthorque par ce surcroît constant d'afflux sanguin, éliminera davantage d'eau par le placenta, la peau et les reins, et finira par présenter une hypertrophie considérable du cœur et des reins, ainsi qu'un poids beaucoup plus élevé. Dans le cas particulier la participation des reins à la surproduction de liquide amniotique sera déterminée par la teneur plus ou moins forte de ce dernier en urée.

A part les troubles mécaniques de la circulation fœtale, il est hors de doute que les processus inflammatoires chroniques du placenta et de la caduque peuvent aussi donner lieu à l'hydramnios par transsudation exagérée. Le fœtus subit dans ces cas, un arrêt de développement, on le trouve à l'état d'atrophie, tandis que ses annexes, surtout le placenta, sont hypertrophiées d'une façon très disproportionnée.

La surproduction du liquide amniotique commence dans les cas aigus plus tôt (dans le quatrième, cinquième ou sixième mois) que dans l'hydramnios chronique, qui survient de préférence dans la seconde moitié de la gravidité. La quantité d'eau qui finit par s'accumuler dans la cavité ovulaire peut être extrêmement considérable. *Küstner* en a constaté quinze litres au cinquième mois, *Schneider* même trente litres au sixième mois ! Dans le cas représenté à la figure 324, on a compté treize litres, mais il s'en écoula encore plusieurs à la sortie du fœtus, qui n'ont pas été mesurés.

Les *symptômes* de l'hydramnios durant la grossesse sont presque exclusivement causés par la distension exagérée de l'utérus. Plus sa croissance est rapide, plus forte est la quantité du liquide, plus les troubles sont marqués : distension des parois abdominales, pression sur l'estomac, l'intestin et les plexus nerveux du bassin, obstacle à la respiration diaphragmatique, difficulté et alourdissement de tous les mouvements. L'accouchement prématuré est très fréquent et le fœtus, qui peut occuper une position quelconque dans la vaste cavité ovulaire, s'engage souvent à l'accouchement dans une présentation anormale. Dès le début, les douleurs sont faibles et peu efficaces grâce à l'amincissement des parois utérines ; les hémorragies de la délivrance ne sont pas rares, parce que la rétraction de la musculature surdistendue ne se produit que lentement et d'une manière imparfaite.

Diagnostic. — La quantité normale du liquide amniotique mesure environ un demi-litre à un litre. Quand cette limite n'est que légèrement dépassée, on parle de liquide amniotique trop abondant. Seule une augmentation plus forte, à partir de deux litres environ, justifie le diagnostic d'hydramnios. Naturellement la limite n'est pas nette.

Quand l'anomalie est moyenne ou considérable, elle peut être reconnue déjà dans la grossesse aux grandes dimensions du ventre, à la forte tension de l'utérus dont le volume est exagéré, et à l'excessive mobilité du fœtus. Même lorsque tous

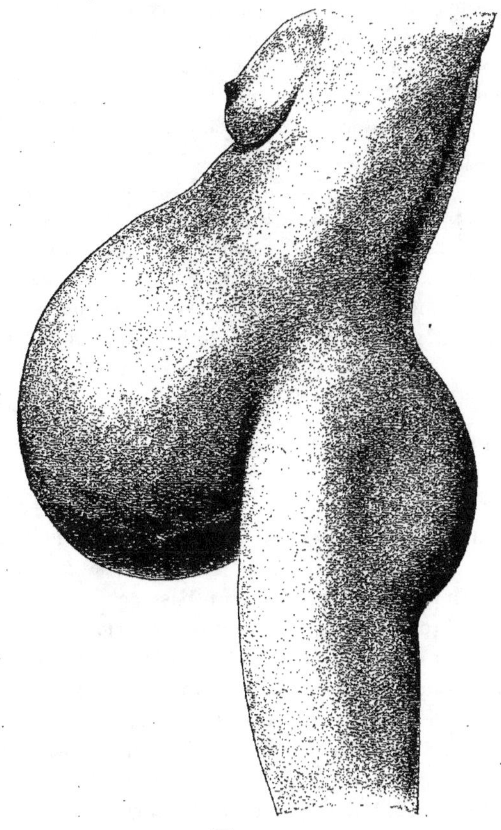

Fig. 324.

Surdistension de l'abdomen dans l'hydramnios ; septième mois.

les signes certains de la grossesse sont masqués par l'énorme accumulation de liquide amniotique que l'on ne peut ni palper le fœtus ni entendre ses bruits du cœur, malgré cela la gravidité peut être affirmée, dans la règle, par l'anamnèse, le ramollissement des parties génitales, le souffle utérin, les modifications des seins et les résultats de l'exploration bimanuelle, en excluant d'autres anomalies telles qu'un kyste ovarique ou de l'ascite. La grossesse une fois reconnue, le diagnostic d'hydramnios s'impose alors ; tout au plus faut-il encore songer à la gémellité, qui d'ailleurs coïncide fréquemment, nous l'avons dit, avec la forme aiguë de l'hydramnios.

Traitement. — Il n'y a pas grand'chose à faire. Il n'est aucun moyen d'arrêter la sécrétion pathologique du liquide amniotique. Aussi n'avons-nous d'autre alternative que le traitement symptomatique des troubles durant la grossesse. En présence de signes de compression menaçants associés à de la dyspnée, on pratiquera soit la ponction de l'utérus à l'aide d'une fine aiguille à travers les parois abdominales, soit la perforation des membranes ovulaires par les voies naturelles. On peut remédier à la faiblesse des douleurs au début du travail en pratiquant la rupture artificielle précoce de la poche des eaux. Après l'écoulement des eaux un examen interne soigneux est nécessaire dans tous les cas, parce que le torrent de liquide qui s'échappe brusquement entraîne facilement la procidence de petites parties fœtales. La période de délivrance exige une surveillance très attentive à cause de la tendance à l'atonie utérine. Si l'accouchement est dirigé convenablement, le pronostic pour la mère est bon ; pour les enfants, il est toujours mauvais quand l'hydramnios est prononcé ; les uns naissent prématurément, avec une constitution faible ou à l'état d'atrophie, les autres sont hydropiques ou atteints de malformations incompatibles avec la continuation de l'existence.

L'Oligoamnios

représente l'inverse de l'hydroamnios : une quantité insuffisante de liquide amniotique.

D'après les recherches de *von Spee*, la cavité amniotique se constitue par l'accumulation de liquide dans une masse cellulaire auparavant solide de l'ébauche embryonnaire. Il en résulte clairement que, si la production de ce liquide est défectueuse, l'amnios se détache imparfaitement, et qu'il persiste, entre lui et l'ectoderme de l'embryon, des adhérences cellulaires qui entravent le développement normal de la forme du corps et favorisent particulièrement *l'amputation spontanée* ; en effet, si dans la suite le liquide amniotique est sécrété en plus grande quantité, les adhérences entre l'amnios et le tégument fœtal s'étirent en longs cordons et ligaments (*brides amniotiques ou de Simonart*) ; ces brides peuvent creuser sur le corps et sur les extrémités du fœtus de profonds sillons et entraîner même la section du membre, ainsi que le prouvent de nombreux exemples d'amputation spontanée ou congénitale. Au cours ultérieur de la grossesse, le défaut de liquide amniotique peut encore provoquer des difformités de la colonne vertébrale et des membres, en empêchant totalement ou presque entièrement les mouvements du fœtus et en fixant les articulations dans une position anormale (pied-bot, par exemple, ou torticolis). En cas d'oligoamnios la mère ressent fortement et désagréablement les mouvements de l'enfant, les contractions du travail sont aussi plus douloureuses (couches *sèches*).

Anomalies du placenta.

La plus importante est *l'insertion anormale* sur le segment inférieur de l'utérus. Nous étudierons plus tard en détail cet état dangereux, en traitant des hémorragies de l'accouchement. Ici je me contenterai de vous rappeler brièvement quelques modifications de forme et de structure dont l'importance est secondaire.

La forme arrondie du placenta, typique chez la femme, peut subir diverses altérations. La variété en ovale allongé est fréquente. On observe plus rarement, à côté de l'organe principal, la présence sur le chorion de petits amas de tissu placentaire : *placentas succenturiés* (accessoires) de *Hyrtl*, ou bien la division en deux lobes égaux comme chez les singes : *placenta dimidiata*, ou en trois lobes : *placenta tripartita* (trilobé), ou enfin en plusieurs lobes séparés: *placenta multilobé*. Cette fragmentation, quelle qu'elle soit, rend le décollement plus difficile lors de la délivrance, et la réten-

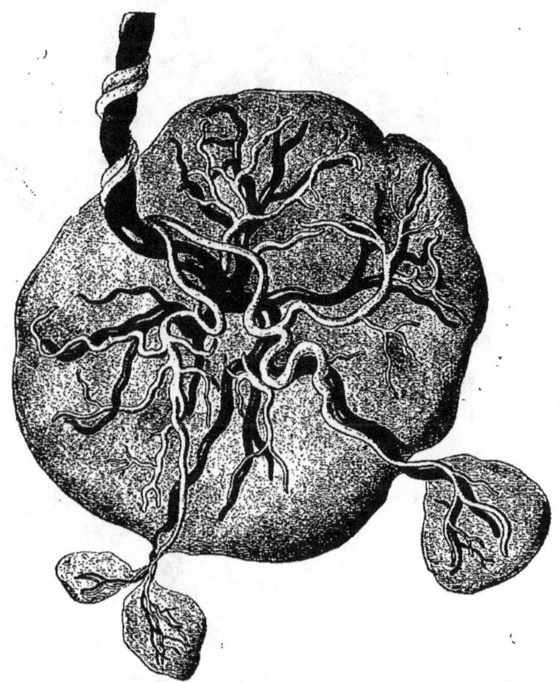

Fig. 325.

Placenta avec trois petits placentas succenturiés ou accessoires.

tion de ces placentas succenturiés passe facilement inaperçue si l'on se contente d'examiner la surface utérine de l'organe principal, sans faire attention au cours suivi par les vaisseaux sur sa face fœtale.

Le placenta offre un aspect singulier lorsque l'organe présente un rebord blanc qui en fait tout le tour. On parle alors de *placenta marginé* (*placenta marginata*) ; ou bien l'organe est appelé *placenta circumvallata*, lorsque cette marge est soulevée en un rebord proéminent par des dépôts de fibrine. Il y a plusieurs espèces de placentas marginés ou circumvallaires. Il n'est pas rare que le bord blanc soit produit par un repli des membranes qui encastre l'organe sur tout son pourtour. Ce renflement marginal disparaît si l'on défait le repli chorial en écartant ses feuillets, et le placenta circumvallata reprend alors l'aspect d'un placenta normal (voir fig. 328). Le placenta marginé s'observe le plus souvent quand l'œuf s'est inséré à l'angle tubaire ou sur le segment inférieur de l'utérus. La cause de ce plissement du chorion n'est pas encore exactement connue. En tout cas, il prend naissance dans les premiers mois de la grossesse, avant la soudure de la caduque réfléchie avec la

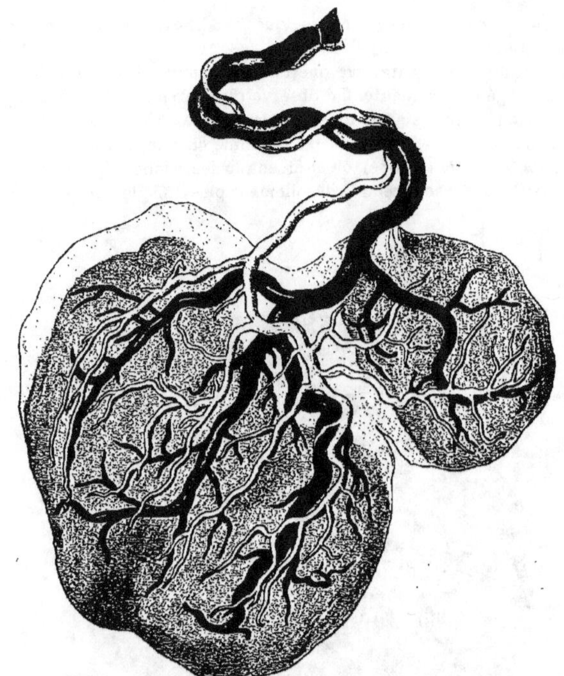

Fig. 326.
Placenta avec un grand placenta accessoire, d'après *Hyrtl*.

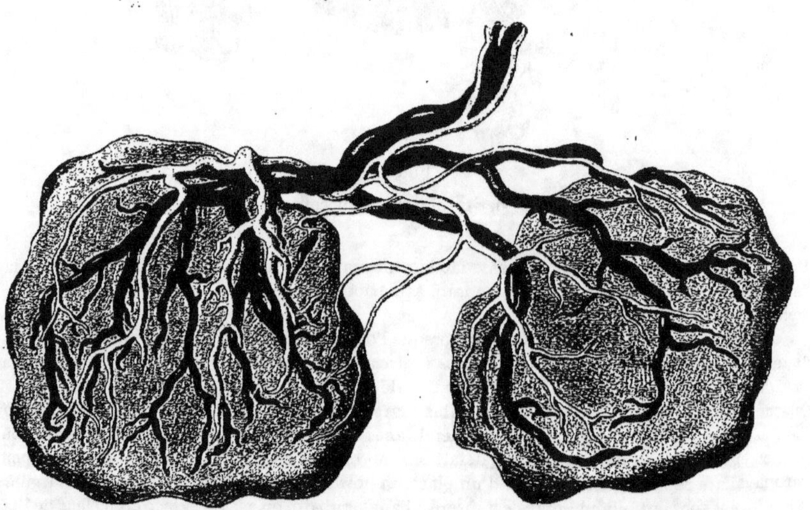

Fig. 327.
Placenta dimidiata d'après *Hyrtl* : Les vaisseaux sanguins du placenta humain.

vraie ; dans la plupart des cas ce plissement des membranes ovulaires serait probablement dû à la croissance inégale de la corne utérine où siège le placenta d'une part, et du reste de la cavité uté-

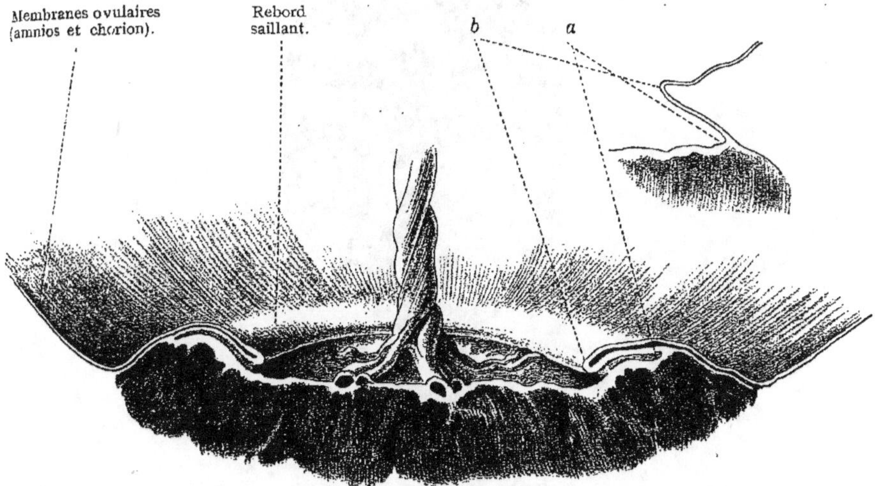

Fig. 328.

Placenta circumvallata. Coupe.

On voit nettement le plissement des membranes encastrant le placenta. En *a* se trouve le pli externe et en *b* le pli interne formés par les membranes ; ces deux plis ont été décollés à la figure supérieure.

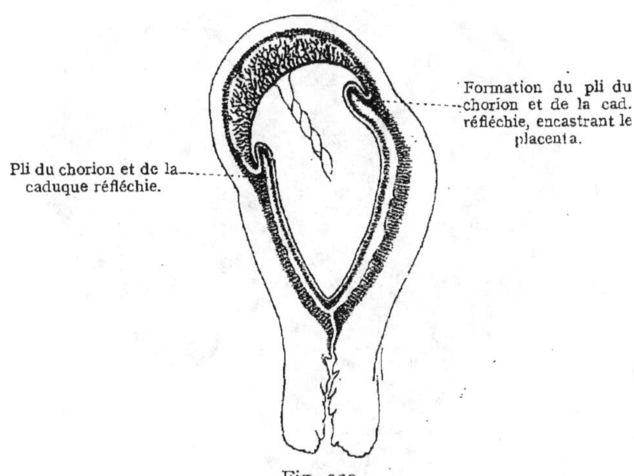

Fig. 329.

Origine du placenta marginé et circumvallaire.

rine d'autre part. Comme la fig. 329 l'indique, la cavité ovulaire subit alors au niveau du bord placentaire un léger étranglement ; en outre, la résistance que l'expansion de l'œuf rencontre dans le corps utérin, moins extensible que la corne utérine, entraîne une sorte de congestion passive trau-

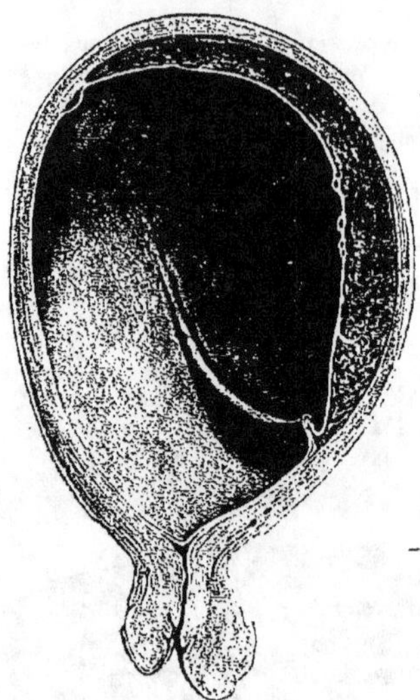

Fig. 330.

Genèse du placenta marginé.

Le pli des membranes est nettement visible à la partie inférieure de l'organe, mais il ne s'est pas encore appliqué sur le placenta.

Préparation de la clinique de la Charité.

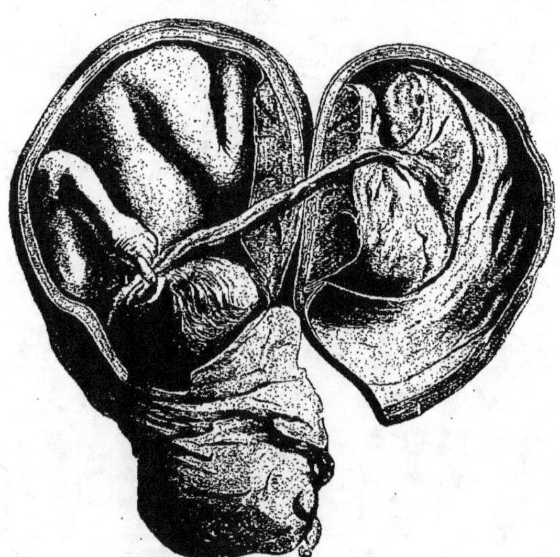

Fig. 331.

Placenta marginé complètement développé.

Le pli des membranes s'est appliqué partout sur le placenta, mais le plissement se reconnaît encore distinctement comme tel sur la coupe de l'organe. Préparation de la clinique de la Charité.

matique à la jonction de ces deux régions ; le plissement résulterait de l'action commune des deux facteurs précités, étranglement et résistance. Les préparations reproduites aux fig. 330 et 331 prouveraient que cette explication est bonne pour certains cas ; elles montrent très nettement à différents stades la formation du placenta marginé par l'invagination des membranes ovulaires constituant un repli.

En d'autres cas la formation d'un rebord marginal est provoquée par *l'insuffisance de l'ébauche du chorion frondosum*. Il en résulte que la croissance des villosités se poursuit au delà des limites du placenta. En corrélation avec les exigences croissantes de la nutrition du fœtus, il se fait un puissant développement de villosités à l'intérieur de la caduque vraie pariétale, en dehors de la plaque choriale placentaire dont les dimensions sont insuffisantes. Comme l'indique la fig. 332, il se forme alors des cotylédons marginaux extrachoriaux, à la périphérie de l'organe ; ces cotylédons donnent naissance à une bande marginale blanchâtre par prolifération déciduale et coagulation fibrinoïde ; cette bande blanchâtre en se repliant du côté du centre de l'organe peut conférer à ce dernier l'aspect d'un placenta circumvallata.

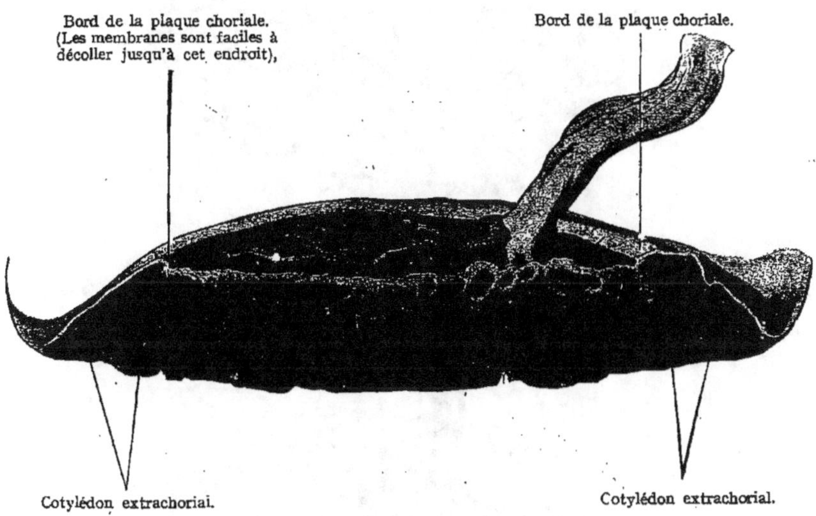

Fig. 332.

Placenta marginé vrai, avec développement extrachorial des cotylédons marginaux.

Coupe d'une préparation durcie.

Le décollement du placenta marginé est plus difficile que celui du placenta normal, et les membranes de l'œuf se déchirent facilement au niveau du rebord marginal, lors de l'expulsion ; ce sont là des faits d'expérience, connus depuis longtemps.

L'infarctus blanc constitue *l'altération* la plus ordinaire *de la structure* du placenta. On entend par là les nodules blanc-jaunâtre que l'on peut voir à la surface fœtale de presque tout placenta, et qui sont particulièrement nombreux et développés lorsque la mère est atteinte de néphrite (*Fehling*). Ils siègent droit dessous le chorion et se prolongent quelque peu à l'intérieur du tissu placentaire, sous la forme d'un coin. L'élément principal de l'infarctus est constitué par de la fibrine d'aspect fibreux ou canaliculaire, qui remplit les espaces intervilleux et renferme en quantité des villosités et des amas de cellules déciduales à l'état de nécrose. Est-ce des processus inflammatoires de la caduque, ou des affections des vaisseaux, ou des lésions de l'épithélium des villosités, qui amènent la coagulation du sang dans les espaces intervilleux et par là donnent lieu à la formation de l'infarctus ? Pour le moment la question n'est pas résolue ; peut-être tous ces facteurs jouent-ils un

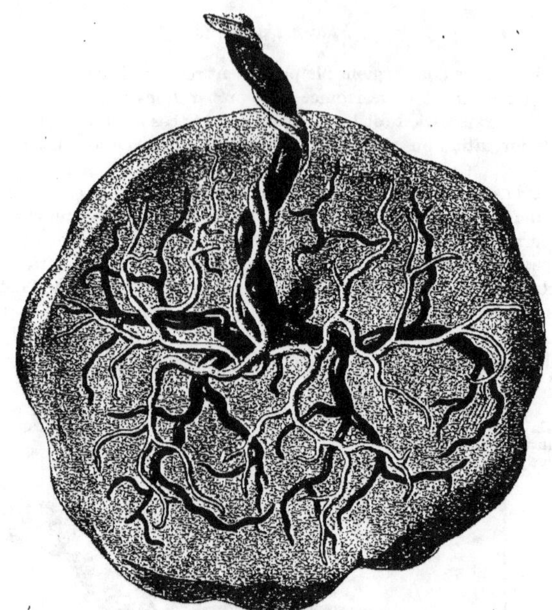

Fig. 333.
Insertion centrale normale du cordon.

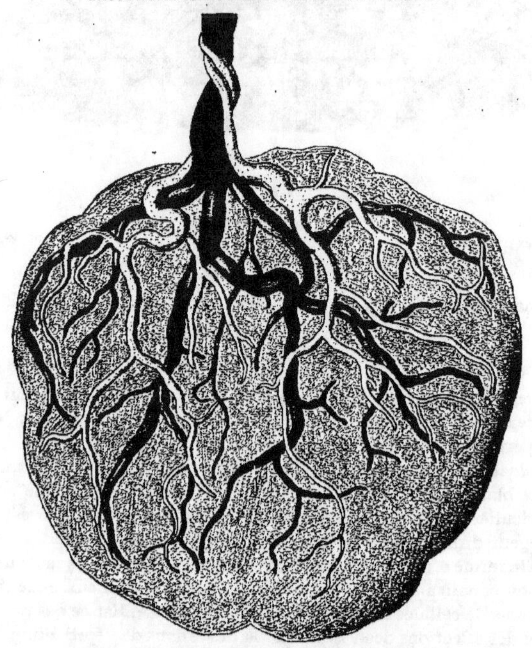

Fig. 334.
Insertion marginale du cordon.

rôle, peut-être aussi la coagulation n'est-elle due souvent qu'à la simple stagnation du sang maternel dans les espaces intervilleux ; dans ce dernier cas, la nécrose des villosités et des îlots déciduaux situés dans la région coagulée ne serait qu'un phénomène secondaire. Cette hypothèse est appuyée par les deux arguments suivants : d'une part la fréquence extraordinaire des infarctus, d'autre part le fait que le courant sanguin dans les espaces intervilleux ne peut être que très lent et irrégulier, surtout dans les régions superficielles immédiatement sous-jacentes au chorion, qui sont le siège de prédilection des infarctus.

S'ils sont petits, les infarctus n'ont aucune importance ; s'ils sont grands et nombreux, ils sous-

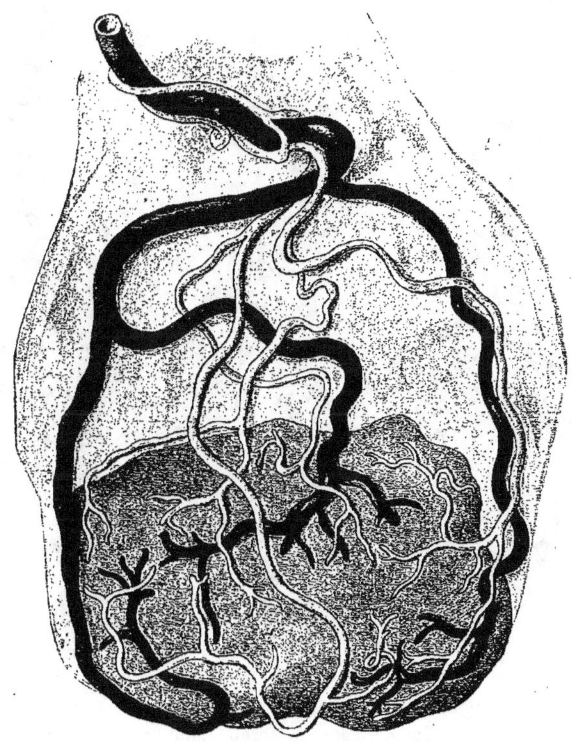

Fig. 335.

Insertion vélamenteuse, d'après *Hyrtl*.

traient au contact du sang maternel une masse considérable de villosités fœtales, et peuvent provoquer ainsi des anomalies dans le développement du fœtus et entraîner sa mort.

On constate fréquemment dans le placenta des phénomènes de régression, soit de la *calcification* et de la *dégénérescence graisseuse*, altérations qui toutes deux se rencontrent de préférence dans les piliers de la sérotine cloisonnant le placenta. Le tissu muqueux délicat qui compose la substance fondamentale des villosités peut subir la transformation fibreuse, ce qui donne lieu à la formation de noyaux fermes qui ressemblent à des tumeurs (*myxome fibreux* de *Virchow*). Parmi les modifications inflammatoires, celles qu'on connaît le mieux sont les processus syphilitiques, déjà mentionnés, qui intéressent les villosités et la caduque sérotine.

Anomalies du cordon ombilical.

La longueur normale du cordon comporte environ 50 cm., seules les variations extrêmes de cette longueur ont de l'importance. Le cordon peut être si court qu'il empêche la progression de l'enfant à l'accouchement ou qu'il provoque le décollement prématuré du placenta. Dans certaines malformations fœtales on a même observé l'absence totale du cordon, le fœtus prenant directement contact par l'ombilic avec le placenta. A l'inverse, le cordon atteint parfois une longueur extraordinaire (jusqu'à 2 mètres) qui prédispose à l'enroulement et à la procidence.

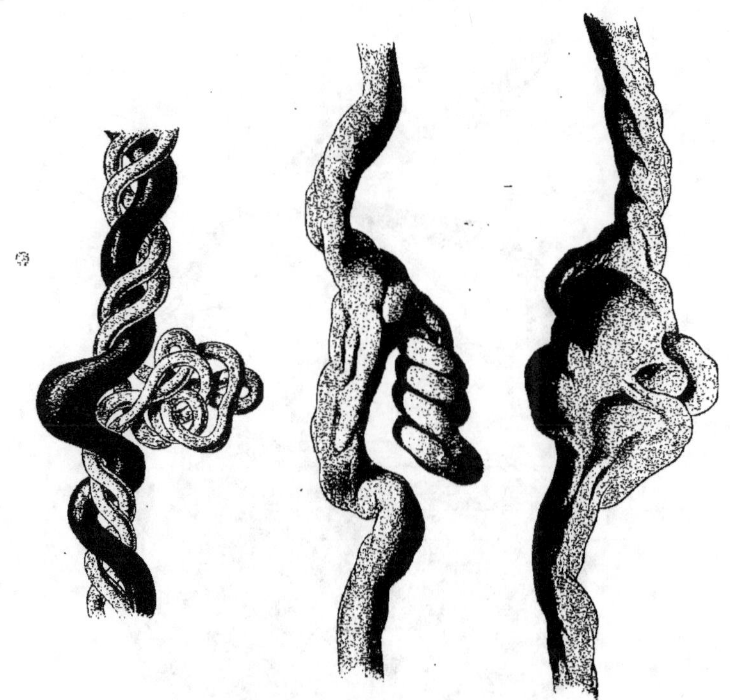

Fig. 336.   Fig. 337.   Fig. 338.

Faux nœuds du cordon ombilical.

Fig. 336. — Nœud artériel (d'après *Hyrtl.*). Fig. 337. — Torsion d'une artère à la façon d'un tire-bouchon. Fig. 338. Grosse varice de la veine ombilicale.

Les figures 333, 334 et 335 vous représentent quelques *variantes de l'insertion du cordon*. Seule d'entre elles, l'*insertion vélamenteuse* offre un intérêt pratique ; elle consiste dans l'insertion du cordon non pas sur le placenta même, mais sur les membranes à plus ou moins de distance de l'organe. Les ramifications des vaisseaux ombilicaux cheminent alors, sur une certaine étendue, entre l'amnios et le chorion, jusqu'à ce qu'elles atteignent le bord du placenta. L'insertion vélamenteuse peut mettre en danger le fœtus, lorsque quelques branches des vaisseaux ombilicaux occupant le pôle inférieur de l'œuf traversent l'orifice du col à l'accouchement et se déchirent au moment de la rupture des membranes. Si alors l'expulsion ne s'effectue pas rapidement, le fœtus risque de succomber à la perte de sang.

Les *faux nœuds* du cordon sont produits par les dilatations variqueuses de la veine ombilicale (fig. 338) ou par le pelotonnement des artères en glomérules (fig. 336, 337). Les *vrais nœuds* sont constitués par le passage du fœtus à travers une anse du cordon et le resserrement de la boucle ainsi formée. Si le passage est répété à différentes reprises, il en résulte des nœuds doubles et même « chirurgicaux ». Le cordon étant fixé par ses deux extrémités, la formation du nœud vrai et davantage encore celle du nœud double sont des phénomènes assez compliqués. Si vous essayez d'imiter à l'aide d'une poupée le nouage du cordon, vous reconnaîtrez d'emblée que la production d'un vrai nœud nécessite la coordination de divers mouvements et torsions du corps fœtal. Vers la fin de la grossesse le fœtus n'exécute plus normalement de mouvements aussi étendus que l'exige

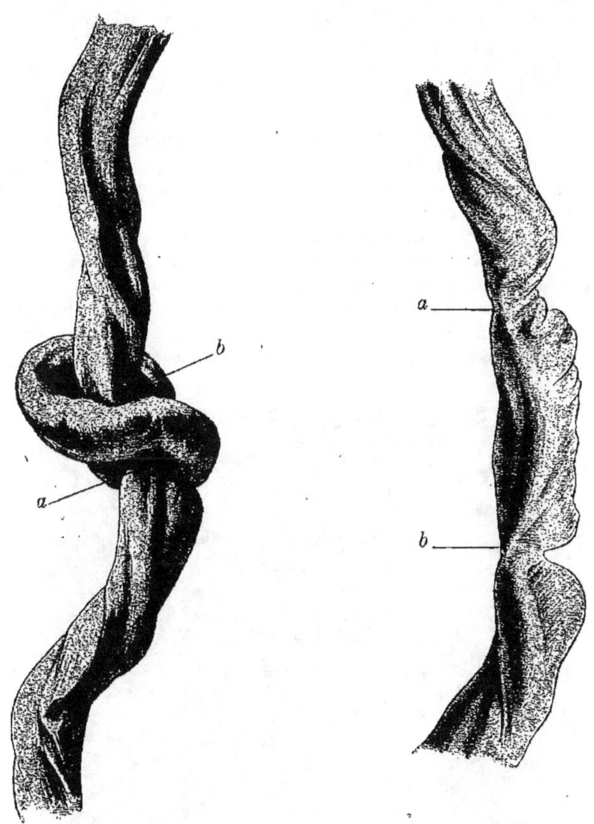

Fig. 339.   Fig. 340.

Véritables nœuds du cordon ombilical.

Fœtus mort-né. A la fig. 340, le nœud est défait, on voit l'étranglement des vaisseaux en *a* et en *b*.

la formation des nœuds. Il faut donc admettre qu'elle a lieu plus tôt, aussi longtemps que le petit fœtus reste très mobile au sein d'un liquide amniotique abondant. Mais le resserrement complet de la boucle peut n'avoir lieu que plus tard ou à l'accouchement seulement, lorsque le fœtus quitte la cavité utérine. Dans le premier cas, les deux endroits du cordon qui ont subi la compression du nœud présentent (fig. 339 et 340) un profond sillon d'étranglement, grâce à la disparition de la gélatine de Wharton. Ces sillons font totalement défaut quand le nœud n'a été serré que pendant le travail et n'a pas duré longtemps.

Les nœuds qui ne se resserrent qu'au dernier moment du travail, à la sortie de l'enfant, sont sans importance. Par contre, ceux qui ont été faits déjà pendant la grossesse et serrés de plus en plus fortement par les tiraillements continuels du fœtus, peuvent amener un tel rétrécissement des vaisseaux funiculaires que finalement la mort s'ensuit, par interruption de la circulation placentaire.

On observe extrêmement souvent, dans le quart des accouchements environ, *l'enroulement* du cordon autour du cou et des extrémités du fœtus. Ces circulaires ne nuisent pas d'habitude ; dans le cas seulement où ils sont nombreux et solidement fixés, ils entravent la circulation funiculaire en menaçant le fœtus d'asphyxie. S'ils forment une ligature solide autour des extrémités, ils peuvent faire obstacle au développement des segments de membres situés au-dessous de l'anse du cordon ; ces segments peuvent être même complètement séparés du reste du corps. Enfin par ses nombreux circulaires autour du cou de l'enfant, le cordon peut s'opposer par sa brièveté à la sortie de la tête. Celle-ci descend, il est vrai, sous l'action des douleurs expulsives, mais pour être ramenée en arrière par la tension du cordon dès que la contraction cesse. On a constaté dans ces circonstances le décollement prématuré du placenta. Si l'expulsion de la tête traîne, et que les circulaires du cordon autour du cou soient comprimés fortement par le bord inférieur de la symphyse, le fœtus est encore exposé à l'asphyxie au dernier stade du travail, alors que l'occiput est déjà visible. Même le forceps a parfois de la peine à surmonter la résistance, analogue à celle d'un ressort, que le cordon tendu oppose à la traversée de la tête.

La torsion en spirales du cordon est normale, comme on le sait. Si les spirales sont si nombreuses ou la torsion si exagérée que la lumière des vaisseaux funiculaires en subisse un rétrécissement, c'est là un état pathologique qu'on appelle *torsio nimia*. Le fœtus peut succomber à cette anomalie. Mais dans la plupart des cas la torsion exagérée qu'on a constatée sur le cordon de fœtus macérés n'est pas la cause de la mort et n'a fait que lui succéder. Dans ces circonstances on a même observé le détachement complet, par torsion, du cordon devenu friable.

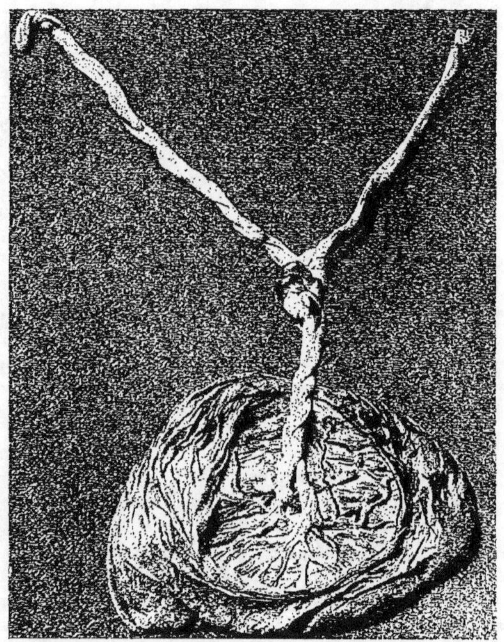

Fig. 340 a.

Curieuse formation de nœuds sur les cordons ombilicaux de jumeaux.
(Maternité de l'université de Berlin).

XVIIIme LEÇON

Interruption prématurée de la grossesse : fausse-couche, accouchement prématuré ; étiologie, fréquence, mécanisme et marche. Complications : hémorragies, avortement prolongé, môles sanguine et charnue, missed abortion, avortement incomplet, polype placentaire ; avortement putride et septique. Diagnostic, traitement. Méthode expectative, tamponnement ; évacuation manuelle, curettage. Soins à donner au prématuré.

Messieurs, à plusieurs reprises dans le cours de nos leçons, il a été question de l'interruption prématurée de la grossesse ; il est temps maintenant d'étudier de près les phénomènes qui se déroulent lors de l'expulsion anticipée de l'œuf, et qui, sous plus d'un rapport, diffèrent de l'accouchement normal à terme.

Quand elle a lieu avant que le fœtus soit viable, l'interruption de la gravidité porte le nom d'*avortement* ou *fausse-couche*, et celui d'*accouchement prématuré* (partus immaturus) lorsque le fœtus est assez développé pour survivre en dehors de l'utérus. La viabilité commence avec la 28e semaine de la grossesse, environ. Les fœtus expulsés auparavant, dont la longueur n'atteint pas encore 35 centimètres ni le poids 1300 grammes, périssent en peu de temps de faiblesse constitutionnelle. Les quelques cas dans lesquels le fœtus a survécu, bien qu'âgé seulement de 26 ou 27 semaines et ne pesant que 900 à 1200 gr., ne constituent que de rares exceptions qui ne modifient nullement la règle précitée. Après la 28e semaine, le nouveau-né peut continuer son existence, mais malgré les soins les plus judicieux et les plus attentifs les chances de survie restent très minimes jusque vers la 32e semaine, moment à partir duquel on peut compter avec quelque certitude sur la prospérité de l'enfant né avant terme. Le développement du fœtus peut exceptionnellement faire des progrès si rapides que des enfants nés au bout de la 36e semaine ou même de la 34e seulement, présentent le poids et la longueur de nouveau-nés à terme. On parle, dans ces cas fort rares, de *gravidité précoce* et d'*accouchement précoce* (partus præmaturus).

Des *causes variées* de l'interruption de la grossesse, vous en connaissez déjà la plupart. Ce sont *les anomalies et les maladies de l'organisme maternel du fœtus et de ses annexes*, que nous avons exposées en détail dans les chapitres précédents. Vous les énumérer de nouveau toutes, nous mènerait trop loin ; je me contenterai donc de remarquer que leur action néfaste sur la gravidité s'exerce de deux façons. Les unes, tels que la plupart des hyperpyrexies, les inflammations, déviations et tumeurs de l'utérus, agissent en provoquant des hémorragies et des contractions utérines prématurées qui amènent le décollement et l'expulsion de l'œuf, le fœtus restant intact dans ce cas et pouvant naître vivant. Les autres, les maladies infectieuses et surtout la syphilis, déterminent d'abord la mort du fœtus dont l'expulsion n'est que la conséquence nécessaire. Si l'état pathologique poursuit son action dans les grossesses ultérieures, il peut entraîner la répétition de l'avortement ou de l'accouchement prématuré, ainsi qu'on l'observe dans la syphilis, la néphrite, et certaines affections de l'utérus (rétroflexion, adhérences, déchirures du col ou myomes). On parle d'*avortement* (ou accouchement prématuré) *habituel* dans les rares cas où, à plusieurs reprises et d'habitude toujours à la même époque de la grossesse, le fœtus meurt puis est expulsé sans qu'on trouve à ce phénomène la moindre explication plausible. Il s'agit là probablement de troubles de la sécrétion interne, preuve en soit tout au moins les succès surprenants que l'on a obtenus en pareil cas par des injections d'hormones, surtout d'extrait de corps jaune.

Après les maladies, les *traumatismes* les plus variés constituent le second élément étiologique de l'interruption de la grossesse. Chez les personnes sensibles, il suffit parfois d'une forte excitation psychique (peur ou toute autre émotion violente) pour provoquer des contractions utérines, de l'hémorragie et l'avortement. Quelles sont les voies nerveuses qui transmettent le réflexe à l'utérus ? Nous n'en savons rien, mais le fait même ne peut être mis en doute ; il est du reste confirmé par les effets analogues, observés sur l'utérus au cours de la menstruation. Le rapport causal est clair lorsque l'utérus gravide est atteint directement par le traumatisme (heurt ou coup sur le bas-ventre, violent ébranlement, efforts exagérés et prolongés de la « presse abdominale », etc.). L'hémorragie qui s'ensuit aussitôt est l'indice qu'une lésion et un décollement de l'œuf viennent d'avoir lieu et constituent la cause de l'avortement. L'interruption de la grossesse est particulièrement fréquente à la suite d'opérations ou blessures, lorsque ces lésions ou interventions s'accompagnent de shock, de grandes pertes de sang, de fièvre ou d'infection. Il est surprenant que la femme enceinte supporte relativement bien même de grandes interventions opératoires (énucléation de myomes par ex.) sur le corps utérin, tandis que les opérations sur le museau de tanche, le vagin, les organes génitaux externes, les seins et l'appendice vermiculaire, provoquent plus facilement les contractions du travail ; c'est là un fait d'expérience.

Les lésions que l'on constate fréquemment dans l'*avortement criminel* sont caractéristiques. Les instruments qu'une main aussi ignorante que coupable introduit dans les organes génitaux font aisément fausse route en cherchant à pénétrer dans la cavité utérine ; leur pointe s'égare dans la voûte vaginale ou s'embarrasse dans le canal cervical, et si la violence est employée pour forcer le passage l'instrument perce dans le cul-de-sac de Douglas de la cavité abdominale. Si l'on se sert de la seringue à avortement d'un emploi si courant, la solution de lysol ou de savon destiné à la cavité utérine arrive alors dans la cavité abdominale où elle provoque de graves réactions.

Même quand l'intervention en vue de l'avortement est pratiquée par un médecin, les lésions perforatives du corps utérin ne sont nullement rares ; et il arrive encore trop souvent qu'un médecin, pénétrant avec sa pince dans l'abdomen, y saisisse à tâtons au lieu du fœtus une anse intestinale qu'il entraîne jusque dans le vagin.

Plus souvent encore que les moyens mécaniques, des médicaments servent à provoquer l'avortement. Il n'existe pas de substances spécifiques dont l'ingestion ait pour unique effet l'avortement. Les substances dites abortives sont ou bien tout à fait

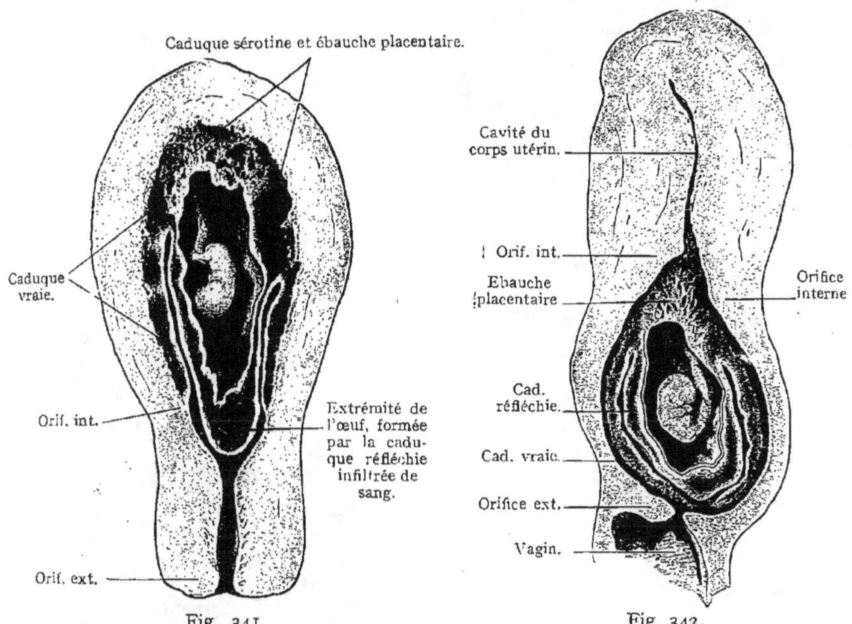

<table>
<tr><td align="center">

Fig. 341.

Avortement au deuxième mois.

Décollement des caduques sérotine et vraie ; début de l'effacement du col.

</td><td align="center">

Fig. 342.

Avortement au deuxième mois.

L'œuf complètement décollé, a été expulsé jusque dans le col dilaté : « avortement cervical ».

</td></tr>
</table>

inefficaces comme la teinture de cannelle, le romarin, le safran, etc., ou bien ne produisent l'effet attendu qu'au prix d'un empoisonnement grave. Dans la seconde catégorie rentrent la sabine, l'ergot de seigle, la quinine, les cantharides, le séné et autres drastiques ou poisons.

L'interruption de la grossesse est aussi *fréquente* que les causes en sont nombreuses. D'après les calculs de *Hegar*, que bien d'autres ont confirmés, il faut admettre la proportion de 1 avortement pour 8 à 10 accouchements à terme. Dans les grandes villes où la restriction des naissances s'étend de plus en plus, la fréquence des avortements a augmenté au point d'atteindre le 30 % des naissances normales, de sorte qu'à Berlin par exemple sur 50.000 grossesses 15.000 environ se terminent par l'avortement. Et cette estimation reste certainement au-dessous de la réalité, puisque l'expulsion de

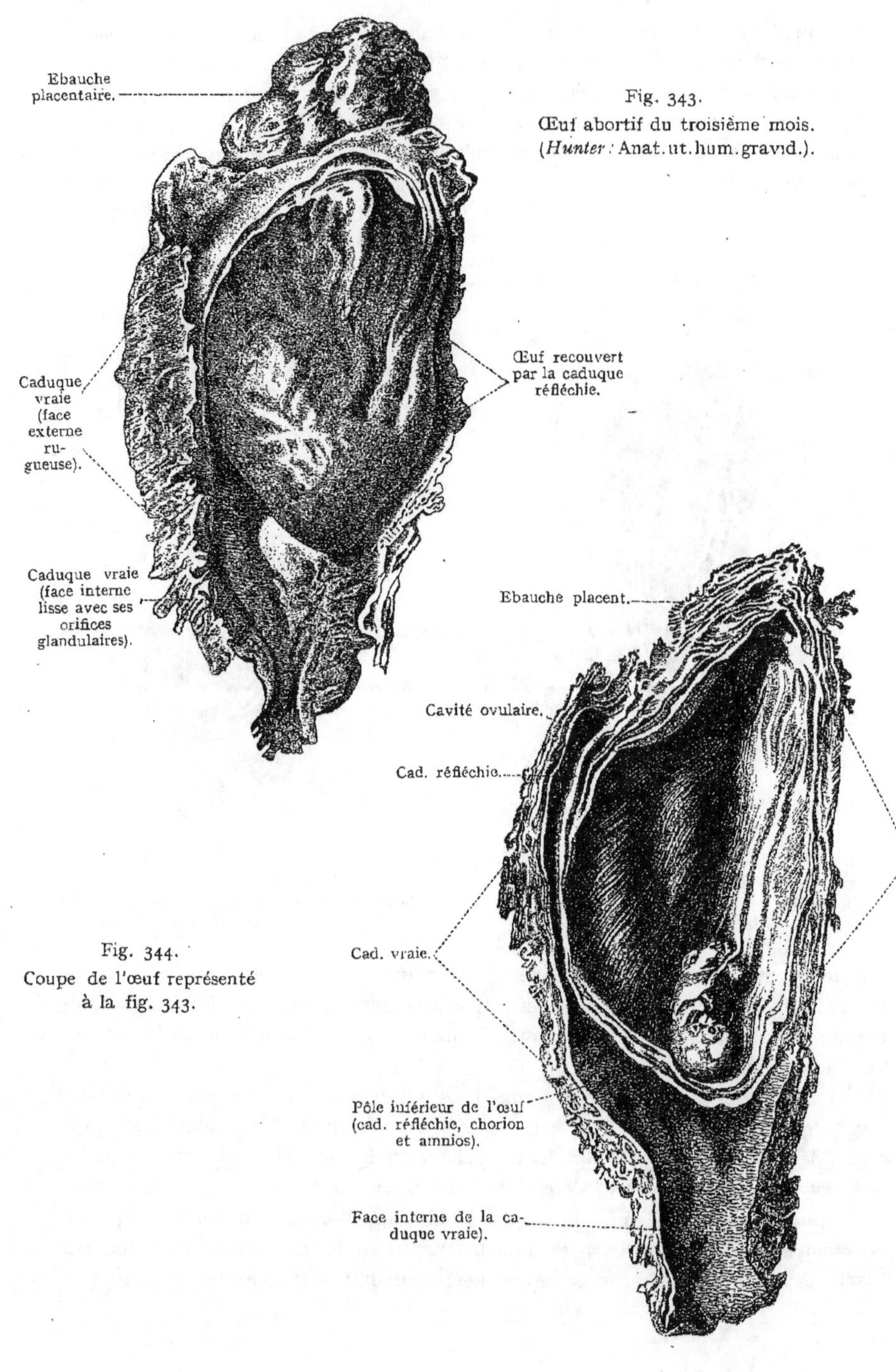

Fig. 343.
Œuf abortif du troisième mois.
(*Hunter* : Anat. ut. hum. gravid.).

Fig. 344.
Coupe de l'œuf représenté
à la fig. 343.

l'œuf a souvent lieu au cours des premières semaines de la grossesse en passant généralement inaperçue. Il est rare que les femmes fécondes n'aient pas au moins un avortement au cours de leurs nombreuses grossesses.

Marche et mécanisme.

La marche et le mécanisme dépendent du stade de développement atteint par l'œuf au début de l'interruption de la grossesse. En comparant entre elles les coupes reproduites plus haut, d'utérus gravides à différents mois, il est facile de s'apercevoir que les connexions de l'œuf avec la paroi utérine sont soumises, au fur et à mesure des progrès de la grossesse, à de profonds changements qui influencent nécessairement le mode d'expulsion.

Dans les trois premiers mois, l'embryon ne joue, pour ainsi dire, aucun rôle dans l'expulsion ; même le fœtus de trois mois glisse encore sans difficulté à travers le canal cervical dilaté de l'épaisseur d'un doigt. Par contre, à cette époque, la muqueuse utérine se trouve en état de prolifération intense et représente une couche de tissu épaisse, extrêmement lâche et friable. Aussi les contractions utérines commencent-elles toujours par produire des décollements de la caduque qui s'accompagnent constamment d'hémorragies par suite de la riche vascularisation de cette membrane. Jusqu'à ce que les douleurs aient amené une dilatation du col suffisante pour le passage de l'œuf, la caduque a généralement le temps d'être décollée de la couche sous-jacente sur presque tout son pourtour. *C'est ainsi que dans l'avortement au cours des premiers mois, l'œuf est, dans la règle, expulsé intact comme un seul tout, enveloppé de la caduque vraie.*

Les détails du phénomène sont illustrés par les reproductions précédentes. Les fig. 341 et 342 se rapportent à l'expulsion de l'œuf au 2e mois. Vous voyez que les contractions commencent par décoller les caduques, sérotine et vraie, tout autour. Une fois l'œuf libéré de cette manière et devenu corps étranger, il pénètre dans le canal cervical après dilatation de l'orifice interne et chez les multipares, sans s'y arrêter dans la plupart des cas, il glisse dans le vagin à travers l'orifice externe béant. Chez les nullipares, la rigidité de l'orifice externe résiste souvent longtemps aux contractions, et l'œuf chassé de la cavité utérine séjourne dans le canal cervical distendu, c'est là ce qu'on appelle l'*avortement cervical* (fig. 342). Il suffit de dilater l'orifice externe à l'aide du doigt pour faire descendre l'œuf et sa caduque dans le vagin.

Au 3e mois, l'évolution de l'avortement peut être la même ; l'œuf se dégage alors comme le représentent les fig. 343 et 344, reproduisant les magnifiques dessins de l'atlas de *Hunter* ; mais souvent, à partir surtout de la deuxième moitié du 3e mois, l'avortement suit une marche différente dont trois stades successifs sont illustrés par les fig. 345 à 347 ; le pôle inférieur de l'œuf est déjà pressé dans le canal cervical dilaté en entonnoir, alors que le décollement vient seulement de débuter au niveau de la région placentaire et que la caduque vraie est encore adhérente sur une grande étendue. Puis la dilatation du col augmentant, la pointe de l'œuf progresse vers le vagin tandis que la séparation se complète dans l'utérus, d'où les parties décollées sont entraînées dans le col et le vagin par le segment antérieur de l'œuf sorti le premier. Au niveau de l'angle tubaire de l'utérus, le décollement du placenta présente certaines difficultés ; il est très fréquent que l'œuf entièrement détaché sur tous les autres points reste adhérent précisément à cet endroit. Lorsqu'enfin l'expulsion hors de l'utérus est achevée (fig. 347), la partie du sac ovulaire recouverte de la caduque réfléchie est la plus basse dans le vagin, tandis que la caduque vraie, décollée et entraînée en dernier lieu, est rabattue en haut et recouvre le placenta.

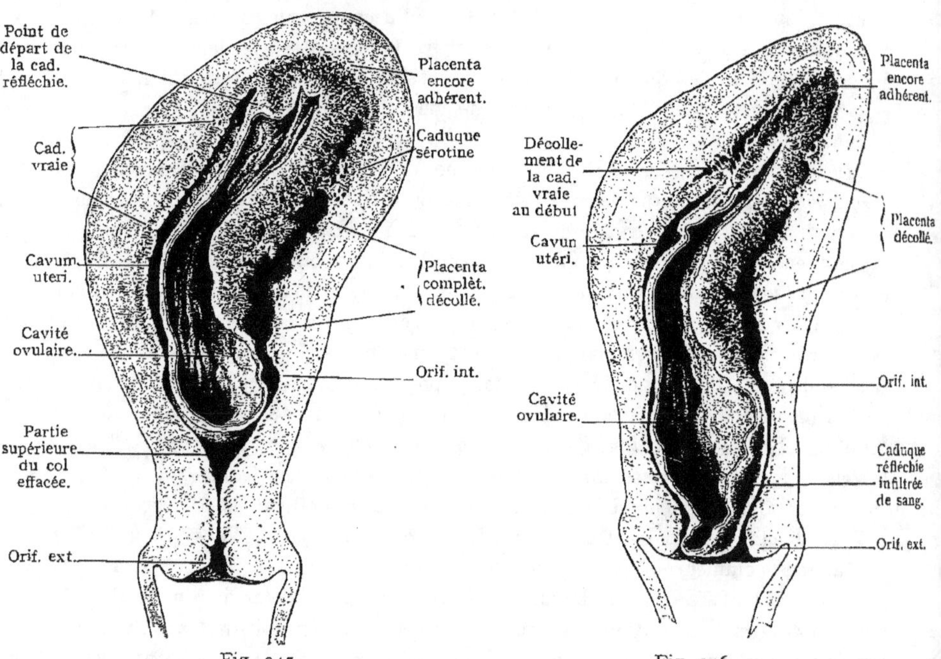

<table>
<tr><td align="center">Fig. 345.</td><td align="center">Fig. 346.</td></tr>
<tr><td align="center">Avortement au troisième mois. Premier stade.
Début du décollement placentaire et de l'effacement
du col.</td><td align="center">Avortement au troisième mois. Deuxième stade.
Le placenta est complètement décollé jusqu'à l'angle
tubaire ; la caduque vraie commence à se décoller ; le
col dilaté contient le pôle inférieur de l'œuf.</td></tr>
</table>

Dès le 4e *mois* commence la régression de la caduque vraie. Au 5e mois, celle-ci est déjà fort mince et sa vascularisation très réduite ; la caduque vraie est alors soudée partout avec la réfléchie. En conséquence, l'action des contractions sur la muqueuse a beaucoup moins d'effet, les hémorragies sont plus faibles, la caduque conserve d'abord ses connexions avec la tunique musculaire, et le fœtus dont le volume est déjà considérable n'est plus expulsé à l'intérieur du sac ovulaire intact, mais sort le premier après dilatation du col et rupture des membranes ; ensuite seulement vient le sac ovulaire avec le placenta, et après un nouvel intervalle la caduque sortira en dernier lieu, sous forme de grands lambeaux.

Dans la 2ᵉ moitié de la grossesse, l'évacuation de l'utérus évolue entièrement à la façon de l'accouchement à terme : après l'effacement du col, la poche des eaux se présente ; lorsqu'elle est rompue, le fœtus sort d'abord, puis le placenta et les membranes Comme la présentation du fœtus varie beaucoup jusque vers le 7ᵉ mois, elle est souvent

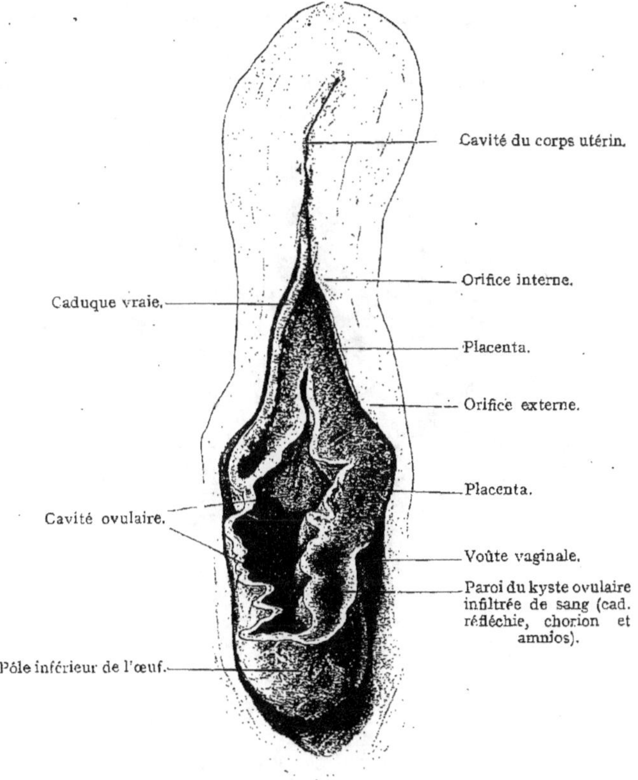

Fig. 347.

Avortement au troisième mois. Troisième stade.

L'œuf décollé et expulsé de l'utérus se trouve dans le col et la voûte vaginale, entraînant à sa suite la caduque vraie.

anormale dans l'expulsion prématurée ; de même, on observe fréquemment des anomalies dans le mécanisme du passage, étant donnée la petitesse du corps fœtal. Enfin, vous remarquerez que le décollement du placenta nécessite en général un temps plus long qu'à terme. Le retard s'explique par le fait que cet organe adhère à la paroi utérine d'une manière plus intime et plus solide qu'à la fin de la grossesse.

Je vous ai dépeint jusqu'ici l'évolution typique, pour ainsi dire normale, de l'interruption de la grossesse. Mais les variantes n'en sont pas rares et amènent parfois des complications graves et même dangereuses pour la vie.

Complications.

Mentionnons tout d'abord l'*hémorragie intense*, que l'on peut observer même dans l'avortement du 2e mois. Le sang s'écoule de la vulve en un ruissellement continu, ou bien la femme expulse caillots sur caillots de sang fraîchement coagulé, et quand arrive enfin le secours médical, elle est déjà réduite à l'état d'extrême anémie, de syncope, et le pouls est presque insensible. Heureusement, l'hémorragie s'arrête en général spontanément par l'abaissement de la pression sanguine, de sorte que la mort par hémorragie de l'avortement n'est qu'une rare exception. Les causes les plus fré-

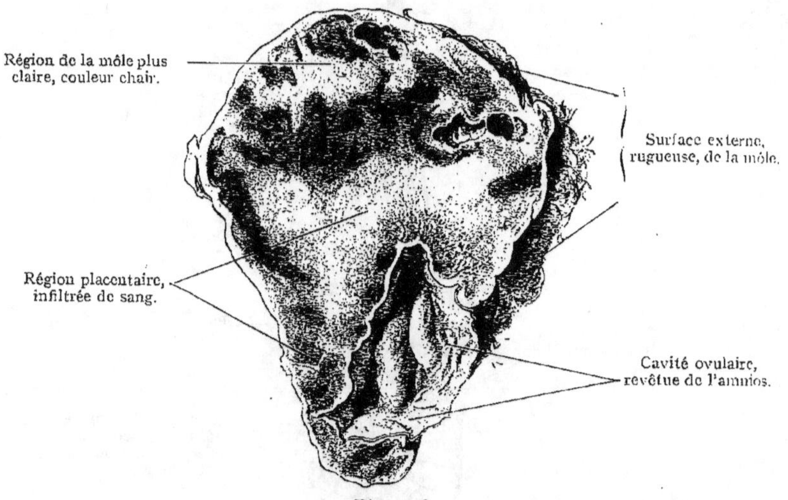

Fig. 348.

Môle sanguine, en voie de transition à l'état de môle charnue.

quentes de ces fortes pertes de sang sont des lésions de la région placentaire par des instruments, l'insertion basse du placenta, l'endométrite fongueuse, la môle hydatiforme destructive, la flaccidité de l'utérus et la faiblesse des douleurs dans la métrite chronique.

Sans être particulièrement violente, l'hémorragie peut cependant entraîner une anémie prononcée, lorsqu'elle dure longtemps. Tel est le cas dans l'*avortement prolongé*, où l'expulsion de l'œuf traîne ordinairement et met des semaines à se terminer. Le sang alors ne s'épanche pas seulement à l'extérieur par le vagin, mais s'accumule aussi à l'intérieur de l'œuf. Les caduques, vraie et sérotine, paraissent habituellement infiltrées de nombreux extravasats sanguins. Si le sang se fraie, en outre, un chemin dans la caduque réfléchie et entre l'amnios et le chorion, l'œuf abortif se transforme en une masse informe et compacte, composée principalement de caillots sanguins, et sur la coupe on a de la peine à reconnaître les diverses couches anatomiques de cette formation, qu'on appelle *môle sanguine* (fig. 348). Si l'hémoglobine a disparu par dissolution au cours du long séjour dans l'utérus, la masse prend un aspect clair, une teinte saumonnée, et porte alors le nom de *môle charnue.*

Cette rétention, durant des semaines, d'œufs abortifs infiltrés de sang constitue une forme intermédiaire entre l'avortement ordinaire et une autre variété remarquable connue sous le nom de *missed abortion* (avortement suspendu) : les contractions et l'hémorragie durent un temps plus ou moins long, puis cessent complètement ; la dilatation du col, qui a déjà commencé, rétrograde et l'œuf mort reste dans l'utérus sans

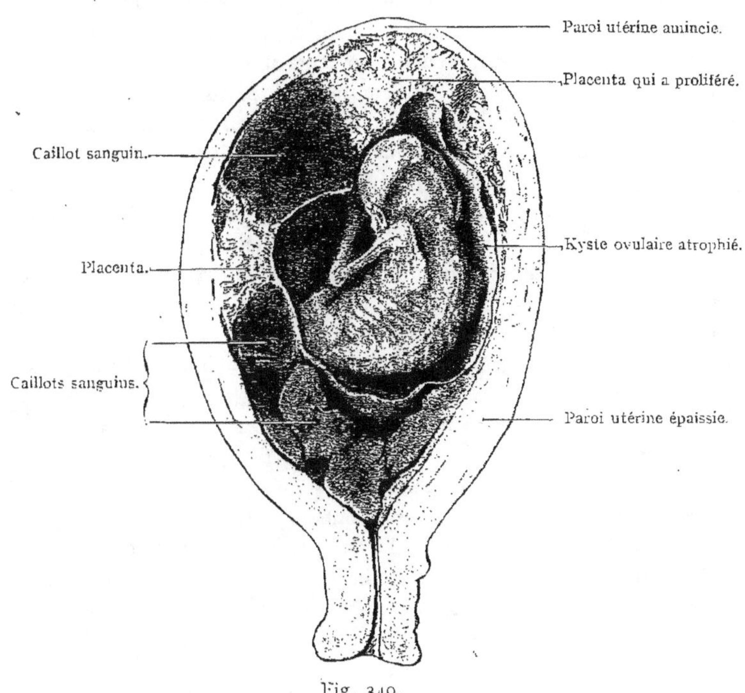

Fig. 349.
Utérus avec fœtus en rétention. Missed Abortion.
Préparation de la clinique gynécologique de l'Université de Berlin.

se manifester par aucun symptôme durant des mois, parfois jusqu'au terme de la grossesse et même au delà. Pendant ce temps, le liquide amniotique est résorbé, le fœtus s'atrophie, se ratatine, tandis que le placenta qui reste en relation avec la paroi utérine ne meurt pas et continue à être alimenté par elle ; la prolifération s'y poursuit encore longtemps, et lors de l'expulsion finale il paraît encore frais, bien qu'ischémique

Il arrive très fréquemment que l'embryon soit expulsé en même temps que le sac de la caduque réfléchie, mais qu'une partie du placenta et la caduque vraie soient retenus dans l'utérus : *avortement incomplet.* Ordinairement, on trouve les gros fragments de tissu placentaire fixés dans un angle tubaire, tandis que les restes de la caduque adhèrent sous forme de masses molles à la paroi utérine antérieure ou postérieure. La rétention de débris ovulaires peut sans doute survenir au cours d'un avortement absolument spontané, mais elle se produit cependant de préférence lorsque l'œuf a été blessé, tout au début, par des manœuvres intra-utérines ou bien mis en lambeaux au cours de l'expulsion par des tentatives maladroites d'évacuation.

Le sort de ces débris du placenta et de la caduque est variable suivant les circonstances. Comme *Winter* l'a montré, et je puis le confirmer par des observations nombreuses, la caduque vraie en rétention ne se décolle pas toujours, mais après l'expulsion complète de petits œufs du premier mois elle peut subir la régression et revenir à l'état de muqueuse utérine normale. A partir du deuxième mois toutefois ce mode d'évolution devient l'exception, et dans la règle les parties en rétention entretiennent l'hémorragie qui reste alors modérée dans la plupart des cas. Les contractions utérines persistent aussi jusqu'à évacuation complète de l'utérus, et bien qu'elles ne soient pas toujours perçues nettement par la femme, leur action se manifeste pourtant par l'ouverture du col utérin qui reste facilement perméable au doigt. Souvent il y a finalement recrudescence de l'hémorragie et réapparition de fortes douleurs, à la faveur desquelles a lieu l'expulsion tardive des parties en rétention. Ou bien, les débris placentaires entraînent la formation d'un *polype* dit *fibrineux* ou *placentaire*, en favorisant, grâce aux irrégularités de leur surface, la coagulation du sang qui suinte constamment aux orifices des vaisseaux utéro-placentaires (fig. 351). Les caillots se déposent par couches successives sur la masse de tissu placentaire, constituant un thrombus compact à stratification distincte, qui se moule étroitement sur la forme de l'utérus et finit par faire saillie dans le canal cervical, à l'instar d'un polype ordinaire pédiculé.

Lorsque ni doigts ni instruments n'ont été introduits dans la matrice, et que le canal cervical s'est refermé après l'expulsion partielle de l'œuf, la cavité utérine et ses débris ovulaires peuvent rester stériles, et même de grands fragments du placenta être éliminés encore frais et inodores, plusieurs jours après l'évacuation du fœtus. Mais ordinairement l'asepsie des parties en rétention ne dure pas longtemps. Même lorsque les micro-organismes n'ont pas été directement importés par des manœuvres intra-utérines, ils pénètrent facilement dans l'utérus par l'intermédiaire des lambeaux ovulaires ou des caillots, qui pendent dans le vagin à travers le canal cervical et leur servent de pont. Les germes y rencontrent dans les masses mortifiées, les caillots sanguins, les débris infiltrés de sang du placenta et de la caduque, un terrain extrêmement propice. Leur multiplication fait de rapides progrès sous l'influence de la température du corps ; il survient un écoulement sanieux fétide ; la fièvre se met de la partie : l'avortement simple, aseptique, s'est transformé en *avortement putride* ou *septique*. Dans l'avortement putride, variété la moins grave, on est en présence de *saprophytes anaérobies* qui ne prospèrent que dans les tissus morts et ne s'attaquent qu'aux couches nécrosées superficielles de l'endométrium, sans pénétrer dans la profondeur. L'enlèvement des masses mortes sujettes à la putréfaction prive les bactéries de leur milieu de culture, en arrêtant leur propagation, et amène en peu de temps la guérison par le nettoyage de la cavité utérine. Au cours de l'évacuation de l'œuf putride ou déjà

auparavant à la faveur de mouvements brusques de la femme, des germes peuvent
être enfoncés mécaniquement dans les vaisseaux de la région placentaire, donnant
lieu ainsi à l'envahissement passager de la circulation par des bactéries ; mais ces dernières sont incapables de se multiplier dans le sang dont elles sont éliminées peu de
temps après au cours d'un frisson. Il en est autrement dans l'avortement *septique*,
provoqué par l'entrée dans l'utérus des microbes de l'infection des plaies, soit seuls,
soit mélangés à des saprophytes ; ces microbes, avant tout les streptocoques, sont
doués de propriétés envahissantes ; ils se soustraient rapidement à l'action de nos
antiseptiques en s'enfonçant dans les tissus vivants et produisent, comme dans la fièvre

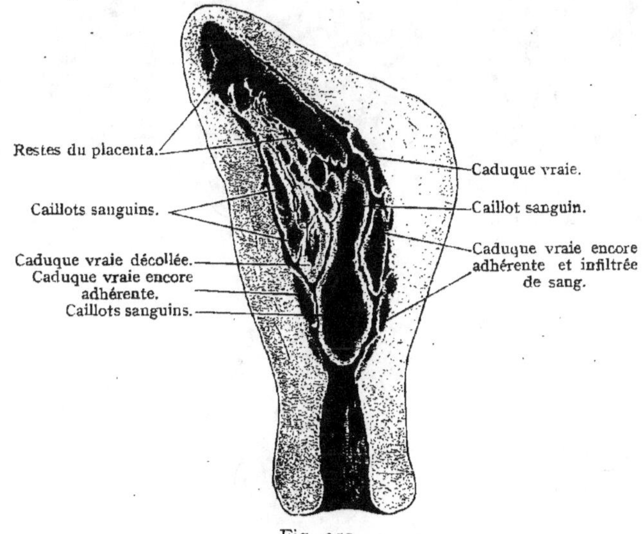

Fig. 350.
Avortement incomplet.
Le col est facilement perméable ; l'utérus renferme encore des restes de la caduque et du placenta.

puerpérale, des symptômes graves d'infection, locaux et généraux. Les voies suivies
par les germes septiques, dans leur invasion de l'organisme, sont les vaisseaux lymphatiques et sanguins. Dans l'utérus, ces deux sortes de vaisseaux sont moins développés à l'avortement qu'à l'accouchement, aussi l'infection post-abortive est-elle en
général moins grave que l'infection puerpérale après un accouchement prématuré ou
à terme. Cependent la mort par infection peut succéder à l'avortement même dans les
premiers mois de la grossesse, comme on l'a observé assez souvent. Dans l'avortement
fébrile il faut compter avec une mortalité d'environ 1 %.

L'avortement est donc loin d'être l'accident inoffensif que mainte femme s'ima-
gine encore, et ne valant guère la peine qu'on fasse venir le médecin. Les hémorragies
tout autant que l'infection, bien qu'elles n'entraînent que rarement la mort, peuvent
ébranler gravement la santé pour longtemps. A cela s'ajoute le fait que des affections

chroniques des organes génitaux font souvent suite à l'interruption prématurée de la
grossesse. La tendance de l'utérus à la régression est faible, il persiste un état d'engoue-
ment, de stase circulatoire, et la subinvolution se transforme plus tard en métrite
chronique incurable. De même, la prolifération de la muqueuse, entretenue par la rétention d'îlots de caduque et de villosités choriales, et cause de ménorragies profuses,
a lieu si fréquemment après l'avortement qu'on a inventé pour elle le terme spécial
d'*endometritis post abortum* ou *endométrite déciduale*.

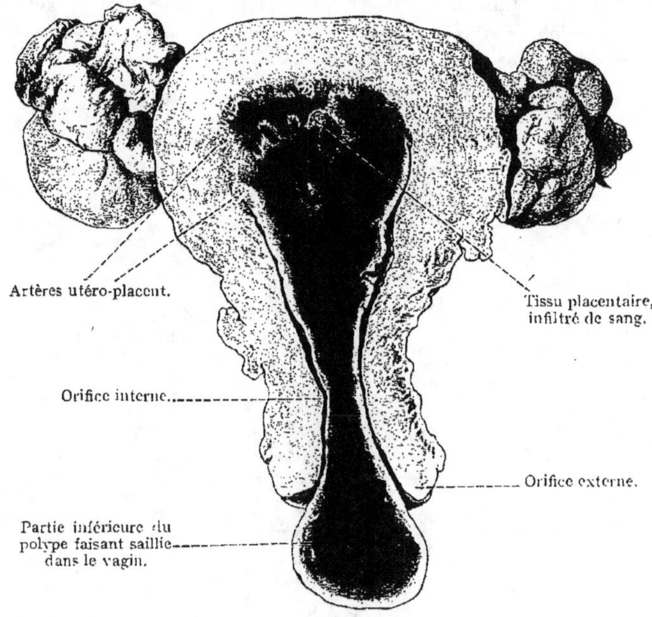

Fig. 351.
Polype placentaire in situ.
Préparation de la clinique obstétricale de Bâle.

Diagnostic et traitement de l'avortement et de l'accouchement prématuré.

Avant de passer au traitement dans un cas donné, il faut vous renseigner le plus
exactement possible sur l'état de l'utérus et de l'œuf. Celui qui, indistinctement et
sans hésitation, pratique d'emblée le curage de l'utérus dans chaque avortement qui
lui tombe sous la main, agit par routine ; le médecin consciencieux et qui procède
scientifiquement commencera par élucider et apprécier avec soin les particularités
de chaque cas, ensuite seulement il décidera si l'expectation est justifiée ou si une
intervention s'impose et laquelle.

Tout d'abord y a-t-il grossesse et interruption prématurée de celle-ci ? Cette première question du diagnostic se résout d'elle-même habituellement. L'état gravide

est démontré par l'absence des règles et les autres signes tant subjectifs qu'objectifs de la grossesse, et l'apparition inopinée des contractions utérines et des hémorragies indique qu'une interruption est en train de se produire. Le diagnostic ne peut présenter de difficultés que tout au début de la gravidité et dans le cas où la femme a des raisons de dissimuler son état ou de le nier. Dans les six à huit premières semaines, l'agrandissement de l'utérus et le ramollissement des muqueuses génitales ne sont pas toujours si marqués qu'on en puisse conclure avec certitude à l'existence d'une grossesse, d'autant moins que l'utérus à la suite du travail survenu paraît souvent plus petit et de consistance plus ferme que ce n'est le cas dans l'état gravide. Dans ces circonstances l'état du col est important. Si l'hémorragie est persistante, le canal cervical dilaté et perméable au doigt, si l'utérus ne présente pas d'affections telles que les myomes sous-muqueux ou les polypes susceptibles d'expliquer le travail et la dilatation, l'avortement est alors probable. Dans la simple menstruation et dans la dysménorrhée membraneuse accompagnée de la perte de lambeaux de muqueuse, le col ne se dilate jamais au point de permettre l'introduction du bout du doigt. L'examen des fragments évacués peut fixer le jugement définitivement. Si l'on est en présence d'un œuf ou même seulement d'un petit fragment de chorion porteur de villosités, le diagnostic est clair. Si vous ne trouvez que des débris de membranes, la question se ramène à la démonstration sous le microscope des villosités choriales et de cellules déciduales. La présence des premières lève tous les doutes, et la constatation des secondes, quand elles sont groupées en grands nids de cellules bien développées, est aussi un signe certain de grossesse ; mais celle-ci pourrait être aussi extra-utérine.

Le diagnostic une fois posé d'avortement (ou accouchement prématuré) imminent, il reste à élucider une deuxième question importante, décisive même, pour la conduite à tenir : *étant donné l'état de l'œuf et du fœtus, la grossesse pourra-t-elle encore poursuivre son cours, ou faut-il la considérer comme interrompue ?* La réponse peut être simple et facile, mais parfois aussi fort difficile et ne peut alors être faite qu'à la suite d'une longue observation. Dans la deuxième moitié de la grossesse, cette question est en général facile à résoudre. Si les signes de la vie fœtale (mouvements de l'enfant et bruits du cœur) font défaut et que vous constatiez la prolongation de cette absence, n'espérez pas que la grossesse continuera ; et plus vite l'expulsion du fœtus mort aura lieu, mieux cela vaudra. Pareillement, après l'écoulement du liquide amniotique, ne vous attendez plus à ce que la gravidité poursuive son cours ; dans la règle, la rupture des membranes ovulaires ne guérit pas, le liquide s'écoule graduellement en suintant, et les douleurs du travail, même si elles ne surviennent pas d'emblée, apparaîtront sûrement au bout d'un certain temps pour amener l'évacuation de l'utérus. Mais n'oubliez pas que la confusion est possible : 1° avec la perte du liquide amniotique vrai ou hydrorrhée amniotique très rare, et 2° avec celles des fausses-eaux de l'hydrorrhée déciduale plus fréquente ; dans les deux cas, cette confusion vous ferait prédire que l'expulsion va se produire et l'événement ne viendrait pas confirmer votre pronostic.

Dans les premiers mois de la grossesse, les signes certains de la vie ou de la mort du fœtus nous font tous défaut ; aussi, pour décider si l'avortement doit avoir lieu ou peut encore être empêché, en sommes-nous réduit à juger l'état du fœtus par des signes indirects et à rechercher par l'examen interne s'il existe quelque altération de l'utérus ou de l'œuf.

Si la syphilis est en jeu, ou bien si la mère est atteinte, ou l'a été récemment, d'une maladie infectieuse aiguë à fièvre élevée, vous êtes en droit d'interpréter l'apparition de l'hémorragie et des contractions utérines comme des signes de la mort du fœtus et de la suppression de la grossesse. Il en est de même lorsque la découverte des vésicules dans l'écoulement sanguin vient révéler la dégénérescence du chorion. Au contraire, la situation est tout autre lorsque l'hémorragie survient chez une femme en pleine santé, à la suite d'un rapport sexuel, d'une chute, d'une course en voiture, d'une rétroflexion utérine, ou d'une cause quelconque ayant un effet purement mécanique sur l'utérus gravide. En général, dans ce cas, on ne se trompera pas en admettant tout d'abord que le fœtus est intact et vivant, et en considérant l'hémorragie comme la conséquence d'une lésion de l'œuf susceptible de guérir et qui n'entraîne pas forcément l'avortement. Tout dépend là de l'étendue de la lésion ovulaire et de la grandeur de la surface placentaire décollée. Les hémorragies profuses et les fortes contractions, qui amènent la large dilatation du col et la descente de l'œuf dans le canal cervical, sont l'indice d'une lésion étendue de la surface d'implantation de l'œuf et rendent la continuation de la grossesse improbable. Pourtant il ne faut pas renoncer trop tôt à tout espoir, car même de violentes hémorragies et de vigoureuses contractions utérines peuvent cesser, le col dilaté se refermer, et la grossesse poursuivre son cours. Par contre, s'il y a expulsion de lambeaux de caduque, l'œuf est perdu dans la règle. De même l'avortement aura lieu nécessairement dans tous les cas de putréfaction du contenu utérin.

Enfin, si vous n'avez pas été appelés dès le début de l'avortement et que l'on n'ait pas conservé, pour les soumettre à votre examen, les matières évacuées, vous pouvez avoir encore des doutes sur la rétention éventuelle d'un fragment de l'œuf dans l'utérus et sur les dimensions de ce fragment. L'arrêt de l'hémorragie et des contractions utérines, l'insignifiance des pertes vaginales et la prompte régression de l'utérus indiquent que l'évacuation est complète ; la persistance de l'hémorragie, l'apparition de caillots, la présence d'un fort écoulement séreux ou fétide, la dilatation prolongée du col et la réapparition des contractions annoncent au contraire la rétention de débris ovulaires. Pour être renseignés exactement sur ce point, il vous suffira d'explorer l'utérus à l'aide du doigt.

Supposons qu'il n'y ait pas lieu, d'après votre conviction, d'abandonner tout espoir, et qu'on puisse encore tenter de sauver l'œuf ; dans ce cas, prescrivez avant tout à la femme le repos absolu dans le décubitus dorsal. Par suite de la friabilité du placenta, le décollement une fois mis en train peut être augmenté par le moindre mouvement, par la moindre élévation de pression à l'intérieur de l'abdomen, ce qui diminue les chances de guérison de la lésion ovulaire. Les contractions utérines également agissent en détachant l'œuf de la paroi utérine ; c'est pourquoi, en second lieu, faites administrer promptement de fortes doses d'opium en lavement ou en suppositoires.

pour supprimer toute contraction. Contre l'hémorragie on a préconisé de divers côtés l'application de glace sur le ventre. Mais comme le froid provoque facilement des contractions, l'effet produit peut être juste le contraire de celui qu'on en attend, il faut donc être prudent dans l'emploi de la vessie de glace. Souvent les compresses chaudes rendront de meilleurs services. Si les mesures précitées réussissent à arrêter l'avortement imminent, la faille entre l'œuf et la paroi utérine est d'abord comblée par un caillot sanguin qui réunit les deux surfaces décollées ; ce caillot subit plus tard en partie la résorption, en partie l'organisation, et à la fin de la gravidité il est encore visible sur le placenta ou les membranes, sous forme d'une callosité fibrineuse ou conjonctive. — La femme pourra se lever environ quinze jours après l'arrêt de l'hémorragie.

L'échec du traitement se manifeste par de nouvelles pertes de sang frais, ou de sang devenu brun-noirâtre par son séjour dans la cavité utérine. Si ces pertes se répètent à plusieurs reprises malgré le repos complet au lit, le pronostic est mauvais, l'avortement finit tout de même par se produire, reculé seulement de quelques semaines grâce au repos et à l'opium ; il vaut donc mieux l'accélérer.

Dans l'avortement ou l'accouchement prématuré habituels, *le traitement prophylactique* est indiqué si l'on arrive à trouver la cause de cette interruption répétée de la grossesse. La cure antisyphilitique, ou la suppression d'états pathologiques des organes génitaux, par exemple le redressement de l'utérus rétrofléchi, la suture d'une déchirure du col, etc., sont autant de traitements dont le succès est souvent éclatant. Si l'on a des raisons de croire que l'apparition prématurée du travail ou l'hémorragie résultent de la surexcitabilité utérine ou de la fragilité pathologique des vaisseaux, on recommandera à la femme enceinte de garder le lit plusieurs semaines pendant l'époque critique. Il semble que l'avortement habituel relève parfois de troubles des sécrétions internes (corps jaune, hypophyse, thyroïde) ; on peut alors réussir à mener la grossesse à terme par l'administration d'extraits glandulaires (surtout du corps jaune, Opton) et un changement complet dans l'alimentation (diète végétarienne absolue, par exemple).

Lorsque le maintien de la gravidité paraît impossible, il faut pratiquer le plus tôt que l'on pourra l'évacuation de l'utérus. C'est le meilleur moyen de réduire la perte de sang au minimum, et de parer efficacement aux dangers de la putréfaction de l'œuf et de l'infection.

Dans les cliniques où l'on opère dans les meilleures conditions d'installation, d'asepsie et d'assistance compétente, le traitement de choix consiste avec raison dans le *procédé radical* de la dilatation brusque du col, suivie du curage de l'utérus en une séance. Avec tout autant de raison, le médecin praticien, réduit à ses seules forces, préfère une *méthode expectative* ; il se contente d'ordonner le repos au lit, d'administrer une préparation d'ergot de seigle et de tamponner le vagin, puis il abandonne l'expulsion de l'œuf avant tout aux contractions utérines. Personne ne l'en blâmera lorsqu'il s'agit d'avortements sans complications, dans lesquels il n'y a pas péril en la demeure, et où l'expectation donne aussi de bons résultats. *Ce qui est nuisible et à rejeter dans tous les cas, c'est le travail fait à demi : soit pénétrer dans l'utérus, y déchirer l'œuf et se contenter d'en ramener quelques fragments en y laissant les plus gros en rétention*

En agissant ainsi, on trouble le mécanisme normal de l'expulsion, on exagère la perte de sang et provoque la putréfaction intra-utérine ; car au cours de telles manœuvres, il est impossible, même après une bonne désinfection des mains, d'éviter l'introduction de bactéries de l'entrée du vagin dans l'utérus.

En cas d'urgence, *en présence d'une forte hémorragie persistante et de fièvre accompagnant la décomposition de l'œuf ou de ses débris en rétention*, vous pouvez être contraints, même dans la pratique privée, d'exécuter immédiatement le curage de l'utérus ; c'est pourquoi je vous en exposerai brièvement la technique : la femme est chloroformée et mise en position obstétricale ; on procède d'abord au nettoyage minutieux des parties à l'eau de savon ; puis, après avoir rasé les régions pubienne et vulvaire, on désinfecte à l'alcool et au sublimé. Là-dessus, déployez le vagin à l'aide d'un spéculum à valve, mettez le museau de tanche à découvert et saisissez-le solidement avec une pince tire-balles ou de Museux. Ensuite désinfectez le vagin et la portion vaginale (os tincae) à l'alcool et au sublimé en frottant vos tampons désinfectants dans tous les replis de la muqueuse. Cela fait, introduisez successivement des dilatateurs utérins dans le col, qui est en général déjà ramolli et facile à distendre, et dilatez-le jusqu'à ce qu'il permette aisément le passage d'un doigt. Si le cas est moins pressant, à l'aide de quelques tiges épaisses de laminaria vous obtiendrez parfaitement la même dilatation au bout de vingt-quatre heures. Si l'avortement est du troisième ou quatrième mois, il faut dilater le col jusqu'à perméabilité pour deux doigts. *Il est de la plus haute importance pour la suite du traitement que le col soit dilaté largement.* Si le col est étroit, seule une curette mince réussira à le franchir et l'on ne fera que du mauvais travail dans la cavité utérine ; l'œuf est alors dilacéré, il saigne mais son évacuation est impossible et la putréfaction inévitable. *Les interventions intra-utérines ne sont donc autorisées qu'après une bonne dilatation.* Une fois que le ou les doigts ont pénétré dans l'utérus à travers les parois ventrales la main externe refoule le fond de l'organe au-devant d'eux, à la façon d'un gant qu'on enfile. Les doigts arrivent ainsi facilement jusqu'au fond de la matrice et décollent de toutes parts l'œuf de sa base ; cela fait, ils le saisissent par le haut, et sous la pression simultanée de la main externe l'amènent en entier dans le vagin. En réintroduisant un doigt on s'assure ensuite qu'il ne reste plus de débris du placenta ou de la caduque. La rétention se fait avec prédilection dans la région des angles tubaires de l'utérus, qu'il faut donc explorer avec un soin tout spécial. Les grands fragments sont enlevés à l'aide des doigts, les petits débris adhérents de la caduque avec la curette. Si l'œuf était en voie de décomposition, le curage sera suivi d'une irrigation intra-utérine de plusieurs litres d'alcool en solution diluée, d'acétate d'alumine à 2 %, ou d'eau chlorée, etc. Si l'on veut éviter toute intoxication, il faut toujours s'abstenir de l'emploi du lysol, de l'acide phénique et du sublimé dans l'irrigation de l'utérus qu'on vient d'évacuer. Ordinairement, l'hémorragie s'arrête complètement si l'évacuation est parfaite. Mais lorsqu'il s'agit de l'utérus flasque de multipares, l'écoulement sanguin peut encore être considérable, même après évidement complet de l'organe ; dans ce cas, il faut tamponner solidement l'utérus à la gaze iodoformée, selon le procédé recommandé d'abord par *Fritsch.*

Le curage digital est l'intervention de choix pour évacuer la masse principale de l'œuf, après dilatation suffisante ; c'est là une règle formelle, et la curette ne doit être employée que pour enlever les petits débris de la caduque. Dans un utérus qui contient encore des parties de l'œuf et n'est pas encore bien contracté gardez-vous bien de promener de tous côtés votre instrument (curette ou sonde), car les parois de l'utérus à l'avortement sont excessivement molles, surtout en cas d'endométrite putride ou septique, et il suffit, pour les perforer, d'une légère pression exercée par un instrument pointu. C'est pourquoi l'emploi de pinces à pansements, de curettes tranchantes ou

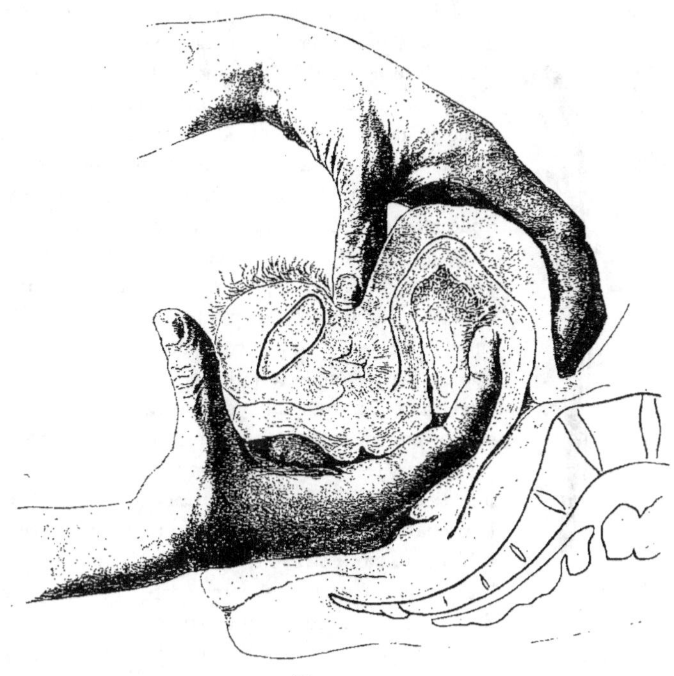

Fig. 352.

Curage de l'utérus dans l'avortement au deuxième mois.

petites, est toujours dangereux même pour le praticien exercé. La curette doit avoir au moins les dimensions représentées sur la fig. 353, et doit être poussée jusqu'au fond de l'utérus avec autant de prudence qu'une sonde ; on n'a le droit d'exercer une pression (modérée) que dans la traction qui ramène l'instrument, lorsque le tranchant glisse sur la paroi utérine de haut en bas. S'il reste de gros fragments de tissu fœtal, tels que le placenta encore adhérent, la curette ne peut que les déchirer et les réduire en lambeaux, mais les enlever jamais. Après l'emploi fautif de cet instrument on peut encore trouver dans l'utérus la moitié de l'œuf, bien que la curette n'ait plus ramené que des particules de tissu, c'est là une expérience bien connue. *Aussi ne recourez jamais à la curette dans l'avortement, avant de vous être assurés par l'introduction du doigt qu'il n'existe plus de gros fragments dans la matrice.*

Si vous aviez au cours d'une évacuation le malheur de perforer l'utérus, et vous aperceviez, à la profonde pénétration de l'instrument, que vous êtes dans la cavité abdominale, il importe avant tout d'arrêter aussitôt tout mouvement de curettage ou, si vous avez en main la pince à avortement, de relâcher ce qu'elle peut avoir saisi ; sinon vous causeriez des lésions viscérales et entraîneriez au dehors une anse intestinale. Ce n'est que dans les premières semaines de grossesse que l'on peut s'attendre à l'accolement sans réaction de la plaie de perforation et seulement si l'utérus est aseptique.

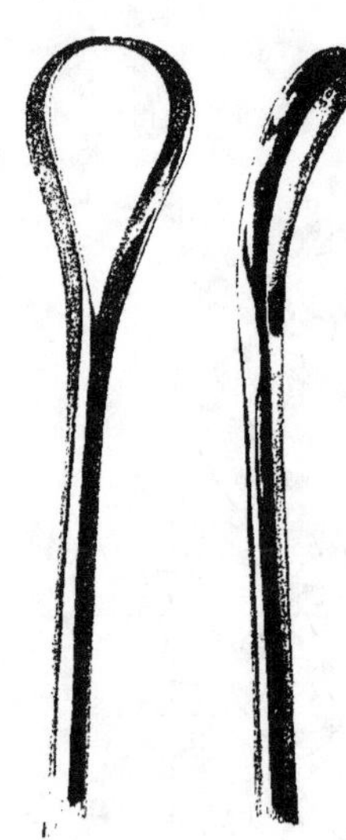

Fig. 353.
Curette utilisée dans l'avortement.

Grandeur naturelle.

En cas d'avortement prolongé avec présence de microbes dans l'utérus et développement de l'œuf au delà des premières semaines, avouez franchement votre malheur, car seule la laparotomie immédiate peut sauver la malade. Dans les cas simples, il suffit alors d'évacuer totalement le contenu de l'utérus par la plaie de perforation, de nettoyer la cavité abdominale et de suturer la plaie utérine, pour obtenir une guérison parfaite. Quand les lésions utérines sont graves, surtout s'il existe déjà de la fièvre par putréfaction ou infection, il faut pratiquer l'hystérectomie. Même les blessures de l'intestin ont encore un pronostic passable, pourvu que la laparotomie soit immédiate. Sur 12 cas de lésions intestinales au cours d'avortements nous avons réussi à en sauver encore 8 par laparotomie et suture intestinale.

Dans les cas où il s'est déjà développé un exsudat infectieux des annexes, il vaut mieux s'abstenir de pratiquer l'évacuation de l'utérus car le traumatisme provoqué inévitablement par cette intervention entraînerait l'extension de l'infection au péritoine. Par contre, la présence de fièvre, de frissons, d'écoulement sanieux avec saprophytes ou streptocoques, ne saurait constituer une contre-indication du curage manuel et instrumental ; on verra au contraire dans ces symptômes un motif d'intervention précipitée, le séjour des matières en décomposition dans l'utérus augmentant, à mesure qu'il se prolonge, le danger du passage de l'infection aux veines de la région placentaire ou au péritoine. Dans le cas de décomposition simple (nécrose de parties ovulaires) le curage a dans la règle un succès éclatant et même en cas d'endométrite septique, il facilite la détersion des parois utérines et la guérison.

Avec le quatrième mois de la grossesse, le rôle du corps fœtal dans le mécanisme de l'expulsion prématurée commence à devenir important. Bien que le fœtus soit encore petit, il peut opposer à l'extraction, par suite de sa mobilité et de la fragilité de ses tissus, des difficultés aussi considérables qu'inattendues. Par conséquent, il vaut généralement mieux, pendant le quatrième et le cinquième mois abandonner l'expulsion aux contractions utérines, et ne faire exception à cette règle que si le curage immédiat de l'utérus vous semble absolument nécessaire. L'indication d'urgence est fournie plus souvent par la fièvre, la décomposition et la putréfaction de l'œuf, que par l'hémorragie. En cas pareil, commencez par dilater le col à l'aide d'un dilatateur, puis continuez éventuellement avec un ballon de caoutchouc jusqu'à ce que l'ouverture permette le passage du fœtus ; ensuite exécutez la version combinée sur un pied, suivie de l'extraction du fœtus faite « lege artis » à l'aide de tractions prudentes. Si les extrémités sont arrachées, ce qui est fréquent, le meilleur procédé consiste à saisir et à extraire successivement avec une forte pince le siège, le tronc, les épaules et la tête. Si le col est étroit, la craniotomie avec évacuation de la matière cérébrale peut même être nécessaire. Si l'expression ne réussit pas à expulser bientôt les annexes, on va les décoller et les extraire à l'aide de deux doigts, de la façon décrite plus haut.

L'accouchement prématuré est justiciable de la même thérapeutique que l'accouchement à terme ; les principes de ce traitement, nous les avons déjà étudiés en partie, l'autre partie formera l'objet de notre exposé au cours des leçons suivantes.

Alimentation et soins à donner aux enfants nés prématurément. Pour réussir à élever les *prématurés*, il faut tenir soigneusement compte de l'état de développement incomplet des appareils digestif, respiratoire et circulatoire.

Seul le lait de femme (mère ou nourrice) peut servir à l'alimentation. L'albumine et la graisse y sont représentées par des éléments spécifiques pour l'espèce humaine, qui ont le plus de chances d'être résorbés et assimilés. Il est très rare que les succédanés du lait soient supportés. Si l'enfant est trop faible pour téter, il faut lui donner le lait maternel à l'aide d'une cuiller, à intervalles d'une heure et demie à deux heures.

Le prématuré est particulièrement sensible à la perte de chaleur qu'il subit en passant du liquide amniotique, dont la température est celle de la mère, dans l'air ambiant plus frais. D'une part cœur et poumons fonctionnent encore imparfaitement et les processus d'oxydation dans les tissus sont encore faibles, d'autre part la déperdition de chaleur est considérable grâce à la grande surface du corps relativement à son petit volume et grâce à la minceur de la peau ; aussi la naissance est-elle suivie régulièrement d'une chute profonde de la température de l'enfant. A son tour, le refroidissement du corps réduit l'activité de la vie et des processus d'oxydation dans les tissus ; il s'établit ainsi un cercle vicieux, et nous voyons se refroidir d'abord les extrémités, le nez et les oreilles, puis la surface cutanée entière du fœtus ; la température corporelle baisse toujours plus jusqu'à extinction finale de la vie. Le fœtus ne succombe pas à une maladie, mais meurt de « faiblesse constitutionnelle », le développement de ses organes étant encore insuffisant pour la continuation extra-utérine de l'existence. Un bon moyen de diminuer les pertes de chaleur, c'est l'enveloppement du corps dans une épaisse couche de ouate. On obtient le même résultat encore par l'emploi de la *couveuse* ; dans cet appareil, le prématuré est soumis à une température constante de 28° à 30° centigrades ; non seulement les pertes de chaleur qu'il y subit par la peau restent minimes, mais il respire aussi de l'air chauffé. Il existe actuellement de nombreux modèles de ces couveuses, rappelant les thermophores des bactériologues ; elles sont chauffées par le gaz ou l'alcool, entourées d'un manteau d'eau, pourvues d'un système de ventilation, et de fenêtres permettant d'observer l'enfant ; dans quelques villes il existe même des établissements destinés à l'élevage des prématurés par la couveuse mais beaucoup de ces prématurés supportent mal l'air sec et chaud des couveuses. D'une façon plus simple, et tout aussi efficace, on arrive au même but en plaçant au voisinage du nouveau-né des bouillottes ou des briques chauffées. On peut aussi installer le prématuré sous les couvertures du lit maternel en protégeant l'enfant par un cerceau métallique, c'est une manière peu coûteuse de suppléer la couveuse.

Cet apport artificiel de chaleur doit être prolongé jusqu'à ce que le prématuré ait complété son développement insuffisant ; il peut être nécessaire durant quatre semaines et même davantage.

XIXme LEÇON

———

Messieurs, pour être favorable, la marche de l'accouchement nécessite avant tout l'action normale des forces expulsives. Si les contractions utérines sont bonnes et la presse abdominale vigoureuse, non seulement elles activent l'évolution de l'accouchement normal, mais encore elles sont susceptibles d'amener une issue heureuse même lorsque le mécanisme du travail est anormal et que l'expulsion du fœtus doit surmonter des résistances pathologiques. Et si les seules forces de la nature n'arrivent pas au but, si nous sommes contraints d'intervenir, c'est alors que l'appui des forces expulsives est surtout nécessaire. Les opérations dont la parturiente peut tirer bénéfice dans les accouchements anormaux, seront d'autant plus simples et moins dangereuses que le travail préalable des forces expulsives aura été plus efficace. Quand ces forces naturelles refusent absolument leurs services, le pronostic est mauvais dans la plupart des cas, quelles que soient l'intervention et l'habileté de l'opérateur.

Puisque l'action normale de ces forces offre une pareille importance et que leur influence, bonne ou mauvaise, se fait sentir dans les complications les plus diverses, il est tout indiqué de commencer les leçons suivantes, consacrées aux accidents mécaniques de l'accouchement, par l'étude des *anomalies des forces expulsives*. Celles-ci sont fournies d'une part par la musculature utérine, d'autre part par la presse abdominale. Nous devons donc distinguer les anomalies des douleurs ou contractions utérines de celles de la presse abdominale.

Suivant une subdivision déjà ancienne, les anomalies des douleurs de l'enfantement comprennent : 1º *la faiblesse des contractions* ; 2º *les contractions trop fortes* et 3º *les contractions spasmodiques*.

1. Faiblesse des contractions utérines.

(*Faiblesse des douleurs.*)

Il s'agit dans cette anomalie de l'activité insuffisante de la musculature utérine. Les contractions sont faibles et courtes, les intervalles en sont très longs. Par suite de ce défaut d'activité l'accouchement traîne en longueur, le travail se prolonge durant de longues heures et parfois même quelques jours entiers, sans faire de grands progrès.

Fréquemment les contractions sont défectueuses dès le début du travail et la paresse ou inertie utérine persiste durant toute la période de dilatation. On dit alors avec raison que la faiblesse des douleurs est *primaire*, c'est-à-dire essentielle ou idiopathique. Elle a pour causes aussi bien des *altérations anatomiques* de la musculature utérine qu'un *trouble de l'innervation*. Comme le meilleur exemple du premier de ces facteurs étiologiques, citons l'accouchement gémellaire et l'hydramnios, où la faiblesse primaire des contractions est la conséquence presque habituelle de la *surdistension* utérine et de l'*amincissement* de la musculature. Les contractions de la musculaire mince comme du papier n'ont que peu d'effet sur l'effacement du col, et la marche de l'accouchement ne devient plus rapide qu'après l'écoulement du liquide amniotique, lorsque les faisceaux musculaires ont augmenté d'épaisseur et de puissance par le resserrement de leurs fibres. Le *développement insuffisant* de la musculature a le même effet que la distension exagérée, il est congénital et souvent même hérité de mère en fille ; mais on l'observe aussi chez des femmes dont les grossesses nombreuses se sont succédé rapidement, ou qui ont eu des accouchements difficiles et prolongés, suivis d'accidents septicémiques dans le post-partum.

L'asthénie des contractions peut aussi provenir de *processus inflammatoires subaigus* dans les parois de l'utérus gravide, processus résultant d'une métrite ou endométrite chronique. Souvent, dans ce cas, on constate déjà pendant la gravidité l'exagération de la tension utérine et l'hyperesthésie de l'organe ; la palpation, si prudente soit-elle, fait mal ; et lorsque le travail débute les contractions sont très douloureuses malgré leur faiblesse, l'utérus conserve même dans leur intervalle un certain degré de contraction tonique et sa sensibilité à la pression est exagérée. *Schrader* a désigné cette anomalie particulière par le terme de *faiblesse spasmodique des contractions* ; les anciens accoucheurs l'ont décrite plusieurs fois sous le nom de *rhumatisme utérin*. Cette dernière appellation est-elle justifiée et le muscle utérin présente-t-il dans ce cas les mêmes processus pathologiques que les muscles striés atteints de rhumatisme ? La question reste problématique ; mais du point de vue clinique il existe certainement mainte analogie entre ces deux affections : la douloureuse sensibilité du muscle à la pression et à la plus faible contraction, la persistance de la contracture par exagération de la tonicité, la brusquerie fréquente dans l'apparition, et la prompte disparition par la diaphorèse (par exemple après un bain chaud), etc. Une femme très intelligente, qui avait souffert à plusieurs reprises de lumbago, m'a affirmé que la douleur dans la faiblesse spasmodique des contractions utérines avait identiquement le même caractère que celle du rhumatisme musculaire ; cette personne s'est beaucoup louée de l'action d'un bain chaud qui d'un seul coup réussit à transformer ses terribles contractions douloureuses en contractions utérines naturelles.

Dans cette catégorie rentre encore la faiblesse des contractions qui survient assez souvent dans les cas de *décomposition putride du liquide amniotique* en faisant obstacle à la terminaison de l'accouchement ; il s'agit là d'accouchements très prolongés avec rupture prématurée des membranes. Cette *faiblesse septique des douleurs* apparaît précisément chez les parturientes fébriles, alors qu'une délivrance hâtive serait à souhaiter ; la faiblesse des contractions est alors due à la paralysie de la musculature par les toxines septiques résorbées. On observe du reste un phénomène analogue sur les muscles lisses de l'intestin et de la vessie au cours des péritonites et des cystites.

La faiblesse des contractions doit être attribuée aux troubles de l'innervation, quand elle survient parfois à la suite d'une violente émotion, ou bien quand elle est provoquée par la distension de la vessie ou de l'intestin, dont l'évacuation la fait alors disparaître rapidement. Le même effet que produit la distension de la vessie peut être aussi déterminée par des tumeurs (fibromes, kystes de l'ovaire) et par la présentation anormale du fœtus, le trouble de l'innervation résultant de la pression exercée sur l'utérus.

La faiblesse des douleurs est *secondaire* lorsque celles-ci, vigoureuses au début du travail, ne subissent que plus tard une diminution frappante de leur intensité. Cet affaiblissement des contractions s'observe en général dans le cas de résistances anormales, qui exigent pour être surmontées des efforts musculaires exagérés ; aussi peut-on le considérer comme un *état de fatigue et d'épuisement* du muscle utérin (lassitudo, exhaustio uteri). L'utérus se conduit alors tout comme un muscle strié surmené, qui ne répond plus aux excitations de ses nerfs que par de faibles contractions et finit par ne plus du tout leur obéir. En d'autres cas, comme *Hofmeier* l'a montré, l'asthénie secondaire des contractions est une conséquence du fait que l'utérus, dans ses efforts pour surmonter de grandes résistances, se retire le long et au-dessus du fœtus, pour atteindre ainsi *le maximum de rétraction* avant que la tête soit expulsée. C'est chez les primipares surtout que le fœtus peut être ainsi expulsé dans le canal distendu que forment le col et le vagin ; le corps utérin proprement dit n'embrasse plus qu'un petit segment du fœtus, et finalement ses contractions ne sont plus que faibles et rares du moment qu'il a évacué son contenu aux deux tiers. Attendu que le corps utérin rétracté présente à la palpation une consistance constamment ferme, cet état peut donner lieu à confusion avec le tétanos utérin. Dans la suite, je reviendrai encore sur ce point plus en détail.

Toutes les variétés de faiblesse des contractions se ressemblent par l'allure traînante qu'elles communiquent à la marche de l'accouchement. Les conséquences de ce ralentissement, pour la mère et l'enfant, dépendent tout d'abord de la durée de cette faiblesse des douleurs, en second lieu de la période de l'accouchement dans laquelle elle survient, et troisièmement de la concomitance ou de l'absence d'autres complications.

La faiblesse des contractions survenant sans autre anomalie dans la période
de dilatation peut être envisagée, pourvu que la poche des eaux soit encore intacte,
comme un événement de peu d'importance, quoique fort désagréable pour le médecin
et pour la parturiente. L'anomalie est plus sérieuse lorsque la rupture des membranes
a lieu prématurément et que néanmoins la faiblesse des contractions persiste longtemps, rendant la dilatation excessivement lente. Il est alors difficile d'éviter l'écoulement abondant du liquide amniotique. Or, à mesure que ce liquide s'échappe, l'utérus
est contraint de se resserrer plus étroitement autour du fœtus, en augmentant d'autant
la rétraction et l'épaisseur de ses parois ; par suite les vaisseaux utéro-placentaires
subissent nécessairement un rétrécissement, il y a diminution de l'afflux de sang
artériel au placenta, le fœtus recevant moins d'oxygène est exposé au danger d'asphyxie.
D'autre part, le long de ce filet de liquide amniotique qui s'écoule constamment, des
micro-organismes peuvent remonter graduellement à l'intérieur des voies génitales
et pénétrer dans l'utérus en y causant la décomposition putride du liquide restant ;
ou bien il se peut encore qu'au cours des longues heures d'attente on pratique l'examen
interne plus souvent qu'il ne serait nécessaire et produise ainsi une infection. Presque
toujours *la fièvre durant l'accouchement* a pour cause les phénomènes que nous venons
de décrire. *La durée de l'accouchement et le danger de l'infection sont en rapport direct
l'un avec l'autre.* — La faiblesse des contractions peut encore léser la mère d'une autre
façon dans la période d'expulsion, par la compression des parties molles maternelles :
en quelques endroits, les voies génitales peuvent rester longtemps pincées entre la
tête et le bassin, ces endroits subissent alors la nécrose. Si, même après l'expulsion du
fœtus, le muscle utérin n'a aucune tendance à se contracter et qu'ainsi la rétraction
normale de ses faisceaux de fibres fasse défaut, le décollement du placenta s'effectue
mal et il survient une de ces terribles hémorragies de la délivrance, par *atonie* utérine.
Nous reviendrons plus tard en détail sur ce dernier point.

Traitement. Nous avons plusieurs moyens de combattre la faiblesse des contractions. C'est à vous de choisir celui qui s'adapte le mieux aux circonstances. Commencez par les procédés les plus doux et ne recourez à des mesures énergiques qu'en
cas de réel danger, c'est là une règle que vous aurez tout avantage à observer.

Dans la faiblesse *primaire* des contractions, non compliquée, il suffit généralement de quelques *prescriptions diététiques*, unies à une forte dose de patience, pour
franchir cette fâcheuse période de l'accouchement qui traîne en longueur. Tout d'abord
le médecin doit paraître sûr de lui ; il éveille ainsi la confiance et réussit à calmer la
parturiente en lui affirmant, de même qu'à ses proches, que son état ne présente aucun
danger et que tout finira très bien. Pour peu que vous sachiez vous y prendre, vous
ferez souvent merveille dans ce cas, en rendant à la femme espoir et courage. Permettez
et même recommandez-lui avec insistance *de changer fréquemment de position, de se
lever et se promener dans la chambre.* La marche excite les contractions utérines par les
frottements de l'organe contre la paroi abdominale, elle abrège en outre la longueur de
l'attente. Il n'y a rien de plus absurde que de condamner la parturiente au lit dès les
premières douleurs du travail.

Si la vessie est fortement remplie, évacuez-la par le *cathétérisme* ; s'il y a accumulation de matières fécales dans le rectum et l'S romanum (anse sigmoïde du côlon), ordonnez un *lavement à la glycérine*, c'est le moyen le plus simple d'y remédier.; si l'utérus est considérablement dévié de sa position normale, l'anomalie se corrigera par l'application d'un bandage de corps ou en faisant prendre à la parturiente la position latérale qui est indiquée dans le cas particulier. Les *maillots chauds* et *bains de lumière* sur l'abdomen sont des moyens inoffensifs et souvent très efficaces contre la faiblesse des douleurs.

Si la faiblesse des contractions est de nature spasmodique, on obtiendra le meilleur effet de *bains chauds* de tout le corps (température 36° C., durée une demi-heure)

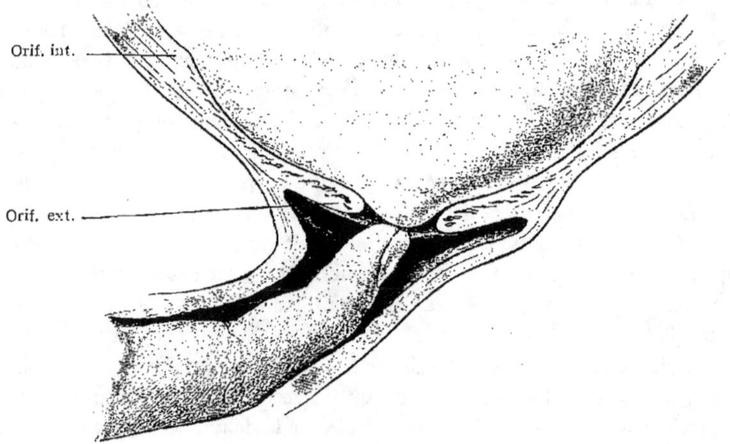

Fig. 354.

Le col est effacé, les bords de l'orifice externe sont amincis et tranchants.
On a le droit de pratiquer la rupture artificielle des membranes.

et de l'administration d'un *lavement opiacé* (15 à 20 gouttes de la teinture simple d'opium dans quelques cuillerées à soupe d'eau). L'état douloureux de l'utérus s'améliore déjà dans le bain, l'excitation de la parturiente fait place au calme ; de retour au lit, la femme éprouve une transpiration bienfaisante, de la tendance au sommeil, et au réveil les contractions réapparaissent fortes et régulières.

Quand la faiblesse des douleurs a pour cause la surdistension et l'amincissement des parois utérines, *la rupture artificielle de la poche des eaux* rend d'excellents services. Après l'écoulement du liquide, l'utérus peut se contracter plus fortement autour de l'enfant, ses parois s'épaississent et subissent une excitation plus intense de la part du corps fœtal, grâce au contact plus intime qu'elles ont avec lui. Par suite les contractions gagnent en force et en fréquence. Ainsi arrive-t-il souvent, par exemple chez des multipares à l'utérus flasque et inerte, que l'accouchement, après avoir traîné de longues heures, se termine très rapidement après la rupture artificielle des membranes. Quelque

utile que soit cette intervention, si elle est pratiquée à temps et si l'indication en est
précise, il est cependant indéniable qu'on en fait grand abus et qu'en général on y
recourt beaucoup trop souvent et sans indication nettement posée. Je tiens surtout à
vous mettre en garde contre la rupture *trop hâtive*. Vous connaissez le rôle important
qui est dévolu à la poche des eaux dans l'effacement du col et la dilatation de son orifice
externe. L'action de cette poche étant supprimée artificiellement, la dilatation des
parties molles en est rendue nécessairement plus difficile ; l'effet de la rupture sera
d'autant plus fâcheux qu'elle sera plus précoce et que la dilatation sera moins avancée
au moment de l'intervention. C'est pourquoi ayez pour principe de ne jamais crever
les membranes avant l'effacement complet du col et avant que les bords de l'orifice

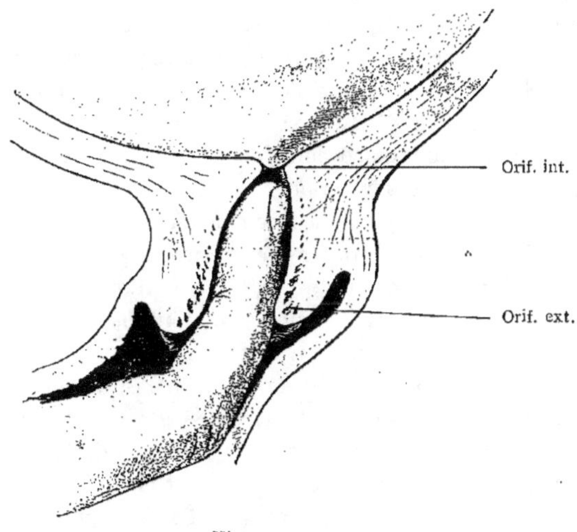

Fig. 355.
Le col n'est pas encore effacé.
La rupture artificielle de la poche des eaux serait une faute.

externe soient réduits à un mince diaphragme étroit et tranchant. Lorsque au toucher le doigt pénètre encore au-dessus de l'orifice externe dans un canal (fig. 355),
c'est que l'effacement du col est encore incomplet ; dans ce cas, la rupture des membranes ne peut être que nuisible et doit être différée. Pour crever la poche, il suffit
en général d'exercer avec le doigt une pression vigoureuse contre les membranes.
Si ces dernières sont appliquées étroitement contre la tête, attendez une contraction ou priez la parturiente de pousser fortement pour faire tendre la poche des eaux.
Si les membranes résistent, pratiquez la perforation à l'aide d'une sonde ou d'une aiguille à tricoter introduite sur le doigt, après bonne désinfection, naturellement.

Par les moyens sus-indiqués, vous viendrez à bout dans la plupart des cas de
la faiblesse primaire des contractions, d'autant mieux qu'il n'y a là d'habitude aucun

danger direct ni pour la mère ni pour l'enfant, et que l'on n'a pas grand'chose à perdre à attendre encore un peu. Mais si quelque complication exige que l'on active la marche de l'accouchement (par exemple l'infection putride du contenu de l'utérus accompagnée de fièvre, des hémorragies, des attaques d'éclampsie, etc.), des mesures plus énergiques s'imposent alors.

Parmi ces mesures, citons en premier lieu *la douche vaginale chaude* ; on injecte dans le vagin, à l'aide de l'irrigateur, 5 à 10 litres d'eau bouillie, refroidie à la température de 40 à 50° C. Le flot d'eau, dirigé contre la voûte vaginale et le col, agit comme irritant mécanique et thermique, qui provoque des contractions par réflexe et produit simultanément l'hyperémie et le ramollissement des parties à dilater. Plus le courant est fort et la température élevée, plus l'excitation est intense, cela va sans dire. Il suffit ordinairement d'une température de 45° C. et d'une pression de 1 m. à 1 m. 50 de hauteur d'eau. La douche vaginale peut être répétée plusieurs fois à intervalles de deux à trois heures, elle est sans danger si l'exécution en est aseptique et si l'on empêche la pénétration de bulles d'air dans les voies génitales. Il faudrait qu'elle soit toujours effectuée sous la direction du médecin ; dans les mains de sages-femmes peu sûres, elle peut être une grosse source d'infection.

La distension du vagin agit d'une façon analogue à la douche vaginale ; on emploie, à cet effet, le *colpeurynter* de *Braun*, rempli ad maximum, qui est facile à introduire et excite très bien les contractions utérines. Si la situation exige un effet sûr et prompt, vous pouvez l'obtenir par l'introduction dans l'utérus d'un ballon de *Barnes* ou de *Champetier* ; si l'on exerce une forte traction sur le tuyau du ballon, les contractions se renforcent rapidement, et, au bout de peu d'heures, un col à peine perméable pour deux doigts peut être dilaté suffisamment pour permettre de terminer l'accouchement par la version et l'extraction sur le pied. L'application du ballon intra-utérin ne peut être convenablement faite que si la parturiente est bien placée en position obstétricale (en travers du lit), et après avoir rendu visible l'orifice externe du col à l'aide du spéculum à valve ; l'opération est douloureuse et nécessite les précautions d'antiseptie les plus minutieuses ; il faut donc la réserver pour les cas vraiment urgents.

L'électricité, à laquelle le muscle strié réagit d'une manière si sûre et si intense, échoue sur la musculature lisse de l'utérus. Le courant faradique n'a aucun effet ; le courant constant, s'il est fort, provoque bien des contractions, mais l'application en est très douloureuse et difficile, sinon impraticable au lit d'accouchement ; aussi ne s'en sert-on pas dans la pratique obstétricale.

En cas de faiblesse secondaire des douleurs à la fin de la période d'expulsion, essayez d'exciter l'utérus *par des frottements exercés sur le fond de l'organe* (fundus uteri). Si la tête presse déjà sur le périnée et que les parties molles n'offrent pas de résistance considérable, on réussit parfois à faire sortir le crâne par *l'expression* dite *de Kristeller* ; cette manœuvre consiste à embrasser des deux mains le siège fœtal dans le fundus uteri et à exercer une pression du haut en bas, tout comme pour l'expression du placenta. Si le plancher pelvien est résistant et la tête encore élevée dans le bassin, ce procédé de Kristeller n'est qu'une souffrance inutile, il peut même être dangereux en contusionnant la paroi utérine et en décollant le placenta. Dans ce cas, le *forceps* est le moyen à la fois le plus simple et le meilleur de remplacer les efforts d'expulsion que la parturiente épuisée est incapable de fournir. Quelques gouttes de chloroforme suppriment la douleur et vous permettent de dégager la tête en toute tranquillité ; il suffit de quelques tractions pour lui faire franchir le périnée et achever sa déflexion.

Pour finir, disons encore quelques mots des *médicaments excitateurs des contractions*. Le choix en est restreint. Nous ne disposons jusqu'à présent, à vrai dire, que de 2 substances susceptibles de provoquer à coup sûr des contractions utérines par la voie hématogène : ce sont *le seigle ergoté* et l'*extrait d'hypophyse* (*pituitrine, pituglandol* ou *hypophysine*). Aucun des autres médicaments auxquels on a attribué des propriétés semblables n'a soutenu l'épreuve de la pratique (cannelle, borax, sucre, quinine, acide salicylique, pilocarpine, etc.).

On sait que *l'ergot de seigle (secale cornutum)* est un corps allongé, violet foncé, que l'on trouve à la place d'un grain sur les épis de seigle et d'autres céréales. Il se compose des filaments mycéliens accolés d'un champignon (claviceps purpurea), qui pénètre dans quelques grains de l'épi ; ce champignon ronge la substance du grain et se développe en se substituant à lui. Son action sur le gluten de seigle forme, à côté de beaucoup d'autres produits compliqués, les substances qui ont la propriété spécifique d'exciter les contractions de la fibre utérine.

L'effet de cette drogue est d'autant meilleur que l'utérus est plus excitable. Pendant la grossesse l'organe ne réagit que faiblement, même à de fortes doses, et parfois pas du tout. Par contre, l'action du seigle ergoté est en général très prompte sur l'utérus de la parturiente et dans les premiers jours du post-partum. Comme l'expérimentation le montre, chez la plupart des petits mammifères, l'utérus répond à l'administration de seigle ergoté sous ses diverses formes par des contractions typiques rythmiques dont l'intensité augmente avec la valeur de la dose, tout en conservant constamment leur caractère rythmique et péristaltique. Vous pourrez souvent faire la même observation sur l'utérus de la femme. En donnant une forte dose de seigle ergoté, vous verrez, après 10-15 minutes déjà, l'inertie utérine faire place à de vigoureuses contractions, qui se répètent à de courts intervalles et expulsent le fœtus au bout d'un temps étonnamment court. Le résultat est parfois très frappant. Mais dans quelques cas l'effet du seigle ergoté sur l'utérus en travail est tout autre. Les douleurs renforcées se transforment rapidement en *un état de contracture tonique, spasmodique, de la musculature* ; la tension de l'utérus est persistante, l'organe reste continuellement durci et douloureux, le travail s'arrête. *Le fœtus court alors le risque d'être asphyxié,* puisque la contraction spasmodique diminue l'afflux du sang artériel au placenta, supprimant ainsi la respiration fœtale ou l'entravant dangereusement.

Les accoucheurs connaissent depuis longtemps cet effet anormal, spasmodique, de l'ergot de seigle, effet toujours possible ; et pourtant on continue à l'oublier de temps à autre et à recommander l'usage de ce remède pour renforcer les contractions. Il suffit d'avoir vu une fois le spasme utérin entraîner la mort rapide du fœtus, pour être rendu extrêmement prudent dans l'emploi de ce médicament chez la parturiente et pour en condamner l'usage fait sans discernement. *Pendant la période de dilatation, ne donnez jamais d'ergot de seigle ; et à la période d'expulsion, n'y recourez que si vous êtes certains de pouvoir, à chaque instant, extraire l'enfant mis en danger.* Et si vous voulez absolument en faire l'essai dans la faiblesse des douleurs, n'oubliez pas au moins de contrôler sans cesse les contractions utérines et les bruits du cœur fœtal, et tenez votre forceps prêt à être appliqué immédiatement en cas de besoin.

Après la naissance de l'enfant, les inconvénients précités de l'ergot de seigle ne sont plus à craindre. Au contraire, c'est alors précisément que des contractions persistantes, telles que ce remède en provoque parfois, sont à souhaiter : à ce moment, l'ergot de seigle doit être administré largement, chaque fois que l'état de contraction de l'utérus laisse à désirer.

Kobert (1885) a isolé de l'ergot de seigle deux principes actifs : le premier, de caractère acide, fut appelé par lui *acide sphacélinique* ; et le second, un alcaloïde, reçut de lui le nom de *cornutine*. A petites doses déjà, la cornutine produit des crampes violentes, suivies de paralysie ; elle n'entre pas en ligne de compte dans la pratique obstétricale. Par contre, l'acide sphacélinique, à part des altérations de vaisseaux, provoque des contractions énergiques de l'utérus. D'après les récentes investigations de *Jacoby* (1897), l'élément dont l'action est spécifique pour l'utérus est constitué par une résine dépourvue d'azote, la *sphacélotoxine* ; cette résine se trouve dans l'ergot de seigle sous forme de deux substances actives, la *chrysotoxine* et la *sécalintoxine*, résultant de la combinaison de la sphacélotoxine avec un corps jaune indifférent (ergochrysine) et avec un alcaloïde également indifférent (sécaline). Toutes ces substances sont chimiquement impures et insuffisamment caractérisées. Selon de récentes investigations, il semble que l'action du seigle ergoté relève de plusieurs corps, tels que l'*ergotoxine*, alcaloïde amorphe de *Barger* et *Carr* et deux éthylamines trouvées par *Dale*. Ce sont également des aminobases qui constituent les corps actifs de la pituitrine. De même *Guggisberg* a présenté une amine, tirée du placenta à terme, qui est aussi excitatrice des contractions. Il semblerait donc que les hormones excitatrices naturelles, tout comme les artificielles trouvées empiriquement, doivent leur action à la même constitution chimique. Récemment, en partant d'aminobases actives on a opéré la synthèse d'un médicament excitateur des contractions, la *ténosine*, dont l'effet est à peu près équivalent à celui du seigle ergoté.

Il est préférable, dans la pratique, de s'en tenir tout comme avant à l'usage de l'ergot de seigle proprement dit. On le prescrit soit en poudre (0.5 à 1 gr. plusieurs fois, tous les quarts d'heure) soit en infusion (10 : 150, une cuillerée à soupe toutes les demi-heures ou toutes les heures). L'ergot de seigle se décompose facilement ; seule la drogue fraîche est active. Pour l'injection sous-cutanée on emploie l'extrait de seigle ergoté, *l'ergotine*, qui est purifié par dialyse (ergotinum dialysatum, *sécacornine*) ; sous cette forme particulièrement active, l'ergotine est préparée comme spécialité par diverses fabriques (Bombelon, Denzel, Bonjean, etc.). On prescrit l'ergotine dialysée à l'état pur, car mélangée avec de l'eau elle devient facilement la proie de moisissures et se décompose ; on la dilue alors directement dans la seringue de Pravaz avec la moitié d'eau. On trouve aussi dans le commerce des ampoules de verre soudées à la flamme et contenant la dose pour une injection. On injecte successivement deux seringues dans le tissu adipeux sous-cutané des fesses, la douleur à cet endroit étant bien moindre qu'à la paroi abdominale ou à la cuisse.

L'extrait d'hypophyse possède sur la musculature lisse en général et tout particulièrement sur celle de l'utérus gravide et puerpéral une action spécifique, démontrée d'abord par *Dale*, puis par *Fröhlich* et *Franke-Hochwart* à l'aide d'expériences sur les animaux. Cet extrait renforce la contraction utérine beaucoup plus énergiquement que l'ergot de seigle, tout en offrant moins de dangers ; il existe actuellement dans le commerce sous forme d'un liquide clair comme de l'eau, appelé *pituitrine* ou pituglandol. C'est *Hofbauer* qui a introduit dans la pratique obstétricale l'extrait d'hypophyse, cet agent idéal de la contraction utérine, dont il augmente remarquablement l'énergie et la fréquence, en injection sous-cutanée à la dose de 1 gr., permettant ainsi d'éviter la forte prolongation du travail et plus d'une intervention opératoire. Chez la femme enceinte l'action de cet extrait est faible ou nulle ; à la période de dilatation elle est déjà très nette, mais elle est surtout marquée à la période d'expulsion, où elle provoque une véritable crise de violentes contractions utérines, et cela en l'absence de toute action secondaire nocive : on n'a observé aucun cas de contractions spasmodiques ni d'asphyxie du fœtus. Malheureusement, dans les cas de faiblesse des douleurs compliquée d'infection où le renforcement des contractions serait si utile, l'efficacité de ce remède s'est révélée médiocre ou nulle.

2. Les contractions trop fortes.

L'intensité des contractions est normalement proportionnelle à la résistance qu'offrent la dilatation du col et l'expulsion du fœtus. Les grandes résistances, qui existent chez les primipares atteintes de rigidité des parties molles ou dans le bassin rétréci par exemple, exigent un travail considérable et par conséquent des contractions très énergiques de la part de l'utérus. Il serait absurde, dans ce cas, de considérer les contractions comme trop fortes. Elles résultent alors des circonstances et sont donc normales. On n'aura le droit de parler de *contractions trop fortes*, que lorsque leur intensité sera absolument disproportionnée aux résistances offertes, lorsqu'elles atteindront très tôt une violence inouïe et se répéteront sans cesse à de brefs intervalles. « La parturiente se débat avec furie et se répand en lamentations désespérées, ou bien elle a presque perdu connaissance, tant la douleur est violente ; le visage est violacé, congestionné, les yeux proéminents. La femme ressent le besoin irrésistible de pousser de toutes ses forces, jusqu'à ce qu'enfin, au milieu de cris violents ou de grincements de dents, elle projette soudainement l'enfant hors de la vulve, tout en évacuant simultanément urine, fèces et gaz intestinaux » (*Wigand*). Si les parties molles sont souples, le travail complet peut évoluer en un laps de temps incroyablement court, chez certaines multipares même en quelques minutes. A la rupture de la poche des eaux, la tête descend aussitôt dans le vagin, et à la faveur de la douleur expulsive suivante, elle franchit le périnée. C'est là ce qu'on appelle un *accouchement précipité* (partus præcipitatus) ; la femme peut être surprise sur la rue, en chemin de fer, ou aussi dans les lieux d'aisance, où elle s'est rendue pour satisfaire le violent besoin qu'elle a pris à tort pour une envie d'aller à la garde-robe.

On connaît mal la cause de cette évolution si précipitée du travail. On mentionne habituellement comme facteurs étiologiques la « surexcitation » de l'utérus par de violents efforts corporels antérieurs, ou l'emploi fautif et intempestif d'excitants des contractions, etc.

L'accouchement précipité entraîne divers inconvénients, tant pour la mère que pour l'enfant. Chez la mère, on peut observer des déchirures du col et du périnée grâce au brusque passage de la tête à travers les parties molles mal préparées ; on a constaté aussi l'évanouissement profond succédant à la chute soudaine de la pression intra-abdominale, ainsi que l'inversion utérine. Mais le danger principal réside dans l'atonie utérine qui survient facilement après la brusque évacuation de l'organe. La rétraction des fibres musculaires de l'utérus exige aussi, à part de vigoureuses contractions, un certain laps de temps pour se développer. Si l'utérus est évacué pour ainsi dire d'un seul coup, les parois ne peuvent suivre le mouvement ; elles restent minces, distendues et flasques, ce qui amène de graves hémorragies de la région placentaire.

L'enfant peut être atteint d'asphyxie déjà pendant le travail, grâce à l'intensité et à la longue durée des contractions ; ou bien, il sera endommagé en tombant des voies génitales sur le sol, soit par fracture du crâne, soit par hémorragie du cordon ombilical arraché dans la chute. D'habitude la femme surprise par l'accouchement en dehors du lit s'accroupit ou s'agenouille, ce qui diminue pour l'enfant la violence de la chute. Mais il n'en est pas moins vrai que la naissance a lieu quelquefois par chute véritable, la mère accouchant debout ou assise au cabinet ; l'enfant est alors blessé sans la faute de la mère, fait confirmé par de nombreuses observations. La question offre de l'intérêt au point de vue médico-légal, car, en cas d'infanticide, il faut souvent décider si les lésions du nouveau-né proviennent de la chute lors de l'accouchement ou si elles ont été faites dans une intention criminelle.

Quelles mesures le médecin doit-il prendre en présence de la violence anormale des contractions ? La réponse découle des faits mêmes que nous venons d'exposer. Pour peu que l'on arrive à temps, il faut rapidement mettre au lit la parturiente en décubitus latéral pour éliminer l'action de la presse abdominale (contractions des muscles abdominaux), et ralentir le plus possible la traversée de la tête au périnée en exerçant une contre-pression sur le crâne. Le chloroforme est le meilleur moyen de calmer les douleurs intenses et la violente agitation de la parturiente. La période de délivrance doit être surveillée avec un soin tout particulier, par crainte de l'hémorragie. Enfin, si l'accouchement a eu lieu dans la rue, il est nécessaire de désinfecter ensuite les parties génitales, ordinairement souillées par la poussière et le contact de mains mal-propres.

3. Les contractions spasmodiques.

Les contractions normales sont interrompues rythmiquement par le relâchement de la musculature avec lequel elles alternent. Si le relâchement fait défaut et que l'utérus soit en état de contraction *persistante*, c'est que les contractions sont devenues *spasmo-diques*. Il est indéniable qu'on a abusé de ce diagnostic ; et souvent encore on admet des crampes utérines, alors même qu'on est en présence seulement de la douleur exagérée des contractions, ou de la forte distension de l'utérus, ou de la rigidité du col. En outre, il est facile de confondre avec les contractions spasmodiques certains états de rétraction anormale de l'utérus. Lorsque de graves obstacles mécaniques, tels que le rétrécisse-ment extrême du bassin ou la présentation de l'épaule, s'opposent absolument à l'expulsion, le corps utérin se rétracte de plus en plus, à chaque douleur, le long du fœtus, qui est pour ainsi dire expulsé dans le col surdistendu. Finalement, le corps utérin ne contient plus qu'une petite partie de l'enfant ; à mesure que l'évacuation progresse, ses parois s'épaississent considérablement par rétraction, et après l'écoulement de la plus grande partie du liquide amniotique, elles sont appliquées étroitement sur le fœtus. Dans l'abdomen de la parturiente on sent la matrice comme une tumeur dure, en général fortement déviée latéralement, qu'un sillon annulaire sépare du col aminci et distendu. Au toucher, la main arrive bien à franchir le col, mais elle ne réussit pas à traverser l'anneau de contraction, dont le bourrelet dur, enserrant solidement le fœtus, résiste même à une tentative énergique de forcer le passage. Cet état de choses est souvent pris pour du « tétanos utérin » et décrit comme tel. En réalité dans ce cas, de même qu'aussitôt après la délivrance, il ne s'agit nullement d'une contraction active persistante de la musculature utérine, mais bien de l'épaississement des parois utérines, produit par le déplacement considérable des fibres les unes sur les autres (rétraction par emboîtement réciproque des fibres).

Les véritables douleurs spasmodiques, dans lesquelles la musculature lisse reste opiniâtrement à l'état de contraction tonique, sont un événement plutôt rare ; elles intéressent tantôt l'ensemble de l'organe (crampe utérine générale), tantôt seulement quelques faisceaux musculaires (crampe utérine partielle).

L'accouchement s'arrête aussi longtemps que dure le spasme utérin. On sait que le muscle strié ne fournit un travail qu'au moment de la contraction et non pas à l'état de rigidité tétanique ; de même, le muscle utérin ne peut effectuer la dilatation et faire progresser son contenu que par le retour périodique des contractions. La contracture tétaniforme ne fait nullement avancer le fœtus, et ne produit que l'exagération persistante de la pression intra-utérine, entraînant les troubles précités de la circulation placentaire auxquels il succombe.

Crampe utérine générale. Nous avons déjà mentionné la forme toxique, causée par des doses trop fortes de seigle ergoté. On observe parfois un état spasmodique analogue, à la suite de douches chaudes ou d'autres manœuvres destinées à renforcer les contractions, après des examens internes répétés et pratiqués sans ménagements, après la rupture prématurée de la poche des eaux, etc. ; mais les contractions toniques les plus intenses, qui méritent réellement le nom de « tétanos utérin » surviennent après des tentatives de délivrance répétées au moyen de la version ou du forceps, et lorsque le contenu utérin est en voie de décomposition putride. Les parois utérines sont alors fortement tendues, très dures et douloureuses à la palpation, et l'on observe pas trace d'un « anneau de contraction », tel qu'on le constate dans la rétraction. La femme ressent un besoin continuel de faire des efforts d'expulsion, le pouls est faible et filant, la température élevée, l'agitation considérable, et la contraction tétanique ne commence à céder graduellement qu'en narcose profonde.

La *crampe partielle* s'observe le plus souvent dans les faisceaux de fibres annulaires du col utérin, on l'appelle alors *stricture spastique* ou *spasme du sphincter* ; elle aussi provient habituellement de lésions mécaniques intéressant avant tout le segment inférieur de l'utérus.

Dans la période de dilatation, la zone du spasme sphinctérien occupe *la région de l'orifice externe du col*. Dans les cas prononcés, le col distendu est déprimé profondément dans le bassin par la partie fœtale qui se présente, et les bords de l'orifice externe sont très fortement tendus. Même dans l'intervalle des contractions, ils restent appliqués solidement sur cette partie fœtale, en conservant une consistance dure, tendineuse. Cette crampe jette la femme (presque toujours primipare) dans une violente agitation

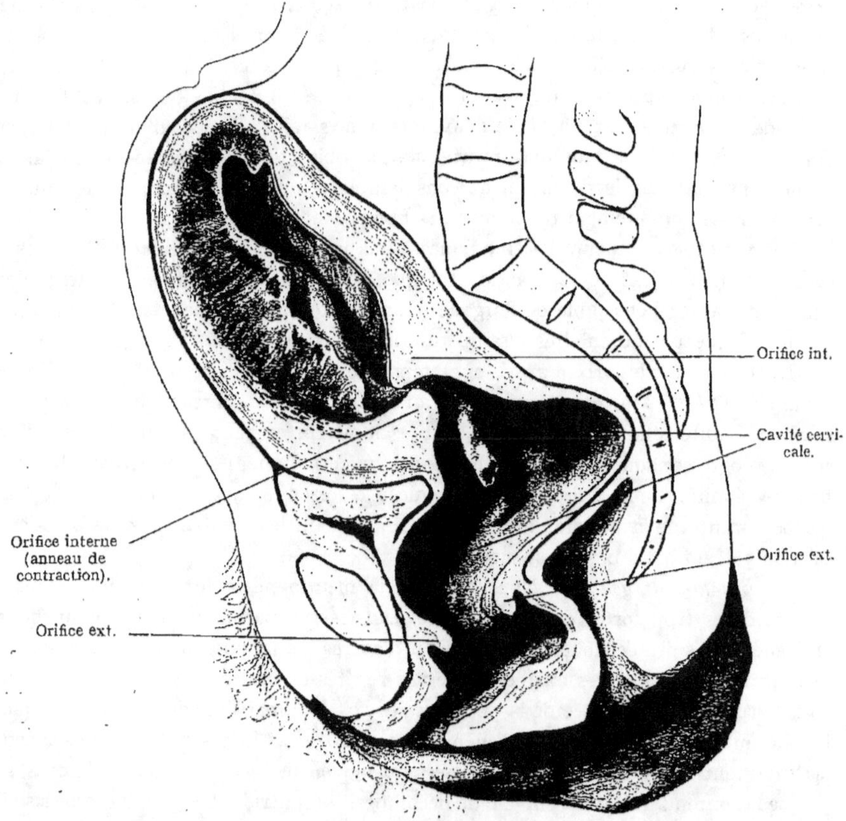

Fig. 356.

Stricture spasmodique de l'orifice interne du col, avec enchatonnement du placenta.

et provoque une douleur continuelle dans les reins avec envie d'expulser ; cet état s'accompagne souvent aussi de ténesme vésical et d'épreintes cruelles.

Dans les périodes d'expulsion et de délivrance, les strictures spastiques siègent toujours plus haut, au niveau de l'anneau de contraction, dans *la région de l'orifice interne du col*. Il se forme là un bourrelet musculaire rigide qui peut, en cas de tête dernière, serrer le cou de l'enfant et littéralement l'étrangler, ou bien qui enchatonne

le placenta dans l'utérus. La fig. 356 reproduit ce phénomène de « l'incarcération »
du placenta par une stricture spastique. L'anneau d'étranglement donne au tube
génital l'aspect d'une clepsydre, d'où le terme anglais désignant cet état : *hour-glas
contraction*. La main qui s'en va décoller le placenta pénètre dans une cavité spacieuse,
fermée en apparence de tous côtés. Le médecin, ignorant de cette particularité, peut
croire qu'il est arrivé dans la cavité utérine et qu'il est en présence d'une rupture de
l'utérus, avec évacuation du placenta à l'intérieur de l'abdomen. Lorsque seulement
le spasme disparaît en laissant la main arriver jusqu'au placenta, il devient évident
que le sac flasque rencontré auparavant n'était que le col distendu.

Traitement des douleurs spasmodiques.

Il est très simple ; il suffit de donner de fortes doses d'un narcotique. On emploie
de préférence la teinture d'opium, dont les effets secondaires sont peu marqués ; on
l'administre en lavements de 15 à 20 gouttes, répétés plusieurs fois. L'action du narcotique est renforcée par des bains chauds (36 à 38° C, une demi-heure à une heure de
durée), qui procurent à la parturiente un immense soulagement.

Dans les cas de contractions spasmodiques où il y a indication de terminer rapidement l'accouchement, la *narcose profonde au chloroforme*, éventuellement précédée
d'une injection sous-cutanée de morphine, constitue le meilleur moyen de mettre fin
rapidement au spasme. Il faut attendre le relâchement de l'utérus, avant d'y introduire
la main ; si l'on tente d'y pénétrer avant ce moment, on ne fait qu'exagérer la crampe
utérine, et si l'on force le passage on produit des déchirures.

4. Anomalies des contractions des muscles abdominaux
ou anomalies de la « presse abdominale ».

L'activité des muscles abdominaux à l'accouchement peut être pathologique par
son *entrée en scène prématurée*, par sa *faiblesse* ou par son *intensité*.

La « presse » abdominale ne doit fonctionner qu'après rupture des membranes
et dilatation complète du col, lorsque la progression du fœtus ne rencontre plus d'obstacle. *Les efforts d'expulsion anticipés*, tel qu'on en constate quelquefois chez les femmes
agitées et craintives ou après la rupture prématurée de la poche des eaux, amènent
une forte ampliation de la paroi antérieure du col par la tête et fatiguent inutilement
la parturiente avant le moment voulu. Il est toujours aisé de les arrêter.

L'anomalie que vous observerez le plus souvent, c'est l'*action défectueuse* ou l'*insuffisance de la « presse » abdominale* ; tantôt la femme refuse de pousser convenablement,
par crainte de la douleur au moment de la traversée de la tête ; tantôt elle en est incapable par suite de ventre en besace ou de diastase des grands droits. En cas de ventre
en besace, les muscles surdistendus et atrophiés ne peuvent plus amener de forte élévation de pression à l'intérieur de l'abdomen ; en cas de diastase des grands droits, dès
que la femme tente de pousser, l'utérus échappe à la pression en se logeant en avant dans

le vaste espace qui sépare les deux muscles. Il n'est pas rare que le défaut d'activité des muscles abdominaux se combine à la faiblesse secondaire des douleurs ; il y a absence, dans ce cas, du besoin de pousser, besoin qui est aussi vigoureux qu'involontaire ; et les efforts volontaires de la parturiente sont loin d'avoir la puissance des contractions des muscles abdominaux, provoquées spontanément par les douleurs d'une façon réflexe. L'affaiblissement de la « presse abdominale » peut aussi provenir de tumeurs dans le ventre et de la distension de la vessie ou de l'intestin. L'absence des contractions ventrales entraîne toujours un ralentissement de l'expulsion, et pour peu que les douleurs elles-mêmes soient faibles, il peut y avoir arrêt complet du travail. La tête se trouve sur le plancher pelvien, mais la femme n'est plus capable de surmonter même le faible obstacle d'un périnée lâche et peu résistant.

Lorsque les efforts abdominaux sont volontairement réprimés par crainte de la douleur, l'administration de quelques gouttes de chloroforme rendra de bons services. S'agit-il de la faiblesse ou de la diastase des grands droits, et la tête se trouve-t-elle « ante portas », essayez d'en pratiquer l'expression ; le forceps reste toutefois le moyen le plus simple et le plus agréable pour la femme de mettre fin à cet état d'inertie.

Vous n'aurez que rarement l'occasion de vous plaindre d'*efforts abdominaux trop violents*. Dans ce cas c'est souvent la douleur intolérable, au moment de la traversée de la tête, qui rend la parturiente indocile à toute exhortation et produit les efforts les plus intenses de la presse abdominale ; ces efforts peuvent projeter la tête d'un seul coup hors des voies génitales ; un fait nous donne une idée de la violence qu'ils peuvent parfois atteindre : c'est l'emphysème de la peau du cou et du visage, qu'on observe sur des femmes en couche et qui résulte de la rupture d'alvéoles pulmonaires superficielles sous l'action de la « presse abdominale ». On combat ces efforts trop intenses par la position latérale ; elle diminue la puissance des muscles ventraux et facilite beaucoup le contrôle et le soutien du périnée.

XXme LEÇON

Messieurs, occupons-nous maintenant des accidents de l'accouchement causés par les anomalies dans l'attitude et la présentation du fœtus.

L'accouchement en présentation de l'occiput ou du sommet est seul physiologique. Toutes les autres présentations ou variations de l'attitude entraînent un danger plus grand pour la mère comme pour l'enfant, elles doivent donc être considérées comme anormales. D'un point de vue purement théorique, il existe un très grand nombre de variétés dans l'attitude et la présentation du fœtus in utero, c'est-à-dire de présentations anormales. Du temps de *Baudelocque* on en a compté jusqu'à 94 et on les a différenciées en multiples divisions et subdivisions. Une classification aussi artificielle, qui distingue certains cas d'après la région fœtale dont on a constaté une fois la présentation accidentelle et passagère, est pratiquement sans aucune importance, et il y a longtemps qu'elle est abandonnée. Toutes les variétés d'anomalies de l'attitude et de la présentation aboutissent finalement à quelques types peu nombreux, c'est là une conséquence du fait que les forces expulsives ont toujours une action identique sur le fœtus. Il suffit donc pleinement de distinguer 3 *espèces principales de présentations anormales ou vicieuses* :

1. *Présentations par déflexion* (du front, de la face, du vertex ou région de la grande fontanelle).

2. *Présentations du siège.*

3. *Présentations de l'épaule.*

1. Les présentations en déflexion.

Présentations du vertex, du front, de la face.

La flexion physiologique de la tête et du tronc fœtaux a disparu pour faire place
à une extension plus ou moins complète. Par suite, au lieu de l'occiput, qui dans la

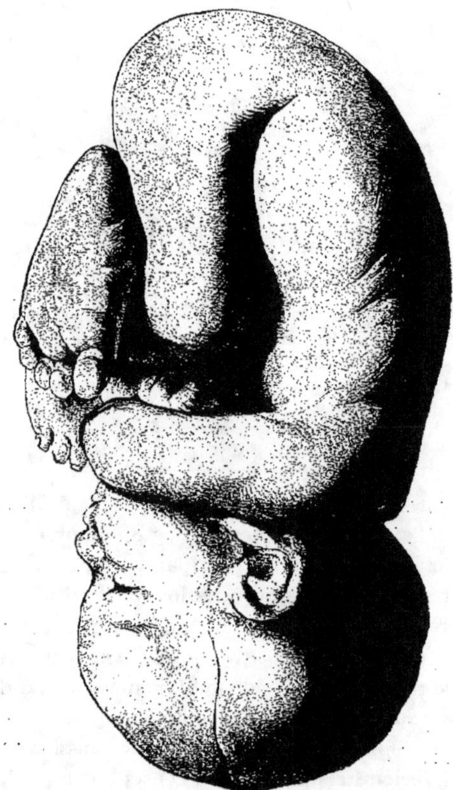

Fig. 357.
La déflexion de la tête, au début.
La région de la grande fontanelle (sinciput) constitue la partie qui se présente.

flexion normale forme le pôle inférieur de l'ovoïde fœtal et la région qui se présente, ce
sont d'autres parties de la tête qui constituent ici la présentation. Si l'extension est
modérée et que le menton ne s'éloigne pas beaucoup de la poitrine, c'est la région de la
grande fontanelle qui se présente au centre du détroit supérieur *(présentation du vertex
ou de la grande fontanelle)*. Si la déflexion de la tête augmente, c'est le front qui est le
plus déclive ; enfin, si l'extension est poussée au maximum, c'est la face qui est dirigée

en bas *(présentations du front et de la face).* Dans ces deux dernières anomalies d'attitude (fig. 358 et 359), la colonne cervicale est en forte extension, l'occiput pressé contre la nuque ; grâce à ce fait, la flexion du tronc est aussi supprimée, le dos est creusé, la poitrine bombée et appliquée contre la paroi utérine.

La déflexion de la tête peut survenir déjà pendant la grossesse, lorsqu'un goitre

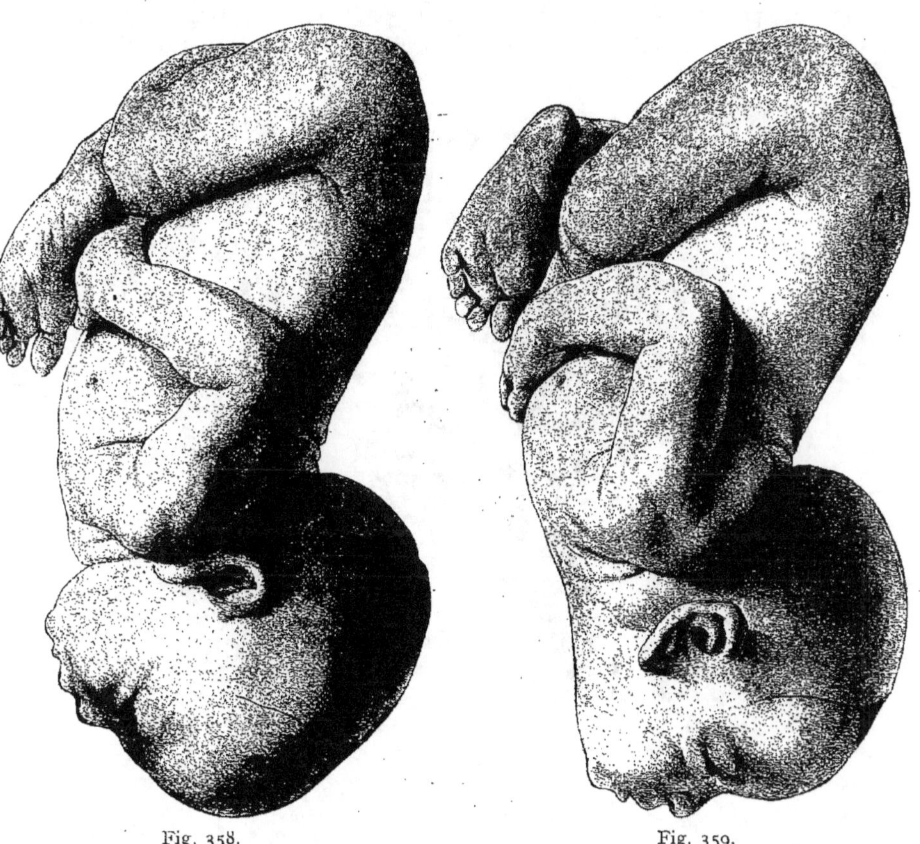

<table>
<tr><td align="center">Fig. 358.</td><td align="center">Fig. 359.</td></tr>
<tr><td align="center">Déflexion prononcée de la tête.</td><td align="center">Déflexion complète.</td></tr>
<tr><td align="center">C'est le front qui se présente</td><td align="center">constituant la présentation de la face.</td></tr>
</table>

congénital ou d'autres tumeurs du cou ou du thorax empêchent le menton de se rapprocher du sternum. Mais ces cas de déflexion primitive sont rares. *D'ordinaire, elle ne se développe, et avec elle les présentations du vertex, de la face ou du front, que secondairement au cours du travail,* quand la tête commence à s'engager au détroit supérieur. L'occiput, empêché de progresser pour une raison quelconque, reste en arrière : les contractions font alors descendre en premier lieu le vertex ou région de la grande fontanelle, puis le

front, enfin la face par l'extension toujours plus prononcée de la tête. Le processus de
déflexion peut s'arrêter en tout temps. Si l'arrêt se produit au début et que la déflexion
modérée reste stable, l'accouchement se fera en présentation du vertex ou de la grande
fontanelle. Si l'extension a progressé jusqu'à ce que le front s'engage le premier, elle est
alors portée à l'extrême par l'effet des contractions utérines et dans la règle il se développe une présentation de la face. Ces dernières sont beaucoup plus fréquentes que celles
du front, parce que celles-ci ont peu de stabilité et ne peuvent se fixer que dans des
circonstances très spéciales.

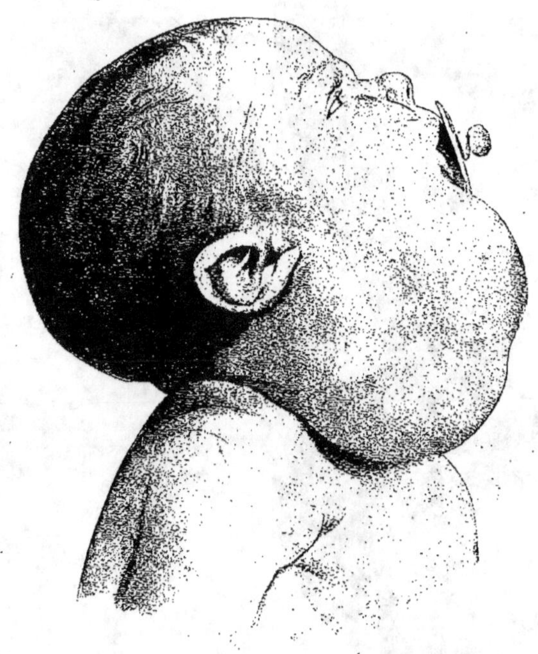

Fig. 360.

Déflexion primitive de la tête.

Nouveau-né porteur d'un goitre congénital.

*Tout ce qui entrave la descente de l'occiput peut favoriser la production des pré-
sentations défléchies.* Dans ce domaine, mentionnons avant tout le bassin rétréci, la
rigidité et les états de contraction anormaux du segment inférieur de l'utérus. De même,
si le volume de la tête est exagéré, surtout si l'occiput est développé dans le sens sagittal
et fait une forte saillie, il restera en arrière au lieu de s'engager le premier. *Hecker,*
principalement, a insisté sur le rôle que joue dans la présentation de la face la dolichocéphalie très marquée. Il est vrai que la plupart des fœtus nés par la face sont nettement dolichocéphales, avec l'occiput fortement proéminent ; mais il est beaucoup plus

probable que cette déformation ne se produit qu'au cours de l'accouchement par la face, sous l'effet de la pression exercée par le bassin ; cette forme cranienne doit être donc considérée comme la conséquence et non pas la cause de la présentation faciale.

Enfin, la déflexion peut aussi provenir d'influences anormales s'exerçant sur le *tronc* de l'enfant et n'agissant que par *l'extension de la colonne vertébrale. Duncan,* le premier, a insisté sur le fait que l'obliquité de l'utérus prédispose à la déflexion du

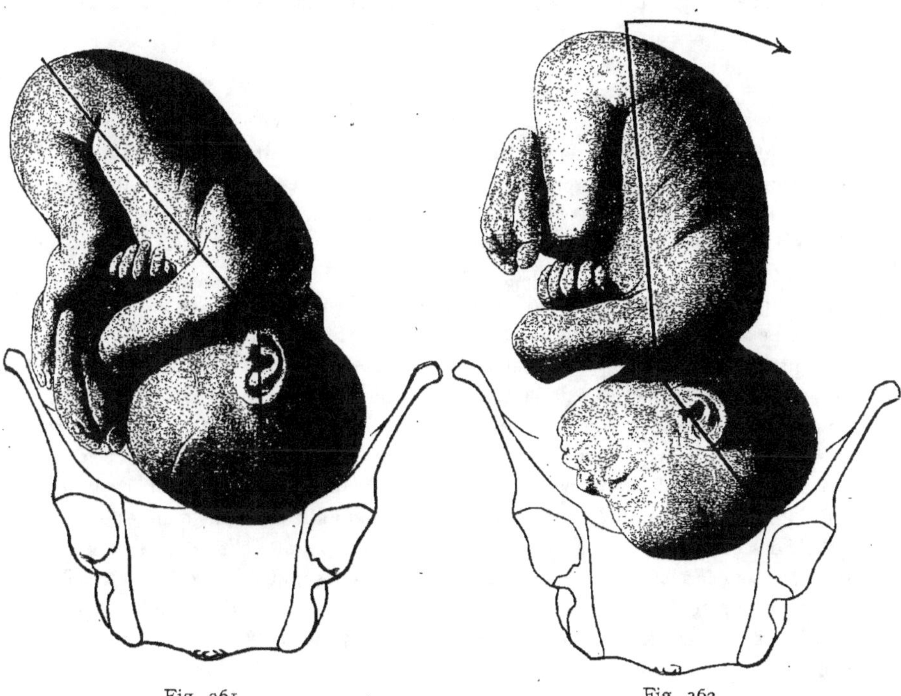

<table>
<tr><td>Fig. 361.</td><td>Fig. 362.</td></tr>
<tr><td>Présentation oblique du fœtus avec ventre
dirigé en bas.</td><td>Redressement du fundus au début du travail.</td></tr>
<tr><td>Le « fundus » utérin s'est incliné de côté.</td><td>Le tronc fœtal est ramené sur la ligne médiane,
ce qui amorce la déflexion.</td></tr>
</table>

fœtus, lorsque le fond de l'organe est dévié du côté où se trouve l'occiput ; le fond de la matrice entraîne dans son mouvement le tronc fœtal, en éloignant le menton du sternum et favorisant ainsi la déflexion de la tête. Or le « fundus uteri » est fréquemment dévié à droite, et rarement à gauche, expliquant ainsi le fait bien connu que les présentations défléchies se constituent relativement souvent par la transformation d'une occipito-iliaque droite (ou deuxième présentation occipitale). D'après *Schrœder,* les présentations obliques du fœtus avec ventre dirigé en bas subissent une évolution analogue (fig. 361) : l'utérus relâché s'est incliné latéralement avec le siège du fœtus, la tête a dévié sur l'os iliaque gauche; au début du travail l'utérus se redresse habituellement,

l'organe devenu ferme et tendu regagne la ligne médiane en y ramenant aussi le tronc
fœtal ; si la tête suit ce mouvement et revient sur le détroit supérieur, la présentation
oblique se transforme en une présentation ordinaire de l'occiput ; mais si le mouvement
de rétablissement de la tête est moins étendu que celui de redressement du tronc, le
menton s'éloigne nécessairement du sternum (fig. 362), amorçant ainsi la déflexion de
la tête, que chaque douleur va renforcer en amenant finalement la descente complète
de la face.

L'accouchement en présentation du vertex ou de la grande fontanelle.

La déflexion modérée de la tête, propre à cette présentation, n'entraîne pas une
extension perceptible du tronc ; aussi l'examen externe de la parturiente fournit-il
habituellement les mêmes constatations que dans la présentation de l'occiput. Que le
dos soit à gauche ou à droite, il est intimement appliqué contre la paroi utérine gauche
ou droite, et dans les deux cas dirigé souvent en arrière, en corrélation avec la rotation
de l'occiput en arrière. Le foyer d'auscultation des bruits du cœur est sur le dos.

A l'examen interne, vous constatez que la partie du crâne qui est déclive et « se
présente » est constituée par la région de la grande fontanelle. Il est facile de suivre la
suture frontale jusque près de la glabelle, tandis que vous avez parfois beaucoup de
peine à atteindre la petite fontanelle plus élevée. Ordinairement la suture sagittale
se trouve dans le diamètre oblique déjà au détroit supérieur, et dès le début la grande
fontanelle regarde la paroi pelvienne antérieure. Même si l'engagement de la tête se
fait d'abord avec la suture sagittale transverse, la grande fontanelle manifeste à mesure
qu'elle descend la tendance à exécuter une rotation en avant. Celle-ci s'achève au détroit
inférieur sous la contre-pression du plancher pelvien, et, quand le crâne fait bâiller la
vulve, on y aperçoit la région de la glabelle et les parties voisines du frontal et du pariétal
antérieurs. Le dégagement s'effectue comme l'indiquent les figures 363 et 364 : après
que les bosses frontales ont apparu sous la symphyse, l'occiput se dégage le long du
périnée ; dès qu'il l'a franchi en retrouvant la liberté de ses mouvements, la tête se
défléchit subitement, d'un seul coup, et la face sort sous la symphyse.

Si la tête est grosse, et il en est ainsi dans la moitié des cas, la marche de l'accouchement est habituellement très lente et difficile. La résistance du plancher pelvien surtout
est malaisée à surmonter; l'ampliation et la distension du périnée, et l'apparition des
bosses frontales sous la symphyse exigent beaucoup d'efforts et de temps. Le danger
de rupture périnéale est plus grand que dans la présentation de l'occiput, parce que la
circonférence céphalique maximum qui franchit la vulve, l'occipito-frontale, est plus
considérable que la circonférence normale ou sous-occipito-frontale et parce que c'est
la région la plus large du crâne, celle des bosses pariétales, qui produit l'ampliation
du périnée en le distendant fortement dans le sens transversal.

La présentation du vertex offre une certaine ressemblance avec la variété occipito-
sacrée de la présentation de l'occiput, en ce sens que dans les deux cas le front et la
grande fontanelle regardent la paroi antérieure du bassin, et que l'occiput sort le

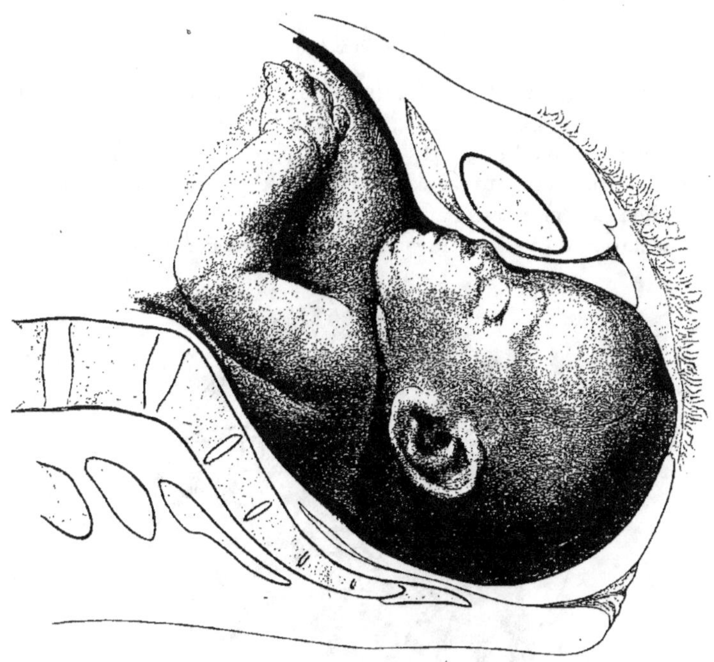

Fig. 363.
Ampliation du périnée et apparition de la tête à la vulve dans la présentation du vertex.

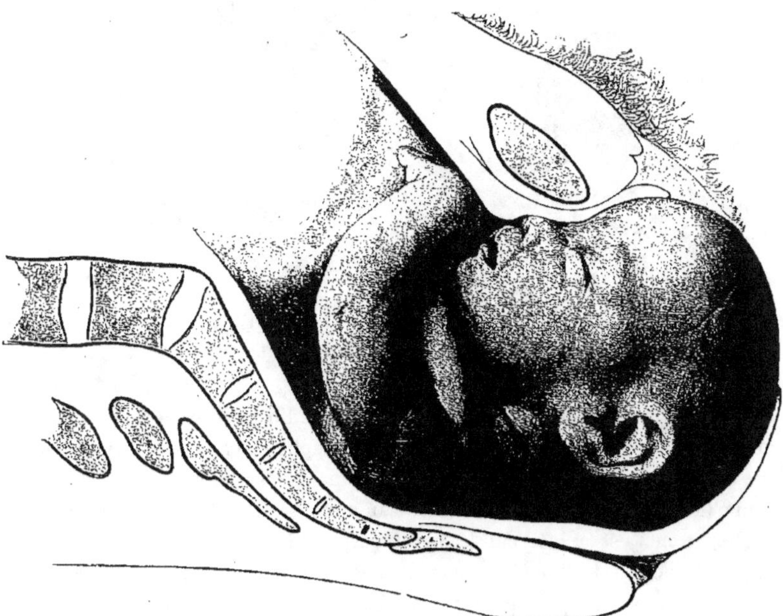

Fig. 364.
Traversée de la tête à la vulve, dans la présentation du vertex.

long du périnée. Mais la différence entre elles est plus importante que l'analogie, grâce à l'attitude opposée de la tête ; vous constaterez immédiatement cette différence en comparant avec les fig. 363 et 364 la fig. 194, qui reproduit le passage de la tête dans la variété occipito-sacrée de la présentation du sommet. Dans ce dernier cas il y a flexion extrême ; dans l'autre, extension modérée de la tête. Puisque celle-ci, dans la présentation du vertex, traverse le bassin dans une attitude toute différente,

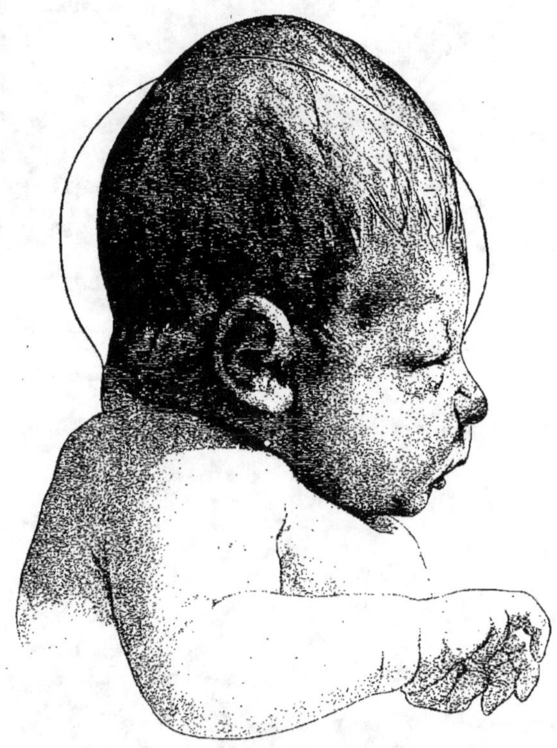

Fig. 365

Configuration de la tête dans l'accouchement en présentation du vertex.
Crâne brachycéphale, en forme de tour.

sa « configuration » sera aussi tout autre que dans l'occipito-sacrée. Comprimée dans le sens occipito-frontal, la tête devient brachycéphale d'aspect et après une longue période d'expulsion le crâne subit une déformation spéciale, il est allongé comme une tour (Turmschädel). La bosse séro-sanguine siège sur et autour de la grande fontanelle, le nez est aplati par la paroi pelvienne antérieure (fig. 365).

En présence des difficultés mentionnées au dernier stade de l'expulsion, il semblerait souvent indiqué de terminer l'accouchement. Mais à moins qu'il n'y ait indication urgente d'intervenir, provenant de la mère ou de l'enfant, il est toujours à conseiller de laisser la région antérieure du crâne se dégager spontanément sous la symphyse, au moins jusqu'à la grande fontanelle ; car, bien que lente, l'action de la nature est pleine de ménagements. Il est arrivé plus d'une fois que le médecin, constatant l'engagement profond de la tête, ait compté terminer rapidement l'accouchement par une application facile du forceps, pour être ensuite cruellement détrompé par les difficultés inattendues que la présentation du vertex porte en soi. Ordinairement, il faut des tractions très vigoureuses et dirigées fortement en bas pour amener la grande fontanelle sous la symphyse. Cela fait, on n'a pas de peine ensuite à dégager l'occiput en lui faisant franchir le périnée.

L'accouchement en présentation faciale.

Comme nous l'avons déjà exposé plus haut, en Allemagne on distingue les présentations de la face d'après la position du dos en première présentation (dos à gauche) et deuxième (dos à droite), [tandis qu'en France on les distingue, en prenant pour point de repère le menton, en mento-iliaques, gauche et droite]. Dans la mento-iliaque droite le dos est à gauche, et au toucher on sent le front dans la partie gauche du bassin, le menton dans la partie droite ; on constate l'inverse dans la mento-iliaque gauche (deuxième présentation faciale). D'habitude la déflexion peut être déjà diagnostiquée à l'examen externe : on reconnaît l'occiput, rabattu contre la nuque, sous la forme d'une tumeur dure droit au-dessus du détroit supérieur, tumeur qu'une dépression profonde (coup de hache) sépare du dos (fig. 366). Les bruits du cœur s'entendent exclusivement ou du moins beaucoup plus facilement du côté ventral du fœtus ; car partant du sternum appliqué contre la paroi utérine les ondes sonores suivent le plus court chemin jusqu'à l'oreille de l'observateur, sans être affaiblies comme du côté dorsal par l'interposition d'une couche de liquide amniotique (voir fig. 122).

Tandis que la présentation occipito-iliaque gauche est deux fois plus fréquente, et même davantage que la droite, la fréquence des présentations faciales, mento-iliaques gauche et droite, est presque égale (1,3 MID-1 MIG). A propos de l'étiologie des présentations défléchies, j'ai déjà rappelé la théorie de *Duncan*, que l'on fait intervenir habituellement dans l'explication de ce fait.

L'observation du mécanisme du travail dans la présentation faciale est fort intéressante. Si vous arrivez assez tôt, vous pourrez suivre très nettement l'évolution graduelle de la déflexion. La tête s'engage au détroit supérieur en demi-déflexion, le front étant le point le plus bas, à peu près comme dans la fig. 367. Le menton ne descend que lorsque les contractions deviennent plus vigoureuses, pour arriver petit à petit au même niveau que le front. Alors qu'auparavant le doigt explorateur n'arrivait que jusqu'au nez, maintenant il atteint aisément la bouche et le menton, la face entière se présente et se trouve accessible au toucher, la déflexion est achevée (fig. 368). La ligne médiane, allant de la suture frontale au menton par-dessus l'arête nasale et la bouche, est transversale à la partie supérieure de l'excavation pelvienne ;

assez souvent aussi elle y occupe l'un des diamètres obliques, le menton siégeant ordinairement *à droite et un peu en arrière* dans la mento-iliaque droite (M I D P), tandis que dans la mento-iliaque gauche il est *à gauche et dès le début en général légèrement en avant (M I G A).*

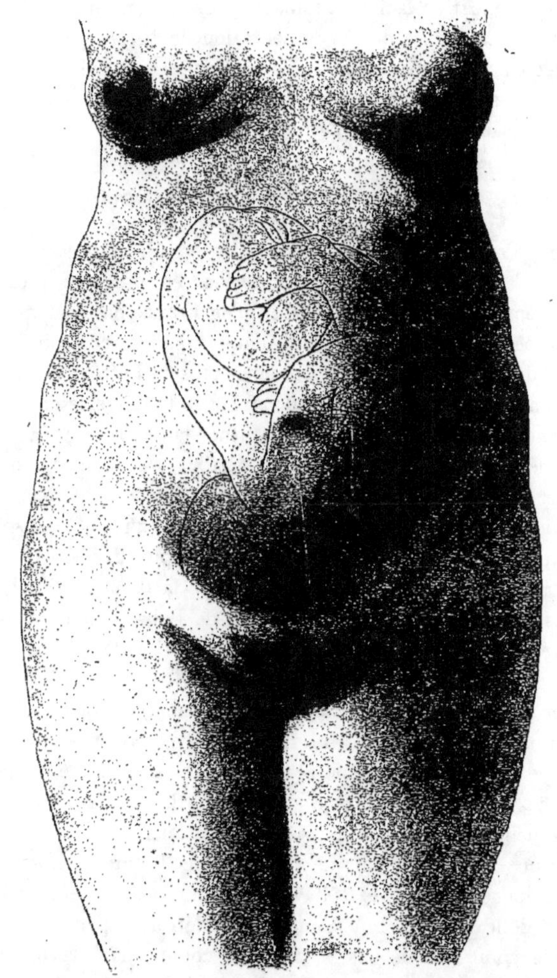

Fig. 366

Enfant en mento-iliaque gauche (deuxième présentation faciale).

Au cours ultérieur du travail, *le menton prend la direction des mouvements ; il s'engage le plus profondément en se tournant simultanément contre la paroi pelvienne antérieure.* Cette rotation du menton en avant, si importante pour l'issue heureuse de l'accouchement, s'accomplit facilement et rapidement, lorsque le menton regarde d'emblée la paroi antérieure du bassin dès que la face commence à s'engager au détroit supérieur. Si dans ce cas vous appliquez le doigt sur le menton en attendant une contraction, vous le sentirez, lorsque la pression augmentera, s'abaisser en se rapprochant en même temps de la symphyse par un brusque mouvement. Au contraire, si le menton est en arrière au début du travail, la rotation est plus difficile et exige un temps plus long ; malgré de vigoureuses contractions, il n'est pas rare que le menton conserve opiniâtrement sa fâcheuse position en arrière, et que la rotation voulue ne survienne qu'après l'engagement profond de la face arrivée sur le plancher pelvien : comme vous le voyez sur les fig. 369 et 370, la distance à parcourir dans la rotation vers l'arcade pubienne, quand le menton est primitivement en arrière, est beaucoup plus grande (angle de 135° au lieu de 45° quand le menton est déjà en avant). Cette distance ne joue pas cependant un rôle immense, car pour peu que la rotation ait commencé, il suffit de quelques douleurs pour la faire progresser rapidement.

La rotation s'achève pendant que la face commence à faire bomber le périnée. Le coin antérieur de la bouche apparaît d'abord à l'orifice vulvaire, tandis que le nez, les yeux et le front sont encore derrière le périnée, la glabelle à la pointe du coccyx environ, et le crâne encore dans la concavité du sacrum (fig. 371). Puis vient l'ampliation du plancher pelvien, travail fatigant et douloureux. Le menton sort de plus en plus sous la symphyse, pendant que le front distend le périnée et que la petite fontanelle progresse jusqu'à la pointe du sacrum, de sorte que finalement le crâne presque entier occupe le défilé musculo-membraneux des voies génitales. Lorsque le menton s'est dégagé jusqu'aux angles du maxillaire inférieur en laissant la tête libre de ses mouvements, il se produit une flexion souvent brusque qui met au jour successivement le nez, les yeux, le front et les bosses pariétales ; la tension maximum du périnée et de la vulve a lieu au passage de ces dernières ; le périnée en se retirant expulse l'occiput. Dans la présentation de la face comme dans celle du vertex, les bosses pariétales (partie la plus large du crâne), en se dégageant le long du périnée, distendent ce dernier d'une façon exagérée dans le sens transversal, ce qui prédispose aux ruptures. Chez les primipares surtout, il est nécessaire souvent de prévenir par l'épisiotomie une déchirure profonde.

Le crâne fœtal subit des modifications frappantes : la moitié de la face qui regarde la paroi pelvienne antérieure, soit la moitié droite dans la mento-iliaque droite et la gauche dans la mento-iliaque gauche, est rendue difforme et hideuse souvent, par la tuméfaction et les extravasats sanguins au niveau des lèvres, des joues, du nez et des paupières ; ces altérations sont dues à la bosse séro-sanguine qui occupe la face ; elles disparaissent sans laisser de traces, en quelques jours. La déflexion de la tête reste visible plus longtemps, souvent même plusieurs semaines. Pareillement, sa configuration particulière ne disparaît que petit à petit. Le crâne, durant son trajet pelvien, est comprimé dans le sens vertical, de la base au vertex, et allongé d'arrière en avant dans le diamètre occipito-mentonnier.

Traitement. En règle générale, *il faut attendre l'expulsion naturelle de la tête.* Il

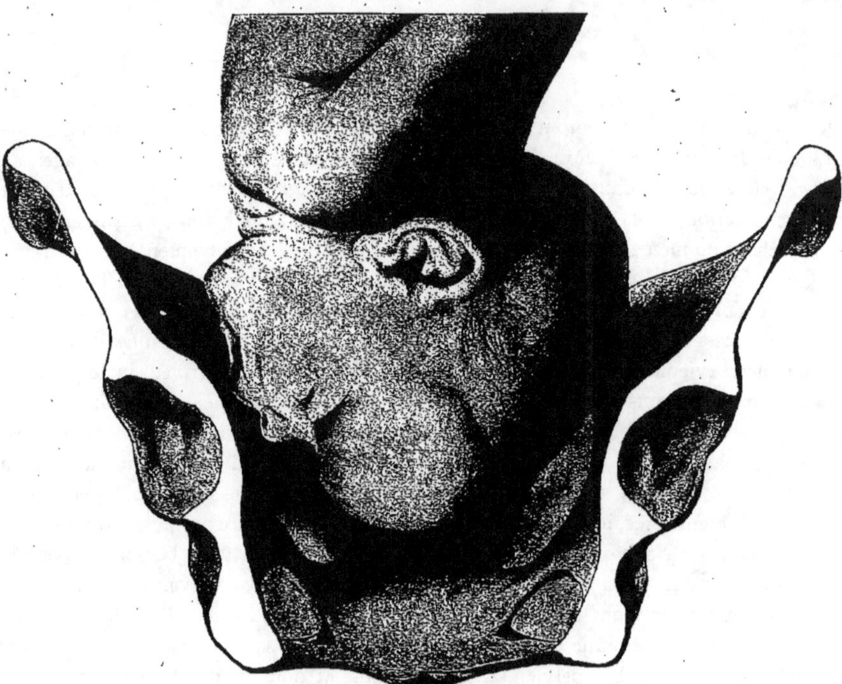

Fig. 367.
Début de la déflexion, engagement par le front au commencement de l'accouchement en présentation faciale.

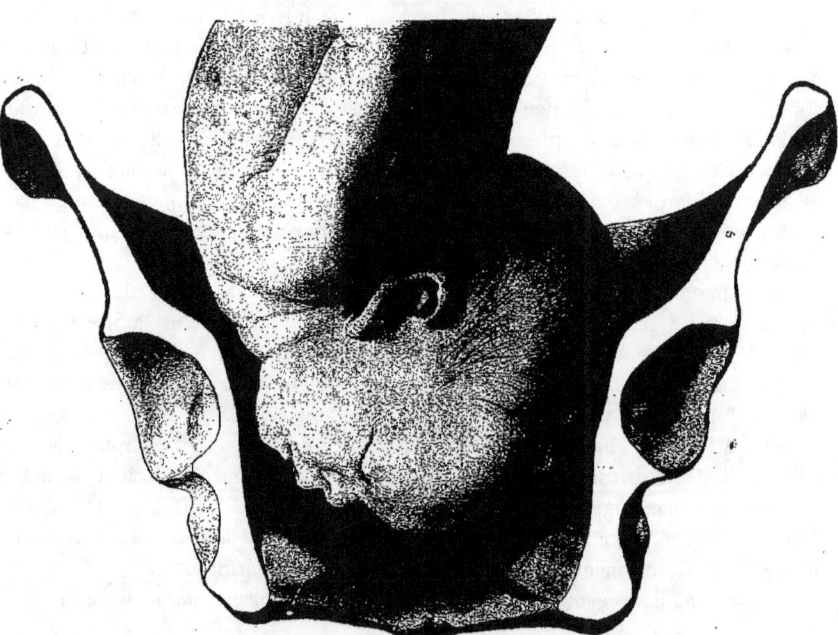

Fig. 368.
Le menton s'est abaissé (présentation de la face).

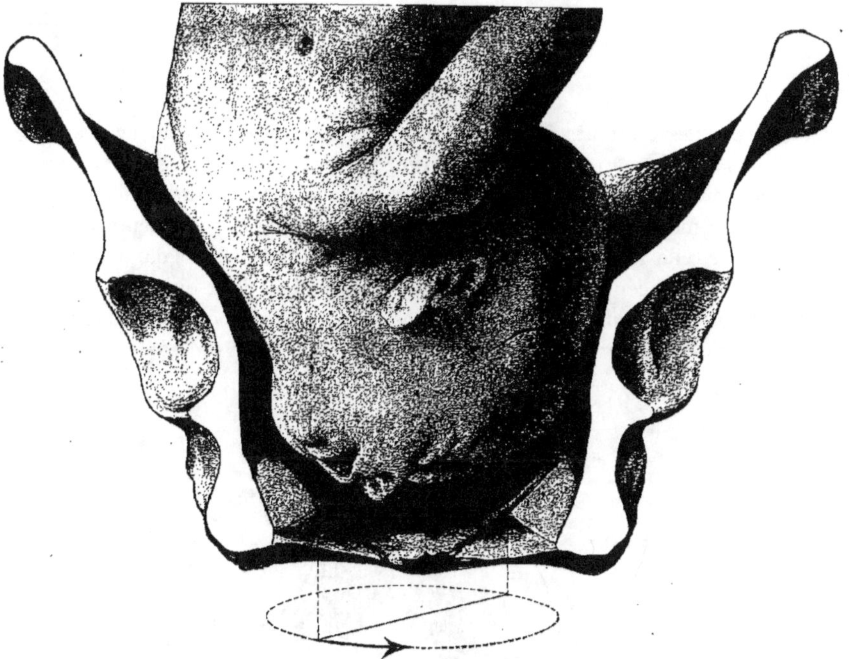

Fig. 369. — Mento-iliaque droite antérieure (première présentation faciale) ; la déflexion est complète le menton est à droite, il n'a plus qu'à exécuter une rotation de 45° pour arriver sous la symphyse.

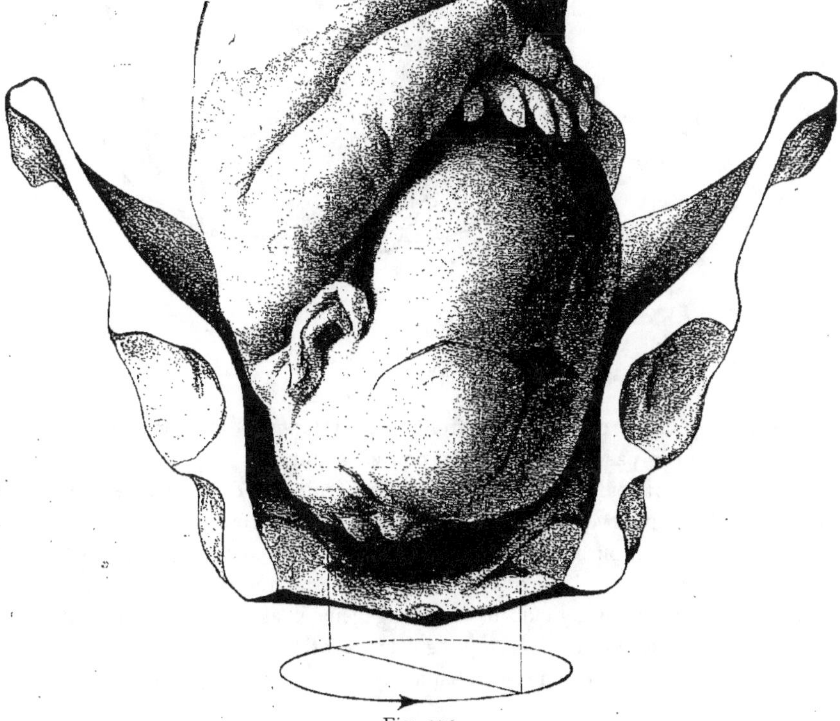

Fig. 370.

Mento-iliaque droite postérieure (première présentation faciale) ; la déflexion est achevée. Le menton est à droite en arrière, il doit effectuer une rotation de 135° avant d'arriver sous la symphyse.

est établi par des centaines d'observations que l'accouchement peut évoluer spontanément et l'issue en être heureuse, pourvu que le menton descende le premier et tourne en avant. Cette rotation du menton en avant se fait attendre parfois longtemps, il est vrai, et met souvent la patience du médecin et de la parturiente à une rude épreuve ; mais elle ne fait défaut que très exceptionnellement. Pour l'accélérer, on recommande de placer la mère sur le côté correspondant à la direction du menton, ou en introduisant deux doigts d'attirer celui-ci en avant, ou enfin d'exercer une contre-pression sur le front pendant les douleurs. Ce dernier procédé est encore celui

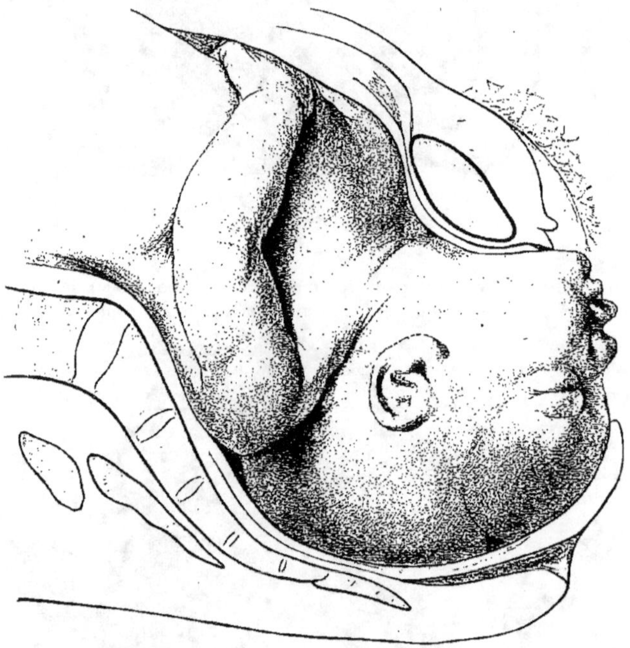

Fig. 371.

Position de la tête au moment où elle apparaît à la vulve, dans la présentation de la face.

qui mérite le plus de confiance ; le front étant retenu, le menton devient le point déclive et ne tarde pas à opérer sa rotation en avant.

Par conséquent, par sa seule présence, la présentation de la face ne donne jamais l'indication d'une intervention opératoire ; on n'aura le droit de procéder activement que si certaines complications viennent l'exiger. Comme telles, citons en premier lieu le bassin rétréci et la grosseur anormale de la tête fœtale, qui en dépit de vigoureuses contractions font obstacle à l'engagement et à la progression de la face, et font traîner l'accouchement en longueur. Mentionnons ensuite la faiblesse des douleurs et la fièvre, l'éclampsie, l'asphyxie du fœtus, etc., complications moins fréquentes. Dans tous ces cas et les cas semblables, aussi longtemps que la face est mobile. au détroit supérieur et se laisse déplacer par une légère pression, *la version sur le pied* suivie de l'extraction est l'intervention tout indiquée. Elle vous permet d'éviter la présentation défavorable de la face, et l'abaissement du pied vous fournit une prise excellente pour terminer rapidement l'accouchement. Si l'on est en présence d'une primipare d'un gros enfant ou d'un rétrécissement prononcé du bassin, l'opé-

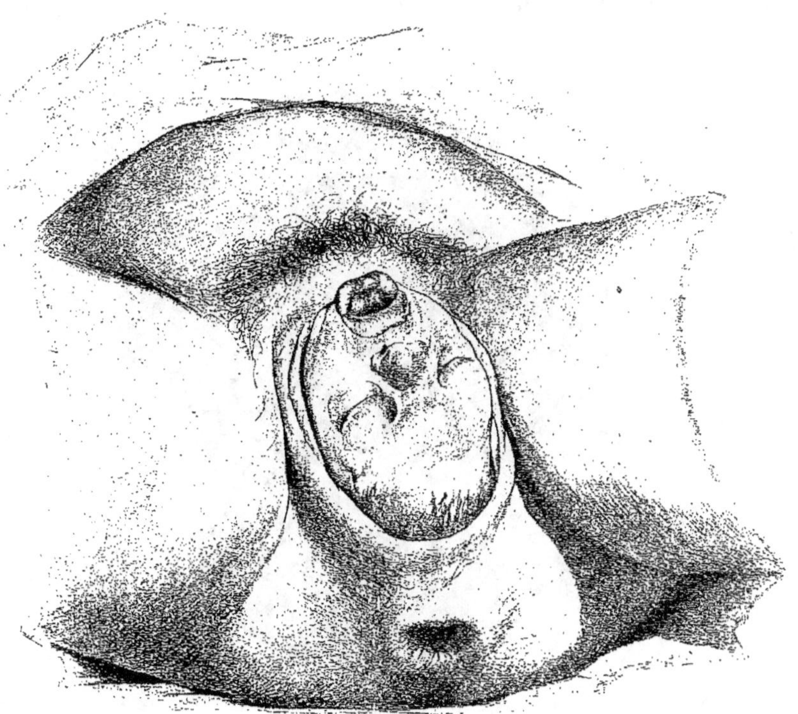

Fig. 372.
Traversée vulvaire de la tête dans la présentation de la face.
D'après une photographie.
Le menton est bien dégagé ; le cou s'arc-boute derrière la symphyse, la région du larynx servant de pivot ; la tête
traverse la vulve avec sa circonférence sous-mento-occipitale.

ration césarienne doit être préférée à la version, car les chances de survie en sont bien meilleures pour l'enfant et les dangers courus par la mère ne sont pas plus considérables qu'à la suite d'une version et d'une extraction difficiles. *La transformation de la présentation faciale en occipitale*, recommandée par *Schatz*, *Thorn*, etc., n'offre aucun avantage sur la version, familière à tout praticien. D'après la méthode de *Thorn*, on introduit la moitié de la main ou toute la main pour abaisser l'occiput, tandis que, par des pressions simultanées sur la poitrine et le siège, la main externe fait passer le tronc de l'extension à la flexion ; c'est là une manœuvre à peine moins considérable que la version et qui, de plus, échoue parfois ; puis, lors même qu'elle réussirait, il faut ensuite attendre de longues heures avant l'expulsion du crâne, en comptant en outre sur de bonnes douleurs pour en modifier la configuration d'une façon conforme à la nouvelle présentation. Quoi qu'il en soit, cette transformation de la présentation faciale en occipitale est inapplicable dans le cas de bassin rétréci, qui est l'indication la plus fréquente d'une intervention précoce dans l'accouchement par la face.

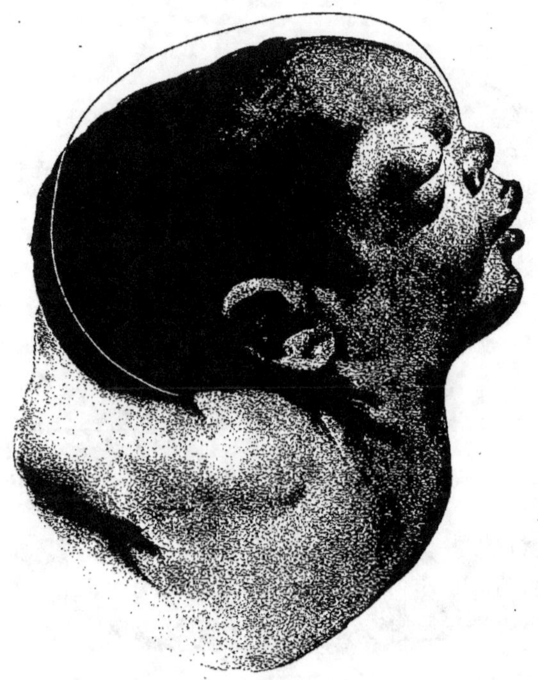

Fig. 373.

Configuration de la tête dans la présentation de la face.

Si la tête est fixée en présentation faciale, la version est exclue, interdite, et, en cas d'urgence, c'est au *forceps* qu'il faut s'adresser. Cependant l'extraction par le forceps n'est possible sans danger, *que si le menton s'est déjà rapproché de la paroi pelvienne antérieure et si la face est descendue jusque sur le plancher pelvien*, devenant ainsi visible par la traction sur le périnée exercée de haut en bas. Même lorsque ces deux conditions sont remplies, l'extraction n'est pas du tout facile et ne doit être entreprise que si l'indication en est absolument urgente. Si la face n'est arrivée qu'au milieu de l'excavation pelvienne, le forceps est dangereux pour la mère et pour l'enfant. On a raison de mettre en garde contre un tel « accouchement forcé » et sanglant, alors que la tête n'est pas encore configurée ni les parties molles de la mère suffisamment préparées.

Le 15 % environ des fœtus nés par la face sont morts en venant au monde, la mortalité des enfants est donc cinq fois plus forte environ que dans la présentation de l'occiput (3 % environ). Le pronostic de la présentation de la face est aggravé pour la mère aussi ; le post-partum est plus fréquemment pathologique, ce qui s'explique aisément par la prolongation du travail et par les pressions plus fortes sur les parties molles du canal génital.

Le mécanisme normal de l'accouchement par la face peut subir deux modifications différentes :

1. Dans certains cas rares, la rotation normale du menton en avant fait défaut, *le menton se tourne contre la paroi pelvienne postérieure, tandis que le front se loge dans l'arcade pubienne.* Dans cette position (voir fig. 374), l'accouchement devient excessivement difficile ; les épaules et l'occiput doivent s'engager simultanément au détroit supérieur ; le cou, déjà étiré à l'extrême, doit s'allonger encore davantage et la tête, déjà en forte déflexion, doit subir une extension encore plus marquée pour permettre à la face d'opérer sa traversée de l'orifice vulvaire. Tout cela n'est possible que si les conditions mécaniques sont exceptionnellement favorables (bassin vaste, fœtus petit ou rendu compressible par la mort). A défaut de ces circonstances, le travail s'arrête dès que le menton est arrivé sur le plancher pelvien.

La tête étant fixée, la rotation artificielle du menton en avant n'est plus praticable ; et si l'on fait prudemment une application du forceps dans le sens de la double rotation d'après *Scanzoni*, on s'aperçoit en général immédiatement que l'extraction est impossible dans ces conditions ; il ne reste alors pas d'autre moyen de terminer l'accouchement que l'opération césarienne ou la *perforation*.

2. Il arrive que la tête, qui s'engage habituellement au détroit supérieur le front le premier (fig. 367), conserve cette position. La descente du menton ne se produit pas et durant tout le trajet à travers le canal pelvien le front constitue la partie qui se présente. Il s'agit alors de

L'accouchement en présentation du front.

Il résulte de ce que nous venons d'exposer que la présentation du front n'est qu'une présentation de la face dont le développement est resté incomplet. L'engagement de la tête par le front, transitoire dans toute présentation de la face, persiste durant toute la période d'expulsion. On arrive parfois à constater nettement les causes de cette déflexion incomplète de la tête, empêchant la présentation de la face de se constituer normalement ; qu'un bras soit rabattu dans la nuque, ou le volume du crâne trop considérable, et l'extension de l'occiput devient impossible au degré nécessaire à la présentation de la face ; d'autres fois, ce sera le rétrécissement du bassin ou la rigidité des parties molles qui empêchera l'abaissement du menton. En d'autres cas, c'est dans le tronc de l'enfant que réside l'obstacle à la déflexion complète : le corps fœtal est devenu incapable de passer de la flexion à l'extension complète, soit à cause d'un jumeau en contact intime avec lui, soit parce que l'écoulement prématuré des eaux a resserré solidement l'utérus autour de lui. Enfin, il semble que le petit volume de l'enfant soit aussi favorable au maintien de la présentation du front, en ce sens que la tête, engagée de cette façon, descend facilement telle quelle dans l'excavation pelvienne, où l'espace lui manque pour achever sa déflexion.

Cet engagement transitoire par le front, que l'on observe si souvent au début de l'accouchement en présentation faciale, ne persiste presque jamais ; l'accouche-

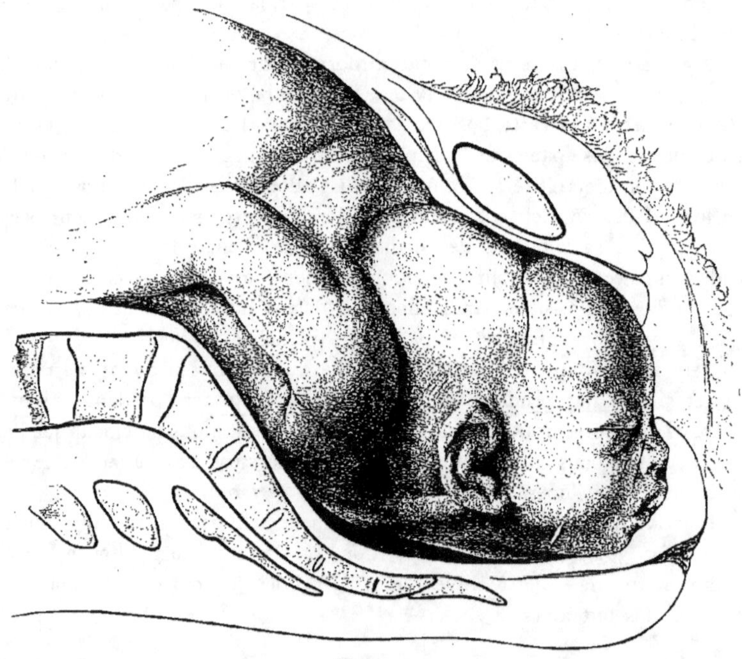

Fig. 374.
Présentation de la face. Rotation anormale du menton en arrière, d'où arrêt du travail.

ment en présentation du front est donc très rare. D'après les statistiques on en compte un cas sur deux ou trois mille accouchements. Aussi est-il impossible, même au spécialiste le plus occupé, de posséder une grande expérience de cette présentation.

Au toucher, on sent en même temps des parties de la face et du crâne ; le front est dans l'axe du bassin ; d'un côté le doigt explorateur arrive sur l'orbite et jusque sur la racine du nez ; de l'autre, il atteint la grande fontanelle. Dans la règle, à mesure que la tête progresse, le front se tourne en avant et apparaît le premier à la vulve (fig. 375). Lorsque le front s'est développé sous la symphyse jusqu'aux arcades orbitaires, l'occiput se dégage en balayant le périnée. La face n'apparaît sous la symphyse qu'après la sortie de l'occiput ; ou bien comme sur la fig. 376, elle se dégage d'abord jusqu'au-dessous du nez avant que l'occiput franchisse le périnée. En outre, il est relativement fréquent que la tête sorte avec la suture sagittale oblique ou même transverse. De toutes façons, elle traverse la vulve avec une très grande circonférence qui passe à peu près par les arcades sourcilières et les bosses pariétales ; le périnée court ainsi plus de dangers que dans la plupart des autres présentations.

La *configuration du crâne* est encore plus frappante que dans la présentation

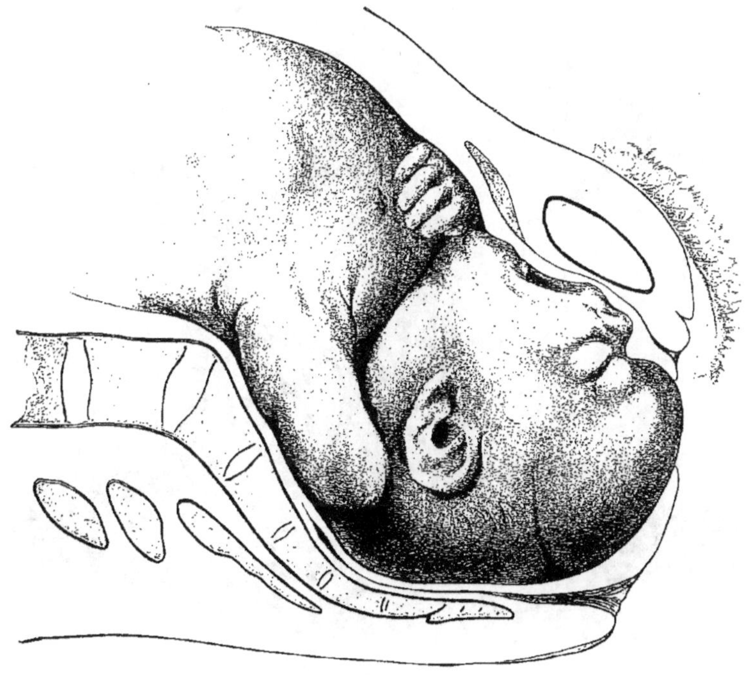

Fig. 375.

Présentation du front. Position de la tête pendant la traversée du périnée et au moment de l'apparition à la vulve.

La tête et l'attitude du bras sont dessinées d'après nature, sur le vif.

faciale : le crâne est comprimé dans le sens occipito-facial et l'expansion compensatrice a lieu dans la direction du front. Celui-ci porte en même temps la bosse séro-sanguine et prolonge le crâne en forme de cône ; de profil, la tête a l'aspect grotesque d'un triangle dont le front forme la pointe.

Même dans la présentation du front il n'est pas absolument impossible que l'accouchement évolue spontanément et se termine sans aucune intervention quelconque. Toutefois, si les conditions ne sont pas très favorables (bassin vaste, fœtus petit), la marche en est longue et difficile. Presque la moitié des enfants succombent à l'asphyxie durant le travail ; quant à la mère, le pronostic est moins bon par suite de la prolongation du travail et des lésions des parties molles.

Traitement. — Si la tête s'engage par le front, si la descente de la bouche et l'achèvement de la déflexion se font attendre, et que les dimensions du fœtus ou du bassin fassent entrevoir un accouchement grave, il faut refouler la tête de côté et pratiquer la version podalique, ou mieux encore recourir à la césarienne ; c'est

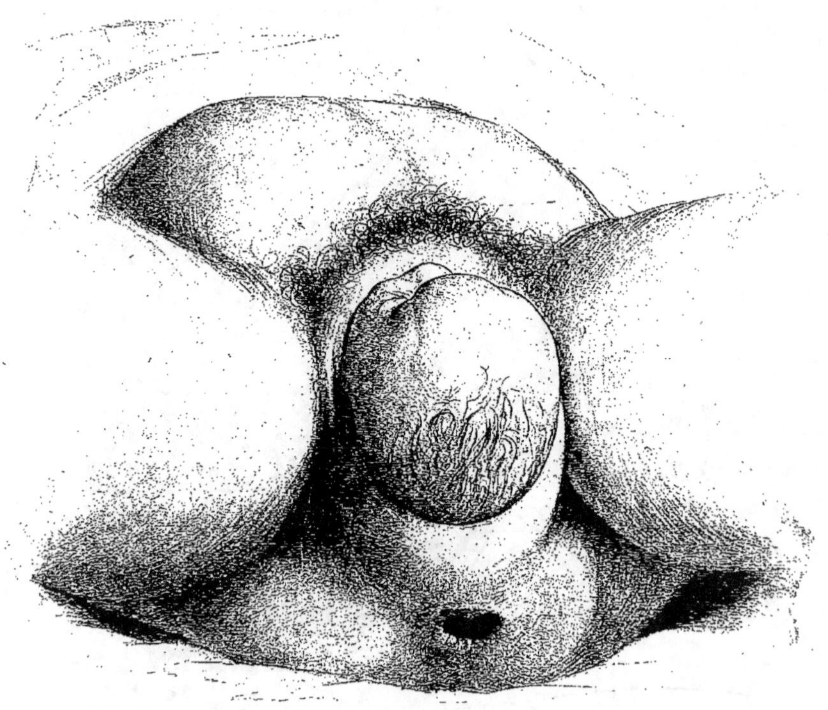

Fig. 376.
Traversée vulvaire de la tête en présentation du front.
D'après une photographie.

le moyen le plus simple et le meilleur de mettre fin à cet engagement fâcheux de la tête et de parer à tous les dangers qu'il entraîne. Si la tête ne possède plus la mobilité qui est la condition nécessaire de la version, essayez d'exercer une pression sur le front dans un sens ou dans l'autre, pour amener la transformation de la présentation du front en présentation de la face ou de l'occiput.

Si cette tentative échoue, ou si dès votre arrivée la présentation du front est si fortement fixée que sa transformation semble impossible, il est indiqué tout d'abord d'attendre l'effet des contractions utérines et abdominales ; si elles sont vigoureuses, la tête va se configurer d'une manière favorable et descendre jusque sur le plancher pelvien ; on peut alors l'extraire par le forceps sans trop de difficultés, comme je l'ai expérimenté plusieurs fois moi-même contre toute attente. Naturellement on n'a le droit de recourir au forceps qu'au moment où l'état de la mère ou de l'enfant en pose l'indication d'urgence ; et il va sans dire qu'on commencera toujours par de *simples tentatives d'extraction seulement ;* si la tête ne cède pas à

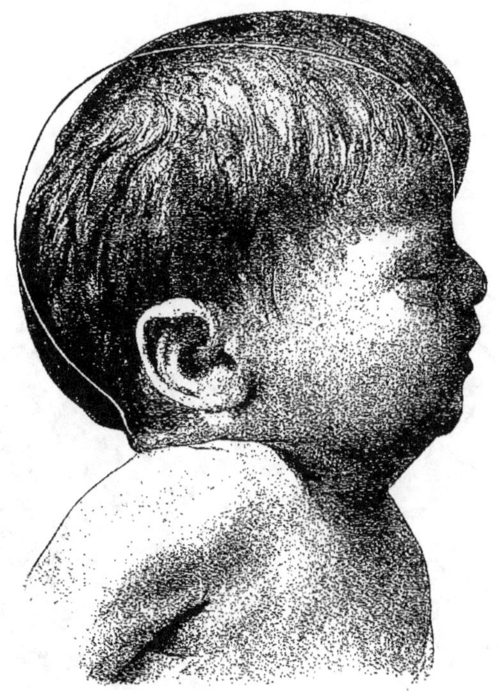

Fig. 377.
Configuration du crâne dans la présentation du front.
D'après une photographie.

quelques tractions vigoureuses, il faut procéder à la perforation, même quand l'enfant est vivant. Quand l'enfant est mort, on perfore aussitôt que les difficultés de l'expulsion sont considérables.

2. Les présentations du siège.

Mode complet ; mode incomplet ; mode décomplété : des fesses, des genoux ou des pieds.

La présentation du siège est relativement fréquente, on la constate dans 3 % des accouchements environ. On ne découvre pas toujours la raison pour laquelle l'enfant se présente par le siège et non par la tête. On admet que cette orientation

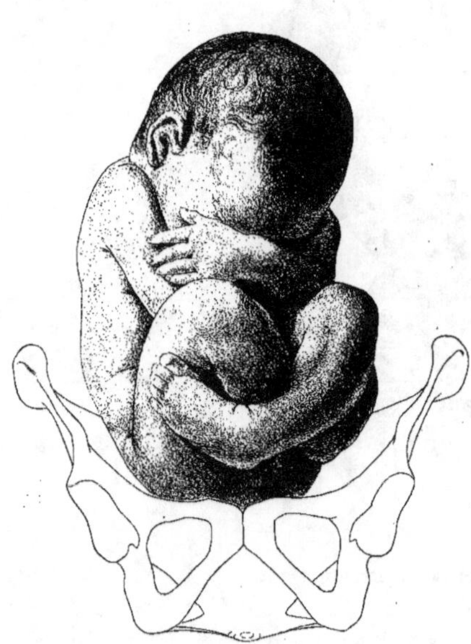

Fig. 378.
Présentation du siège, mode complet.

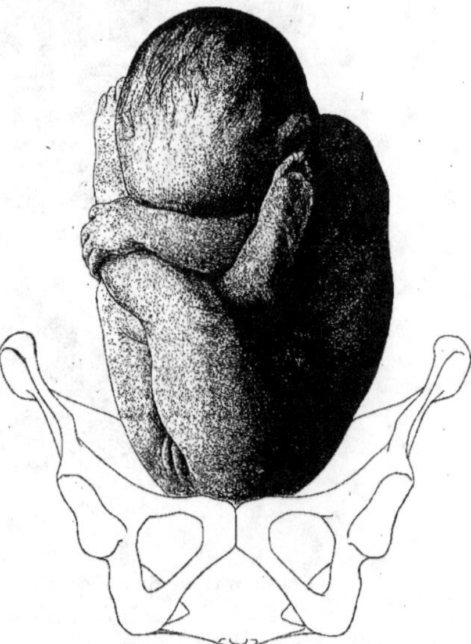

Fig. 379.
Présentation du siège, mode décomplété (variété des fesses).

du fœtus est favorisée par toutes les circonstances qui entravent la fixation de la tête dans le segment inférieur de l'utérus et dans le détroit supérieur, ou qui permettent une grande mobilité au corps fœtal. Cette hypothèse est, en général, confirmée par la statistique, d'après laquelle la présentation du siège est particulièrement fréquente en cas de bassin rétréci, d'accouchement prématuré ou gémellaire, d'hydramnios, d'hydrocéphalie, de mort du fœtus, etc.

Selon que les jambes du fœtus sont fléchies ou étendues sur la hanche, on

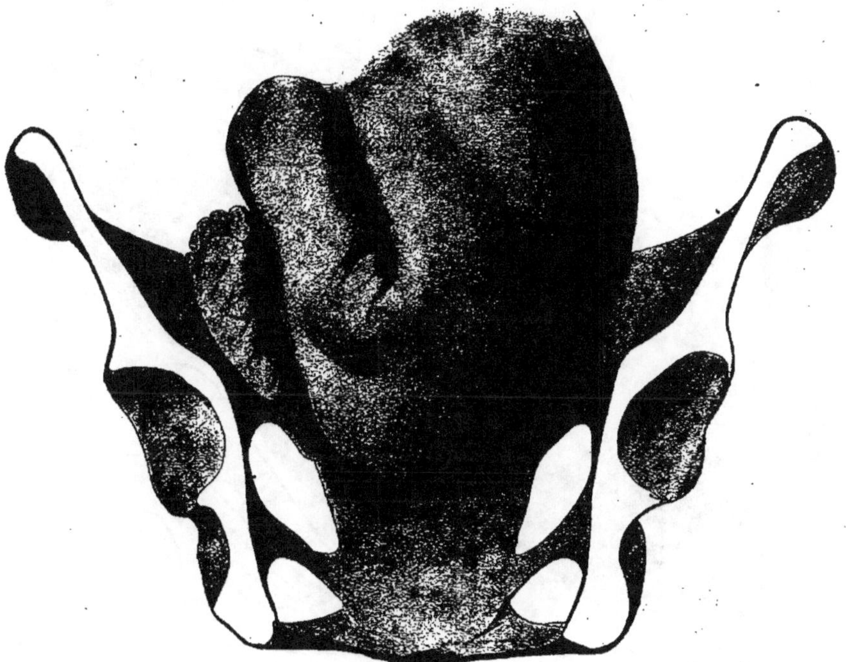

Fig. 380.

Engagement du siège au détroit supérieur en sacro-iliaque gauche (première présentation du siège).

distingue la présentation du siège de celle des pieds. Le siège est dit *incomplet* quand un seul pied est abaissé. Il est dit *complet (mode complet)* quand les pieds sont appliqués sur les fesses, les jambes étant repliées et croisées à la turque (fig. 378) ; il est dit *décomplété (mode des fesses)* quand les membres inférieurs sont relevés au-devant du tronc, les genoux étendus (fig. 379). La *présentation des pieds* existe lorsque les deux pieds sont abaissés ; mais, lorsqu'un seul pied est descendu tandis que l'autre membre inférieur reste fléchi sur la hanche, on dit alors, et nous venons de le voir, qu'il y a présentation du siège, mode incomplet. *La présentation des genoux* constitue une variante rare du mode des pieds ; il y a bien abaissement des membres inférieurs, mais la jambe est fléchie sur les genoux de telle façon que le ou les genoux constituent la présentation. Enfin, d'après la position du dos ou plutôt du sacrum, on subdivise encore les présentations du siège en *gauche* et *droite*, *antérieure* et *postérieure* (S I G A, etc.).

Diagnostic. — Il n'offre pas de difficultés dans la règle. A l'examen externe, il importe surtout de reconnaître la tête, qui occupe dans la sacro-iliaque gauche la partie droite du « fundus » utérin, et dans la sacro-iliaque droite la partie gauche. Le foyer d'auscultation des bruits du cœur est du côté du dos, mais un peu plus

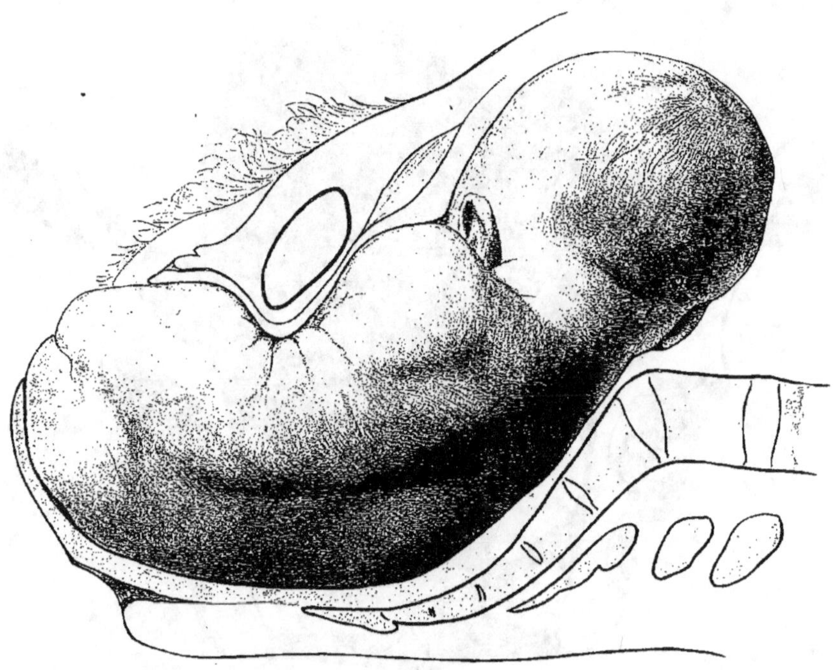

Fig. 381.

Traversée du périnée (ou de « la fente coccy-pubienne », ou de « l'orifice pubo-périnéal » et apparition du siège à la vulve, dans la sacro-iliaque gauche.

haut que dans les présentations céphaliques. A l'examen interne, les éléments caractéristiques du diagnostic sont fournis, quand le siège est fixé, par l'anus, le coccyx, le sacrum et le pli de l'aine, éventuellement aussi par les pieds. Lorsque le siège est encore élevé le diagnostic est plus difficile, la confusion est alors facile avec la face ou l'épaule, surtout si la rigidité des parois utéro-abdominales fait obstacle à la palpation. Il est même souvent arrivé qu'on ait pris pour la poche des eaux la peau lisse et tendue de la fesse en présentation, et qu'on l'ait blessée par un instrument pointu.

Dans la présentation du siège, *le mécanisme de l'accouchement* est analogue à ce qu'il est dans la présentation céphalique. Nous retrouvons ici les mouvements bien connus de flexion, d'extension et de rotation du corps fœtal. Le siège s'engage par son plus grand diamètre, le *bitrochantérien*, dans l'un des diamètres obliques du détroit supérieur ; puis, au cours de son trajet dans les voies génitales, il exécute une rotation amenant, au détroit inférieur, l'une des hanches en avant sous la symphyse, l'autre en arrière sur le périnée. Dans la sacro-iliaque gauche, le dos est à

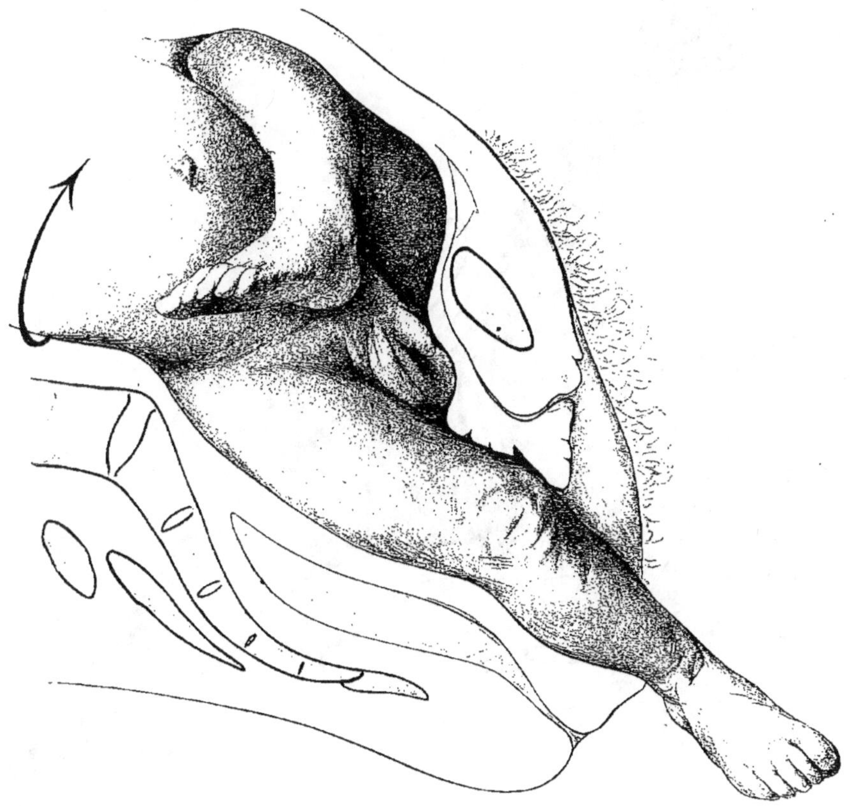

Fig. 382.

Présentation du siège, mode incomplet (un seul pied abaissé). La jambe antérieure est relevée.

Le dos exécute toujours une rotation destinée à amener en arrière le pied relevé, et en avant le pied abaissé.

gauche, par conséquent c'est la fesse gauche qui est en avant et la droite en arrière. C'est l'inverse dans la sacro-iliaque droite. Au cours ultérieur du travail, la hanche antérieure sort sous la symphyse et apparaît la première à la vulve ; elle reste alors dans cette position, pendant que la fesse postérieure fait bomber le périnée et opère sa traversée de la vulve grâce à une forte inflexion latérale de la colonne vertébrale (fig. 381). La résistance du périnée ainsi surmontée, l'inflexion latérale de la colonne vertébrale disparaît, ce qui dégage d'une seule poussée la hanche supérieure et le tronc, en général jusqu'à l'ombilic.

Dans le mode des pieds, le passage du siège fœtal a lieu d'une manière identique. Si un seul des membres inférieurs est abaissé, celui-ci exécute toujours

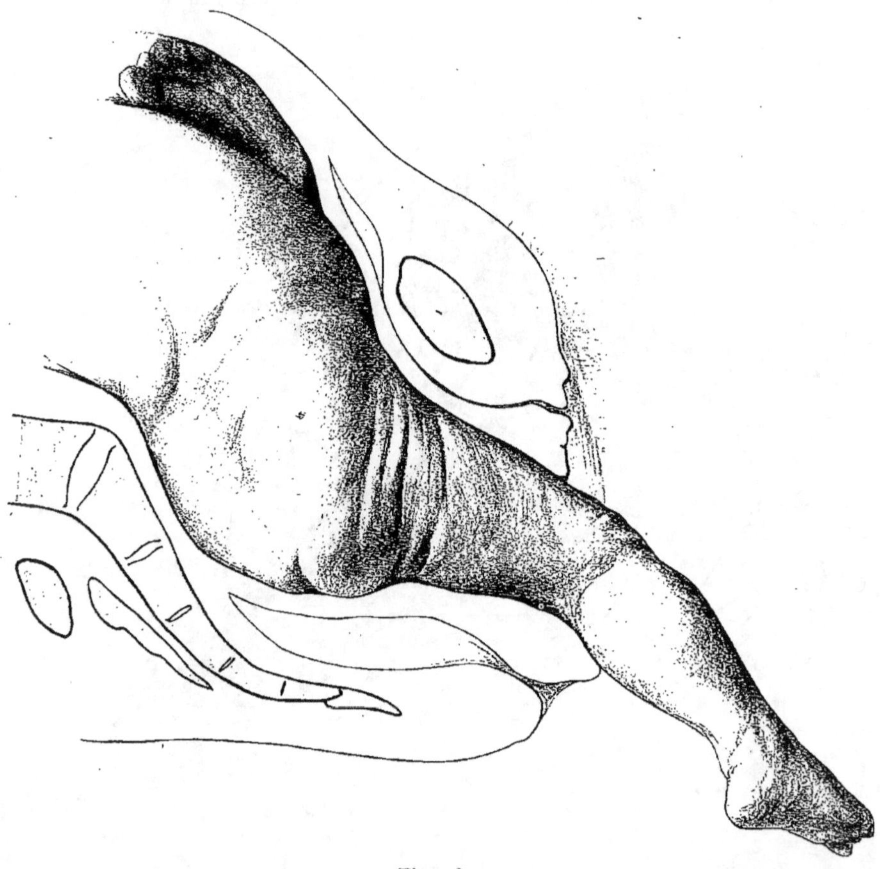

Fig. 383.
La rotation du dos est achevée ; la jambe abaissée se trouve en avant.

une rotation en avant de façon que sa hanche vienne sous la symphyse ; les choses se passent régulièrement ainsi, même lorsque le membre inférieur abaissé se trouve tout à fait en arrière au début du travail ; la hanche correspondant à la jambe relevée se trouve sur le pubis où elle rencontre de la résistance, ce qui la fait glisser graduellement en arrière, tandis que le dos exécute une rotation de 180° d'un côté à l'autre en passant devant le promontoire ; ce phénomène est représenté sur les fig. 382 et 383 par une sacro-iliaque gauche avec abaissement du pied postérieur qui est le pied droit ; .

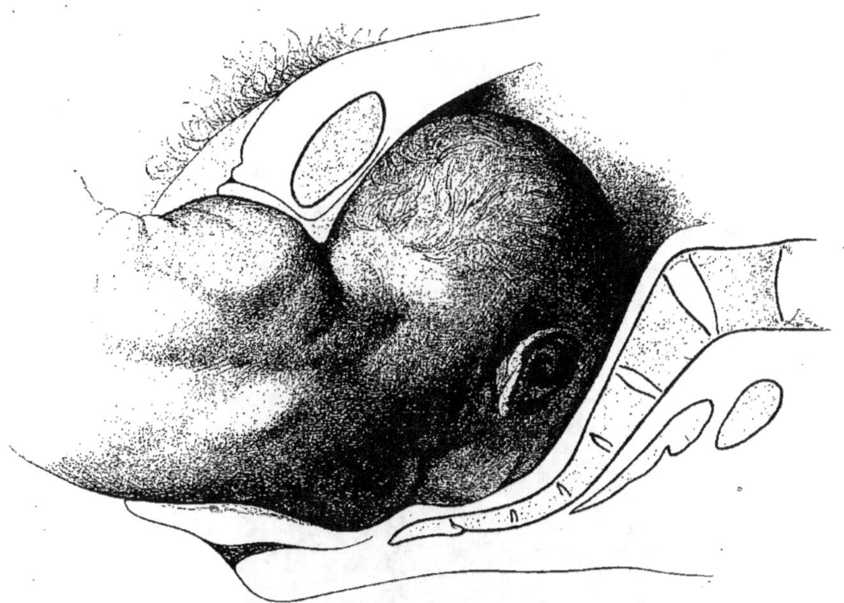

Fig. 384.

Sacro-iliaque gauche. Le diamètre bisacromial franchit le détroit inférieur dans le diamètre
antéro-postérieur de ce dernier, la tête étant encore oblique.

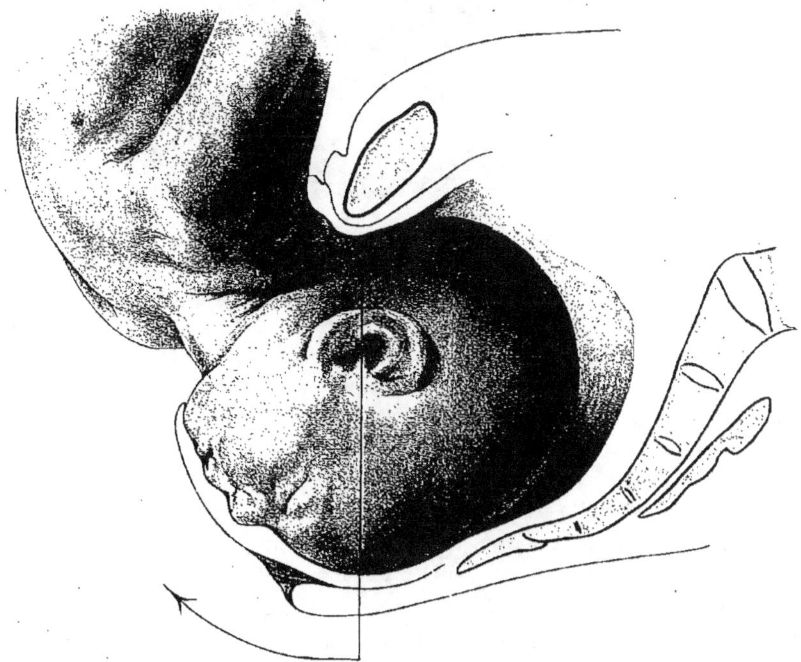

Fig. 385.

Dégagement de la tête dernière ; mode normal.

la jambe antérieure, la gauche, s'arc-boute contre la symphyse. Le trajet s'effectue de telle manière que la jambe relevée émigre en arrière, la jambe abaissée en avant, et que le dos passe de gauche à droite. C'est la hanche de la jambe relevée qui va franchir le périnée.

Après la sortie du siège, le reste du corps se dégage d'habitude rapidement, grâce à de vigoureuses contractions. Le dos, qui est tourné de côté pendant la traversée des hanches, exécute une rotation en avant et conserve cette position jusqu'au passage des épaules. Les bras sortent en même temps que le thorax.

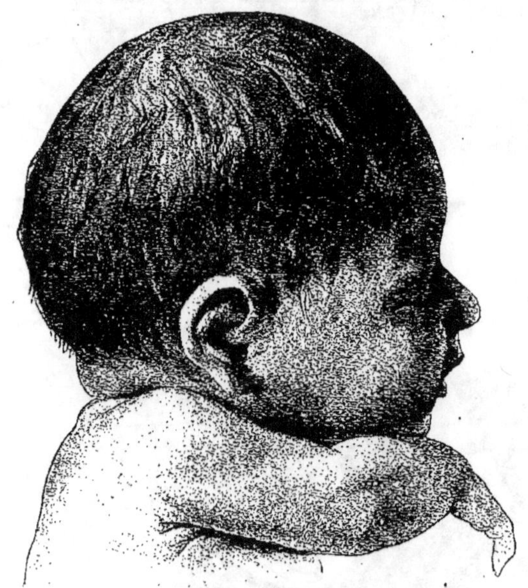

Fig. 386.
Forme du crâne d'un enfant né en présentation du siège.

Les épaules s'engagent obliquement dans le bassin et, comme les hanches, se dégagent dans le diamètre droit ou antério-postérieur (fig. 384). La tête dernière traverse le bassin en forte flexion. L'occiput tourne de bonne heure en avant et reste pressé derrière la symphyse jusqu'à ce que le menton, la face et le front se soient dégagés le long du périnée. Ce dernier est distendu au maximum, au moment où la circonférence sous-occipito-frontale traverse l'orifice vulvaire (passage des bosses frontales, fig. 385). L'expulsion de la tête dernière étant généralement très rapide, il y a absence de toute configuration, et chez les enfants nés par le siège, le crâne possède une jolie forme sphérique (fig. 386).

Anomalies les plus importantes du mécanisme typique dans la présentation du siège :

1º *Rotation exagérée* du tronc. Elle n'est pas rare ; on entend par là la rotation du dos de gauche à droite ou vice-versa. Un exemple vous donnera une idée claire de ce phénomène : prenons une sacro-iliaque gauche ; dans la traversée de l'orifice vulvaire le dos est à gauche ; après l'expulsion du siège le dos se tourne en avant et, dans la règle, pour le passage des épaules il devrait faire une nouvelle rotation à gauche ; mais s'il se tourne alors à droite et qu'ainsi les épaules se dégagent comme dans la sacro-iliaque droite, il y a rotation exagérée.

2° Le *redressement des bras* sur les côtés de la tête. Les bras sont normalement appliqués sur la poitrine ; leur redressement, fâcheux pour le fœtus, se produit généralement quand on a exercé des tractions intempestives sur les pieds.

3° *Expulsion du tronc avec le ventre en avant*, le dos se tournant en arrière après la sortie du siège. Cette anomalie se corrige fréquemment d'elle-même, le dos faisant une rotation en avant lors du passage des bras ou des épaules. Si même après la sortie des épaules l'abdomen reste tourné en avant, *la tête* aussi s'engage au détroit supérieur et *franchit le bassin avec la face dirigée en avant*.

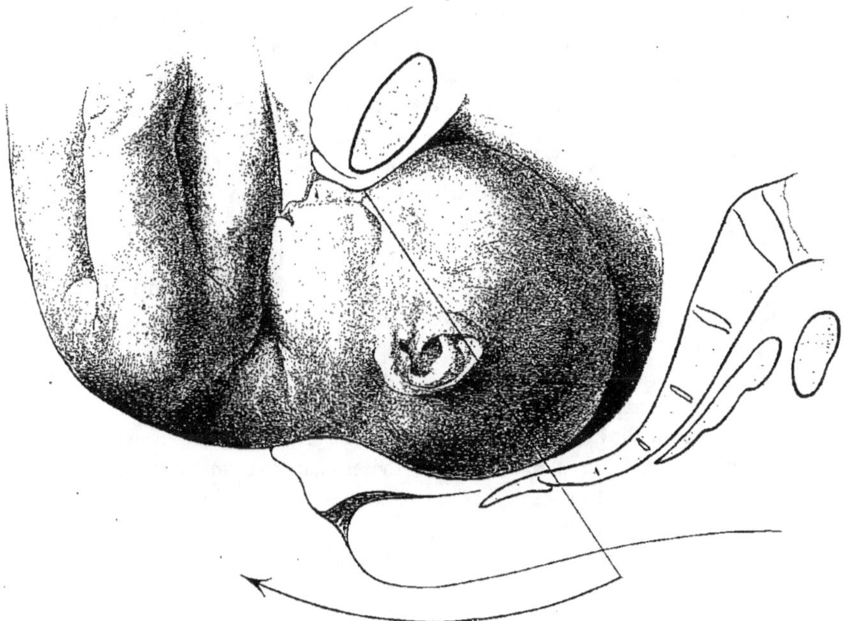

Fig. 387.
Dégagement de la tête dernière, mode anormal.
Face en avant.

Ce mode de passage de la tête n'offre pas de difficultés particulières, si elle conserve sa flexion normale. Le menton descendant le premier, la face se dégage jusqu'au front ; la région de la racine du nez s'arc-boute sous la symphyse, pendant que l'occiput parcourt le périnée et traverse la vulve (fig. 387). — L'expulsion de la tête est beaucoup plus difficile et dangereuse pour l'enfant, si le menton s'éloigne du sternum et que la tête *se défléchisse*, comme dans la présentation de la face. Le menton est alors retenu au-dessus ou en arrière de la symphyse, et, si l'intervention du médecin ne vient pas corriger cette attitude anormale, l'occiput se dégage le premier le long du périnée ; la face sort ensuite seulement (menton en avant, front en arrière, voir fig. 571 et 573).

La présentation du siège met fortement en danger la vie de l'enfant. — Environ 15% des enfants (5 fois plus que dans la présentation céphalique) viennent au monde morts ou mourants. La raison en est bien simple ; durant le passage de la tête dernière à travers le bassin, le cordon ombilical est souvent comprimé entre elle et la paroi pelvienne, ce qui supprime tout ou partie de l'apport d'oxygène au fœtus. Le rapetissement considérable de l'utérus accompagnant l'expulsion du tronc agit dans le même sens : la rétraction des parois utérines rétrécit les vaisseaux utéro-placentaires, la circulation s'embarrasse dans le placenta maternel, et le fœtus souffre de la pénurie d'oxygène, même sans que le cordon subisse une compression quelconque.

C'est ainsi que beaucoup d'enfants succombent à *l'asphyxie* dans la présentation du siège. Le danger est d'autant plus grand que la tête dernière séjourne plus longtemps dans les voies génitales durant le travail. C'est aussi pourquoi le pronostic dans la présentation décomplétée (mode des pieds) est moins favorable pour le fœtus que dans le mode complet ; dans le premier cas, les pieds et le tronc, de faible volume, glissent facilement à travers le bassin, mais la dilatation des parties molles est insuffisante, ce qui entrave l'expulsion normale de la tête dernière ; au contraire, si les jambes sont repliées, le volume du siège est beaucoup plus grand, l'expulsion en est plus longue et plus difficile ; mais, grâce à ce fait, les parties molles, le col et le périnée avant tout, sont si fortement distendues que le stade le plus important du travail, le passage de la tête, s'accomplit facilement et rapidement.

Le *pronostic* pour la mère est légèrement aggravé ; la présentation du siège entraîne plus de dangers pour elle que la céphalique, parce que les interventions sont plus souvent nécessaires. Les lésions du périnée sont aussi plus fréquentes, surtout chez les primipares ; c'est là une conséquence de ce que l'ampliation du plancher pelvien n'est jamais faite aussi bien par le tronc que par la tête première. Si ensuite la tête dernière est extraite avec précipitation, avec violence, ou les tractions exécutées dans une mauvaise direction à travers l'orifice vulvaire insuffisamment distendu, il survient facilement de profondes déchirures du périnée. Pour les éviter chez les primipares à vulve étroite, il faut toujours en pareil cas pratiquer avant l'extraction une épisiotomie, qui procure assez d'espace pour le passage de la tête.

Conduite à tenir. — Si la présentation du siège n'offre pas de complications, *on n'intervient pas, en principe, avant la traversée du siège à la vulve.* L'expulsion étant produite par la pression des forces expulsives agissant de haut en bas, le fœtus conserve sa flexion normale, les bras restent croisés sur la poitrine, la tête traverse le bassin dans l'attitude la plus favorable avec le menton abaissé. Au contraire, si l'on exerce des tractions prématurées sur les pieds ou sur le siège, les bras se redressent le long de la tête, le menton s'éloigne de la poitrine et la tête prend une attitude fâcheuse en déflexion ; il faut alors abaisser les bras et attirer de nouveau le menton en fléchissant derechef la tête. On perd ainsi un temps précieux et le résultat des tractions prématurées sur les pieds est fréquemment la mort de l'enfant ou du moins son asphyxie grave. Vous éviterez tous ces accidents, en résistant à la tentation d'exercer des tractions avant le dégagement complet du siège.

Lorsque le siège apparaît à la vulve, on place la parturiente en position obstétricale en travers du lit. On protège le périnée par une pression exercée sur sa région postérieure coccy-anale, pression qui agit d'arrière en avant sur la hanche postérieure pour soutenir l'inflexion latérale du tronc autour du pubis. Le siège dégagé, il importe que le tronc et la tête suivent rapidement. Il suffit souvent d'une vigoureuse pression sur le fond de l'utérus pour achever l'expulsion du fœtus. Si cette pression d'en haut reste insuffisante ou inefficace et que l'expulsion se fasse attendre, on recourt immédiatement à *l'extraction artificielle*. Il faut que la tête soit dégagée avant que la diminution de l'apport d'oxygène ait provoqué des mouvements respiratoires du fœtus. Tant que la tête est encore dans les voies génitales, chaque mouvement respiratoire conduit nécessairement à l'aspiration de liquide amniotique, de sang ou de mucosités dans les voies aériennes, et peut ainsi donner lieu à l'atélectasie pulmonaire ou à une pneumonie par aspiration.

Nous avons dit que l'expectation est indiquée ordinairement au début de l'accouchement par le siège ; mais il va sans dire qu'il faut faire exception à cette régle, si une délivrance rapide est nécessaire dans l'intérêt de la mère ou de l'enfant. Dans ce cas, nous sommes contraints d'opérer l'extraction dès que la dilatation de l'orifice externe est suffisamment avancée. Si le siège est élevé, l'extraction en est difficile, parce qu'il n'offre pas de bonnes prises ni pour la main ni pour les instruments. C'est pourquoi, chaque fois qu'une complication est à craindre et qu'on prévoit la nécessité d'une extraction, il est indiqué de pratiquer de bonne heure l'abaissement d'un pied, alors que le siège est encore mobile. Cette petite intervention vous procurera, dans tous les cas, une excellente prise pour terminer l'accouchement.

3. Présentations transversales ou présentations de l'épaule.

Dans cette présentation le fœtus est placé transversalement dans l'utérus ; il n'est cependant pas toujours transverse, au sens strict du mot ; souvent, dans la présentation de l'épaule, le fœtus est en réalité situé *obliquement*, l'un des pôles de l'ovoïde fœtal, généralement la tête, se trouvant plus bas, plus près du détroit supérieur que l'autre pôle fœtal. Le terme de présentation oblique serait donc plus exact, mais il n'est pas usité.

C'est la tête qui sert de point de repère dans la classification des présentations de l'épaule. Suivant que la tête est à gauche ou à droite, on parle de *présentation transversale gauche* (1re présentation transversale) ou *droite* (2e présentation transversale). Suivant la position du dos, chacune de ces deux présentations se divise en deux variétés : *antérieure* ou *dorso-antérieure* (avec dos en avant) et *postérieure* ou *dorso-postérieure* (avec dos en arrière). La présentation transversale gauche est deux fois plus fréquente que la droite. De même, la variété dorso-antérieure se rencontre deux fois plus souvent que la dorso-postérieure.

En France, le point de repère choisi pour la nomenclature des présentations de l'épaule varie : les uns, prenant comme tel la tête, divisent la présentation de chaque épaule en *céphalo-iliaque gauche* et *céphalo-iliaque droite ;* d'autres, adoptant l'acromion, divisent la présentation de chaque épaule en *acromio-iliaque droite* et *acromio-iliaque gauche.*

Le procédé le plus simple et le meilleur consiste à *diviser la présentation de chaque épaule, gauche ou droite, en dorso-antérieure et dorso-postérieure.*

Sur 200 accouchements, on compte un cas environ de présentation de l'épaule ; elle est beaucoup plus fréquente chez la multipare que chez la primipare. Dans la première grossesse, la fermeté des parois utéro-abdominales empêche le fœtus de s'écarter de la position longitudinale. Par contre, à la suite de grossesses nombreuses, les parois abdominales sont fréquemment flasques et celles de l'utérus extensibles avec diminution de leur tonicité ; aussi le fœtus prendra-t-il plus aisément une position oblique ou transverse, qu'il pourra conserver jusqu'à l'accouchement. Chez la primipare, la présentation de l'épaule est toujours l'indice d'un obstacle au maintien du fœtus en position longitudinale ; cet obstacle est dû le plus souvent au bassin rétréci qui empêche la tête première de se fixer au détroit supérieur et favorise sa déviation latérale. Le placenta prævia et les tumeurs peuvent agir pareillement en obstruant le détroit supérieur. De même les formes pathologiques du corps utérin (par ex. *l'utérus arqué* ou *bicorne*) prédisposent à la présentation de l'épaule. Enfin, parmi les causes de la présentation de l'épaule, citons encore l'hydramnios, la gémellité, la mort de l'enfant et tous les facteurs en général qui compromettent la stabilité de la présentation en augmentant la mobilité du fœtus.

Si la présentation de l'épaule n'est pas corrigée par une intervention médicale, *l'évolution de l'accouchement* comporte les possibilités suivantes :

1º La *version spontanée ;* la correction a lieu spontanément au début du travail, la chose n'est pas très rare. A chaque contraction, l'utérus tend à reprendre sa forme allongée primitive, ses parois latérales renflées se rapprochent en redressant le fœtus. C'est le même phénomène qui a lieu souvent au cours de la grossesse (voir fig. 88). C'est d'habitude la tête, formant déjà la partie déclive avant la transformation, qui vient se placer sur le détroit supérieur ; la présentation transversale s'est ainsi transformée en une longitudinale.

2º Si la version spontanée n'a pas lieu, l'action funeste de la présentation de l'épaule se manifeste déjà pendant la période de dilatation. Quand la tête se présente normalement, elle joue le rôle d'une sorte de soupape sphérique, en s'appliquant durant la contraction utérine sur les parois du col et en empêchant la pression de se transmettre totalement à la poche des eaux et de la rompre prématurément ; après la rupture des membranes, la tête prend la place de la poche des eaux, elle maintient le col distendu et bouche le canal génital en retenant dans l'utérus la plus grande partie du liquide amniotique pendant tout le reste du travail. Dans la présentation de l'épaule, au contraire, il n'y a d'abord aucune partie qui se présente ; c'est pourquoi la rupture des membranes se produit plus tôt généralement, le liquide amniotique s'écoule en beaucoup plus grande abondance ; l'orifice externe, dont la distension n'est maintenue par aucune grosse partie fœtale, se resserre et plus tard aussi sa dilatation ne sera que lente et incomplète.

Quand la poche des eaux est rompue, le fœtus entre en contact intime avec les parois utérines, dont la pression opère alors directement sur son corps. Les conséquences de cette rupture ne tardent pas à se montrer. Les extrémités de l'axe fœtal, la tête et le siège, qui font saillie sur les côtés, sont rapprochées l'une de l'autre ; la colonne vertébrale s'infléchit du côté de l'abdomen fœtal et subit une coudure brusque dans sa région cervicale (fig. 389) ; l'épaule inférieure arrive ainsi au détroit supérieur, où elle constitue la présentation. Sous l'action des contractions utérines et surtout abdominales, l'épaule s'enfonce petit à petit dans le bassin, le bras correspondant s'éloigne du

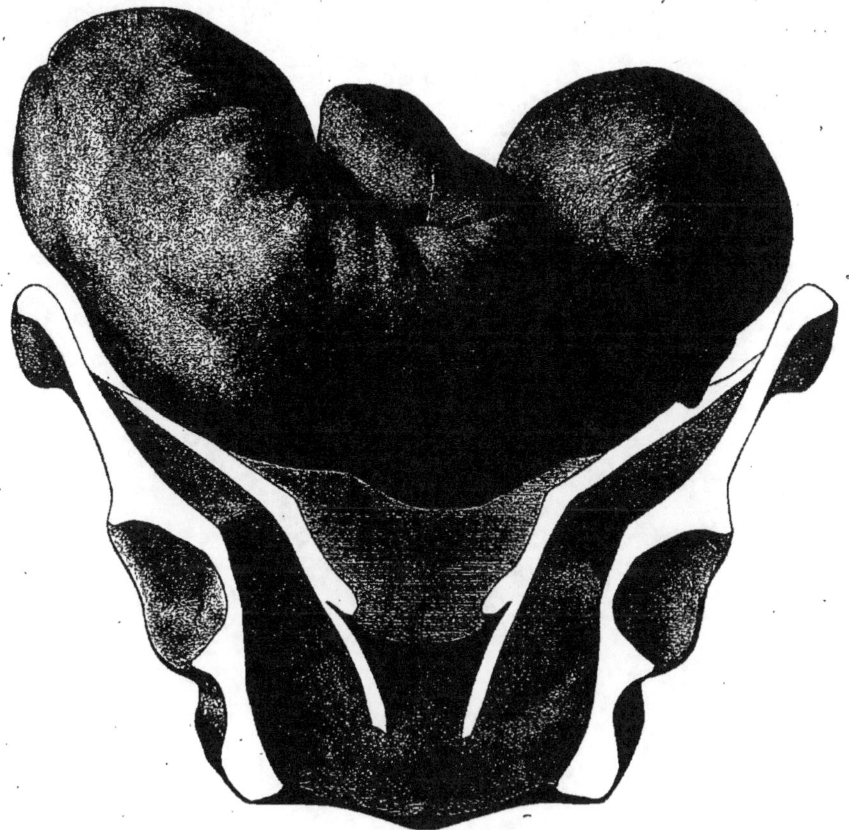

Fig. 388.

Présentation transversale.

Période de dilatation. — Les membranes sont encore intactes, la poche des eaux communique librement avec le reste de la cavité ovulaire et son liquide amniotique.

tronc et apparaît à la vulve : *présentation de l'épaule négligée* (verschleppte Querlage).

Dès lors, l'expulsion est, dans la règle, arrêtée complètement. L'enfant est bloqué, mais les contractions ne cessent pas pour cela. L'utérus cherche quand même à se débarrasser de son contenu ; mais, comme il ne peut évacuer le fœtus, il se rétracte de bas en haut autour de lui, de sorte que *finalement la tête et la majeure partie du tronc se trouvent à l'intérieur du col distendu ad maximum*, et le corps utérin ne fait plus que recouvrir le siège à l'instar d'un bonnet (fig. 390). C'est alors que le danger est devenu extrême. Chaque contraction peut amener la rupture mortelle de la paroi cervicale surdistendue et mince comme du papier. Si le col résiste, le corps utérin reste en état de *rétraction tonique* ; le fœtus meurt et entre en putréfaction, la fièvre se met de la partie et la mère succombe finalement, sans être délivrée, aux symptômes de la *septicémie*.

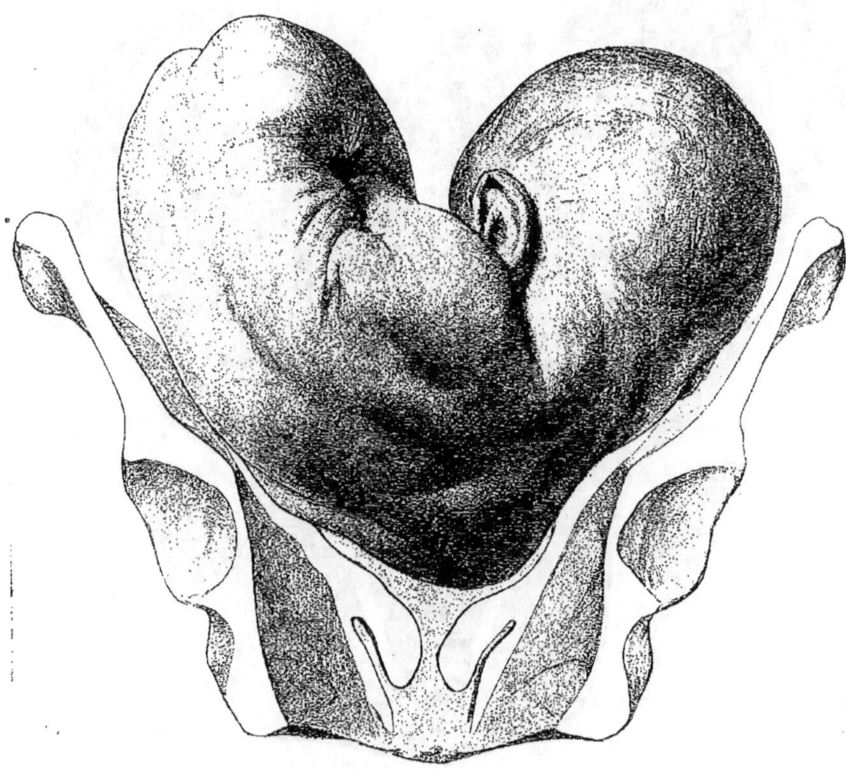

Fig. 389.

Présentation de l'épaule.

Après la rupture des membranes, l'orifice externe du col, auparavant déjà dilaté, s'est resserré.

3° Exceptionnellement, les forces naturelles réussissent à expulser le fœtus, quoique mis en travers. Toutefois on n'observe ce phénomène que si les douleurs sont bonnes, le bassin vaste et le fœtus petit, en général mort et rendu compressible par la putréfaction. Dans la règle, l'expulsion a lieu, dans ce cas, par le mécanisme connu sous le nom d'*évolution spontanée* : l'épaule s'avance d'abord jusque sous la symphyse ; puis, grâce à une forte flexion de la colonne vertébrale, le siège traverse les voies génitales en passant le long de cette épaule ; il est suivi par les membres inférieurs et l'épaule supérieure, enfin la tête se dégage comme dans la présentation du siège (fig. 391).

4° L'expulsion du fœtus *conduplicato corpore (Rœderer)* est une variété beaucoup plus rare de l'évacuation spontanée dans la présentation de l'épaule (fig. 392). En premier lieu l'épaule sort avec

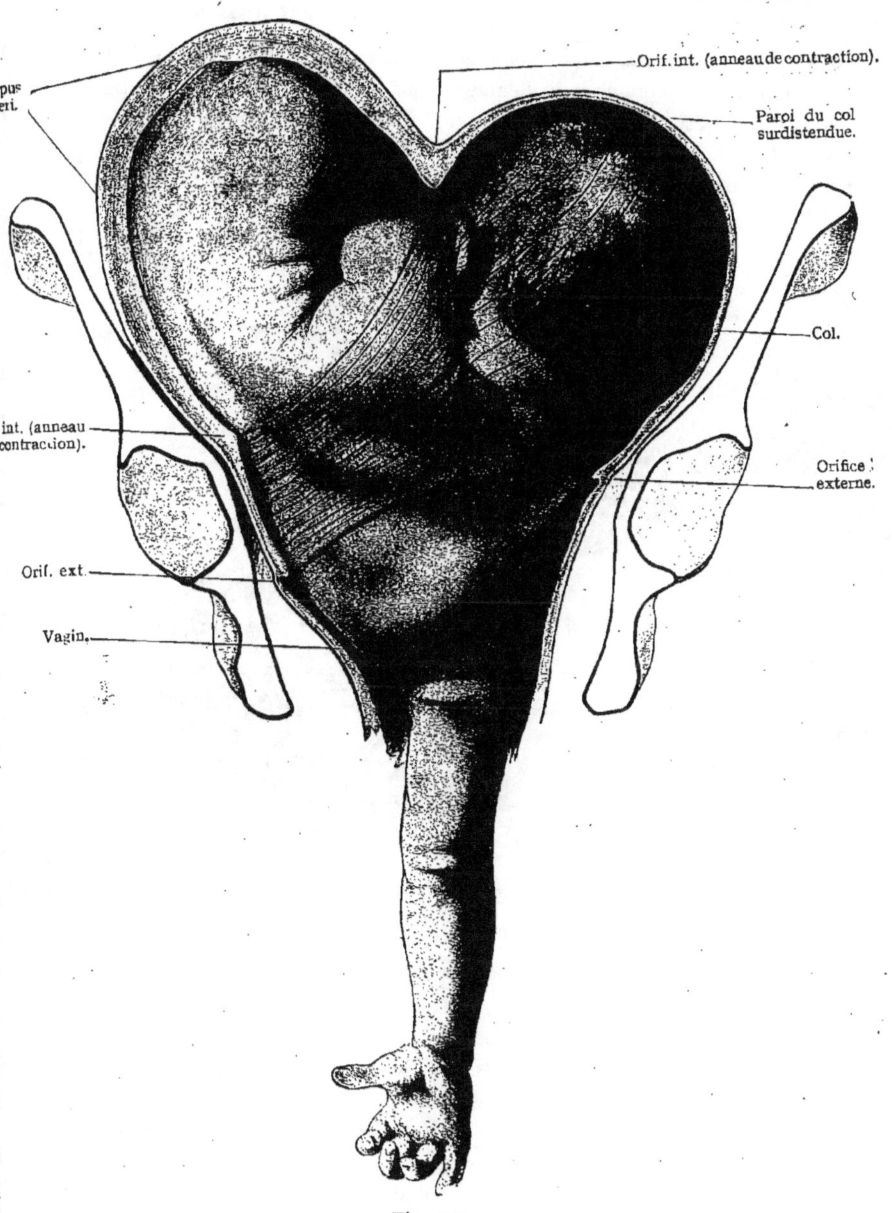

Fig. 390.

Présentation de l'épaule négligée.

une partie du thorax, puis suivent la tête et l'abdomen, qui sont étroitement pressés l'un contre l'autre et franchissent le bassin simultanément ; enfin, apparaît le siège avec les jambes. Dans ce mode de passage, la colonne vertébrale est coudée à angle aigu dans sa partie thoracique.

Vous voyez, Messieurs, qu'abandonnée à elle-même la présentation de l'épaule est fatale pour la mère comme pour l'enfant. Tout dépend de l'intervention pratiquée à temps, laquelle n'est possible que si l'anomalie a été diagnostiquée assez tôt.

Diagnostic. — Pendant la grossesse et au début de l'accouchement, il ne peut être posé avec certitude que par *l'examen externe.* Souvent, sinon toujours, l'incli-

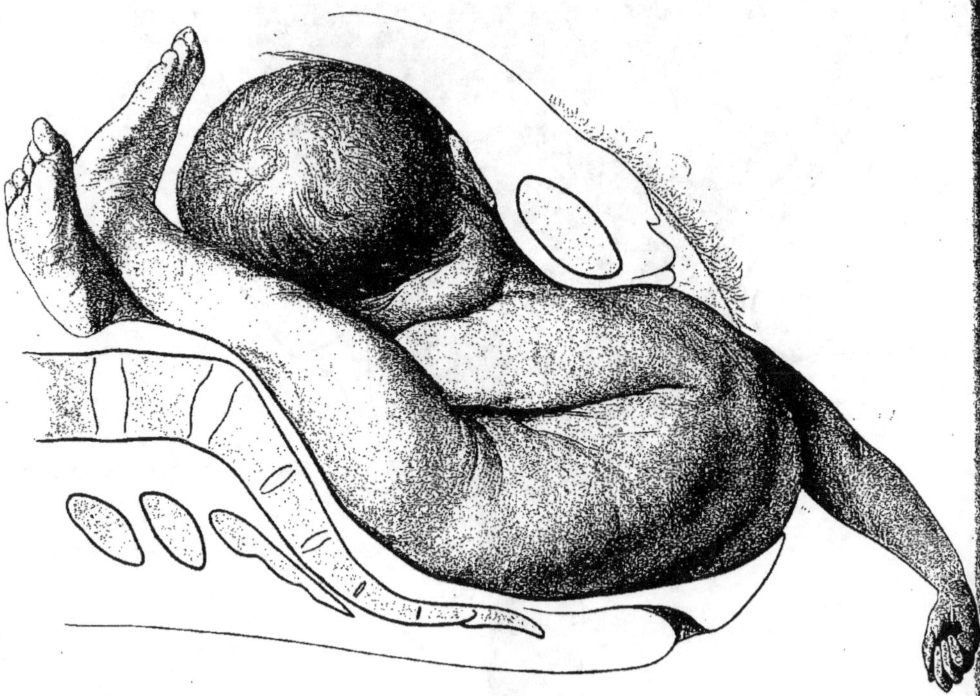

Fig. 391.

Evolution spontanée.

naison latérale de l'axe fœtal est visible d'emblée, le ventre est davantage distendu dans le sens de la largeur et, dés que l'utérus se contracte, il montre derrière la paroi abdominale sa forme allongée transversalement. A la palpation, on sent de chaque côté une grosse partie. La tête est celle des deux qui présente un ballottement distinct et une dureté osseuse. Le « fundus » et le segment inférieur de l'utérus ne renferment pas de grosses parties fœtales ; c'est pourquoi vous pouvez enfoncer profondément la main contre le promontoire, au-dessus de la symphyse. Une fois que vous avez découvert la tête et le siège, vous réussissez sans difficulté à suivre par la palpation le dos

Fig. 1.

Période de dilatation. Présentation du siège.   n voie de développement.
Bras gauche relevé; face regardant à gauche et en haut; dos à gau ut, entraînant la déflexion de la tête
détroit supérieur; le menton est resté
visible).

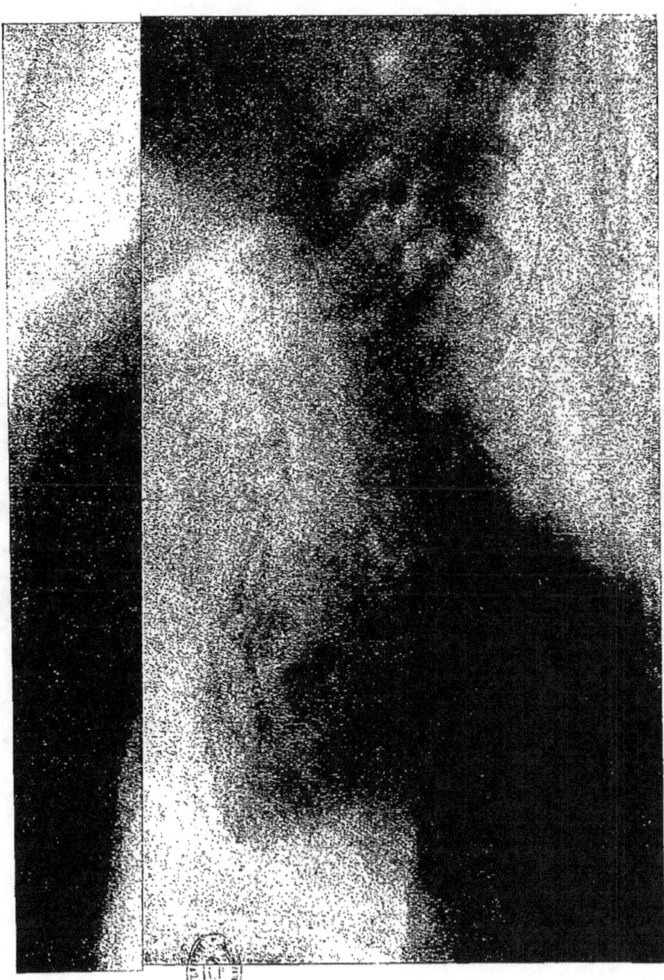

Fig. 6.

...aphie prise de profil. Période de dilatation.

Engagement syn... rétréci, tête au détroit supérieur; le dos surplombe en avant.

Fig. 3.
Présentation de la face. Même parturiente qu'à la fig. 2 ; période d'expulsion.
Face au détroit supérieur, avec front à gauche ; le menton est descendu à droite ; le dos est à gauche, la poitrine est appliquée fortement contre le côté droit de l'utérus ; les extrémités sont dans le fundus à droite ; la colonne vertébrale cervicale est en hyperextension.

Fig. 4.
Dilatation. Présentation de l'épaule.
Tête et siège fœtaux au même niveau, avec le dos un peu en avant et les extrémités dans le fundus.

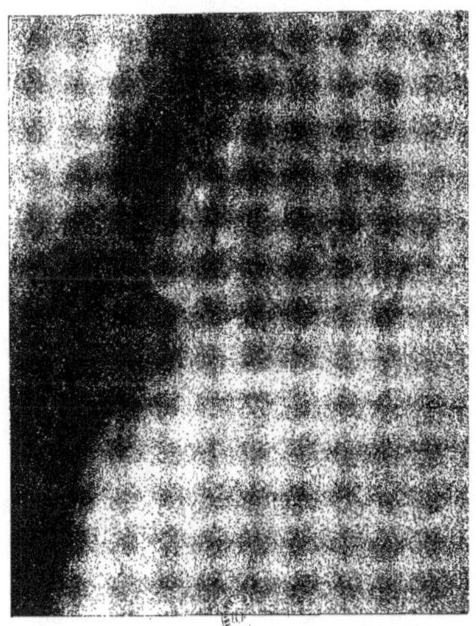

Fig. 5.
Radiographie prise de profil. Période de dilatation.
Engagement synclitique de la tête au détroit supérieur; dos à droite. Siège dans le fundus.

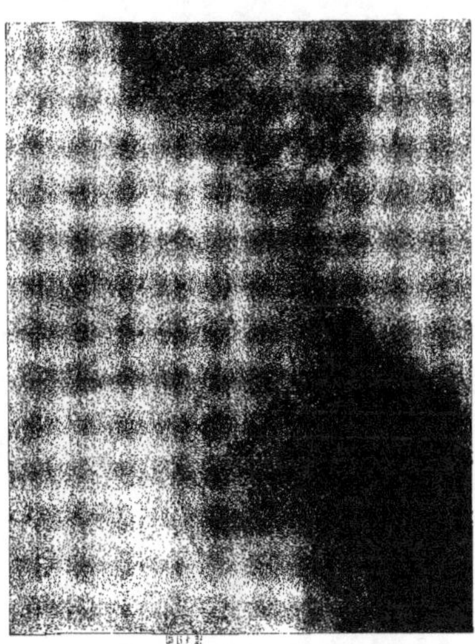

Fig. 6.
Radiographie prise de profil. Période de dilatation.
Ventre en besace, bassin rétréci, tête au détroit supérieur; le dos surplombe en avant.

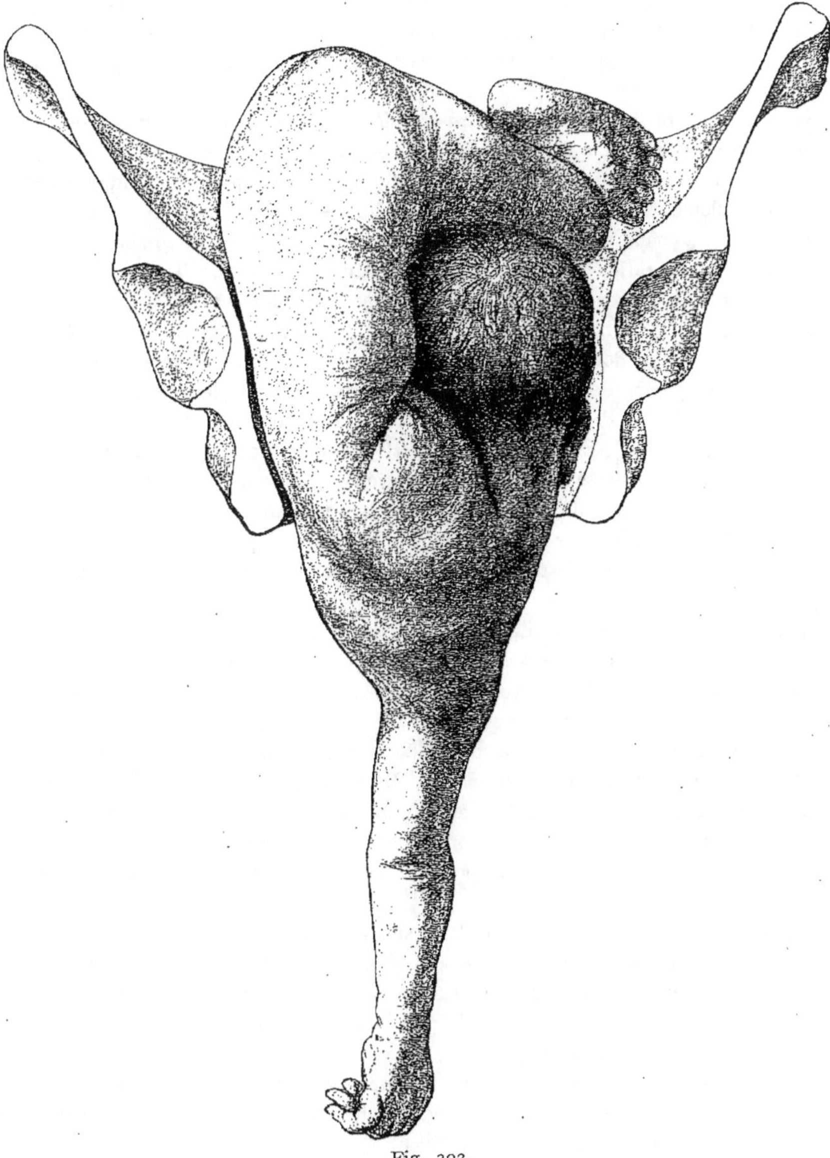

Fig. 392.

Accouchement suivant le mode dit « conduplicato corpore ».

tourné en avant. Si le dos est tourné en arrière, on sent les petites parties fort nettement et en apparence droit au-dessous de la paroi abdominale. Le foyer d'auscultation des bruits du cœur se trouve un peu plus bas que dans la présentation céphalique, et du côté de la tête.

Avant la rupture des membranes, *l'examen interne* n'a généralement qu'un résultat négatif, on sent seulement qu'aucune partie ne se présente (« on sent qu'on ne sent rien », disait Pajot) et que le détroit supérieur est vide. Ce n'est qu'après la rupture des membranes seulement qu'on perçoit au toucher l'épaule qui se présente. Si vous n'êtes appelés qu'à ce moment, il peut arriver que la tension des parois utéro-abdominales empêche toute constatation positive par la seule palpation ; vous en êtes alors réduits à vous orienter sur la présentation par l'examen interne uniquement.

L'épaule peut être confondue avec le siège. Au toucher, les *signes caractéristiques* de la présentation sont donnés par *le creux de l'aisselle* et les côtes voisines, le « gril costal » sur lequel glissent les doigts explorateurs. La situation de la tête est reconnue par la direction du creux de l'aisselle, qui est « fermé » du côté de la tête et « ouvert » du côté du siège (fig. 393). Enfin, dernière question, il faut décider si le dos est dirigé en avant ou en arrière ; la réponse à cette question est donnée par la position de la clavicule et de l'omoplate ; s'il est impossible de sentir nettement ces parties, pénétrez avec quatre doigts le long des côtes jusqu'aux apophyses épineuses de la colonne vertébrale, qui se détachent distinctement sous la peau et enlèvent tous les doutes sur la position du dos.

La procidence d'un bras facilite le diagnostic. On détermine d'abord de quel bras il s'agit. Dans ce but disposez la main procidente la paume en haut, regardant le plafond ; c'est là le meilleur moyen ; si alors le pouce regarde du côté gauche de la mère, c'est la main gauche que vous tenez ; s'il indique le côté droit, c'est la main droite (fig. 394 et 395). Cette règle ne souffre pas d'exceptions, que la paume tournée en haut le soit en supination ou en pronation. Il existe un autre moyen ancien mais beaucoup plus compliqué, qui consiste à « donner la main » à la main procidente. On reconnaît par la superposition de sa propre main à celle du fœtus s'il s'agit de la main droite ou gauche, la main droite pouvant seule se superposer à la droite et la gauche à la gauche.

Le nom de la main étant connu, le doigt suit le bras fœtal jusque dans le creux de l'aisselle et sent de quel côté ce dernier est fermé, ce qui renseigne sur la position de la tête. Lorsque vous connaissez le nom de la main procidente et la situation de la tête, vous êtes au clair sur l'ensemble de la présentation et une simple réflexion vous indiquera la position du dos en avant ou en arrière.

Traitement. — Si le diagnostic est fait à temps, *la conduite à tenir* est simple et facile dans la présentation de l'épaule : on redresse le fœtus transverse pour le mettre en état de franchir sans obstacle le canal pelvien.

Au début de l'accouchement, tant que la poche des eaux existe et que le fœtus est mobile, on réussit fréquemment à rétablir la présentation longitudinale par la *version externe*, c'est-à-dire par des manœuvres que l'on pratique sur la tête et le siège à travers les parois abdominales. On repousse en bas la partie fœtale la plus proche du détroit supérieur, et c'est ordinairement la tête, nous l'avons déjà dit.

Après la rupture des membranes la version externe est inapplicable. L'utérus s'est déjà resserré plus fortement autour du fœtus, que l'on ne peut plus mobiliser

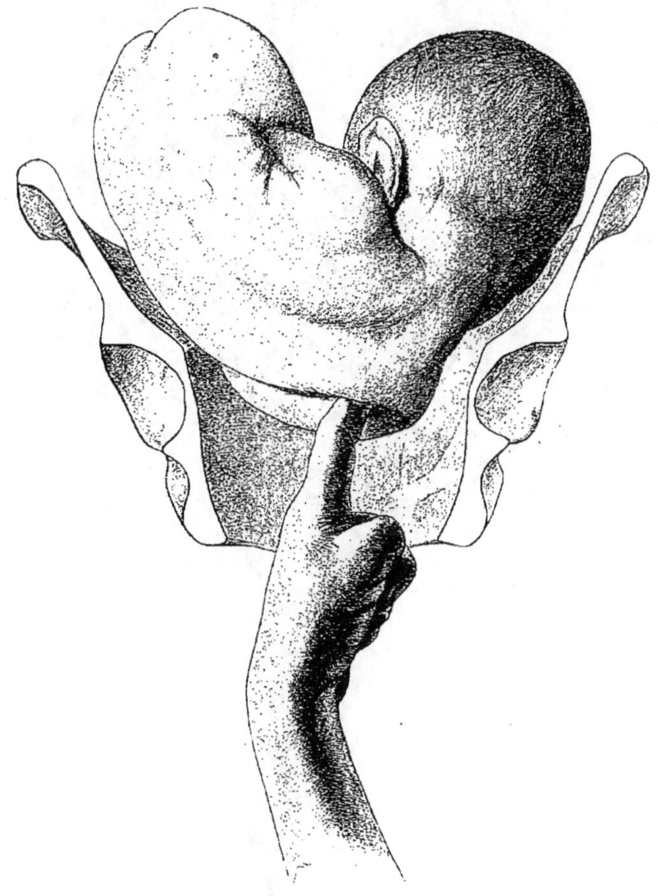

Fig. 393.

Présentation de l'épaule.

Creux de l'aisselle « fermé » à gauche ; la tête est à gauche.

à travers les parois de l'abdomen ; pour le redresser, il faut recourir à des manœuvres internes. Le procédé normal, dans ce cas, c'est la *version interne, sur le pied ou podalique*. Si la présentation de l'épaule n'est pas compliquée d'une autre anomalie, et que la poche des eaux soit encore intacte, attendez pour exécuter la version que l'orifice externe soit suffisamment dilaté pour permettre le passage du fœtus. Vous êtes alors

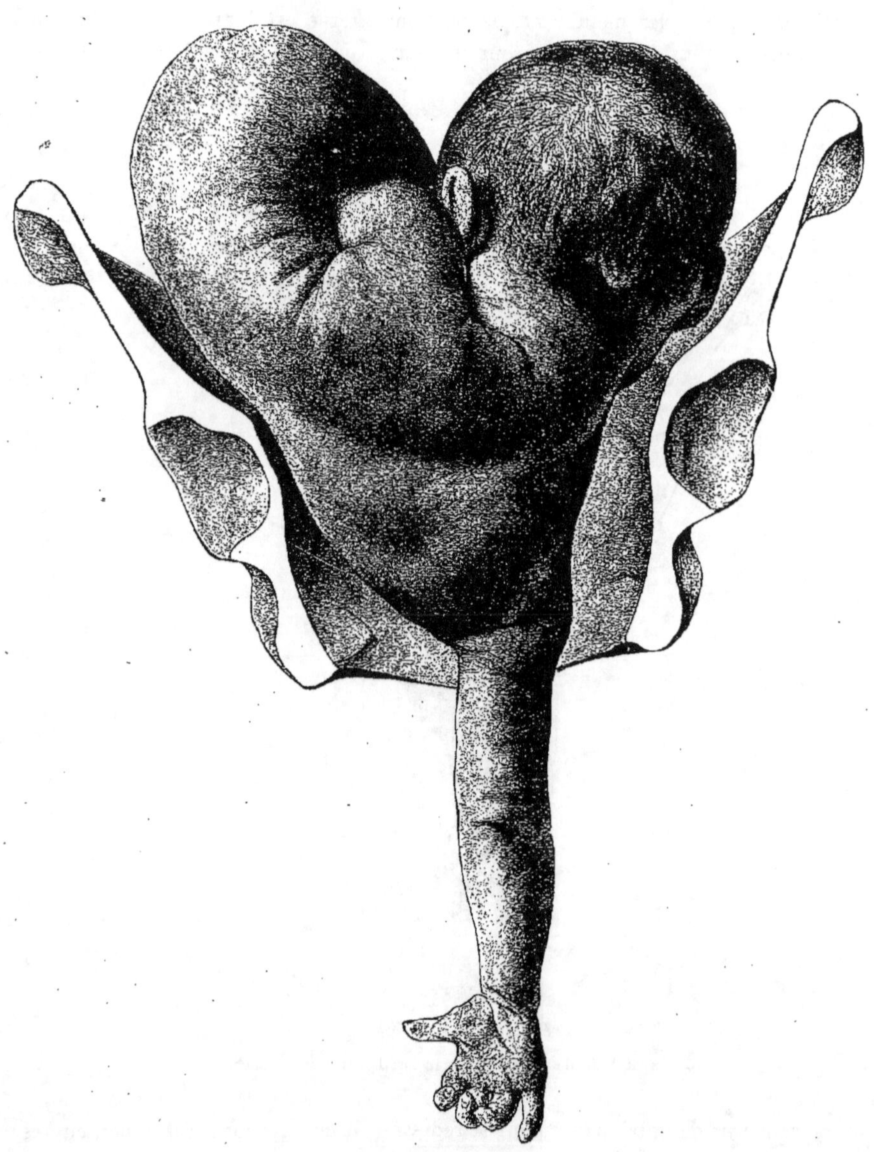

Fig. 394.

Présentation de l'épaule, dorso-antérieure, avec procidence du bras.

La paume de la main étant tournée en haut, le pouce regarde *du côté droit* de la mère : le bras procident est *le droit.*

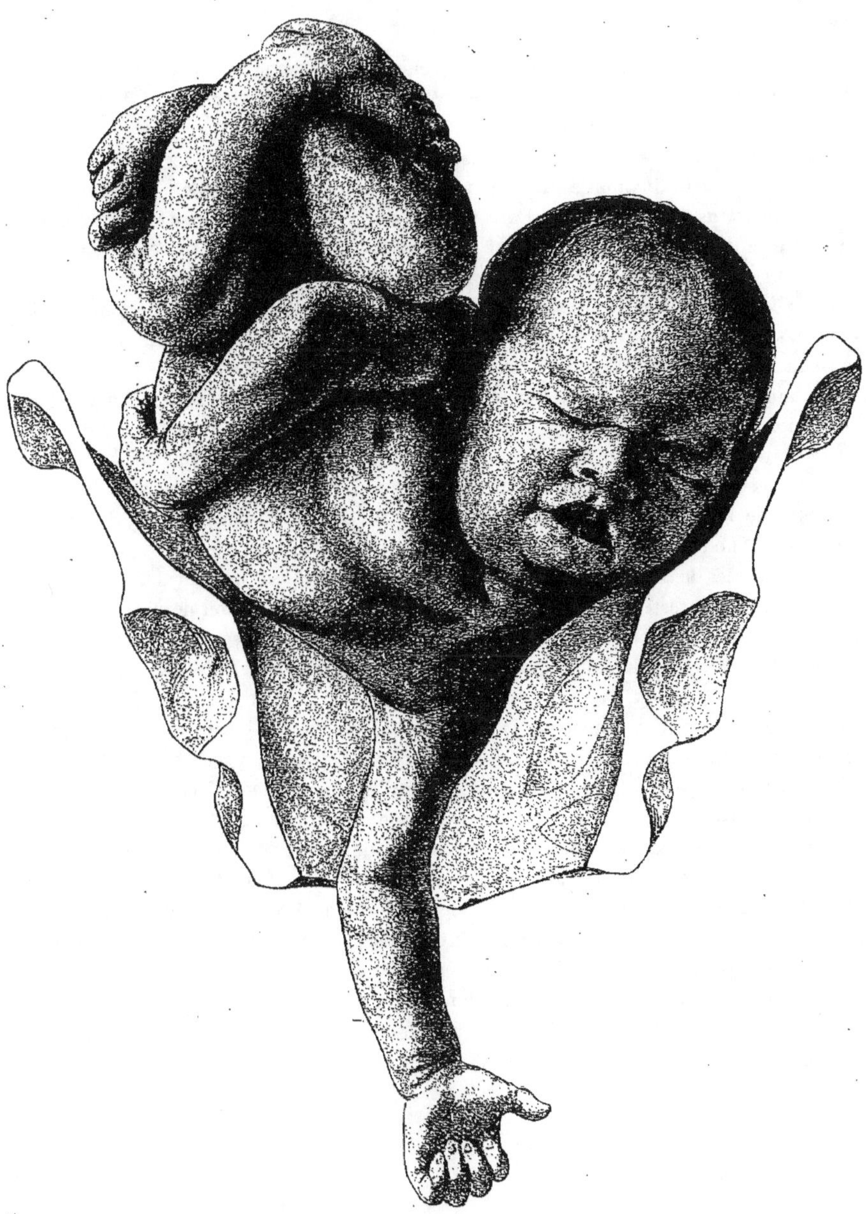

Fig. 395.

Présentation de l'épaule, dorso-postérieure, avec procidence du bras.

La paume de la main étant tournée en haut, le pouce regarde du *côté gauche* de la mère : le bras procident
est *le gauche*.

à même de faire suivre immédiatement la version par l'extraction, si le fœtus présente des symptômes d'asphyxie résultant de la compression du cordon ou du décollement placentaire, produits par la version.

La version est d'autant plus difficile et dangereuse qu'il s'est passé plus de temps depuis l'écoulement du liquide amniotique et que l'utérus s'est appliqué plus intimement autour du fœtus. C'est pourquoi après la rupture de la poche des eaux la version ne saurait être différée trop longtemps et sera souvent pratiquée avec succès, même si la dilatation du col n'est pas encore complète. Si le bras est déjà procident et tuméfié, l'épaule fortement pressée dans le bassin, recourez au *chloroforme* avant de tenter quoi que ce soit. La narcose est poussée à fond jusqu'à disparition totale de la tonicité musculaire, puis la parturiente est mise en travers du lit. L'examen combiné, soigneusement fait, vous renseignera s'il est encore possible de refouler l'épaule engagée et si la tension de la paroi utérine permet encore la version. A l'aide du chloroforme et en mettant la parturiente dans le décubitus latéral, ou mieux encore en surélevant son bassin, la version réussit souvent encore plusieurs heures après la perte des eaux ; l'adresse de l'opérateur est sans doute condition de la réussite et l'avertissement d'*Osiander* « non vi sed arte » est utile ici encore plus qu'ailleurs.

Si les signes de la *distension du col* sont nettement marqués, si même dans la narcose profonde l'utérus reste tendu solidement autour du fœtus, et qu'on ne puisse refouler l'épaule à l'aide d'une pression légère, la version est contre-indiquée. Dans ces conditions l'opérateur commet une faute grave s'il s'obstine à l'exécuter. Le col surdistendu pourrait se rompre déjà par la simple introduction de la main à travers l'anneau de contraction fortement tendu et par la recherche du pied : mais la rupture se produirait certainement en employant la violence dans « l'évolution » du corps fœtal (culbute du fœtus). Dans ces cas où l'épaule est enclavée et l'utérus rétracté, l'accouchement doit être terminé par l'*embryotomie*. Cette intervention désagréable peut être parfois évitée si l'on réussit à extraire le fœtus par le mécanisme de l'évolution spontanée, en opérant des tractions sur le bras procident ou sur le tronc que l'on peut déjà sentir à côté de l'épaule. Il faut toujours faire un essai de cette méthode de délivrance, si le fœtus est petit et si l'épaule est déjà profondément engagée : si cette tentative échoue, l'abaissement de l'épaule, qui en est la suite, n'entraîne aucun inconvénient, les conditions n'en sont que plus favorables à l'embryotomie.

XXIme LEÇON

Procidence des petites parties ; procidence d'un bras à côté de la tête ; procidence du cordon. Les troubles de la respiration placentaire, leurs causes, conséquences et symptômes. La mort apparente du nouveau-né et son traitement.

Messieurs, à la suite des anomalies de l'accouchement provenant de présentations et d'attitudes vicieuses du fœtus, nous devons encore étudier *la procidence des membres et du cordon*. La terminologie obstétricale fait une différence entre *présentation* et *procidence* : le premier terme signifie que les petites parties abaissées se trouvent encore à l'intérieur des membranes intactes, le second s'applique aux cas où la poche des eaux est rompue et où les parties en question sont immédiatement accessibles à la palpation[1].

Procidences des Membres. — Elle est liée nécessairement à une anomalie de l'attitude normale. Pour qu'il y ait présentation ou procidence des bras ou des jambes, il faut qu'ils aient abandonnné leur flexion typique et se soient mis en extension plus ou moins complète, en s'éloignant du tronc.

L'abaissement des jambes dans la présentation du siège, celui d'un bras dans la présentation de l'épaule, sont extrêmement fréquents ; il en a été question au dernier chapitre. Par contre, il est plus rare d'observer *la procidence d'un membre à côté de la tête*, parce que celle-ci remplit parfaitement le segment inférieur de l'utérus, et qu'habituellement le contact est si intime entre la tête et la paroi utérine qu'il ne reste aucune issue par où les petites parties puissent s'échapper. Si la tête est petite, déviée latéralement, ou encore élevée lorsque l'accouchement survient, il est possible soit qu'un membre descende spontanément, soit qu'il soit entraîné par l'écoulement du liquide amniotique. Il en est ainsi surtout quand le fœtus est mort, ses membres flasques ayant déjà une tendance naturelle à obéir à la pesanteur et à s'abaisser.

---

[1] D'autres auteurs distinguent entre procidence intra-ovulaire et extra-ovulaire, ou entre procubitus et procidence.
(Note du traducteur).

Ordinairement on ne trouve qu'une main ou qu'un bras à côté de la tête ; il est pourtant des cas connus, où l'on a constaté la procidence d'un bras et d'un pied ou même des quatre extrémités à côté de la tête.

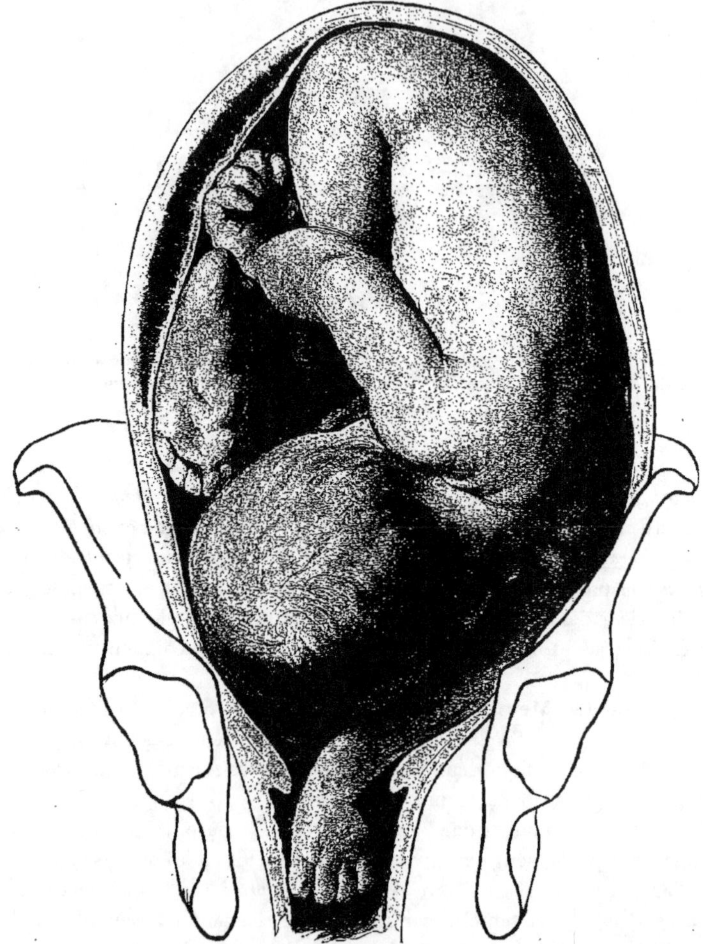

Fig. 396.
Procidence du bras à côté de la tête.

La procidence d'une main n'entraîne pas d'accidents particuliers ; dès que la tête descend plus bas, la main se retire. Vous pouvez faciliter cette réduction spontanée en mettant la parturiente dans le décubitus latéral du côté opposé à celui de la procidence (dans le cas de la fig. 396, donc à droite). Le tronc s'incline alors avec le « fundus uteri », précisément du côté sur lequel la femme est couchée, et la main remonte.

La procidence du bras peut entraver l'engagement de la tête au détroit supérieur, il faut donc réduire ce bras s'il barre la route. Dans ce but, on met la femme en décubitus latéral après l'avoir endormie ; on introduit la main entière ou quatre doigts seulement et l'on refoule le bras le plus haut possible dans la cavité utérine. Puis, par une pression exercée de l'extérieur, on imprime la tête dans le bassin pour prévenir le retour de la procidence. Si le bassin est rétréci, l'engagement immédiat de la tête ne peut être obtenu : aussi la procidence de l'extrémité se renouvelle-t-elle facilement. Dans ces conditions, au lieu de s'acharner à répéter les manœuvres de réduction, il est préférable de pratiquer la version podalique qui met fin définitivement à cette complication.

Si le bras et la tête sont déjà descendus ensemble dans l'excavation pelvienne, le bras trouve, en général, suffisamment d'espace où se loger dans la concavité du sacrum et n'oppose plus d'obstacle sérieux à l'accouchement, quoiqu'il retarde peut-être la rotation du crâne. Vous pouvez donc attendre tranquillement l'expulsion spontanée. Au cas que vous recouriez au forceps, prenez bien garde au moins de ne pas blesser le bras en le pinçant entre les bouts des cuillères.

Procidence du cordon. — Cette anomalie est bien autrement sérieuse que la procidence des membres. Il ne s'agit pas là, comme dans la procidence du bras, d'un obstacle mécanique à l'accouchement, le cordon étant trop mou pour cela ; mais *c'est la vie de l'enfant qui est en jeu.* Lorsque le cordon est pris entre la partie fœtale qui se présente et la paroi du canal génital, il subit aisément une compression qui suspend la circulation dans les vaisseaux funiculaires ; le fœtus est ainsi isolé de son organe respiratoire, le placenta, et en danger d'asphyxie. Il est clair que, dans la procidence du cordon, la nature de la partie fœtale qui se présente joue un grand rôle : la tête, dure et volumineuse, exerce la plus forte compression ; aussi le danger est-il beaucoup plus sérieux dans les présentations céphaliques que dans les autres, où les parties sont plus molles et moins volumineuses. Le siège de la procidence aussi a de l'importance ; si le cordon est enclavé en avant entre les pubis et la tête, l'interruption complète de la circulation funiculaire se produit beaucoup plus rapidement que si la procidence a lieu dans la région postérieure du bassin ; car, sur les côtés du promontoire dans la concavité des ailerons du sacrum, le cordon trouve souvent encore assez d'espace où se loger, même quand le bassin est rétréci.

Normalement le cordon ombilical est bien caché haut dans l'utérus, du côté ventral et entre les membres du fœtus (fig. 397). Le segment inférieur de l'utérus s'adapte si étroitement à la partie fœtale en présentation, que le cordon ne saurait trouver une seule issue où se faufiler. *Or, la présence d'une lacune entre la paroi utérine et la partie fœtale qui se présente est la condition nécessaire et la cause de la procidence du cordon.* Naturellement, cette lacune ne peut être vide, elle est d'abord pleine de liquide amniotique. Au moment de la rupture des membranes et de l'écoulement de ce liquide, une anse voisine du cordon pénètre dans cette lacune dont le liquide se retire, et se trouve prise entre le bassin et la partie fœtale en présentation.

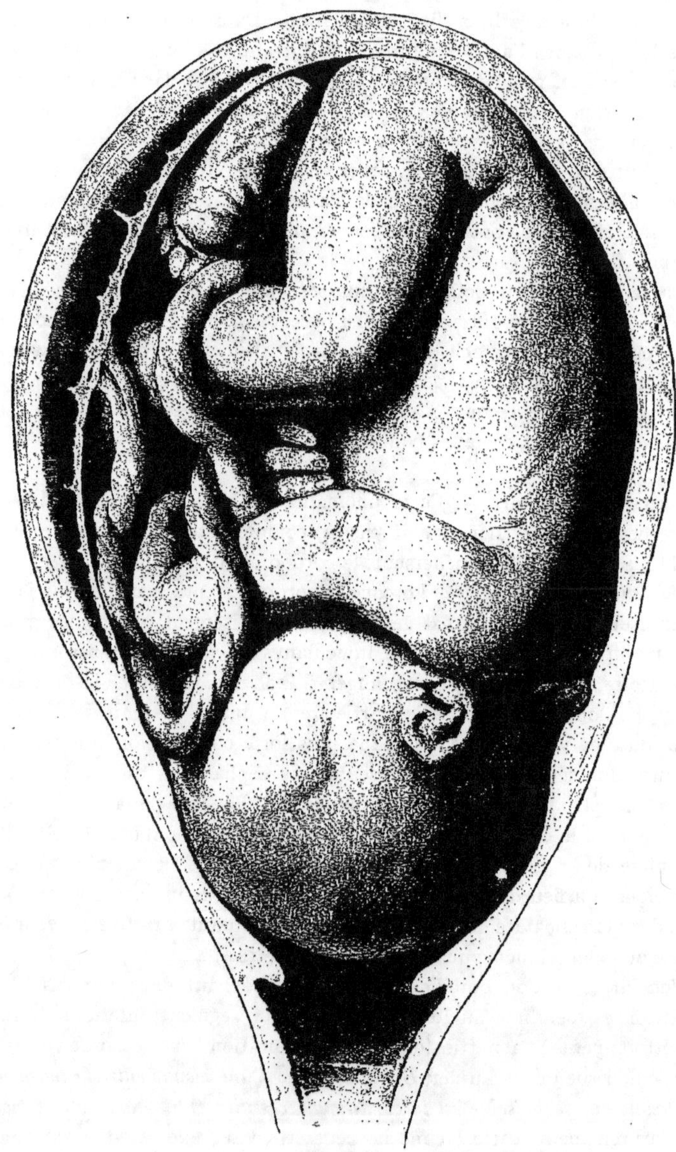

Fig. 397.

Situation normale du cordon ombilical.

La paroi utérine est partout étroitement appliquée sur la tête, empêchant complètement la procidence du cordon.

La procidence du cordon survient d'autant plus facilement que l'utérus s'applique moins exactement sur la région fœtale qui se présente. C'est pourquoi cette anomalie se rencontre le plus souvent dans la présentation transversale, où l'on ne constate au début du travail aucune partie qui s'engage, et où plus tard l'épaule ne remplit que très imparfaitement le col. Puis vient la présentation des pieds. Celle du siège remplit

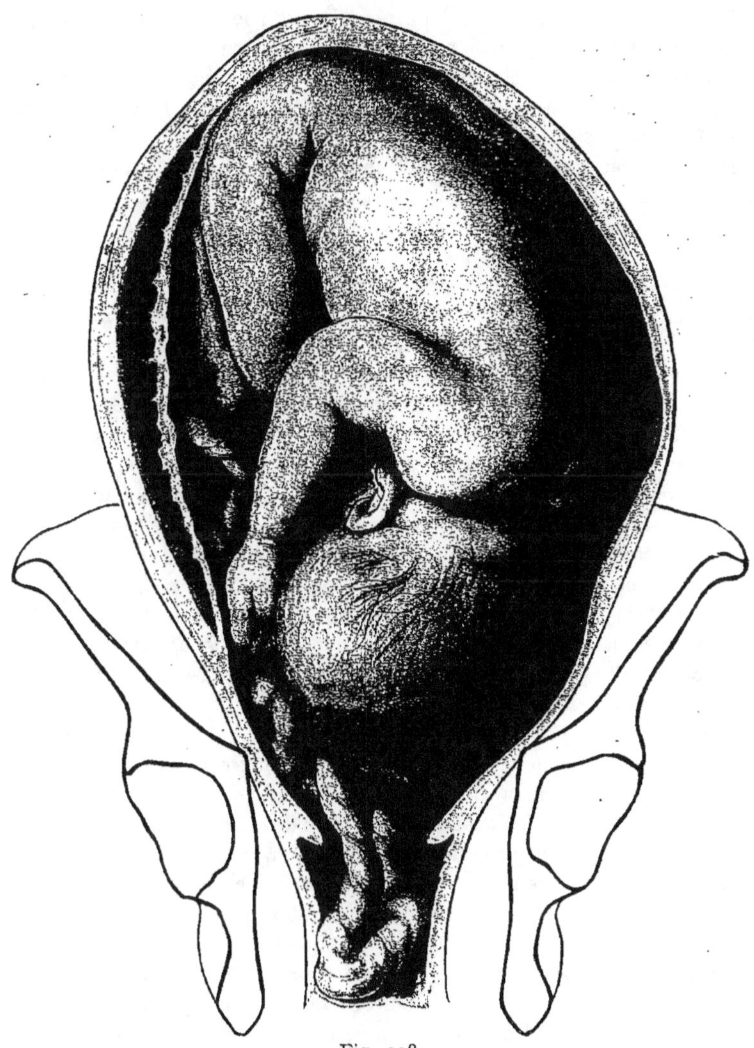

Fig. 398.

Procidence du cordon.

La tête est déviée sur l'os iliaque gauche ; le cordon est descendu en se faufilant dans la lacune que laissent entre elles la tête et la paroi utérine.

mieux le segment inférieur de l'utérus, aussi la procidence du cordon y est-elle plus rare. C'est la tête en présentation du sommet qui bouche de la manière la plus complète le canal génital ; c'est pourquoi la présentation céphalique est celle qui donne le moins souvent lieu à la procidence du cordon ; on ne l'y observe que si la tête s'engage en déflexion, ou si elle est très élevée durant la dilatation ou déviée latéralement, ce qui est dû au rétrécissement du bassin ordinairement ; pourtant l'hydramnios, la gémellité et l'accouchement prématuré peuvent agir aussi dans le même sens. — La longueur exagérée du cordon et l'insertion basse du placenta favorisent enfin la procidence.

Le diagnostic n'offre aucune difficulté si l'examen interne est fait avec soin. Il n'y a rien qu'on puisse confondre avec le cordon ombilical à part peut-être des anses intestinales maternelles faisant prolapsus dans le vagin à travers la déchirure d'un cul-de-sac ; il est arrivé en effet dans quelques cas qu'on les ait prises pour des anses du cordon.

Traitement. — Il va de soi qu'on n'intervient que si l'enfant vit encore ; si l'anse procidente est sans battements, il n'y a plus rien à faire. Au contraire, si l'enfant est encore vivant à votre arrivée, il a de nombreuses chances d'être sauvé. Il s'agit tout d'abord de savoir où en est l'accouchement, de se renseigner sur l'état de la dilatation, sur la présentation fœtale, les dimensions du bassin et les causes de la procidence. Le résultat de votre exploration externe et interne déterminera la conduite à tenir.

Si vous êtes appelés *au début du travail*, pendant la dilatation, si la poche des eaux est encore intacte, et que vous sentiez derrière les membranes l'anse funiculaire animée de battements, votre premier devoir est de *vous abstenir de tout ce qui pourrait provoquer la rupture prématurée des membranes*. Il faut que la parturiente reste tranquillement dans le décubitus latéral, en évitant soigneusement tout effort d'expulsion. Tant que la poche des eaux subsiste, la force entière des contractions utérines sert à la dilatation, la partie fœtale en présentation n'avance pas, dans la règle du moins, et le cordon ne subit pas de compression. Si vous réussissez à retarder la rupture des membranes jusqu'à ce que la dilatation de l'orifice externe soit achevée, le pronostic pour le fœtus en est amélioré considérablement. En effet, lorsque la poche des eaux se rompt enfin et que le cordon subit une pression dangereuse, rien ne vous empêche plus de libérer aussitôt l'enfant de sa situation critique.

Le choix de l'intervention dépend de la nature de la présentation. Dans la présentation de l'épaule, le traitement de la procidence du cordon se confond avec celui de la présentation même : version suivie de l'extraction immédiate. Dans la présentation des pieds on accélère l'extraction lorsque les bruits du cœur deviennent mauvais. Dans la présentation du siège, il est bon de pratiquer l'abaissement d'un pied aussitôt après la rupture de la poche des eaux ; on diminue ainsi le volume du siège et se procure en cas d'urgence une excellente prise pour l'extraction. Enfin, dans les présentations céphaliques la version podalique est de nouveau le procédé normal ; elle supprime la pression dangereuse de la tête sur le cordon et permet en même temps d'extraire le fœtus par le pied avec tous les ménagements possibles. La vie de l'enfant est ainsi mieux sauvegardée qu'en s'obstinant dans des tentatives de réduction. Le forceps n'entre en ligne de compte que si la tête est descendue rapidement dans le bassin après la rupture des membranes et peut être saisie facilement.

Nous avons envisagé jusqu'ici le cas le plus favorable, c'est-à-dire dans lequel la compression du cordon ne commence que lorsque la dilatation est complète ou presque achevée. *Le fœtus court un danger bien plus grave par la rupture prématurée des membranes, quand la compression du cordon se manifeste avant l'effacement du canal cervical et avant la dilatation de l'orifice externe* ; il en est de même si les signes de la compression apparaissent alors que les membranes sont encore intactes et l'orifice externe étroit. L'extraction du fœtus est en général impraticable dans ces circonstances, il n'y a d'autre alternative que d'essayer de réduire le cordon procident, c'est-à-dire de le refouler dans la cavité utérine pour le soustraire à la compression.

Dans les présentations de l'épaule, du siège et des pieds, le cordon ne subit que rarement une compression notable, même si la rupture des membranes a eu lieu prématurément. C'est pourquoi le médecin peut se dispenser de tenter la réduction en attendant que la dilatation permette l'extraction. Dans les présentations céphaliques au contraire, l'essai de réduction est le plus souvent indiqué ; si l'orifice externe et le canal cervical sont encore fort étroits, le cordon doit être refoulé à l'aide d'un instrument spécial, dont il existe toute une série de modèles ; les plus simples et les meilleurs, comme ceux de *Braun* et de *Roberton*, se composent d'une tige élastique au bout de laquelle est ajusté un dispositif destiné à saisir le cordon. A l'aide de cet appareil, on cherche à reporter dans la cavité utérine l'anse procidente ; l'instrument est alors laissé en place jusqu'à ce que la tête soit expulsée, pour empêcher la procidence de se reproduire. Dans beaucoup de cas l'introduction d'un petit ballon de caoutchouc (*métreurynter*) constitue un moyen plus simple encore de refouler le cordon et de le maintenir constamment au-dessus du col. Le ballon est à la fois agent mécanique de distension et excitateur de la contraction utérine, activant la dilatation.

Si le col est déjà effacé et l'orifice externe davantage perméable, la main seule doit être préférée à tous les instruments. On introduit la main tout entière dans le vagin et, à l'aide de deux ou trois ou même quatre doigts, on refoule le long de la tête le peloton des anses funiculaires en le reportant le plus haut possible dans la cavité utérine. Pour que la réduction réussisse rapidement, il faut que la parturiente prenne la position génu-pectorale ou que le bassin soit relevé ; la cavité utérine étant alors plus basse que le col, le cordon obéit à la pesanteur et remonte spontanément, il semble même parfois qu'il subisse une véritable aspiration ; en tout cas la procidence est loin de se reproduire aussi facilement que si la réduction est opérée dans le décubitus dorsal, où le moindre effort des muscles abdominaux suffit à faire redescendre les anses funiculaires, que l'on a eu tant de peine à réduire. La réduction terminée, on met en place un métreurynter de dimensions convenables, puis on fait passer la parturiente avec précaution de la position génu-pectorale dans le décubitus latéral ou plutôt ventro-latéral, ou mieux encore dans le décubitus dorsal avec surélévation du bassin, position où la parturiente est laissée jusqu'après l'expulsion.

Bien que la réduction convenablement exécutée donne souvent de bons résultats, pourtant le succès de l'opération n'est jamais complètement certain ; déjà les pressions que l'on est contraint d'exercer sur le cordon pour le saisir et le refouler peuvent compromettre la circulation funiculaire. Parfois aussi, alors que la réduction semble avoir réussi, la compression n'est pas entièrement supprimée, ou bien la procidence ne tarde pas à réapparaître parce que le rétrécissement du bassin s'oppose à la descente rapide de la tête. La répétition des essais de réduction ne profite guère à l'enfant et dans l'intérêt de la mère il vaut mieux s'en abstenir. Si la réduction a réussi dans la position génu-pectorale, mais que la procidence se reproduise aussitôt que la parturiente se couche sur le côté, il est préférable de faire une dernière tentative de sauver l'enfant en pratiquant la version combinée de *Braxton-Hicks,* suivie de l'extraction dès que la dilatation du col permet le passage du fœtus.

Enfin il est encore un moyen de sauver l'enfant, même si le canal cervical est encore étroit ; c'est *l'opération césarienne vaginale,* praticable en quelques minutes après incision de la paroi antérieure du col. Mais cette intervention suppose un opérateur exercé et bien assisté, aussi ne peut-on y recourir, dans la règle, que dans une clinique.

Nous avons déjà parlé à plusieurs reprises *des troubles de la respiration placentaire* et *de* **l'asphyxie du fœtus** ; la compression des vaisseaux funiculaires dans la procidence du cordon vient de nous en fournir un nouvel exemple, il est donc tout indiqué d'aborder maintenant l'étude de ces troubles.

Vous connaissez bien l'appareil de la respiration fœtale ; le mécanisme en est plus compliqué que celui de la respiration ordinaire, où l'oxygène est puisé directement dans l'air atmosphérique ; aussi est-il très compréhensible que l'on observe fréquemment des troubles de cette respiration fœtale et l'asphyxie mortelle du fœtus.

Le fœtus, tirant du sang de la mère l'oxygène dont il a besoin, est dans la dépendance directe de ce sang ; si la crase sanguine de la mère subit des altérations quelconques, il en ressent aussitôt les effets. L'appauvrissement du sang maternel en globules rouges, dans l'anémie gravidique ou par hémorragie à l'accouchement, entraîne un défaut d'oxygène chez le fœtus ; la cyanose de la mère provenant d'un vice cardiaque ou d'une affection pulmonaire produit le même effet.

Il en est de même aussi, lorsque l'afflux du sang maternel au placenta est entravé et que la circulation est gênée dans les espaces intervilleux. Sous ce rapport les contractions utérines jouent un rôle tout spécial ; chaque douleur vigoureuse réduit l'afflux sanguin, par rétrécissement des vaisseaux utéro-placentaires ; toutefois, cette diminution n'a pas d'inconvénients, en général, parce que sa durée est courte. Mais si des contractions énergiques se succèdent à brefs intervalles, ou bien si le corps utérin subit une rétraction prématurée par suite d'obstacles à l'expulsion, de perte abondante de liquide amniotique, etc., le fœtus est alors exposé au danger de l'asphyxie, et la contracture tétanique persistante de l'utérus entraîne généralement sa mort.

La respiration fœtale peut être encore compromise par l'amoindrissement de la surface respiratoire, résultant de processus étendus de coagulation dans les espaces intervilleux ou causé par l'oblitération des villosités et le décollement du placenta. Enfin, le long cordon vasculaire, situé tout entier hors du fœtus qu'il relie à son organe respiratoire, constitue une dernière source de dangers et non la moindre pour la respiration fœtale. Le fœtus ressemble en quelque sorte à un plongeur qui reçoit l'air sous l'eau à l'aide d'un tuyau, dont les lésions diverses (compression, formation de nœuds, déchirures) l'exposent à une interruption de la respiration.

Le résultat final des divers troubles de la respiration placentaire est toujours le même : l'oxygénation du sang fœtal diminue, l'acide carbonique s'y accumule, causant l'irritation du centre respiratoire médullaire à laquelle le fœtus réagit comme le nouveau-né par des inspirations. Mais le nouveau-né dès la première inspiration reçoit de l'air dans les poumons, tandis que le fœtus n'aspire que du liquide amniotique, ou du sang et des mucosités si la tête est déjà engagée dans la filière génitale. En même temps, l'inspiration modifie considérablement la circulation : la dilatation du thorax ouvre le territoire vasculaire des poumons, qui reçoit lors de la systole une part considérable du contenu du ventricule droit ; l'aorte descendante reçoit par conséquent moins de sang par le conduit de Botal, la pression baisse dans le système artériel et les artères ombilicales, la circulation placentaire s'affaiblit, l'afflux de sang artérialisé dans la veine ombilicale diminue. C'est là un cercle vicieux qui s'aggrave à chaque mouvement respiratoire du fœtus. Finalement, le sang perdant de plus en plus son oxygène, l'excitabilité du centre respiratoire disparaît, les inspirations cessent et peu après les pulsations cardiaques s'arrêtent aussi : le fœtus a succombé à l'asphyxie.

Si l'obstacle à la respiration placentaire est de courte durée, les suites fâcheuses de quelques inspirations prématurées se réparent sans laisser de traces. Il y a rétrocession du courant sanguin dans les poumons, la pression remonte dans les artères ombilicales, la circulation placentaire revient graduellement à l'état normal en rétablissant l'apnée physiologique du fœtus. Le besoin de respirer est plus intense chez le fœtus à terme, aussi supporte-t-il moins bien la privation d'oxygène que s'il n'est pas encore arrivé à maturité ; dans ce dernier cas le fœtus peut rester vivant souvent fort longtemps après l'interruption des échanges gazeux au niveau du placenta. En général l'asphyxie sera d'autant plus rapide que le fœtus sera isolé plus complètement de sa source d'oxygène. Si la compression des vaisseaux funiculaires est totale (résultant par exemple de la procidence ou d'un nœud très serré du cordon), le fœtus succombe en quelques minutes, tout comme après le décollement brusque du placenta, et au milieu de violentes convulsions asphyxiques. D'autres fois l'asphyxie peut se prolonger une demi-heure et davantage, si la respiration placentaire n'est affaiblie que lentement et que l'interruption des échanges gazeux ne soit pas complète immédiatement ; c'est ainsi que les choses se passent habituellement. Quand l'asphyxie est consécutive à la prolongation du travail, aux douleurs spasmodiques, à la rétraction du corps utérin, à l'écoulement prématuré du liquide amniotique, etc., il se passe en général bien du temps entre l'apparition des premiers symptômes et la mort. Si la réduction de l'oxygène est tout à fait graduelle, les signes de l'asphyxie aiguë peuvent faire totalement défaut et même, dans de rares cas, les mouvements respiratoires à l'intérieur de l'utérus, comme *B.S. Schultze* l'a démontré ; le fœtus passe directement de l'apnée à la mort par paralysie progressive du centre respiratoire, qui n'est jamais suffisamment excité par la lente diminution de l'oxygène pour entrer en jeu.

Il importe naturellement que l'accoucheur s'aperçoive à temps *du début de l'asphyxie*. Parfois, dans l'accouchement par le siège, alors que la tête et les épaules se trouvent arrêtées dans le bassin, il est possible de voir directement les mouvements d'inspiration du fœtus et la cyanose croissante de sa peau. Ou bien c'est la main, introduite dans l'utérus pour exécuter la version, qui sent les mouvements respiratoires du thorax. Si le fœtus aspire de l'air entraîné par la main dans la cavité ovulaire, les expirations suivantes peuvent être bruyantes et perceptibles même à l'oreille de l'entourage sous forme de cris étouffés; mais ce *vagissement intra-utérin* (vagitus uterinus) est en tout cas un phénomène extrêmement rare, que peu d'accoucheurs peuvent se vanter d'avoir entendu ; bien qu'ayant pratiqué une grande quantité de versions, je n'ai jamais rien perçu de semblable. S'il y a procidence du cordon, le début de l'asphyxie se révèle nettement par l'état du pouls funiculaire. Comme le centre respiratoire son voisin, le centre d'inhibition du cœur (centre du nerf vague) est irrité par le sang de plus en plus veineux, la fréquence du pouls (120 à 150 normalement) diminue et tombe à 100, 80, 60 pulsations, mais qui conservent tout d'abord leur vigueur. A la suite de la paralysie du centre cardiaque qui succède tôt ou tard à son excitation, le pouls s'accélère rapidement et souvent brusquement, les pulsations deviennent en même temps faibles et irrégulières et finalement imperceptibles peu d'instant avant la mort.

Ce sont précisément ces symptômes cardiaques qui par *l'auscultation* durant le travail avertissent le médecin de l'imminence de l'asphyxie. Durant les douleurs le ralentissement des bruits du cœur n'a pas d'importance, pourvu que le rythme normal se rétablisse aussitôt dans l'intervalle. Dans ce cas, le ralentissement n'est souvent que l'effet de vigoureuses contractions expulsives comprimant la tête dans le bassin. *Au contraire, si le ralentissement persiste et que le nombre des pulsations diminue encore, il y a certainement irritation du centre du nerf vague d'où l'on peut conclure à celle du centre respiratoire, donc danger d'asphyxie pour le fœtus.* L'irrégularité des bruits du cœur et leur affaiblissement qui ne tarde pas à s'ensuivre sont l'indice du début de la paralysie du nerf vague. Le danger s'est ainsi accru, et lorsque la fréquence des bruits cardiaques est devenue telle qu'il n'y a plus guère moyen de les compter, la mort est proche.

On observe encore d'autres symptômes au début de l'asphyxie : *le renforcement des mouvements de l'enfant* et *la perte de méconium*. Cette dernière naturellement n'offre aucune importance dans l'accouchement par le siège, où le contenu intestinal est exprimé mécaniquement par la pression du travail. Par contre, dans les présentations céphaliques et de l'épaule, la perte de liquide amniotique fortement souillé de méconium doit toujours appeler l'attention sur le danger couru par le fœtus et nécessite un contrôle soigneux des bruits du cœur. Souvent alors, l'auscultation viendra confirmer vos présomptions d'asphyxie imminente. Il est vrai que parfois, malgré la perte abondante de méconium, l'enfant naîtra en parfait état sans aucun symptôme d'asphyxie ; cela prouve simplement que l'évacuation prématurée de l'intestin peut provenir exceptionnellement d'autres causes.

Sur l'enfant né en état d'asphyxie on constate encore les pulsations du cœur mais les mouvements respiratoires font totalement défaut par suite de la dépression ou de la paralysie complète du centre respiratoire.

Asphyxie ou mort apparente du nouveau-né.

Caseaux (1850) a montré le premier que, suivant les progrès qu'elle a faits jusqu'à la naissance, l'asphyxie du nouveau-né se manifeste sous deux aspects différents, correspondant à deux degrés du mal :

1º *Asphyxie bleue*, moins grave. Les téguments sont bleu-violacé et bouffis, le cœur bat lentement et vigoureusement, les vaisseaux funiculaires regorgent de sang, les pulsations des artères sont fortes, la tonicité musculaire existe encore, de sorte que ni les membres ni la tête ne sont inertes. A ce stade, le centre respiratoire ne réagit plus, il est vrai, à l'irritation du sang surchargé d'acide carbonique, mais il réagit encore généralement aux irritations cutanées.

2º *Asphyxie blanche*, la plus grave : les téguments sont totalement ischémiés, froids et d'une pâleur cadavérique ; les vaisseaux funiculaires sont affaissés et leurs battements sont presque imperceptibles ; la tonicité musculaire a complètement disparu, les membres de l'enfant pendent inertes comme dans la mort, la mâchoire inférieure de même, la tête tombe de côté. L'unique signe de vie qui subsiste encore, ce sont les battements du cœur faibles et fréquents, auxquels s'associent encore, à de longs intervalles, de courtes inspirations saccadées. A ce stade avancé de l'asphyxie, l'irritabilité du centre respiratoire est absolument éteinte, les excitations artificielles, quelles qu'elles soient, sont toutes incapables de provoquer des inspirations.

La conduite à tenir pour sauver l'enfant dépend du degré de l'asphyxie.

Dans l'asphyxie *bleue*, reconnaissable d'emblée à la couleur des téguments et à la présence de la tonicité musculaire, il suffit généralement, pour irriter le centre respiratoire, *d'excitations périphériques des téguments ou de la langue*. Après un nettoyage rapide de la bouche et du pharynx pour les débarrasser des mucosités aspirées, recourez successivement aux frictions du dos à l'aide d'un linge, aux pulvérisations ou à l'aspersion d'eau froide, à plusieurs reprises. Un procédé particulièrement efficace et recommandable consiste à plonger l'enfant dans l'eau froide à l'instant où on le sort d'un bain chaud. Citons une manœuvre excellente, les tractions rythmées de la langue (méthode de *Laborde*), ou enfin l'aspiration des mucosités du nasopharynx.

Dans l'asphyxie *blanche*, alors que l'enfant est déjà flasque, il n'y a plus rien à espérer de l'excitation cutanée à laquelle la moelle paralysée ne réagit plus ; vous avez beau frictionner, flageller, pincer l'enfant, il ne fera pas de mouvements respiratoires ; dans ces conditions il serait absurde de perdre un temps précieux à de vaines tentatives d'excitation en laissant échapper le moment favorable pour ranimer l'enfant. Il importe avant tout, *par aspiration à l'aide du cathéter trachéal, de débarrasser les voies respiratoires des mucosités, du sang et du liquide amniotique qui les obstruent*, et de les rendre de nouveau perméables à l'air. Dans la règle, la respiration commence spontanément dès que le passage de l'air est rétabli, et il suffit ensuite de quelques coups de toux réflexe pour expulser toutes les matières aspirées. S'il ne se produit pas de mouvements respiratoires spontanés, la *respiration artificielle* doit intervenir pour apporter l'oxygène vivifiant au sang et par lui à la moelle allongée. La conduite à tenir dans l'asphyxie blanche est donc la suivante : 1º Ligature rapide du cordon ; 2º Désobstruction des voies respiratoires par nettoyage de la bouche et du pharynx et par aspiration à l'aide du cathéter trachéen ou tube laryngien ; 3º Application de la respiration artificielle.

Le réveil de l'excitabilité médullaire se manifeste par le retour de la tonicité musculaire, de la teinte rosée des téguments qui revient par plaques, et par l'apparition d'une faible expiration ; c'est à ce moment seulement que l'on peut essayer de l'excitation cutanée, qui ne tarde pas en général à provoquer de profondes inspirations spontanées en mettant fin promptement à tous les symptômes d'asphyxie.

Quant à la *méthode de respiration artificielle*, les *balancements de B.S. Schultze* sont à juste titre un procédé très répandu. Sous le rapport de l'amplitude des variations dans la pression intra-thoracique et du volume d'air qu'ils font aspirer et expulser aux poumons, *ces balancements du corps de l'enfant*, préconisés par *Schultze*, sont supérieurs à toutes les autres méthodes de respiration artificielle ; en outre, ils ont sur ces dernières un second avantage, c'est de stimuler fortement la circulation par massage du cœur et par les grandes oscillations de la pression intra-thoracique ; enfin, dernier avantage, au moment de l'expiration les voies respiratoires s'ouvrent de haut en bas, ce qui facilite l'écoulement des mucosités aspirées ; et en effet, après quelques balancements déjà, on observe souvent que des mucosités sanguinolentes sont projetées de la trachée à chaque expiration comme par un accès de toux et s'écoulent par la bouche et le nez.

Si l'on veut que les balancements de *Schultze* produisent tout l'effet qu'on peut en attendre, il faut qu'ils soient exécutés correctement et méthodiquement ; il est nécessaire pour cela que la méthode vous en soit soigneusement démontrée et que vous en possédiez la technique par l'exercice. Il ne suffit pas d'avoir vu pratiquer une fois les balancements pour les imiter convenablement. Les figures 399 et 400 vous donnent une idée générale du procédé, en représentant la manière de tenir l'enfant dans les deux mouvements du balancement, la flexion et l'extension du corps fœtal. L'enfant, dont on a bien séché la peau, est saisi par les épaules, avec les pouces en avant sur la paroi antérieure du thorax, les index dans le creux de l'aisselle, et les autres doigts étendus en arrière, appliqués en travers du dos, les éminences thénar soutenant la tête. On commence par étendre les bras en bas en laissant pendre l'enfant entre les jambes écartées ; de cette position le corps est projeté en l'air en décrivant un arc de cercle de bas en

.haut, de sorte que la tête vient regarder en bas et que le siège se rabat en avant sur l'abdomen. Le thorax est ainsi comprimé par la pression des pouces sur lesquels il s'appuie, et simultanément l'ascension du diaphragme refoulé par les viscères intestinaux réduit le volume de la cage thoracique : il en résulte une vigoureuse *expiration* ; en outre, les mucosités aspirées obéissant dans cette position à la pesanteur peuvent s'écouler dans le naso-pharynx. Tout de suite après, le corps de l'enfant est ramené en bas dans la position de départ ; au cours de ce second mouvement, le thorax maintenu sous les aisselles par les index de l'opérateur se dilate et le diaphragme s'abaisse produisant ainsi une *inspiration* dont l'énergie correspond à la vigueur du balancement. Après huit à dix balancements qui prennent une minute environ, l'enfant est porté dans un bain chaud pour éviter le refroidissement de la peau, puis quelques minutes après on recommence la manœuvre.

Dès que l'enfant fait spontanément quelques inspirations régulières, quoique très faibles, on arrête les balancements et on cherche à renforcer la respiration par l'excitation des réflexes. Si l'asphyxie est profonde, il faut persévérer dans votre tentative de ranimer l'enfant souvent une et même deux heures durant, avant d'arriver au but. En tout cas, aussi longtemps que les bruits du cœur sont perceptibles, vous n'avez pas le droit de cesser vos efforts.

Les balancements de *Schultze* sont impraticables lorsque le fœtus a été atteint au cours du travail d'une fracture du fémur, de l'humérus ou de la clavicule ; car il en résulterait de vastes déchirures des parties molles au voisinage du siège de la fracture

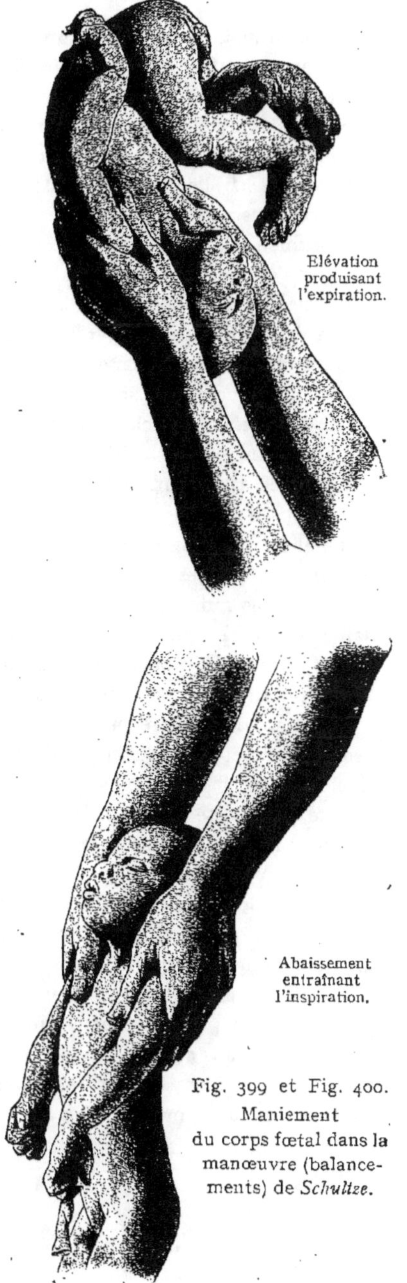

Fig. 399 et Fig. 400.
Maniement du corps fœtal dans la manœuvre (balancements) de *Schultze*.

C'est pourquoi, en cas de fracture du fémur, on recourt de préférence à la méthode de respiration artificielle de *Sylvester* (inspiration par l'abduction et l'élévation des bras au-dessus de la tête, expiration par leur abduction et leur croisement sur la poitrine) qui, comme on le sait, constitue l'un des procédés les plus efficaces dans l'asphyxie de l'adulte. En cas de fracture de la clavicule ou de l'humérus, on applique la méthode de *Prochownik*; l'enfant étant suspendu la tête en bas, on pratique sur son thorax des compressions méthodiques à l'aide des mains; on peut ainsi littéralement exprimer du poumon les mucosités aspirées comme on exprimerait une éponge, et souvent on les voit s'écouler du nez et de la bouche.

Chez l'enfant prématuré, la respiration artificielle a peu de succès en général à cause de la mollesse des parois thoraciques. L'essai de l'*insufflation* est alors justifié comme chaque fois du reste que la respiration artificielle échoue chez le nouveau-né à terme, et le succès en est souvent éclatant. Aussitôt que l'on a gonflé les poumons à l'aide du cathéter trachéal, la peau devient rosée, la moelle réagit de nouveau, la respiration réapparaît et l'on a la conviction d'avoir pour ainsi dire insufflé de nouveau la vie à l'enfant. Il faut se garder soigneusement d'insuffler avec force et trop longtemps d'une fois, ce qui entraînerait facilement la rupture d'alvéoles, l'emphysème et le pneumothorax. La dose d'air envoyée doit mesurer 20 à 30 cm³ au plus *(Schultze)* et la pression employée doit être faible.

Une fois ranimé, le nouveau-né n'est pas encore sauvé; le pronostic est tout à fait mauvais si l'enfant ne peut être ranimé qu'à demi, s'il ne crie pas vigoureusement, s'il retombe rapidement dans un état soporeux, si le refroidissement et la cyanose réapparaissent. Il succombe alors presque régulièrement dans les jours suivants à l'atélectasie pulmonaire ou à la pneumonie par aspiration. Mais, même si l'enfant semble complètement ranimé après une asphyxie profonde, il n'est pas encore à l'abri d'une rechute et de ses conséquences funestes. En tout cas, on fait bien de le coucher la tête plus basse que le corps pour faciliter l'expulsion des mucosités aspirées, et d'exciter le plus possible la respiration par des douches froides, appliquées plusieurs fois par jour dans le bain.

Avant de terminer, je désire appeler votre attention sur une asphyxie très particulière, celle qui relève d'hémorragies à la base du crâne et dans le domaine de la moelle allongée, événement qui n'est pas rare à la suite d'interventions obstétricales et même d'accouchements spontanés. L'enfant naît bien vivant, mais ne se met pas à respirer par suite de la pression exercée sur le centre respiratoire, et la circulation s'affaiblit rapidement. Dans ce cas il n'y a aucun moyen de ranimer l'enfant qui meurt aussitôt après quelques mouvements respiratoires, saccadés, convulsifs, ou succombe au cours des premiers jours, même si l'on a réussi à mettre en jeu une respiration superficielle

XXIIme LEÇON

Anomalies du bassin : le bassin rétréci, définition et fréquence. Les différentes sortes de bassins rétrécis : le bassin généralement rétréci, le bassin plat, le bassin plat généralement rétréci, le bassin asymétrique, le bassin en entonnoir cyphotique, le bassin oblique-ovalaire, le bassin transversalement rétréci, le bassin ostéomalacique, le bassin spondylolisthésique, bassins viciés par exostoses ou tumeurs. Le diagnostic du bassin rétréci. Pelvimétrie.

———

Messieurs, les anomalies de l'accouchement que nous avons traitées jusqu'ici provenaient soit des forces expulsives, soit de l'attitude et de la présentation du fœtus. L'accouchement pathologique ou dystocie comporte un 3e groupe d'*anomalies*, celles *de la filière génitale* et tout spécialement celles du *canal pelvien osseux*, réunies sous le nom de *bassins viciés* ; la viciation du bassin peut avoir lieu de deux façons, par rétrécissement ou par excès d'amplitude. Cette dernière ne cause pour ainsi dire jamais d'accidents sérieux à l'accouchement. Le bassin rétréci joue au contraire un grand rôle dans la dystocie ; par sa fréquence, par la gravité et la diversité de ses conséquences tant directes qu'indirectes, il occupe certainement la première place dans la pathologie de l'accouchement qu'il domine entièrement, selon l'heureuse expression de Spiegelberg.

Chose curieuse, l'importance du bassin rétréci resta fort longtemps absolument ignorée des accoucheurs. On en apercevait bien les conséquences, on pouvait assez souvent toucher du doigt pour ainsi dire le rétrécissement, mais grâce à des idées préconçues et à une représentation erronée de l'évolution de l'accouchement, on n'arrivait pas à reconnaître l'état de choses réel. L'obstacle principal résidait dans l'ancienne théorie de la dilatation de l'anneau pelvien, dont les os étaient censés s'écarter au fur et à mesure de la progression de l'enfant. D'après cette théorie tous les bassins étaient trop étroits, et l'anomalie n'était pas dans le rétrécissement même, mais dans l'expansion défectueuse de l'anneau pelvien à l'accouchement. *Vésale* avait pourtant (en 1543 déjà) soutenu contre les « medici plebeii » l'existence d'une union solide entre les pubis et clairement exposé l'impossibilité de l'écartement des os pelviens ;

en outre, son élève *Arantius* avait affirmé que la viciation des os pelviens était une des causes principales de l'accouchement difficile (difficilis partus, præcipua causa) ; malgré cela, l'ancienne théorie persista encore plus d'un siècle. Ce n'est qu'en 1701 que *Deventer* inaugura l'étude du bassin du point de vue obstétrical. Cette étude fut poursuivie par ses successeurs et, dans la première moitié du XIXᵉ siècle, fut l'objet de prédilection des recherches des accoucheurs allemands. Citons, entre autres, *Kilian, Nœgele, Hohl* et surtout *Michaelis* et *Litzmann*, dont les observations anatomiques et cliniques si exactes ont beaucoup perfectionné nos connaissances sur le bassin en obstétrique. Tandis que jadis on ne considérait un bassin comme rétréci que s'il opposait un obstacle mécanique direct au passage du fœtus, *Michaelis* étendit la notion de rétrécissement aux bassins dont l'étroitesse est insuffisante à entraver considérablement l'expulsion, mais assez prononcée toutefois pour influencer la présentation de l'enfant et le mécanisme de son passage. Suivant la forme du rétrécissement, cette influence se manifeste déjà quand la réduction des diamètres ne mesure que 1½ à 2 centimètres. Cette définition élargie du bassin rétréci, introduite par *Michaelis*, est partout admise aujourd'hui.

Nous dirons donc que *le bassin est rétréci, même si le raccourcissement ne comporte que 1,5 à 2 centimètres dans l'un des diamètres principaux.*

Avec cette échelle pour base, la *fréquence* du bassin rétréci est assez considérable (15 à 20% environ). N'allez pas croire cependant que dans un accouchement sur cinq ou six vous ayez à craindre les suites du rétrécissement. Ce n'est que dans 3 à 5% des accouchements, tout au plus, qu'il atteint un degré dangereux par les troubles qu'il entraîne.

La fréquence des rétrécissements s'explique si l'on songe que toute une série de facteurs pathologiques peuvent troubler le cours normal du développement, dès le début de la formation fœtale du squelette jusqu'à la puberté ; ces diverses causes agissent sur la croissance du bassin, en partie par arrêt de développement, en partie par modification de la conformation. La viciation de nature héréditaire joue un grand rôle, beaucoup de bassins généralement rétrécis rentrent dans cette catégorie ; et il semblerait presque que, grâce aux continuels croisements des races, l'Européenne soit plus mal partagée sous le rapport de la forme du bassin que la femme des peuples primitifs de l'Asie ou de l'Afrique ; chez ces peuplades, en effet, la forme du bassin, typique pour la race et la mieux adaptée au passage de la tête fœtale, s'est conservée davantage à l'état de pureté. — L'origine du rétrécissement peut remonter, en outre, à l'époque embryonnaire et fœtale ; elle résulte alors de malformations, de troubles de croissance ou d'affections des os et des articulations ; mentionnons, dans cette classe, les bassins fendus, les diverses formes de bassins viciés par assimilation, les déformations provoquées par la chondrodystrophie (rachitisme fœtal) et par la luxation congénitale de la hanche. Dans l'enfance, c'est surtout le rachitisme qui est cause d'altérations de forme aussi bien que d'arrêts de croissance. — Citons ensuite parmi les agents de viciation pelvienne : les troubles généraux de la nutrition empêchant le développement du squelette ; puis la carie et d'autres affections des os qui intéressent la colonne vertébrale, les articulations pelviennes ou les membres inférieurs, et modifient la forme du bassin en voie de croissance par les pressions anormales auxquelles elles donnent lieu. Enfin le bassin de l'adulte peut encore être déformé par l'ostéomalacie, par des néoformations osseuses, et à l'occasion aussi par traumatisme.

Mais la pathogénie des anomalies pelviennes est d'importance secondaire pour l'accoucheur. Lorsque nous avons affaire au bassin, son développement est terminé et deux choses nous intéressent essentiellement : le degré du rétrécissement et la forme du canal osseux. Il n'est pas toujours facile, même sur le squelette, de découvrir les processus qui ont causé le rétrécissement et la déformation, et pendant la vie la chose est parfois absolument impossible. La genèse du rétrécissement nous importe peu ; ce qu'il nous faut savoir, c'est de quelle nature il est, quelles sont ses particularités. C'est pourquoi notre classification des bassins rétrécis n'est pas faite du point de vue étiologique pur, mais nous les répartissons d'après leur forme, en différents groupes que l'on peut ensuite subdiviser d'après la pathogénie. Je suivrai le schéma de *Litzmann* (1861), dont la valeur pratique est encore sans rivale aujourd'hui.

Les figures suivantes vous orienteront d'abord sur les principaux groupes que l'on peut distinguer d'après la forme du rétrécissement. La fig. 401 reproduit le détroit supérieur normal dont la forme est celle d'un ovale à grand axe transversal. La fig. 402 vous montre le même ovale, mais à une échelle quelque peu réduite, correspondant au groupe des *bassins généralement et régulièrement rétrécis*, dans lesquels la forme normale est conservée, mais tous les diamètres inférieurs à la norme. Dans les groupes suivants le rétrécissement a lieu essentiellement dans un sens, d'où perte de la forme normale du bassin. L'enfoncement du sacrum d'arrière en avant, dans le sens du diamètre droit ou antéro-postérieur produit le *bassin plat* (fig. 403), qui peut être combiné avec le rétrécissement général sous la forme du *bassin plat généralement rétréci* (fig. 404). Le contraire du bassin plat, le *bassin transversalement rétréci*, est fort rare (fig. 405) ; les parois latérales en sont rapprochées rétrécissant les diamètres transverses, tandis que les diamètres droits ont conservé leur dimension normale. Enfin citons deux derniers groupes très caractéristiques de viciation : *le bassin oblique-ovalaire* (fig. 406), rétréci dans le diamètre oblique, et *le bassin trilobé ou ostéomalacique* (fig. 407).

Il va de soi que cette classification en gros des bassins rétrécis, basée sur la dimension des divers diamètres, n'épuise nullement toutes les variétés de forme. En effet, les causes de déformation interviennent plus ou moins tôt au cours du développement, et avec plus ou moins d'intensité ; elles se combinent de différentes façons et leur action se trouve modifiée par les caractères individuels du squelette, par les effets variables du poids du corps et des tractions musculaires, par la croissance des organes intrapelviens et par bien d'autres facteurs. Il en résulte des variétés innombrables de viciations pelviennes, telles qu'elles existent en réalité dans les collections de bassins des instituts anatomiques et des Maternités. Dans un ouvrage considérable, *Breus* et *Kolisko* ont donné la description détaillée des anomalies du bassin osseux, en

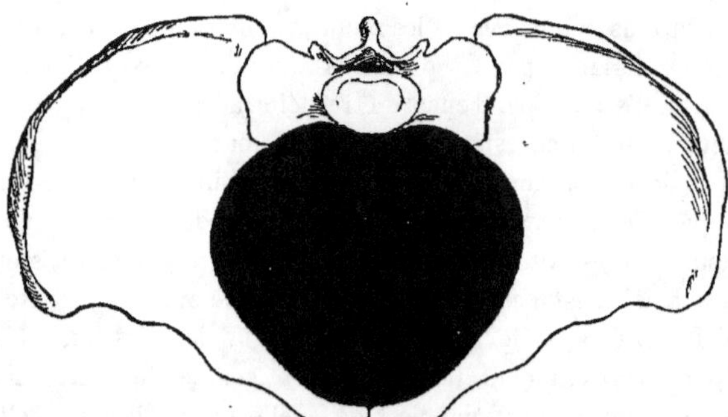

Fig. 401. — Bassin normal.

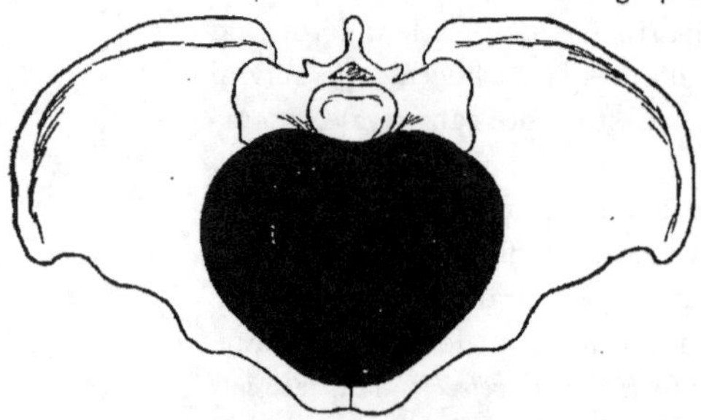

Fig. 402. — Bassin généralement et régulièrement rétréci.

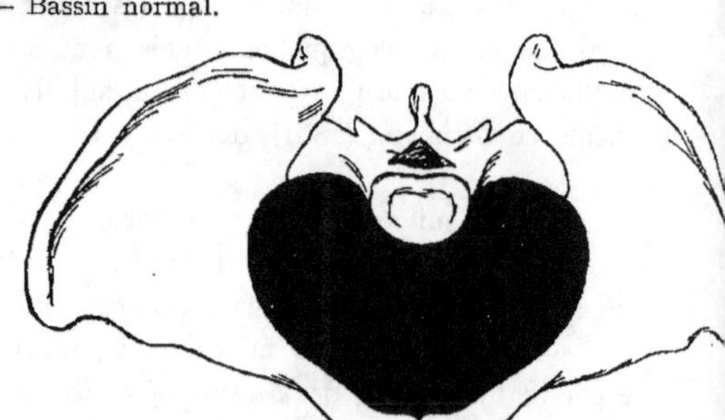

Fig. 403. — Bassin plat.

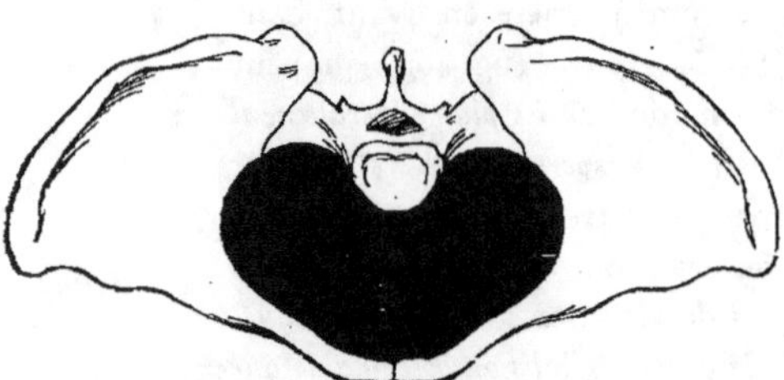

Fig. 404. — Bassin plat généralement rétréci.

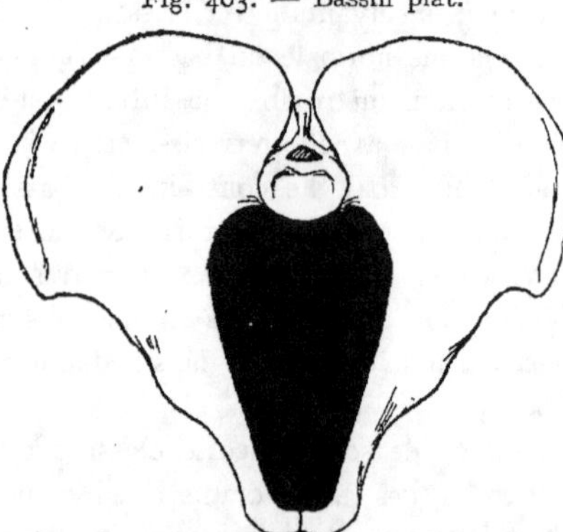

Fig. 405. — Bassin transversalement rétréci.

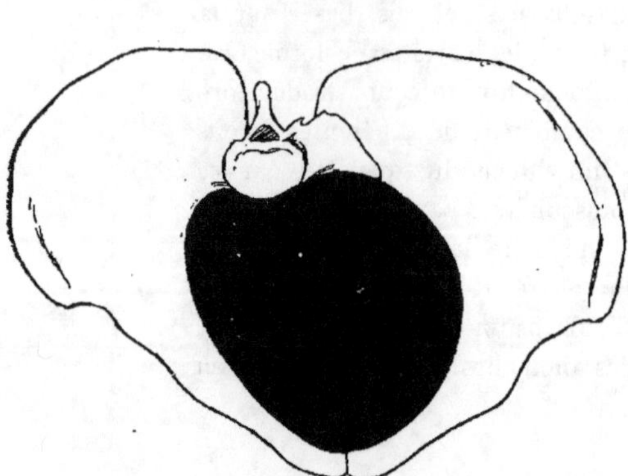

Fig. 406. — Bassin oblique-ovalaire.

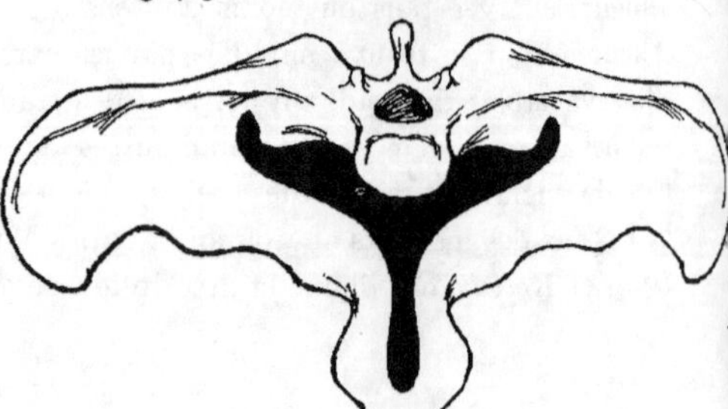

Fig. 407. — Bassin trilobé.

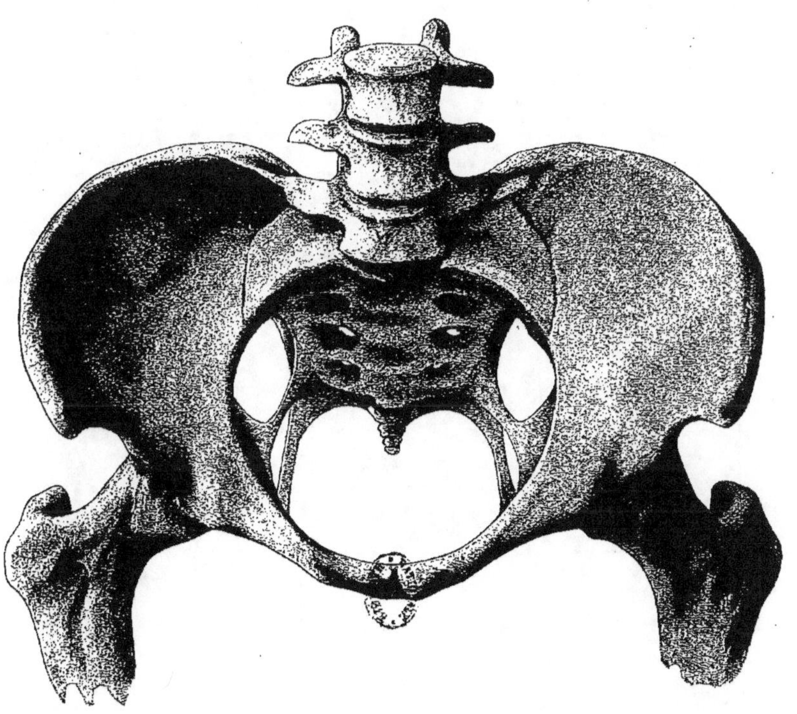

Bassin féminin de conformation normale.

Dans les reproductions suivantes d'anomalies pelviennes, on a toujours donné au bassin la même position que dans la figure normale ci-dessus ; l'échelle des grandeurs, également, est restée la même. Toutes les figures suivantes peuvent donc être comparées avec le bassin normal ci-dessus.

se servant d'une classification scientifique fondée sur la pathogénie. Mais, encore une fois, l'obstétrique pratique est incapable de tenir compte d'une recherche étiologique aussi subtile, et longtemps encore il faudra qu'elle se contente du diagnostic approximatif des anomalies du bassin par la mesure des dimensions, en établissant simplement la forme et la grandeur du canal pelvien.

Examinons de près maintenant les divers groupes de viciations que nous venons d'énumérer, en commençant par les plus fréquentes dont l'importance est majeure en pratique.

1. Le bassin généralement et régulièrement rétréci.

Pelvis aequabiliter justo minor.

Les bassins désignés par ce terme présentent, comme caractère commun, un raccourcissement plus ou moins régulier de tous les diamètres et constituent, pour ainsi dire, une miniature du bassin normal.

L'origine de cette viciation doit être attribuée dans beaucoup de cas à la *petitesse de l'ensemble du squelette*, de nature constitutionnelle. De même qu'entre la haute et la petite taille, il existe de nombreux degrés dans la grandeur des bassins ; il en est qui restent de dimensions inférieures à la moyenne, tout en conservant la forme normale ; la petitesse du bassin correspond à celle de la femme et de tout son squelette, auquel il est proportionné ; un bassin de grandeur normale ne serait pas en harmonie avec le reste du squelette, l'aspect en serait massif et laid. Mais comme ces femmes petites n'épousent pas toujours des hommes de même taille et que la tête de leurs enfants n'est pas constamment en rapport avec les dimensions de leur bassin, les conséquences fâcheuses de cette disproportion ne manquent pas d'apparaître à l'accouchement.

Chez une partie de ces femmes, il se peut aussi que la petitesse anormale du bassin provienne d'*un arrêt de développement par rachitisme* ; dans ce cas, le trouble de croissance des os serait purement d'ordre quantitatif, évoluant sans déformer le squelette.

Bassin généralement rétréci dit « *infantile* » ou « *juvénile* » : dans cette variété, qui n'est pas rare, on constate encore nettement les traces de la structure infantile. Il faut admettre ici que l'ébauche primitive était normale, et le développement normal aussi durant l'époque fœtale et l'enfance, mais qu'il a subi ensuite un arrêt prématuré. Dans cette forme (fig. 409) le sacrum est, comme chez l'enfant, situé encore très en arrière entre les os iliaques, le promontoire est élevé et peu proéminent ; aussi le détroit supérieur n'est-il pas un ovale transversal, la forme en est plutôt arrondie ou même allongée. La femme dont le bassin est infantile présente souvent encore d'autres signes d'un arrêt prématuré de développement : les attributs sexuels dits secondaires sont faiblement prononcés, les organes génitaux externes ont conservé leur forme infantile, les seins sont petits, la chevelure peu abondante, toute l'apparence est celle d'un enfant.

Le *bassin* dit « *viril* » ou « *masculin* » constitue une autre variété du bassin généralement rétréci ; il se rapproche du bassin de l'homme par l'aspect massif, solide des os et par sa conformation générale. L'arcade pubienne est étroite, le sacrum moins large, le bassin haut et souvent en entonnoir. On observe la forme dite « virile »,

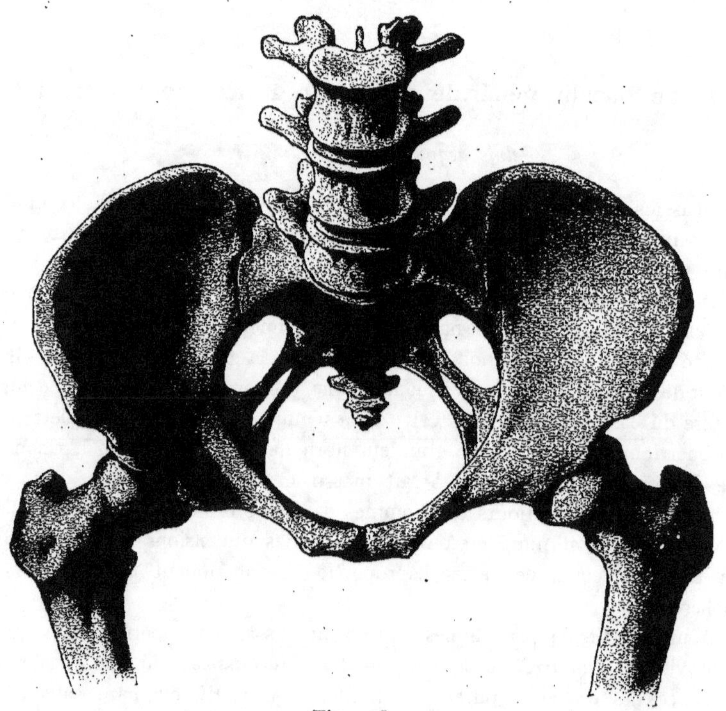

Fig. 408.

Bassin généralement et régulièrement rétréci, de belle forme[1].

surtout chez les femmes grandes et fortement développées (virago), dont la charpente osseuse est souvent grossière. Comme *Breus* et *Kolisko* l'ont démontré, le bassin masculin n'est souvent rien d'autre qu'un *bassin long par assimilation*, c'est-à-dire que, par suite d'une malformation de la ceinture pelvienne, le sacrum a assimilé, absorbé la 5e vertèbre lombaire ou la première du coccyx, qu'il se compose alors de 6 vertèbres et paraît très long. Ce phénomène s'accompagne de l'élévation anormale du promontoire,

[1] Pour cette figure, comme pour les figures suivantes, l'anomalie apparaît le plus nettement en comparant ces divers bassins avec le bassin normal de la page précédente spécialement brochée pour permettre ces comparaisons.

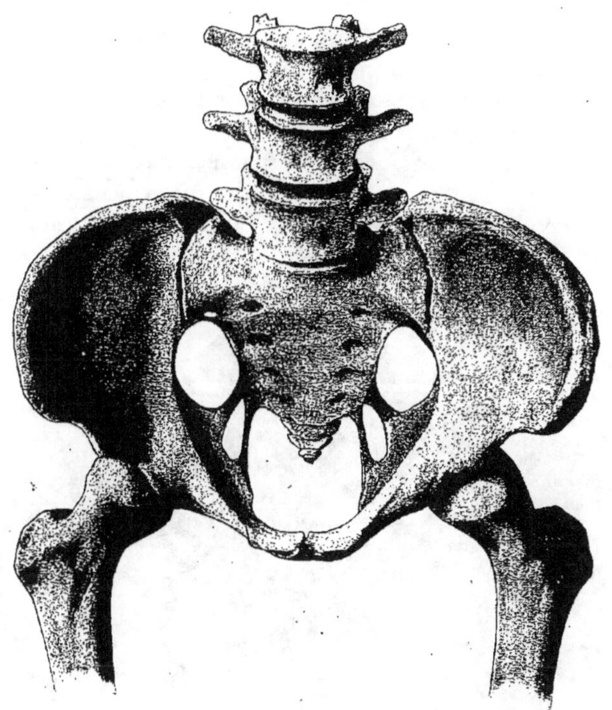

Fig. 409.
Bassin généralement rétréci, *type infantile*.

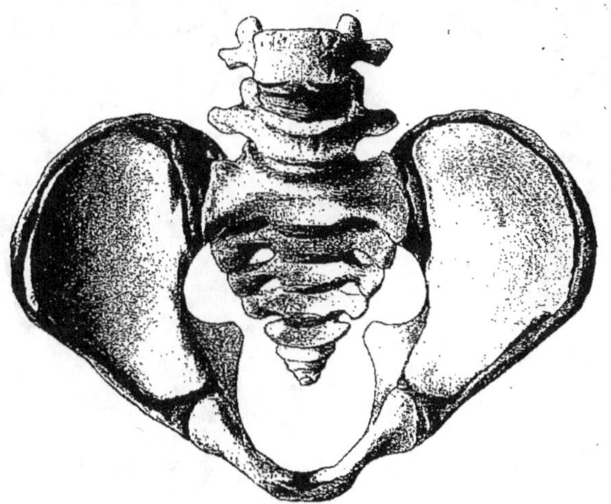

Fig. 410.
Bassin d'un enfant âgé de 1 ½ an.

l'ensemble du bassin prend la forme d'un entonnoir et présente diverses particularités identiques à celles du bassin de l'homme.

Le plus fort degré de rétrécissement général est représenté par le *bassin nain* (pelvis nana). On l'observe le plus souvent chez la *naine rachitique*, dont l'ensemble du squelette est resté très au-dessous de ses dimensions minima, par suite d'arrêt de développement consécutif au rachitisme. Il ne faut pas confondre avec ce nanisme rachitique le *rapetissement* ou *tassement* de la taille provoquée par le rachitisme;

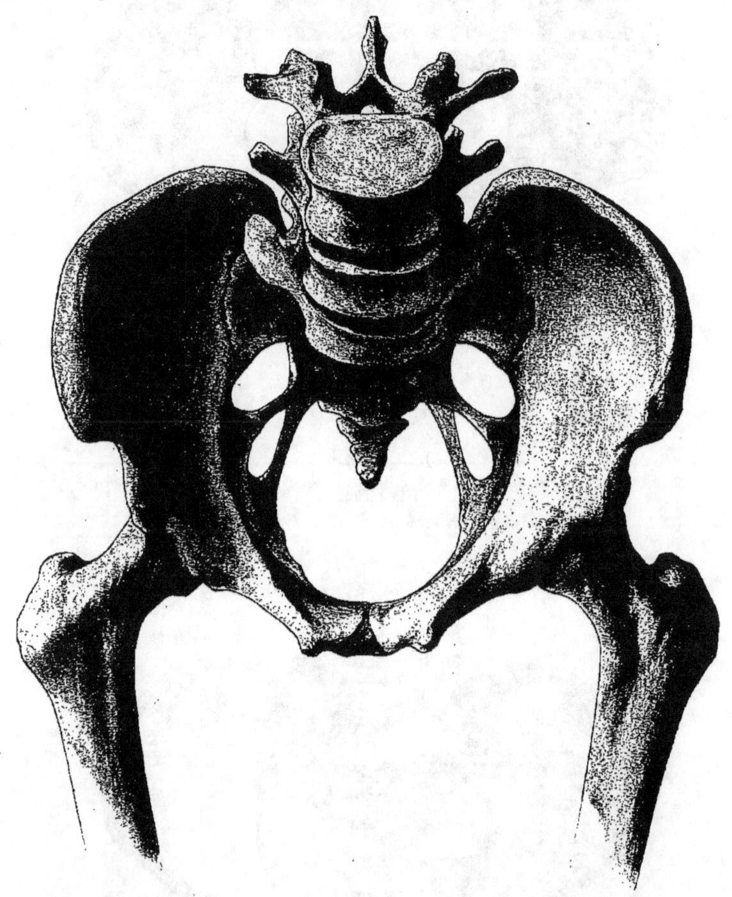

Fig. 411.
Bassin généralement rétréci, *type masculin.*

dans ce dernier cas la femme est également très petite, parfois plus encore que la naine, mais l'exiguïté de sa taille provient avant tout des incurvations de la colonne vertébrale et des membres inférieurs, et son bassin peut être assez spacieux pour permettre l'accouchement naturel. — La naine par *chondrodystrophie* est caractérisée par la brièveté surprenante de ses membres massifs mais non incurvés. Le nanisme ici résulte surtout du peu de longueur des jambes, conséquence d'un trouble de croissance fœtal connu depuis longtemps sous le nom de « *rachitisme fœtal* ou *congénital* » ; *Kaufmann* a reconnu qu'il s'agissait là d'une altération dans la croissance des cartilages et lui donna le nom de *chondrodystrophie fœtale*. Le bassin présente toujours chez la naine chondrodystrophique une forte réduction de tous les diamètres. —

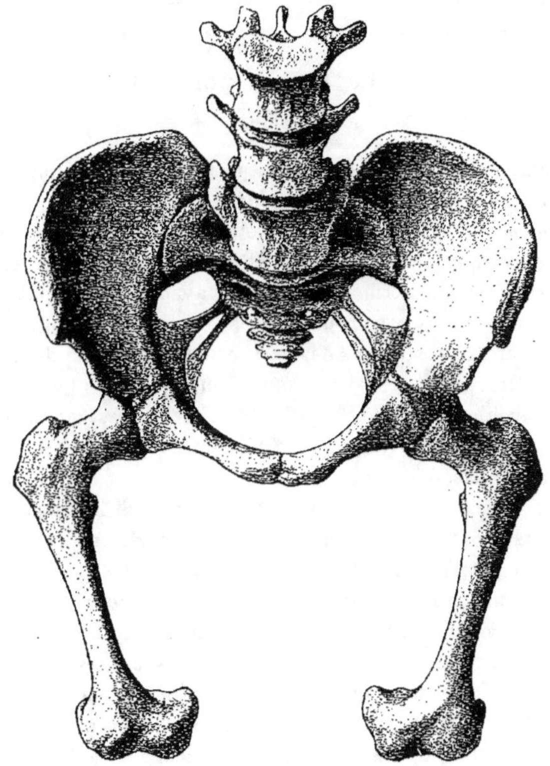

Fig. 412.
Le bassin nain proprement dit.

En outre, comme chacun le sait, le *crétinisme* porte habituellement un tel préjudice à la croissance des os, qu'il entraîne du nanisme de la taille et du bassin. — Les cas de *nanisme véritable* ou *proprement dit* sont les plus rares ; il s'agit là d'un arrêt de développement du système osseux, survenu précocement et sans cause connue ; les proportions du squelette sont partout celles d'un enfant, tous les cartilages épiphysaires sont conservés. Chez la naine véritable, la forme du bassin est restée identiquement la même qu'à l'époque où est intervenu l'arrêt de développement (fig. 412) ; comme chez l'enfant, les divers os pelviens sont encore réunis par des plaques de cartilage et les dépôts de cette substance qui recouvrent leurs bords sont partout conservés.

Le *bassin nain* (pelvis nana) est le seul où le rétrécissement général atteigne un degré considérable. La longueur du diamètre antéro-postérieur (conjugué vrai) peut y tomber à 6 centimètres et moins encore. Les autres variétés de bassin généralement et régulièrement rétréci sont de dimensions bien moins réduites. Le conjugué vrai mesure le plus souvent 9 à 10 centimètres, rarement moins de 9 et tout à fait exceptionnellement moins de 8.

2. Le bassin plat.

Pelvis plana.

C'est la forme de rétrécissement la plus fréquente, dont on distingue deux sortes : *le bassin simplement aplati* et le *bassin plat rachitique*.

a) *Bassin simplement aplati ;* cette variété se caractérise par le rapprochement du sacrum et de la symphyse pubienne, en l'absence de toute altération marquée de la forme des os pelviens. Le sacrum s'enfonce en avant dans l'espace pelvien qu'il rétrécit d'arrière en avant ; il y a raccourcissement du conjugué vrai et, à un moindre degré, des diamètres antéro-postérieurs de l'excavation pelvienne et du détroit inférieur tandis que les diamètres transverses et obliques conservent une longueur normale ou même quelque peu supérieure à la moyenne. Le rétrécissement est rarement considérable dans cette variété, le conjugué vrai oscille généralement entre 8½ et 9½ centimètres et n'en mesure que, par exception, moins de 8.

La pathogénie de cette anomalie est encore obscure. Si l'on examine toute une série de bassins plats non rachitiques, on s'aperçoit d'emblée que le bassin dit simplement aplati ne représente nullement un type d'anomalie bien déterminé ; ce terme constitue seulement un cadre embrassant diverses viciations pelviennes, dont la genèse est différente et dont le seul caractère commun est l'aplatissement. On a accusé l'action de pesants fardeaux sur le sacrum durant les années du développement, explication qui pourrait convenir à une partie des cas. Si une jeune fille est contrainte à un âge tendre d'effectuer un travail pénible et prolongé, il en peut résulter l'enfoncement anormal du sacrum entre les os iliaques. De même, le « double promontoire » si souvent observé dans le bassin plat, provient peut-être du même fait ; on trouve alors au-dessous du vrai promontoire, à la jonction de la première et de la deuxième vertèbres sacrées, une seconde saillie, le faux « promontoire », situé souvent plus près de la symphyse que le vrai et par conséquent plus important pour la détermination du conjugué obstétrical. Mais dans la majorité des cas, le bassin simplement aplati ne doit pas son origine aux effets d'une pression trop forte ; il est la conséquence d'une anomalie de l'ébauche primitive ou des phénomènes de croissance, anomalie dont la nature nous est inconnue.

b) *Bassin plat rachitique.* Nous sommes bien mieux renseignés sur l'origine de cette viciation, qui est due, comme le nom l'indique, aux modifications provoquées

dans le squelette pelvien par le rachitisme. On observe généralement cette maladie
de l'enfance depuis les six derniers mois de la première année jusqu'au commencement de la deuxième dentition. Durant ces années, l'anneau pelvien se compose
encore d'un grand nombre d'os séparés par de larges plaques cartilagineuses ; c'est
ainsi que les vertèbres sacrées sont isolées les unes des autres et des ailerons du sacrum ;
il en est de même des ilions, ischions et pubis. Normalement, les os sont assez solidement maintenus par les cartilages pour que l'anneau pelvien résiste aux influences

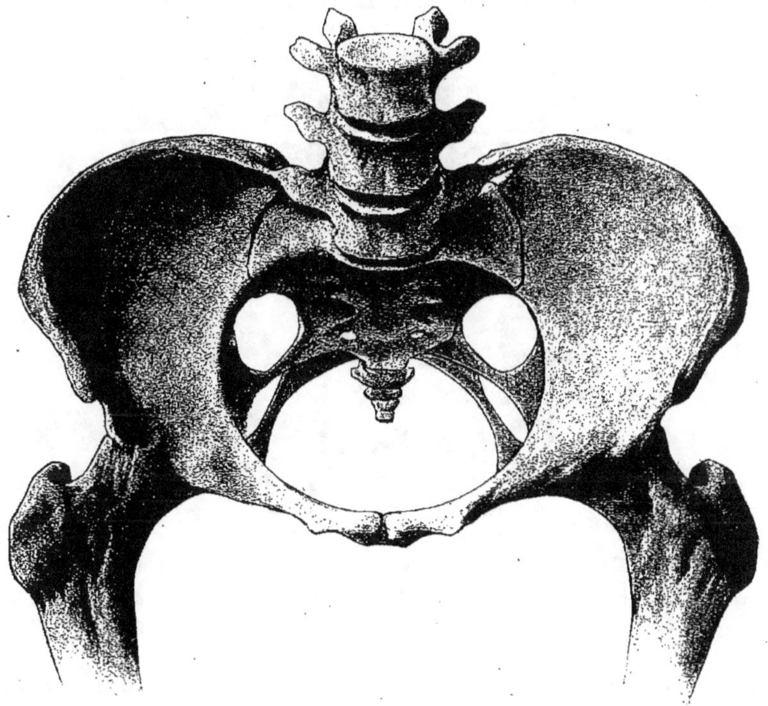

Fig. 413.
Bassin simplement aplati.

mécaniques de la marche et de la station debout. Il en est autrement dans le rachitisme
dont les altérations essentielles se localisent précisément à la limite ostéo-cartilagineuse,
siège de croissance et de néoformation de la substance osseuse. La substance cartilagineuse en prolifération qui, chez l'enfant sain, se transforme immédiatement en os,
ne subit pas l'ossification et atteint une épaisseur démesurée. Chez la fillette rachitique,
les diverses pièces osseuses et cartilagineuses du bassin sont séparées par une substance
intermédiaire molle qui a relâché leurs solides jointures, dont l'ensemble cède d'une
manière caractéristique au poids du corps et aux tractions des muscles et ligaments.
Les changements de forme survenus pendant la maladie ne sont plus entièrement

compensés par la croissance ultérieure, mais persistent comme les incurvations des jambes et des bras. Bien qu'après la guérison du rachitisme les os récupèrent leur solidité, leur résistance et leur intégrité, l'apposition de nouvelles couches osseuses par les divers cartilages est troublée dans son harmonie jusqu'à la fin de la croissance ; or c'est précisément de cette harmonie dans la coopération des divers points d'ossification que dépendent le développement normal du bassin de la jeune fille et les modifications physiologiques de sa forme ; à la suite du rachitisme, il y a défaut de cette coordination dans l'activité des divers sièges de l'apposition osseuse (*Breus* et *Kolisko*). Le bassin

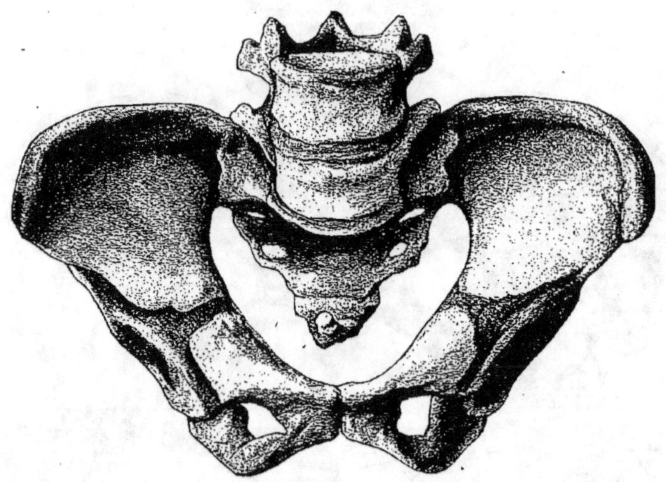

Fig. 414.

Bassin d'une fillette de 2 ans, morte pendant le rachitisme.

Les déformations rachitiques sont manifestes, surtout si l'on compare ce bassin avec celui d'un enfant normal du même âge (fig. 410).

plat rachitique de la femme adulte est ainsi le résultat de ces deux facteurs : 1° *la déformation* mécanique pendant la maladie, et 2° *les troubles de croissance* provoqués par elle et dont l'action se poursuit encore après la guérison.

Particularités du bassin plat rachitique. Sous le poids du corps, les vertèbres sacrées sont descendues en avant et proéminent sur les ailerons, supprimant ainsi la concavité transversale et longitudinale de la surface antérieure du sacrum, qui devient une paroi droite. Simultanément le sacrum entier s'est enfoncé entre les os iliaques, en basculant en outre autour d'un axe transversal, ce qui projette en avant la base et le rapproche de la symphyse, tandis que la pointe est rejetée en arrière. Mais ce mouvement en arrière ne tarde pas à être arrêté par la résistance de la partie inférieure des ligaments sacro-sciatiques ; la pointe du sacrum et le coccyx sont alors coudés en avant en forme de crochet par la traction de ces ligaments.

Dans son mouvement en avant, le sacrum entraîne après lui les épines iliaques postérieures grâce aux ligaments sacro-iliaques postérieurs ; ces épines ainsi rapprochées les unes des autres proéminent fortement au-dessus du sacrum enfoncé. La traction de cet os sur les épines iliaques postérieures tend à écarter l'une de l'autre les parties antérieures de l'anneau pelvien dont la tension est augmentée dans le sens transversal. Par suite, les fosses iliaques se renversent en dehors, regardant en avant au lieu d'en avant et en dedans ; les épines iliaques antérieures s'éloignent fortement

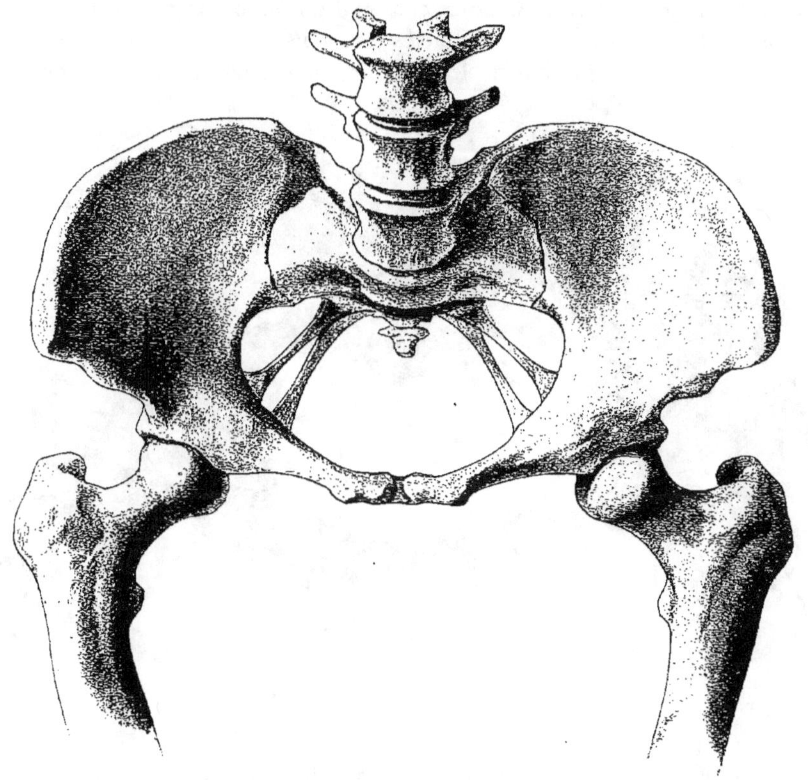

Fig. 415.
Bassin plat rachitique.

l'une de l'autre, et (contrairement à ce qui existe sur le bassin normal) leur distance est égale ou même supérieure à celle des crêtes iliaques (fig. 417).

Les ischions et les branches descendantes des pubis sont refoulés en dehors, grâce à la contre-pression subie par le bassin dans les positions assise et couchée ; l'arcade pubienne fait par conséquent un angle plus ouvert et la hauteur du bassin entier est diminuée.

En résumé, le rétrécissement dans le bassin plat rachitique est limité au détroit

supérieur, resserré d'arrière en avant par la rotation de la base du sacrum et par la
forte saillie du promontoire. Il y a raccourcissement du diamètre droit de ce détroit
(conjugué vrai), tandis que le diamètre transverse et les obliques ont une longueur
normale ou même supérieure à la moyenne. Au-dessous du détroit supérieur, à partir
d'un point sis à mi-hauteur de la symphyse environ, l'excavation pelvienne devient
rapidement de plus en plus spacieuse, et le détroit inférieur est généralement plus
vaste que sur le bassin normal. C'est la coupe sagittale du bassin plat rachitique qui
nous montre le plus nettement les caractères distinctifs de cette viciation, surtout si
on la compare avec la coupe semblable du bassin simplement aplati et avec celle du
bassin normal (fig. 418-420).

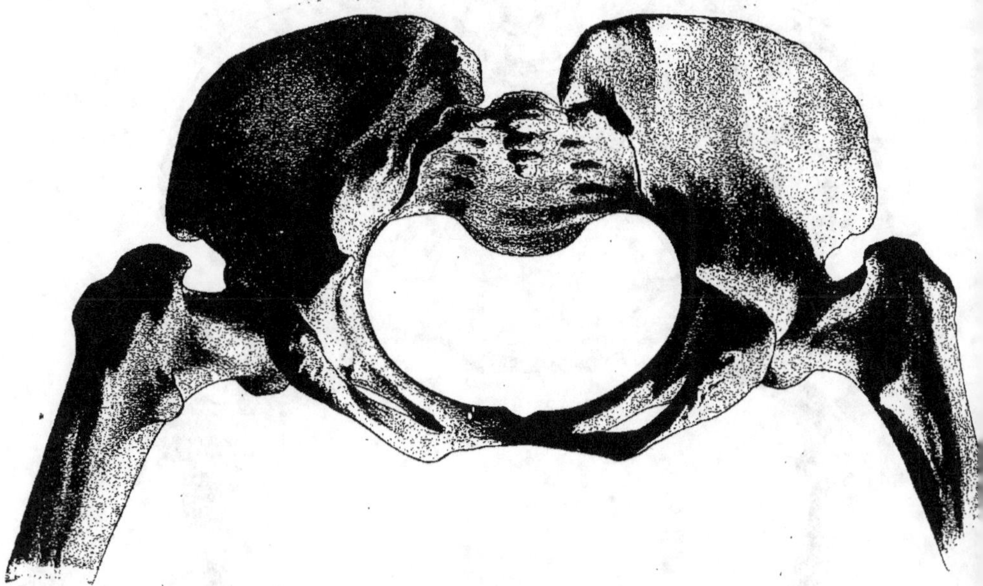

Fig. 416.

Bassin plat rachitique ; agrandissement du détroit intérieur.

Le degré du rétrécissement dépend de la gravité et de la durée de la maladie,
ainsi que de la charge supportée par l'anneau pelvien pendant et après le rachitisme.
Entre le rétrécissement faible et l'extrême, on peut constater tous les intermédiaires.
Plus la base du sacrum est projetée en avant, plus le détroit supérieur prend l'aspect
réniforme. Si le rachitisme est grave et s'accompagne du ramollissement du tissu osseux,
la pression des têtes fémorales contribue à déformer le bassin, dont les deux régions
acétabulaires refoulées à l'intérieur de l'anneau pelvien le divisent par une brusque
coudure bilatérale en deux moitiés, antérieure et postérieure ; si cet enfoncement est
prononcé, le bassin ressemble alors au bassin étoilé ou trilobé ostéomalacique et porte

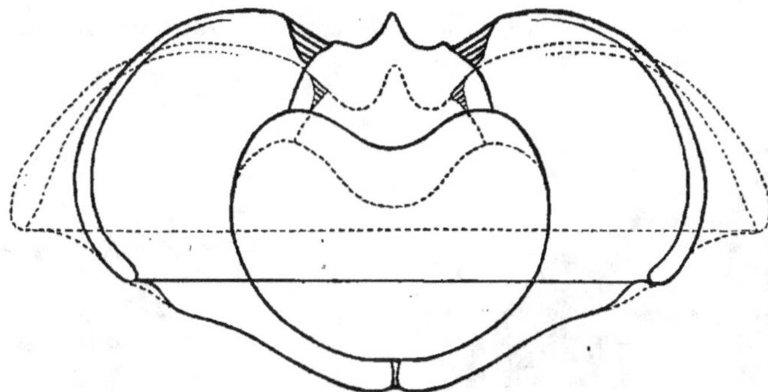

Fig. 417.

(Schéma). Augmentation de la tension transversale de l'anneau pelvien, produite par l'abaissement de la base du sacrum.

Les lignes ponctuées sont celles du bassin rachitique ; les lignes continues, celles du bassin normal.

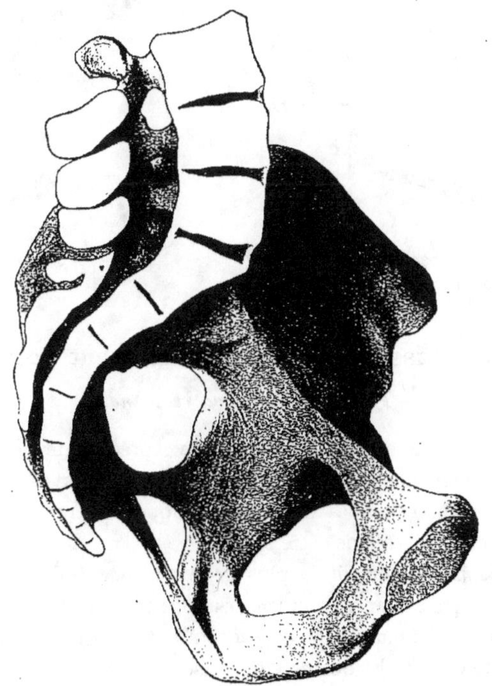

Fig. 418.

Coupe sagittale du bassin féminin normal.

le nom de *bassin pseudo-ostéomalacique* (bassin rachitique étoilé) ; la longueur du conjugué vrai tombe, dans ce cas, à cinq centimètres et au-dessous, rendant impossible l'accouchement par les voies naturelles.

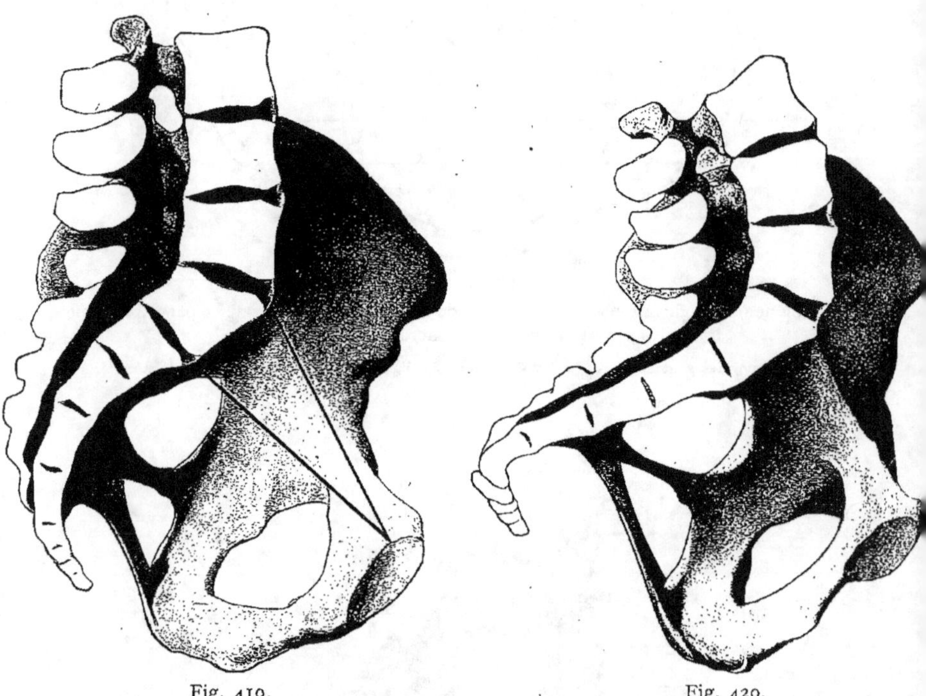

Fig. 419.
Coupe sagittale d'un bassin plat
simple avec double promontoire.

Fig. 420.
Coupe sagittale d'un bassin plat
rachitique.

3. Le bassin plat et généralement rétréci.

Pelvis nimis parva et plana.

Cette anomalie est la combinaison des deux précédentes. Tous les diamètres sont inférieurs à la moyenne, cependant le raccourcissement des diamètres antéro-postérieurs l'emporte sur celui des diamètres obliques et transverses. Le rétrécissement peut être fort considérable de cette façon.

C'est le *rachitisme* qui fournit le plus gros contingent de bassins offrant cette viciation ; il agit d'une part en entravant la croissance osseuse, d'autre part en favorisant la rotation en avant et l'enfoncement du sacrum entre les os iliaques, ce qui confère au bassin l'empreinte caractéristique de l'aplatissement rachitique. Du reste, les traces laissées par cette maladie sont très nettes sur le reste du squelette et la femme est habituellement extrêmement petite.

Le bassin plat généralement rétréci, d'origine non rachitique, est rare. Sa formation est due à des anomalies de l'ébauche primitive et à un arrêt de croissance ; il se distingue de la variété rachitique en ce que le sacrum n'est pas descendu et que l'aplatissement est simplement la conséquence du peu de longueur des segments iliaques de l'anneau pelvien.

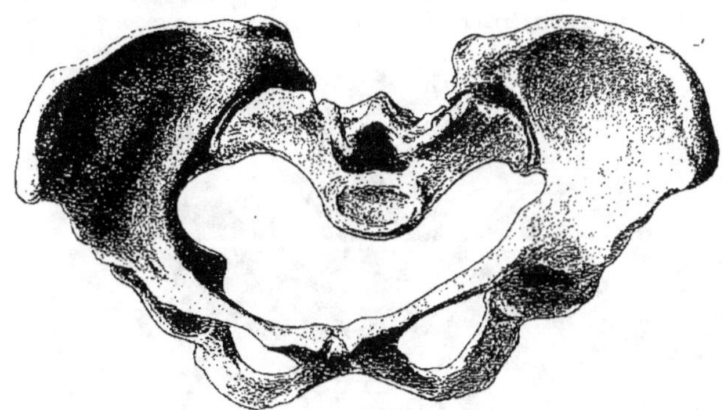

Fig. 421.

Bassin rachitique pseudo-ostéomalacique.

Collection de la clinique de *Halle*, opération césarienne, *Froriep* 1827.

Après cette variété, nous en avons fini, Messieurs, avec *les formes fréquentes du rétrécissement pelvien*, parmi lesquelles *la prédominance appartient aux bassins plats ;* et parmi ces derniers, comme *Ahlfeld* l'a fait ressortir avec raison, la forme *rachitique* se rencontre plus souvent que le bassin *simplement aplati*, bien qu'à la suite des travaux de *Michaelis*, cette dernière forme ait longtemps passé pour la viciation pelvienne la plus commune. — *Le bassin généralement rétréci est presque aussi fréquent que le bassin plat*, si l'on tient compte même des faibles degrés.

Vous rencontrez bien moins souvent les viciations suivantes, dont quelques-unes sont de véritables raretés connues par un petit nombre d'exemplaires seulement :

1. *Le bassin déformé obliquement ou bassin asymétrique.*

Si le poids du corps ou la contre-pression d'une tête fémorale exerce une action unilatérale sur l'anneau pelvien, cette inégalité de charge n'est pas sans influer à la longue sur la croissance et la forme des os ; le bassin est *déformé obliquement*, devient *asymétrique*. L'asymétrie sera d'autant plus prononcée que cette action unilatérale se fait sentir plus tôt dans le cours du développement et qu'elle s'exerce plus longtemps et fortement.

Les affections du squelette qui provoquent cette inégalité de pression sur le bassin siègent soit à la colonne vertébrale, soit sur l'un des membres inférieurs. Dans le premier cas, c'est principalement la *scoliose* qui est en jeu ; dans le second, il s'agit de troubles fonctionnels et de raccourcissements de toute nature, tels qu'ils peuvent résulter d'une *luxation unilatérale de la hanche, d'une coxalgie, de fractures à consolidation vicieuse, du pied-bot,* etc.

Les exemples suivants vous donneront une idée de la genèse et de la forme du bassin asymétrique.

La fig. 423 montre la déformation typique subie par le bassin dans la *scoliose*. La courbure thoracique de la colonne vertébrale est convexe à droite, la courbure lombaire de compensation est convexe à gauche. Le sacrum a participé à cette déviation compensatrice en s'inclinant et en se tournant à gauche. Ce déplacement entraîne une pression plus forte sur la moitié gauche du bassin et l'aplatissement par conséquent de la dite moitié. L'aileron gauche du sacrum est rendu plus étroit par la compression ; par son action renforcée, la tête fémorale gauche a refoulé l'os iliaque en haut et l'acétabulum en dedans vers l'intérieur du bassin ; la symphyse est repoussée vers la droite ; la

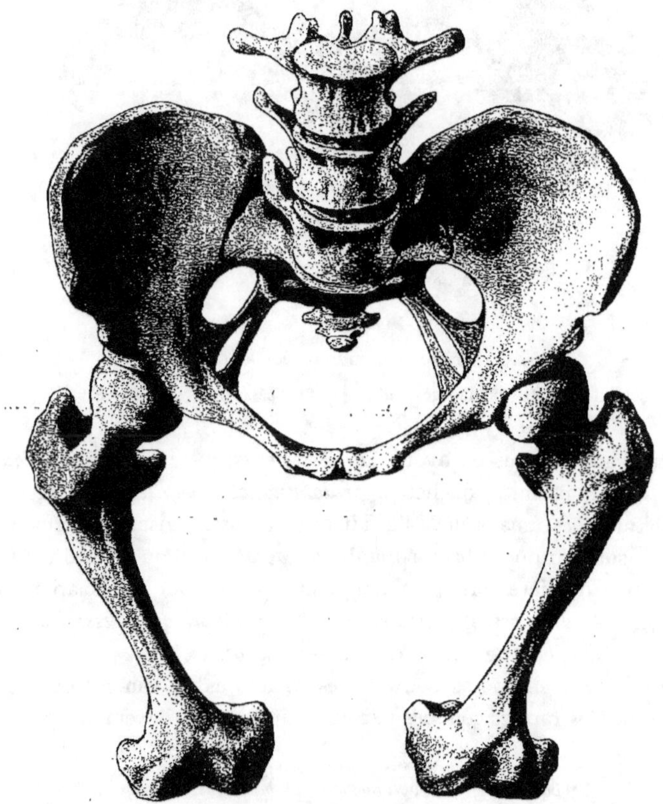

Fig. 422.

Bassin rachitique, plat et généralement rétréci.

ligne innominée a subi à gauche, entre l'acétabulum et l'articulation sacro-iliaque, une forte coudure. Le diamètre oblique droit (articulation sacro-iliaque gauche — éminence ilio-pectinée droite) est plus long que le gauche, par contre la distance sacro-cotyloïdienne (du promontoire à la cavité cotyloïde) est beaucoup plus courte à gauche qu'à droite.

La fig. 424 reproduit un bassin rendu asymétrique par *coxalgie*. Pour éviter la douleur, le membre inférieur droit est laissé au repos et le poids du corps se transmet unilatéralement à la cavité cotyloïde gauche, du côté sain. Cette pression unilatérale a refoulé la hanche gauche en haut et en arrière, enfoncé vers l'intérieur du bassin la branche horizontale du pubis, et repoussé la symphyse du côté malade qui s'est en outre atrophié.

On rencontre une déformation analogue dans la luxation congénitale unilatérale de la hanche, lorsqu'elle a lieu comme d'habitude en haut et en arrière. Tant que l'enfant ne se sert pas de ses membres inférieurs, tout se réduit à de l'atrophie du côté malade. Lorsque l'enfant commence à s'asseoir, le bassin s'incline du côté malade qui est comprimé ; mais, dès que l'enfant utilise les

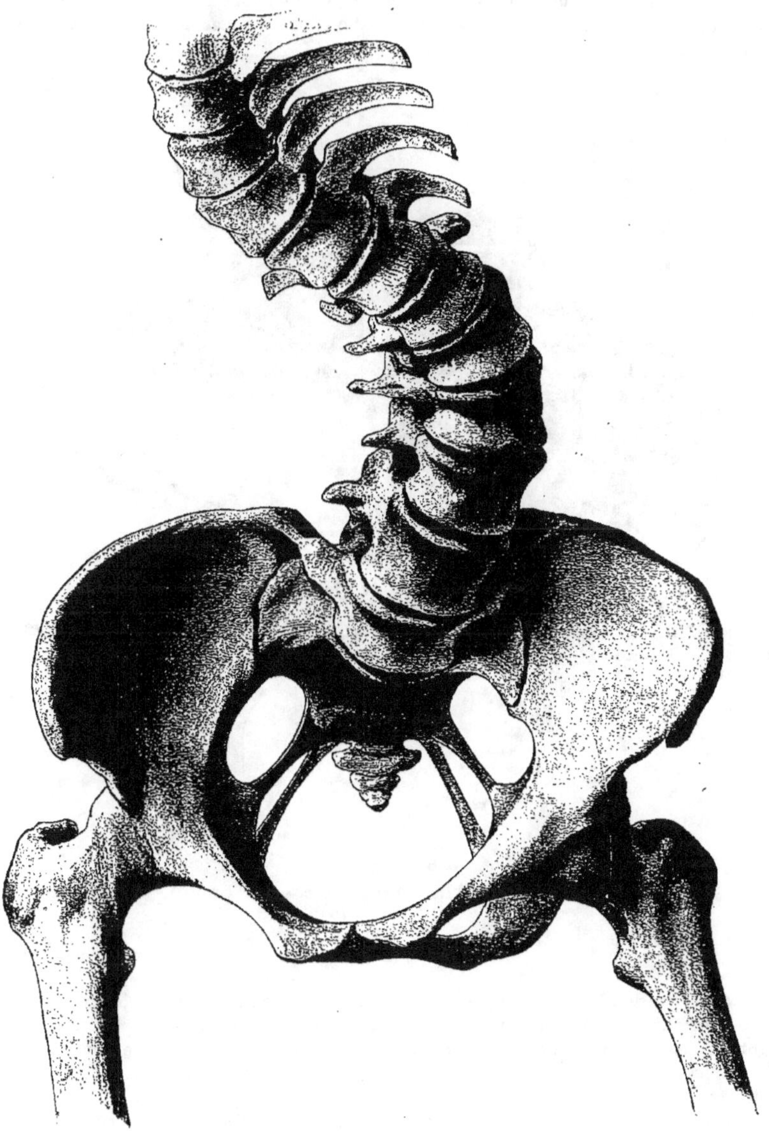

Fig. 423.

Bassin déformé obliquement par scoliose dorsale.

jambes, les choses se passent tout comme dans la coxalgie ; le côté sain subit une incurvation en dedans, parce que la charge supportée et la contre-pression de la tête fémorale sont plus fortes de ce côté, et la symphyse est refoulée du côté de la luxation.

Dans le bassin asymétrique, la déformation est rarement assez marquée pour provoquer, *à elle seule*, des troubles graves à l'accouchement. Par contre, si le bassin est, en outre, rétréci à la suite d'autres maladies (par exemple le *rachitisme*), la viciation unilatérale acquiert, dès lors, une grande importance pratique.

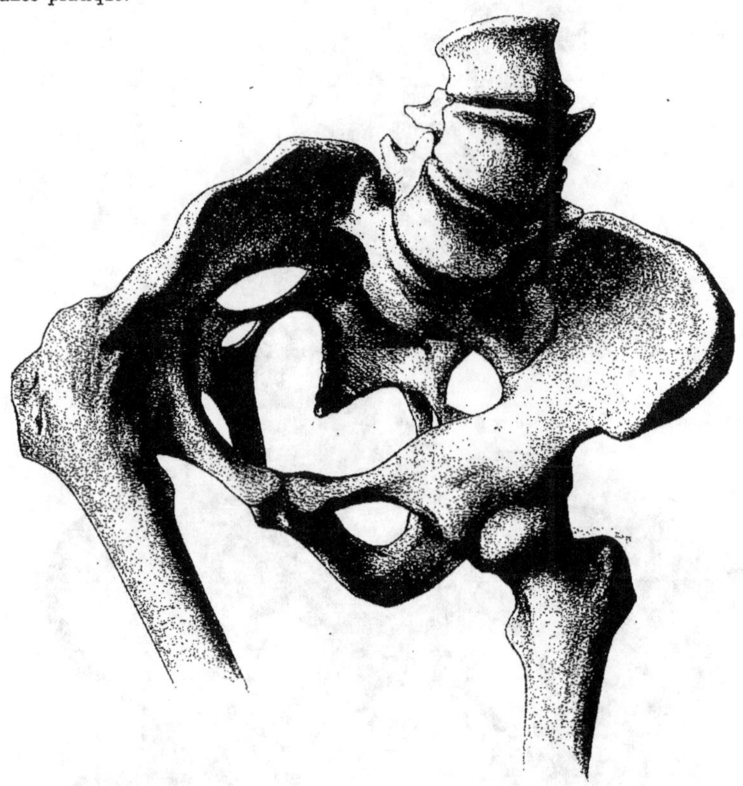

Fig. 424.
Bassin déformé obliquement par coxalgie droite.

2. *Le bassin en entonnoir.*

Dans cette viciation le détroit supérieur est resté normal ou ne présente guère d'altérations, tandis que l'excavation pelvienne se rétrécit de plus en plus dans la direction du détroit inférieur. Le raccourcissement atteint ordinairement les diamètres transverses (bassin en entonnoir transversalement rétréci), mais parfois aussi il l'emporte dans le diamètre antéro-postérieur (bassin en entonnoir rétréci d'arrière en avant).

Le bassin en entonnoir se distingue par la grande hauteur de l'excavation ; le sacrum est long et étroit, le promontoire élevé et très en arrière, l'arcade pubienne fait un angle très aigu, les parois latérales convergent en bas fortement et constituent l'agent principal du rétrécissement progressif dans la partie profonde de l'excavation pelvienne.

La pathogénie de cette viciation est mal connue. La position verticale du sacrum parle en faveur d'un arrêt de développement au stade infantile ; la hauteur exagérée de tous les os du petit bassin indique que l'ébauche primitive en dut être anormale. Diverses causes mécaniques peuvent aussi jouer un rôle pathogénique, comme nous le verrons avec la variété cyphotique du bassin en entonnoir transversalement rétréci. Il existe en tout cas des bassins en entonnoir d'origine très différente. Partout où l'on a procédé à des mesures systématiques du détroit inférieur, on a constaté relativement souvent un faible degré de rétrécissement en entonnoir. Par contre, les degrés prononcés de cette viciation sont rares.

A l'accouchement, en opposition avec la plupart des autres viciations pelviennes, l'expulsion ne rencontre un obstacle mécanique que lorsque la tête est descendue jusqu'au détroit inférieur. Cette dernière est alors retenue par les parois convergentes du bassin, elle s'enclave et la rotation naturelle de l'occiput en avant est empêchée. Il en résulte des déchirures des parties molles maternelles et une extraction difficile par le forceps ; si le forceps échoue malgré plusieurs tentatives, il faut recourir à la perforation.

Quand le rétrécissement en entonnoir est léger, on ne le diagnostique généralement que lorsque la tête profondément engagée refuse de continuer sa progression. L'étroitesse de l'arcade pubienne, la hauteur de la symphyse et le fort rapprochement des parois latérales à leur partie inférieure mettent sur la voie du diagnostic. Pour être renseigné plus exactement, il suffit alors de mesurer le diamètre transverse et l'antéro-postérieur du détroit inférieur.

3. *Le bassin oblique-ovalaire de Naegele.*

Cette viciation, dont le type a été reconnu pour la première fois par *Naegele*, est caractérisée par *l'absence* ou *l'atrophie d'un des ailerons sacrés et la soudure ou synostose de l'articulation sacro-iliaque correspondante.* C'est par là que cette variété de rétrécissement se distingue du bassin asymétrique dont la déformation a lieu aussi dans le sens oblique, mais dont les ailerons sacrés et les articulations sacro-iliaques sont normalement conformés.

Dans la plupart des cas, l'atrophie ou l'absence unilatérale de l'aileron sacré provient d'un *vice de conformation* : l'absence totale ou partielle des noyaux osseux destinés normalement à former l'aileron sacré. Il est plus rare que l'ébauche de cet aileron ait existé primitivement et qu'elle ait ensuite subi un arrêt de développement par synostose inflammatoire de l'articulation sacro-iliaque. Si cet arrêt survient de très bonne heure, le résultat pour la conformation du bassin est à peu près le même que dans l'absence totale de l'ébauche primitive.

L'évolution pathogénique du bassin oblique-ovalaire est la suivante : Si l'un des ailerons manque ou est atrophié, la moitié correspondante de l'anneau pelvien reste plus étroite que la moitié opposée. L'aileron normal repousse en dehors le demi-anneau sain du pelvis, en entraînant avec lui le côté malade, ce qui produit une déformation oblique. A son tour, l'asymétrie a pour conséquence une répartition inégale du poids du corps, exagérant nécessairement l'obliquité de l'anneau pelvien de la même façon que nous avons décrite pour le bassin asymétrique. Le poids du corps charge plus fortement le côté malade du bassin, où il enfonce davantage le sacrum en avant de l'os iliaque correspondant ; la tête fémorale, dont la pression est plus considérable, refoule la région acétabulaire en dedans et la symphyse encore plus loin du côté sain. Tandis que, de ce côté, la ligne innominée a conservé sa courbure normale, du côté malade elle forme une ligne droite ; l'ischion s'est rapproché du sacrum en rétrécissant l'échancrure sciatique. L'ankylose osseuse de l'articulation sacro-iliaque, que l'on observe toujours du côté malade, est généralement secondaire et la conséquence des fortes pressions auxquelles l'articulation est soumise.

Le rétrécissement unilatéral apparaît le plus nettement au niveau du détroit supérieur, dont la forme est celle d'un ovale à grand axe oblique (fig. 427). On peut voir en outre sur cette même figure que le diamètre antéro-postérieur reste intact, que le transverse est raccourci, et que le plus petit des diamètres obliques est celui qui va de l'articulation sacro-iliaque saine à l'éminence ilio-pectinée du côté malade. Cette déformation oblique peut se poursuivre à travers tout le bassin ou bien aller en diminuant graduellement vers le détroit inférieur.

A l'accouchement, la tête ne peut s'engager dans l'espace pelvien triangulaire, situé en avant de l'articulation sacro-iliaque synostosée. Le reste de l'excavation pelvienne correspond à peu près à un bassin généralement rétréci d'un fort degré, et comme dans celui-ci l'engagement de la tête ne

 Vingt-deuxième leçon.

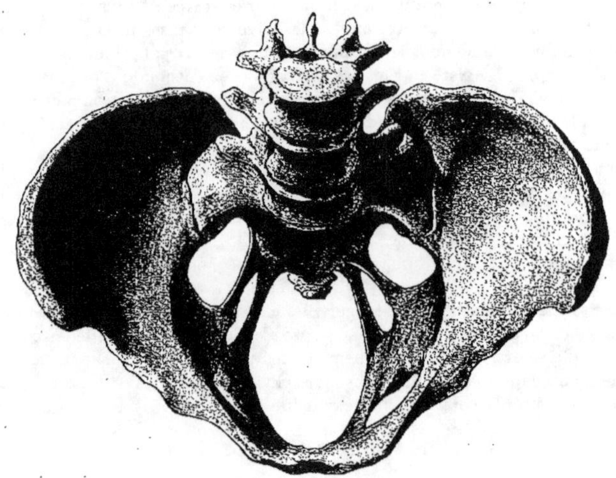

Fig. 425.
Bassin en entonnoir, transversalement rétréci.

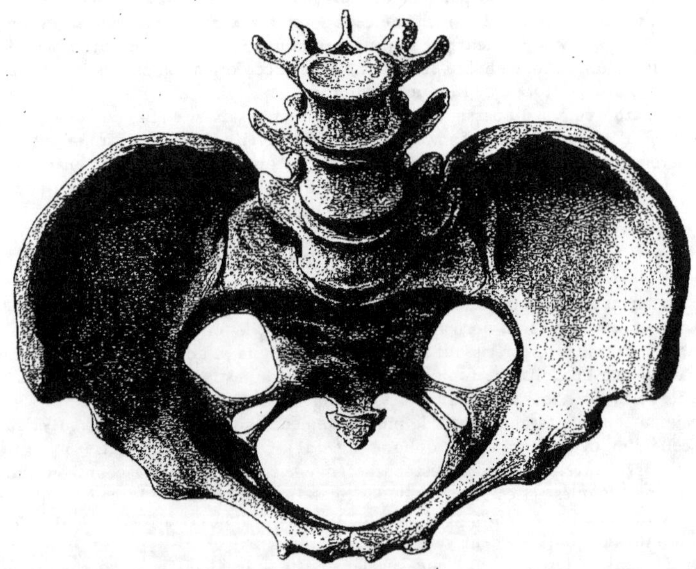

Fig. 426.
Bassin en entonnoir, rétréci d'arrière en avant.

peut se faire qu'en flexion maximum et avec l'occiput en avant. Mais il est arrivé souvent, même avec cet engagement le plus favorable, que la progression de la tête soit arrêtée complètement et que l'on ait dû recourir à la perforation ou à l'opération césarienne.

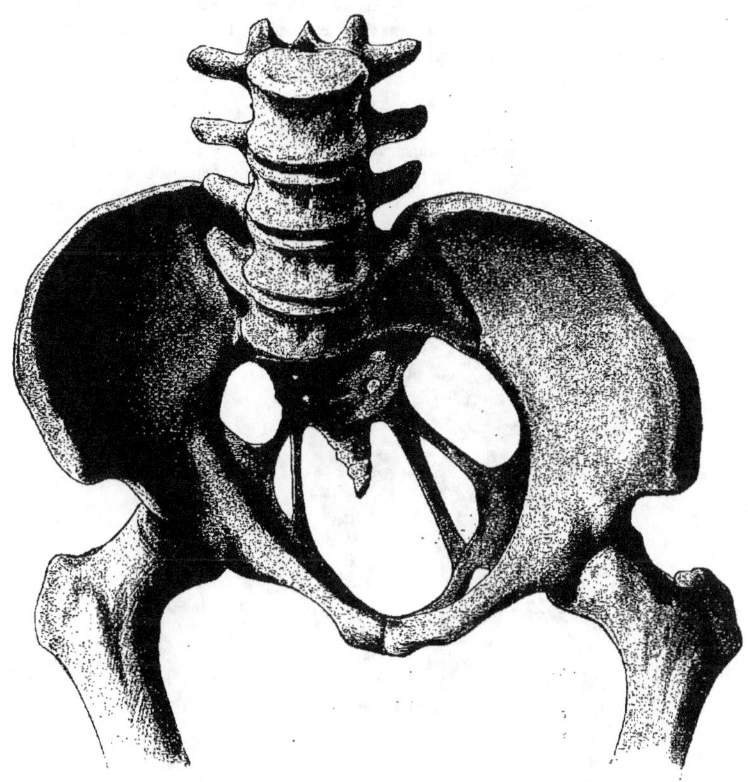

Fig. 427.
Bassin oblique-ovulaire de *Naegele*.

4. *Le bassin transversalement rétréci.*

Parmi les rétrécissements rares du bassin qui intéressent sinon exclusivement du moins essentiellement les diamètres transverses, je vous en citerai deux types que l'on appelle, d'après la nature de leur pathogénie, le bassin transversalement rétréci *par ankylose* et le bassin transversalement rétréci *cyphotique*.

1º *Bassin transversalement rétréci par ankylose* ou *bassin de Robert*, du nom de celui qui l'a décrit le premier (fig. 428). Sa formation est déterminée par le même arrêt de développement que nous venons d'étudier à propos du bassin oblique-ovalaire. Dans ce dernier cas un seul des ailerons sacrés fait défaut, dans le bassin de Robert *les deux* manquent par absence, dans l'ébauche embryonnaire, des noyaux osseux destinés à leur formation.

Le sacrum, privé d'ailerons et comprimé entre les os iliaques, subit une forte pression qui amène l'ankylose osseuse des articulations sacro-iliaques ; il est possible aussi que ces articulations n'aient jamais existé et que dès l'origine il n'y ait à leur place qu'un disque cartilagineux subissant l'ossification, comme c'est la règle chez divers animaux. En tout cas, sur le bassin de Robert complètement développé, le sacrum est osseux et fusionné avec les os iliaques sans la moindre indication d'une articulation.

Il peut se produire un rétrécissement transversal analogue, par ossification précoce des articulations sacro-iliaques consécutive à une inflammation, et par l'arrêt de développement des ailerons qui en est la conséquence ; il en est de même lorsque les ailerons existant primitivement sont détruits par la carie et que le processus de guérison entraîne l'ankylose osseuse des articulations précitées.

L'absence des ailerons sacrés produit le raccourcissement considérable de tous les diamètres transverses, tandis que les diamètres droits conservent leur longueur normale. Le détroit supérieur a la forme d'un rectangle étroit ; le rétrécissement transversal augmente encore vers le détroit

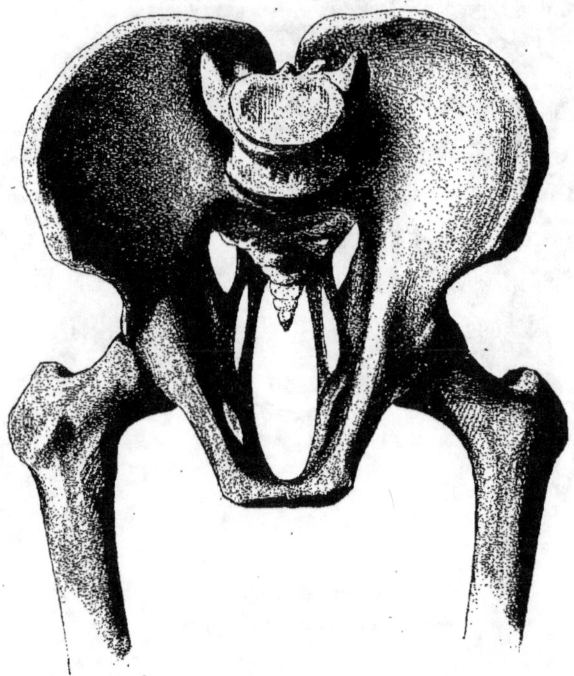

Fig. 428.

Bassin transversalement rétréci par ankylose (B. de *Robert*).

inférieur, rendant ainsi généralement impossible l'accouchement par les voies naturelles. Nous connaissons jusqu'à présent huit cas de bassin transversalement rétréci par ankylose ; de ces huit femmes, six ont été délivrées par l'opération césarienne et deux par la perforation.

2° *Bassin transversalement rétréci cyphotique.* Cette viciation doit son origine à la coudure à angle aigu de la colonne vertébrale, qui survient fréquemment dans l'enfance à la suite de la carie tuberculeuse de quelques corps vertébraux, et porte le nom de *cyphose* ou *gibbosité*. Si la bosse siège, comme d'habitude, au niveau des vertèbres dorsales supérieures, la cyphose est compensée par une lordose proportionnelle de la colonne lombaire et le bassin n'est pas modifié. Il en est autrement si la gibbosité occupe la région des vertèbres dorsales inférieures ou lombaires. Dans ce cas, la forme du bassin est constamment influencée par la cyphose, comme *Breisky* l'a montré dans son ouvrage fondamental sur le bassin cyphotique.

La cyphose, par son siège bas, déplace en avant le centre de gravité du corps à un tel point que la station debout en deviendrait impossible si la nature n'y remédiait. Les efforts du corps pour s'équilibrer sur les têtes fémorales amènent une série de modifications qui toutes ont pour but de reporter le centre de gravité en arrière de l'axe des hanches, en rendant aisées la marche et la station verticale.

Tout d'abord le haut du corps est ramené le plus possible en arrière, la lordose normale de la colonne vertébrale est exagérée, l'inclinaison du bassin diminuée. Ce mouvement se communique à

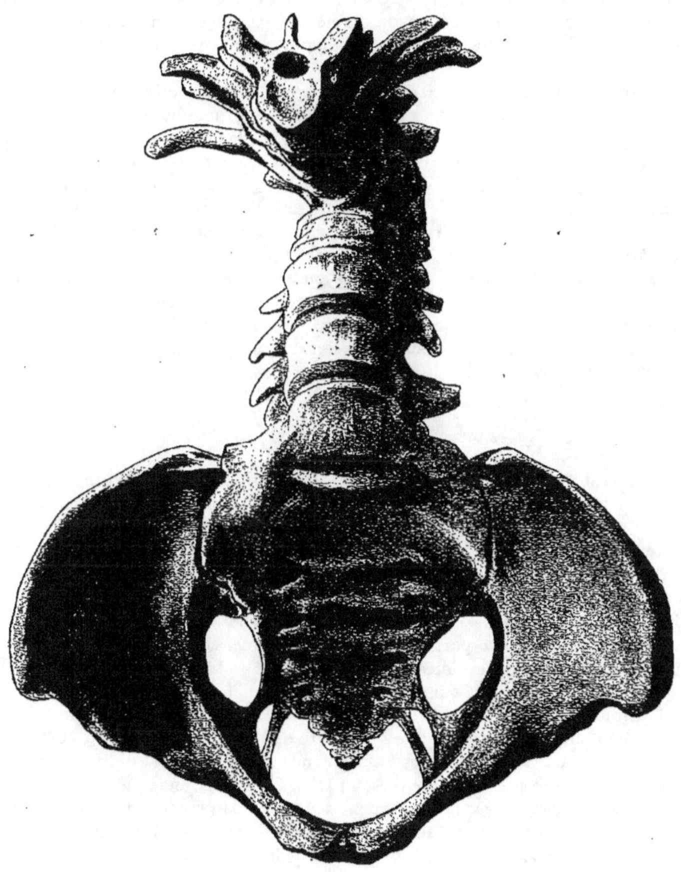

Fig. 429.

Bassin en entonnoir, transversalement rétréci par cyphose.

la région vertébrale située au-dessous de la cyphose et au bassin ; la partie inférieure de la gibbosité se déplace en arrière avec le sacrum ; la ligne de transmission du poids du corps est reportée en arrière des corps vertébraux en question et va passer par les arcs vertébraux. Ce déplacement des vertèbres en arrière entraîne (*Breus* et *Kolisko*) la rotation du sacrum autour de son axe transversal ou frontal ; la base de l'os est attirée en arrière, hors de l'anneau pelvien ; le promontoire recule et la pointe du sacrum bascule en avant à l'intérieur de l'excavation pelvienne.

La rotation en arrière de la base du sacrum introduit un changement dans la position des os coxaux, dont les segments supérieurs (les fosses iliaques) sont écartés l'un de l'autre, tandis que leurs segments inférieurs y compris les ischions sont rapprochés et produisent un rétrécissement transversal du bassin. La résultante des pressions anormales auxquelles est soumis le bassin, c'est une variété de viciation telle que la représente la fig. 429 : le sacrum est reporté en arrière par la base surtout qui a basculé autour de son axe transversal ; la première vertèbre sacrée se distingue nettement des ailerons ; la moitié supérieure du sacrum redressée a perdu sa concavité. Le détroit supérieur frappe surtout par l'allongement du diamètre antéro-postérieur, l'excavation pelvienne se rétrécit en entonnoir dans le sens transversal, le diamètre transversal qui semble le plus rétréci est le bisciatique.

En opposition à la théorie de *Breisky*, *W.A. Freund* a donné une autre explication de la pathogénie du bassin cyphotique. D'après lui, le phénomène primordial est le caractère anormal, infantile, du bassin, qui prédispose à la cyphose ; à son tour, la cyphose réagirait secondairement sur le bassin suivant le mécanisme décrit par *Breisky*, en augmentant la déformation congénitale.

Si la cyphose siège très bas au niveau de la dernière vertèbre lombaire ou des premières vertèbres sacrées (cyphose lombo-sacrée et sacrée), le segment supérieur de la gibbosité se rabat comme un toit sur le détroit supérieur, que cet effondrement vertébral réduit à l'état de fente étroite (*pelvis obtecta* de *Fehling*, *spondylisème* de *Herrgott*).

Si l'on fait abstraction des rares cas de cyphose lombo-sacrée, le bassin cyphotique transversalement rétréci n'oppose habituellement de difficultés à l'accouchement que lorsque la tête est descendue dans le détroit inférieur rétréci, et qu'elle y est retenue et entravée dans sa rotation. L'issue dépend du degré du rétrécissement transversal ; tantôt l'expulsion est naturelle, tantôt l'accouchement doit être terminé par le forceps ou même par la perforation.

5. *Le bassin ostéomalacique (trilobé).*

L'ostéomalacie est une affection particulière au sexe féminin et qui présente certains rapports avec l'ovulation et les phénomènes de la reproduction. Le ramollissement des os est tel que les déformations qui peuvent en résulter pour le bassin sont les plus énormes que l'on connaisse. La maladie débute ordinairement pendant la grossesse, et s'arrête souvent à la fin de la période de lactation pour faire de nouveaux progrès dans la grossesse suivante, Dans les cas graves le mal peut progresser sans rémission même après l'accouchement. La primipare n'est atteinte que par exception. Chez la nullipare, le ramollissement des os est aussi rare que chez l'homme.

Bien que l'ostéomalacie existe partout à l'état sporadique, elle est cependant plus fréquente (endémique) dans certaines contrées, ainsi en Allemagne sur les bords du Rhin, en Italie sur ceux du Pô, en Autriche dans l'île Schütt sur le Danube, puis dans la Flandre orientale et en d'autres lieux encore d'altitude très faible ou situés dans une vallée fluviale humide. L'insuffisance et la mauvaise qualité de l'alimentation ainsi que l'humidité de l'habitation semblent être des facteurs prédisposants. Nous ne pouvons tirer de ces faits aucune conclusion sur l'essence de l'ostéomalacie et sur son étiologie ; malgré cela les hypothèses pathogéniques ne manquent pas. On a mis en rapport la décalcification des os avec le supplément des sels calcaires nécessaires à la mère pendant le développement des os du fœtus et pendant la lactation. Puis, deuxième hypothèse, on attribua la dissolution des sels calcaires à certains microbes de la nitrification, dont on prétendait avoir démontré la présence dans le sang des femmes ostéomalaciques ; ou bien, le ramollissement des os devait provenir de la diminution de l'alcalinité du sang que l'on observe parfois. Mais aucune de ces hypothèses ne s'est confirmée, et la nature de cette affection ne nous est mieux connue que depuis la belle découverte de *Fehling*, que *l'ostéomalacie peut être guérie par la castration des ovaires* démontrant avec certitude que *cette affection est en rapport avec des troubles fonctionnels des glandes génitales. Fehling* considéra cette maladie comme une *trophonévrose du système osseux*, provoquée par l'activité pathologique des ovaires. L'ostéomalacie pourrait être ainsi rapprochée des troubles de la croissance osseuse dans le crétinisme : dans les deux cas la trophonévrose proviendrait de l'altération d'une secrétion interne, celle de la glande thyroïde dans le crétinisme, celle des ovaires dans l'ostéomalacie. Les hypothèses récentes sur l'origine de l'ostéomalacie incriminent un trouble de l'équilibre des sécrétions internes ; l'insuffisance des surrénales entraînerait la prépondérance des hormones génitales dont l'action est inhibitrice sur la croissance osseuse, produisant ainsi les altérations osseuses de l'ostéomalacie ; c'est ainsi qu'on explique l'effet en général favorable de l'adrénaline sur cette affection.

On connaît exactement les processus anatomiques qui se passent dans les os ostéomalaciques. L'affection commence par une décalcification des travées osseuses, qui a son point de départ dans la cavité médullaire hyperémiée et dans les fins canalicules osseux ; puis vient la fonte du tissu décalcifié des os, qui perdent ainsi graduellement leur solidité ; les cavités médullaires s'agrandissent, la couche corticale compacte diminue d'épaisseur jusqu'à ce que finalement elle soit aussi mince qu'une carte. De tels os sont alors incapables de résister aux tractions et aux pressions auxquelles ils sont soumis ; ils sont déformés d'une façon très variée par courbure et

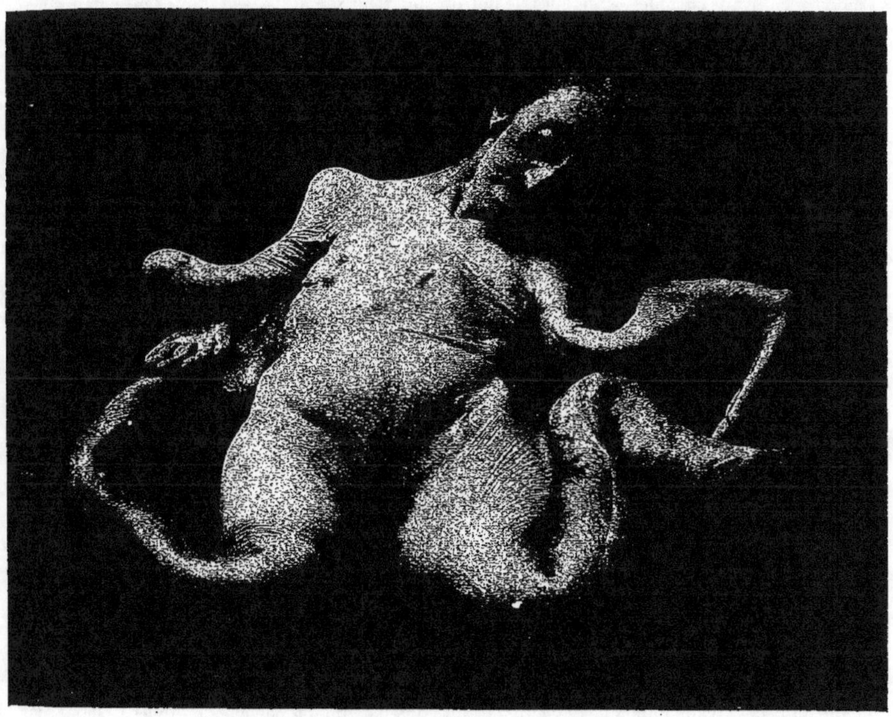

Fig. 430.

Ostéomalacie grave du tronc et des extrémités.

D'après une photographie de l'institut anatomo-pathologique de Bâle (Prof. *E. Kaufmann*).

fracture (infraction). Si la couche corticale est complètement ramollie, le tissu osseux est devenu aussi flexible que de la cire (osteomalacia cerea).

Lorsque la maladie survient pendant la grossesse, elle commence dans la règle à la colonne vertébrale pour se propager de là au bassin et au thorax ; les membres et le crâne ne sont atteints que plus tard et leurs lésions sont moins prononcées. Les premiers symptômes sont la douleur à la pression ressentie au niveau des os malades et la contracture des adducteurs de la cuisse ; puis apparaissent les incurvations, la colonne vertébrale se fléchit sous le poids du corps, la taille diminue à vue d'œil ; il se forme sur le thorax, par « infraction » des côtes, des gouttières larges dues au poids des bras ; dans les cas les plus graves, la malade devient finalement absolument incapable de se mouvoir ; elle gît dans son lit, tassée et pelotonnée, comme une masse de chair dont l'aspect n'a plus rien d'humain (fig. 430).

Le bassin est replié sur lui-même par la pression du poids du corps en arrière et par la contre-pression des têtes fémorales sur les côtés. Ajoutons à cela les tractions musculaires et les pressions subies dans la position assise et le décubitus dorsal, qui déforment irrégulièrement les os ramollis. Tous les os de l'anneau pelvien participent à ce ramollissement et subissent des incurvations ; aussi le rétrécissement n'intéresse-t-il pas seulement le détroit supérieur, mais encore l'excavation pelvienne et le détroit inférieur, au niveau duquel on constate souvent les tout premiers signes de viciation : diminution de son diamètre transverse, rétrécissement de l'arcade pubienne, incurvation de la région acétabulaire en dedans.

Si l'invagination de la paroie pelvienne (antéro-latérale) augmente encore, si en outre le sacrum s'enfonce en avant entre les os iliaques, le détroit supérieur prend l'aspect d'une fente à trois bras en forme d'Y. En même temps, par le rapprochement des pubis, la symphyse est projetée en avant

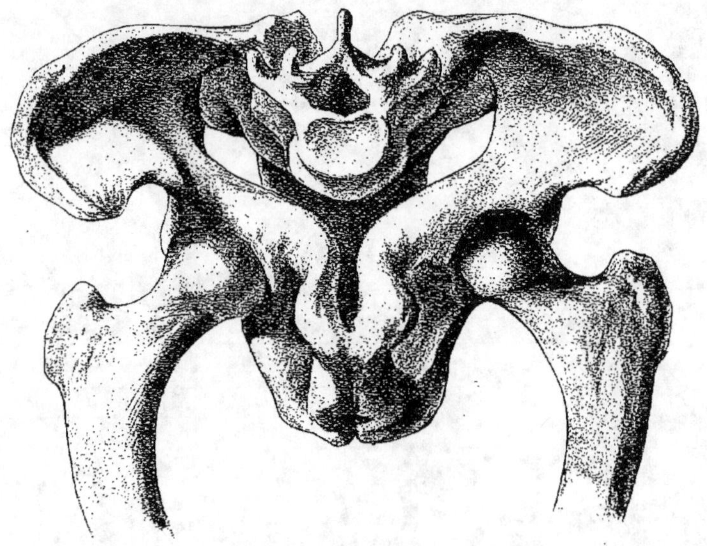

Fig. 431.
Bassin trilobé ostéomalacique.

comme un bec, l'arcade pubienne devient si étroite qu'elle admet à peine le doigt ; les ischions sont incurvés et la pointe du sacrum coudée brusquement à l'intérieur du bassin, rétrécissant le détroit inférieur à un tel point que non seulement il n'y a plus de passage pour la tête fœtale, mais que la défécation même est devenue difficile (voir fig. 431).

En présence d'un pareil rétrécissement, qu'on le constate sur la pièce anatomique ou sur la malade, on a immédiatement l'impression que l'accouchement doit être extrêmement difficile ou parfaitement impossible. L'expérience nous enseigne cependant qu'il n'en est rien ; même avec un degré moyen de déformation pelvienne l'accouchement peut encore être naturel. La raison en est que le ramollissement des os, cause de la déformation typique de l'anneau pelvien, confère simultanément à cet anneau une grande *élasticité* ; grâce à ce fait, le bassin cède aux pressions de la tête comme s'il était *de caoutchouc* et se rouvre devant elle.

C'est pourquoi dans la conduite de l'accouchement, on tiendra compte de la possibilité de cet élargissement de l'anneau pelvien ; lorsque l'ostéomalacie n'est pas trop prononcée et qu'on a constaté un certain degré d'élasticité dans les os, on attend l'effet des contractions, et s'il est néces-

saire on peut ensuite faire une tentative de version ou d'extraction par le forceps. Si la souplesse
du bassin fait défaut, s'il est rigide, l'accouchement n'est possible que lorsque la déformation est
très faible ; si la viciation est marquée, il faut recourir à l'opération césarienne. Pour arrêter les
progrès de la maladie, on enlèvera dans ce cas, suivant les circonstances, tantôt l'utérus et les
ovaires (césarienne de *Porro*), tantôt les ovaires seulement en replaçant l'utérus suturé dans l'abdomen. L'administration de fortes doses de phosphore (*Latzko*) a donné des résultats presque aussi
favorables que la castration ; on essaiera donc tout d'abord la médication phosphorée dans tous les
cas qui ne seront pas urgents.

6. *Le bassin vicié par spondylolisthèse.*

Le mot spondylolisthesis (de σπονδυλος vertèbre et ὀλισθαινω je glisse) fut créé par *Kilian* en
1854. Il désigne une anomalie rare, dans laquelle la dernière vertèbre lombaire glisse en avant
sur le sacrum et s'enfonce dans l'excavation pelvienne. Toute la colonne vertébrale glisse naturel-

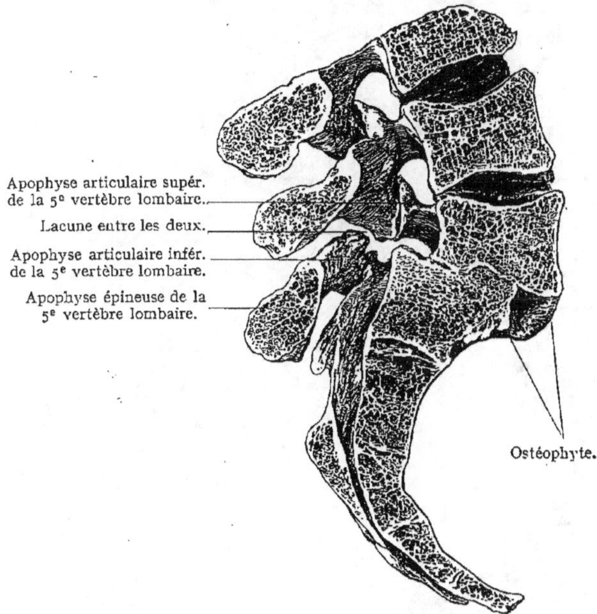

Fig. 432.
Bassin spondylolisthésique.
Préparation de la clinique obstétricale de Bâle. Début du glissement vertébral.

lement en même temps que la dernière vertèbre lombaire. Le détroit supérieur est obstrué, il y a
raccourcissement plus ou moins fort de son diamètre antéro-postérieur. C'est à *F.-L. Neugebauer*
qu'appartient le mérite d'avoir mis au clair l'étiologie de cette anomalie intéressante, grâce à des
recherches comparatives approfondies faites sur les bassins spondylolisthésiques dispersés dans les
collections anatomiques et obstétricales. D'après Neugebauer, l'évolution pathogénique de la spondylolisthèse est à peu près la suivante : l'ébauche primitive de toute vertèbre comporte de chaque
côté trois points d'ossification ou noyaux osseux, qui ne fusionnent qu'au cours du développement.
Si la fusion ne se produit pas entre les points d'ossification antérieur et postérieur, l'arc vertébral
présente une lacune entre l'apophyse articulaire supérieure et l'inférieure, lacune comblée par une
pseudarthrose ou par des ligaments (spondylolysis interarticularis). Un tel vice de l'ossification n'est

pas rare au niveau des vertèbres lombaires, où il est tantôt unilatéral, tantôt bilatéral ; dans ce dernier cas il prédispose au déplacement des vertèbres qui se produit graduellement sous l'influence occasionnelle d'une force mécanique, à la suite d'une chute par exemple ou après avoir soulevé un pesant fardeau. Les ligaments surdistendus cèdent en permettant au corps vertébral de glisser en avant sur la surface oblique de la base du sacrum, tandis que la partie postérieure de la vertèbre

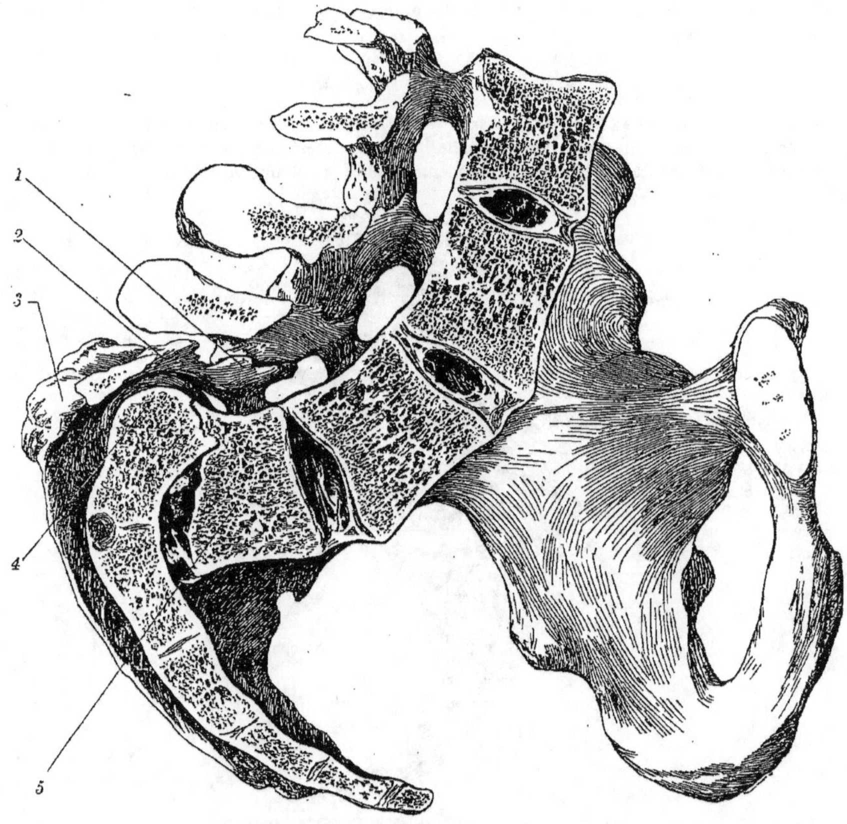

Fig. 433.

Bassin spondylolisthésique de la collection de la clinique de Halle.

1) Apophyse articulaire supérieure (antérieure) de la cinquième vertèbre lombaire. 2) Pièce intermédiaire allongée entre les apophyses articulaires de la cinquième vertèbre lombaire. 3) Apophyse articulaire inférieure (postérieure) de la cinquième lombaire. 4) Base du sacrum dont la surface a été polie. 5) Cinquième vertèbre lombaire, reliée à la surface antérieure du sacrum par une plaque d'os poreux.

reste en place. Les ligaments étirés qui unissent le segment postérieur au segment antérieur de la vertèbre peuvent s'ossifier plus tard ; mais alors même que cette ossification a lieu et que la vertèbre après son glissement se compose entièrement de tissu osseux, l'élongation de la pièce intermédiaire qui relie les apophyses articulaires démontre encore que seul le corps vertébral a glissé et que la partie postérieure de la vertèbre est restée à sa place normale.

Suivant les progrès faits par la dislocation vertébrale, on trouve la 5e vertèbre lombaire dans une position variable avec les cas. La fig. 432 vous montre un stade initial de la spondylolisthèse.

la 5ᵉ vertèbre lombaire n'a glissé en avant sur la base du sacrum qu'à une faible distance. Sur la
fig. 433, le déplacement est plus considérable ; la dernière vertèbre lombaire est tombée dans l'excavation pelvienne, où elle est appliquée contre la surface antérieure de la première vertèbre sacrée,
rétrécissant ainsi au plus haut degré le détroit supérieur, recouvert comme d'un toit par la colonne
lombaire (pelvis obtecta). La mesure du rétrécissement n'est plus donnée par le conjugué vrai,
mais par une ligne allant de la symphyse à la plus saillante des vertèbres lombaires, soit la 3ᵉ
ou la 4ᵉ.

Au glissement vertébral s'associent encore d'autres modifications de la forme du bassin, analogues à celles que l'on constate dans la cyphose lombaire.

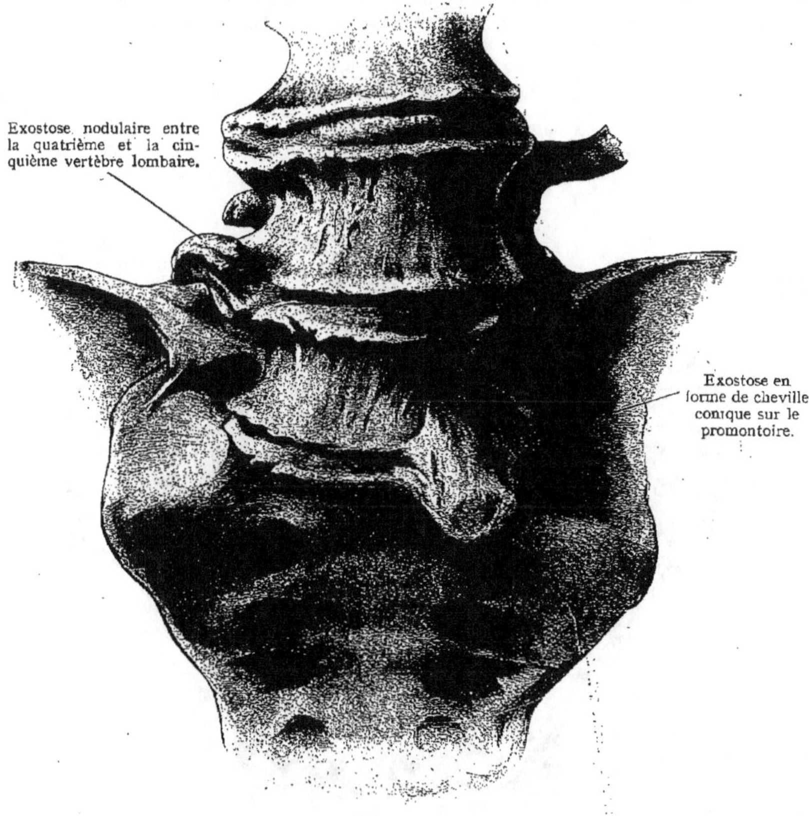

Fig. 434.
Bassin épineux de la collection de Halle.

La base du sacrum est refoulée en arrière, sa partie inférieure recourbée en avant ; les os
coxaux sont écartés l'un de l'autre dans leur portion supérieure (fosses iliaques) et rapprochés dans
l'inférieure (ischions). De cette façon le détroit supérieur et l'excavation pelvienne ne sont pas
seuls à être rétrécis par la colonne vertébrale, mais le détroit inférieur aussi a subi un rétrécissement dans le sens antéro-postérieur et davantage encore dans le sens transversal.

L'une des planches annexées plus loin reproduit vue du dos, la forme du corps dans la spondylolisthèse. Ce qui nous y frappe le plus, c'est la dépression en forme de selle qui s'enfonce brus-

quement au-dessus de l'apophyse épineuse de la 1re vertèbre sacrée. La diminution de la taille se fait uniquement aux dépens du tronc qui semble très raccourci ; les hanches ressortent fortement, larges et anguleuses.

A l'examen interne, on sent l'angle formé par la vertèbre lombaire proéminente avec la surface antérieure du sacrum. En outre on constate que la vertèbre descendue se détache, sur les côtés aussi, fort nettement de la surface sacrée, et porte devant elle la bifurcation aortique entraînée dans le glissement (*Olshausen*). Ces deux signes servent au diagnostic différentiel entre la spondylolisthèse et la cyphose sacrée.

Le cours de l'accouchement est subordonné à l'étendue variable du déplacement vertébral. S'il est faible, l'accouchement naturel est encore possible ; s'il est considérable, le rétrécissement du détroit supérieur est si fort que la délivrance ne peut se faire que par la perforation ou l'opération césarienne.

7. Bassin vicié par tumeur ou par exostose.

Le rétrécissement est irrégulier dans ce cas.

Les excroissances osseuses prennent naissance par ossification d'un corps cartilagineux en prolifération (ecchondrose) et portent alors le nom d'*exostose*, ou bien elles sont un produit de

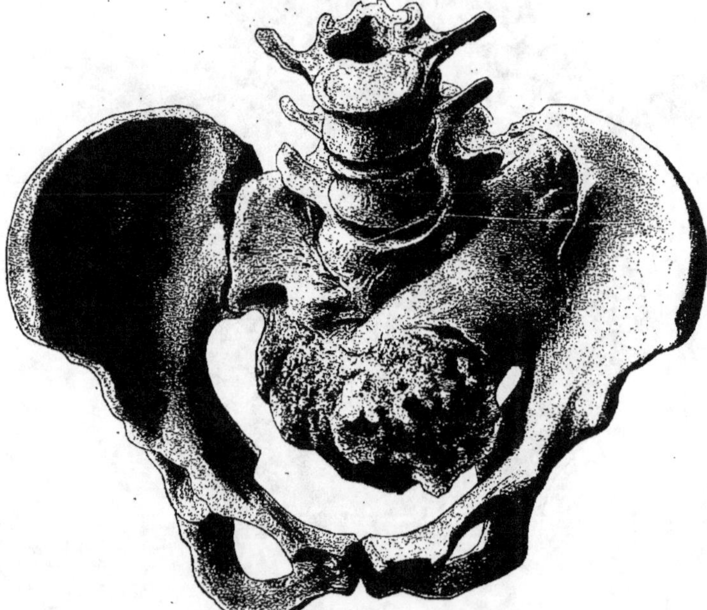

Fig. 435.
Ostéosarcome du sacrum.
Collection des bassins de la clinique de Halle.

l'inflammation du périoste et s'appellent alors *ostéophytes*. Les exostoses sont les plus fréquentes, pouvant se former sur tous les points cartilagineux du bassin ; on les rencontre à la symphyse pubienne, à l'amphiarthrose sacro-iliaque, ou sur le promontoire sous forme d'excroissances fongiformes, nodulaires ou de prolongements aux arêtes aiguës. De même les insertions des tendons, ligaments et fascias, peuvent s'ossifier à l'occasion, en constituant sur l'os des épines ou des crêtes tranchantes. Le bassin porte alors le nom de *bassin épineux*, d'après *Kilian* (acanthopelvis, pelvis spinosa). Citons comme typiques les épines de la ligne innominée dans la région de la synostose ilio-pubienne, épines formées par l'ossification du tendon du petit psoas ou de l'insertion du fascia-iliaca.

Parmi les tumeurs, on observe le plus souvent l'enchondrome et l'ostéosarcome, qui prennent naissance généralement sur la paroi pelvienne postérieure et qui, par leur volume parfois énorme, peuvent obstruer presque complètement le petit bassin.

Diagnostic du bassin vicié et pelvimétrie.

Messieurs, s'il est bien facile de reconnaître sur le squelette les anomalies du bassin, il en est tout autrement dans la pratique, les os étant recouverts par les parties molles et l'excavation pelvienne (la partie du bassin la plus intéressante pour nous) étant complètement soustraite à la vue, ce qui rend difficile le diagnostic des

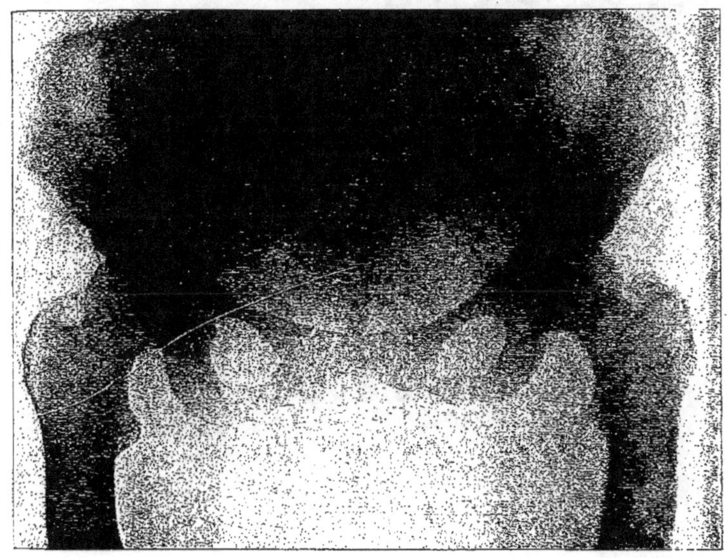

Fig. 436.
Radiographie d'un bassin plat rachitique, prise à l'issue du post-partum par le Dr E. Wormser.
Collection de la clinique obstétricale de Bâle.

viciations. Il est vrai que nous obtenons chez la femme enceinte, avec la technique actuelle, d'excellentes radiographies du bassin (voir les planches I et II), ce qui nous fournit des données certaines sur la forme générale du bassin. Mais si bonnes que soient ces radiographies, elles sont loin cependant de suffire à la détermination exacte des divers diamètres, ce qui seul importe dans la pratique. Il faudrait pour cela des clichés stéréoscopiques, analogues à ceux que l'on utilise déjà depuis longtemps pour la localisation des corps étrangers. La technique délicate de telles radiographies et la complexité des manœuvres et calculs que comporte le procédé empêchent sa généralisation.

C'est pourquoi, aujourd'hui encore dans la pratique quotidienne, nous sommes contraints de fixer notre diagnostic à l'aide de la palpation et de la pelvimétrie, en déterminant la forme du bassin au moyen de quelques points de repère intra-pelviens, accessibles à la palpation et à la mensuration.

S'il existe réellement un rétrécissement notable, votre attention ne manquera pas d'être attirée sur l'anomalie du bassin par les nombreux signes que vous fourniront : 1º *l'anamnèse ;* 2º *l'inspection de la femme* et 3º *l'observation du cours du travail.*

Signes anamnestiques. — L'anamnèse vous dira s'il y a eu antérieurement une affection du système osseux susceptible de déformer le bassin. Il s'agit avant tout,

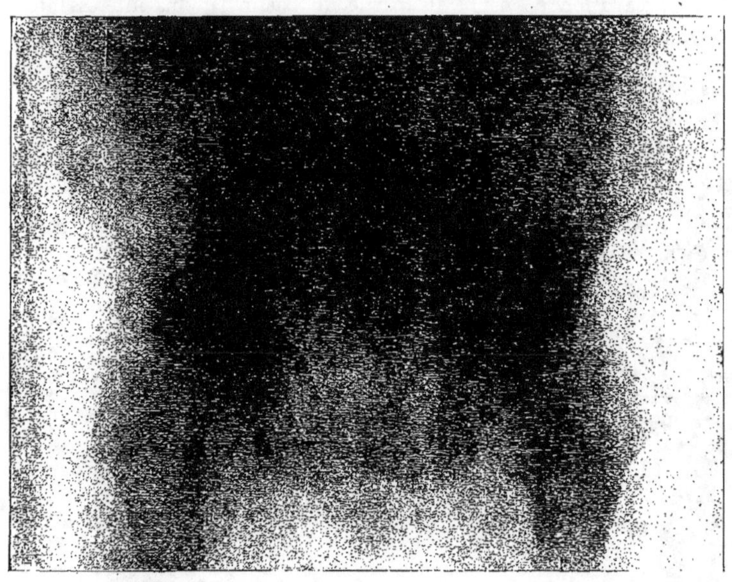

Fig. 437.

Radiographie d'un bassin étoilé pseudo-ostéomalacique, prise à l'issue du post-partum
par le Dʳ E. Wormser.

Collection de la clinique de Bâle.

dans ce cas, du rachitisme ; mais il arrive souvent que le souvenir de cette maladie de la première enfance ait disparu de la mémoire. Aussi vaut-il mieux demander à la femme à quel âge elle a fait ses premiers pas. Telle est la question typique que l'on pose dans toute anamnèse obstétricale, l'apprentissage tardif de la marche étant le symptôme de rachitisme que la femme se rappellera le plus aisément. Vous vous renseignerez ensuite s'il existe des symptômes d'ostéomalacie, ou s'il y a eu jadis une affection des os et articulations du bassin ou des membres inférieurs. Enfin, il faut accorder encore de l'importance aux données concernant l'évolution d'accouchements précédents. Quoique certaines formes de rétrécissement pelvien (par ex. la viciation ostéomalacique ou néoplasique) ne se constituent que plus tard, cependant la viciation pelvienne existe en général dés le début, et provoque dès le premier accouchement des accidents qui se répètent et s'exagèrent dans les suivants. Si l'anamnèse relève une série d'accouchements difficiles terminés artificiellement, il est plus que probable que le bassin est vicié ; et même si elle ne mentionne qu'un seul accouchement compliqué par des obstacles mécaniques, vous ferez bien de diriger votre attention sur le bassin.

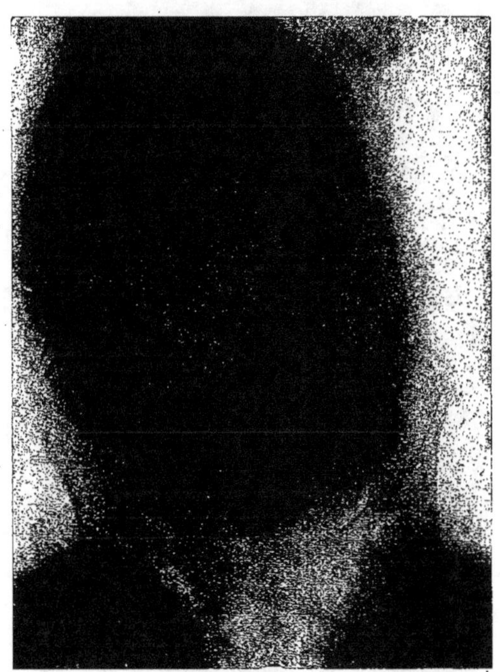

Fig. 438.

Radiographie du bassin avec squelette du fœtus, à la fin de la gravidité.

Il semble qu'il n'y ait aucune disproportion entre les dimensions de la tête fœtale et du bassin, mais en réalité la césarienne fut nécessaire à cause de la forte saillie du promontoire en avant.

Signes fournis par l'examen obstétrical et par l'observation de la marche de l'accouchement. Ces signes sont importants. Nous allons nous occuper tout à l'heure des effets pathologiques du bassin rétréci, aussi me contenterai-je maintenant d'insister sur le fait suivant : parmi les symptômes cliniques du rétrécissement, il faut accorder le plus de valeur à ceux qui sont l'indice d'un obstacle à l'engagement du fœtus dans le bassin ; ces signes sont dans la grossesse : 1º la persistance de la position élevée de la matrice et de la partie fœtale qui se présente ; 2º le ventre en besace ; 3º les présentations anormales ; dans l'accouchement, il faut ajouter à ces mêmes signes : 4º les anomalies de l'engagement ; 5º la procidence du cordon et des extrémités ; 6º le ralentissement de l'expulsion. Chez la primipare surtout, dont les parois utéro-abdominales sont encore si fermes, la présentation longitudinale et l'engagement précoce de la tête constituent la règle ; aussi la constatation des anomalies précitées doit-elle éveiller les soupçons.

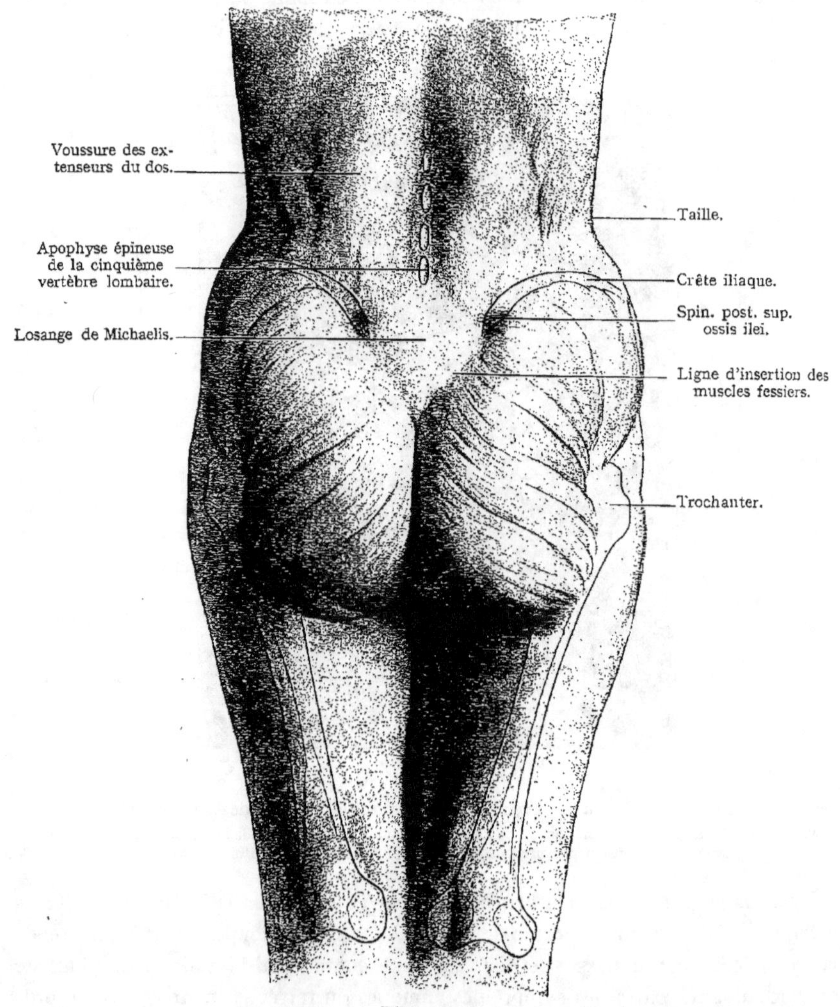

Fig. 439.
Aspect du bassin, vu de derrière, chez une femme bien conformée.

Signes fournis par l'inspection du corps. — Dans plus d'un cas, enfin, l'inspection du corps aussi vous fera prévoir la possibilité d'un rétrécissement pelvien. Certaines viciations frappent la vue déjà à travers les vêtements. Si la taille est extrêmement

...gnostic de la forme du bassin à l'inspection sur le vif.

...de la face postérieure du corps dans les diverses variétés de rétrécissement. Toutes les figures sont reproduites à la même échelle d'après des photographies.

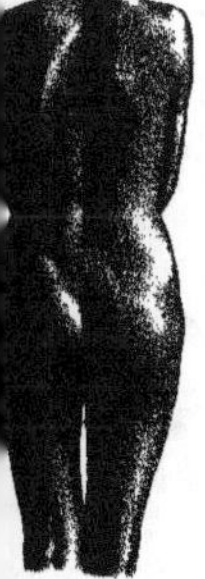

Bassin normal.

(..., bien marqué; la distance des hanches et des ... normale, d'où résulte la belle ligne des hanches.)

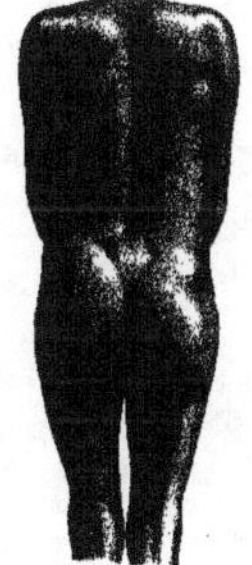

Bassin généralement et régulièrement rétréci.

(losange étroit; distance des hanches et des trochanters rapprochées.)

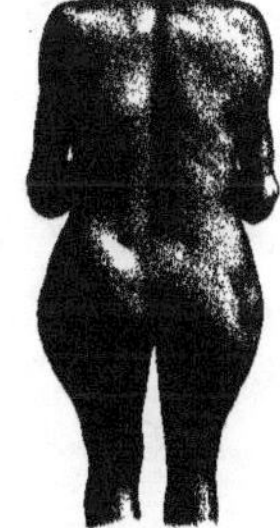

Bassin plat rachitique.

(losange triangulaire; bassin proéminente de la colonne lombaire, la partie inférieure du sacrum proéminent en arrière; saillie marquée de la région des trochanters; incurvation des jambes.)

Bassin transversalement rétréci.

(la distance des trochanters est fortement abaissée, surtout si on la compare à celles des hanches et des épaules.)

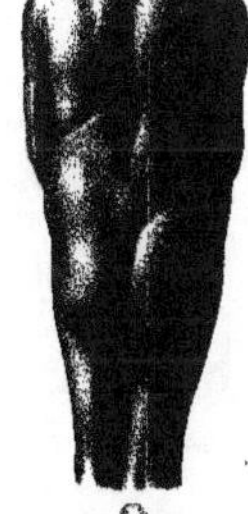

Bassin asymétrique par cyphoscoliose.

(obliquité du losange.)

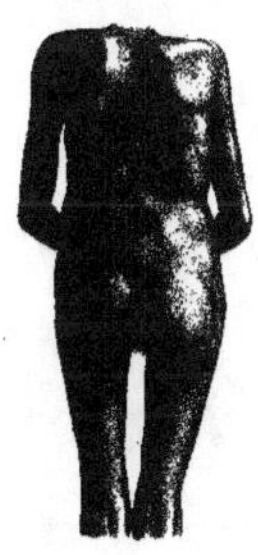

Bassin en entonnoir, cyphotique transversalement rétréci.

(épines iliaques postéro-supérieures proéminentes; la lordose lombaire normale fait défaut; le diamètre des trochanters est raccourci.)

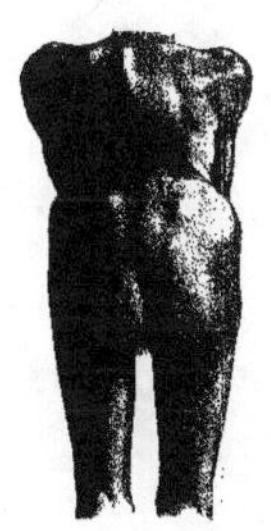

Bassin spondylolisthésique.

(saillure nette au niveau du losange, la saillie aiguë correspond à l'apophyse épineuse de la 1re vertèbre sacrée.)

petite, vous penserez au bassin généralement rétréci ; en présence d'incurvations de la colonne vertébrale ou de lésions des membres inférieurs et d'une claudication, il faut se méfier d'une asymétrie pelvienne. Sur le corps mis à nu, il est aisé de voir les incurvations et raccourcissements rachitiques des bras et des jambes, le chapelet costal rachitique et le thorax en carène, les courbures des os ostéomalaciques, les grossières déformations de la spondylolisthesis, de la cyphose lombaire ou de la luxation de la hanche, pour peu qu'on y pense seulement. L'inspection permet encore de reconnaître l'aplatissement du bassin aussi bien que le type masculin ou l'infantile. Ce diagnostic à l'inspection nécessite sans doute un coup d'œil exercé, familiarisé avec les formes normales du corps féminin. Sur le visage et le crâne que nous avons toujours sous les yeux, nous arrivons à distinguer avec précision les anomalies de forme les plus minimes, tandis que, sur le corps, des vices de conformation même considérables peuvent échapper à l'œil qui n'a pas l'habitude des formes naturelles ou qui ne les connaît que superficiellement par les reproductions de la peinture et de la sculpture.

Pour juger de la forme du bassin par l'inspection, c'est à la face postérieure du sacrum spécialement qu'il faut chercher les éléments de votre appréciation. Si vous examinez à l'éclairage latéral le dos nu d'une femme bien conformée, vous apercevrez dans les reins, de chaque côté de la ligne médiane, deux fossettes plus ou moins distinctes qui parfois sont très nettement marquées. Elles correspondent aux épines iliaques postéro-supérieures, sur lesquelles la peau est plus adhérente que tout autour ; elles forment les angles latéraux d'un rectangle dont les limites inférieures sont constituées par les lignes convergentes des fesses, et les supérieures par les bords des masses musculaires du dos et par l'apophyse épineuse de la 5e vertèbre lombaire, au niveau de laquelle la peau présente également une légère dépression (fig. 439). Ce rectangle est bien connu des artistes sous le nom de « losange ». *Michaelis* est le premier qui ait insisté sur son importance en obstétrique et *Stratz* a fait des recherches approfondies sur sa forme et ses rapports anatomiques. La distance des fossettes latérales est d'autant plus grande que le sacrum est plus large et l'espace intrapelvien plus vaste par conséquent. Quand le bassin est parfait le losange est un carré. Si le sacrum est étroit, comme sur le bassin infantile, les fossettes sont rapprochées, le losange est allongé. Si le sacrum s'enfonce en avant comme dans le bassin plat, l'apophyse épineuse de la 5e vertèbre lombaire est située plus bas ; l'axe longitudinal du losange est raccourci, son angle supérieur est obtus. Sur le bassin plat rachitique, la base du sacrum peut s'avancer tellement en avant que l'apophyse épineuse précitée se trouve sur la même ligne que les fossettes latérales ; on ne voit plus alors le losange de *Michaelis*, dont il ne reste que le triangle inférieur.

Ce que vous pouvez apprendre donc par l'anamnèse, l'observation de l'accouchement et les moyens habituels de l'exploration obstétricale, c'est la présence d'un obstacle opposé par le bassin et consistant en un rétrécissement de telle ou telle nature. Mais ce renseignement ne suffit pas à vous fixer sur la conduite à tenir dans l'accouchement. La condition préalable et nécessaire du traitement, c'est la représentation exacte des dimensions du bassin exprimées par des chiffres, et seule la *pelvimétrie* peut vous en fournir les éléments.

La pelvimétrie est pratiquée régulièrement dans les cliniques où même les faibles degrés de rétrécissement échappent difficilement à l'exploration. Bien que cette méthode ne soit pas praticable systématiquement dans la clientèle privée, l'obligation vous incombe de mesurer le bassin chaque fois que pour un motif quelconque vous vous méfiez d'un rétrécissement.

On distingue la pelvimétrie *externe* de *l'interne*.

La pelvimétrie externe.

La pelvimétrie externe détermine la distance qui sépare certains points du bassin, palpables à travers la peau ; elle a pour but de conclure des mesures trouvées aux dimensions de l'excavation pelvienne qui seules entrent en ligne de compte à l'accouchement. Nous allons voir jusqu'à quel point la chose est possible, en étudiant les mesures externes les plus usuelles qui sont les suivantes :

I. *Le conjugué externe.*

appelé aussi *diamètre de Baudelocque*, du nom de l'accoucheur qui le mesura pour la première fois en introduisant ainsi en obstétrique la pelvimétrie exacte.

Le conjugué externe est dessiné sur la fig. 440. L'extrémité antérieure de ce diamètre est le bord supérieur de la symphyse ; pour la postérieure, on choisit en général maintenant l'apophyse épineuse de la dernière vertèbre lombaire, sur la proposition de *Michaelis*. La pointe du pelvimètre est cependant plus facile à fixer dans la fosse qui sépare cette apophyse épineuse du sacrum. De l'avis de Baudelocque, il suffisait de soustraire 8 à 8½ centimètres de la mesure trouvée pour obtenir la longueur du conjugué vrai, assertion erronée qui ne tarda pas à être réfutée. L'épaisseur des parties molles et des os est trop variable pour permettre de déterminer par une soustraction de valeur constante la longueur du conjugué vrai ; cette déduction est d'autant moins possible qu'habituellement les deux conjugués ne sont pas dans le même plan, mais que le conjugué vrai est au-dessus de l'externe ou plutôt se croise avec lui (fig. 440). Ce que nous obtenons donc par la mesure du conjugué externe, ce n'est pas le moyen d'exprimer en chiffres la longueur du conjugué interne, mais simplement un élément approximatif d'appréciation. Quand les dimensions du Baudelocque oscillent autour de leur moyenne, soit entre 18 et 20 centimètres, le conjugué vrai peut être ou normal ou raccourci modérément. Si, par contre, le Baudelocque tombe au-dessous de 18 centimètres, il y a tout lieu de soupçonner le raccourcissement du conjugué vrai. A l'inverse, si le Baudelocque dépasse 20 centimètres, on peut admettre avec la plus grande probabilité que le conjugué vrai est normal.

La mensuration du conjugué externe est pratiquée à l'aide du pelvimètre dans le décubitus latéral ou la station verticale, comme l'indique la fig. 441. Le bord supé-

rieur de la symphyse (point antérieur) est toujours facile à sentir ; en arrière aussi,
l'apophyse épineuse de la 5e lombaire est aisément palpable chez les personnes maigres.

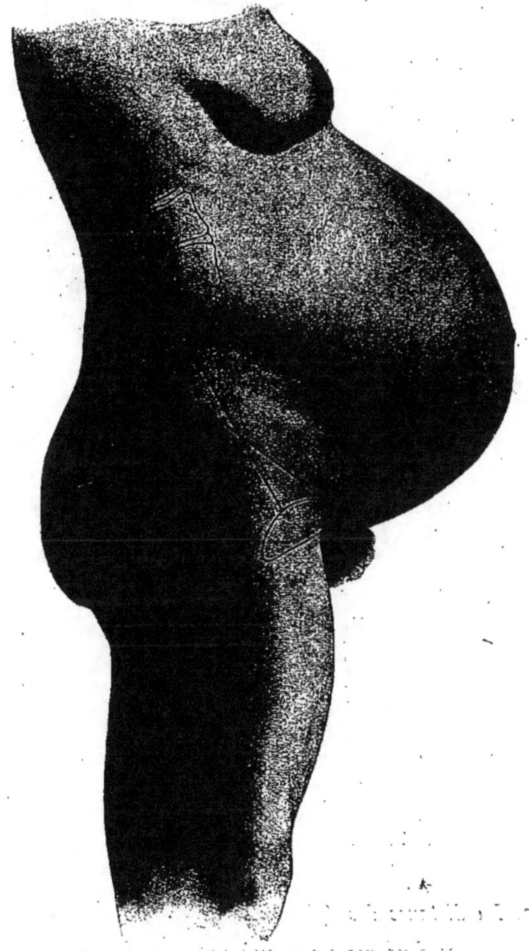

Fig. 440.

Rapports du conjugué externe avec le conjugué vrai ou obstétrical.

La détermination du point postérieur est plus difficile lorsque le pannicule adipeux
est fortement développé ; on s'aide alors de la vue, en plaçant la pointe du pelvimètre
sur l'angle supérieur du losange de Michaelis, qui correspond à l'apophyse épineuse
en question.

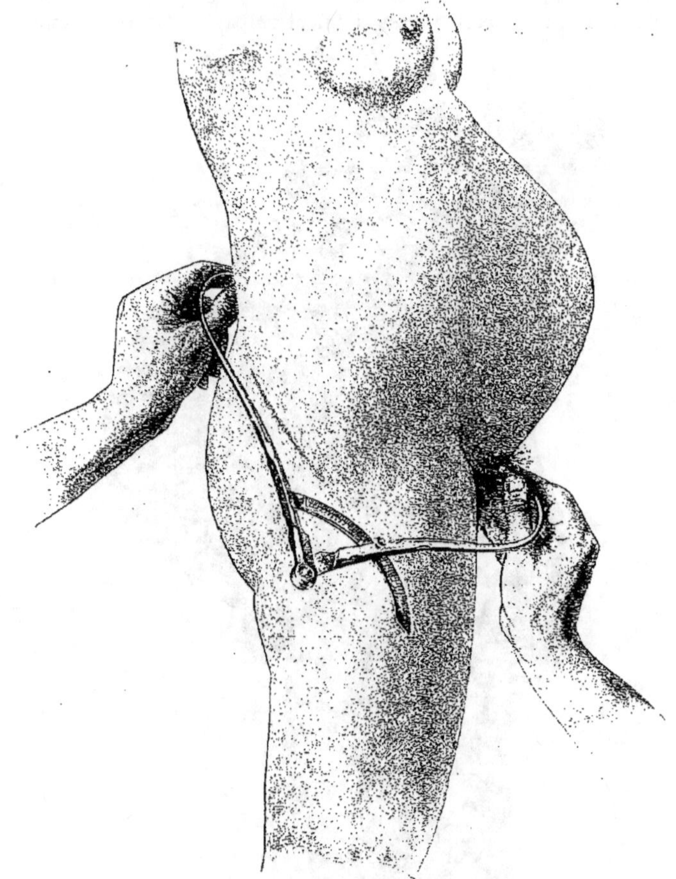

Fig. 441.
Mensuration du Baudelocque.

2. *La distance des épines iliaques antéro-supérieures et celle des crêtes iliaques (fig. 442).*

En moyenne, la distance d'une épine iliaque à l'autre mesure 26 centimètres, et d'une crête iliaque à l'autre 29 centimètres. Mais étant données les dimensions et l'inclinaison très variable des fosses iliaques, ces distances offrent des différences considérables ; aussi est-il impossible de conclure des chiffres obtenus aux diamètres transversaux du petit bassin, ou du moins n'a-t-on le droit de le faire que si les chiffres trouvés sont fort éloignés de la moyenne.

La mensuration de la distance des épines et des crêtes iliaques a plus de valeur pour l'appréciation de la *forme* de l'excavation pelvienne. Bien que la grandeur absolue de ces distances soit variable, le rapport de l'une à l'autre est pourtant assez constant. Par suite de l'incurvation des crêtes iliaques, leur distance est régulièrement de 3 centimètres plus grande que celle des épines ; les chiffres que l'on obtient sur des

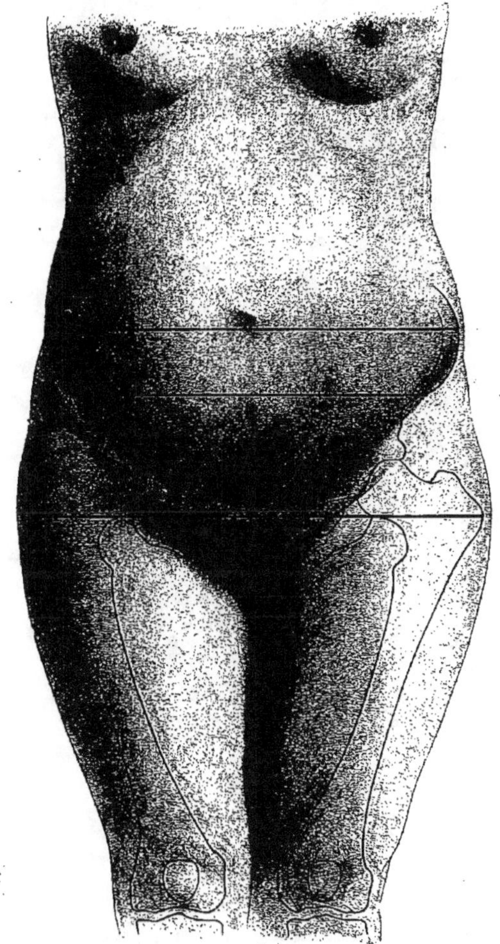

Fig. 442.

Rapports entre la distance des épines iliaques, celle des crêtes iliaques et celle des trochanters.

bassins bien conformés sont ainsi 24 centimètres (épines) : 27 centimètres (crêtes), ou 25 : 28, ou 26 : 29, etc. Si la base du sacrum s'enfonce davantage dans le bassin, les segments postérieurs des fosses iliaques sont entraînés dans le mouvement en avant, et leurs segments antérieurs, renversés par suite en dehors, s'écartent davantage l'un de l'autre (fig. 417). La différence entre la distance des épines et celle des crêtes est réduite de ce fait, la distance des épines peut être égale ou même supérieure à celle des crêtes. Par conséquent, si tel est le cas, vous penserez à l'enfoncement de la base du sacrum, c'est-à-dire à l'aplatissement du bassin. L'ouverture des ailes iliaques

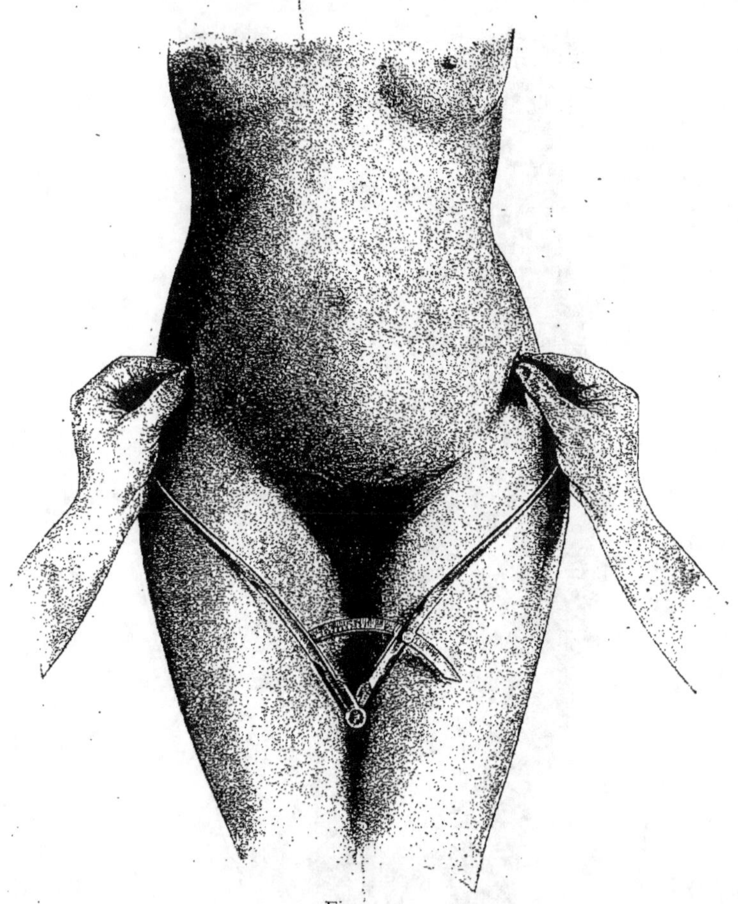

Fig. 443.

Mensuration de la distance des épines iliaques.

rejetées en dehors est surtout caractéristique du bassin plat rachitique, la distance des épines étant alors égale ou même supérieure à celle des crêtes.

La mensuration de ces distances est pratiquée dans le décubitus dorsal, à l'aide du pelvimètre ; on en place les bouts *sur le bord externe* des épines iliaques au niveau de l'insertion du couturier, et pour la mesure de la distance des crêtes, on remonte le long de leur lèvre externe, en cherchant le maximum (fig. 443) de leur écartement.

3. *La distance des trochanters.*

Cette distance comporte en moyenne 31 centimètres et n'offre qu'une importance secondaire dans l'examen du bassin. Dans le cas seul où la mesure trouvée est fort au-dessous de la moyenne, on a le droit de conclure à un raccourcissement des diamètres transversaux du bassin.

Pour déterminer la distance des trochanters, on fixe les extrémités du pelvimètre sur les points les plus proéminents de ces os faciles à palper, la femme ayant les jambes serrées.

4. *Le diamètre antéro-postérieur et le D. transverse du détroit inférieur.*

Les forts rétrécissements étant rares au détroit inférieur, la mensuration de ses diamètres est négligée ordinairement. Si vous soupçonnez quelque anomalie du bassin qui n'aille pas sans un rétrécissement de ce détroit (ostéomalacie, bassin en entonnoir, bassin transversalement rétréci cyphotique ou par ankylose ou ossification de l'articulation du coccyx), la mensuration vous fournira des renseignements précieux.

La grandeur des deux diamètres principaux peut être fixée d'une manière assez sûre. Le diamètre droit (antéro-postérieur) va de la pointe du sacrum au bord inférieur de la symphyse (11 centimètres normalement). Pour le mesurer, on place la femme dans le décubitus latéral ou dorsal, les jambes fortement ramenées sur le ventre ; puis on fixe les bouts du pelvimètre, en avant sur le bord tranchant du ligament arqué sous-pubien, en arrière sur la pointe du sacrum, que l'on sent nettement en prenant le coccyx entre le pouce à l'extérieur et l'index dans le vagin. De la mesure trouvée, on déduit un centimètre et demi pour l'épaisseur des os et des parties molles. Pour établir la longueur du diamètre transversal (11 centimètres normalement), la femme est dans le décubitus dorsal, les jambes fortement fléchies aussi ; le bord interne des ischions est ainsi facile à palper ; on mesure leur écartement en fixant les bouts d'un compas d'*Osiander* à la face interne des ischions, après avoir déprimé énergiquement les parties molles (fig. 446) ; avec ce procédé, la distance trouvée est trop petite de toute l'épaisseur de ces parties molles ; aussi, pour obtenir la véritable longueur du diamètre transverse, faut-il ajouter 1 centimètre au chiffre constaté. *Klien* a proposé une échelle très commode pour cette mensuration.

5. *Mensuration dans le sens oblique.*

Si le bassin est asymétrique, il en résulte des différences de longueur entre les lignes obliques allant d'une épine iliaque antéro-supérieure d'un côté à la postéro-supérieure de l'autre côté. Cependant, tout comme pour les mesures précédentes, il est impossible de conclure directement de ces distances obliques externes à la longueur des diamètres obliques du petit bassin.

Il est indéniable donc que la pelvimétrie externe nous rend peu de services, elle est incapable de nous fournir des renseignements exacts sur les dimensions de l'exca-

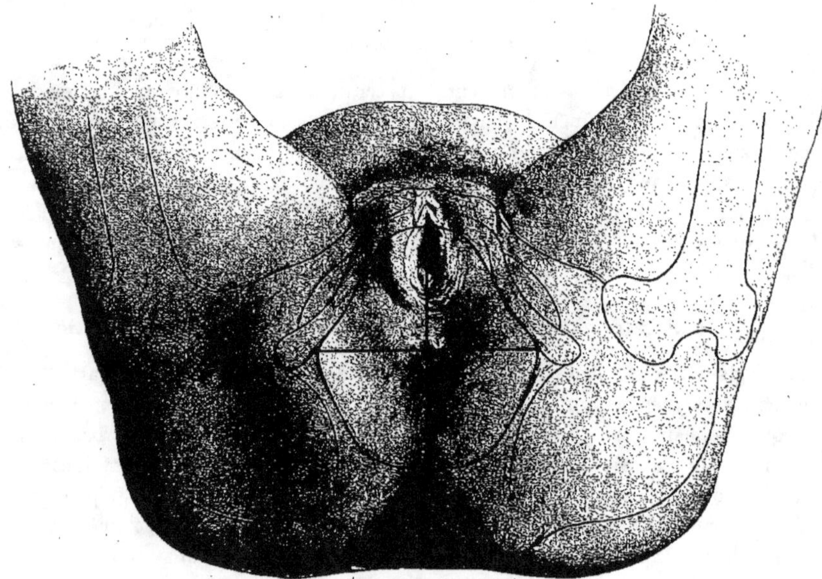

Fig. 444.
Les diamètres du détroit inférieur.

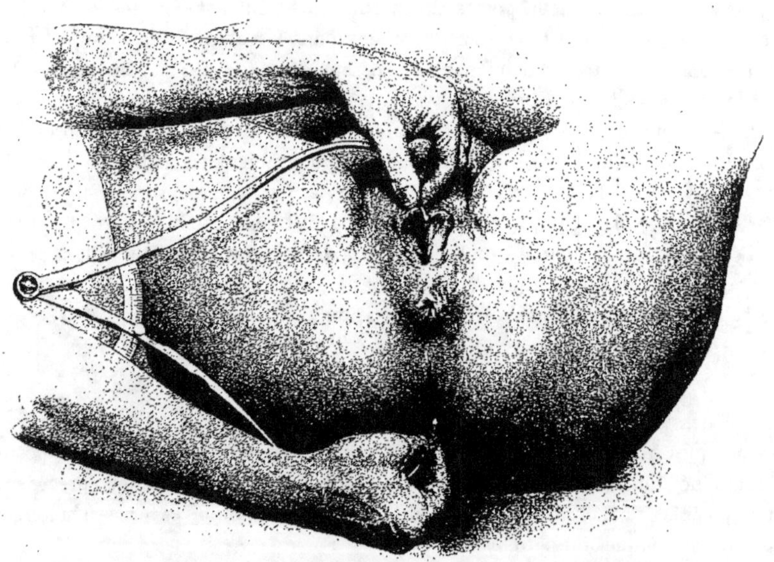

Fig. 445.
Mensuration du diamètre antéro-postérieur (ou droit) du détroit inférieur

vation pelvienne. Elle ne donne des chiffres directement utilisables que pour les diamètres du détroit inférieur qui n'est que rarement rétréci. Elle ne nous apprend rien de certain sur les dimensions du détroit supérieur, qui nous intéresse particulièrement parce qu'il est le siège le plus fréquent du rétrécissement ; d'où la nécessité de la :

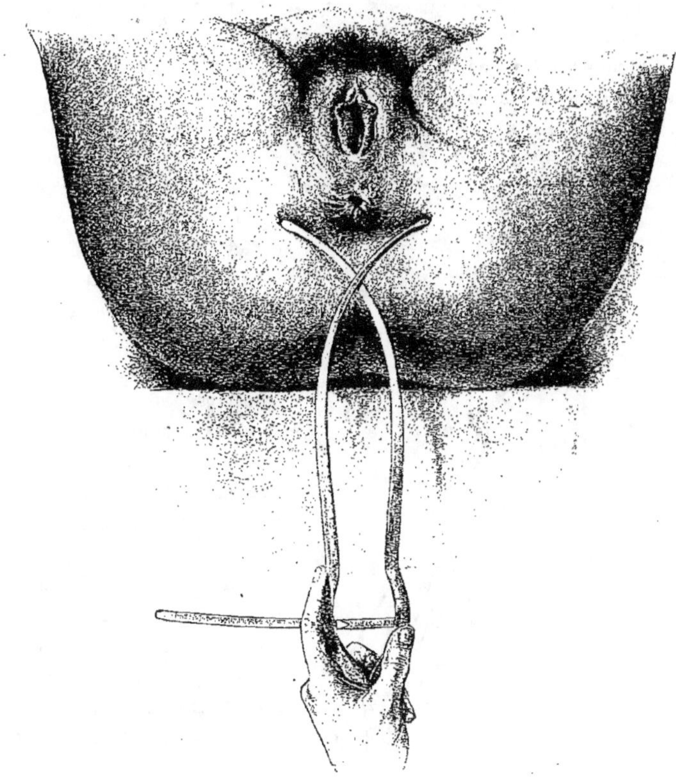

Fig. 446.

Mensuration du diamètre transverse (détroit inférieur).

Pelvimétrie interne.

On a cherché à construire des instruments susceptibles de permettre la mensuration exacte de l'excavation pelvienne, faite de l'intérieur. Que d'ingéniosité et de sagacité n'a-t-on pas dépensées dans ce but ! Mais jusqu'à présent pas un seul de ces nombreux pelvimètres n'est d'usage courant, aucun n'a été consacré par la pratique ; leur maniement est trop compliqué et douloureux pour cela. En outre, pour que leur emploi soit couronné de succès, l'explorateur doit être d'une habileté toute particulière ; mais alors il obtiendra dans ce cas des résultats suffisamment exacts sans aucun pelvimètre. *La main reste donc le meilleur pelvimètre ;* avec elle nous pouvons mesurer d'une façon simple et sûre *le diamètre le plus important du détroit supérieur, le conjugué vrai.*

En introduisant deux doigts dans le vagin, qu'on repousse jusqu'au promontoire, la distance du bord inférieur de la symphyse au promontoire peut être déterminée directement à l'aide de ces deux doigts. Cette distance, dite *conjugué diagonal,* nous fournit des indications suffisantes pour l'estimation du conjugué vrai. Vous voyez sur la fig. 447 que ces deux conjugués forment avec la symphyse un triangle dont le conjugué diagonal constitue toujours le côté le plus long. Pour obtenir le conjugué vrai, il faut donc opérer une soustraction de la longueur trouvée pour le diagonal. Si la symphyse est basse et fortement inclinée, le triangle est presque isocèle, le conjugué vrai n'est que légèrement plus court que le diagonal, dont il y a peu de chose à déduire. A l'inverse, si la symphyse est très peu inclinée et si elle est haute, le conjugué vrai est beaucoup plus court que le diagonal et la valeur à soustraire plus considérable. L'élévation variable du promontoire joue un rôle analogue à celui de l'inclinaison et de la hauteur de la symphyse. Si le promontoire est abaissé, le triangle est presque isocèle, la différence est faible entre le conjugué vrai et le diagonal. S'il est élevé, le conjugué diagonal est plus long, la valeur à soustraire doit être plus grande.

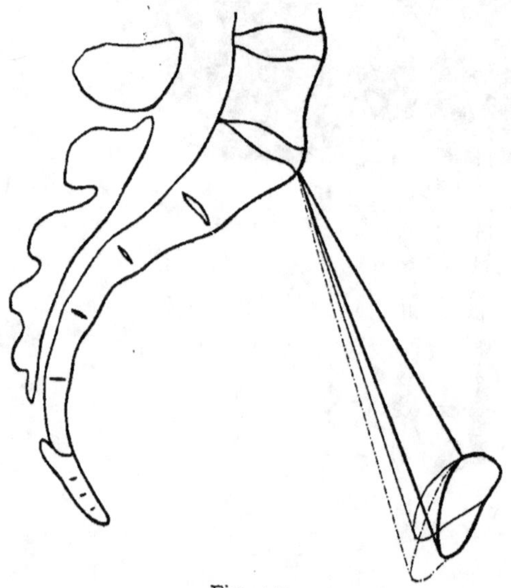

Fig. 447.

Rapport entre le conjugué diagonal et le conjugué vrai.

Cette valeur comporte en moyenne 1,5 cm. ; elle atteint jusqu'à 2,5 cm., si la symphyse est haute et peu inclinée ou si le promontoire est élevé ; mais elle doit être ramenée à 1 cm., si la symphyse est basse et fortement inclinée ou si le promontoire est abaissé.

La mensuration du conjugué vrai est donc indirecte, la longueur en est calculée en opérant une déduction de 1 à 2,5 cm., de la mesure du conjugué diagonal. La valeur à déduire doit être appréciée de la manière indiquée, et sans qu'on puisse éviter de petites erreurs pouvant aller jusqu'à un demi-centimètre. Mais cette différence de 0,5 cm. a peu d'importance pour le traitement, d'autant moins que le conjugué vrai n'a pas une longueur invariable, mais peut mesurer un demi-centimètre

de plus ou de moins selon la position de l'anneau pelvien relativement à la colonne
vertébrale.

Pour obtenir avec la plus grande exactitude la mesure fondamentale du conjugué
diagonal, il est avant tout nécessaire de mettre la femme dans la position obstétricale
en travers du lit, en soulevant le siège à l'aide d'un coussin et en faisant fléchir fortement les jambes sur les hanches. D'une main on écarte bien la vulve, de l'autre on
introduit l'index et le médius et cherche, en refoulant le cul-de-sac vaginal postérieur,
à atteindre la paroi du sacrum. En palpant l'os du bout des doigts de bas en haut,
vous sentirez nettement la saillie aiguë du promontoire. A ce moment, la main introduite
se trouve dans la position reproduite par la fig. 448. Le bout du médius touche le

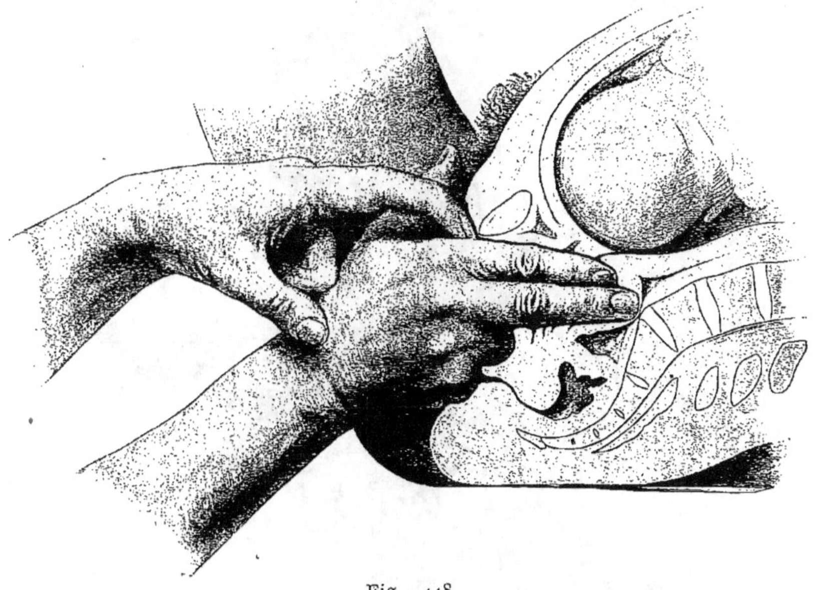

Fig. 448.

Mensuration du conjugué diagonal.

promontoire, le second métacarpien est comprimé sous la symphyse contre le ligament
arqué, le pouce est écarté en abduction, les quatrième et cinquième doigts fléchis
fortement repoussent le périnée en haut. La main doit rester dans cette position,
jusqu'à ce qu'on ait marqué le point antérieur de la mensuration. Dans ce but, placez
l'index de l'autre main sous la symphyse, soit la pulpe en bas (fig. 448) soit la pulpe
en haut (fig. 449), en cherchant le bord tranchant du ligament arqué et marquez sur
le métacarpe de la main intérieure le point de rencontre avec ce ligament. Cela fait,
on retire les mains en leur conservant la position qu'elles avaient pour prendre la
mesure, et à l'aide du pelvimètre ou du ruban métrique on détermine la distance entre

le bout du médius et la marque imprimée sur le bord radial du second métacarpien. On commet souvent la faute que l'extrémité du médius quitte le promontoire pendant qu'on trace la marque antérieure, d'où une diminution de la longueur mesurée ; à

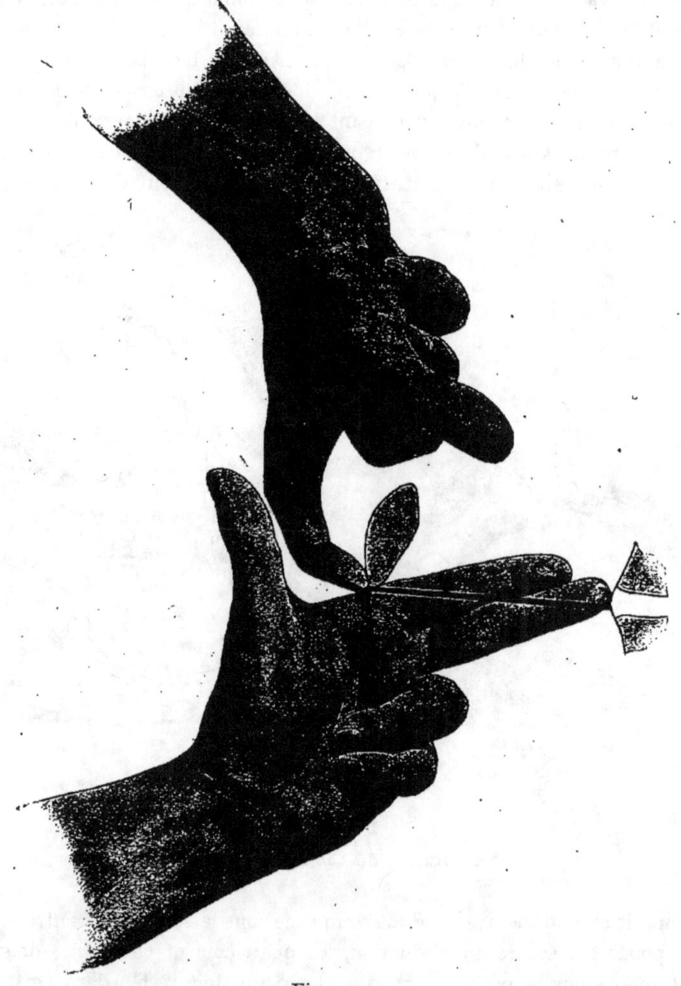

Fig. 449.

Mensuration du conjugué diagonal.

l'inverse, cette longueur est trop grande, si l'index extérieur n'est pas convenablement enfoncé sous la symphyse et marque trop en dehors.

Toute cette manœuvre de la pelvimétrie interne est douloureuse, surtout lorsque le vagin est étroit et le périnée rigide. Mais si la femme est mise en bonne position et que le périnée soit refoulé lentement, on arrive, dans la règle, au but poursuivi et ce n'est que chez les femmes très sensibles à la douleur qu'on est contraint de recourir à la narcose. Plus le promontoire est abaissé plus on l'atteint facilement, et même, quand le rétrécissement pelvien est considérable, il suffit d'introduire un seul doigt. En face d'un double promontoire vous pouvez hésiter sur lequel appliquer le bout du doigt. Dans ces conditions, vous ferez bien de prendre la mesure sur les deux promontoires et d'utiliser la plus courte dans l'appréciation du degré de rétrécissement.

Pour la mensuration exacte du diamètre transversal du détroit supérieur et de l'excavation pelvienne, la main ne nous est plus d'aucun secours. On se contente généralement de palper les parois latérales du bassin à l'aide de deux ou quatre doigts, en se faisant ainsi un jugement approximatif sur le rétrécissement qui pourrait exister dans le sens transversal ; bien que les résultats ainsi obtenus soient inexacts, ils suffisent pourtant dans la pratique.

XXIIIme LEÇON

La grossesse et l'accouchement dans le bassin rétréci. Action du bassin rétréci sur la position de l'utérus et du fœtus. Nature des douleurs. Troubles de la période de dilatation. Configuration de la tête. Mécanisme de l'accouchement dans les diverses formes du bassin rétréci. Compression des parties molles maternelles. Marques de compression sur le crâne fœtal. Pronostic. Quatre degrés de rétrécissement. Thérapeutique.

Messieurs, nous allons étudier maintenant *l'influence du bassin rétréci sur la marche de la grossesse et de l'accouchement*. Les suites du rétrécissement pelvien sont extrêmement variées et différentes selon le degré et la forme de la viciation ; malgré cela, il existe un certain nombre de manifestations communes, faciles à reconnaître, que l'on rencontre, plus ou moins marquées, dans toutes les sortes de rétrécissements. C'est de ces symptômes communs, que nous allons tout d'abord nous occuper.

Grossesse.

D'habitude, le rétrécissement ne se fait sentir que pendant les derniers mois. A cette époque, la partie fœtale en présentation doit, à l'état normal, siéger sur ou dans l'anneau osseux du détroit supérieur et y trouver un appui. Si ce détroit est rétréci, *il fait obstacle à l'engagement de la tête* qui reste élevée et mobile ; le fœtus et l'utérus atteignent un niveau d'autant plus élevé dans l'abdomen. L'espace nécessaire au fœtus est procuré en avant par la surdistension des parois ventrales. Chez les femmes petites, où la cavité abdominale est courte et l'espace réduit entre le bassin et le rebord costal, *le ventre en besace* apparaît de bonne heure et déjà lors de la première grossesse. Chez les femmes plus grandes, si les parois ventrales sont encore fermes, il se développe un « *ventre en pointe* », c'est-à-dire que la région épigastrique refoulée en haut fait une protubérance au-devant des côtes. L'utérus élevé est en même temps extrêmement mobile, on peut aisément le repousser d'un côté à l'autre de l'abdomen et il se met en latéroversion du côté où la femme se couche.

Le fœtus trop élevé, dont la tête n'est pas maintenue par le détroit supérieur, *offre aussi une moindre stabilité; des changements dans la présentation et l'attitude se produisent relativement souvent jusque dans les derniers jours de la grossesse, aussi les présentations anormales ou bien l'engagement anormal de la tête sont-ils beaucoup*

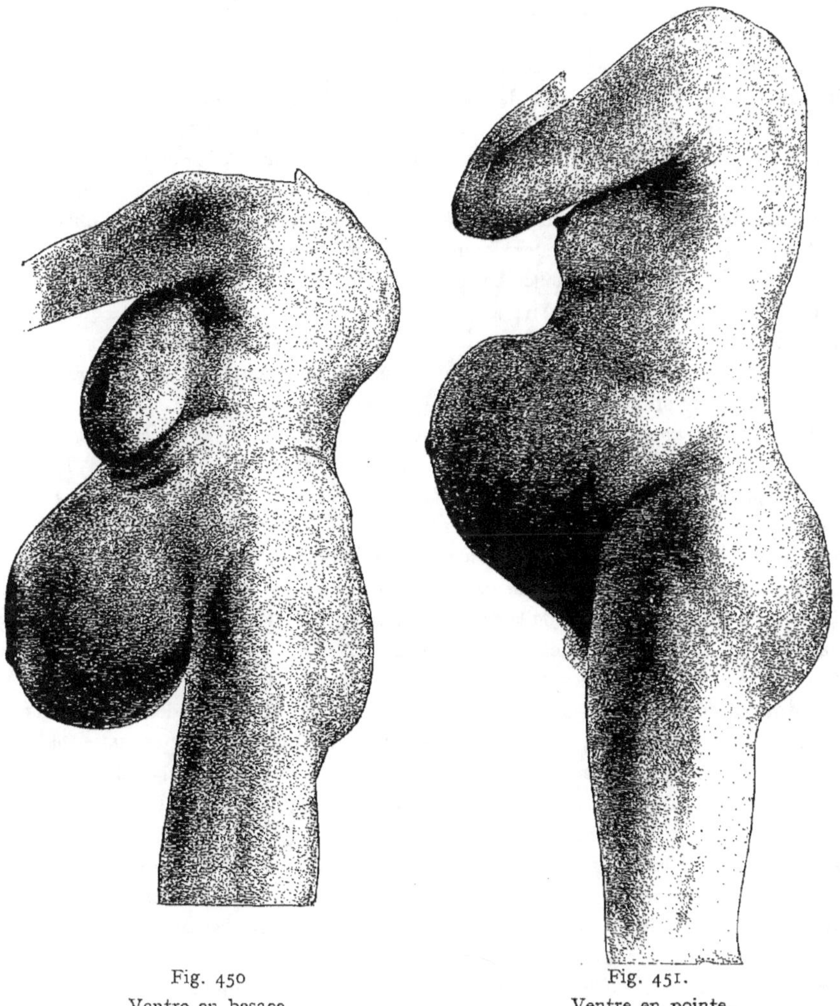

Fig. 450
Ventre en besace.

Primipare avec bassin généralement rétréci. La cavité abdominale est très basse, par suite de la cyphose dorsale.

Fig. 451.
Ventre en pointe.

Primipare avec bassin généralement rétréci. Taille élevée, cavité abdominale longue.

plus fréquents à l'accouchement. Alors que dans le bassin normal on compte 96% de présentations occipitales, cette proportion tombe à 84% dans le bassin rétréci. Les présentations anormales sont ainsi quatre fois plus fréquentes que d'habitude, l'aug-

mentation portant avant tout sur les présentations de l'épaule et du siège, puis sur
celles du front et de la face qui sont augmentées du triple au quintuple.

Marche générale de l'accouchement.

Le travail débute donc souvent dans des conditions pathologiques défavorables.
Quelle sera l'évolution ultérieure de l'accouchement ? Les anomalies présentes seront-
elles compensées et surmontées ? Ou d'autres complications viendront-elles s'y associer ?
Cela ne dépend plus seulement du rétrécissement pelvien, mais de bien d'autres facteurs
dont les principaux sont l'état des contractions utérines, le volume, la capacité de configuration et le mode d'engagement de la tête fœtale. N'allez pas croire que les difficultés
de l'accouchement soient toujours exactement proportionnelles au degré de rétrécissement. S'il est vrai que l'accouchement est en général plus difficile et plus long, l'expérience nous enseigne, d'autre part, que parfois il évolue avec une rapidité étonnante
même quand la viciation est considérable, pourvu que les facteurs précités soient tous
favorables ; à l'inverse, il suffit d'une seule complication d'un rétrécissement relativement faible pour provoquer des accidents graves.

La *nature des douleurs* est de la plus grande importance, elles impriment une allure
particulière au cours entier du travail. Dans l'accouchement ordinaire déjà les bonnes
contractions sont d'une nécessité primordiale, mais il en est doublement ainsi dans le
bassin rétréci où l'exagération des résistances exige, pour être surmontée, un travail
plus intense des forces expulsives. Il n'est pas démontré que les diverses variétés de
rétrécissement exercent une influence déterminée sur les contractions utérines ; on
avait admis que l'exagération de la pression et des tiraillements que les parois utérines
subissent entre l'anneau pelvien et la tête provoquait des contractions plus vigoureuses ;
mais c'est là une hypothèse qui, malheureusement, est loin de se confirmer toujours.
La nature des douleurs dépend du développement et de l'irritabilité de la musculature
utérine ; tantôt, énergiques, elles se succèdent coup sur coup et atteignent une violence
angoissante, pendant que la tête comprimée franchit le rétrécissement ; tantôt, molles
et paresseuses, elles sont cause que l'accouchement traîne en longueur interminablement,
au grand détriment de la mère et de l'enfant. Dans ce cas, la période de dilatation déjà
est beaucoup trop longue. Lorsque enfin l'orifice externe s'est dilaté et que la tête s'est
engagée solidement après l'écoulement des eaux, il faut derechef de nombreuses heures
jusqu'à ce qu'elle soit configurée et la parturiente est déjà épuisée avant que le travail
principal de l'expulsion ait commencé. C'est surtout chez la multipare à la musculature
utérine mince et mal développée que vous observerez fréquemment la faiblesse des
douleurs et la paralysie prématurée de la matrice. Si l'activité des muscles abdominaux
laisse aussi à désirer, par suite de leur surdistension et de leur diastase provoquées
par le ventre en besace, la tête reste stationnaire au niveau du rétrécissement, l'accouchement s'arrête. — Le cours ordinaire des douleurs tient le milieu entre les deux extrêmes que nous venons de décrire ; comme dans tous les accouchements prolongés, les
périodes de contractions fortes alternant avec celles de contractions faibles.

Période de dilatation.

Dans cette période, on constate presque sans exception que la partie fœtale qui se présente occupe la même position que durant la grossesse, c'est-à-dire qu'elle est mobile au-dessus du détroit supérieur ; c'est du reste ainsi que les choses se passent chez la multipare, même dans l'accouchement le plus normal, et le fait en soi n'a rien d'étonnant. En effet, si le détroit supérieur est bien conformé, dès que la contraction utérine fait monter la pression dans l'utérus, la tête vient s'appliquer solidement contre le segment inférieur de cet organe en isolant, à l'instar d'une soupape sphérique, la poche des eaux du reste de la cavité ovulaire (fig. 452), et en évitant ainsi que cette poche soit distendue par une réplétion exagérée ; et lorsque, enfin, les membranes se rompent, la tête est aussitôt prête à combler l'espace resté libre par l'écoulement de la poche des eaux et à maintenir l'effacement et la dilatation du canal cervical. Il en est autrement si le bassin est rétréci : la tête étant alors retenue par la saillie du promontoire est incapable de remplir le segment inférieur de l'utérus d'une façon adéquate ; il subsiste entre la tête et la paroi utérine de vastes lacunes, par où le liquide amniotique communique avec la poche des eaux et s'y écoule pendant la contraction, sous forte pression et en quantité exagérée (fig. 453). *Il en résulte que dans le bassin rétréci la rupture des membranes a souvent lieu prématurément, alors que l'effacement du col vient à peine de commencer.* Si les membranes sont élastiques et résistantes, au lieu de se déchirer elles sont distendues en boudin par la réplétion exagérée, et poussées à travers l'étroit canal cervical, elles font saillie jusque dans le vagin et à la vulve. *Dans le bassin rétréci la procidence du cordon et des petites parties est cinq fois plus fréquente que si le bassin est normal,* les membres et le cordon glissant sans obstacle à travers les lacunes qui entourent la tête ou étant entraînés par l'écoulement du liquide amniotique.

Si, la poche des eaux rompue, la tête ne peut suivre, les parois distendues du col s'affaissent et pendent dans le vagin comme un tube flasque. Il faut une nouvelle et longue période de contractions pour tirer graduellement en haut les bords de l'orifice externe et achever la dilatation. Il peut arriver, pendant ce temps, que la lèvre antérieure du col soit pincée entre le pubis et la tête et subisse une tuméfaction énorme. Dans certains cas rares, la compression peut même produire la section complète des parties pincées, et la lèvre cervicale détachée ou l'anneau entier de la portion vaginale sortent du vagin à l'état de lambeaux de chair imbibés de sang.

Période d'expulsion.

C'est dans cette période de l'accouchement que l'action mécanique du rétrécissement se fait sentir le plus directement. Nous sommes en présence de deux possibilités : 1º la disproportion entre le canal pelvien et le fœtus empêche absolument le passage de ce dernier ; ou bien 2º le passage s'accomplit quoique difficilement.

Dans le premier cas, le rétrécissement considérable du bassin, ou le volume exces-

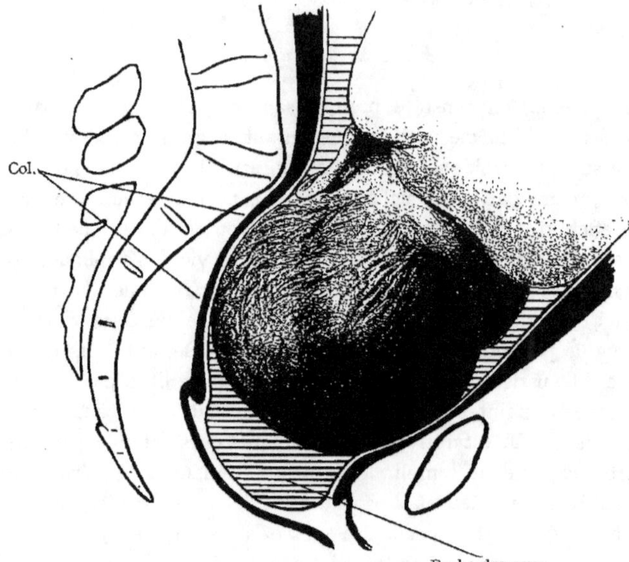

Fig. 452.
Bassin normal : la tête fonctionne comme une soupape.

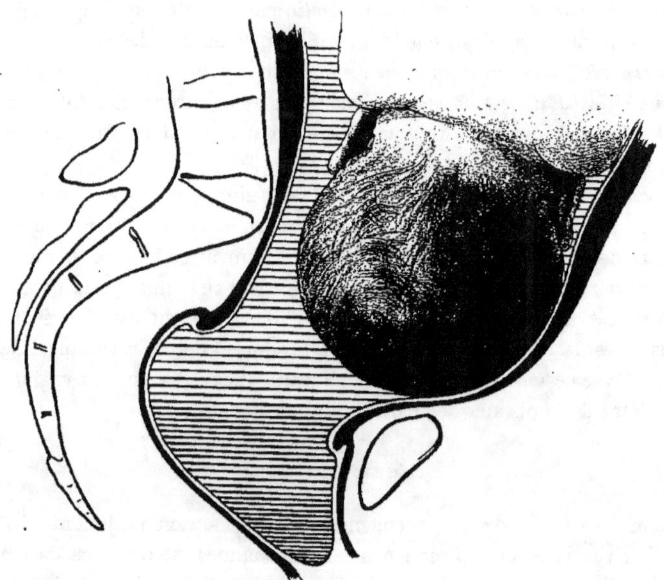

Fig. 453.
Bassin rétréci : tête haute.
La poche des eaux communique librement avec le reste du liquide amniotique dans la cavité utérine.

sif de la tête, ou encore l'engagement anormal de cette dernière dans un bassin encore franchissable pour une tête de volume normal et normalement engagée, empêchent l'expulsion et, à défaut d'une intervention opératoire, la mère est condamnée à périr sans être délivrée. La cause ordinaire de la mort est alors la rupture utérine ; la matrice se débarrasse bien de son contenu, mais au lieu de le faire à l'extérieur par les voies naturelles elle l'évacue dans l'abdomen à travers la déchirure et la mère succombe à l'hémorragie ou à la septicémie. Si la déchirure utérine ne se produit pas, le fœtus meurt et il y a infection putride, dont la femme finit par mourir. Nous reprendrons encore cette question plus tard, en détail. Heureusement, ces tristes cas sont devenus très rares aujourd'hui où presque partout le secours peut être obtenu à temps.

La majorité des bassins rétrécis auxquels vous aurez affaire dans la pratique permettent encore l'accouchement par les voies naturelles, et les difficultés qui s'opposent à l'expulsion sont souvent surmontées par la nature avec une aisance que l'observateur devra toujours admirer. Prenons tout d'abord le cas le plus fréquent d'une présentation du sommet, en laissant de côté toute complication susceptible d'entraver le cours naturel de l'accouchement. Si vous êtes présents dès le début du travail, voici ce que vous observerez :

L'orifice externe dilaté et le liquide amniotique écoulé, la tête commence à s'engager peu à peu solidement au détroit supérieur, mais l'engagement ne se fait que par un petit segment et lentement. A ce moment encore on observe souvent un changement dans l'attitude et la position de la tête ; tantôt c'est la petite fontanelle, tantôt la grande qui descend ; tantôt la suture sagittale chemine au milieu du bassin, tantôt elle se rapproche de la paroi pelvienne antérieure ou postérieure, ou bien elle passe du diamètre pelvien transverse dans l'oblique pour reprendre ensuite la première direction. Ces mouvements donnent l'impression de tâtonnements à la recherche de l'engagement qui convienne au cas particulier. Une fois que la tête a trouvé la position la plus adaptée et favorable à la nature du rétrécissement en question, ces mouvements cessent, la tête se tient immobile et *la force tout entière des contractions utérines est d'abord employée à accommoder le crâne à la forme du rétrécissement* : le crâne subit une déformation dite *configuration*. Quand le bassin est normal la période d'expulsion succède immédiatement à celle de dilatation, tandis que si le bassin est rétréci une 3me période s'intercale entre les 2 autres, « *la période de configuration* ». Ce phénomène important, dont l'intensité varie avec le degré de la disproportion, avec la dureté du crâne et la force des contractions, tantôt est rapidement achevé, tantôt nécessite de longues heures de travail ; il est rendu possible par la flexibilité des os craniens et la laxité de leurs sutures. La modification la plus facile à produire est le chevauchement des pariétaux l'un sur l'autre au niveau de la suture sagittale ; aussi est-ce là le déplacement que l'on observe le plus souvent. Il entraîne un raccourcissement considérable du diamètre transversal du crâne et c'est toujours le pariétal le plus élevé dans le bassin qui est enfoncé sous l'autre situé plus bas. Si, comme d'habitude, le pariétal postérieur est resté élevé et que l'antérieur soit descendu (fig. 454), le postérieur est refoulé par le promontoire sous l'antérieur. A l'inverse, si le pariétal postérieur siège sur le détroit supérieur et l'antérieur

au-dessus (fig. 455), ce dernier est comprimé sous le pariétal postérieur par la symphyse.
Un chevauchement analogue, quoique moins prononcé, se rencontre au niveau des os
frontaux, tandis qu'en général l'angle supérieur de l'occiput est déprimé sous les
pariétaux. C'est aussi sur les pariétaux que l'incurvation des os est la plus marquée ;
dans la règle, le pariétal qui se présente est fortement bombé alors que l'autre situé
plus haut est aplati par le promontoire ou la symphyse. La tête de la fig. 456 est un
bon exemple de cette configuration : après une période d'expulsion de cinq heures,

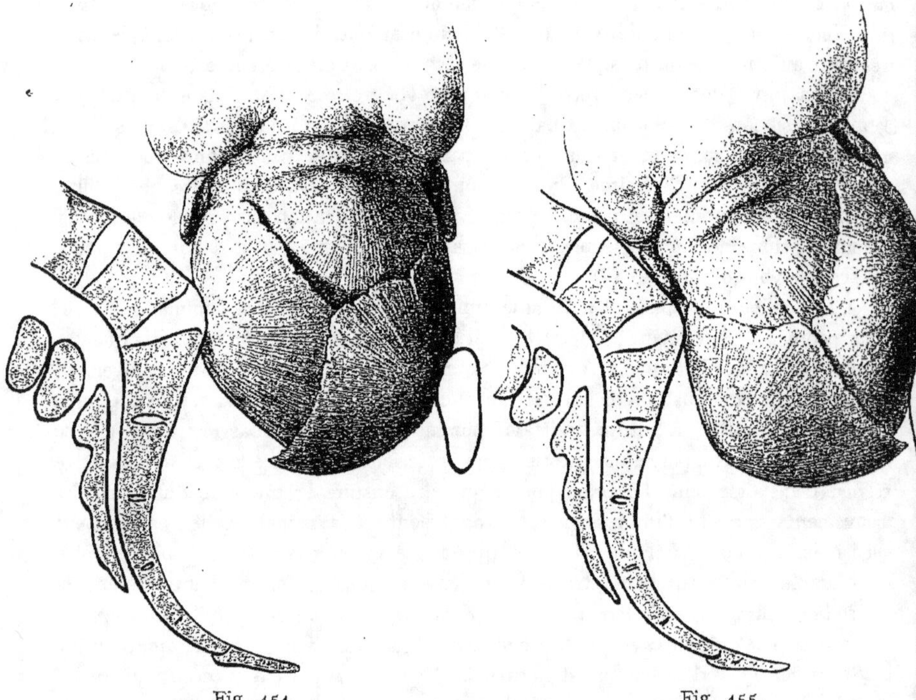

Fig. 454.   Fig. 455.

Configuration du crâne dans le bassin rétréci.

Le pariétal le moins engagé (le postérieur sur la fig. 454, l'antérieur sur la fig. 455) est toujours refoulé sous le pariétal
le plus engagé, descendu le premier.

cette tête comprimée à travers un bassin plat a été évacuée spontanément. La configuration modifie surtout la *forme* du crâne qui est comprimé en sens transversal ou allongé
comme un cylindre, selon que l'exige la nature du rétrécissement au détroit supérieur.
Le volume total du crâne ne subit qu'une légère diminution par le reflux du liquide
cérébro-spinal dans le canal vertébral. Pendant la déformation, il se développe sur
la partie cranienne constituant le centre de la présentation une *bosse séro-sanguine* qui
augmente graduellement ; considérez-la comme l'indice favorable que les douleurs
agissent vigoureusement et que la tête s'est solidement engagée au détroit supérieur.

Pendant le stade d'engagement et de configuration la femme ne ressent aucun besoin de pousser, malgré l'énergie des contractions utérines (contractions d'engagement). Les contractions expultrices *(douleurs expultrices* puis *conquassantes)* n'apparaissent pas avant que la tête soit suffisamment déformée pour franchir le rétrécissement. La parturiente cherche des appuis pour les mains et les pieds, les muscles abdominaux se contractent involontairement et énergiquement à chaque *douleur* ; il ne tarde pas à survenir des envies d'aller à selle et des crampes des mollets provoquées par la compression du plexus sacré, annonçant que la tête a franchi le rétrécissement et qu'elle est arrivée dans l'excavation pelvienne.

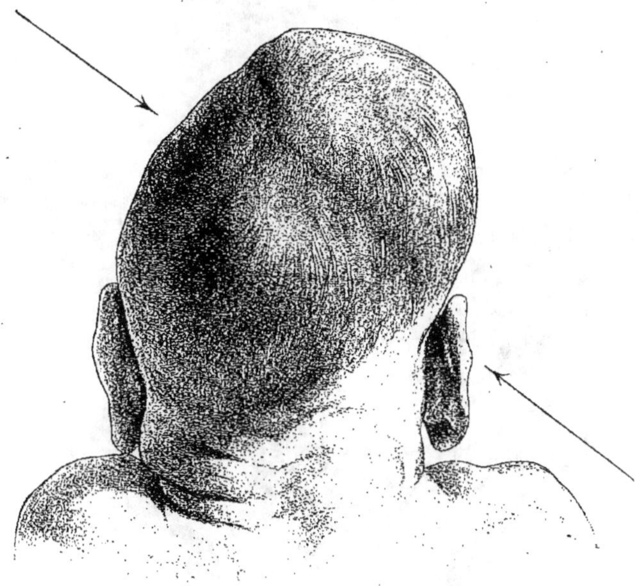

Fig. 456.

Configuration du crâne dans le bassin rétréci.

Le pariétal droit, engagé le premier, est fortement bombé ; le pariétal gauche, qui vient en second, est aplati et refoulé sous le premier ; le crâne entier est incliné vers la droite.

Chaque forme de bassin rétréci présente un mécanisme du travail particulier, typique pour elle seule, et qui diffère sous plus d'un rapport du mécanisme observé dans le bassin normal. Il importe que le mode d'engagement et de passage de la tête vous soit parfaitement familier dans les principales formes de bassin rétréci. En effet, il faut connaître les moyens par lesquels la nature surmonte le plus facilement l'obstacle ; car c'est le seul critère permettant de juger, dans un cas donné, si l'engagement et le mécanisme observés permettent ou non l'évolution favorable de l'accouchement.

Mécanisme du travail dans le bassin généralement rétréci et le bassin plat.

Dans le 1er groupe : *bassin généralement rétréci avec perfection des formes* (justo-minor), le rétrécissement existe dans tous les sens et se poursuit jusqu'au détroit inférieur à travers le canal pelvien entier ; le fœtus réussit à passer grâce à la *flexion extrême* et à *l'allongement cylindroïde du crâne*. Comme vous le savez, la flexion de la tête est un moyen utilisé par la nature, même dans le bassin normal, pour faciliter l'engagement

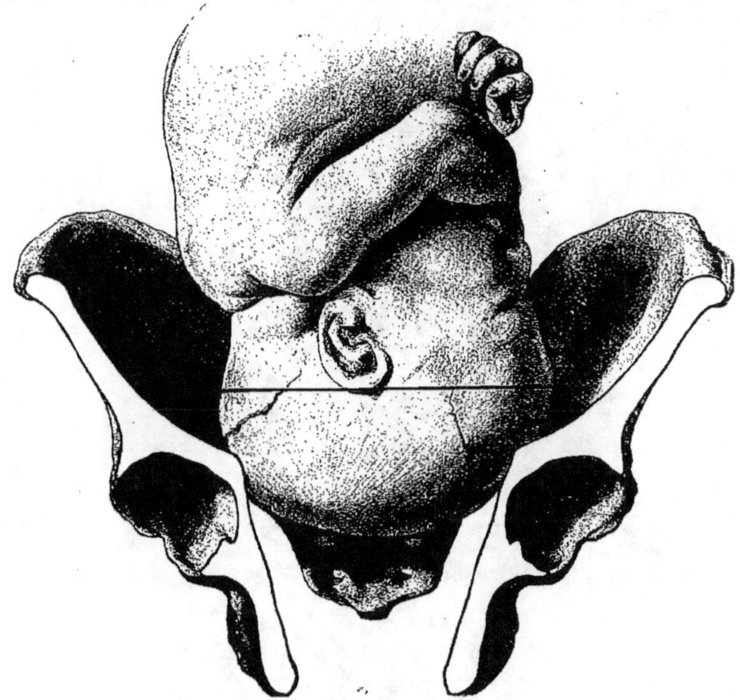

Fig. 457.
Bassin généralement et régulièrement rétréci.
La tête est mal engagée, en flexion modérée.

du crâne ; la petite fontanelle s'abaissant, c'est la circonférence sous-occipito-bregmatique ou sous-occipito-frontale qui vient remplacer dans le détroit supérieur la circonférence occipito-frontale plus grande. Dans le bassin généralement rétréci cette flexion est encore exagérée ; non seulement la petite fontanelle descend la première, mais elle s'enfonce profondément jusqu'à ce qu'elle arrive au milieu du bassin et que le diamètre sagittal de la tête soit presque parallèle à l'axe pelvien (fig. 458). Le crâne franchit ainsi le rétrécissement par sa plus petite circonférence, réduite encore par la compression de toutes parts qui allonge la tête en forme de cylindre dans le sens sagittal.

L'attitude opposée en déflexion, soit l'engagement de la tête par le vertex *(présentation du vertex* ou de la région de la grande fontanelle) est aussi funeste dans le bassin généralement rétréci que la flexion exagérée est favorable. Dans ce cas, même si le rétrécissement n'est pas très considérable, le front et l'occiput rencontrent une telle résistance sur les parois du bassin que la tête ne peut plus progresser et que l'expulsion s'arrête. Il en est de même dans les présentations de la face et du front ; par contre, dans celle du siège la tête dernière réussit généralement à passer sans trop de difficultés, grâce au fort abaissement du menton qui place le diamètre sagittal du crâne dans l'axe pelvien, comme pour la tête première.

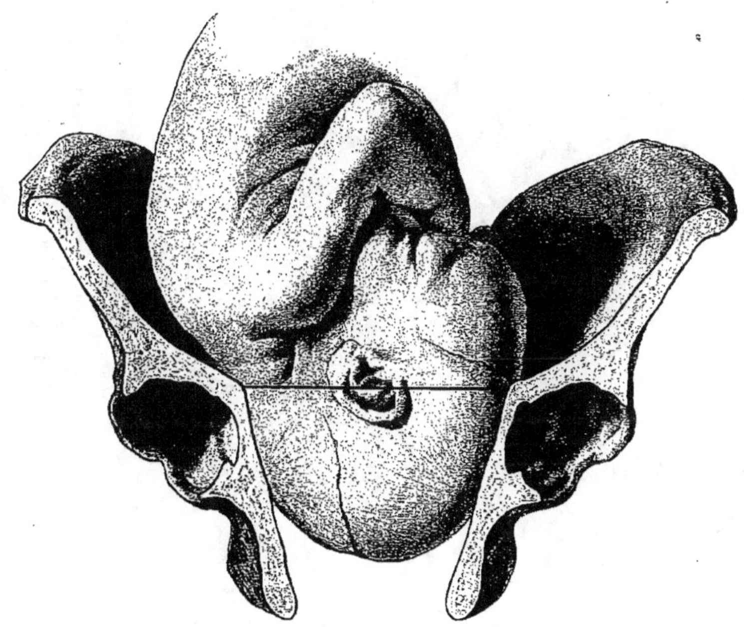

Fig. 458.

Bassin régulièrement et généralement rétréci.

Engagement favorable de la tête, en flexion maximale.

Dans le 2e groupe du *bassin plat*, l'obstacle est surmonté de tout autre manière.

Ici, le rétrécissement se limite dans la règle au détroit supérieur, et celui-ci à son tour n'est réduit que dans le sens du diamètre conjugué, tandis que l'espace disponible dans le sens transversal est bien suffisant. *C'est pourquoi, presque sans exception, le crâne s'engage avec son long diamètre sagittal dans le diamètre transversal du détroit supérieur et la suture sagittale reste placée en travers jusqu'à ce que la tête ait franchi ce détroit.* Si l'engagement se faisait par la petite fontanelle, c'est-à-dire avec l'occiput en bas, c'est le plus grand diamètre transverse du crâne, le bipariétal, qui viendrait occuper le conjugué, diamètre le plus raccourci du détroit supérieur. Il est vrai que la tête est souvent dans cette position défavorable au début de l'expulsion ; mais dès que les contractions utérines deviennent vigoureuses, l'occiput dévie vers les régions latérales plus larges du détroit supérieur, la petite fontanelle remonte, pendant que la grande s'abaisse et que la tête s'engage dans le conjugué avec le petit diamètre bitemporal. *Ainsi, dans le bassin plat, le mode d'engagement le plus favorable est la descente de la grande fontanelle et du vertex,* qui réduit au minimum la disproportion entre la tête et le bassin. Le conjugué rétréci est occupé par le diamètre bitemporal, tandis que le bipariétal plus large est situé dans la partie latérale plus vaste du détroit supérieur.

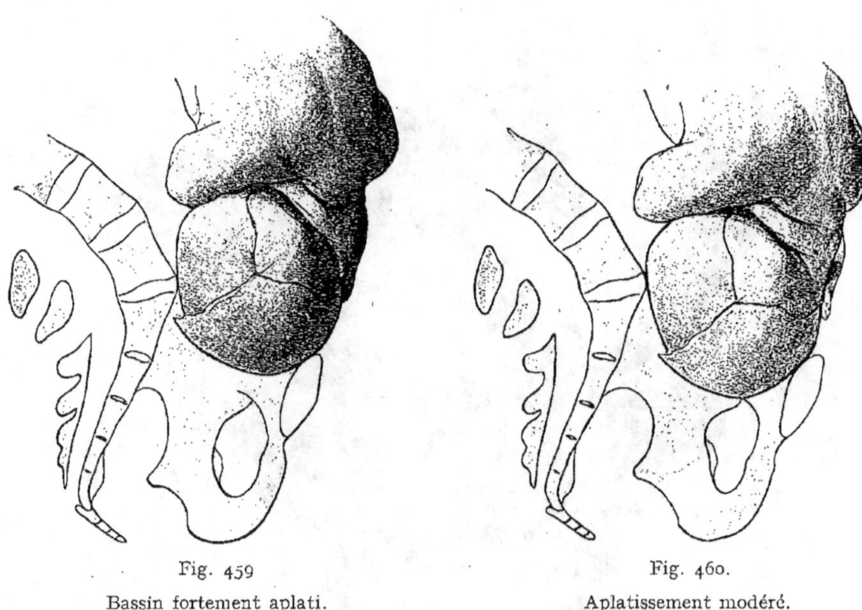

<table>
<tr><td align="center">Fig. 459</td><td align="center">Fig. 460.</td></tr>
<tr><td align="center">Bassin fortement aplati.</td><td align="center">Aplatissement modéré.</td></tr>
</table>

La suture sagittale chemine d'autant plus près du promontoire que l'aplatissement est plus considérable. Le volume de la tête est le même sur les deux figures.

L'*asynclitisme* de la tête constitue une troisième particularité de l'engagement dans le bassin plat, c'est-à-dire que *les deux pariétaux ne pénètrent pas simultanément et également dans le détroit supérieur, mais que l'un d'eux, ordinairement l'antérieur, précède l'autre* en recouvrant ce détroit tandis que le postérieur reste au-dessus. La suture sagittale est rapprochée du promontoire, et cela d'autant plus que le conjugué est plus rétréci (fig. 459 et 460).

La fig. 461 reproduit ce mode d'engagement : la suture sagittale est transverse, la région du vertex descend la première, le pariétal antérieur est le plus bas et s'appuie sur la symphyse par son bord temporal, tandis que le pariétal postérieur en contact avec le promontoire se trouve encore en majeure partie au-dessus de ce dernier.

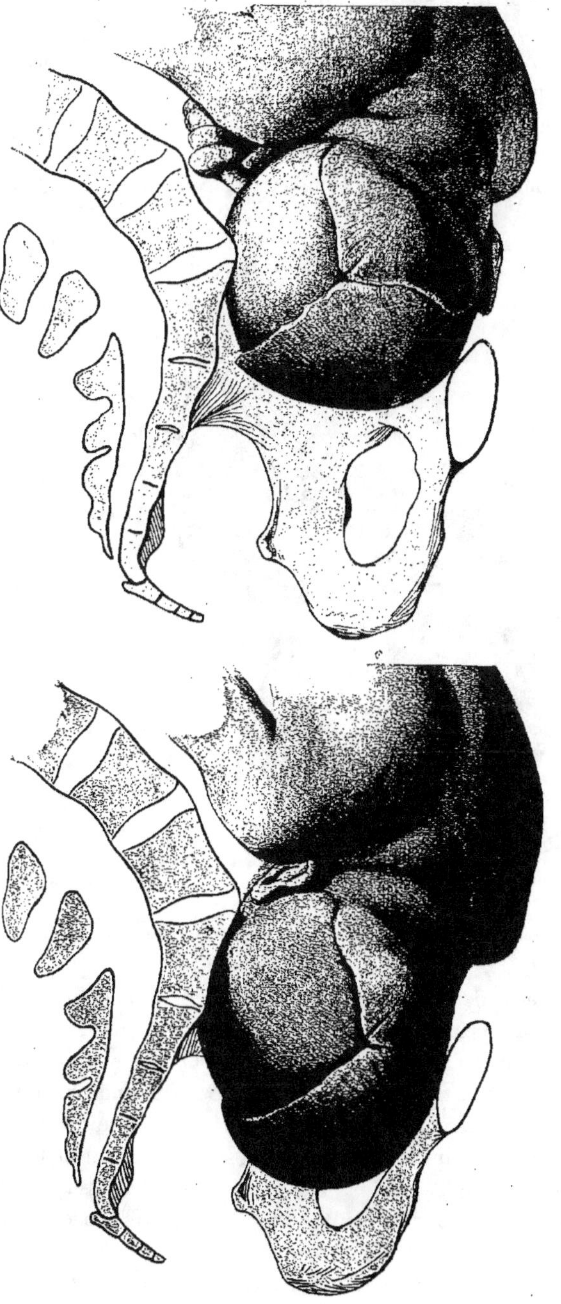

Fig. 461.

Engagement de la tête dans le
bassin plat.

La suture sagittale est transverse et
près du promontoire; la partie antérieure du crâne (la gauche) est située
sur le détroit supérieur, la partie postérieure est encore au-dessus.

Fig. 462.

Passage de la tête à travers le
détroit supérieur rétréci.

La partie postérieure du crâne (droite)
descend dans l'excavation pelvienne
en exécutant une rotation le long du
promontoire.

C'est dans cette position que la tête est *configurée*, le pariétal postérieur étant aplati et refoulé sous l'antérieur bombé.

Le rétrécissement est finalement franchi lorsque le pariétal postérieur, poussé le long du promontoire, est descendu dans l'excavation pelvienne (fig. 462 ; voir aussi les fig. 7 et 8 tirées de l'atlas de *Smellie,* qui illustrent fort bien ce mécanisme) Au toucher on s'aperçoit que la tête franchit le rétrécissement, en sentant la suture sagittale s'éloigner de plus en plus du promontoire pour gagner le milieu de l'excavation pelvienne

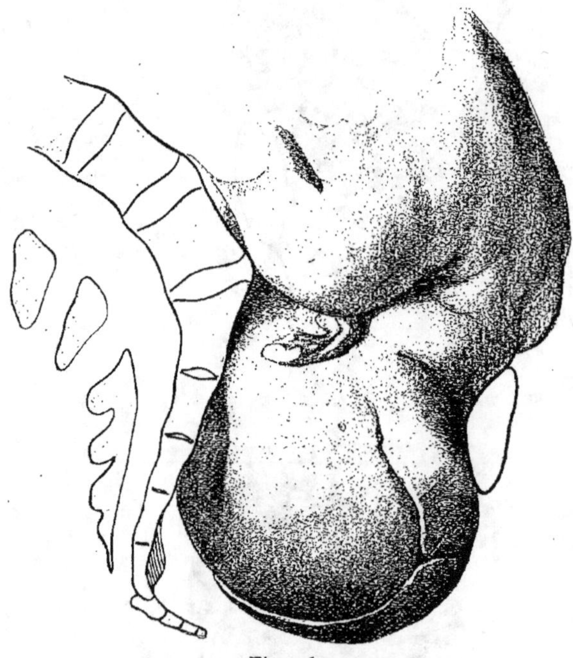

Fig. 463.
Bassin plat.
Le rétrécissement franchi, l'occiput descend pour devenir le point déclive et exécute sa rotation en avant.

En même temps, la surface antérieure de la première vertèbre sacrée, au début encore aisément palpable, est recouverte par le pariétal postérieur descendant. A cette rotation du crâne autour de son axe longitudinal s'associe la progression de l'occiput ; à mesure que la région temporale glisse au-devant du promontoire, l'occiput descend plus bas dans l'excavation pelvienne. Le rétrécissement franchi, l'occiput prend aussitôt la conduite des mouvements, il devient le point le plus déclive en se rapprochant rapidement de l'arcade pubienne. Grâce à l'amplitude de la région inférieure du bassin plat, l'expulsion s'achève dans la règle sans aucune difficulté, conformément au mode ordinaire de la présentation occipitale.

Parfois, dans le bassin plat, vous verrez la tête s'engager d'une manière abso-

lument opposée à celle que nous venons de décrire, c'est-à-dire avec le pariétal postérieur descendant le premier (fig. 464) ; le rétrécissement est alors franchi par un mécanisme analogue au type ordinaire, c'est-à-dire que le pariétal antérieur resté au-dessus
descend en exécutant une rotation le long de la symphyse. Si le rétrécissement est
modéré, ce passage n'offre pas de difficultés spéciales. Par contre, s'il est prononcé
et que la suture sagittale soit appliquée contre la symphyse, la descente du pariétal
antérieur est ralentie et s'arrête parfois complètement. Habituellement, l'engagement

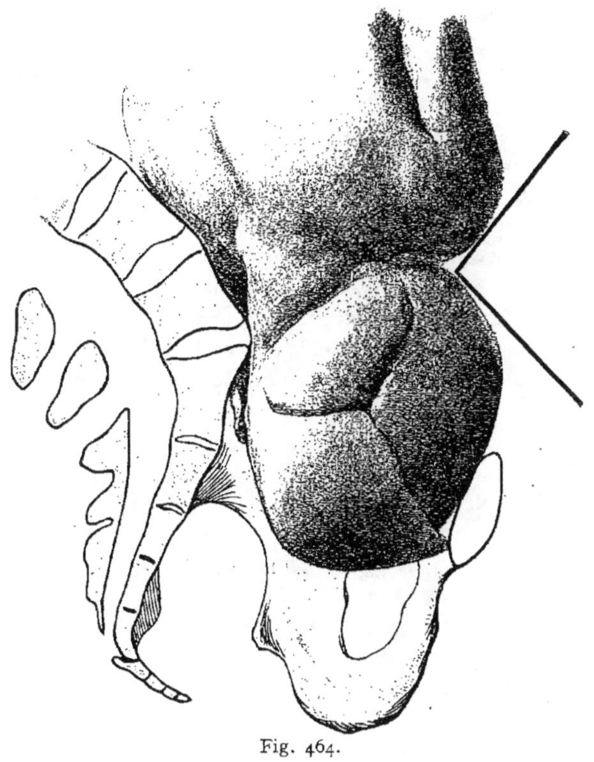

Fig. 464.
Bassin plat.
Passage de la tête dans l'engagement par le pariétal postérieur (asynclitisme postérieur).

par le pariétal postérieur (l'asynclitisme postérieur) est diagnostiqué déjà à l'examen
externe grâce à la dépression transversale de l'utérus qui frappe aussitôt la vue (voir
l'angle dessiné sur la fig. 464 entre le pariétal antérieur et l'épaule.

Dans la présentation du siège, la tête dernière aussi s'engage toujours avec la
suture sagittale transverse dans le détroit supérieur. La forte flexion de la tête avec
abaissement du menton est alors favorable, parce qu'ainsi c'est la région du diamètre

bitemporal qui vient occuper le conjugué rétréci. A l'inverse, les difficultés sont augmentées considérablement par l'extension de la tête, parce que l'occiput descend alors le premier et que la tête franchit le conjugué avec son diamètre le plus large.

Dans le *bassin plat généralement rétréci* on observe une combinaison des deux mécanismes typiques du bassin plat et du bassin généralement rétréci.

Au rétrécissement général correspond la forte flexion de la tête, son allongement sagittal et son étirement en cylindre. A l'aplatissement est dû l'engagement du crâne avec la suture sagittale transverse et d'autant plus proche du promontoire que le rétrécissement prédomine dans le diamètre conjugué. Le passage de la tête se fait ordinairement comme dans le bassin plat, le pariétal postérieur situé au-dessus du détroit supérieur étant poussé dans le bassin par une sorte de mouvement tournant exécuté le long du promontoire.

Vous observerez le même mécanisme dans le bassin plat typique, si le promontoire proémine fortement dans l'espace pelvien. Comme *Kehrer* l'a montré, la tête ne peut alors pas du tout utiliser les parties postéro-latérales du détroit supérieur qui n'entrent plus en ligne de compte dans le mécanisme de l'accouchement ; ce mécanisme est ainsi le même que si le rétrécissement était aussi transversal, c'est-à-dire que si l'on avait affaire à un bassin plat généralement rétréci.

Dans les espèces plus rares de viciation, le passage de la tête s'effectue aussi, à en juger par les observations connues, suivant l'un des mécanismes, que nous venons de dépeindre : selon le premier décrit, si la forme de l'excavation pelvienne rappelle celle du bassin généralement rétréci ; selon le second, si elle se rapproche du bassin plat. La tête commencera toujours par être configurée d'une manière conforme à la nature du rétrécissement et des résistances, pour être ensuite contrainte de progresser d'une façon bien déterminée.

Parties molles maternelles et tête fœtale.

La configuration et le passage forcé de la tête à travers le rétrécissement exigent naturellement l'emploi de pressions considérables, qui laissent leurs traces aussi bien *sur les parties molles de la mère* que sur *la tête du fœtus*.

Les *parties molles des voies génitales* supportent une compression passagère, même forte, beaucoup mieux qu'une compression de longue durée. Aussi, dans les présentations du siège et de l'épaule où la tête dernière est en général rapidement extraite à travers le bassin, les lésions sont-elles bien plus rares que dans les présentations céphaliques, où les parois du col et du vagin sont exposées à être pincées des heures durant entre la tête et l'anneau pelvien.

Dans le *bassin généralement rétréci*, la compression est régulière, égale sur tout le pourtour du bassin, ce qui entraîne facilement de la stase veineuse et de l'œdème dans toutes les parties sises au-dessous de la zone de compression. La muqueuse vaginale prend une coloration foncée bleu-noirâtre, ses replis ainsi que les bords de l'orifice externe du col deviennent des bourrelets épais, les grandes et petites lèvres se tuméfient ; il y a rétention d'urine par compression de l'urèthre ; une douleur persistante dans le bassin, une sensation d'engourdissement et de paralysie dans les jambes, indiquent que la compression intéresse aussi les troncs nerveux intra-pelviens. Si le rétrécissement est considérable, et que la tête soit arrêtée dans sa progression après s'être engagée jusqu'à un certain point dans le détroit supérieur, l'enflure des téguments crâniens et des parties molles avoisinantes, peut devenir si forte, grâce à la compression persistante, que l'on a une peine énorme à s'orienter au toucher. La tête absolument immobilisée et bloquée semble faire corps avec le bassin, et le terme d'*enclavement* (*paragomphosis*), appliqué par les anciens accoucheurs à cet état de choses redoutable, ne me paraît pas déplacé. Mais cet enclavement ne peut se produire réellement qu'après bien des heures d'un travail inutile chez une parturiente vraiment abandonnée à elle-même.

Dans le *bassin plat*, la compression subie par les parties molles maternelles n'est forte ordinairement qu'au niveau du promontoire et du bord de la symphyse pubienne. En arrière, c'est généralement le segment supravaginal du col qui est pincé contre le promontoire. La conséquence en est l'écrasement de la muqueuse, dont les lambeaux nécrosés se détachent durant le post-partum. Il est très exceptionnel que la paroi cervicale soit complètement perforée ; par contre, les adhérences inflammatoires de la séreuse du Douglas ne sont pas rares chez les femmes à bassin plat qui ont eu un accouchement grave. En avant la compression entre la tête et le bord de la symphyse intéresse dans la règle le cul-de-sac vaginal attiré en haut, avec les parties limitrophes du col vésical et de l'urèthre. Si l'écrasement des tissus se limite à la paroi vaginale, il produit des déviations et des adhérences cicatricielles de la voûte vaginale antérieure. Si la nécrose par compression pénètre plus profondément, il s'établit une communication entre le vagin et la vessie. Au début l'urine ne s'écoule que goutte à goutte du vagin, mélangée aux lochies. Mais lorsque l'escarre s'est détachée, agrandissant et dégageant l'orifice vésical de la fistule, la femme en couches perd toute son urine involontairement par le vagin à travers la fistule vésico-vaginale.

Les exostoses, que l'on observe rarement il est vrai, agissent sur d'autres points du bassin de la même façon que le bord aigu du promontoire. Il est rare aussi que les articulations sacro-iliaques et la symphyse pubienne soient forcées à l'accouchement par la pression de la tête. A la suite de la déchirure des ligaments et de l'épanchement sanguin intra-articulaire qui en résulte, on constate d'abord des douleurs et plus tard un défaut de solidité de l'anneau pelvien, qui apparaît lors des premiers essais de marche et peut persister longtemps. La suppuration de l'hématome cause une forte fièvre et, s'il occupe les articulations sacro-iliaques difficilement accessibles, une pyémie habituellement mortelle.

Mais ces lésions mécaniques grossières ne sont pas les seules à mettre en danger la mère dans la dystocie par bassin rétréci. Il en est d'autres dont les conséquences sont bien plus sérieuses : *ce sont les modifications que la longue durée du travail provoque à la surface du canal génital et qui prédisposent à l'infection septique.* Sous l'influence de la compression et de la stase, la muqueuse commence à sécréter un liquide séreux qui remplace la couche de mucus protecteur à sa surface et fournit le terrain le plus favorable à la culture des germes infectieux. L'épithelium relâché et la muqueuse imbibée de sérum, infiltrée d'extravasats sanguins, sont incapables de leur opposer une résistance sérieuse. Grâce à la décomposition du liquide amniotique dont les progrès sont rapides sous l'influence de la fièvre, les micro-organiques entrent en contact intime avec toutes les régions du canal génital dont la réceptivité est augmentée. Le gonflement, la grande sensibilité et la chaleur sèche des muqueuses, la présence de dépôts gris-blanchâtres à leur surface, l'odeur fétide des sécrétions, sont autant de signes du début de l'infection ; l'élévation croissante de la température et la rapidité de plus en plus grande du pouls démontrent que les germes pathogènes passent déjà dans le sang. Il est alors grand temps de terminer l'accouchement ; mais même si vous réussissez dans de pareilles conditions à délivrer la parturiente rapidement et heureusement, vous n'êtes plus certain d'arrêter les progrès de l'infection, qui souvent a déjà pénétré dans l'intérieur des tissus à l'abri de nos moyens d'antisepsie.

C'est la tête volumineuse et dure, qui exerce la compression la plus intense sur les parties molles de la mère et qui cause presque toujours leurs lésions ; à l'inverse, c'est aussi le *crâne de l'enfant* qui subit le plus souvent et le plus nettement les effets de la contre-pression du bassin.

Nous avons déjà parlé de la bosse séro-sanguine et de la configuration ; bien qu'elles puissent déformer beaucoup la tête, elles ne causent aucun préjudice à l'enfant et disparaissent au bout de peu de temps. Il en est de même des traces de compression (taches et raies rouges) que l'on rencontre assez fréquemment sur les téguments de la tête. Elles sont causées par le promontoire et désignent exactement les parties du crâne qui ont passé devant lui. Le parcours ordinaire de ces raies est le suivant : partant de l'angle antéro-supérieur du pariétal, le premier point de contact de la tête avec le promontoire, la raie s'étend le long de la suture coronaire du côté de la tempe, d'autres fois (fig. 465), elle commence à la grande fontanelle et se dirige vers la bosse pariétale d'où elle s'incurve vers la tempe par un angle obtus. Ces marques laissées par le promontoire permettent, plusieurs jours encore après l'accouchement, de déterminer avec une certitude absolue le mode de passage de la tête.

Si la compression du promontoire s'exerce longtemps sur le même point des téguments céphaliques, la peau peut subir en cet endroit une nécrose complète, il se forme une escarre arrondie qui est entourée d'un bord rouge et se détache par suppuration. Il est plus rare que le rétrécissement du bassin produise sur les os plats du crâne des *dépressions ou impressions en forme de gouttière ou de cuillère* que l'on constate après la naissance et qui peuvent persister parfois la vie durant. Ces « impressions » s'observent le plus souvent aussi sur le pariétal postérieur comprimé au passage du promontoire, elles suivent alors une direction parallèle à la suture coronaire, comme dans la fig. 466. Les dépressions laissées par le bord du pubis sont beaucoup plus rares, elles s'étendent au-dessus de l'écaille du temporal dans le sens de la longueur de la tête. Chose remarquable, ces déformations de la voûte crânienne, même considérables, sont souvent bien supportées, l'enfant prospère malgré tout et son développement

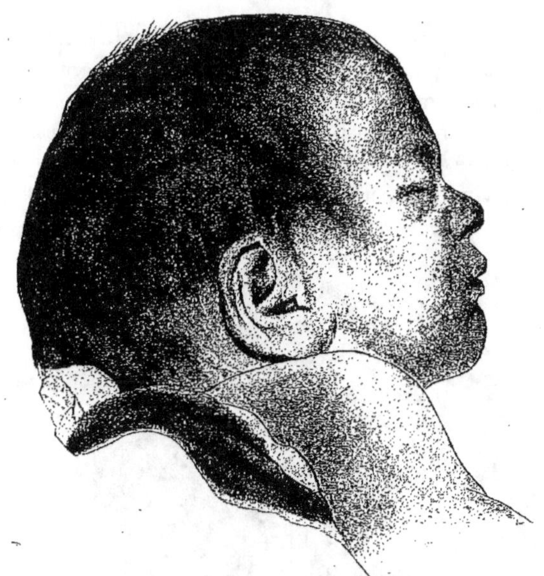

Fig. 465.

Marque de compression sur le crâne d'un nouveau-né; la marque, due au promontoire, est en forme de crochet.

(Bassin plat, occipito-iliaque droite).

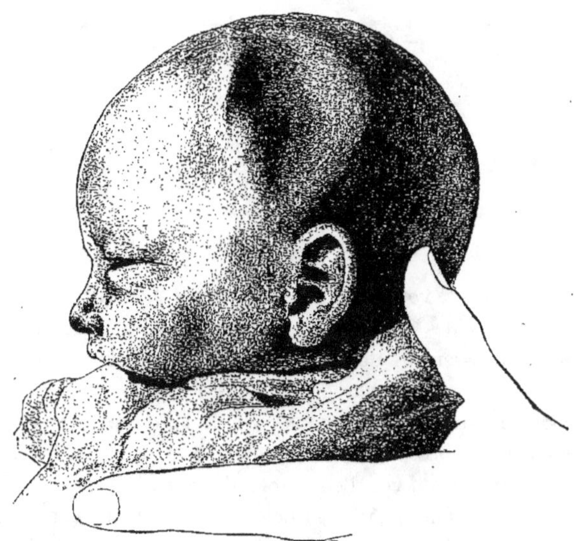

Fig. 466.

Impression en forme de gouttière.

Bassin plat ; version podalique suivie de l'extraction.

intellectuel même n'en subit plus tard aucun préjudice. Tout au contraire, les fractures de l'écaille occipitale, du temporal et de la base du crâne, consécutives généralement à une intervention manuelle ou instrumentale, ont des conséquences funestes, tout comme les déchirures de la tente du cervelet si fréquemment observées. Les hématomes qu'elles provoquent à la base du cerveau et au voisinage de la moelle allongée entraînent la paralysie des centres vitaux importants, l'enfant naît en état d'asphyxie, et malgré tous les efforts il est impossible de rétablir la respiration normale.

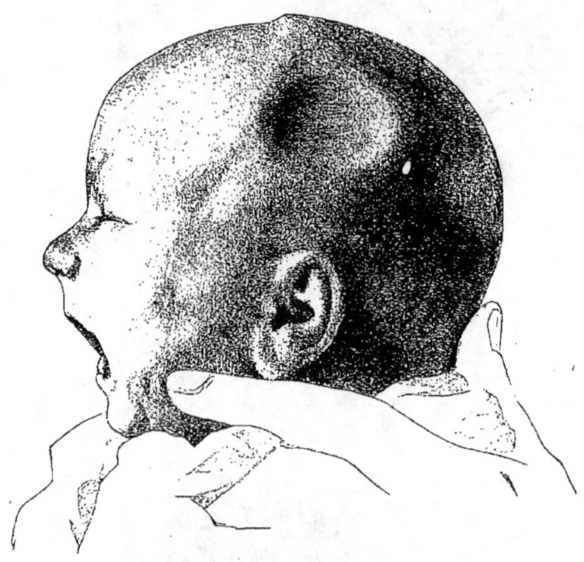

Fig. 467.
Impression en forme de cuiller.
Bassin plat, expulsion spontanée.

Pronostic.

Messieurs, vous pouvez vous rendre compte par l'énumération précédente de la variété des accidents et des dangers qui peuvent résulter pour la mère et l'enfant de l'existence d'un rétrécissement du bassin. On rencontre fréquemment des femmes qui ont non seulement le malheur d'avoir un bassin rétréci, mais encore celui d'être douées d'une fécondité extraordinaire ; au cours de leurs nombreux accouchements, ces femmes offrent à notre observation une bonne part de la pathologie obstétricale et doivent faire connaissance avec l'ensemble de notre arsenal thérapeutique. En général, les accidents augmentent avec le degré du rétrécissement et le nombre des accouchements. Le premier de ces faits n'a pas besoin d'explications ; pour comprendre le second, rappelez-vous que chez la primipare l'enfant est ordinairement petit, les parois utéro-abdominales fermes et tendues, qu'en conséquence la présentation est habituellement normale et les douleurs bonnes ; tandis que dans les grossesses ultérieures l'enfant est toujours plus gros, la présentation plus souvent anormale grâce au relâchement croissant des parois utéro-abdominales, et que les contractions utérines laissent également à désirer. Mais il y a des exceptions, et en faisant abstraction des rétrécissements extrêmes, il est difficile et souvent impossible dans un cas donné d'établir le pronostic de l'accouchement. Il suffit d'une seule complication pour changer toutes vos prévisions. Si donc vous voulez éviter toute surprise désagréable, il faut attendre pour formuler votre pronostic que les progrès de l'accouchement en fournissent tous les éléments nécessaires.

Conduite à tenir dans le bassin rétréci.

Dans la dystocie par rétrécissement du bassin, il est très rare que l'on puisse envisager d'emblée un procédé de délivrance bien déterminé. La plupart du temps notre action doit être réglée sur les circonstances en tenant compte de tous les facteurs susceptibles d'influencer le cours de l'accouchement.

Le degré du rétrécissement va tout d'abord nous fournir certaines indications. On distingue habituellement 4 degrés de rétrécissement èt l'on prend pour échelle de cette classification la mesure du conjugué vrai du détroit supérieur.

Le Ier degré, le plus léger, comprend les bassins dont le conjugué mesure 9 centimètres au minimum. L'accouchement évolue dans la règle naturellement, et souvent il faut une observation attentive pour reconnaître le rétrécissement aux légères modifications du mécanisme normal.

IIe degré : le conjugué varie entre 9 et 7 centimètres. Dans ces conditions, l'accouchement naturel est encore possible, mais l'évolution en est souvent difficile et prolongée. Les dangers pour la mère et l'enfant croissent à mesure que le rétrécissement se rapproche de la limite inférieure de 7 centimètres.

IIIe degré : le conjugué mesure de 7 à 5 centimètres. L'accouchement par les voies naturelles n'est possible que par la réduction de volume du crâne fœtal.

Le IVe degré enfin, *le plus fort,* comprend les bassins dont le conjugué est inférieur à 5 centimètres. Même réduite de volume, la tête fœtale ne peut plus être extraite à travers le bassin.

Dans les deux degrés supérieurs, le traitement comporte des indications très simples ; dans le quatrième degré, la délivrance ne peut être obtenue que par l'opération césarienne ; et dans le troisième degré, cette opération est inévitable si l'on veut avoir un enfant vivant. Dans le premier cas il y a *indication absolue* de l'opération césarienne et dans le second *indication relative.*

Le pronostic de l'opération césarienne est aujourd'hui favorable, pourvu qu'elle soit pratiquée par un opérateur exercé, au début de l'accouchement, si possible avant la rupture des membranes, alors que la parturiente est encore en état d'asepsie. Quand l'indication est relative (rétrécissement du troisième degré), vous avez le droit de conseiller en toute conscience l'opération césarienne, si, appelés à temps, vous constatez que l'intervention se présente encore dans de bonnes conditions ; envoyez alors la femme dans une clinique, ou faites vous-mêmes l'opération si vous êtes certains d'en posséder la technique nécessaire. Au contraire, quand il y a longtemps que l'accouchement dure et que le liquide amniotique s'est écoulé, si l'examen interne a été souvent répété ou que l'on ait déjà fait d'autres tentatives de délivrance, s'il existe de la fièvre et que la parturiente soit probablement déjà infectée, l'opération césarienne n'a plus un bon pronostic pour la mère ; il est préférable dans ces conditions de recourir à la craniotomie d'autant plus que l'enfant aussi est déjà mis en danger.

Dans le *I*er *degré* aussi (conjugué de 9 centimètres et au-dessus), la conduite à tenir est très simple : habituellement il n'est besoin d'aucune opération quelconque, et s'il est nécessaire d'en pratiquer, elles ne diffèrent en rien de celles que l'on peut être appelé à exécuter dans le bassin normal.

Les indications sont beaucoup plus difficiles à poser dans le *II*e *degré* ou *degré moyen de rétrécissement, celui que vous rencontrerez ordinairement dans la pratique.* Comme nous l'avons dit, avec un conjugué de 9 à 7 centimètres, l'accouchement peut encore évoluer spontanément ; mais il se peut aussi que l'on doive faire appel à l'une ou l'autre des opérations obstétricales, dont la série entière peut être mise à contribution, depuis la version et le forceps jusqu'à la pubiotomie, la craniotomie, l'embryotomie et l'opération césarienne. Faut-il attendre l'évolution naturelle du travail ou faut-il intervenir ? Et dans ce cas quand et comment faire pour le mieux ? La question ne peut plus se résoudre uniquement par le degré de rétrécissement ; elle dépend tout autant du volume de la tête, de sa capacité de configuration, de son engagement normal ou anormal, enfin de la nature des contractions utérines et abdominales (régulières et vigoureuses ou non).

Avant la rupture de la poche des eaux, il est impossible d'embrasser dans leur ensemble et d'apprécier convenablement tous ces facteurs de la décision à prendre. *C'est pourquoi, dans les rétrécissements moyens ou du II*e *degré, la conduite à tenir au début de l'accouchement se résume dans l'expectation.*

Durant cette attente, vous avez tout le temps de diriger votre attention sur la marche de la dilatation, en vous rappelant que le bassin rétréci prédispose à la rupture prématurée des membranes. Cette rupture ralentit la dilatation, ouvre la porte aux microbes qui pénètrent dans le liquide amniotique, et suscite à l'enfant le danger d'asphyxie. A mesure que l'accouchement se prolonge, les inconvénients de cette rupture prématurée se font sentir plus gravement. Il est donc de la plus haute importance de conserver la poche des eaux aussi longtemps que possible. Le meilleur moyen d'y arriver, c'est que la femme attende tranquillement les contractions utérines dans le décubitus latéral ; il faut lui interdire les mouvements brusques, de s'asseoir, de se tourner vivement dans le lit, de se promener ou de pousser. Si la poche des eaux se remplit fortement pendant la contraction ou fait une saillie allongée dans le vagin, vous aurez tout avantage à introduire un colpeurynter, dont la contre-pression empêche la distension des membranes tout en accélérant la dilatation de l'orifice externe. Même après la rupture prématurée de membranes, la présence du

colpeurynter peut encore être utile. Il permet alors d'empêcher le pincement du col
à demi effacé et la perte trop abondante de liquide amniotique.

Lorsque la dilatation de l'orifice externe est achevée et qu'il n'y a plus d'obstacle à la progression du fœtus, il s'agit alors par une exploration soigneuse de fixer
le degré de la disproportion mécanique entre la tête et le bassin ; c'est-à-dire, *outre la*

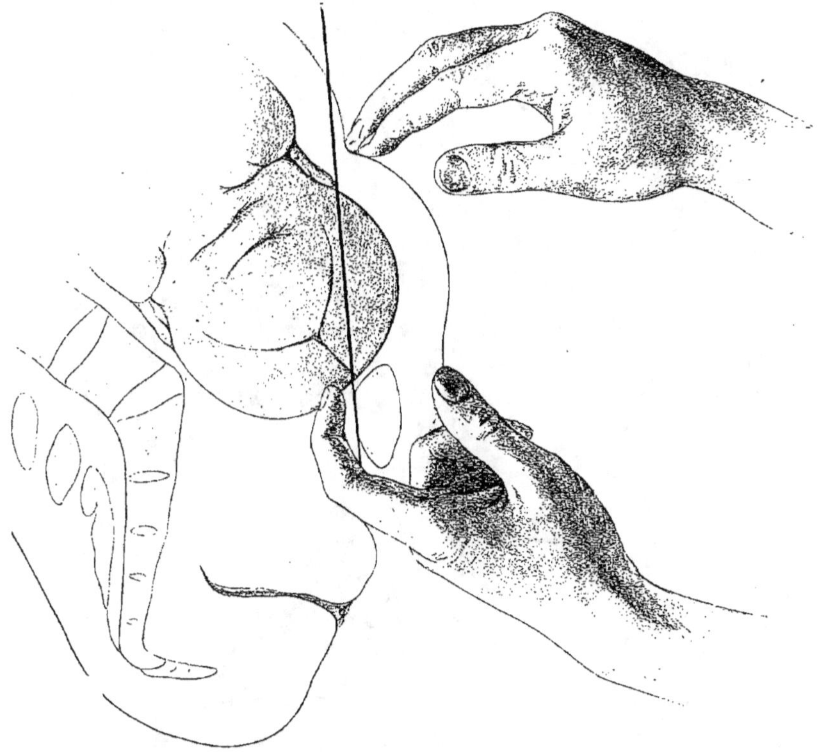

Fig. 468.

L'« impression de P. *Müller* » : on enfonce la tête dans le détroit supérieur rétréci.

La tête, engagée par le pariétal postérieur (asynclitisme postérieur), proémine fortement au-dessus du bord de la
symphyse : la disproportion entre tête et bassin est considérable.

*nature du rétrécissement, de déterminer encore le plus exactement possible le volume et
le mode d'engagement de la tête.*

Pour apprécier *les dimensions de la tête*, on a recommandé d'évaluer le volume
et la longueur du corps fœtal : les gros enfants ont une tête également volumineuse
et dure. En outre, on peut tirer parti, pour apprécier le volume du crâne, de la distance
qui sépare la grande de la petite fontanelle, ce volume étant proportionnel en quelque
mesure à cette distance. Mais le doigt qui pratique le toucher est un appareil imparfait

dans ses mesures, dont les erreurs sont loin d'être exclues. La méthode de *P. Müller* est plus sûre, elle consiste à *enfoncer la tête dans le détroit supérieur* (fig. 468, 469). D'une main l'opérateur pèse sur la tête à travers les parois abdominales en l'enfonçant dans le bassin, pendant qu'il pratique le toucher vaginal de l'autre main (la compression

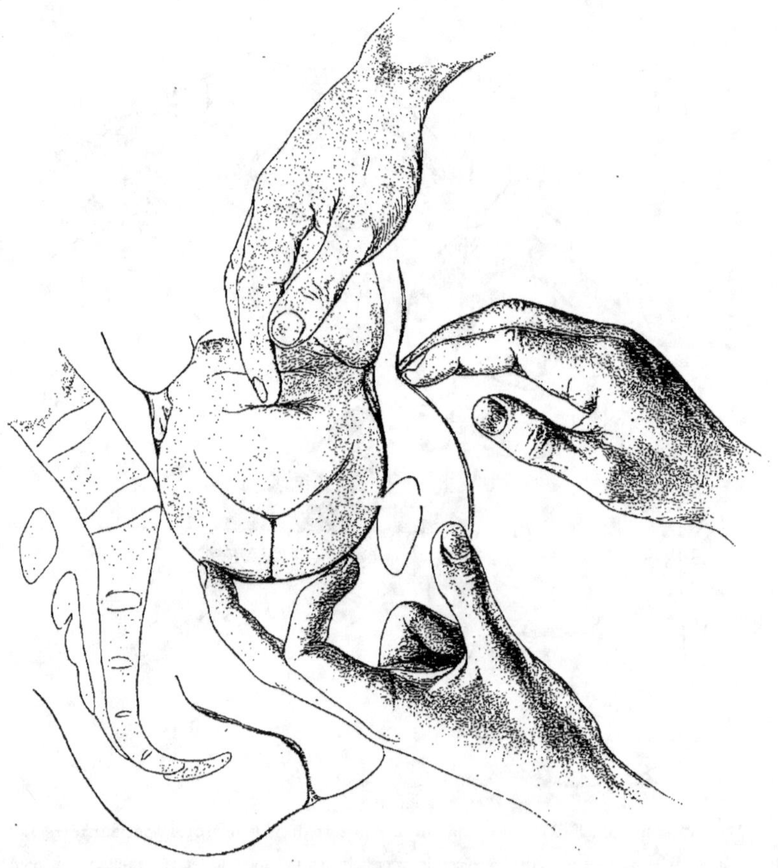

Fig. 469.

L'« impression de P. *Müller.* »

Avec l'aide d'un assistant, la tête peut être enfoncée plus ou moins dans le détroit supérieur rétréci : la disproportion est faible.

de l'extérieur se fait encore mieux à l'aide d'un assistant) ; on a ainsi la tête bien en mains, ce qui nous permet d'apprécier d'une manière assez sûre son volume et ses rapports avec le bassin. Plus ce dernier est étroit et la tête volumineuse, moins elle se laissera enfoncer et plus sa partie antérieure fera une forte saillie au-dessus de la symphyse. Enfin à l'examen interne durant le travail, la suture sagittale vous fournira par sa position un élément d'évaluation qui n'est pas à dédaigner. Si elle chemine près du promontoire ou de la symphyse, si seule une petite partie du pariétal supérieur est accessible, c'est que la disproportion entre tête et bassin est grande ; au contraire, elle est faible quand la suture sagittale passe près de l'axe pelvien et que les deux pariétaux, antérieur et postérieur, peuvent être également sentis sur une grande étendue (voir fig. 459 et 460). On détermine le mode d'engagement de la tête d'après les règles ordinaires du diagnostic obstétrical.

Si la sensibilité exagérée de la parturiente, l'enflure des parties molles de la filière génitale, ou l'apparition prématurée de la bosse séro-sanguine entravent vos recherches, il faut employer la *narcose* et *pratiquer l'exploration à l'aide des quatre derniers doigts* (la moitié de la main). Avant de prendre une décision, il est absolument nécessaire d'être au clair sur le degré du rétrécissement ainsi que sur le volume et la position de la tête.

Tantôt le médecin disposera de tous les secours d'une clinique (installation et assistance) et possédera la technique des opérations même compliquées, tantôt il se verra contraint de se tirer d'affaire au domicile de la parturiente à l'aide de méthodes plus simples ; la conduite que vous tiendrez ne pourra être la même dans les deux cas. Alors qu'autrefois l'obstétrique clinique et celle de la pratique générale n'offraient guère de divergences, les progrès constants de la technique ont créé un état de choses tout différent relativement au choix des interventions : souvent l'opérateur exercé, disposant de l'assistance nécessaire et du confort antiseptique de la clinique, peut encore par son intervention sauver la mère et l'enfant des dangers du bassin rétréci, alors que le praticien réduit à ses seules forces est contraint de sacrifier l'enfant. *Les parturientes avec bassin rétréci relèvent de la clinique.* Les accouchements graves, exactement comme les opérations chirurgicales, sont pratiqués en clinique avec de bien meilleures chances de succès et beaucoup moins de risques. C'est pourquoi les accouchements malheureux deviendront de plus en plus rares, à mesure que public et médecins se pénétreront de cette vérité. Avec les moyens de transport modernes le transfert de la parturiente en clinique n'offre plus aucune difficulté, même à la campagne.

En clinique, le traitement est assez simple dans les cas de rétrécissement moyen : on commence par attendre et laisser agir les forces naturelles. Si l'on juge que la tête a peu de chances de surmonter l'obstacle spontanément, on pratique *l'opération césarienne*, ou bien l'on crée de l'espace par la section de l'anneau pelvien, la *pubiotomie*.

Au logis de la parturiente, où ces interventions ne peuvent être correctement exécutées, le médecin se servira en général d'autres procédés de délivrance, qui au lieu de s'attaquer au rétrécissement lui-même tournent l'obstacle et n'arrivent souvent au but qu'aux dépens de l'enfant.

Ces procédés sont les suivants :

1. *L'expectation.*

Admettons que vous n'ayez pas trouvé trop forte la disproportion entre le bassin et la tête ; qu'en outre celle-ci soit engagée normalement, que les contractions utérines soient régulières et vigoureuses. Dans ce cas, l'expectation est le meilleur parti que vous puissiez prendre pour la mère comme pour l'enfant. Les forces naturelles se chargeront de configurer la tête ; sous leur action elle forcera lentement le passage du rétrécissement, avec bien plus de ménagements qu'une intervention opératoire quelconque ne pourrait le faire. Preuve en soit les milliers de cas où le succès a consacré cette méthode de l'expectation ; malgré cela il est toujours nécessaire d'insister sur sa valeur, pour lutter contre la polypragmasie, impatiente des lenteurs du travail naturel et qui n'admet pas un seul cas de bassin rétréci sans intervention à l'accouchement. Il va de soi que l'expectation n'exclut pas l'observation soigneuse de l'état de la mère et de l'enfant (bruits du cœur fœtal), ni la surveillance des contractions utérines et de leur effet sur la tête. De temps en temps vous pratiquerez le toucher pour savoir si le travail fait des progrès. Aussitôt qu'apparaissent les « douleurs expultrices » tant désirées, fournissez à la parturiente des appuis convenables pour les mains et les pieds, afin de faciliter et de renforcer le plus possible l'action des muscles abdominaux. Il est encore un moyen d'aider la tête à franchir le rétrécissement, c'est « *l'impression de Hofmeier* » souvent couronnée de succès ; elle consiste à exercer une pression sur la partie de la tête que l'on peut encore sentir à travers la paroi abdominale au-dessus du détroit supérieur.

La vigueur des contractions utérines et l'énergie des efforts abdominaux constituent la condition indispensable de l'évolution spontanée de l'accouchement dans le bassin rétréci.

2. *La version prophylactique.*

Mais le cours de l'accouchement peut prendre une autre allure, la disproportion entre tête et bassin restant néanmoins la même que dans le cas ci-dessus décrit : les douleurs sont faibles et irrégulières, soit par défaut d'innervation, soit par mauvais développement de la musculature utérine ; au début déjà de la période d'expulsion la parturiente semble épuisée, presque incapable de pousser ; ou bien il s'agit de multipares aux parois abdominales flasques, qui, malgré toute leur bonne volonté, ne peuvent plus tirer parti de leurs muscles atrophiés et surdistendus ; ou enfin, l'on est en présence d'une femme nerveuse, à la sensibilité exagérée, qui ne fait que gémir sans vouloir faire les efforts nécessaires avec ses muscles abdominaux. Dans tous ces cas, la tête ne montre aucune tendance à s'engager solidement après la rupture des membranes ; chaque fois que vous examinez par le toucher, elle est encore haute et facile à repousser. Dans ces circonstances l'expectation n'est plus de mise, il est préférable de recourir à *la version podalique.*

Les opinions divergent aujourd'hui encore sur les avantages et les inconvénients de *la version* dite *prophylactique dans le bassin rétréci. Simpson* le premier a insisté sur le fait que la tête dernière, en pénétrant par sa base, plus étroite que la voûte, dans le détroit supérieur rétréci, s'y adapte et se configure plus aisément que la tête première. Mais n'oublions pas que, si l'on veut obtenir un enfant vivant la tête dernière doit franchir le bassin rapidement en quelques minutes, et que par conséquent la configuration est plutôt brusque. Aussi, quand le conjugué est inférieur à 8 cm., l'extraction de la tête dernière ne manque pas ordinairement d'entraîner une « impression » ou même des lésions plus dangereuses. En outre, dans l'extraction difficile de la tête dernière, le pronostic pour l'enfant est assombri par l'asphyxie, presque toujours observée dans ce cas, et par ses suites auxquelles plus d'un nouveau-né succombe encore dans les premiers jours du post-partum.

Chez la *primipare*, la rapide extraction de l'enfant est entravée par la rigidité des parties molles, c'est pourquoi la version prophylactique n'est pas recommandable chez la primipare. *Cette version est indiquée principalement chez la multipare,* dont le vagin et le périnée n'opposent pas d'obstacle à l'extraction ; *elle procure ainsi souvent une délivrance rapide et heureuse.* La version est d'autant plus facile et l'état de l'enfant à la naissance d'autant meilleur qu'on opère plus tôt après la rupture des membranes. S'il y a longtemps que le liquide amniotique s'est écoulé, la version est difficile et le résultat mauvais pour l'enfant.

Pour la mère, la version prophylactique donne sans aucun doute de meilleurs résultats que l'expectation. L'extraction du fœtus n'exigeant que peu de temps, la gangrène par compression des parties molles se produit beaucoup plus rarement ; et non seulement on épargne à la parturiente de longues heures de souffrances, mais aussi en raccourcissant la durée de l'accouchement on diminue considérablement les chances d'infection.

Pour mon compte le choix de la décision à prendre, expectation ou version, m'a souvent paru extrêmement difficile. Si l'on veut terminer l'accouchement par la version prophylactique, il ne faut pas attendre trop longtemps après la rupture de la poche des eaux. Si ensuite, après la version suivie de l'extraction, l'enfant vient au monde mort ou en état d'asphyxie profonde, on peut se demander avec raison si le résultat n'eût pas été meilleur par l'expectation et l'expulsion naturelle, spontanée. A l'inverse, il y aura toujours des cas où les espérances fondées sur l'expectation ne se réaliseront pas, et où l'on se repentira de n'avoir pas procédé à temps à la version prophylactique.

Troisième possibilité : les contractions utérines sont bonnes, mais *l'engagement de la tête se fait mal, par le front ou la face,* ou bien par le pariétal postérieur d'une façon très marquée (suture sagittale près de la symphyse), ou encore par l'abaissement de la petite fontanelle dans un bassin plat, ou enfin dans un bassin généralement rétréci par l'abaissement du vertex ou région de la grande fontanelle. Dans tous ces cas c'est encore la *version* qui est indiquée. Dans le bassin rétréci l'anomalie de l'engagement est une complication doublement fâcheuse et il n'y a guère d'espoir qu'elle se corrige spontanément ; la version vient la supprimer d'une manière fort simple, en vous permettant d'engager la tête dernière comme il vous semblera bon.

3. *Essai du forceps, perforation.*

Il reste enfin une 4ᵉ *éventualité* : à votre arrivée la tête a pénétré déjà en partie dans le bassin, elle est solidement fixée dans le détroit supérieur, mais le travail ne fait plus de progrès. Malgré les efforts désespérés de la parturiente, 2, 3, même 12 et 24 heures après, la tête est toujours à la même place, elle n'a fait aucune avance. L'état de la mère commence en outre à devenir inquiétant. Elle est épuisée à l'extrême, angoissée, agitée, insensible à toute exhortation ; elle n'a plus qu'une pensée, c'est qu'on la délivre. Le pouls est devenu fréquent et le thermomètre indique déjà une température subfébrile. Le ventre est tendu et sensible, l'utérus dur avec le fundus incliné de côté, le vagin est sec et chaud. Dans ces conditions la version sur le pied est contre-indiquée, il suffirait d'essayer de repousser la tête de côté pour provoquer la rupture de l'utérus, déjà imminente. Il faut pourtant terminer l'accouchement, pour ne pas laisser la mère exposée aux plus graves dangers.

Si l'enfant est mort, le choix du procédé de délivrance est bien simple. Il faut perforer la tête aussi rapidement que possible et l'extraire après réduction de son volume. Il en est autrement lorsque l'enfant vit encore et que, malgré tous les dangers courus par lui, les bruits du cœur sont restés vigoureux et réguliers. Vous avez alors le choix entre *l'essai du forceps* et *la perforation de l'enfant vivant*.

En ce qui concerne *le forceps*, c'est à l'aide des fig. 461 à 463 que je pourrai le mieux vous montrer quelles sont les limites de son efficacité dans le bassin rétréci. Ces figures ne se rapportent, il est vrai, qu'au bassin plat, mais le cas reste tout semblable dans les autres formes de rétrécissement pelvien. Quand la tête est dans la position que reproduit la fig. 461, l'emploi du forceps est une faute contre laquelle on ne saurait trop vous mettre en garde. La plus grande circonférence du crâne est encore au-dessus du rétrécissement, sa configuration vient seulement de commencer. Si de cette position vous prétendez attirer la tête dans le bassin en lui faisant franchir le promontoire, vous ne faites qu'opposer la violence à la violence, et cela sans pouvoir nullement calculer le préjudice que vous allez causer tant à la mère qu'à l'enfant. Toutes les lésions graves que nous avons mentionnées auparavant, fractures du crâne fœtal, déchirures, contusions et nécroses des parties molles maternelles, s'observent le plus fréquemment à la suite d'une extraction par le forceps faite avec violence ; le seul résultat des efforts du médecin, c'est la mort de l'enfant après quelques faibles inspirations, et le grave dommage causé à la mère. Il se peut que le forceps réussisse par hasard à extraire heureusement une tête haute, située encore au-dessus du rétrécissement, mais c'est là une exception qui ne prouve rien contre la règle.

Quand la tête occupe la position indiquée à la fig. 462, un essai du forceps est encore permis. La plus grande circonférence de la tête se trouve dans le rétrécissement ; il n'est plus besoin que d'un léger supplément de force pour faire franchir complètement le promontoire au pariétal postérieur, supplément qu'une traction du forceps se chargera de fournir. Mais ici encore l'emploi exagéré et prolongé de la violence ne peut être que funeste. C'est pourquoi vous ferez bien d'avertir d'emblée l'entourage que votre application du forceps ne peut être qu'une simple tentative de sauver l'enfant. Si l'entente est bien faite sur ce point, rien ne vous empêche de retirer le forceps si la tête ne suit pas au bout de quelques tractions.

Dans la fig. 463, la tête a déjà franchi le rétrécissement. Il n'existe plus de résistances provenant du bassin osseux. Aussi l'emploi du forceps n'offre-t-il aucun incon-vénient, lorsque les forces maternelles ne suffisent pas à achever l'expulsion.

Si l'accouchement s'arrête avec la tête solidement enclavée, lorsqu'il est trop tard pour la version et que le recours au forceps est impossible, le médecin se verra contraint pour sauver la mère de terminer l'accouchement par la *craniotomie de l'enfant vivant*. Contre cette destruction de l'enfant encore vivant de nombreuses protestations se sont élevées tant du point de vue religieux que moral et même des médecins ont objecté que la perfection actuelle de la technique opératoire rendait inutile cette intervention répugnante. Cet argument n'est valable que pour les cliniques où dans la plupart des cas la perforation du crâne d'un enfant vivant peut être évitée grâce à la césarienne ou à la pubiotomie ; aussi, chaque fois que le recours à la clinique sera possible, il n'est pas de médecin qui ne s'empresse d'en faire usage en présence d'un dilemme aussi grave. A la rigueur en cas d'urgence, une césarienne ou une pubiotomie peut être aussi exécutée au domicile de la parturiente ; c'est ainsi, que nous avons pratiqué plusieurs fois avec succès la pubiotomie à l'aiguille dans les conditions défavorables du travail en policlinique. Mais l'heureuse issue de l'intervention en pareille circonstance sera toujours subordonnée à deux conditions primordiales : assistance suffisante et maîtrise de la technique par l'opérateur.

Quand ces conditions font défaut et que l'accoucheur est réduit à ses seules forces, il ne lui restera, aujourd'hui comme à l'avenir, d'autre alternative que la perforation de l'enfant vivant, s'il ne veut pas laisser périr la mère avec l'enfant.

4. *L'accouchement prématuré artificiel ou accouchement provoqué.*

Enfin, le traitement du bassin rétréci comprend encore les procédés qui arrêtent le développement du fœtus avant qu'il soit à terme, dans le but de réduire la disproportion existant entre la tête et le bassin : 1º *l'accouchement provoqué* ; et 2º la méthode proposée par *Prochownick* pour y suppléer, la mise de la mère à la diète ou *cure de restriction alimentaire*.

Cette cure consiste à faire suivre à la femme durant quelques mois avant l'accouchement une diète surtout végétarienne, pauvre en graisses, en albumine et en hydrates de carbone, et à réduire à l'extrême la quantité de liquide absorbée. Grâce à ce régime, l'enfant naîtrait quand même à terme, développé et résistant sous tous les rapports ; mais, resté maigre, il franchirait plus facilement le bassin. On prétend avoir aussi observé sur ces fœtus amaigris artificiellement une souplesse et une capacité de configuration plus grande des os craniens. Ne fondez pas trop d'espérances sur ce régime de Prochownick. Le fœtus extrait du sang de la mère, indépendamment de l'état de nutrition de cette dernière, toutes les substances qui lui sont nécessaires et même des mères en état d'inanition ont donné le jour à des enfants gras et rosés ; ces faits sont prouvés par l'expérimentation sur les animaux et par l'expérience quotidienne chez les femmes allemandes qui ont souffert de la faim pendant la guerre mondiale : le poids des enfants à la naissance n'a pas diminué pendant ces années de forte restriction alimentaire.

L'accouchement provoqué a beaucoup perdu de l'importance qu'il avait auparavant.

En interrompant prématurément la grossesse, nous pouvons espérer que le fœtus sera petit et sa tête molle, réduisant de beaucoup les difficultés mécaniques opposées ordinairement par le bassin rétréci. *C'est pourquoi* (pourvu naturellement que le médecin ait déjà connaissance durant la grossesse de l'anomalie pelvienne) *l'opportunité de l'accouchement prématuré artificiel doit être soigneusement examinée dans tous les cas où le bassin offre un degré moyen de rétrécissement.* S'il y a déjà eu auparavant des accouchements difficiles, il sera plus facile de se décider en faveur de l'accouchement provoqué ; mais chez la primipare, si le rétrécissement n'est que modéré, il vaut mieux attendre le résultat de l'accouchement spontané à terme. Si le conjugué est inférieur à 7,5 centimètres, le résultat obtenu en provoquant l'accouchement est mauvais, pour un pareil rétrécissement la tête de l'enfant prématuré reste encore trop grosse. Si le conjugué atteint 9 centimètres et davantage, l'accouchement prématuré artificiel n'est indiqué que si les enfants mis au monde précédemment avaient la tête aussi volumineuse que dure. Si tel est le cas, l'interruption prématurée de la grossesse peut devenir nécessaire même lorsque le bassin est normal.

Le résultat de l'intervention dépend essentiellement de *l'époque* où elle est pratiquée. Les enfants prématurés, dont les organes respiratoires, circulatoires et digestifs sont encore mal développés, offrent peu de résistance aux influences de l'extérieur et succombent facilement, même s'ils reçoivent de bons soins. La capacité de résistance n'augmente qu'à partir de la 34ᵉ semaine de la grossesse, ainsi que les chances de survie. Pour obtenir de bons résultats, c'est-à-dire que non seulement l'enfant naisse vivant mais qu'il soit capable de survivre, *il importe donc de ne pas entreprendre l'interruption de la grossesse avant la* 34ᵉ *semaine* ; il vaut encore mieux attendre, s'il est possible, jusqu'à la 36ᵉ. Pour décider dans un cas donné si l'intervention peut être remise à la 36ᵉ semaine ou au delà, deux moyens sont à votre disposition : la mensuration aussi exacte que possible du bassin, puis l'appréciation soigneuse des dimensions de l'enfant et du volume de sa tête, d'après les méthodes indiquées.

Il faut naturellement que votre calcul de la durée de la grossesse soit juste. Une erreur vous amenant par exemple à interrompre la grossesse à la 30ᵉ semaine, alors que vous croyez le faire à la 34ᵉ, est tout particulièrement désagréable ; le résultat de vos peines, c'est la mise au monde d'une créature non viable, cette erreur n'est évitable que si vous utilisez tous les moyens connus pour fixer l'âge de la grossesse, en comparant les résultats entre eux ; dans le doute il est préférable de retarder quelque peu l'intervention.

En provoquant l'accouchement prématuré, vous êtes responsable de son évolution aseptique. Si l'utérus est peu excitable, que les contractions utérines soient paresseuses, que l'accouchement traîne et que l'on doive introduire souvent des instruments dans les voies génitales, le danger d'infection augmente même quand les conditions extérieures sont favorables. Si ces conditions sont fâcheuses, l'infection est presque inévitable. Avec une mauvaise sage-femme, dans une habitation misérable, où l'on manque d'eau, de savon, de linge, bref, de tout le nécessaire, personne ne saurait maintenir longtemps l'asepsie de la parturiente. Il est bon de prévoir à temps cette éventualité.

Dans l'accouchement provoqué pour cause de bassin rétréci, la mortalité maternelle atteignit jusqu'à présent le taux de 1 à 2% des cas, tandis que 30 % des enfants en moyenne sont morts pendant l'accouchement ou peu de temps après. Aujourd'hui la césarienne doit être préférée à l'accouchement prématuré artificiel puisque sa mortalité pour la mère n'est pas supérieure et que par contre elle procure toujours des enfants à terme, vivants et vigoureux.

XXIVme LEÇON

Déchirures des parties molles maternelles. Ruptures du périnée, causes et variétés ; mise à découvert et suture des déchirures. Déchirures à la vulve et dans le vagin. Thrombus de la vulve et du vagin. Ruptures de l'utérus, leur genèse. Déchirures transversales du col utérin. Ruptures de l'utérus, complètes et incomplètes. Symptômes de la rupture imminente et accomplie. Prophylaxie et traitement. Ruptures violentes ; lésions par compression.

Messieurs, les parties molles des voies génitales peuvent donner lieu à deux sortes d'accidents à l'accouchement : 1º Obstacles mécaniques à l'expulsion, dus à des tumeurs ou à des rétractions cicatricielles ; 2º déchirures spontanées ou artificielles au cours d'une opération. Nous avons déjà parlé de l'effet des tumeurs et strictures cicatricielles ; nous allons donc étudier maintenant les *déchirures*.

En inspectant les parties molles génitales, nous rencontrons tout d'abord à l'entrée du vagin la déchirure la plus fréquente et pratiquement la plus importante, la

Rupture du périnée.

Il existe des périnées si friables et si peu extensibles qu'ils se rompent malgré la protection la plus habile et la plus soigneuse. Cette *insuffisance absolue du périnée* s'observe, par exemple, dans le cas d'infiltration œdémateuse de la région péritonéale, de cicatrices étendues provenant de ruptures ou d'opérations précédentes, de perte de l'élasticité des tissus si fréquente chez la primipare âgée. Il arrive même parfois, en apparence sans aucun motif plausible, que le périnée se fende sous la pression de la tête, comme de l'amadou qu'on déchire. D'autre part, le volume exagéré de la tête amènera nécessairement une rupture, car il y a une limite à l'extensibilité du périnée même le plus solide. Le seul moyen d'éviter la rupture dans les circonstances précitées, c'est de procurer suffisamment d'espace par une ou des incisions prophylactiques *(épisiotomie)*. (Voir protection du périnée, X^e leçon et fig. 222).

Les cas que nous venons de mentionner, où la rupture est pour ainsi dire inévitable, forment une minorité ; il est beaucoup plus fréquent que le périnée se rompe en dépit de son extensibilité normale, parce que la traversée de la tête se fait d'une manière défavorable. La faute la plus commune, c'est que cette traversée soit *trop rapide,* surtout chez la primipare. En une ou deux contractions utérines accompagnées d'efforts violents de la « presse » abdominale, la tête est projetée d'un seul coup le long du périnée qui éclate sous la poussée soudaine. Cette sorte de rupture s'observe aussi dans l'accouchement précipité chez la multipare, dont le périnée flasque et extensible laisserait pourtant passer sans se rompre un crâne volumineux, pourvu que le développement à la vulve en soit lent.

La cause de la rupture est plus rarement due à des *anomalies dans le mécanisme du dégagement,* le front opérant sa traversée avant que l'occiput soit complètement dégagé sous la symphyse ; la tête est alors refoulée contre le périnée qui, surdistendu, vient à se rompre ; il survient aussi dans ce cas des déchirures à la région antéro-latérale de la vulve. Ou bien, comme dans les présentations du vertex, du front et de la face, c'est l'occiput, la région large du crâne, qui franchit le périnée ; celui-ci subissant ainsi une distension plus forte dans le sens transversal se rompt facilement.

Les deux facteurs, rapidité trop grande et mécanisme anormal de la traversée, agissent souvent ensemble au cours des opérations destinées à extraire l'enfant. Aussi les ruptures « opératoires » (ou violentes) sont-elles très fréquentes et en général très profondes. Les lésions les plus étendues du plancher pelvien, remontant haut dans le rectum, s'observent presque uniquement à la suite de délivrances par le forceps ou d'extractions manuelles de la tête dernière.

En recherchant dans un certain nombre de cas quelle est la genèse des ruptures, vous ne tarderez pas à en distinguer deux groupes d'origine différente.

1º La rupture des tissus a lieu souvent *de dedans en dehors* dans les opérations d'extraction (forceps par ex.), puis dans le cas d'arcade pubienne étroite, et dans d'autres circonstances encore. La muqueuse du vagin et les faisceaux musculaires sous-jacents du plancher pelvien se distendent d'abord transversalement et se déchirent, alors que la peau du périnée est encore intacte ; la peau ne cède qu'au dernier moment de la traversée vulvaire de la tête ou bien, décollée d'abord de la couche sous-jacente du périnée, elle ne se rompt qu'au passage de l'épaule postérieure. De même la séparation se fait toujours de dedans en dehors dans les ruptures complètes où, par sa brusque traversée, la tête fend les tissus jusque dans le rectum.

2º Le mode inverse, la rupture *de dehors en dedans* se rencontre le plus fréquemment dans l'accouchement spontané et dans les cas d'étroitesse de la vulve ; la peau du périnée surdistendue prend une teinte blanchâtre et se rompt à partir du frein de la vulve dans la direction du raphé, les couches musculaires profondes pouvant rester parfaitement intactes.

Les figures suivantes sont une reproduction de quelques ruptures typiques, reproduction prise sur le vif. La fig. 470 représente une déchirure périnéale *super-ficielle* (1er degré), limitée à la peau ; la muqueuse de la paroi vaginale postérieure n'est que peu lésée, les fibres du constricteur du vagin sont conservées. A la fig. 471, la rupture est *plus profonde* (2e degré), elle pénètre quelque peu dans le vagin et intéresse le constricteur du vagin ou bulbo-caverneux, le transverse superficiel du périnée et l'aponévrose périnéale moyenne ou ligament de Carcassonne. Vous voyez que ces ruptures profondes ne sont plus absolument médianes, mais cheminent dans le vagin sur le côté de la colonne postérieure. Sur la fig. 471, la rupture passe à gauche de la colonne ; sur la fig. 472, elle se divise en deux prolongements qui entourent à gauche et

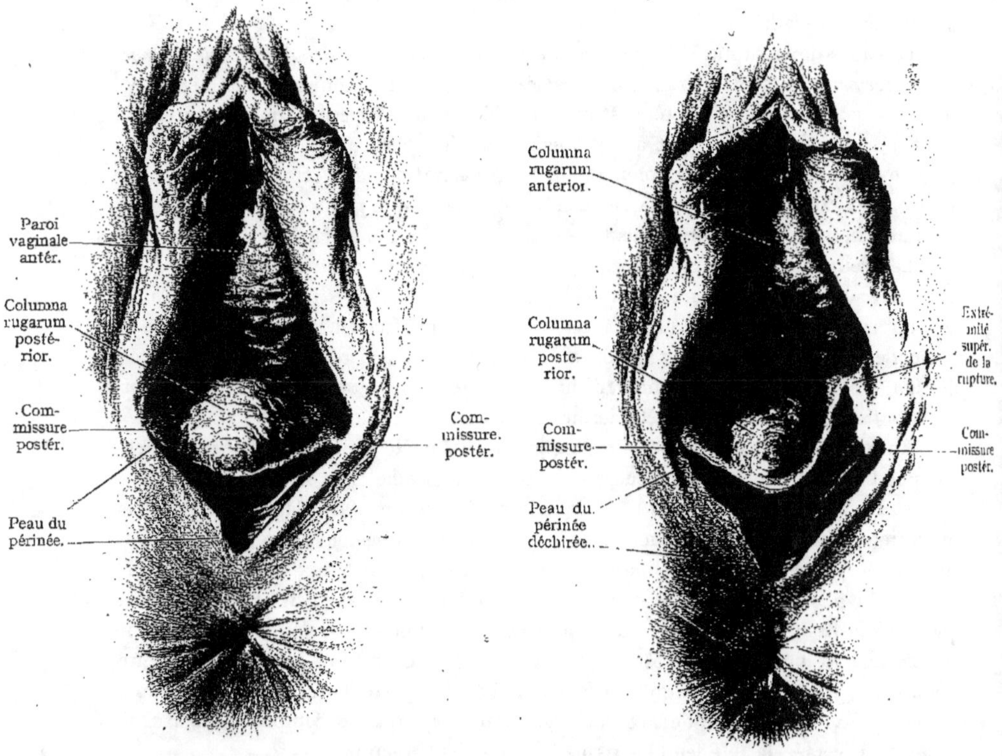

<table>
<tr><td>Fig. 470.</td><td>Fig. 471.</td></tr>
<tr><td>Rupture périnéale superficielle (1er degré).</td><td>Rupture périnéale du 2me degré.</td></tr>
</table>

à droite la colonne postérieure, laquelle, détachée du plan sous-jacent sur une certaine étendue, s'enroule facilement contre l'intérieur du vagin.

La fig. 473 reproduit une rupture *complète* (3e degré), c'est-à-dire une rupture qui intéresse jusque et y compris le rectum. La déchirure atteint non seulement la muqueuse vaginale, la peau et les muscles du périnée, mais aussi les fibres annulaires du sphincter anal et une portion de la cloison recto-vaginale. Le vagin et le rectum débouchent tous deux dans une cavité unique formée par les bords sanglants de la plaie périnéale.

La *rupture* périnéale dite *centrale* est une simple curiosité. En avant à l'entrée du vagin et en arrière à l'anus il subsiste un pont de tissu, la tête traverse le périnée par un trou qu'elle perfore en son milieu. Cet événement est extrêmement rare, il

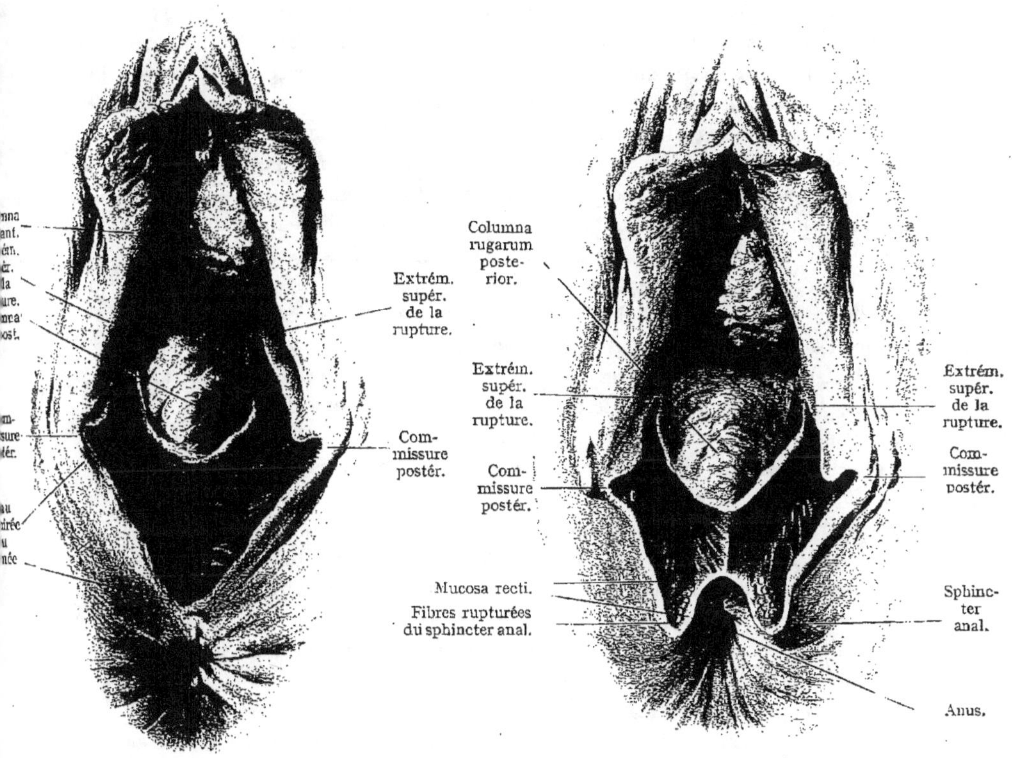

<table>
<tr><td style="text-align:center">Fig. 472.</td><td style="text-align:center">Fig. 473.</td></tr>
<tr><td style="text-align:center">Rupture périnéale profonde (2me degré).</td><td style="text-align:center">Rupture périnéale complète (3me degré).</td></tr>
</table>

suppose que l'orifice vulvaire fort résistant est situé très en avant et que le périnée est en même temps très long. Si dans ces conditions la tête est déviée en arrière par l'étroitesse de l'arcade pubienne, il peut arriver exceptionnellement que le périnée fortement bombé et aminci soit traversé en son milieu.

Nous avons déjà exposé plus haut ce qu'il faut faire pour prévenir la rupture du périnée. Il s'agit maintenant de savoir quels sont les moyens de réparer le dommage causé.

Les toutes petites ruptures du frein de la vulve, longues de 1 à 2 centimètres tout au plus et qui n'intéressent que la peau et la muqueuse, devraient seules être abandonnées à elles-mêmes, c'est-à-dire à la guérison spontanée. Toutes les déchirures plus considérables rompent plus ou moins profondément les muscles du plancher pelvien. Si la réunion de ces muscles n'est pas opérée par la suture, ils se rétractent, s'atrophient, en devenant incapables, après épidermisation des surfaces de rupture, de remplir leurs fonctions (l'occlusion du vagin et du rectum). Dans la rupture complète, cette suppression de la fonction sphinctérienne se manifeste aussi promptement que désagréablement. La muqueuse rectale rouge et hyperesthésiée fait prolapsus hors de l'anus béant ; il y a incontinence des gaz intestinaux et des matières fécales, qui souillent les parties génitales en provoquant aux alentours un eczéma rebelle. Le vagin aussi est béant, ses parois antérieure et postérieure sont refoulées en bas. Dans les ruptures moins profondes les conséquences ne sont pas aussi immédiates et frappantes, mais la femme ne perd cependant rien pour attendre. La paroi vaginale antérieure, privée de l'appui du périnée, s'abaisse graduellement, et une fois que cette descente a commencé, la partie supérieure du vagin ainsi que la vessie et l'utérus suivront tôt ou tard.

Pour que la *suture du périnée* soit convenablement exécutée, il faut bien voir ce que l'on fait. Quand le bassin est enfoncé dans le lit, les jambes mal écartées, et que la femme ne se tient pas tranquille, personne ne saurait effectuer une suture exacte. Pour les ruptures superficielles la position latérale de *Sims* est commode ; le bassin est placé tout au bord du lit, et en soulevant la fesse supérieure la région périnéale est rendue bien accessible à l'œil et à la main. Si la rupture pénètre profondément dans le vagin, presque toujours il est nécessaire de mettre la patiente en travers du lit dans la position obstétricale et de l'endormir si elle est très sensible. Après une opération on fait bien d'utiliser pour la réunion de la plaie périnéale les premières minutes qui suivent l'extraction, alors que la femme est encore sous l'effet du chloroforme. Si les circonstances vous empêchent de bien placer la patiente et d'obtenir un éclairage suffisant, ou bien si la rupture est complète et que sa réunion nécessite une assistance compétente, vous pourrez remettre la suture à plus tard sans préjudice pour la femme. La plaie est pour le moment tamponnée à la gaze et, douze ou même vingt-quatre heures après, elle offre encore les mêmes chances de guérison par première intention qu'aussitôt après l'accouchement.

Le meilleur matériel de suture pour la partie de la déchirure qui est à l'intérieur du vagin, c'est le *catgut* ; sa solidité est suffisante, et il a l'avantage de se résorber au bout de huit jours environ, ce qui nous dispense d'enlever les fils, chose souvent difficile pour les sutures vaginales profondes. La soie est imbibée facilement par les lochies et la suppuration rapide sur le trajet des sutures amène alors la chute des fils. Le catgut va bien aussi pour la peau périnéale ; mais c'est le fil métallique (bronze d'aluminium) qui convient le mieux à cet usage, car il ne s'imbibe pas et les fils peuvent être laissés en place huit jours sans inconvénient, jusqu'à ce que la cicatrice soit assez solide. On obtient encore de meilleurs résultats en réunissant les tissus profonds à l'aide de catgut et la peau du périnée par contre au moyen d'*agrafes de Michel*.

Avant de commencer la suture, il est indispensable de mettre à découvert, d'étaler la plaie dans toute son étendue. Que de fois la peau seule du périnée est-elle suturée, tandis qu'on néglige la déchirure concomitante du vagin, moins visible. Dès lors il ne faut pas s'étonner qu'il y ait rétention de lochies dans la grande plaie cavitaire qu'on

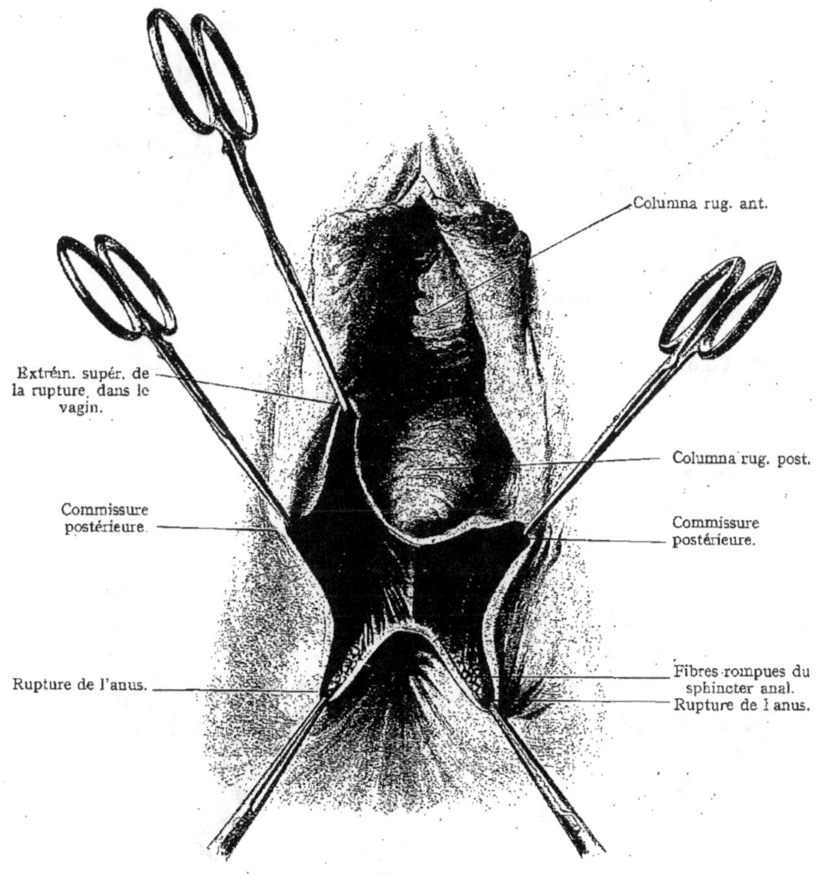

Fig. 474.

Étalement d'une rupture périnéale complète.

a laissée subsister, que la fièvre survienne et que la peau recollée suppure et saute de nouveau. La façon de mettre à découvert la plaie vous est indiquée par la fig. 474. Tout d'abord, on écarte à l'aide de deux pinces à forcipressure les bords de la rupture, au niveau de la commissure postérieure des lèvres. L'entrée du vagin étant ainsi rendue bien visible, on n'a pas de peine à trouver l'extrémité supérieure de la déchirure, qu'on fixe à l'aide d'une troisième pince. Enfin, si l'on saisit au niveau du périnée (ou de l'anus si la rupture est complète) la ou les extrémités inférieures de la rupture, l'on a une notion claire et nette de l'étendue de la plaie, entièrement accessible à la vue.

La réunion doit rapprocher les parties rompues dans la situation qu'elles avaient

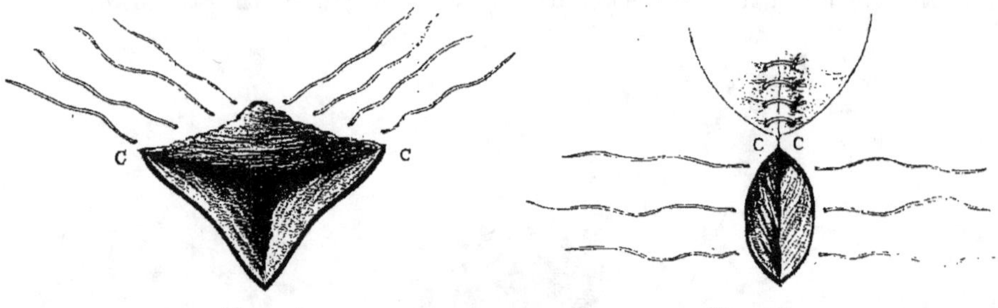

Fig. 475. Fig. 476.

Suture d'une rupture périnéale superficielle.

C C commissure postérieure des grandes lèvres.

auparavant. Comme les muscles scindés se rétractent toujours de chaque côté, les plaies périnéales subissent toutes une déformation dans le sens transversal. Le meilleur

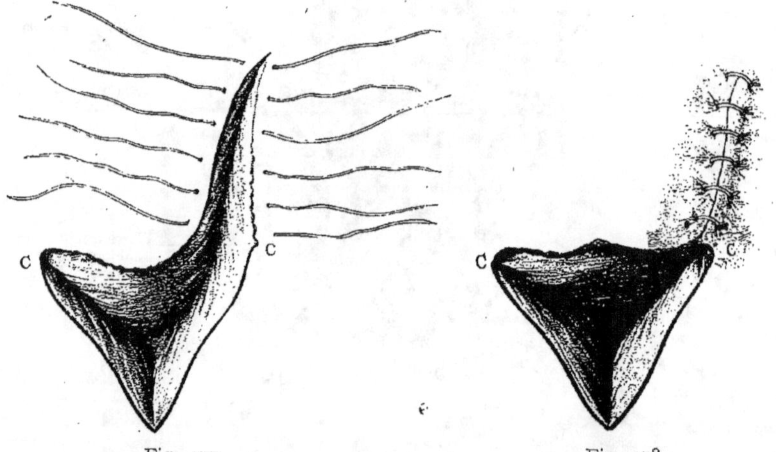

Fig. 477. Fig. 478.

Suture d'une rupture périnéale profonde.

C C commissure postérieure des grandes lèvres.

moyen d'y remédier, en rétablissant l'état de choses primitif, est de tirer les fils de gauche à droite en ramenant les surfaces de rupture des côtés vers le milieu.

La suture la plus simple est représentée par les fig. 475 et 476 (déchirure superficielle du vagin et du périnée). En premier lieu on rapproche par des sutures transversales les bords de la plaie vaginale, puis la commissure, enfin la peau du périnée.

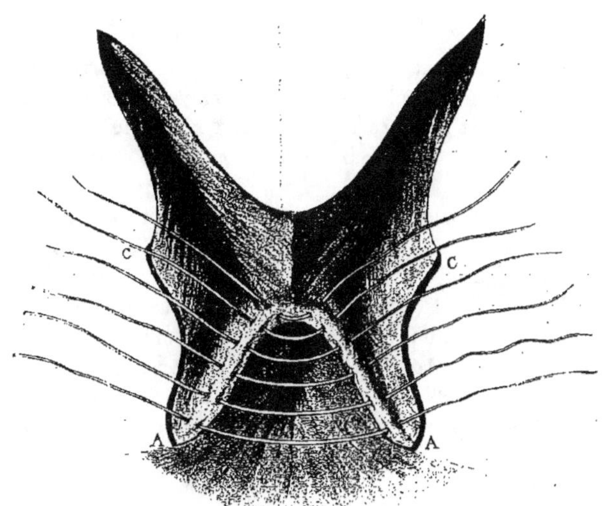

Fig. 479.
Suture de la paroi rectale.

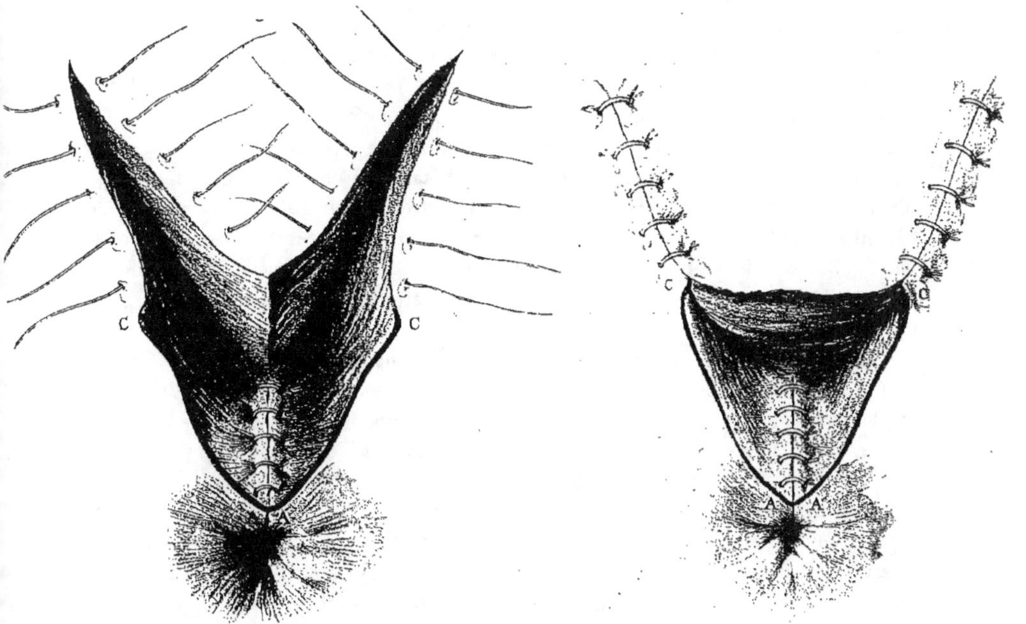

Fig. 480.   Fig. 481
Suture d'une rupture périnéale complète.

A A déchirure à l'anus. *C C* commissure postérieure des grandes lèvres.

Les fig. 477 et 478 indiquent la disposition des fils dans les ruptures profondes. On commence par la réunion des déchirures vaginales, en veillant à ce que la « columna rugarum » décollée reprenne sa place normale. Cela fait, vous n'avez plus devant vous qu'une plaie périnéale superficielle que l'on recoud de la manière indiquée à la fig. 475.

Si la rupture est complète (fig. 479 à 481), il s'agit d'abord de réunir la paroi intestinale et les extrémités du sphincter anal. Il y a deux façons de procéder à cette réunion : 1° on place des sutures à fils perdus de catgut, les fils étant passés dans la sous-muqueuse seulement, sans traverser la muqueuse rectale (fig. 479 a) ; 2° et mieux, on enfonce l'aiguille par le rectum et saisit largement la muqueuse et la musculaire rectales, pour ressortir ensuite dans le rectum où l'on exécute le nœud ; dans ce cas on aura tout avantage à employer de la soie fine. Une fois le rectum et le sphincter réunis (fig. 480), la plaie offre le même aspect qu'une rupture profonde ordinaire du vagin et du périnée, et on la ferme de la même façon.

La rupture du périnée n'exige pas de traitement consécutif spécial. Si la suture est bien faite et ne s'infecte pas, la guérison se produit quoi qu'on fasse ou ne fasse pas (applications de iodoforme en poudre, lavages rares ou fréquents, etc). Les examens répétés de la suture sont nuisibles, car en écartant les jambes et les lèvres de la vulve on court grand risque de rouvrir tout ou partie de la plaie. Il vaut mieux que la femme reste tranquillement couchée, les jambes rapprochées, et ne pas examiner la suture avant le huitième jour. Si la rupture intéressait l'anus, il faut des précautions toutes particulières pour éviter que la cicatrice ne cède lors de la première selle. Jadis, on cherchait par l'emploi de l'opium à retarder le plus longtemps possible cette première selle jusqu'à la consolidation de la cicatrice. Mais il se formait alors des scybales si dures que leur évacuation mettait finalement la cicatrice à une rude épreuve, le danger n'étant que reculé. Aussi a-t-on maintenant renoncé partout à l'usage de l'opium, on se contente d'empêcher par la diète liquide la constitution de fèces solides et l'on cherche par l'huile de ricin à obtenir dès le cinquième ou sixième jour une selle aussi liquide que possible, qui ne distende pas la plaie ni ne pénètre à son intérieur lorsque l'accolement s'est produit.

A part la rupture du périnée, on constate souvent, *à l'entrée du vagin, des plaies contuses, des écorchures et des déchirures de la face interne des petites lèvres.* En général ces lésions sont peu considérables et superficielles, aussi passent-elles inaperçues et guérissent-elles sans symptômes au cours du post-partum. Par exception il peut arriver qu'une varice ou un corps caverneux du clitoris soient intéressés dans les lésions de la région antéro-latérale de la vulve (fig. 482). Il survient alors une hémorragie qui sans être violente est volontiers rebelle. Le sang ruisselle continuellement de la petite blessure et à défaut d'intervention la perte de sang peut devenir finalement fort considérable. On a même observé plus d'une fois la mort par hémorragie de ces petites déchirures vulvaires. Il n'est pas rare que les points de suture saignent si abondamment que seul un tamponnement solide réussit à assurer définitivement l'hémostase.

Le traitement est simple : la compression n'agissant que momentanément sans que l'effet en soit jamais certain à la longue, on place deux ou trois sutures profondes qui arrêtent l'hémorragie en fermant la plaie.

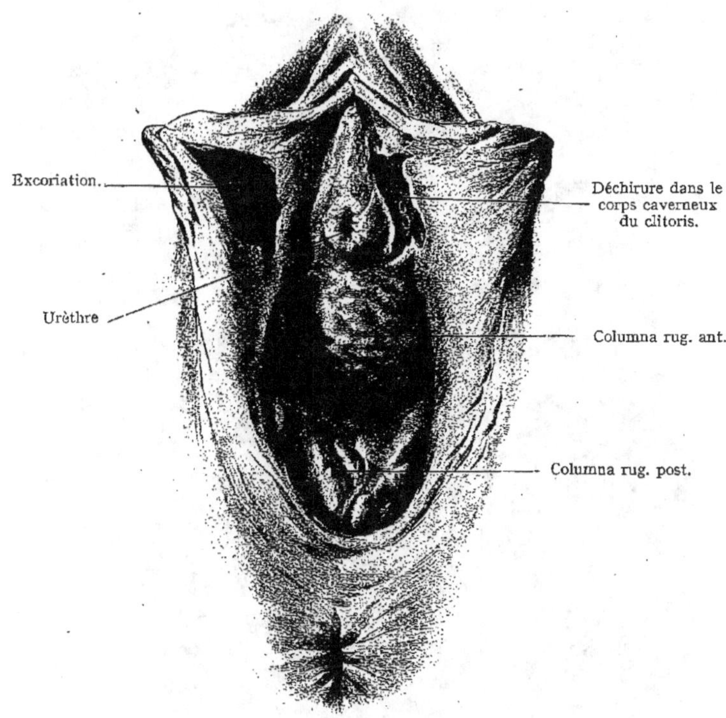

Fig. 482.
Lésions typiques, produites par l'accouchement, à la région antérieure de la vulve.

Déchirures du vagin.

Le plus souvent, c'est la partie inférieure rétrécie du vagin qui est intéressée, et la déchirure se combine alors avec celle du périnée ; d'autres fois, c'est la partie supérieure, la voûte vaginale, et la déchirure est associée dans ce cas à celle du col utérin. Grâce à son extensibilité le tiers moyen du vagin n'est que rarement lésé.

Il a déjà été question des déchirures du périnée et du vagin ; mais nous devons mentionner encore une variété spéciale de déchirure à la partie la plus inférieure du vagin : cette sorte de lésion peut se produire spontanément par la naissance d'un gros enfant mais le plus souvent on l'observe après une extraction par le forceps : *déchirure de la cloison recto-vaginale* sur le côté de la colonne du vagin. Cette déchirure passe tout d'abord inaperçue et ne se révèle que plus tard au cours du post-partum, lorsque des

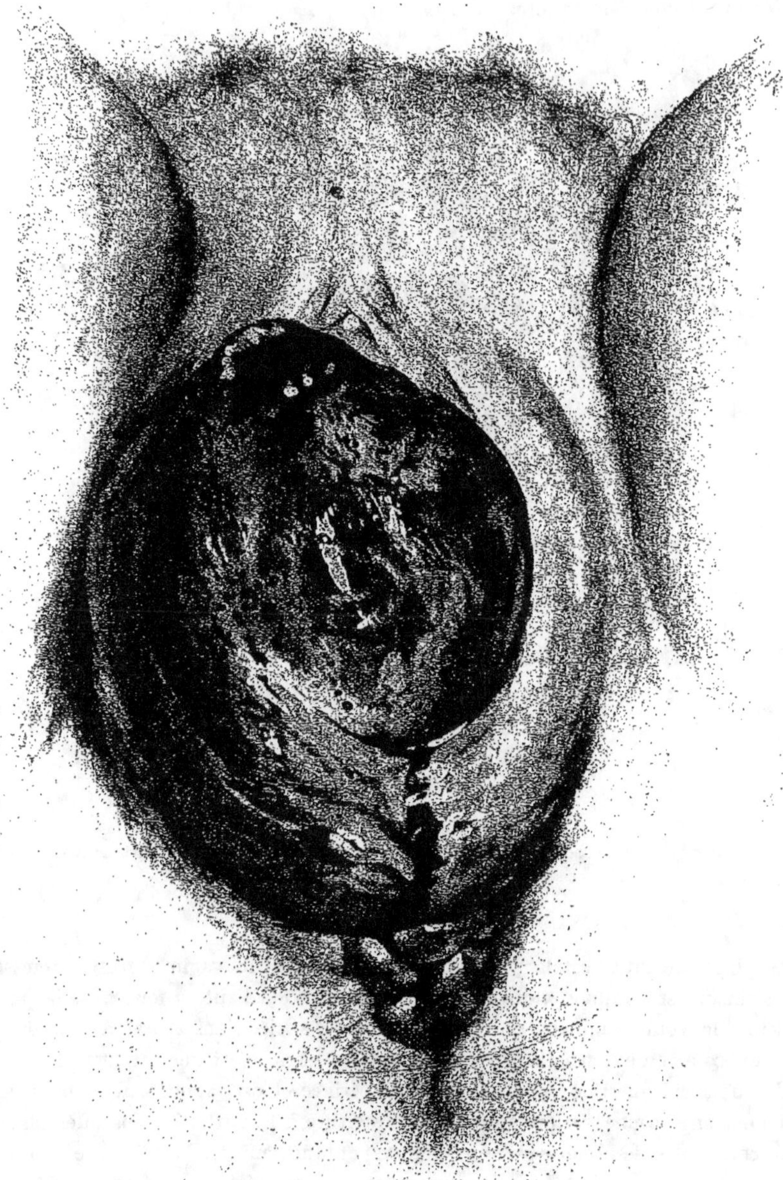

Fig. 483.
Thrombus ou hématome du vagin.

matières fécales s'échappent par le vagin, donnant lieu ensuite à une fistule rectovaginale profonde qui doit être fermée par opération.

Les déchirures isolées de la région supérieure du vagin passent facilement inaperçues derrière le périnée intact et ne sont ordinairement découvertes que si elles saignent

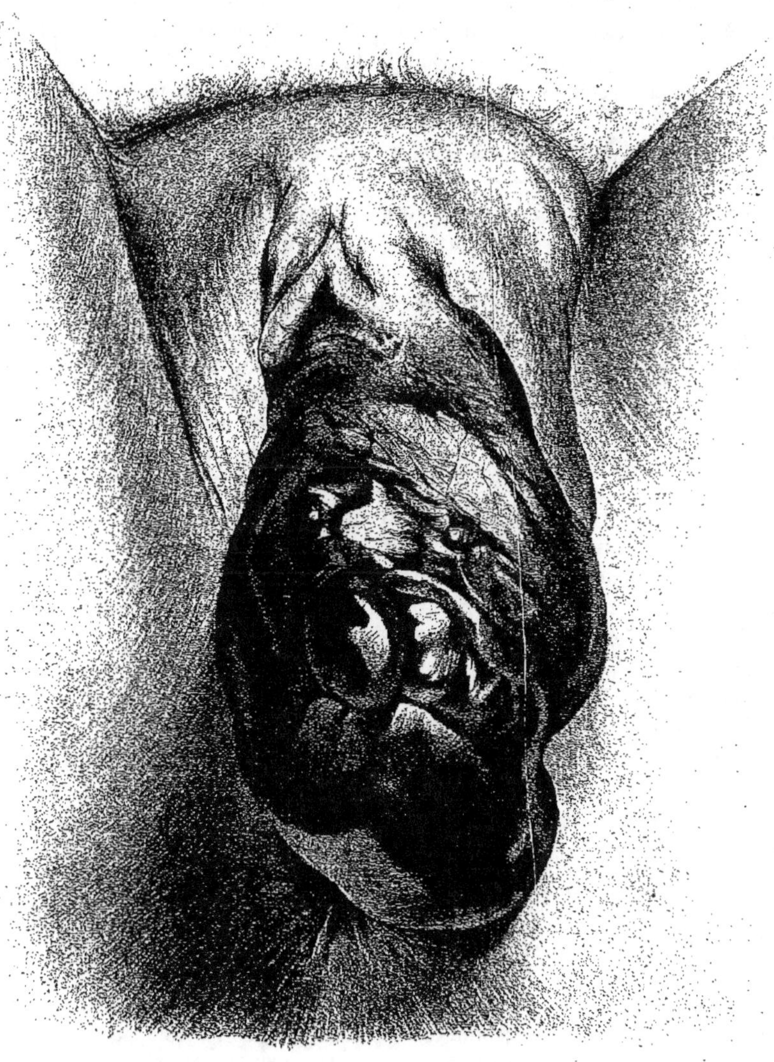

Fig. 484.
Thrombus ou hématome de la vulve.

fortement. Au toucher le doigt tombe, à gauche ou à droite, à côté du col également déchiré, dans une grande cavité remplie de caillots ; à l'aide du spéculum à valve on découvre une fente latérale qui se prolonge dans la profondeur à l'intérieur du tissu paravaginal conjonctivo-adipeux, et d'où provient le sang. *C'est principalement les accouchements forcés chez la primipare en état de dilatation incomplète* et les rotations de la tête à l'aide du forceps qui donnent lieu à des déchirures considérables allant parfois jusqu'à réduire littéralement le vagin en lambeaux et dont la réparation peut être très difficile. Dans ce cas il importe avant tout de rendre ces déchirures bien visibles, à l'aide de grands spéculums que l'on introduit en narcose ; mais il faut se garder d'abaisser le col qui doit au contraire être refoulé vers le haut, de façon que le tube vaginal tout entier soit rendu visible avec ses déchirures dans leur situation naturelle. Ici encore le meilleur traitement, c'est la suture ; à défaut de réunion l'hémorragie peut être mortelle, ou bien la plaie cavitaire forme plus tard un réceptacle pour la rétention des lochies, qui se décomposent ; il s'ensuit une infection qui se propage dans le tissu conjonctif pelvien, où elle donne lieu à une longue suppuration et à la formation de fistules périnéales, rectales, de la cuisse, etc. Plus tôt l'on interviendra dans ce cas, mieux cela vaudra ; incisez largement la cavité et pratiquez une contre-ouverture à la peau.

Parfois la déchirure et la contusion se limitent aux couches profondes sous-muqueuses du vagin, dont la muqueuse même reste intacte grâce à son élasticité. Si dans ce cas la déchirure intéresse une artère d'un certain calibre ou une veine du plexus veineux périvaginal, le sang s'épanche dans le tissu conjonctif lâche où il forme une tumeur, de la grosseur du poing jusqu'à celle d'une tête d'enfant, qui bombe fortement dans le vagin en l'aplatissant ; cette tuméfaction s'étend en dehors jusqu'à la paroi osseuse du bassin et en bas jusqu'à la face interne de la petite lèvre qu'elle distend ; c'est là ce qu'on appelle le *thrombus* ou *hématome du vagin*. De pareils hématomes se développent aussi à la vulve, en amenant la tuméfaction énorme de l'une des lèvres. Les fig. 483 et 484 offrent un exemple caractéristique de ces thrombus.

Leur formation est assez rare, exceptionnellement ils peuvent déjà survenir dans les derniers mois de la grossesse ; mais d'habitude ils ne se développent que peu avant ou peu après la sortie de l'enfant, pour atteindre ensuite rapidement un volume considérable. Au sommet de la tumeur, soit dans le vagin soit à la face interne de la lèvre, la muqueuse peut se rompre et l'hémorragie externe peut amener par sa persistance une anémie inquiétante.

La conduite du médecin se règle sur les circonstances. Si l'hématome est petit, abandonné à lui-même, il se résorbera au cours du post-partum. On se contente de protéger sa surface, par un léger pansement ouaté, contre les insultes mécaniques qui pourraient causer sa perforation. Si la tumeur est volumineuse, il vaut mieux l'inciser, l'évacuer et la tamponner à la gaze. Cette intervention s'impose nécessairement, si l'hémorragie externe est persistante après perforation de l'enveloppe ou s'il y a des symptômes d'un début de suppuration de l'hématome.

Chez la femme enceinte des varices peuvent se développer dans le réseau veineux de la muqueuse vaginale, tout comme aux jambes et à la vulve. Ces *nodules variqueux du vagin* peuvent être blessés ou se rompre spontanément, donnant lieu alors à une hémorragie extrêmement violente. Le sang jaillit littéralement des vaisseaux surdistendus et en peu de temps la femme baigne dans une mare de sang. Dans ces conditions il est difficile de rendre accessible à la vue le point qui saigne et l'introduction d'un spéculum risque de provoquer de nouvelles lésions, si bien que la situation devient fort désagréable pour le médecin. Souvent le tamponnement n'est efficace que peu de temps et même la ligature en masse n'est pas toujours praticable ; dans ce cas saisissez la région qui saigne dans une pince à forcipressure en serrant bien, c'est le meilleur moyen. Chez la femme enceinte l'instrument peut être retiré 48 heures après ; chez la parturiente on ne l'enlève qu'au moment où la tête commence à comprimer l'endroit intéressé.

Ruptures utérines.

Les parois utérines peuvent subir au cours de l'accouchement des lésions très variées : on distingue la déchirure du tissu (ou *rupture*) de l'*usure*. L'une et l'autre peuvent traverser la paroi de part en part y compris la séreuse péritonéale : *ruptures complètes* ou *perforantes*, ou bien elles n'en intéressent que la couche interne : *ruptures* ou *usures incomplètes*. La déchirure incomplète est appelée aussi *fissure*. Les ruptures les plus fréquentes sont celles du *col*, celles du corps sont plus rares ; elles sont *transversales, obliques* ou *longitudinales*. Enfin elles peuvent se produire naturellement, sans l'aide d'aucune intervention : *ruptures spontanées*, ou elles sont causées par une opération ou tout autre action violente : *ruptures traumatiques, violentes*.

Pour exposer les lésions de l'utérus au cours du travail, le moyen le plus simple et le plus clair consiste à les classer suivant *leur mécanisme pathogénique*. C'est ce que je m'en vais faire en commençant par les déchirures qui résultent de la *distension*, ou plutôt de la *surdistension* de certains segments de l'utérus.

Déchirures par surdistension. — La majeure partie des lésions utérines rentre dans cette catégorie. *Bandl* a dérivé le mécanisme de ces déchirures des processus physiologiques de l'accouchement, en posant les principes de cette pathogénie. En réalité, pour comprendre la genèse de la plupart des ruptures utérines, il faut se rappeler les modifications subies par les parois de l'utérus dans tout accouchement. Au cours de la période de dilatation, pendant l'effacement du canal cervical, les parois du col s'écartent et s'amincissent. La dilatation achevée et le col transformé en un vaste conduit, l'utérus se compose de deux segments : un supérieur aux parois épaisses rétractées (le corps) et un inférieur aux parois distendues, amincies (le col). Le bourrelet qui sépare la musculature épaissie du corps de la paroi mince du col, c'est l'anneau de contraction bien connu.

Or, ce sont précisément l'amincissement et la distension des parois cervicales qui amènent la rupture, lorsqu'ils sont exagérés par une complication quelconque.

Un exemple très ordinaire de la rupture par distension nous est fourni par les déchirures latéro-longitudinales *de la « portion vaginale »* (museau de tanche), ruptures produites par le passage de la tête *au niveau de l'orifice externe du col. Cet orifice est distendu circulairement ad maximum et se déchire d'un ou des deux côtés.* Ces ruptures qui n'intéressent que la muqueuse et les couches annulaires externes de la musculaire, constituent tellement la règle que l'on en a fait le signe diagnostique le plus important d'un accouchement précédent. Vous connaissez tous ces cicatrices latérales du museau de tanche qui transforment l'orifice externe en une fente transversale avec

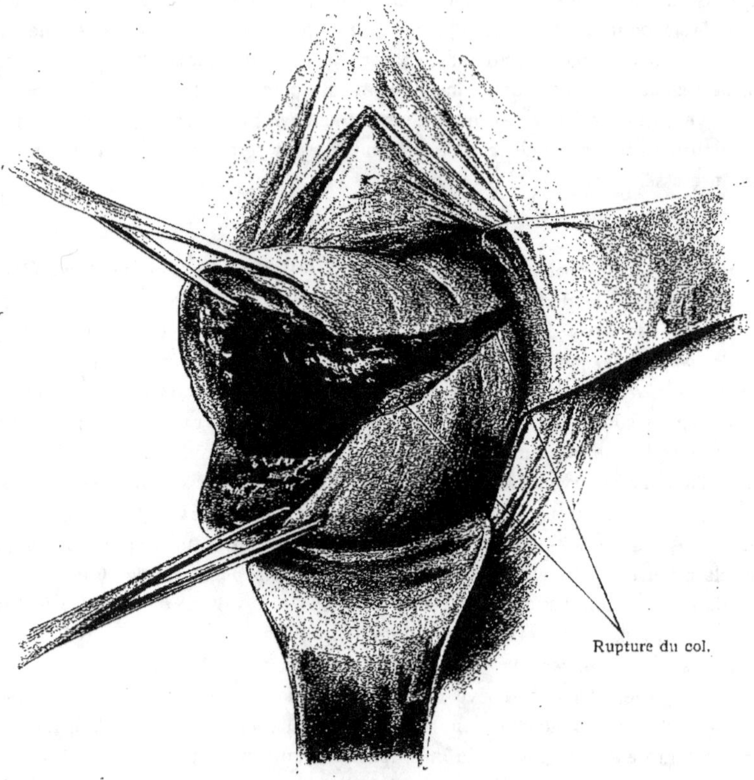

Fig. 485.

Mise à découvert d'une rupture du col, par abaissement de la « portion vaginale », chez une accouchée.

lèvre antérieure et lèvre postérieure et que l'on sent particulièrement bien lorsqu'une nouvelle grossesse vient ramollir le tissu environnant.

Quand ces ruptures latéro-longitudinales de la portion vaginale restent petites et superficielles, elles n'ont aucune importance. Mais si la rupture pénètre dans la profondeur des tissus et se prolonge en outre dans le col en haut et dans la voûte vaginale en bas, les conséquences en sont sérieuses. Ces ruptures profondes du museau de tanche et du col peuvent résulter d'anciennes cicatrices de la portion vaginale ou de néoplasmes rigides (carcinomes) ; elles peuvent provenir également du volume

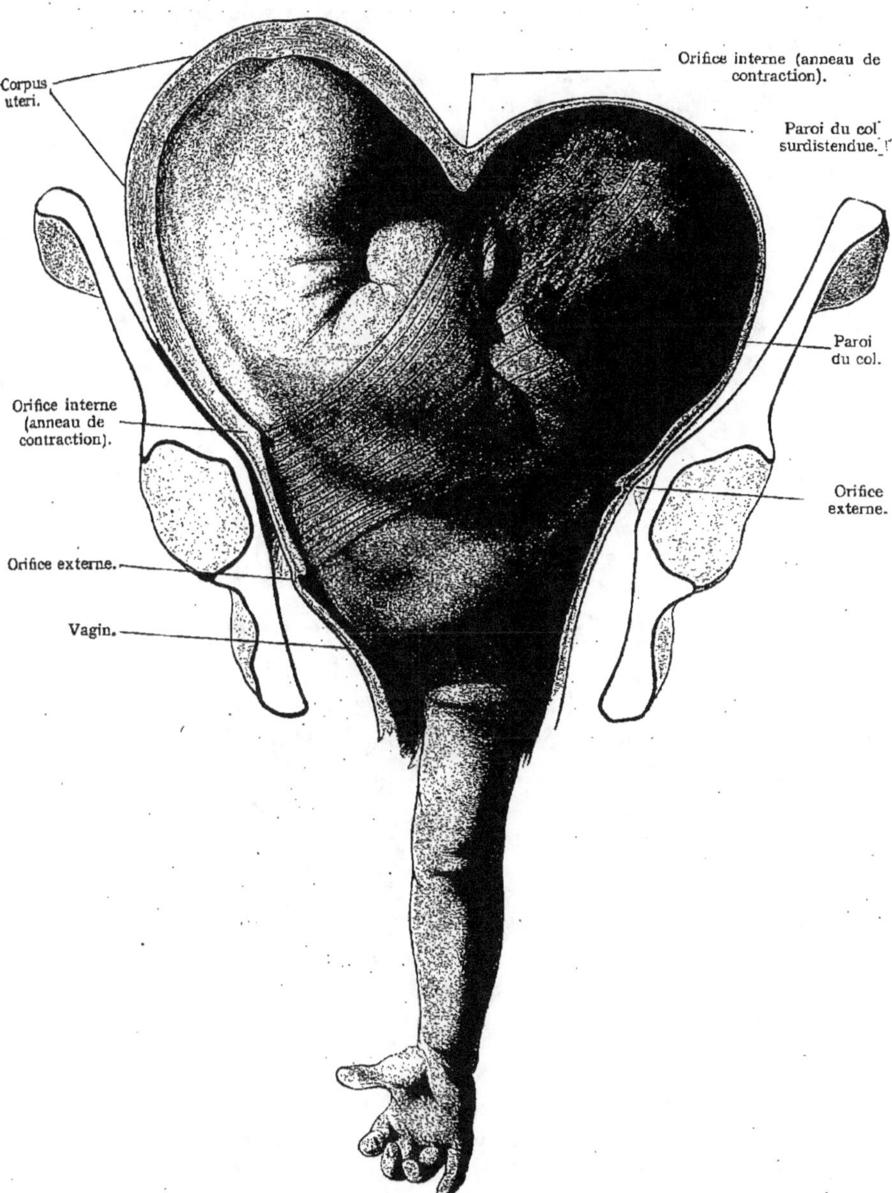

Fig. 486.

Surdistension de la paroi gauche du col dans une présentation de l'épaule négligée.

exagéré du crâne ou de la ceinture scapulaire du fœtus. Mais on les observe surtout à la suite de tentatives de délivrance faites avec violence avant la dilatation complète de l'orifice externe. C'est alors les cuillères du forceps qui causent la rupture en distendant le col en travers, ou bien c'est la tête dernière extraite avec brusquerie et violence à travers l'orifice externe encore trop étroit.

Il y a absence de tout symptôme aussi longtemps que le corps fœtal est dans

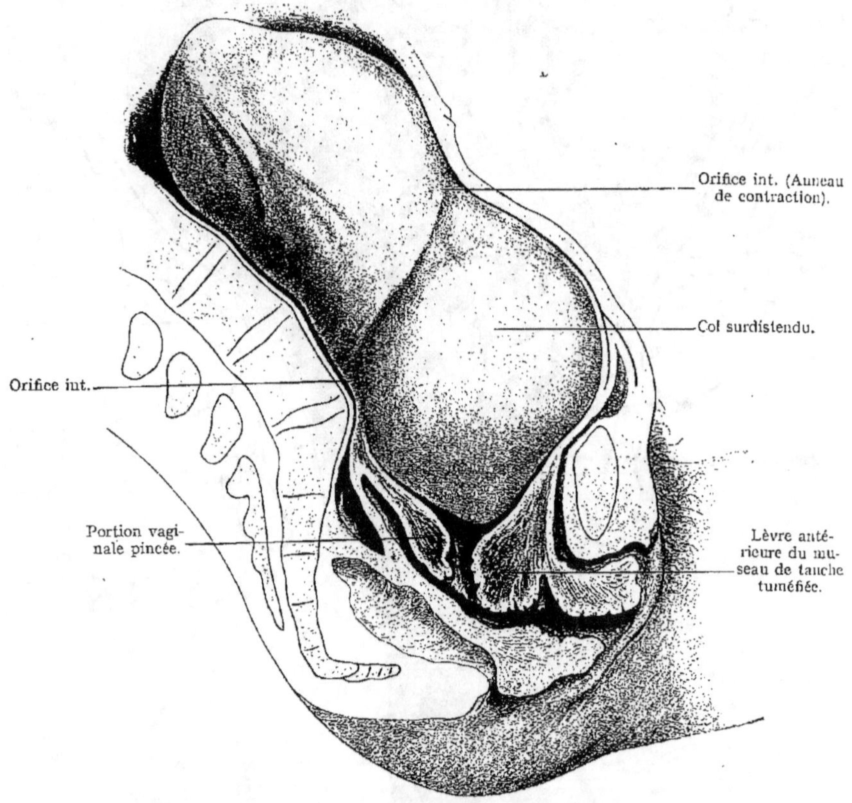

Fig. 487.

Surdistension de la paroi antérieure du col et pincement des lèvres de la « portion vaginale », dans le bassin plat rachitique.

les voies génitales où il comprime la rupture. L'hémorragie ne commence qu'après l'expulsion du fœtus qui servait de tampon. Si des branches importantes de l'artère utérine sont déchirées, ou que la vascularisation du col soit exceptionnellement développée grâce à la proximité de l'insertion placentaire, l'hémorragie peut devenir très violente et mettre en danger la vie.

Les moyens usuels de l'hémostase n'ont guère d'effet (frictions de l'utérus, compression de l'aorte, ergotine, injections froides, etc.). Ils suffisent bien à provoquer de fortes contractions utérines susceptibles d'oblitérer complètement de petits vaisseaux ; mais si les vaisseaux sont volumineux, ces moyens peuvent tout au plus en rétrécir la lumière ; l'hémorragie diminue sans s'arréter complètement, parfois même elle redevient intense sous l'effet des frictions ou des injections qui chassent les caillots oblitérants.

Seule la *suture de la rupture* peut maîtriser sûrement l'hémorragie. La portion vaginale est mise à nu à l'aide de spéculums à large valve, puis on saisit avec des pinces à griffes la lèvre antérieure et la postérieure et les attire jusqu'à l'entrée du vagin (fig. 485). A elle seule cette traction énergique suffit déjà à diminuer l'hémorragie par la tension des tissus, et l'abaissement de la portion vaginale permet presque toujours de découvrir la rupture sur toute son étendue, en la rendant bien visible. Les bords de la plaie sont réunis par des sutures profondes, ce qui ferme en même temps les vaisseaux. Il n'y a d'exception à cette règle que pour les *ruptures profondes* qui remontent plus haut que l'orifice interne du col et s'étendent latéralement jusque dans le paramétrium (les ligaments larges). En contrôlant l'étendue de la plaie à l'aide du doigt, on arrive dans une fente béante difficilement accessible, dont il est absolument impossible de ligaturer la partie supérieure. On constate de telles déchirures à la suite d'une extraction violente à travers un col étroit, et surtout dans le cas de placenta praevia, où elles peuvent amener la mort par hémorragie du plexus veineux compris dans la lésion. Si la rupture pénètre profondément dans le paramétrium, on peut être contraint de pratiquer l'hystérectomie vaginale ou abdominale. Dans de tels cas, il n'est pas question de traiter la déchirure du paramétrium avant d'avoir enlevé l'utérus, ce n'est qu'après cette opération que la grande plaie remplie de sang pourra être fermée avec succès par des ligatures en masse.

Le *tamponnement* offre beaucoup moins de sécurité que la suture. Toutefois, le médecin se verra forcé d'y recourir s'il est dans l'impossibilité de se procurer assez tôt les instruments et l'assistance nécessaire à la suture. Pour que le tamponnement réussisse, il faut bourrer de gaze ou de ouate l'utérus, la déchirure et le vagin ; si l'hémorragie continue malgré cela, on peut remplacer les tampons en trempant les nouveaux dans une solution styptique telle que l'huile de térébenthine, le vinaigre, etc. ; on peut encore ajouter au tamponnement la compression de l'utérus et du parametrium entre les parois abdominales et le périnée ; pour cela on établit au-dessus de la symphyse un solide pansement compressif à l'aide d'épais tampons de ouate ou d'un rouleau de linge et l'on refoule en haut le périnée par un gros tampon de ouate, les jambes étant solidement serrées.

En opposition à la distension circulaire du col dont il a été question jusqu'ici, il existe une *distension longitudinale* susceptible de tirailler, d'étirer et d'amincir les tissus à un bien plus haut degré ; aussi les ruptures qu'elle cause sont-elles beaucoup plus considérables. On observe la surdistension longitudinale du col dans le cas d'obstacles mécaniques qui rendent impossible l'expulsion du fœtus ou du moins la font traîner longtemps. Le plus souvent, l'obstacle est constitué par le bassin rétréci et la présentation de l'épaule, mais il peut également provenir du volume exagéré ou de malformations du fœtus, de l'hydrocéphalie, de l'engagement anormal de la tête, de tumeurs, de formations cicatricielles, etc. L'utérus, incapable de chasser le fœtus dans le bassin, se rétracte de bas en haut le long du corps fœtal. Il se produit bien ainsi une sorte d'évacuation de la cavité utérine, mais aux dépens du col qui, surdistendu et trop aminci, doit loger une grande partie du corps fœtal.

Les figures ci-jointes reproduisent cet état de choses. La fig. 486 montre l'étirage.

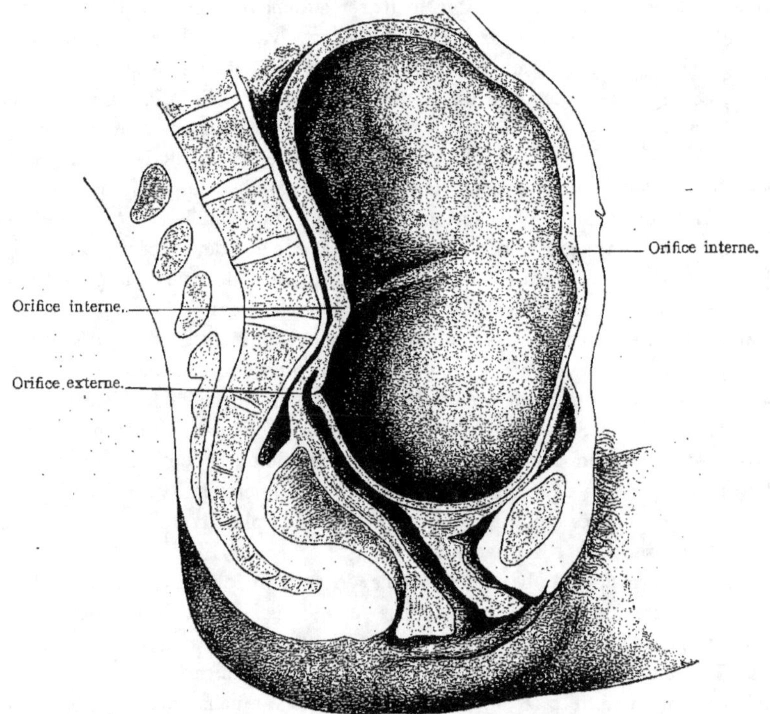

Fig. 488.
Surdistension de la paroi antérieure du col, par rigidité de l'orifice externe.

la surdistension du col dans la présentation de l'épaule négligée ; la fig. 487, dans le bassin rétréci ; la fig. 488, dans la rigidité de l'orifice externe du col et la fig. 489 dans l'hydrocéphalie. Vous voyez que la distension du col est toujours *unilatérale, inégale*; c'est tantôt la paroi antérieure, tantôt la postérieure ou la latérale qui subit une distension extrême en formant comme une voussure sacciforme. Le corps utérin rétracté coiffe comme d'un bonnet l'extrémité supérieure du fœtus.

Dans ces conditions y aura-t-il rupture et, si elle a lieu, quand sera-ce et quel sera son siège ? Tout cela dépend de diverses circonstances. Si la musculature du col est normale et la distension graduelle, il résiste très longtemps et peut être réduit à quelques millimètres d'épaisseur avant de se rompre. Au contraire, si la musculature a perdu de son élasticité par suite d'altérations pathologiques, elle est prédisposée à la rupture qui se produit parfois avec une rapidité inattendue. Tel est le cas des cicatrices provenant d'anciennes ruptures incomplètes ; c'est pourquoi la rupture complète est beaucoup plus fréquente chez la multipare que chez la primipare ; la prédisposition à la rupture peut aussi être due à un vice de développement congénital ou à l'atrophie acquise de la musculature, ou plus rarement enfin à la présence de tumeurs. Chaque fois qu'une rupture est à craindre, la nature des douleurs influe beaucoup sur la marche

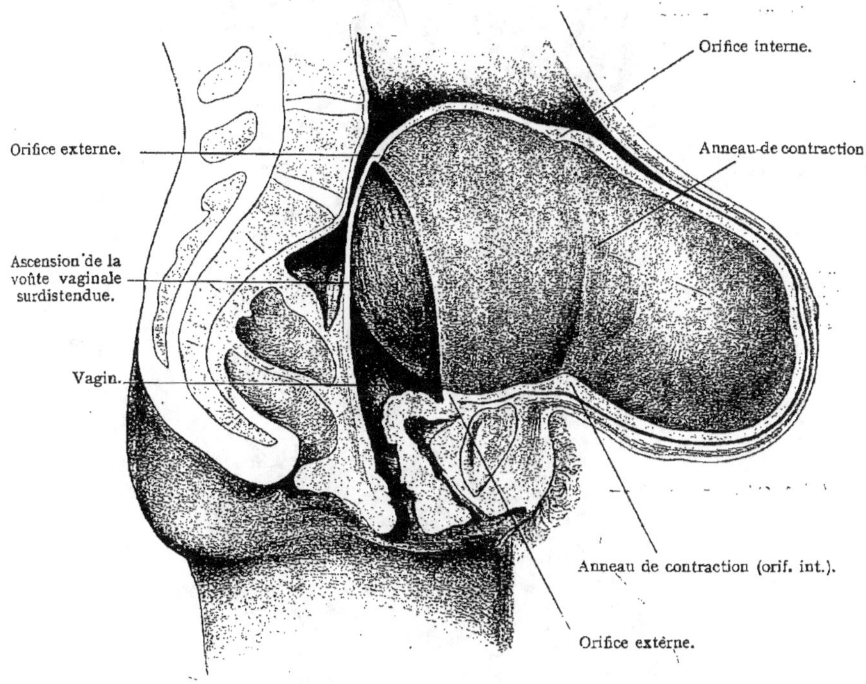

Fig. 489.

Surdistension de la paroi postérieure du col et du vagin, dans un cas d'hydrocéphalie et de ventre en besace.

des événements ; si des contractions violentes se succèdent coup sur coup, le danger de rupture est accru par l'élévation forte et brusque de la pression intra-utérine. A cela s'ajoute encore assez souvent l'intervention violente de l'accoucheur. La distension étant constituée, les faisceaux musculaires déjà dissociés peut-être sur un point, il suffit d'introduire la main dans le but de pratiquer la version pour déterminer la rupture complète.

Dans la règle, la rupture atteint la région du *col* la plus amincie et voussurée. Mais la traction exercée par le corps utérin en voie de rétraction peut aussi se transmettre à la voûte vaginale, qui s'élève au-dessus du détroit supérieur du bassin en s'amincissant de plus en plus et finalement se rompt sur le pourtour de ses attaches avec le col (fig. 489). *Hugenberger* a introduit pour cette sorte de lésion le terme de *colpaporrhexis*, et *W. H. Freund* a démontré que la déchirure des culs-de-sac vaginaux

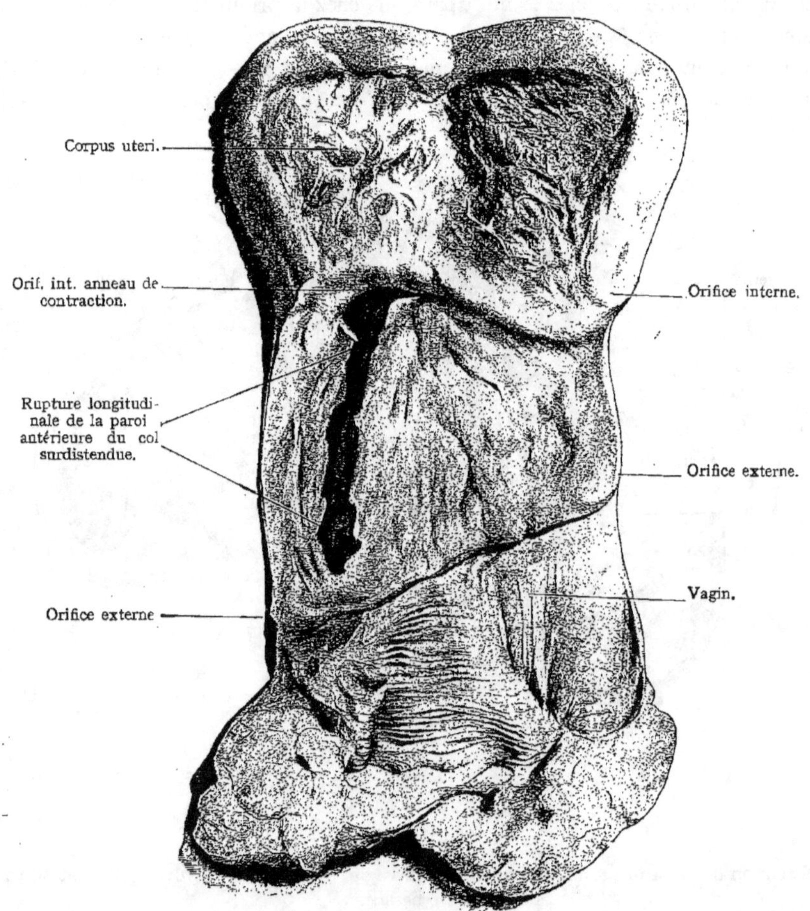

Fig. 490.

Grande rupture complète du col, survenue dans un cas de bassin rétréci avec présentation de la face, après deux jours de travail et de vains efforts.
Préparation de l'institut anatomo-pathologique de Bâle.

(déchirures du « laquear » ou «fornix vaginæ») est surtout fréquente dans la présentation de l'épaule, parce que, aucune grosse partie ne fixant le col contre l'anneau pelvien, il n'y a pas d'obstacle à son ascension et en s'élevant il entraîne le vagin après lui.

Tandis que la rupture des culs-de-sacs vaginaux est la plupart du temps transversale, celle du col est de préférence longitudinale ; les fibres longitudinales de la paroi cervicale sont écartées par la tête et le col se fend dans le sens de la longueur, comme le montre bien la fig. 490. Au niveau des parois antérieure et postérieure du col et du cul-de-sac postérieur du vagin, le péritoine adhère à la tunique musculaire ; c'est pourquoi il est ordinairement compris dans la rupture qui crée une large commu-

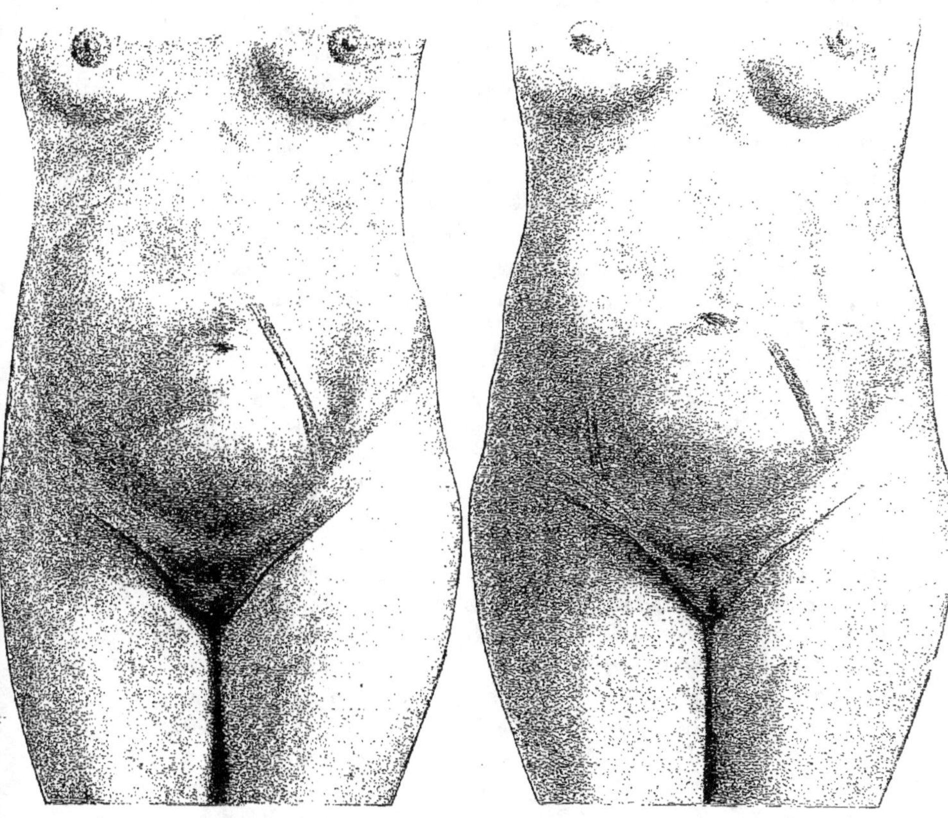

<table>
<tr><td align="center">Fig. 491.
Surdistension du col avec imminence de rupture
utérine, dans une deuxième présentation du front
(dos à droite).

Anneau de contraction à hauteur de l'ombilic ; ligament
rond gauche nettement palpable.</td>
<td align="center">Fig. 492.
Surdistension du col dans un cas de présentation
de l'épaule avec tête à gauche.

L'anneau de contraction est oblique, le corps utérin
rétracté et dévié à droite. Les deux ligaments ronds,
gauche et droit, sont palpables.</td></tr>
</table>

nication entre le tube génital et la cavité péritonéale. Dans les régions latérales du col, au niveau des ligaments larges où la séreuse n'est que lâchement accolée, le revêtement péritonéal peut rester intact ; la déchirure pénètre alors dans le tissu conjonctif para- métrique qui, ravagé par l'épanchement de sang, est transformé en une hématocèle rénitente, appelée *hématome sous-séreux ou du ligament large.*

Il est très important pour le médecin de bien connaître *les symptômes cliniques de la surdistension du col, indices de la rupture imminente de l'utérus.*

Si on a l'habitude de faire attention à l'état général de la parturiente, on sera frappé tout d'abord par son excitation, son agitation croissante, l'angoisse de son regard. Insensible à tous les encouragements, à toute exhortation au calme, elle s'agite désespérément sur sa couche en portant involontairement les mains sur le bas-ventre comme pour le protéger, dès qu'une douleur survient. Elle ressent une tension douloureuse au niveau de la partie inférieure de l'utérus, d'abord pendant les contractions seulement et plus tard dans leur intervalle aussi ; cette souffrance s'exagère au moindre attouchement du ventre. En même temps, la fréquence du pouls augmente rapidement et la température s'élève jusqu'à la limite de la température normale (température subfébrile). En présence de pareilles constatations, faites longtemps après la rupture de la poche des eaux et au milieu de violentes contractions utérines, il est absolument urgent de pratiquer une exploration soigneuse, de préférence sous narcose chloroformique ; la narcose diminue la dangereuse intensité des contractions utérines, épargne des souffrances à la parturiente et permet une palpation bien plus exacte, grâce au relâchement des parois abdominales.

Les fig. 491 et 492 sont une esquisse d'après nature de l'aspect qu'offre l'abdomen en cas de rupture imminente de l'utérus : la forme et la position de ce dernier diffèrent totalement de ce qu'elles sont dans l'accouchement normal. Le « fundus » est fortement dévié de côté, on est frappé par le niveau élevé qu'il atteint dans l'abdomen ; dans l'intervalle des contractions ses parois restent dures, empêchant la palpation nette du fœtus. Cette partie de la matrice correspond au corps utérin rétracté, auquel fait suite plus bas la zone molle, élastique et fluctuante, du col utérin ; en quelques endroits de cette zone très sensible à la pression, la palpation dans l'intervalle des douleurs donne la sensation extrêmement nette des parties fœtales qui font saillie au-dessous. Promenez la main, en effleurant l'abdomen, de la zone molle inférieure de l'utérus vers la partie supérieure de consistance ferme, et vous percevrez souvent à la limite des deux zones une sorte de bourrelet saillant ; c'est l'*anneau de contraction*. Il peut atteindre la hauteur de l'ombilic et même davantage ; plus son niveau est élevé, plus le col est fortement distendu. Par son parcours oblique, le bourrelet indique en même temps le côté de la plus forte distension ; de ce même côté on sent fréquemment le ligament rond, à l'état de cordon dur, tendu par le fundus très rétracté, et passant obliquement sur le segment inférieur de l'utérus.

A l'examen interne, on trouve la partie qui se présente, tête ou épaule, solidement pressée dans le détroit supérieur ; de l'orifice externe du col on ne sent plus en général que les bords pincés (fig. 487). Si le vagin aussi est attiré en haut, la voûte vaginale paraît fortement tendue (fig. 489).

Le tableau clinique change habituellement tout d'un coup au moment de la rupture. La catastrophe se produit en général très soudainement, au fort d'une contraction. La parturiente pousse quelques cris et se rend compte elle-même que quelque chose vient de sauter ou de se déchirer dans l'abdomen. Si le fœtus passe à travers la

rupture dans la cavité péritonéale, les contractions cessent complètement, la douleur
constante et la tension disparaissent pour être remplacées par tous les signes du « shock »:
le facies devient pâle et défait, les traits tirés, le front se couvre de sueurs froides, la
malade ressent des nausées, enfin elle perd connaissance ; le pouls est filant et extrêmement fréquent. L'aspect du ventre est aussi bien différent de ce qu'il était avant la
rupture : l'utérus petit et fortement contracté, déplacé latéralement, se trouve à côté
ou en arrière du fœtus, dont vous pouvez percevoir les diverses parties (les derniers
mouvements même, si vous êtes arrivés assez tôt) directement sous la paroi abdominale.
Le diagnostic de la rupture complète de l'utérus est alors établi.

L'examen interne viendra le confirmer. La partie qui se présente, auparavant
solidement appliquée sur le détroit supérieur, est devenue mobile ou a disparu, l'hémorragie est abondante ; en pénétrant plus haut, le doigt arrive dans la rupture cervicale
et parfois même, en la traversant, jusque sur les viscères abdominaux.

La rupture n'est pas toujours aussi soudaine, ni les phénomènes si marqués et
si violents. Quand la rupture a lieu graduellement, ou que le fœtus ne passe pas dans
l'abdomen parce qu'il est fixé dans le bassin par la tête ou par l'épaule et le bras, il y a
absence de « shock » et de symptômes de péritonisme ; la forme et la position de l'utérus
ne sont pas modifiées, les contractions utérines continuent quoique fort affaiblies, et
la partie qui se présente reste accessible au toucher. Le véritable état de choses n'est
révélé que par l'hémorragie persistante, la douleur localisée au siège de la rupture, la
formation d'un hématome, l'affaiblissement du pouls, et par l'état général qui devient
de plus en plus mauvais. S'il vous reste un doute, le meilleur moyen de vérifier l'existence d'une rupture complète est la *ponction de l'hypogastre à l'aide de la seringue de
Pravaz*. Si la seringue ramène du sang, la perforation dans la cavité abdominale est
démontrée.

Quoi qu'il en soit, que la rupture complète de l'utérus soit soudaine ou lente,
que le fœtus passe ou non dans la cavité péritonéale, c'est toujours un accident grave,
mettant en danger de mort la mère et l'enfant. Dans la règle, le fœtus meurt avant qu'on
réussisse à l'extraire. La mère est tout d'abord menacée d'une hémorragie mortelle ;
si, ce premier danger surmonté, la parturiente a été délivrée et s'est remise du shock,
elle est encore exposée dans la suite à une péritonite septique partant du siège de la
perforation. Durant les longues heures où la femme s'est épuisée en un vain travail,
les voies génitales n'ont eu que trop souvent l'occasion d'être infectées ; les germes
infectieux pénètrent ensuite par la rupture dans le péritoine, en y provoquant une
péritonite généralisée presque toujours mortelle. Le taux de la mortalité maternelle
dans la rupture complète de l'utérus à l'accouchement, atteint le tiers des cas environ.

Comme dans bien d'autres domaines, la *prophylaxie* rend plus de services que le
traitement de cet accident ; la rupture est plus facile à prévenir qu'à guérir. Elle est
occasionnée le plus souvent par le bassin rétréci, la présentation de l'épaule, la prolongation anormale du travail après la rupture des membranes, la violence des contractions
utérines en présence d'un obstacle à la progression de la tête. Dans ces conditions, faites
bien attention aux premiers signes de la surdistension du col ; interdisez les vains efforts

d'expulsion avant que la tête soit configurée ; pour combattre l'expansion unilatérale du col, faites coucher la parturiente dans le décubitus latéral du côté de la surdistension, éventuellement relevez le ventre en besace par un bandage, etc. Si la surdistension vous semble très avancée et la rupture imminente, cherchez à pratiquer immédiatement la délivrance ; dans ce cas il n'y a plus lieu de s'inquiéter beaucoup de l'enfant, le meilleur procédé de délivrance sera celui qui distendra le moins possible le canal génital ; c'est pourquoi l'opération de choix est la perforation sur la tête première, la décapitation dans

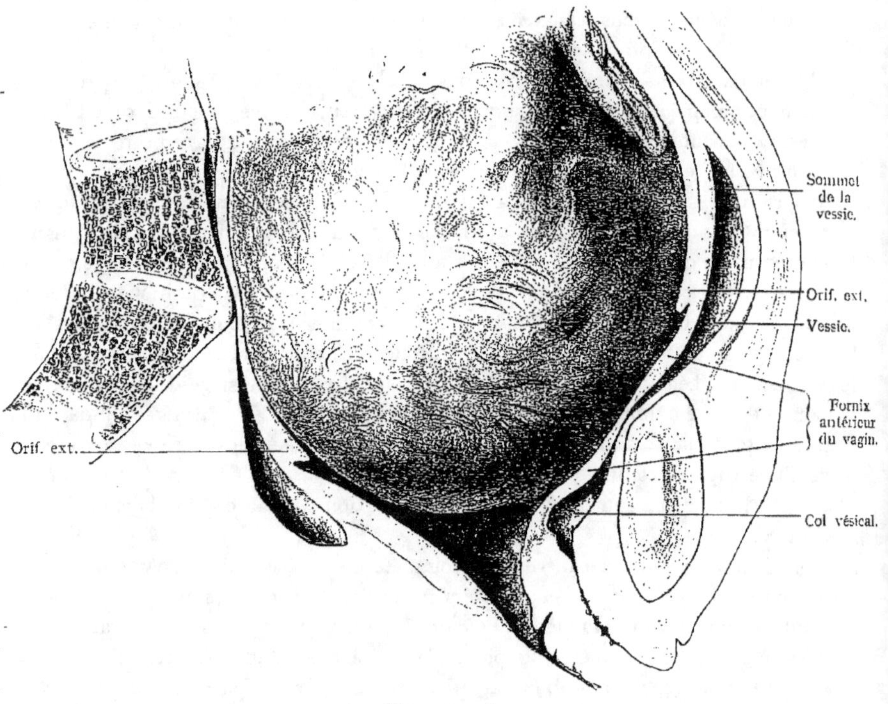

Fig. 493.

Pincement de la paroi cervicale postérieure, du fornix antérieur du vagin et du col vésical, dans le bassin rétréci.

la présentation de l'épaule, et tout au plus, si l'enfant est vivant, a-t-on encore le droit de faire une tentative prudente de version, mais bien entendu en narcose profonde.

La rupture accomplie, la guérison peut encore survenir même si la lésion est étendue, pourvu qu'on réussisse à extraire le fœtus et à arrêter l'hémorragie. Pour y arriver, vous avez deux moyens à votre disposition : l'extraction par les voies naturelles et l'opération césarienne. Si le fœtus est encore tout entier ou pour la plus grande partie logé dans l'utérus, on l'extrait par les voies naturelles, éventuellement après réduction préalable de son volume ; si l'hémorragie s'arrête après l'extraction, il ne reste plus qu'à installer une vessie de glace sur l'abdomen, à administrer de l'opium et faire observer le repos absolu. La déchirure péritonéale se ferme très rapidement et, déjà un à deux jours après, le plus gros danger est passé. Si l'hémorragie continue après l'extraction, essayez de la maîtriser par le tamponnement de l'utérus et du col, doublé d'une solide compression de l'abdomen destinée à enfoncer l'utérus dans l'excavation pelvienne en pressant l'un contre l'autre les bords de la rupture.

Quand le fœtus a pénétré tout entier dans la cavité péritonéale, la délivrance ne peut être achevée que par la laparatomie. Après avoir ainsi extrait le fœtus et son placenta, on cherche la rupture et arrête l'hémorragie par des ligatures directes ou en masse ; puis on recoud aussi exactement que possible la déchirure de l'utérus et par-dessus le revêtement péritonéal, ou bien, si l'utérus est déchiré sur une grande étendue ou qu'il soit déjà en état d'infection, on pratique l'hystérectomie totale et referme le péritoine pelvien par une suture soigneuse ; puis on draine largement, par le vagin, la plaie cavitaire sous-jacente résultant de l'hystérectomie.

Il est clair qu'en pratique privée la laparatomie rencontre de grandes difficultés et qu'on lui préfère en général l'extraction par les voies naturelles : dans les cliniques, par contre, où l'on dispose en permanence de tout le nécessaire, l'opération césarienne est pratiquée avec de meilleures chances de succès. Du point de vue chirurgical, la laparatomie, exécutée correctement, donne plus de sécurité et de chances de succès, c'est l'opération de choix en cas de rupture complète et même dans la rupture incomplète c'est la seule intervention qui sauvera la patiente lorsque la rupture est accompagnée d'une forte hémorragie. Mais dans tous les cas, il est un fait qui reste décisif dans le choix de l'intervention, c'est l'état des voies génitales au moment de la délivrance. Si l'infection précède l'intervention, même la laparatomie avec drainage n'offre plus de garantie certaine contre la péritonite septique.

A côté des ruptures utérines consécutives à la surdistension du col, se range une lésion très rare qui peut survenir dans les derniers mois de la grossesse ou au début de l'accouchement, sans distension unilatérale de la paroi et sans prodromes : c'est *l'éclatement* de l'utérus. Cette sorte de rupture siège ordinairement sur *le corps utérin*, dans la région du « fundus » ; elle est parfois précédée d'une violence quelconque exercée sur l'utérus : une chute, un coup sur l'abdomen, ou bien elle s'explique par la présence d'une ancienne cicatrice (consécutive à une opération césarienne, à une salpingotomie ou à une grossesse interstitielle) qui cède. D'autres fois, en l'absence de toutes causes de ce genre, on dut se contenter d'en ramener l'étiologie à un vice de développement de la musculature par suite du développement du placenta, ou bien à une nécrose par thrombose, à une prolifération de la muqueuse jusqu'au niveau de la séreuse, etc.

Les *ruptures violentes* de l'utérus, tant dans la grossesse qu'à l'accouchement, ne suivent aucun mécanisme régulier, elles n'obéissent à aucune loi. Tout dépend du hasard de l'accident (coup de pied dans le ventre, balle ou corne de taureau qui vient perforer l'utérus, etc.). De même, les lésions produites par la main ou les instruments de l'accoucheur offrent la plus·grande variété de formes tout en ayant certains sièges de prédilection. Nous avons déjà mentionné les profondes ruptures longitudinales sur les côtés du col, résultant de l'extraction forcée quand la dilatation est encore incomplète ; il en est de même des ruptures que détermine la main du médecin, lorsqu'elle se fraye un passage entre le fœtus et le col surdistendu ou lorsque, dans la présentation de l'épaule, elle emploie la violence pour retourner le fœtus malgré la tension des parois. Citons encore *la perforation du cul-de-sac postérieur du vagin* ; cet endroit oppose fréquemment de la résistance à la cuillère du forceps ou à la main (dans l'extraction du placenta, par ex.), il suffit alors d'une légère pression pour créer une fausse route et perforer ce cul-de-sac si aminci ; la main pénètre ainsi dans la cavité péritonéale et, quand elle se retire, l'épiploon et des anses intestinales viennent faire prolapsus dans le vagin. Parfois, le péritoine du Douglas est seul à résister dans ce cas, il n'est que décollé sur une certaine étendue. A l'autopsie d'une femme morte à la suite de tentatives répétées d'extraction par le forceps, j'ai pu observer non seulement une large perforation de la voûte vaginale, mais encore un décollement du péritoine et une déchirure du tissu conjonctif rétropéritonéal qui remontaient jusque dans la région des reins.

Le traitement des ruptures violentes est le même que pour les ruptures spontanées : laparatomie et suture de la déchirure, ou tamponnement du canal génital.

Enfin, mentionnons une dernière lésion de l'utérus : *l'écrasement des tissus* en certains points de la paroi génitale, dû à la compression et suivi de nécrose ; il se produit quand la paroi est restée pincée longtemps au même endroit entre la tête et le bassin, ou lorsque cet endroit est soumis au cours d'une extraction instrumentale à une pression courte mais suffisante pour broyer les tissus. Cette lésion intéresse le plus souvent la voûte vaginale et le col, pris entre la tête et la symphyse ou le promontoire (fig. 493). Nous avons déjà signalé ce fait à propos du bassin rétréci. Le tissu écrasé subit la nécrose et l'escarre tombe au cours du post-partum, laissant un ulcère qui guérit par une cicatrice étoilée. Si la paroi postérieure de la vessie est comprise dans la zone de compression, la chute de l'escarre détermine la formation d'une fistule vésicale.

XXVme LEÇON

Hémorragies pendant et après l'accouchement. Hémorragies par déchirures. Hémorragies placentaires. Décollement prématuré du placenta normalement inséré. Placenta latéral et prævia
Rétention placentaire. Hémorragies par atonie. Inversion utérine. Hémorragies tardives.

Messieurs, c'est toujours un événement grave que l'apparition d'une forte hémorragie au cours et à la suite de l'accouchement. Tout semblait aller à souhait, lorsque
surgit tout d'un coup un danger sérieux pour la mère : l'hémorragie ; le sang ne forme
d'abord qu'un mince ruisselet, puis s'écoule ensuite à flots hors des voies génitales.
Dans la pratique privée, le médecin se trouve alors souvent en bien mauvaise posture :
réduit à ses seules forces, il faut qu'il prenne toutes les mesures nécessaires pour arrêter
l'hémorragie sans oublier un seul instant les exigences de l'antisepsie, si pressant que
soit le danger. Personne ne s'attendant à cette éventualité, rien n'est prêt pour y remédier ; on n'a sous la main ni instruments, ni médicaments, ni matériel de pansement ;
la femme passe d'une syncope à l'autre, l'entourage perd la tête. Pour être utile, en
pareilles circonstances, il faut non seulement rester énergique et de sang-froid, mais surtout bien connaître *les causes de l'hémorragie* et être familiarisé avec *les moyens les
plus sûrs de la combattre.*

Qu'elle survienne pendant ou après l'accouchement, l'hémorragie provient *soit
d'une déchirure ou rupture des parties molles de la filière génitale, soit de l'insertion
placentaire.* Dans le chapitre précédent, nous avons déjà traité des hémorragies résultant de déchirures de la vulve, du vagin et de l'utérus et de leur thérapeutique. *Les
hémorragies placentaires* sont plus fréquentes et partant beaucoup plus importantes
pratiquement ; c'est d'elles que nous allons nous occuper maintenant.

La fig. 494 est une reproduction de vaisseaux placentaires, source de l'écoulement
sanguin. La préparation est tirée de l'utérus d'une accouchée morte d'hémorragie ;
vous y voyez de nombreuses artères flexueuses et des veines à parois minces, veines
serrées les unes contre les autres ; artères et veines s'ouvrent librement dans la cavité

utérine, ce sont *les vaisseaux utéro-placentaires*, chargés durant la grossesse de porter le sang maternel aux espaces intervilleux et de le ramener à l'utérus.

Songez que la vascularisation est également développée sur toute l'étendue de l'insertion placentaire, que ces vaisseaux ont des parois extrêmement délicates et friables, qu'ils sont ouverts nécessairement par le décollement du placenta, et vous saisirez toute l'importance de l'insertion placentaire en tant que source d'hémorragie grave à l'accouchement.

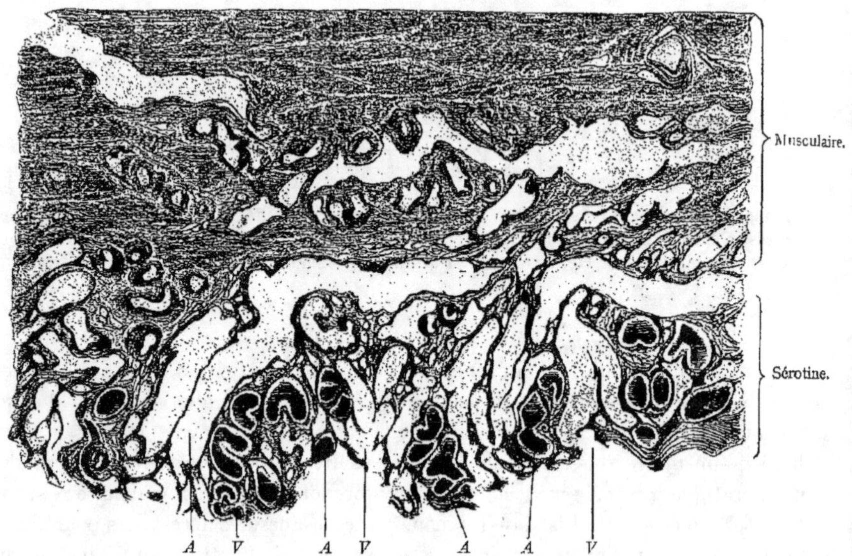

Fig. 494.

Vaisseaux utéro-placentaires (accouchée morte d'hémorragie).

Coupe d'un fragment utérin de 2,5 cm. de longueur pris à la région de l'insertion placentaire. Grossissement de 5 fois environ. *A* artères, *V* veines.

1. Hémorragies placentaires avant l'expulsion du fœtus.

Quand l'insertion du placenta est normale, il est extrêmement rare d'observer des hémorragies par rupture de vaisseaux utéro-placentaires, durant les périodes de dilatation et d'expulsion. Sous l'action de la contraction, le placenta siégeant dans la région postéro-supérieure ou antéro-supérieure de l'utérus est, il est vrai, refoulé du côté de la cavité ovulaire dans laquelle il fait une saillie fongiforme, mais il n'est pas décollé pour cela de sa surface d'insertion, à moins que cette dernière n'ait subi l'effet d'une violence quelconque ou que sa friabilité soit exagérée par un processus pathologique. Des déchirures et des décollements du placenta peuvent être amenés par un coup, une chute sur l'abdomen, par les efforts intenses des muscles abdominaux dans l'expulsion, par les violents ébranlements de la toux et des vomissements, ou par la traction d'un cordon ombilical trop court ; tout cela se comprend aisément. De même, la bougie que le médecin introduit pour provoquer l'accouchement prématuré peut rencontrer le placenta, ouvrir le sinus circulaire marginal et décoller l'organe de sa base d'implantation. Les altérations du tissu de la sérotine qui prédisposent au décollement sont dues à une endométrite chronique ; elles peuvent être d'origine néphritique, syphilitique ou

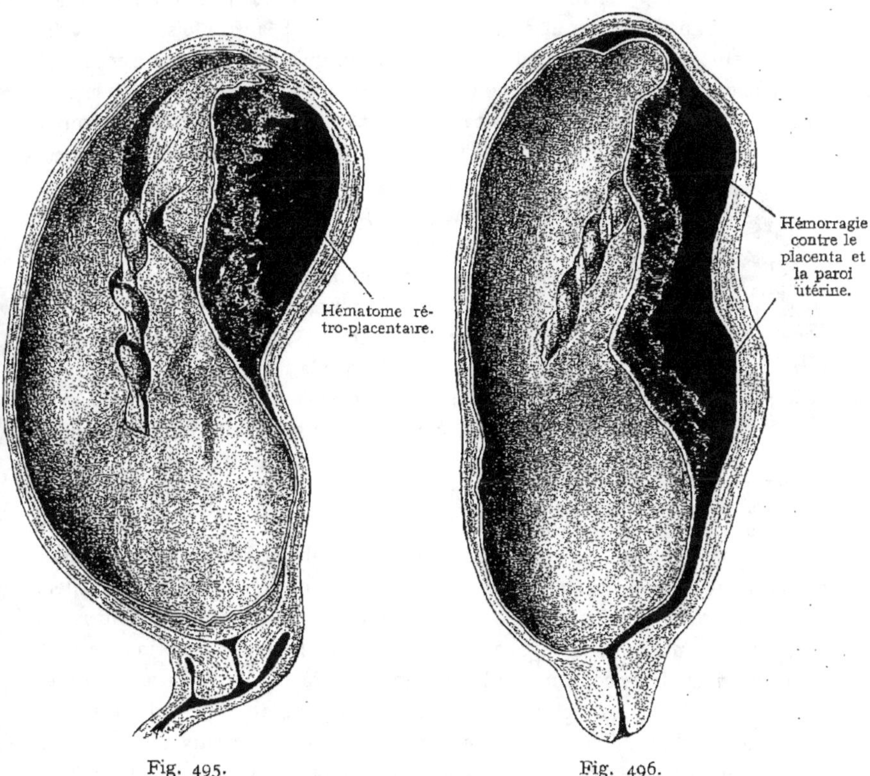

Fig. 495.   Fig. 496.

Fig. 495. — Décollement prématuré du placenta normalement inséré, à la suite d'une néphrite. Mort par éclampsie. D'après *Winter* : deux coupes médianes de parturientes.

Fig. 496. — Décollement prématuré du placenta normalement inséré, consécutif à la traction sur un cordon ombilical trop court.

Dans ce cas, le sang a décollé aussi les membranes jusqu'à l'orifice interne, en donnant lieu à une hémorragie externe. Mort par hémorragie. Reproduction tirée de Pinard et Varnier, Etudes d'anatomie obstétricale.

même gonorrhéique. Un effet analogue peut encore résulter d'une maladie infectieuse aiguë ou d'un néoplasme utérin (fibrome). Dans ce cas, la prédisposition s'explique avant tout par la grande friabilité des parois vasculaires, qui cèdent pendant la grossesse déjà ou lors des premières contractions ou enfin au moment de la rupture des membranes. L'épanchement de sang décolle alors le placenta partiellement ou totalement.

Parfois, il ne s'écoule pas une seule goutte de sang à l'extérieur, la masse entière de l'épanchement se collecte entre le placenta et la paroi utérine (fig. 495) et produit à la surface du placenta des empreintes en forme de dépressions (fig. 496a). Si l'hématome rétro-placentaire est considérable, la femme éprouve au niveau du fond de la matrice une sensation de plénitude et de tension, et la main appliquée à cet endroit sent une saillie conique, élastique, rénitente. Cette hémorragie interne peut produire tous les symptômes de l'anémie grave et même entraîner la mort. D'autres fois, le sang se fraye un chemin entre les membranes ovulaires et l'utérus jusqu'au col, d'où il s'écoule dans le vagin et à l'extérieur (fig. 496), ce qui facilite le diagnostic ; tandis que, si l'hémorragie reste interne, il ne peut être posé qu'avec réserve, n'étant fondé que sur des présomptions (symptômes de l'anémie subite, sensations de tension et de douleurs au niveau de l'insertion placentaire).

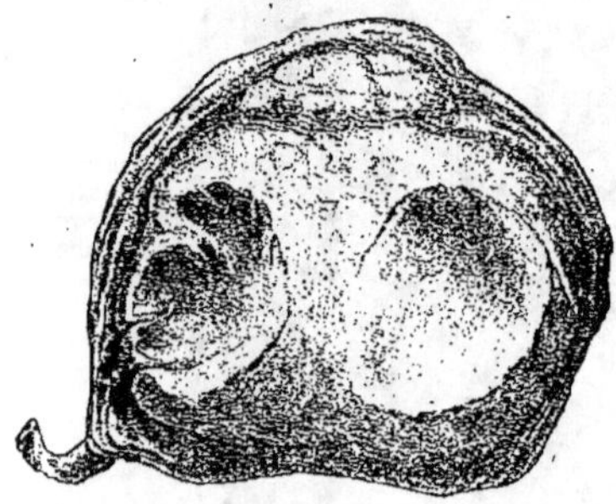

Fig. 496 a.

Décollement prématuré. Placenta avec 2 dépressions provenant d'hématomes rétroplacentaires. Enfant mort-né.

Le *pronostic* du décollement prématuré du placenta normalement inséré est mauvais pour le fœtus. La plupart du temps, l'enfant est déjà étouffé par suppression de la circulation placentaire, avant que la mère manifeste aucun symptôme. De même la vie de la mère est sérieusement menacée si le décollement est étendu. Il n'y a qu'un moyen d'arrêter définitivement une hémorragie grave, c'est *l'évacuation de l'utérus*. Si la dilatation du col est suffisante, on opère la délivrance par la version et l'extraction. Si le col n'est pas encore effacé ni l'orifice externe dilaté, on commencera par exciter les contractions utérines à l'aide de fortes doses d'ergotine et en pratiquant la rupture artificielle des membranes, pour que l'écoulement du liquide amniotique permette aux parois utérines de se contracter plus fortement. Grâce à la dilatation artificielle, l'orifice externe et le col sont en peu de temps rendus perméables pour deux doigts, et l'on peut pratiquer la version combinée sur un pied, qui doit être suivie de l'extraction aussi rapidement que possible. Si le danger est très pressant et que tous les autres moyens échouent, il faut recourir à la césarienne vaginale ou abdominale pour vider l'utérus, dont l'évacuation est la condition *sine qua non* de l'hémostase.

Placenta praevia.

Si le décollement prématuré et l'hémorragie sont une rareté quand le placenta est normalement inséré, ils constituent tout au contraire la règle, *lorsque celui-ci s'est développé dans la région inférieure de l'utérus*. Dans ce cas, on a établi des distinctions suivant que l'organe siège plus ou moins bas ; tantôt, comme dans la fig. 497, l'insertion placentaire n'arrive qu'au voisinage de l'orifice interne du col ou jusqu'au bord de cet orifice tout au plus : *insertion basse* ou *placenta marginal* ; tantôt l'organe recouvre l'orifice

interne et « constitue la présentation » : *placenta praevia*, qui offre deux variétés ;
quand le centre du placenta (fig. 498) correspond à celui de l'orifice utérin, on parle
de *placenta praevia central* ou *total* ; si l'orifice n'est recouvert que par un lobe de l'organe
(fig. 499), on est en présence du *placenta praevia partiel*. Il arrive que le placenta ne
soit primitivement que marginal, mais qu'il devienne praevia au cours de la période de
dilatation, lorsque le col en se retirant met à nu un segment placentaire qui vient
« constituer la présentation » (placenta praevia latéral ou praevia marginal).

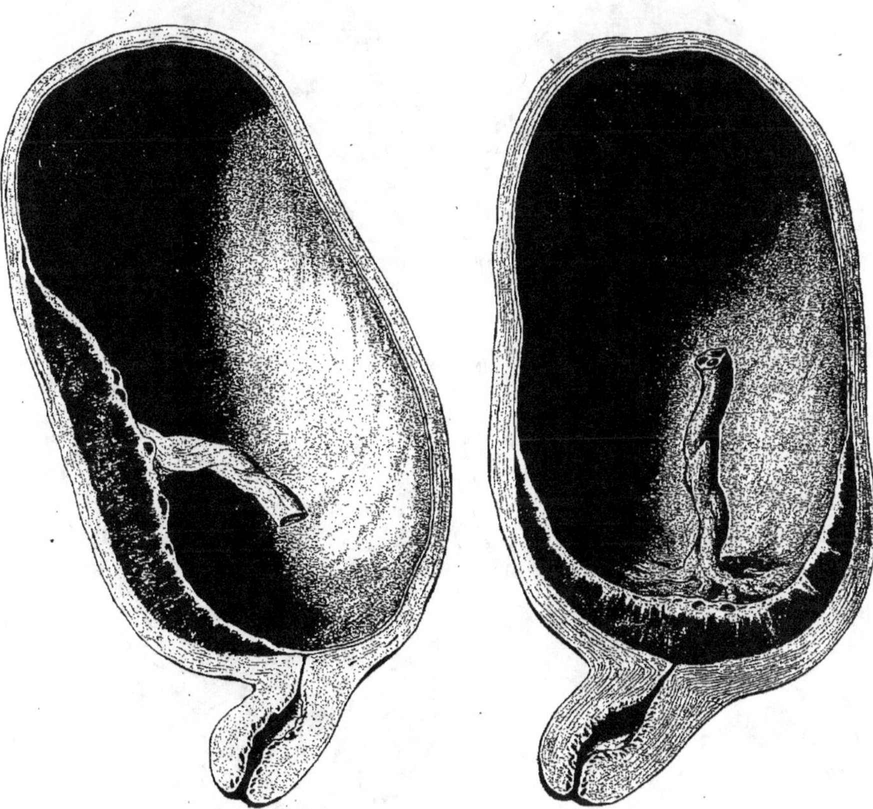

Fig. 497.
Insertion basse du placenta.

Fig. 498.
Placenta praevia total ou central.

Pour constituer un placenta praevia, il faut que l'œuf se soit implanté dans les
régions inférieures de l'utérus. On ignore quelles sont les causes de cette greffe anormale.
On a pensé que des lésions de l'endométrium (telles que la présence d'une couche de
mucus trop épaisse ou d'une infiltration inflammatoire) empêchaient l'insertion à
l'endroit normal. Cette hypothèse s'appuie sur le fait que l'endométrite, la subinvolution de l'utérus à la suite d'une série de grossesses se succédant rapidement ou à la

suite de fausses-couches, semblent prédisposer au placenta praevia, dont la fréquence
est environ dix fois plus grande chez la multipare que chez la primipare. Cependant,
il est possible aussi que l'œuf soit poussé dans la partie inférieure de l'utérus par des
contractions trop fortes de cet organe ; enfin, troisième et dernière supposition, le glissement de l'œuf jusqu'à l'orifice interne serait spontané, favorisé par l'absence de la

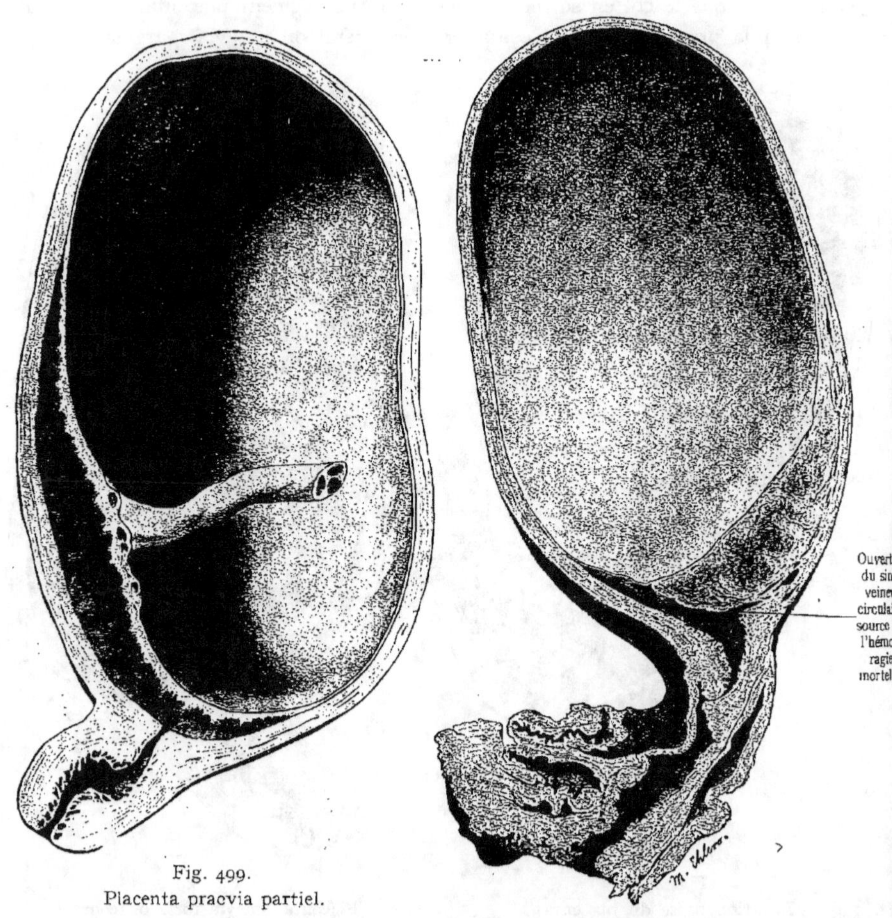

Fig. 499.
Placenta praevia partiel.

Fig. 500.

Fig. 500. — Placenta praevia partiel, avec décollement du lobe qui se présente. Hémorragie mortelle. Préparation de la clinique obstétricale de l'Université de Berlin.

viscosité normale ou de la faculté d'arrosion de son ectoderme, faculté qui détermine
d'habitude son adhérence précoce, à la date normale, au voisinage de l'orifice tubaire
(« Rutsch-Ei », « œuf qui a glissé », de *C. Ruge*).

Nous ne sommes pas mieux renseignés sur les processus anatomiques intimes qui président au développement du placenta praevia ; à défaut d'observations directes, nous en sommes réduits, pour le moment, aux conjectures. Comment se fait-il que l'ébauche primitive du placenta praevia central se constitue sur l'orifice interne du col qui représente un trou, une solution de continuité dans la muqueuse utérine ? Et, dans le placenta praevia partiel, comment se fait-il qu'un segment de l'organe s'accroisse par-dessus l'orifice interne en le recouvrant ? On a cherché à résoudre cette question où l'on a cru voir une difficulté ; *Hofmeier* et *Kaltenbach* prétendent la tourner, en admettant que pour une partie des cas, au moins, le placenta praevia se développe sur la caduque réfléchie ; la fig. 501 illustre leur hypothèse : l'œuf s'est fixé sur la paroi latérale de l'utérus, il se forme en cet endroit du tissu placentaire, mais qui se développe aussi

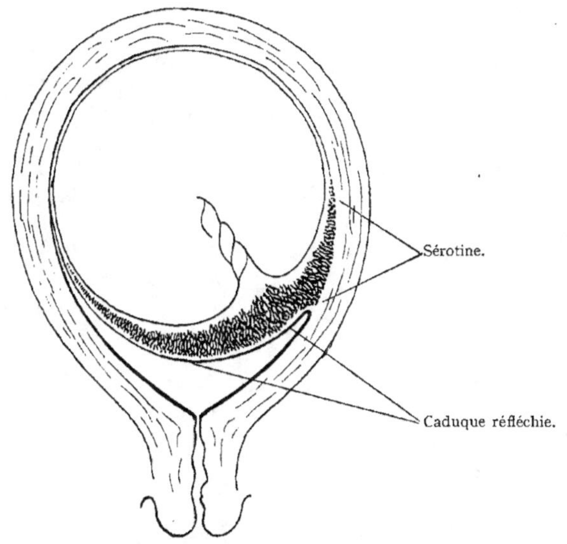

Fig. 501.

Formation du placenta praevia d'après *Hofmeier*, Verh. d. deutschen Ges. f. Gyn. VII.

Une partie du tissu villeux se développe sur la caduque réfléchie. L'œuf poursuivant son accroissement, la caduque réfléchie et le placenta qu'elle porte s'appliquent sur la paroi utérine, en recouvrant l'orifice interne.

au niveau de la caduque réfléchie ; l'œuf continuant à croître finira par combler totalement l'espace situé au-dessus de cet orifice ; à ce moment, la région du placenta provenant de la caduque réfléchie siège sur cet orifice et c'est elle qu'on sentira se présenter à l'accouchement. Ce processus est illustré aussi par la fig. 502, qui reproduit, d'après une belle préparation de la clinique obstétricale de l'Université de Berlin, la formation d'un placenta praevia sur la caduque réfléchie. La fig. 75 qui représente la croissance du placenta par-dessus les orifices utérins des trompes, fournit également une preuve en faveur de cette hypothèse.

Ahlfeld a objecté qu'un tel processus peut tout au plus donner lieu à la formation d'un placenta praevia «spuria» ou pseudo-placenta praevia; en effet, ce lobe placentaire

de la caduque réfléchie ne serait qu'appliqué sur l'orifice interne et simplement accolé
au plan sous-jacent, sans jamais lui être relié par des vaisseaux utéro-placentaires ;
aussi pourrait-il s'en décoller à l'accouchement sans hémorragie quelconque.

En réalité, il n'y a aucune difficulté à admettre l'implantation de l'œuf en plein
sur l'orifice interne ou immédiatement à côté de lui. Ce que nous appelons l'orifice
interne n'est pas un trou, mais représente aussi longtemps qu'il n'est pas distendu par
un corps étranger, une fente capillaire remplie d'une fine couche de sécrétions ; et l'œuf

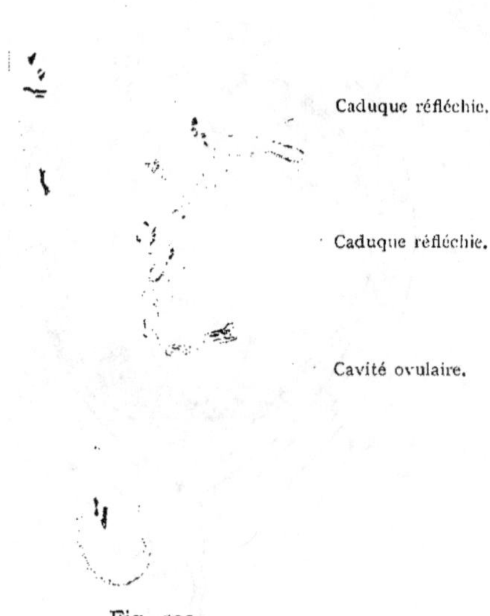

Fig. 502.
Insertion placentaire droit au-dessus de l'orifice interne. Développement d'un placenta praevia
au 2e mois.
Préparation de la clinique obstétricale de l'Université de Berlin.

descendu anormalement bas dans l'utérus peut fort bien s'arrêter sur ou au bord de
cette fente. La fig. 503 reproduit, d'après une coupe, les phénomènes naturels de l'implantation dans la région de l'orifice interne ; un ovule en voie de segmentation y est
dessiné, toutes proportions gardées, directement sur cet orifice. L'ovule fécondé exerce
à l'endroit de la muqueuse où il se dépose une puissante irritation formative, plastique,
donnant lieu rapidement à la disparition de l'épithélium superficiel et à une infiltration
cellulaire dense du tissu conjonctif sous-jacent. Grâce à ces modifications, les bords de
la fente capillaire tuméfiés et privés de leur épithélium, peuvent s'accoler et le placenta
poursuivra son développement sur l'orifice interne désormais oblitéré, de la même façon
que sur tout autre endroit de l'utérus. Le même phénomène se passe du reste normalement à l'orifice utérin des trompes où se trouve pareillement une lacune dans la mu-

queuse, lacune que le placenta franchit au cours de sa croissance sans aucune difficulté.

A un stade de développement plus avancé, l'aspect du placenta praevia doit correspondre à peu près à ce qu'on voit sur la coupe de la fig. 504.

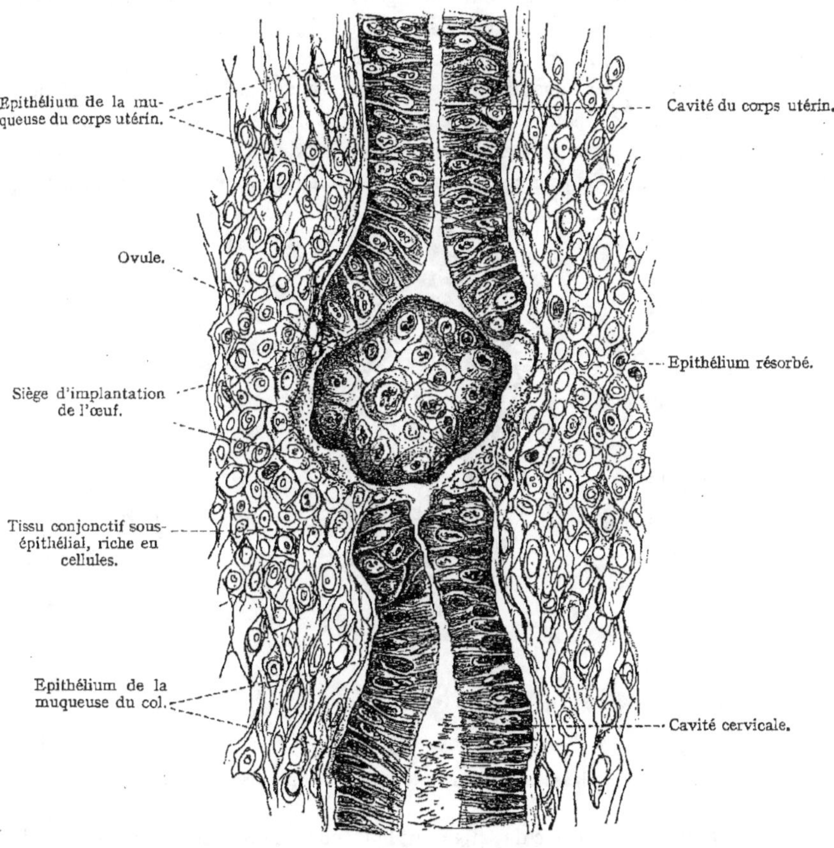

Fig. 503.
Implantation d'un œuf sur l'orifice interne (schéma).

Symptômes du placenta marginal et praevia.

Les symptômes n'apparaissent qu'au moment où les premières contractions utérines ouvrent l'orifice interne. Il se produit alors nécessairement un déplacement de la paroi utérine sur le pôle inférieur de l'œuf, c'est-à-dire sur le placenta ; les vaisseaux utéro-placentaires sont déchirés, l'hémorragie commence ; elle restera le seul symptôme de l'anomalie et en constituera l'unique danger. Il n'est pas rare que les contractions initiales préparantes, que la femme enceinte ne perçoit pas encore, suffisent déjà à provoquer un décollement plus ou moins étendu du placenta. L'hémorragie peut ainsi survenir au cours des derniers mois de la grossesse, sans cause apparente, au lit, en plein sommeil ; tantôt elle s'arrête spontanément pour récidiver quelque temps après, tantôt elle entraîne aussitôt l'évolution régulière du travail et l'accouchement prématuré.

L'hémorragie atteint son maximum, en général, dans les premières phases de la période de dilatation, quand de vigoureuses contractions découvrent le pôle inférieur de l'œuf sur une vaste étendue. Il y a pourtant des exceptions à cette règle, de même qu'il n'y a pas de rapport constant entre les dimensions du lobe placentaire qui est praevia et l'intensité de l'hémorragie ; celle-ci peut être très violente avec un petit segment de placenta praevia partiel, aussi bien que modérée avec un placenta praevia total en apparence ; déjà la première hémorragie peut être mortelle dans certains cas,

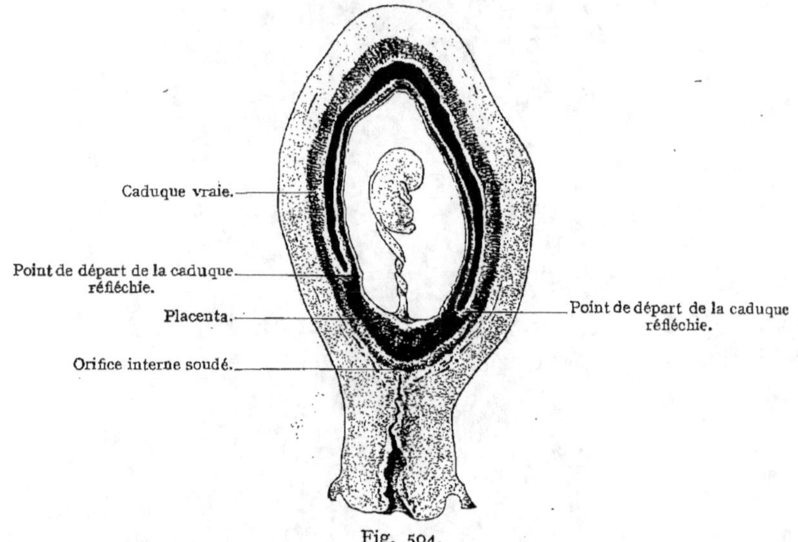

Fig. 504.

Placenta praevia. Stade avancé de son développement (schéma).

tout comme d'autres fois la perte de sang dont le retour est tant redouté ne se reproduit presque plus durant l'accouchement. Si l'hémorragie n'obéit à aucune règle, la cause en est dans l'état de rétraction variable de la musculature utérine et dans les hasards de la rupture des vaisseaux utéro-placentaires. Que le sinus circulaire ou tout autre grand sinus placentaire soit déchiré, et dès le début la perte de sang peut-être énorme, même si la partie praevia du placenta est de faibles dimensions.

L'hémorragie est toujours d'origine maternelle et le sang provient soit directement des vaisseaux utéro-placentaires ouverts, surtout des veines, soit des espaces intervilleux du placenta, mais en général des deux sources simultanément.

La rupture de la poche des eaux favorise dans la règle l'hémostase. Tant que cette poche est intacte, le segment inférieur de l'utérus se retire à chaque contraction davantage au-dessus du pôle inférieur de l'œuf, le décollement du placenta fait des progrès continus, ouvrant toujours de nouveaux vaisseaux (fig. 506). Lorsque les membranes sont rompues, le placenta peut se retirer en haut en même temps que la paroi utérine, ce qui arrête le décollement (fig. 507). L'écoulement du liquide amniotique réduit simultanément le volume de l'utérus, ce qui favorise la rétraction de la musculature

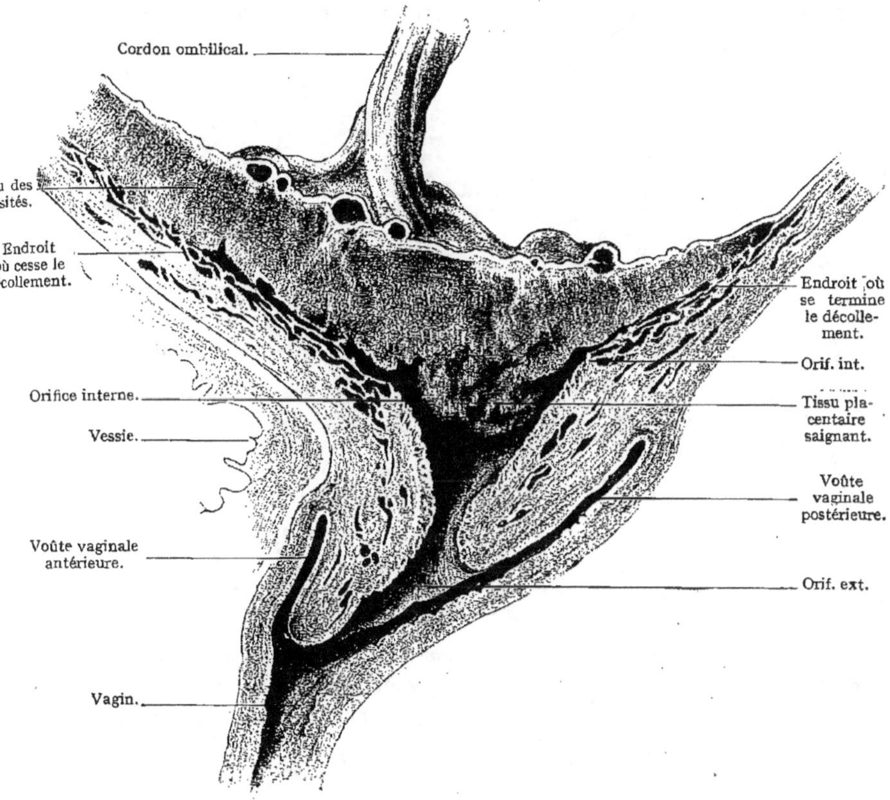

Fig. 505.
Les sources de l'hémorragie dans le placenta praevia.
Le centre du placenta a été décollé de sa base d'insertion par l'effacement du col ; le sang s'échappe des nombreux vaisseaux utéro-placentaires qui ont été ouverts, ainsi que du tissu placentaire lui-même mis à nu.

et l'occlusion des vaisseaux. Enfin la partie fœtale qui se présente descend en venant comprimer la surface saignante. C'est ainsi qu'une hémorragie, même violente, peut s'arrêter spontanément après l'écoulement du liquide amniotique.

Diagnostic du placenta marginal et du placenta praevia.

Il vous causera rarement des difficultés. L'on est déjà fixé par l'apparition d'hémorragies spontanées vers la fin de la grossesse, et par leur exagération au début de la période de dilatation. Dès qu'il peut pénétrer jusqu'à l'orifice interne, le doigt n'a ordinairement aucune peine à sentir le feutrage du tissu placentaire ; dans l'insertion centrale on constate la présence de ce tissu sur tout le pourtour de l'orifice, dans l'insertion marginale on perçoit seulement le lobe placentaire surplombant l'un des côtés. Une confusion pourrait tout au plus avoir lieu avec des couennes de caillots sanguins, reliquats d'une hémorragie antérieure occupant tout le tour de l'orifice interne, entre les membranes ovulaires et la paroi utérine.

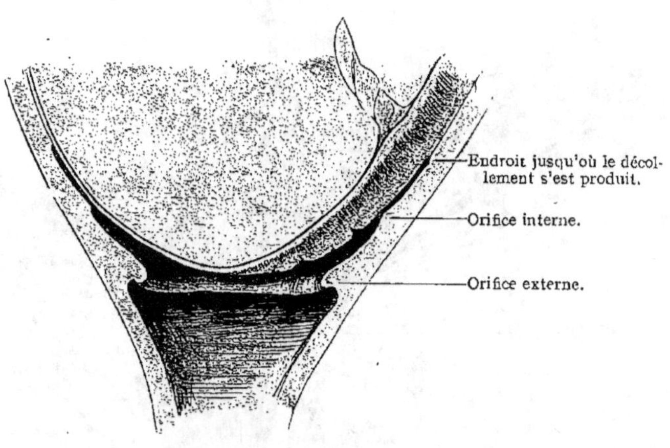

Fig. 506.

Placenta praevia. Membranes intactes.
Au cours de la dilatation le placenta est décollé et mis à nu sur une vaste étendue.

La marche et l'issue de l'accouchement dans le placenta praevia dépendent essentiellement du *traitement* appliqué. Le danger résidant entièrement dans l'hémorragie, le traitement consiste donc uniquement à la réduire au minimum ; et les accoucheurs sont d'accord, en somme, sur la façon d'y procéder.

Traitement.

Quand l'hémorragie survient durant la grossesse ou tout au début de l'accouchement, aussi longtemps que le col est imperméable au doigt, on pratiquera le *tamponnement du vagin à la gaze iodoformée stérile*, pour comprimer la région qui saigne et amener, si possible, la coagulation du sang aux orifices des vaisseaux rompus ; mais ce résultat ne peut être obtenu que si le tamponnement de la voûte vaginale est très serré (fig. 508).

Si, par suite de contractions utérines, le décollement du placenta praevia continue à progresser et que les tampons soient bientôt imbibés et traversés par le sang, il serait imprudent de perdre son temps à de nouvelles tentatives de tamponnement. Du reste le tamponnement même le plus solide n'offre jamais de garantie absolue contre le retour d'hémorragies violentes ; et l'on ne sait jamais ce que seront les hémorragies, énormes ou modérées, au cours ultérieur de la dilatation et de la période de délivrance ; aussi doit-on, dès le début, épargner le sang de la parturiente le plus possible. Aussitôt que le col est perméable au doigt, pratiquez donc *la rupture artificielle des membranes*, c'est la meilleure conduite à tenir quand le décollement et l'hémorragie continuent malgré le tamponnement. Lorsque seul un lobe du placenta siège à l'orifice interne, on n'a pas de peine à atteindre les membranes pour les perforer. La rupture des membranes fait souvent merveille et dans le placenta praevia partiel il suffit en général de cette seule manœuvre pour que le reste de l'accouchement évolue sans hémorragie (voir fig. 507).

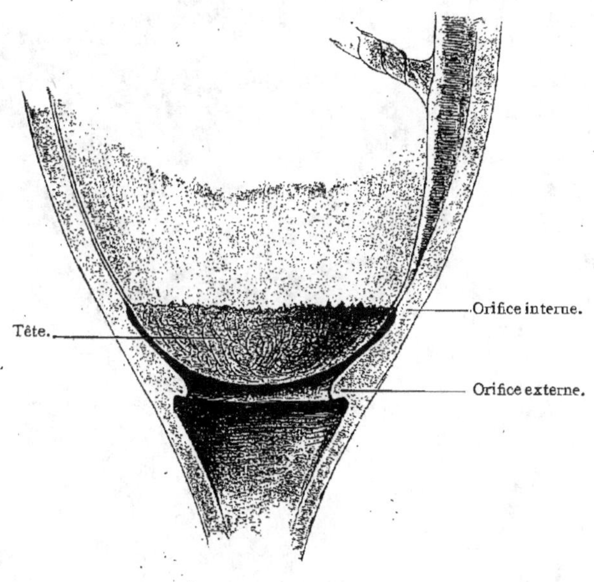

Fig. 507.

Placenta praevia. Membranes rompues.
Le placenta reste adhérent et peut se retirer le long de la tête en même temps que la paroi utérine.

Si la perte de sang est déjà abondante ou la partie praevia du placenta si considérable qu'il faille s'attendre à de nouvelles hémorragies, on associera à la rupture artificielle des membranes *la version sur le pied* (version par manœuvres mixtes, de *Braxton-Hicks*) ; le siège fœtal ainsi abaissé vient comprimer le placenta contre la plaie saignante. *Il est hors de doute que la version podalique de Braxton-Hicks et le tamponnement par le siège constituent le moyen le plus sûr de maîtriser l'hémorragie dans le placenta praevia.* Si le sang recommence quand même à couler, vous pouvez toujours renforcer l'action tamponnante du siège par une vigoureuse traction sur le pied abaissé (fig. 509). En opérant sous narcose, la parturiente étant bien placée en travers du lit (position

obstétricale), et en introduisant quatre doigts dans le vagin, vous n'aurez pas de peine
à effectuer la version combinée, même si le col est étroit et n'est perméable qu'à deux
doigts.

*Il est dangereux et fautif de pratiquer l'accouchement forcé, c'est-à-dire l'extraction
violente de l'enfant alors que la dilatation du col est insuffisante.* La tentation en est forte

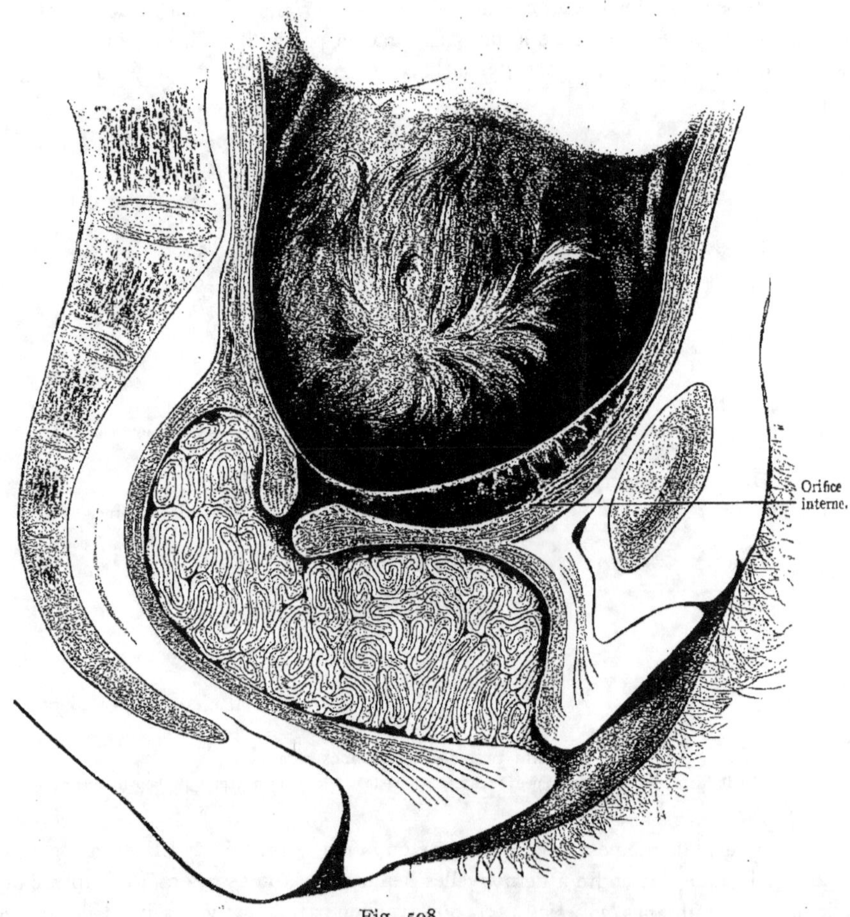

Fig. 508.

Tamponnement du vagin dans le placenta praevia.

pourtant, lorsque, après la version, le fœtus donne encore signe de vie. L'opération
semble aller très facilement, les bords de l'orifice externe cèdent déjà à une faible traction
et l'on réussit sans grand déploiement de force à extraire l'enfant. Mais précisément
ce passage forcé du fœtus au travers du col étroit a causé déjà bien des malheurs et plus

d'un médecin a perdu la mère avec l'enfant, dans le vain désir de sauver ce dernier, quoique mourant, par une extraction rapide. Dans l'insertion basse du placenta, la vascularisation du col est si puissamment développée que même de légères déchirures

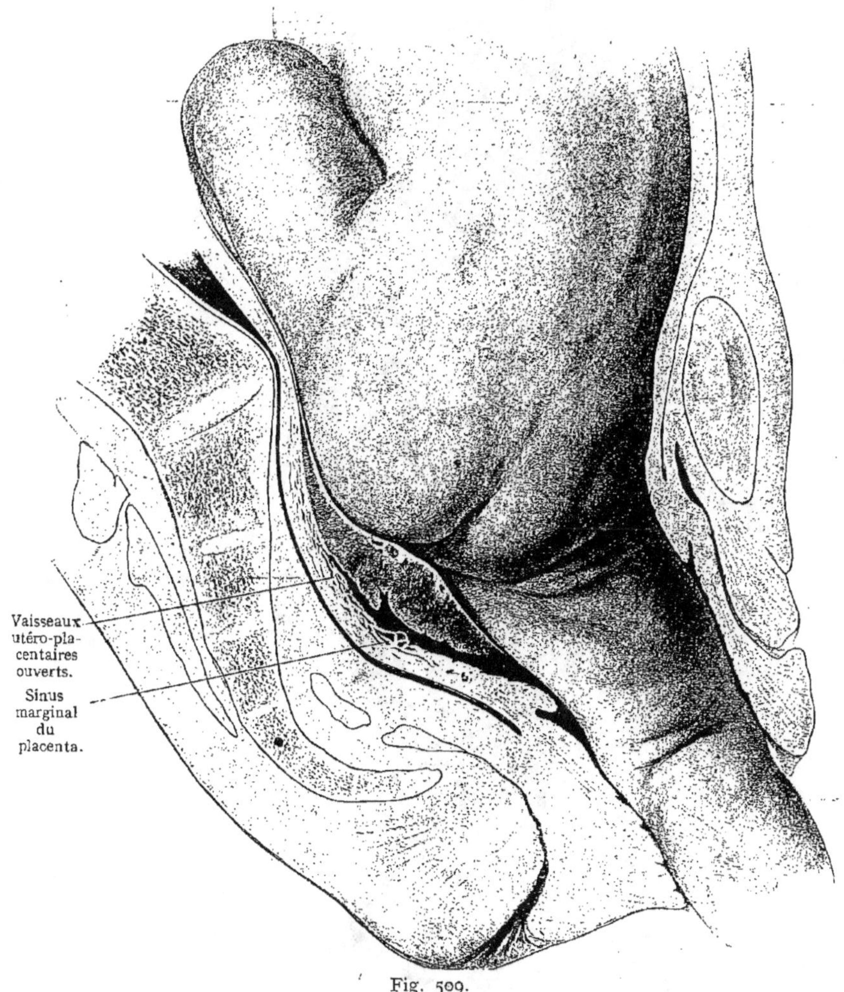

Fig. 509.

Placenta praevia. Version sur le pied et tamponnement par le siège abaissé.

En tirant fortement sur le pied, le siège presse le placenta contre sa surface d'insertion et arrête l'hémorragie par compression des vaisseaux.

saignent avec une intensité absolument disproportionnée, et si la femme est affaiblie déjà par de précédentes hémorragies, elle peut succomber à la perte de sang renouvelée par les déchirures du col.

Dans le placenta praevia, l'expulsion du fœtus après la version doit donc, d'une façon systématique, être abandonnée aux contractions utérines.

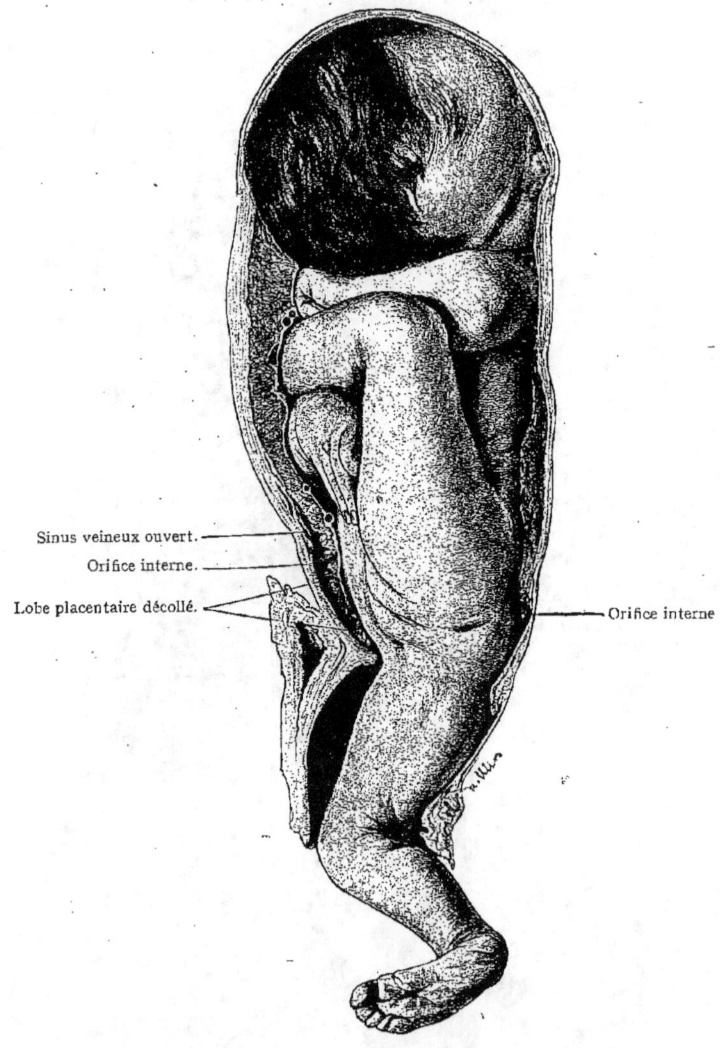

Fig. 510.

Fœtus après version dans un cas de placenta praevia.

D'après une préparation de la clinique obstétricale de l'Université de Berlin.

Grâce à cette version podalique combinée, pourvu qu'exécutée à temps, la mortalité maternelle dans le placenta praevia se limite au 5 % des cas environ. La mortalité fœtale par contre est élevée, après la version de Braxton-Hicks plus de la moitié des enfants sont déjà morts en naissant. Cela se comprend aisément si l'on songe à quel point la compression du placenta en trouble la circulation et les échanges gazeux. Afin

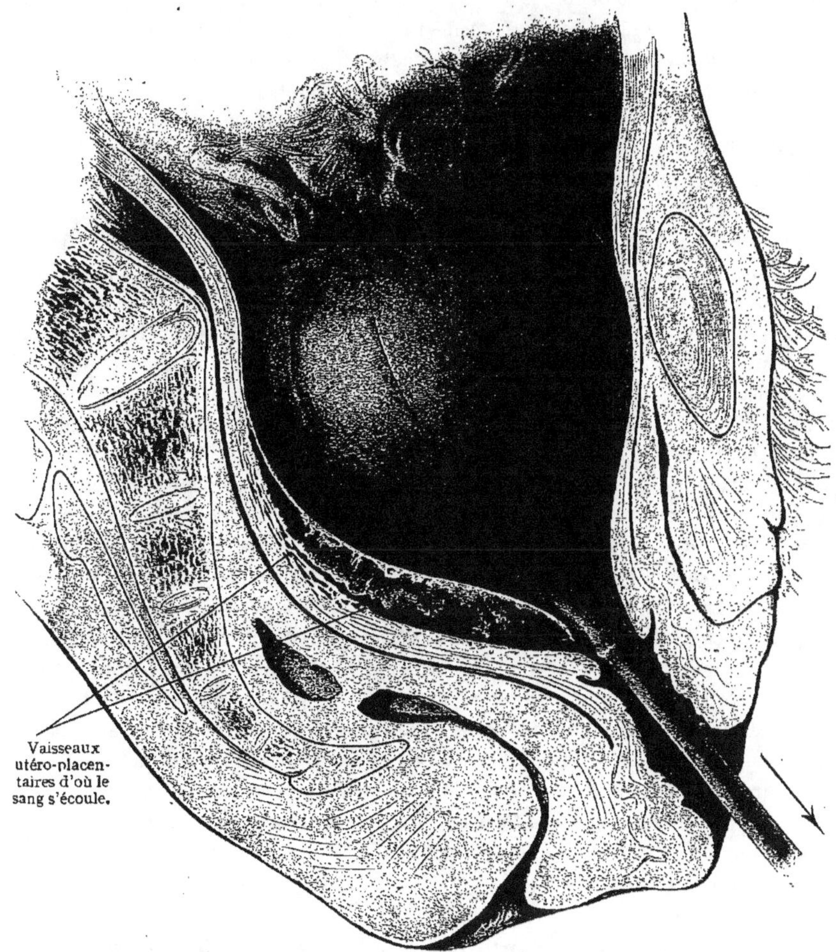

Fig. 511.

Placenta praevia. Tamponnement avec le ballon de caoutchouc ou métreurynter.

d'obtenir de meilleurs résultats pour les enfants, on a tenté récemment de remplacer le tamponnement à l'aide du siège par l'emploi d'un *métreurynter* ou colpeurynter intra-utérin (*Kurstner*, fig. 511) : après la perforation des membranes (ou rarement du placenta), on introduit dans leur orifice de rupture un ballon de caoutchouc (ballon *Champelier de Ribes*) que l'on pousse jusqu'au-dessus du col.

Les tractions sur le tube du ballon (aussi bien que celles sur la jambe de l'enfant) excitent les contractions et compriment la surface saignante. Lorsque la dilatation est complète par l'action du ballon, le fœtus est extrait soit par le forceps, soit par la version sur le pied. Cette méthode donne de meilleurs résultats pour l'enfant (mortalité fœtale 15 à 20 % seulement), mais elle exige une habileté plus grande et la mise en œuvre d'un appareil plus compliqué, c'est pourquoi elle ne supplantera guère la version dans la pratique générale.

L'expulsion du fœtus n'écarte pas encore tout danger dans le placenta praevia. Les parois très amincies du segment inférieur de l'utérus, siège du placenta praevia, montrent souvent peu de tendance à la rétraction ; c'est pourquoi l'hémorragie est précisément abondante pendant ou après l'expulsion de l'arrière-faix (v. fig. 519, 520). Une hémorragie de la délivrance, même faible relativement, peut encore amener l'issue fatale, pour peu que la perte de sang subie auparavant soit énorme. Aussi devez-vous surveiller la délivrance avec un soin tout spécial. Ne pratiquez pas trop vite l'expression du placenta, mais cherchez d'abord à provoquer une rétraction aussi forte que possible de la musculature relâchée et amincie du segment inférieur de l'utérus, à l'aide de grandes doses d'ergotine et du massage. Si, malgré tout, ce segment inférieur surdistendu continue à saigner, le tamponnement reste en général inutile, parce qu'il ne sert qu'à distendre encore davantage la poche flasque du segment inférieur utérin. On peut tenter de maîtriser l'hémorragie par la compression de ce segment entre le vagin et la paroi abdominale ; mais dans des cas aussi graves, la femme ne peut être sûrement sauvée que par hystérectomie vaginale ou abdominale, pratiquée à temps et suivie d'une transfusion de sang.

Krœnig et *Pankow* ont inauguré la délivrance par césarienne abdominale dans les cas de placenta praevia, intervention qui a fourni récemment d'excellents résultats pour la mère (3 % de mortalité) et pour l'enfant (2 %). Si l'on opère au début de l'accouchement, la parturiente ne perdra que peu de sang, car on évite ainsi la distension du segment inférieur de l'utérus avec ses suites funestes lors du décollement placentaire. C'est pourquoi la césarienne abdominale sera sérieusement envisagée chaque fois que l'hémorragie sera forte et les voies génitales encore aseptiques. La césarienne vaginale s'est révélée moins favorable, à cause de la fragilité des tissus et du champ opératoire moins visible.

2. Hémorragies placentaires après l'expulsion du fœtus.

Comme vous le savez, la présence d'une hémorragie est absolument normale lorsque, après la naissance de l'enfant, le décollement du placenta produit la rupture des vaisseaux utéro-placentaires. La majeure partie du sang épanché se rassemble entre la paroi utérine et le placenta pour être ensuite expulsée avec ce dernier (hématome rétro-placentaire). Une petite partie du sang s'écoule avant et après l'évacuation du placenta ; la perte totale comporte normalement de 300 à 500 gr. environ.

Si le mécanisme du décollement et de l'expulsion de l'arrière-faix offre des anomalies, ou bien si la musculature utérine ne subit pas la rétraction chargée de fermer les vaisseaux ouverts, la perte de sang devient plus considérable et peut être dangereuse pour la vie. C'est là ce qu'on appelle une « *hémorragie de la délivrance* » ; pour des raisons pratiques on fait une distinction entre l'hémorragie survenant pendant que le placenta se trouve encore dans les voies génitales et celle qui se produit après l'expulsion de l'organe.

Hémorragies par rétention du placenta.

Il n'y a pas la moindre hémorragie aussi longtemps que le placenta adhère encore sur toute la surface d'insertion. Il existe des cas de rétention simple du placenta, dans lesquels ils se passe deux ou trois heures et davantage sans que l'organe sorte et sans qu'une goutte de sang soit perdue. On sent alors l'utérus dans l'abdomen comme un gros corps arrondi, il présente une consistance partout également ferme et contient tout l'arrière-faix. On ne sait pas toujours à quoi attribuer cette insuffisance des contractions utérines, incapables de décoller le placenta. Parfois on constate une forte réplétion de la vessie qui refoule l'utérus en haut, et le placenta est rapidement expulsé après cathétérisme ou miction. D'autres fois il faut expliquer l'absence de contractions efficaces par une certaine faiblesse, une fatigue de la musculature ou une diminution de l'excitabilité des voies nerveuses génitales. Au cours d'un accouchement prolongé qui a traîné des journées entières, il n'est pas rare de voir survenir après l'expulsion du fœtus, et succédant à la faiblesse des contractions, une nouvelle complication sous forme de rétention du placenta. Cette rétention a sans doute pour origine un mauvais développement de la musculature utérine, qui se manifeste aussi de façon très désagréable après la sortie du placenta par une atonie difficile à combattre. Puisque rien ne presse, on s'abstiendra d'intervenir, on se contentera, en cas de rétention simple, de chercher à renforcer les contractions par l'ergotine et par des frictions de l'utérus, éventuellement on tentera de hâter la délivrance par l'expression du placenta. Cette manœuvre réussit souvent pour peu qu'on y procède avec habileté et patience. Mais en tout cas la simple rétention du placenta, non compliquée d'hémorragie, ne justifie jamais d'emblée le décollement artificiel de l'organe par introduction de la main dans l'utérus; il faut savoir attendre.

Il en est autrement en cas de rétention partielle, lorsqu'une partie du placenta est décollée tandis que l'autre adhère encore. Cette rétention partielle fait obstacle à la rétraction parfaite de l'utérus, aussi les vaisseaux utéro-placentaires déchirés au niveau de la portion décollée restent-ils béants : il y a hémorragie par rétention placentaire. L'intensité de l'écoulement sanguin dépend de l'état de la rétraction utérine et de l'étendue du décollement.

Le décollement incomplet ou, ce qui revient au même, la rétention du placenta partiellement décollé, a été attribuée surtout à l'adhérence trop solide de l'organe à la paroi utérine : « *placenta acreta* » ; et l'on a admis qu'à la suite d'une inflammation (métrite) la couche spongieuse de la caduque sérotine, qui dans les conditions normales cède déjà à une légère traction, offre une solidité et une résistance anormales, rendant difficile le décollement naturel du placenta. Mais sur quoi s'appuie-t-on pour prouver cette pathogénie de la rétention partielle ? Sur l'observation, toujours citée, qu'en décollant artificiellement l'organe on a rencontré de nombreux cordons résistants que l'on a dû déchirer du bout

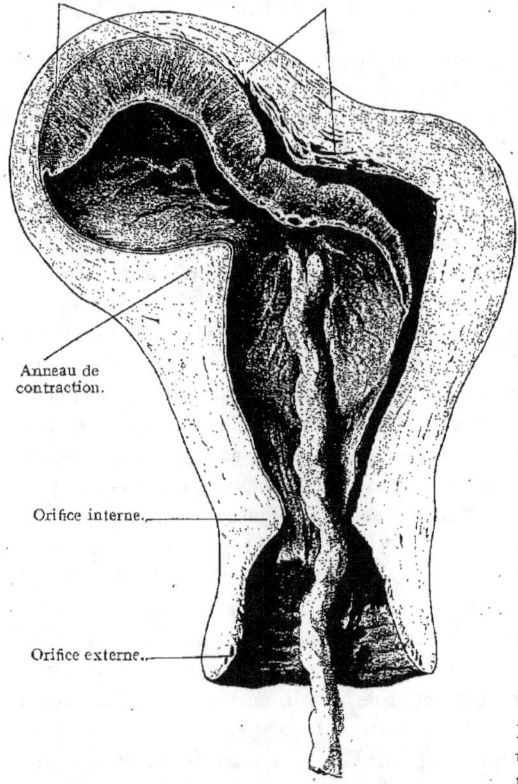

Fig. 512.

Placenta inséré dans l'angle tubaire de l'utérus (formation d'une corne utérine).

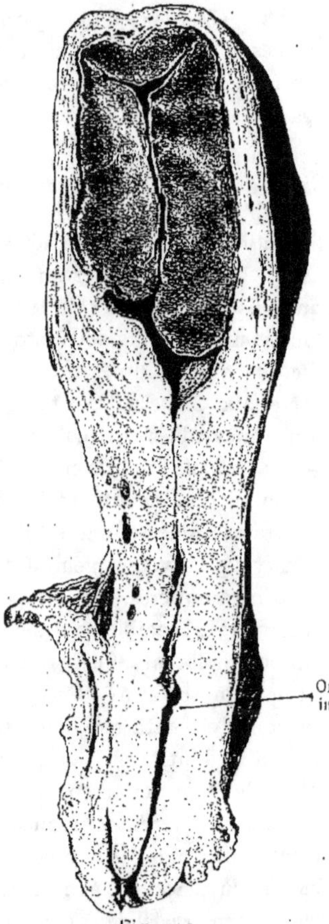

Fig. 513.

Rétention du placenta en cas d'insertion dans le fundus à l'angle tubaire, et rétraction tubulaire de la musculature du segment inférieur de l'utérus.

Préparation de la clinique gynécologique universitaire de Berlin.

des doigts. Or ces cordons, comme on le sait depuis longtemps, ne sont pas autre chose que les ramifications les plus volumineuses des arborisations villeuses du chorion. En décollant, les doigts s'égarent très facilement hors de la couche spongieuse de la sérotine (ligne de séparation physiologique) dans le tissu des villosités ; ils se heurtent là à des ramifications villeuses qui font croire à des cordons solides et résistants reliant le placenta à l'utérus. Jusqu'à aujourd'hui on n'a guère apporté de preuves histologiques de cette adhérence trop forte. Tout au plus peut-il encore en être question dans le cas où, l'insertion placentaire occupant une surface réduite, les villosités s'enfoncent très profondément dans la musculature utérine, d'où résulte l'adhérence trop forte du placenta. Quoi qu'il en soit, l'étiologie de la rétention du placenta comporte encore d'autres facteurs, dont le rôle est bien plus important.

Mentionnons avant tout l'insertion du placenta à l'angle tubaire ou sur le côté de l'utérus. Au lieu de se développer sur les parois antérieure et postérieure de l'utérus, la masse principale du placenta peut se former dans une corne utérine correspondant

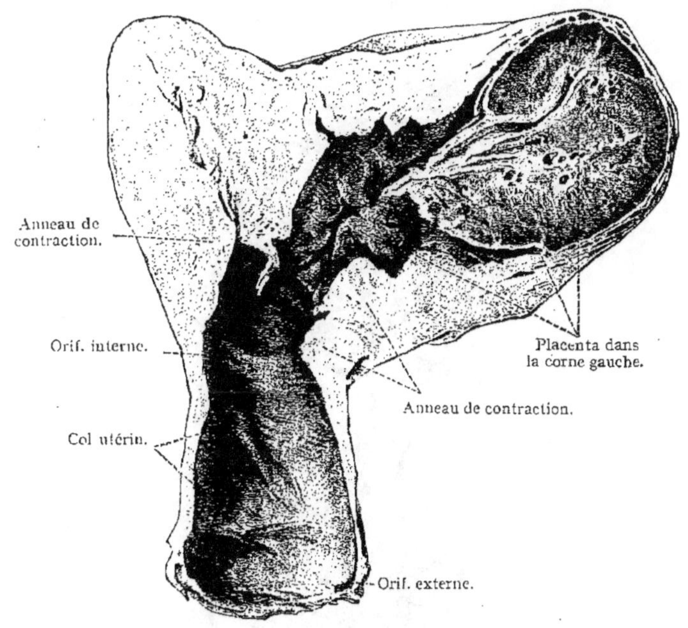

Fig. 514.

Placenta dans la corne d'un utérus bicorne ; au niveau de l'insertion placentaire, la musculature est fortement amincie, criblée de lacunes vasculaires. Au-dessous du placenta, on voit un puissant anneau de contraction.

Préparation de la clinique gynécologique universitaire de Berlin.

à l'expansion de l'angle tubaire ; la forme de la matrice offre alors une anomalie frappante. Parfois l'on aperçoit déjà dans la grossesse une voussure arrondie qui semble appliquée sur le côté du « fundus » ; mais c'est surtout après l'expulsion du fœtus qu'on se rend le mieux compte de la présence d'une sorte de corne utérine, qui renferme le placenta et dont la consistance est molle et fluctuante, en opposition avec la consistance ferme, voire dure, du reste du corps utérin bien rétracté. La figure 512 vous donne une image schématique de ce développement du placenta dans l'angle tubaire qui se transforme en corne utérine (la fig. 514 vous montre le même phénomène, mais d'après une préparation anatomique). Par suite de la mollesse de la dite corne, la paroi utérine

en cet endroit est très amincie et ses contractions plus faibles sont incapables de décoller
l'organe, ou du moins n'y réussissent pas dans le temps que dure habituellement
la délivrance. Il en est de même, identiquement, quand le placenta s'est développé
sur un des côtés (formant un angle dièdre) de la cavité utérine ; les régions de l'organe
siégeant sur les parois antérieure et postérieure de l'utérus se décollent facilement ;
par contre, celles qui occupent l'angle latéral restent adhérentes par suite de la faiblesse
des contractions et de la façon défectueuse dont elles agissent en cet endroit.

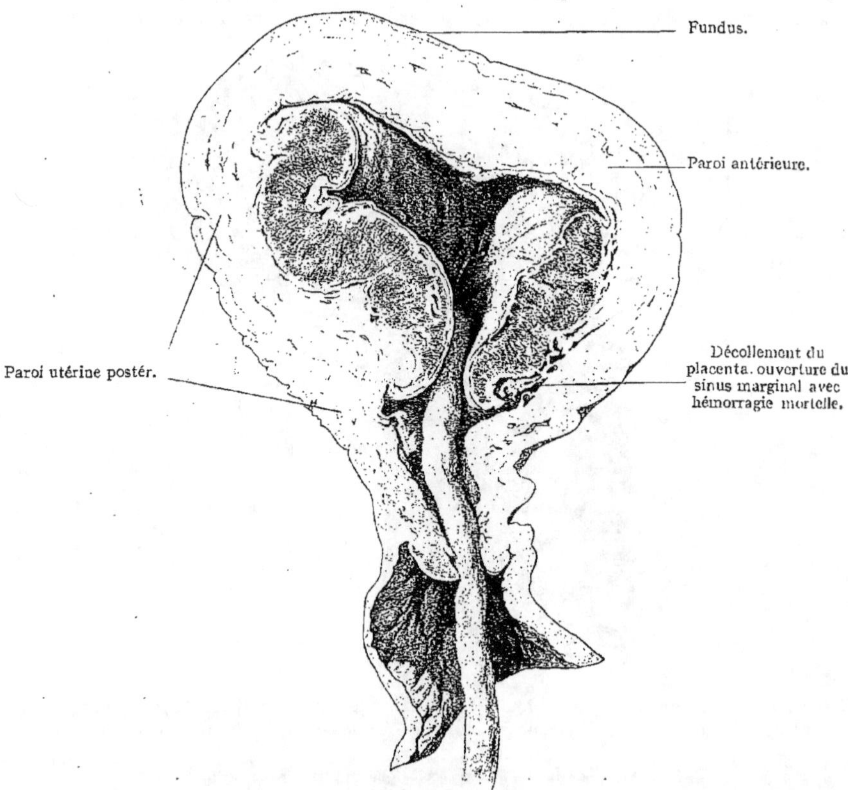

Fig. 514a.
Développement anormal du placenta sur la paroi antérieure, la paroi postérieure et l'angle latéral
de l'utérus. Coupe sagittale.
Préparation de la clinique obstétricale de Bâle.

La minceur, la nature membraneuse du placenta (placenta membranacea), dont
la conséquence est constamment l'étalement du tissu villeux sur une vaste surface de
la paroi utérine, constituent pareillement un obstacle au décollement. Par l'insuffisance
de sa masse le placenta mince est un mauvais excitateur de la contraction utérine, et
par défaut de poids il a moins de tendance à obéir à la pesanteur en se dirigeant vers la
sortie de l'utérus.

L'expérience nous enseigne que *les placentas multilobés, les placentas succenturiés* ou accessoires, et *le placenta marginé* qui doit souvent sa forme à l'insertion dans la corne utérine, se décollent aussi plus difficilement que le placenta de forme typique, rond ou ovale.

Il n'est pas rare enfin que le mécanisme normal du décollement soit troublé par *des manœuvres pratiquées maladroitement sur l'utérus (malaxations, frottements, compression)*, et donnent lieu à la rétention du placenta. Dans ce cas, l'hématome rétro-placentaire, au lieu d'aider à la séparation de l'organe, est exprimé en bloc et prématurément par la violente pression de la main ; le tissu des villosités est écrasé, réduit par places

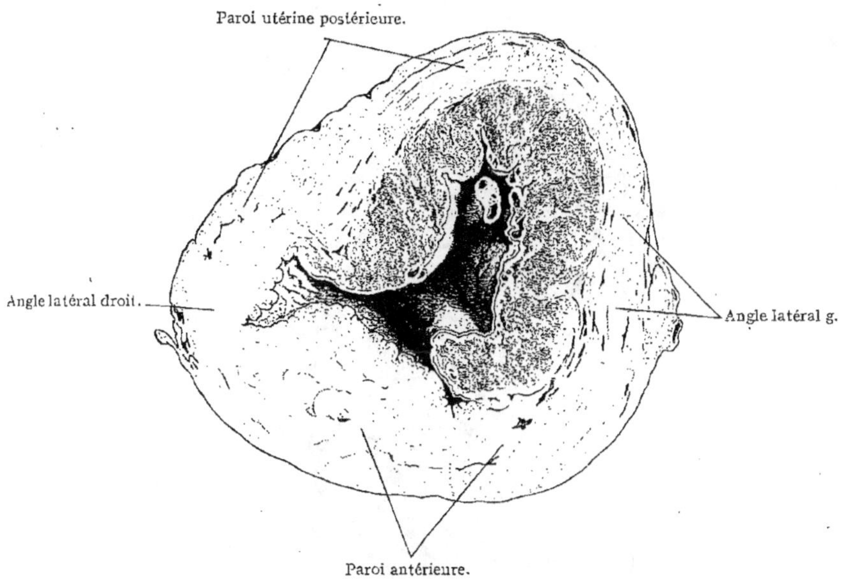

Fig. 515.
Même préparation qu'à la fig. 514, en coupe transversale.

à l'état de bouillie, les parties du placenta déjà décollées sont pliées brutalement, enroulées et mises en travers sur l'orifice interne (v. fig. 516) ; les membranes sont arrachées du bord placentaire et l'on s'étonne encore que l'arrière-faix ne veuille pas sortir, ou que, sur les parties mises au jour et complètement réduites en lambeaux, il manque des cotylédons entiers et de gros fragments du chorion et de l'amnios !

Toute rétention placentaire s'accompagne enfin d'anomalies de la rétraction utérine, ce qui ne fait qu'aggraver le mal. Partout où le placenta est encore adhérent, la musculature reste mince et faible, tandis que sur tous les autres points la paroi utérine s'épaissit de plus en plus par les progrès de la rétraction. Il se forme ainsi au-dessous du placenta un véritable anneau musculaire épais, dont le siège plus ou moins élevé se trouve sur le corps utérin, ou au niveau de l'orifice interne (fig. 517), ou au point de jonction du « fundus » et d'une corne utérine protubérantielle (fig. 512, 514). Cet anneau est connu depuis longtemps des accoucheurs qui l'ont décrit sous le nom de stricture, spasme tonique de l'orifice interne, anneau de contraction ou « hourglass-contraction » (à cause de la forme en clepsydre que l'utérus prend alors). Ce rempart musculaire une fois constitué, les tentatives d'expression même les plus énergiques deviennent inutiles. Les pressions, exercées en vain, n'ont d'autre effet que d'exciter encore les contractions de l'anneau musculaire qui retient le placenta. La main même que l'on

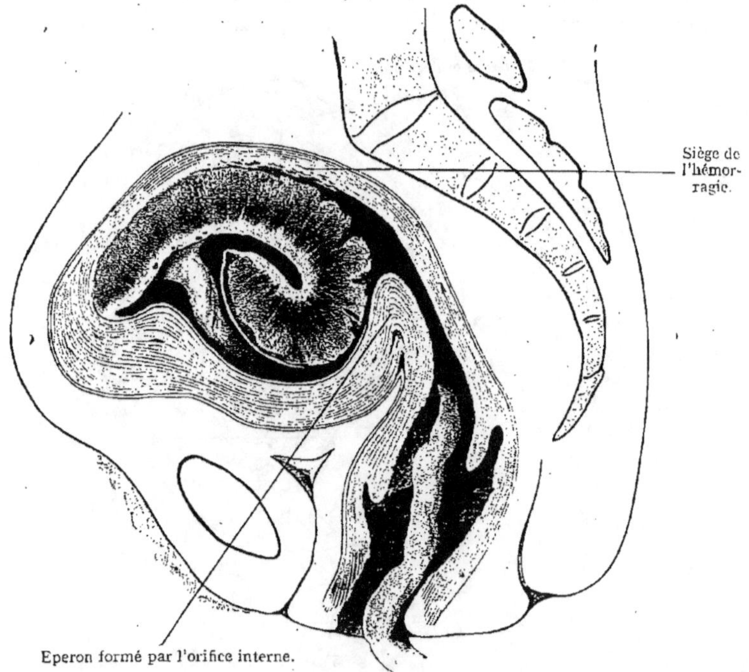

Fig. 516.
Rétention avec enroulement du placenta partiellement décollé.

introduit pour décoller ce dernier éprouve souvent une énorme difficulté à vaincre la résistance de l'anneau dont la contraction est parfois si intense qu'on a bien de la peine à sentir l'orifice et que l'on croit l'utérus vide ou le placenta évacué dans le péritoine par une fente étroite. Le véritable état de choses n'est reconnu qu'au moment où, l'anneau cédant, la main arrive au-dessus dans la vaste cavité qui loge le placenta.

Hémorragies après l'évacuation du placenta.

Les hémorragies de la délivrance, succédant à l'expulsion du placenta, survenant donc dans l'utérus vide, sont la conséquence d'*une mauvaise rétraction de la musculature utérine* ; les faisceaux de fibres musculaires ne se replient pas en s'emboîtant les uns dans

les autres et ne subissent pas l'enchevêtrement, l'intrication réciproque et intime, chargée normalement d'opérer la fermeture des vaisseaux utéro-placentaires rompus ;
la paroi utérine est flasque, relâchée et des torrents de sang jaillissent de la région placentaire. Le relâchement de l'utérus immédiatement après la délivrance porte le nom

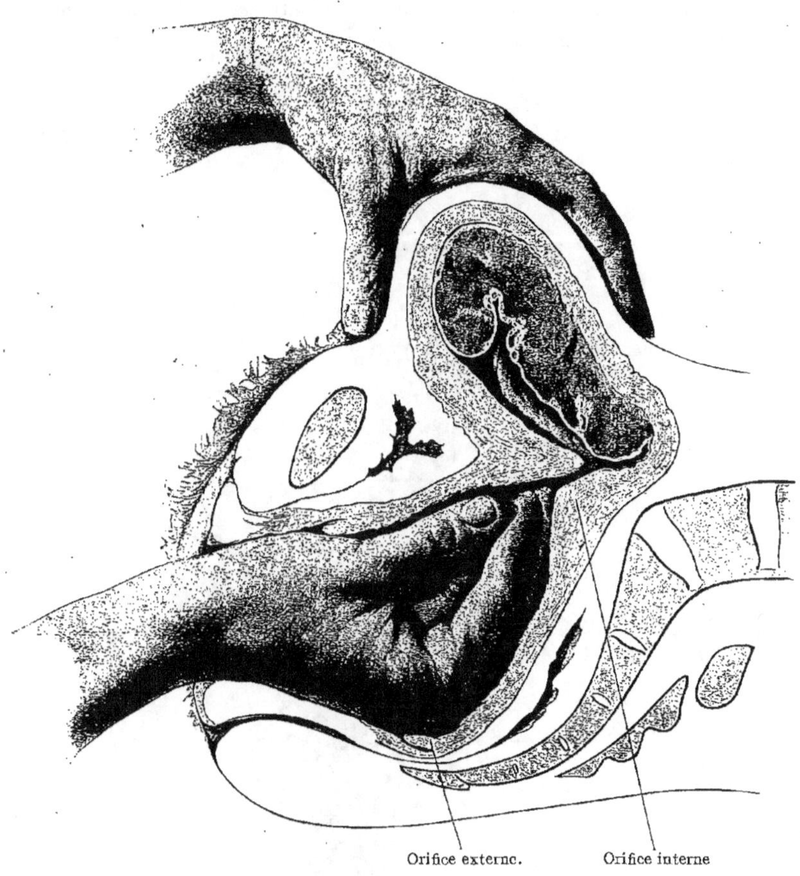

Fig. 517.
Rétention du placenta.
Anneau de contraction à l'orifice interne (hourglass-contraction).

d'*atonie*, et les hémorragies qu'elle entraîne celui d'*hémorragies du post-partum par
atonie.*

La rétraction, pour être normale, exige de vigoureuses contractions utérines, et
pour produire leur effet rétractif il faut aussi que ces dernières aient une certaine durée.
Si, par suite de résistances anormales, les contractions manquent d'énergie ou bien si
l'évacuation de l'utérus est très rapide, le déplacement rétractif des fibres reste incom-

plet, la matrice se comporte comme un grand sac mou dont la paroi mince se replie sur elle-même, incapable d'empêcher le sang de s'échapper des vaisseaux béants de la région placentaire. On comprend aisément qu'il y ait une certaine tendance à l'atonie après *l'accouchement précité* et *après un accouchement artificiel rapide*, quand le fœtus quitte l'utérus dans l'espace de quelques minutes ; en outre, *après l'accouchement gémellaire* et *l'hydramnios* où la surdistension des parois utérines exige une immense capacité

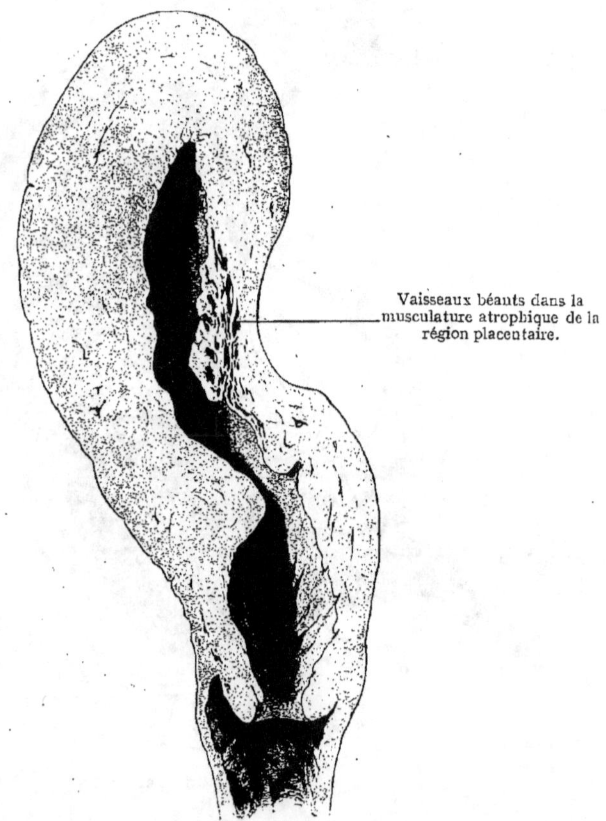

Fig. 518.

Atonie locale ou paralysie de la région placentaire.

de rétraction. Pareillement, l'expression artificielle du placenta, si elle est trop hâtive, peut agir dans le même sens en supprimant l'influence favorable des contractions de la délivrance.

L'hémorragie du post-partum par atonie s'observe encore assez souvent chez *les grandes multipares*, ainsi qu'*à la suite d'accouchements précédents difficiles ou suivis d'infection puerpérale*. Peut-être faut-il incriminer dans ce cas une formation exagérée de tissu conjonctif entre les faisceaux de fibres musculaires, ce qui entraverait la rétraction normale. En d'autres cas, comme par exemple dans la tendance habituelle à l'hémorragie par atonie, la cause de cette atonie post-partum pourrait bien résider dans le faible développement, congénital ou acquis, de la musculature utérine.

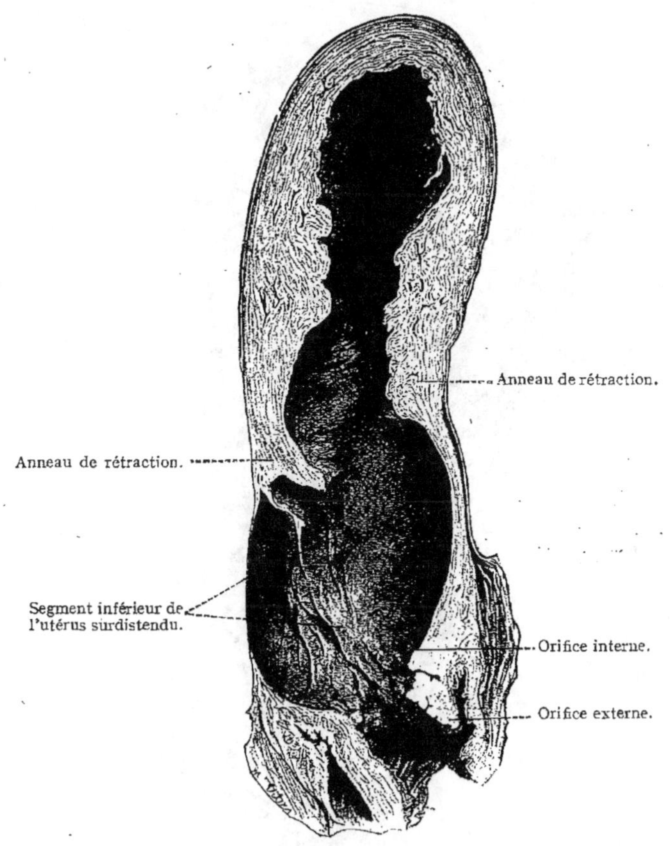

Fig. 519.

Hémorragie mortelle provenant du segment inférieur de l'utérus surdistendu, dans l'insertion basse du placenta.

Préparation de la clinique obstétricale de l'Université de Berlin.

Parfois la rétraction ne fait défaut qu'au niveau de la région placentaire ; on sent alors sur l'utérus bien rétracté et dur partout ailleurs, une dépression, sorte d'ombilication, qui correspond à la région placentaire relâchée d'où provient le sang (fig. 518). La cause de cette atonie locale dite « *paralysie de la région placentaire* » doit être attribuée à une vascularisation trop développée qui fait disparaître les faisceaux musculaires entre les vaisseaux, ou à l'insertion de l'œuf dans une corne utérine (à l'angle tubaire de l'utérus) où le développement de la musculature est toujours plus faible.

    La surdistension du segment inférieur de l'utérus au cours d'accouchements longs et difficiles agit d'une façon analogue, quand une partie de l'insertion placentaire (ou

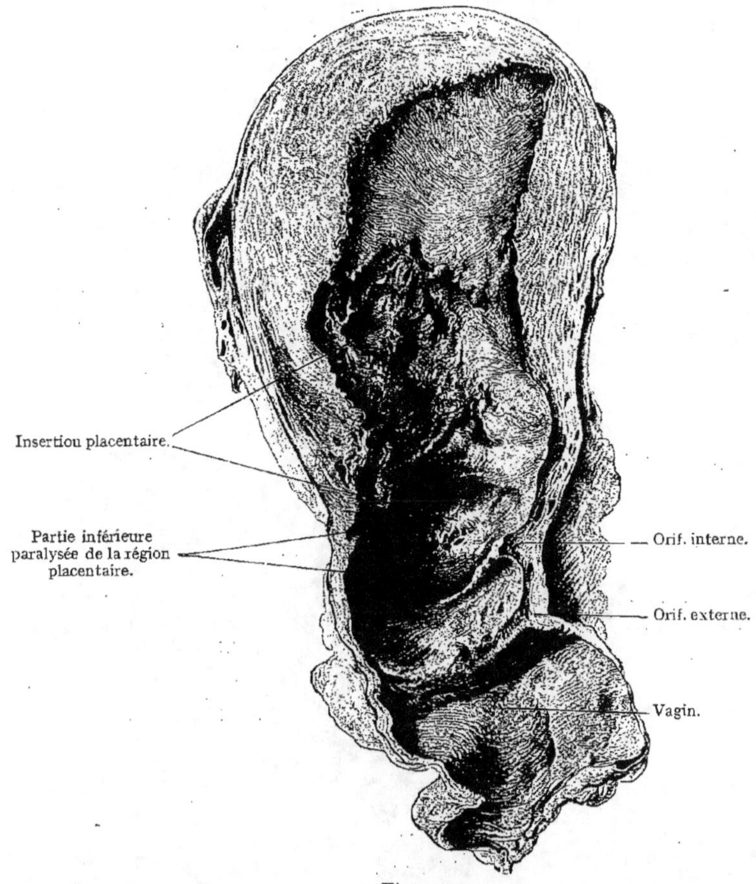

Fig. 520.

Paralysie de la région placentaire dans l'insertion basse du placenta. Hémorragie mortelle malgré des tamponnements répétés.

Préparation de la clinique gynécologique universitaire de Berlin.

toute l'étendue de l'insertion comme dans le placenta praevia) coïncide avec la zone musculaire amincie de l'utérus ; il n'est pas rare dans ce cas de voir survenir une hémorragie profuse après l'expulsion du placenta. La région supérieure du corps utérin, de consistance ferme, voire dure, aboutit alors à une poche flasque qui ne cesse pas de se remplir de sang et ne montre aucune tendance à la rétraction (fig. 519 et 520).

Enfin, « last but not least », une cause importante d'hémorragie du post-partum par atonie est *la rétention des fragments du placenta*. Que cette rétention soit spontanée ou que ces fragments aient été arrachés de la masse du placenta au cours de l'expression artificielle, l'adhérence de ces paquets de villosités empêchera toujours la rétraction de s'opérer, et, comme vous pouvez le voir sur la figure 521, il y a hémorragie des vaisseaux béants au voisinage du fragment retenu. De même, la rétention de couches épaisses de la caduque sérotine est une source d'hémorragies, surtout si la caduque est hypertrophiée par une endométrite passée, tandis que la rétention dans l'utérus de lambeaux arrachés de l'amnios et du chorion est beaucoup moins à craindre sous ce rapport.

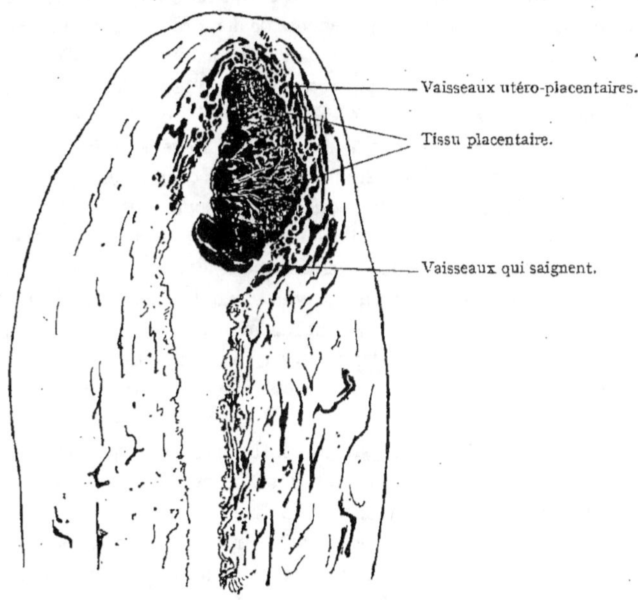

Fig. 521.
Rétention d'un cotylédon placentaire.

Traitement des hémorragies de la délivrance.

Maintenant que nous en connaissons les causes et l'anatomie pathologique, nous pouvons aborder l'étude des divers moyens dont nous disposons pour arrêter ces hémorragies, et dont le choix dépend naturellement de la nature et de la violence de celles-ci. Avant d'entreprendre quoi que ce soit, il faut donc vous renseigner sur *la source de l'écoulement sanguin* ; il faut toujours savoir si le sang provient d'une déchirure des parties génitales ou si l'on est en présence d'une hémorragie de la région placentaire. C'est le premier point à établir.

Dans la règle, il suffit d'empoigner l'utérus à travers la paroi abdominale pour résoudre cette question. S'il est gros et relâché et qu'un flot de sang jaillisse à la vulve par la compression du « fundus », il est probable que l'hémorragie provient de la région placentaire. Au contraire, quand vous trouvez la matrice bien contractée, petite et dure, et que le jet de sang ne subit nullement l'influence de la compression manuelle de l'utérus, l'hémorragie doit être causée par une déchirure. S'il y a lésion des parties molles génitales, le sang est habituellement rouge-clair et s'écoule par ruissellement continu ; tandis que, s'il provient de la région placentaire, il est foncé, d'aspect veineux, et s'écoule par intermittences, à demi coagulé. L'hémorragie par déchirure survient immédiatement après la sortie de l'enfant, l'hémorragie placentaire, par contre, n'apparaît souvent qu'au bout d'un certain temps dans lequel il ne s'est point écoulé de sang. A part ces signes, tenez compte encore de la marche de l'accouchement rendant probable ou non l'existence d'une déchirure, et vous resterez rarement dans le doute sur la source de l'hémorragie. Si pourtant tel était le cas, il faut examiner la vulve, le vagin et le col en rendant ces parties accessibles à la vue, à l'aide du spéculum à valve. Il est presque impossible ainsi qu'une déchirure saignant fortement échappe à votre inspection.

Premier cas. — Admettons maintenant que vous ayez exclu une déchirure ; *le sang provient de la région placentaire et le placenta se trouve encore dans l'utérus.*

Dans ces circonstances, l'occlusion complète des vaisseaux qui saignent ne peut être espérée que si l'utérus est entièrement évacué, permettant ainsi à la musculature de se rétracter définitivement. Si vous abandonniez l'expulsion aux forces naturelles, l'accouchée courrait le risque d'une hémorragie très grave jusqu'à l'évacuation spontanée du placenta. Il faut donc activer l'expulsion de l'arrière-faix, c'est-à-dire la produire artificiellement. Vous avez deux moyens de le faire : l'*expression* et l'*extraction manuelle.*

Commencez toujours par tenter l'expression, qui est de beaucoup le procédé le moins dangereux, en utilisant dans ce but *la manœuvre de Crédé,* recommandée primitivement par son inventeur comme le procédé normal à appliquer dans toute délivrance sans exception. Aujourd'hui nous abandonnons à la nature, dans les cas normaux, l'expulsion du placenta hors de l'utérus, mais nous recourons à la méthode de Crédé avec succès chaque fois que cette expulsion naturelle se fait attendre démesurément ou que l'évacuation de l'utérus doit être hâtée pour cause d'hémorragie. Seulement, pour profiter des avantages de cette méthode, il faut qu'elle soit appliquée avec habileté et exactitude.

Avant tout, il est nécessaire de vider la vessie et de provoquer à l'aide de frictions une bonne contraction de l'utérus, avant de commencer l'expression. Comprimer l'organe relâché ne peut qu'écraser le tissu placentaire et déchirer les membranes en entravant le décollement, et le placenta ainsi expulsé n'est jamais complet, il reste toujours des fragments en rétention. Une fois que votre massage utérin aura provoqué d'énergiques contractions de délivrance, empoignez l'utérus contracté en l'amenant exactement dans l'axe du détroit supérieur, comme le montre la figure 522 : les quatre doigts sur la paroi utérine postérieure, le pouce en avant. Puis, par une vigoureuse opposition du pouce, exprimez le corps utérin comme une éponge, en exerçant simultanément avec toute la main une pression de haut en bas. Dans la règle on réussit à amener au jour le placenta, sinon du premier coup, du moins à la deuxième ou troisième tentative, pratiquée toujours pendant une contraction ; on sent sous les doigts le placenta s'échapper dans le vagin ; le périnée bombe et la face fœtale de l'organe, bleuâtre et luisante, apparaît à la vulve.

Il importe, pour une bonne expression, de toujours saisir la partie du « fundus » qui loge le placenta. Quand ce dernier siège dans une corne, c'est donc celle-ci qu'il faut empoigner et exprimer du côté de la cavité utérine. Si dans ce cas ou dans tel autre semblable on comprimait le « fundus » en son milieu, le placenta serait refoulé de côté et empêché de sortir. Quand la femme oppose une forte résistance à la pression manuelle, vous pouvez recourir à la narcose pour supprimer les efforts des muscles abdominaux et provoquer la résolution de l'anneau de rétraction s'il est en état de stricture spasmodique.

Le décollement du placenta adhérent peut être facilité par l'injection d'une solution stérilisée de chlorure de sodium dans la veine ombilicale (d'après *Gabaston*). Le gonflement du placenta qui en résulte provoque et active le clivage entre les couches utérine et fœtale et en même temps le liquide d'injection, employé à froid, excite les contractions de l'utérus.

En opposition à la manœuvre de Crédé, qui ne peut guère être préjudiciable à la mère, *le décollement et l'extraction manuels du placenta constituent une intervention qui n'est pas sans danger.* Au cours des opérations dans l'utérus, telles que la version, on manœuvre constamment à l'intérieur des membranes ovulaires, et les microbes pathogènes que la main a pu entraîner sont expulsés en même temps que les annexes ; au contraire, la main qui s'en va décoller le placenta doit entrer en contact très intime avec la plaie cavitaire utérine, elle doit littéralement creuser, fouiller les tissus de la région placentaire. Même si la désinfection des doigts est parfaite, ils risquent toujours cependant de transporter des microbes de la vulve ou du vagin à la région placentaire, où ces germes rencontrent le meilleur milieu de culture dans les débris de la caduque en rétention et en voie de nécrose ; une fois que la surface d'insertion du placenta est atteinte par l'infection septique, les microbes sont bien près de pénétrer dans les thrombus découverts des sinus veineux, dont l'infection équivaut au début de la pyémie. Moins dangereuse que le décollement artificiel, l'extraction manuelle du placenta déjà décollé est réunie habituellement dans les statistiques au décollement manuel. La mortalité de cette dernière opération est à peine inférieure à 10 %, si l'on tient compte des résultats de la pratique générale ; ce taux est donc plus élevé que celui de la mortalité de l'opération césarienne.

Vous y regarderez donc à deux fois, avant de recourir à cette grave intervention, et vous n'y procéderez que si l'expression échoue à plusieurs reprises et que l'hémorragie continue. Le décollement manuel du placenta n'est en réalité pas souvent nécessaire et l'on y recourt encore beaucoup trop fréquemment ; cependant s'il faut être réservé dans son emploi, ce n'est pas une raison pour passer d'un extrême à l'autre, en exposant la femme à mourir d'hémorragie par crainte d'une infection possible. Si l'état général révèle des symptômes d'anémie grave, vous n'avez plus le droit de perdre un temps précieux à des essais d'expression, il y a danger vital qui doit être combattu par le moyen le plus efficace, soit le décollement et l'extraction manuels du placenta.

Après nettoyage des organes génitaux externes et irrigation vaginale à l'aide

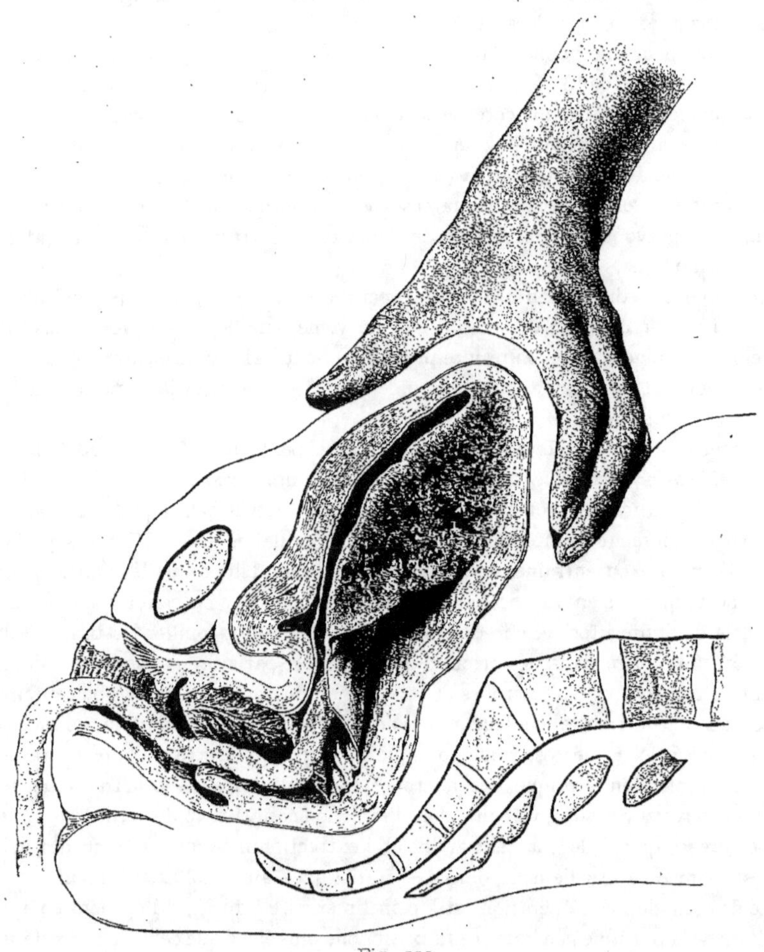

Fig. 522.

Manœuvre de Crédé.

d'une solution d'acétate d'alumine ou de lysol, introduisez dans l'utérus la main bien désinfectée et gantée de caoutchouc si possible, sous le contrôle de l'autre main opérant une contre-pression depuis la paroi abdominale (fig. 523) ; puis décollez le placenta en pénétrant avec précaution entre la paroi utérine et le tissu villeux. Lorsque le décollement de tout l'organe est achevé, mais pas avant, saisissez-le par le haut dans le creux de la main et amenez-le dans le vagin ; gardez-vous d'extraire l'organe par morceaux ;

par contre, après avoir enlevé la masse principale, pénétrez derechef dans l'utérus avec quatre doigts pour en ramener les petits restes de tissu placentaire qui pourraient s'y trouver encore, en vous assurant que la région de l'insertion est lisse et que vous avez bien tout enlevé. Puis vient une irrigation avec deux litres d'un mélange à parties égales d'eau froide et d'alcool à 80 %. Il faut proscrire l'usage du sublimé, du lysol, de l'acide phénique, etc., par crainte de l'intoxication que pourrait entraîner la pénétration directe du liquide dans les veines placentaires béantes. Dans la règle, l'utérus, une fois évacué et excité par l'irrigation, subit une bonne rétraction et l'hémorragie s'arrête. Si elle continue, procédez tout comme dans l'hémorragie par atonie, dont nous allons nous occuper maintenant.

Deuxième cas. — Appelés pour une hémorragie de la délivrance, vous trouvez le placenta déjà expulsé, la rupture utérine est exclue, il s'agit purement d'une atonie de l'utérus.

Pour arrêter l'hémorragie par atonie, vous disposez de toute une série de moyens, variables, il est vrai, dans leur efficacité comme dans la sécurité qu'ils offrent. Ici aussi, essayez d'abord les procédés les plus bénins et ne recourez aux méthodes plus énergiques qu'en cas d'échec des premiers.

Le *massage de l'utérus depuis l'abdomen* constitue le moyen le plus simple et d'une application toujours facile, pour exciter de vigoureuses contractions de l'utérus relâché.

Quand l'atonie est grave, vous aurez même de la peine, au début, à sentir la matrice au travers des parois abdominales, la mollesse de l'utérus est telle qu'on ne le distingue guère des autres organes abdomidaux, et il faut d'abord une palpation et des frottements répétés pour que les contours du «fundus» utérin deviennent plus nets. Remplie d'une masse énorme de caillots sanguins, la matrice atteint parfois le niveau de l'arc costal, tout ce sang épanché est perdu pour la circulation, en restant dans l'utérus il ne peut que nuire en empêchant la contraction et la rétraction des parois ; il faut donc l'en exprimer, et si, au début du massage, vous constatez une évacuation abondante de sang mêlé de caillots, il ne faut pas vous en inquiéter ni surtout y voir un motif de cesser la manœuvre. L'utérus complète-ment évacué, il s'agit ensuite de poursuivre le massage sans répit pour provoquer constamment de nouvelles contractions dans les parois utérines qui tendent à se relâcher, et pour en amener ainsi la rétraction durable. Aux mouvements de massage vous associerez avec avantage *la compression* intermittente *du corps utérin*, en l'empoi-gnant solidement comme pour la manœuvre de *Crédé* et en pressant vigoureusement la paroi utérine postérieure contre l'antérieure. Vous pourrez essayer aussi avec succès *la compression de l'aorte descendante* ; chez toute femme qui vient d'accoucher on sent distinctement battre l'aorte sur la colonne vertébrale lombaire et il est facile de la com-primer sur l'os, soit à l'aide de la main, soit à l'aide d'un instrument (compresseur de *Gaus*, pince de *Sehrt*, compresseur de *Rissmann*, le plus maniable de ces trois instru-ments). L'anémie artérielle de l'utérus produite par cette compression épargne le sang et constitue une excitation très intense ; aussitôt après on voit apparaître d'habitude une contraction utérine forte et persistante.

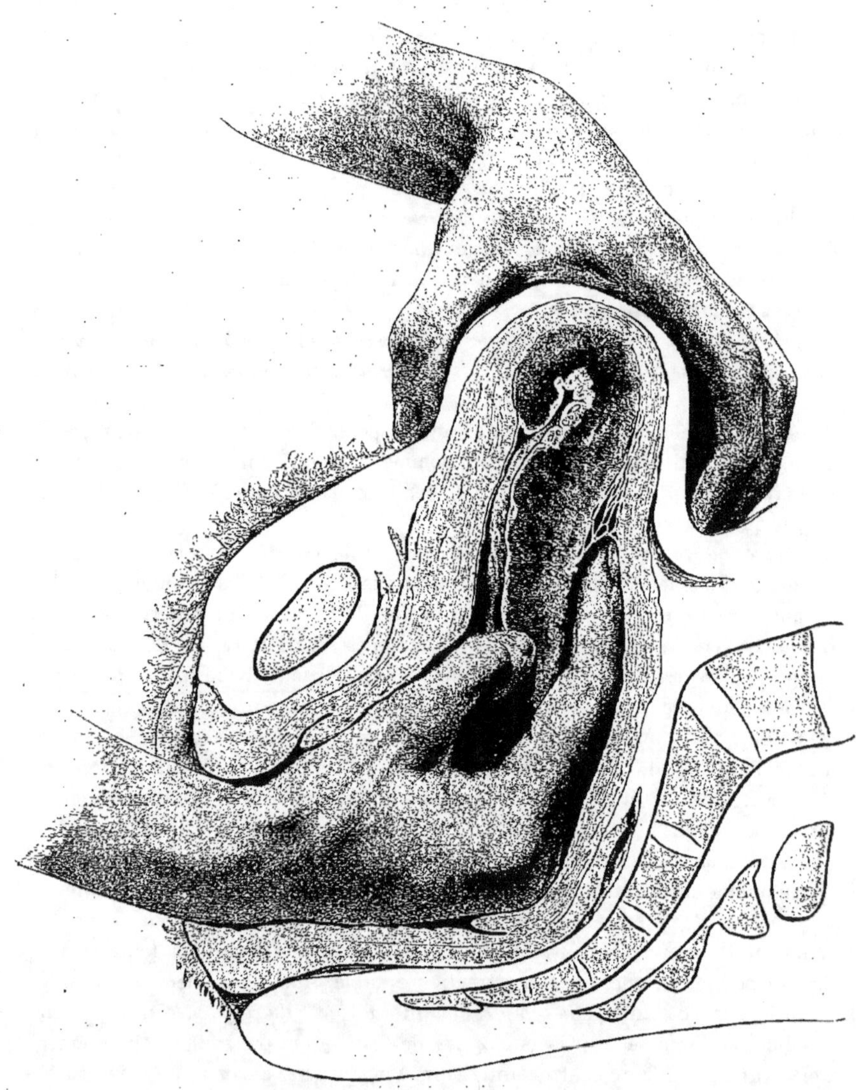

Fig. 523.

Décollement manuel du placenta.

Si le massage ne réussit pas à mettre un terme à l'hémorragie, vous pouvez alors recourir *aux excitations fortes de « l'endométrium » par le froid ou le chaud*. Un irrigateur est rempli rapidement d'eau pure froide ou chaude, la canule utérine guidée par deux doigts est introduite à travers le col jusque dans le « fundus », et l'on pratique une injection de deux ou trois litres, tout en massant simultanément l'utérus depuis l'abdomen.

Seule une forte différence de température fournira une excitation efficace ; c'est pourquoi si l'on n'a pas sous la main de l'eau glacée ou d'une température inférieure à 10°, on se sert d'eau chaude ayant au minimum 50° centigrades.

Si l'irrigation reste sans succès, ne vous attardez plus à d'autres méthodes d'hémostase plus ou moins problématiques, mais recourez aussitôt au moyen le plus sûr que nous connaissions contre l'hémorragie par atonie, soit au *tamponnement de l'utérus à la gaze*, introduit dans la pratique obstétricale par *Dührssen:* la vessie est évacuée, deux grandes valves de spéculum déploient le vagin en mettant à nu le col, que l'on saisit facilement à l'aide de pinces tire-balles et abaisse jusqu'à la vulve. Il est dès lors possible de pousser jusqu'au fond de l'utérus une bande de gaze au moyen d'une sonde, d'une pince à pansement ou d'une longue pincette, puis de bourrer solidement toute la cavité utérine d'autant de gaze que possible, en s'aidant de la main externe qui empoigne le « fundus » à travers la paroi abdominale. Au début de l'opération, généralement, le sang s'écoule encore en abondance à côté de la gaze, mais bientôt à mesure que la contraction des parois augmente, l'hémorragie diminue et la cavité se rétrécit si bien que finalement, le tamponnement une fois complet, l'on a employé beaucoup moins de gaze qu'on ne l'aurait cru au début. Pour maintenir la gaze dans l'utérus, on pratique pareillement un tamponnement serré et solide du col et de la voûte vaginale.

Le tampon de gaze possède une double action hémostatique : d'abord en qualité de corps étranger très irritant il provoque de vigoureuses contractions, puis il comprime directement les ouvertures des veines d'où le sang s'échappe à la région placentaire. Ordinairement l'utérus après cette opération devient rapidement dur comme pierre et reste définitivement dans le même état de rétraction. Douze heures après, le tampon peut être enlevé sans danger d'une récidive de l'hémorragie. Le tamponnement même convenablement exécuté peut échouer en présence d'une forte ampliation du segment inférieur utérin dont les parois amincies ne sont plus capables de se contracter normalement ; le tampon ne réussit dans ce cas qu'à augmenter leur distension. Nous avons déjà mentionné le fait que dans les hémorragies par ruptures et déchirures, le tamponnement est également un procédé incertain.

La fig. 527 vous montre une mauvaise exécution du tamponnement, un pseudo-tamponnement dont l'inutilité est bien compréhensible. L'instrument qui a introduit la bande de gaze sans le contrôle de la main externe a buté, au niveau de l'anneau de contraction, sur un obstacle que l'opérateur a pris par erreur pour le « fundus ». Le col seul a été bourré de gaze, la femme a succombé à l'hémorragie de la région placentaire, sur laquelle était resté en outre un fragment de placenta.

Pour le praticien réduit à ses seules forces ou tout au plus à l'assistance d'une sage-femme, le tamponnement de l'utérus est d'une application difficile, mais qui n'a cependant rien d'impossible. La femme est mise en travers du lit, puis on va à la recherche du col à l'aide du spéculum à valve. Il n'est besoin que d'une seule valve tenue par la main de l'assistant ; la « portion vaginale » (museau de tanche) une fois saisie et attirée à la vulve, le spéculum n'est plus du tout nécessaire et la gaze, sortant directement de son emballage aseptique tenu par l'assistant, se laisse introduire sans difficulté. Du reste, en cas d'urgence, le tamponnement de l'utérus peut aussi être exécuté sans spéculum et sans abaissement du col : la femme étant dans le décubitus dorsal, d'une main on saisit l'utérus par l'abdomen, tandis qu'avec deux doigts de l'autre main on pousse la bande de gaze d'abord dans le vagin puis jusque dans le « fundus », que la main externe refoule au devant de l'interne. Une fois que l'extrémité supérieure

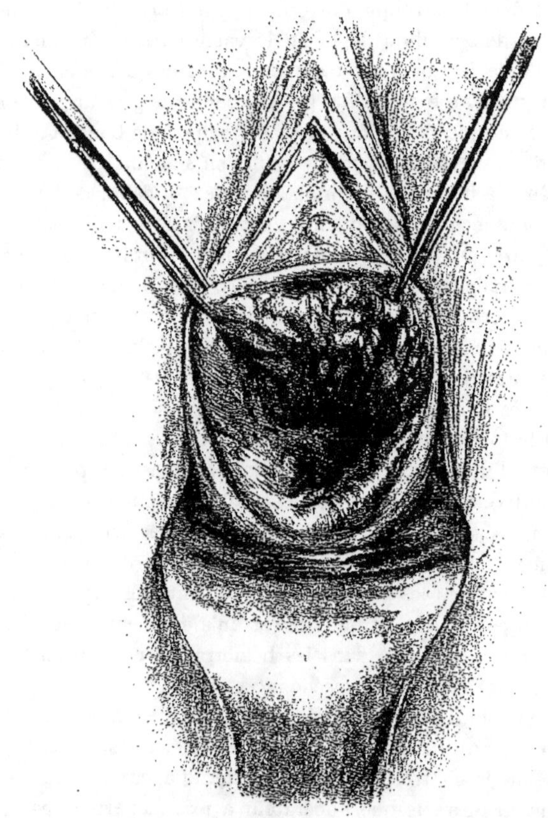

Fig. 524.
Col mis à découvert pour le tamponnement.

de la bande est mise en place, il est ensuite aisé de remplir la cavité entière en la bourrant (fig. 528). L'inconvénient de ce procédé, c'est que l'asepsie est difficile à observer ; la gaze entre facilement en contact avec le périnée et les organes génitaux externes, d'où elle emporte des microbes dans le vagin et l'utérus.

Récemment, on a employé aussi avec succès dans les hémorragies de la délivrance la ligature de l'abdomen par un tube de caoutchouc, proposée par *Momburg* (voir fig. 530). Ce procédé a été indiqué primitivement pour produire l'ischémie dans les opérations sur le bassin et la hanche, mais il est utilisable aussi dans les hémorragies

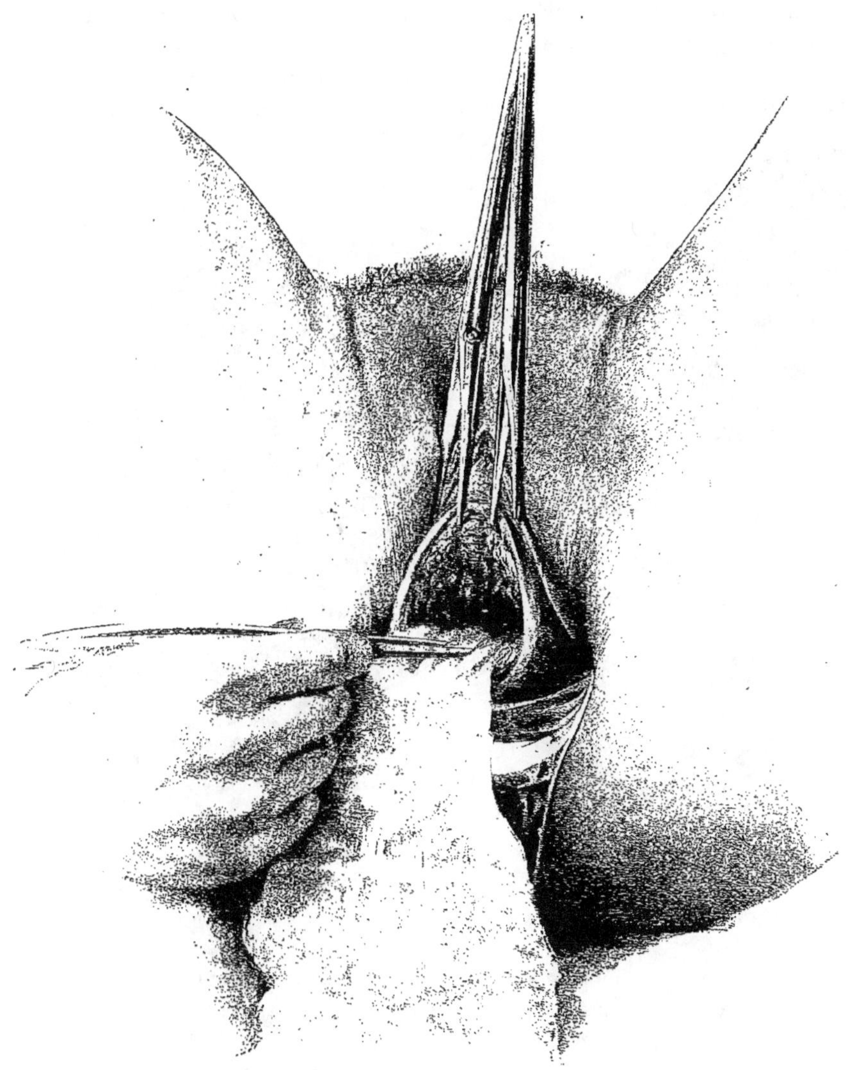

Fig. 525.
Introduction de la gaze dans la cavité utérine.

de l'utérus après la délivrance, quelle qu'en soit la cause, déchirures ou atonie, et il offre l'avantage d'être partout praticable rapidement et facilement. Le tuyau, mis en double, doit être serré lentement, mais la constriction doit finir par être assez forte pour que le pouls disparaisse à l'artère fémorale. L'anémie artérielle qui en résulte dans l'utérus produit en général une énergique contraction qui succède à l'atonie ; au bout de vingt à trente minutes, on peut enlever le tuyau, l'utérus restant contracté. Si l'hémorragie provient d'une déchirure, l'hémostase provisoire que le tuyau procure donne le temps de transporter la patiente dans une clinique, et de faire tous les pré-

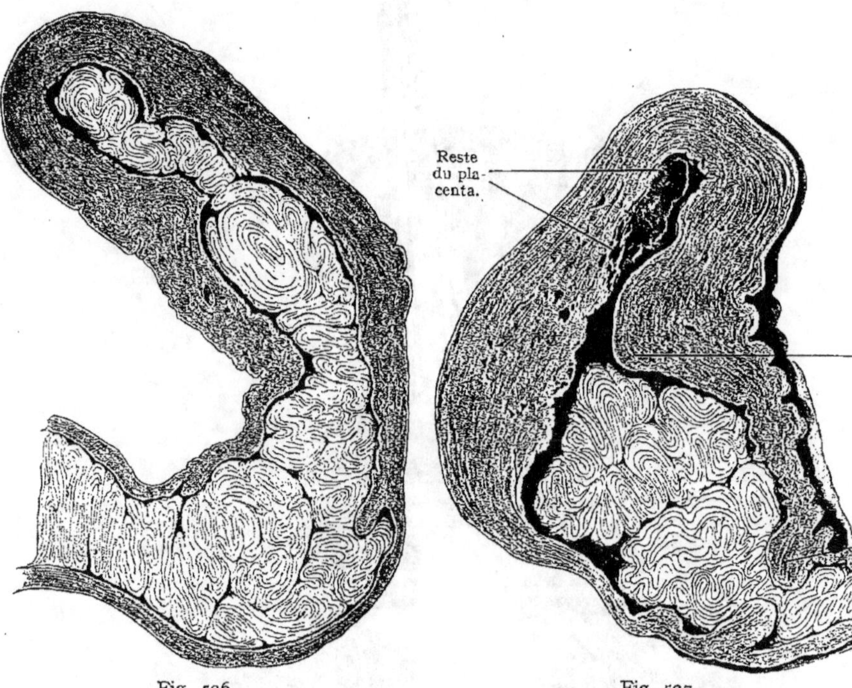

Fig. 526.

Tamponnement bien fait de l'utérus
et du vagin.

D'après une préparation de la clinique
obstétricale de Bâle.

Fig. 527.

Tamponnement mal fait.

La gaze est restée dans le col et le vagin, il y a
rétention d'un fragment de placenta.

D'après une préparation de la clinique obstétricale de Bâle.

paratifs de l'intervention qui peut être nécessaire. Malheureusement le *tube de Momburg* n'est pas complètement sans danger ; on a observé des cas d'ileus paralytique, de nécrose, ainsi que de lésions rénales.

Parmi les nombreux procédés d'hémostase que l'on a encore recommandés en cas d'atonie, je mentionnerai : *la compression bimanuelle,* consistant à comprimer la matrice entre la main extérieure et deux doigts de l'autre main introduits dans le cul-de-sac antérieur du vagin (fig. 529) ; *le massage de l'utérus sur le poing introduit dans sa cavité,* et l'injection de substances coagulantes telles que le perchlorure de fer en solution aqueuse, etc. Toutes ces méthodes sont devenues superflues depuis qu'on dispose du tamponnement à la gaze ; je dois même vous mettre en garde contre l'emploi du perchlorure de fer tout spécialement, parce qu'il provoque sur l'endométrium la formation d'escarres dangereuses qui donnent lieu dans le post-partum à une affreuse suppuration putride.

Quand l'hémorragie est intense, ne comptez jamais sur l'emploi seul des *médicaments excitateurs de la contraction utérine*. Même une dose considérable d'ergot de

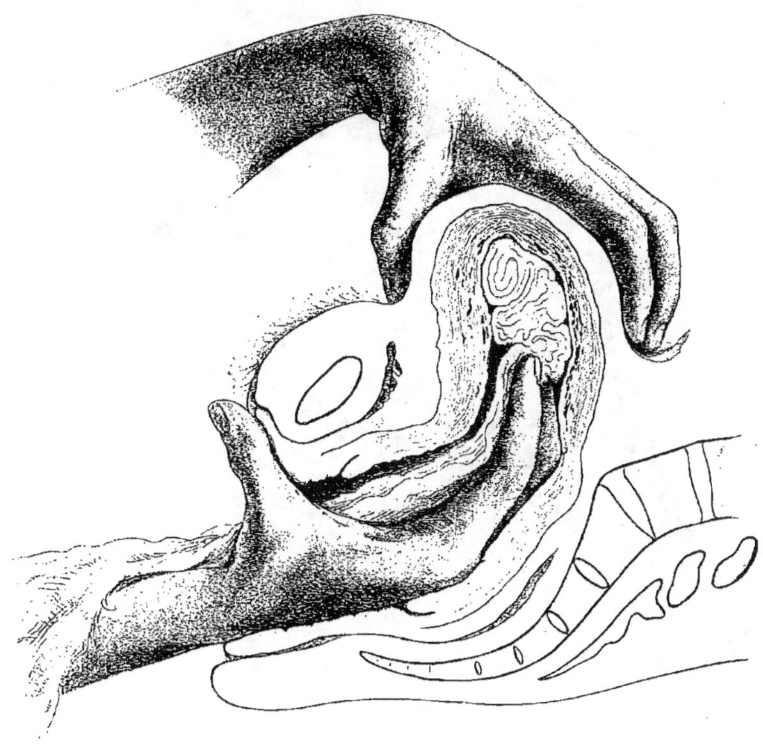

Fig. 528.
Tamponnement manuel de l'utérus.

seigle ne peut agir qu'après dix à vingt minutes, au bout desquelles l'accouchée pourrait être saignée depuis longtemps. On a obtenu un effet plus rapide de l'injection intramusculaire ou intraveineuse d'extraits d'hypophyse. Mais lorsque le premier danger est passé, les contractions produites par l'ergot de seigle ou le pituglandol sont encore les bienvenues ; aussi fera-t-on toujours, dans l'hémorragie post-partum, deux ou trois injections sous-cutanées d'ergotine, dès qu'on en trouvera le temps ; puis on veillera à ce que les tranchées utérines soient vigoureusement excitées et entretenues par l'administration de nouvelles doses de cette substance, ainsi que par l'application d'une vessie de glace sur l'abdomen.

Les méthodes et moyens précités (massages, excitations par le froid et le chaud, tamponnement, ergot de seigle, etc.) *ne pourront déployer tout leur effet que si l'utérus est absolument vide.* Lorsque des fragments détachés du placenta sont restés adhérents, la rétraction utérine est insuffisante au niveau du fragment en rétention et l'hémorragie continue. C'est pourquoi l'intégrité du placenta doit être vérifiée soigneusement dans toute hémorragie par atonie. *Si même l'on ne fait que soupçonner que l'expulsion n'est*

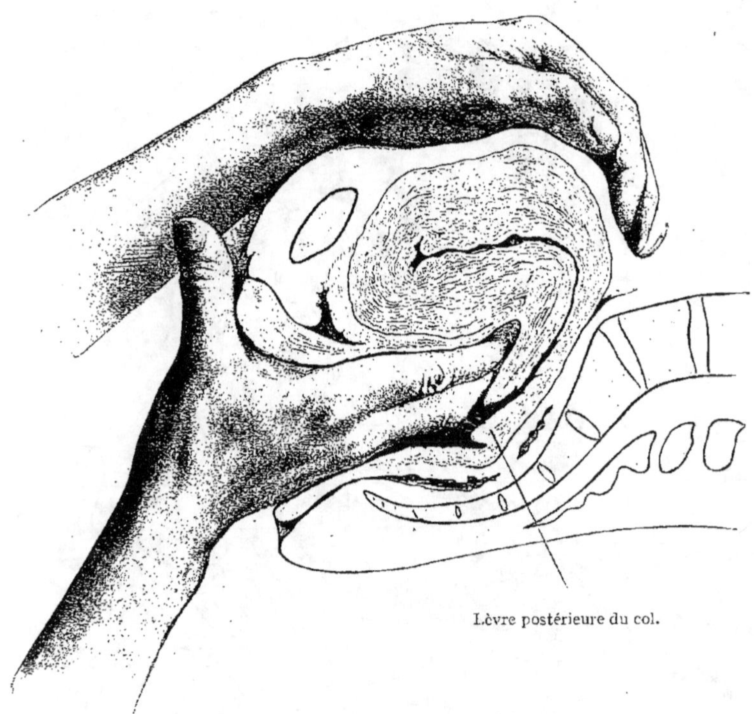

Fig. 529.
Compression bimanuelle de l'utérus atonique.

pas complète, il faut explorer manuellement la cavité utérine pour s'en assurer, car l'enlèvement des fragments placentaires qui peuvent être en rétention doit précéder tout autre traitement.

Les femmes offrent des différences très notables dans la manière de réagir aux pertes de sang de l'accouchement. Alors que les unes perdront en peu de temps un ou même deux litres et davantage sans en être particulièrement affectées, les premiers symptômes d'anémie apparaissent déjà chez d'autres à la suite d'une perte de sang qui ne dépasse guère les 500 gr. En outre, les femmes vigoureuses, pléthoriques, ont souvent plus de peine à surmonter l'hémorragie que les femmes maigres et faibles ;

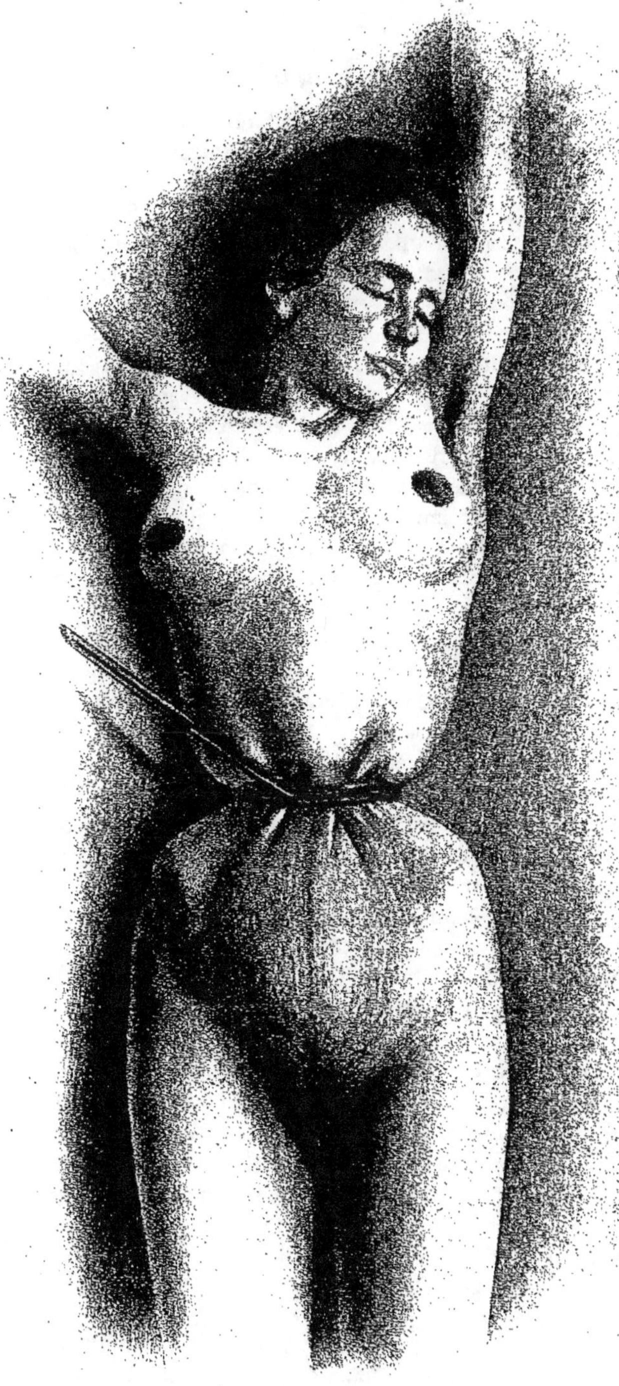

Fig. 530.

Hémostase par le *procédé de Momburg*, chez une accouchée.

Le tuyau de caoutchouc est serré au point que le pouls disparaisse dans l'artère fémorale.

ces dernières nous surprennent fréquemment par la résistance qu'elles offrent vis-à-vis d'une hémorragie qui semble les avoir complètement saignées et par la rapidité avec laquelle elles réparent leurs pertes.

Vous connaissez les symptômes successifs de l'anémie aiguë par hémorragie : le cerveau réagit en premier lieu à la perte de sang par de l'obnubilation, du vertige, des tintements d'oreille, et la syncope au moindre essai de lever la tête ; en même temps, on observe une décoloration croissante de la peau et des muqueuses ; les lèvres deviennent pâles, le pouls petit et fréquent. Une sueur froide et visqueuse ne tarde pas à survenir ; le nez, les mains et les pieds se refroidissent, le visage devient effilé, les yeux excavés et le regard anxieux. Il y a maintenant péril en la demeure, l'anémie est proche de l'extrême limite au delà de laquelle la mort est absolument fatale. Il survient de forts bâillements à plusieurs reprises, des inspirations profondes et de violents vomissements, constituant une phase intermédiaire à laquelle succède une agitation grandissante. Il n'y a plus moyen d'empêcher la patiente d'agiter bras et jambes ; elle lève la tête et veut se dresser, réclame de l'air frais. A ce moment la respiration est devenue pénible, extrêmement fréquente et superficielle, les muscles du cou et les ailes du nez ont des mouvements réglés sur le rythme de la respiration, le corps fait en vain tous ses efforts pour aspirer l'oxygène dont il a besoin, mais qu'il est incapable d'assimiler grâce à la quantité trop minime d'hémoglobine dont il dispose encore. Entre temps, le pouls est devenu filiforme, réduit à l'état d'ondulations incomptables ; celui de la radiale en tout cas est devenu imperceptible.

Une fois que *l'agitation générale* et la « *soif d'air* » sont très prononcées, le pronostic est mauvais et, dans la règle, la malade meurt quoi qu'on fasse. J'ai vu souvent se rétablir des accouchées dont le pouls était insaisissable, mais jamais je n'en ai vu survivre à cette violente dyspnée. Même lorsque la respiration redevient plus calme par moments, cessant d'être entrecoupée et convulsive, même quand le pouls redevient sensible, le danger de mort subsiste encore et l'apparition brusque du collapsus est toujours possible. Il y a là un enseignement pour le médecin et spécialement pour l'accoucheur qui, plus souvent que ses collègues, se trouve aux prises avec une hémorragie profuse : il doit tenir soigneusement compte de toute perte de sang, la combattre et se prémunir à temps contre ses dangers éventuels, car il n'y a pas loin d'une simple perte de sang à une hémorragie dangereuse, la scène change souvent tout d'un coup.

Traitement général de l'anémie aiguë grave. — L'efficacité de ce traitement a naturellement pour condition nécessaire et préalable l'arrêt définitif de l'hémorragie, grâce aux mesures prises localement. En présence d'une hémorragie par placenta prævia ou par atonie post-partum, il est absurde d'administrer des analeptiques à la parturiente ou à l'accouchée, de pratiquer une infusion sous-cutanée ou une transfusion de sang, tout en la laissant continuer tranquillement à se saigner. Aussi, dans toute hémorragie des voies génitales, quelle qu'en soit l'origine, arrêtez d'abord la perte de sang par les mesures appropriées au cas, et ensuite seulement occupez-vous de l'état général. S'il n'existe que de légers signes d'anémie cérébrale, il suffit d'incliner le corps la tête en bas et d'élever les jambes pour produire une sorte d'autotransfusion du sang, qui afflue au cœur et au cerveau ; cette autotransfusion peut être encore renforcée par l'élévation des bras, et par l'application de bandages compressifs autour des extrémités, refoulant le sang vers les régions centrales. A ce stade, on peut encore administrer par la bouche des analeptiques : du vin, du cognac, du café chaud et des gouttes d'Hoffmann.

Si le vertige s'accompagne de syncopes, si le visage s'effile et que le pouls devienne petit, filiforme, n'hésitez pas à employer aussitôt des stimulants plus énergiques et à pratiquer une ou plusieurs injections de sérum physiologique pour remplacer le sang perdu. Quand l'anémie est aussi grave, l'estomac n'absorbe ni ne tolère plus rien ; le plus souvent, le café et le vin que l'on croyait déjà résorbés, sont vomis par jets volumineux ; les analeptiques doivent être administrés en lavements ou en injections sous-cutanées. Les lavements de vin ont un effet remarquable ; il en est de même de l'injection, pratiquée tous les quarts d'heure, d'huile camphrée ou de caféine. En injection sous-cutanée, l'éther camphré tant vanté fait très mal et peut entraîner la nécrose de la peau à l'endroit de l'injection. Si l'on veut recourir à l'éther, il vaut mieux le donner à respirer par gouttes sur un mouchoir. Les inhalations d'oxygène sont ressenties agréablement par la malade, mais n'ont pas grand effet ; l'air ambiant contient plus d'oxygène qu'il n'en faut ; ce n'est pas le gaz vital qui manque à l'organisme saigné, mais bien l'hémoglobine chargée de l'absorber et de le véhiculer.

C'est la *transfusion du sang* qui remplit le mieux ce but ; elle constitue sans doute le procédé le plus puissant dont nous disposions pour combattre l'anémie grave après l'accouchement. Le sang peut être transmis directement par suture temporaire de l'artère radiale du donneur avec la veine médiane de l'accouchée. Mais cette méthode exige que le médecin possède la technique de la suture vasculaire ; elle est en outre incommode pour le donneur à cause de la dénudation nécessaire de l'artère radiale.   Le procédé suivant est beaucoup plus simple : le sang tiré de la veine médiane du donneur mise à nu et ouverte, est recueilli dans un récipient en verre, stérilisé et contenant une solution de citrate de soude destinée à empêcher la coagulation ; mélangé ensuite à une solution de NaCl, il est injecté dans la veine médiane dénudée de l'accouchée. 200 cm d'une solution à 1 % de citrate de soude et à 0,9 % de NaCl suffisent pour maintenir liquide 500 cm³ de sang, ce qui donne un bon mélange. Un donneur sain peut fournir sans inconvénient pour sa santé 500 à 600 grammes de sang, ce qui suffit généralement pour produire une amélioration frappante de l'accouchée. Le léger frisson qui succède parfois à la transfusion est inoffensif. En tout cas la transfusion du sang devrait être utilisée dans les cas d'anémie dangereuse chaque fois que les circonstances le permettent.

Quand il est impossible de remplacer véritablement le sang perdu, on cherchera à rétablir la tension vasculaire nécessaire par une abondante administration de sérum physiologique (solution de sel de cuisine à 0,9 %) ; l'incorporation de ce sérum peut se faire par lavements et par injections ou *infusions* sous-cutanées ou intra-veineuses. On pratique *l'injection sous-cutanée* à l'aide d'une seringue pourvue d'une fine aiguille qu'on enfonce dans le pannicule adipeux sous-cutané à la face externe de la cuisse. On peut injecter facilement 1000 gr. de sérum physiologique dont on facilite la résorption par le massage. Une résorption rapide du liquide peut être considérée comme un indice favorable, prouvant que la circulation est encore active ; au contraire, si les bosses dues à l'injection ne subissent pas une réduction de volume, le pronostic est mauvais. — *L'injection ou infusion intraveineuse* procure une réplétion beaucoup plus rapide du système vasculaire que l'infusion sous-cutanée et souvent elle est encore efficace alors que la sous-cutanée reste sans effet. Elle se pratique ordinairement dans la veine médiane, qu'il faut dénuder préalablement pour introduire la canule ; on n'en remarque l'effet qu'à partir de 500 gr., et souvent l'on doit injecter un litre et davantage avant que le pouls commence à devenir plus fort. Quand la perte de sang est énorme, l'injection de faibles quantités de sérum n'est suivie d'aucun effet quelconque.

N'oublions pas, enfin, l'apport de la chaleur, stimulant extrêmement important dans l'anémie grave par hémorragie. Appliquez des linges chauds sur la région précordiale, autour de la poitrine, sur l'abdomen et les membres inférieurs ; non seulement ils ont sur la malade un effet subjectif des plus bienfaisants, mais encore ils sont toujours très utiles en stimulant la circulation et la respiration.

L'inversion utérine est une complication grave, mais heureusement extrêmement rare de l'atonie. Le « fundus » se retourne, s'invagine en doigt de gant dans la cavité utérine et, refoulé à travers le col, il descend jusque dans le vagin et même au-devant de la vulve (prolapsus uteri inversi). L'organe est ainsi complètement retroussé, la muqueuse regarde en dehors, la séreuse forme un entonnoir où sont attirés les trompes et les ovaires ainsi que les ligaments larges et ronds.

Quand la rétraction est normale après la délivrance, les parois utérines sont trop épaisses pour permettre l'inversion, que même l'emploi de la violence est incapable de produire. Quand au contraire les parois sont atoniques, minces et relâchées, et la cavité utérine vaste, les conditions sont tout particulièrement favorables à l'inversion ; l'organe se laisse déprimer comme un sac mou. L'inversion débute habituellement à la région placentaire au niveau du «fundus» ou de l'un des angles tubaires ; il se constitue d'abord à cet endroit une dépression et, la partie inversée continuant à descendre en tirant après elle les parois utérines, l'inversion devient rapidement complète.

Tout cela peut se produire spontanément, uniquement sous la pression des muscles abdominaux, sans intervention quelconque du médecin ou de la sage-femme. Il est plus fréquent cependant que l'inversion soit provoquée artificiellement ; en cherchant à exprimer violemment le placenta de l'utérus atonique, la main enfonce en même temps le « fundus utérin qu'elle sent brusquement lui échapper sous les doigts : ou bien c'est une traction trop forte exercée sur le cordon alors que le placenta est encore partout adhérent, traction qui invagine l'utérus en attirant le fundus en bas ; si tel est le cas, le placenta reste adhérent sur l'utérus retourné (fig. 532). Quand l'inversion est spontanée, elle est souvent précédée de l'expulsion du placenta, et la surface placentaire de l'utérus inversé est mise à nu avec ses vaisseaux béants.

Le *shock* et l'*hémorragie* sont les principaux dangers de l'inversion utérine puerpérale. Le « shock » est la conséquence de l'irritation nerveuse intense qui accompagne nécessairement la violente dislocation de l'utérus, les tiraillements de son revêtement péritonéal et de ses ligaments. L'importance de l'hémorragie dépend du degré d'atonie de l'organe inversé. Si l'adhérence du placenta est encore solide sur toute son étendue, l'hémorragie peut faire totalement défaut malgré l'inversion.

Diagnostic de l'inversion récente. Quand on constate dans le vagin une grosse tumeur qui le remplit, il n'y a qu'à pratiquer une exploration bimanuelle soigneuse pour assurer facilement le diagnostic. On ne trouve pas l'utérus à l'endroit où la main externe devrait le rencontrer dans l'abdomen au-dessus de la symphyse, et en déprimant fortement les parois abdominales on sent l'entonnoir constitué par l'organe inversé. Au toucher le doigt arrive au fond du sillon formé par la jonction du corps utérin avec l'anneau cervical dans lequel il s'est invaginé. A défaut d'un examen soigneux et par idée préconçue on peut commettre de graves erreurs de diagnostic. C'est ainsi qu'on a pris l'utérus inversé pour la tête d'un jumeau et cherché à l'extraire par le forceps, ou bien l'ayant pris pour un polype on a tenté de le lier et de l'exciser. A côté de pareilles erreurs, il semble pardonnable de ne pas reconnaître aussitôt l'inversion quand le placenta est encore adhérent, et de l'augmenter en continuant à tirer sur l'utérus. Mais il est impardonnable de persévérer obstinément dans son faux diagnostic et d'arracher l'utérus en même temps que le placenta, accident qui s'est produit plus d'une fois.

Le traitement de l'inversion utérine puerpérale consiste à réduire l'organe retourné. Dans les premières heures après l'accident, vous réussirez en général facilement à refouler le corps utérin à travers le col encore vaste et extensible ; la réduction doit être précédée d'un lavage de l'organe à l'aide d'une solution désinfectante, puis le « fundus » doit être saisi dans une compresse de gaze ; si le placenta est encore adhérent, il faut le décoller avant de procéder à la réduction. S'il s'est écoulé déjà une demi-journée ou une journée entière depuis l'inversion, l'anneau cervical fortement contracté peut opposer une grande résistance à la réduction du corps utérin ; on est alors contraint de recourir au chloroforme pour supprimer avant tout l'action de la presse abdominale. Il vaut mieux commencer la réduction, non pas par le pôle inférieur de la tumeur procidente, mais par les parties les plus voisines de l'anneau cervical d'étranglement ; tassez ces parties par une vigoureuse com-

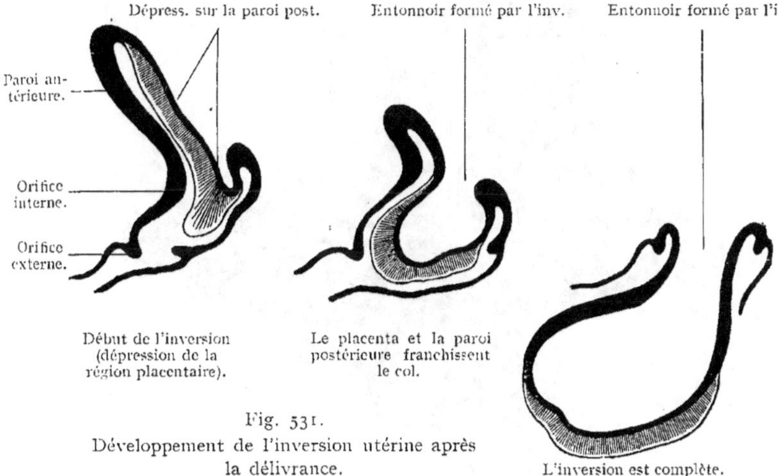

Fig. 531.
Développement de l'inversion utérine après la délivrance.

pression de la main et refoulez-les en premier lieu ; ensuite, une fois que le segment inférieur du corps utérin a repris sa position, le « fundus » se réduit en général tout d'un coup et spontanément.

Quand la réduction est suivie d'une bonne rétraction musculaire, il n'y a plus rien à faire. Si l'utérus est flasque et que l'hémorragie continue, on pratique le tamponnement.

Pour finir, encore quelques remarques sur les *hémorragies puerpérales tardives*. On entend par là des pertes de sang anormales qui ne surviennent que plus tard au cours du post-partum.

Qu'au premier ou deuxième jour du puerpérium, il sorte encore un grand caillot dont la forme est souvent un véritable moule de la cavité utérine, la chose n'a rien d'étonnant et ne nécessite aucun traitement. S'il persiste un fort écoulement de sang liquide et coagulé, la cause en est due ordinairement à la rétention de fragments du placenta. On ne constate parfois, des jours durant, que des pertes séro-sanguines profuses jusqu'à l'apparition soudaine d'une violente hémorragie. En pratiquant le toucher le doigt pénètre alors facilement, à travers le col resté très ouvert, jusque dans la cavité utérine où il sent, en général dans l'un des angles tubaires, le cotylédon imprégné de sang et souvent déjà en voie de décomposition. Même de petits débris placentaires peuvent donner lieu à la formation de grandes tumeurs, grâce au dépôt sur le noyau de tissu villeux de couches successives de fibrine, provenant du sang qui suinte continuellement. C'est ainsi que prennent naissance les *polypes placentaires et fibrineux* mentionnés plus haut (18e leçon).

Les débris placentaires doivent être enlevés pour arrêter l'hémorragie et prévenir la putréfaction qui surviendrait inévitablement tôt ou tard. Pour pratiquer cette ablation avec tous les ménagements possibles, opérez sous narcose et servez-vous du doigt qui n'a pas de peine à décoller le tissu friable, en vous aidant d'une contre-pression exercée depuis l'abdomen : l'emploi de la curette n'est pas sans danger à cause de la friabilité et de la mollesse extrêmes de l'utérus dans les premières semaines du post-partum. Il peut arriver, même à l'observateur exercé, que la curette passe dans le péritoine en déterminant de graves complications. De même il peut survenir, à la suite d'un curettage, de la fièvre, de la thrombophlébite et une pyémie, lorsque le raclage de l'instrument au

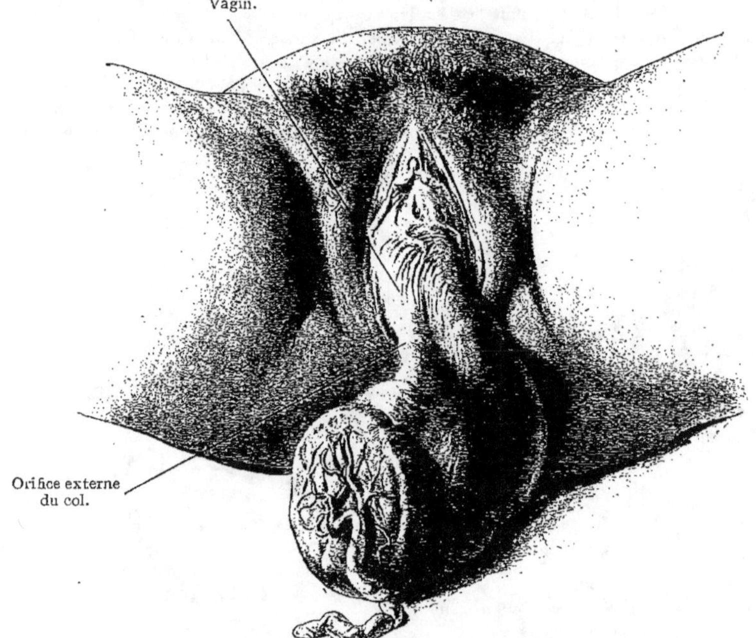

Fig. 532.
Prolapsus total de l'utérus et du vagin dans l'inversion.
Préparation de la clinique de Halle.

niveau de la région placentaire met à nu et infecte des sinus veineux thrombosés. Vous ferez bien, par conséquent, de renoncer complètement à la curette en vous contentant du curage digital.

Dans la variété la plus commune de l'hémorragie puerpérale tardive, les lochies sanguinolentes persistent jusque dans la troisième ou quatrième semaine, et les pertes de sang subissent une recrudescence chaque fois que la femme se donne du mouvement. Dans ce cas, on trouve presque toujours dans l'utérus, en général au niveau de la région placentaire, des débris de la caduque épaissis et infiltrés de sang. Ici aussi, si vous voulez procéder en toute sécurité, je vous recommande d'éviter d'abord la curette. On réussit souvent à mettre un terme à l'hémorragie par le repos au lit, les injections vaginales froides et l'administration de seigle ergoté. Si ces moyens échouaient, je vous conseillerais d'attendre pour procéder au curettage la fin de l'involution utérine, c'est-à-dire la cinquième ou la sixième semaine du puerpérium. L'intervention ne risque plus alors d'entraîner les fâcheux accidents précités.

XXVIme LEÇON

Eclampsie. Symptômes, marche, pathogénie. Pronostic. Thérapeutique.

Messieurs, appelés auprès d'une parturiente, vous la trouvez en proie à des convulsions. L'entourage réussit à peine à maintenir au lit la malade dont le corps, secoué comme par des décharges électriques, se dresse et se contorsionne dans tous les sens. Les convulsions toniques et cloniques se succèdent rapidement sans épargner aucun groupe musculaire ; tantôt les muscles de la nuque et du dos rejettent la tête en arrière et tendent la colonne vertébrale en arc de cercle (opisthotonos) ; tantôt ce sont les extrémités qui sont agitées de grands mouvements désordonnés, tantôt les masséters qui entrent en convulsions en faisant grincer les dents, ou les muscles respiratoires qui immobilisent le thorax en position d'inspiration jusqu'à l'apparition d'une forte cyanose ; les convulsions cessent enfin au milieu d'une profonde inspiration.

Au bout d'une minute, souvent moins, l'accès est passé ; la parturiente retombe épuisée, anéantie, ce qui vous permet de l'examiner soigneusement. Le visage est bouffi, les traits empâtés, les pupilles dilatées ad maximum durant l'accès sont maintenant rétrécies et ne réagissent plus. Une écume salivaire s'écoule de la bouche, les lèvres et la langue sont tuméfiées et souvent mordues jusqu'au sang. La malade ne réagit que lentement et paresseusement aux appels, frappée qu'elle est d'obnubilation mentale, et seul un gémissement trahit encore un reste de sensibilité au moment des douleurs. La respiration est légèrement accélérée, le pouls régulier mais dur et tendu, la température quelque peu élevée. La matrice n'offre pas d'anomalies, l'enfant est en présentation normale de l'occiput, la dilatation a déjà commencé. La femme semble vigoureuse et sa nutrition en excellent état ; le reste du corps n'offre rien de particulier, à part un léger œdème des mains et des malléoles.

L'anamnèse vous apprend que l'évolution de la grossesse a été bonne, mais que depuis quelques semaines on a remarqué de l'enflure des jambes et tout dernièrement aussi de l'œdème des mains et du visage, surtout des paupières. La veille, la malade s'est beaucoup plainte de céphalées occipitales et a eu des vomissements ; le jour même de la crise il s'y est ajouté des troubles de la vue, de l'éblouissement et du vertige ; le premier accès a débuté par des convulsions du visage et une grande agitation du corps pendant la douleur ; dès lors deux ou trois accès se sont succédé à une demi-heure d'intervalle.

Vous êtes là en présence d'un cas typique d'*éclampsie* puerpérale ; l'issue en est douteuse, la maladie peut disparaître aussi rapidement qu'elle est apparue, tout comme aussi elle peut entraîner la mort en peu de temps.

Si les choses vont mal, la torpeur du sensorium augmente et après quelques nouveaux accès la malade tombe dans un *coma* grave ; elle semble sous l'effet d'une narcose très profonde comme dans l'empoisonnement par la morphine ; insensible à toute excitation, elle est étendue sur le dos dans un relâchement musculaire complet. La température du corps s'élève considérablement, elle peut atteindre 40° et davantage et se maintenir continuellement à ce niveau. Le pouls, auparavant dur, devient petit, mou et fréquent ; la respiration, superficielle. Aux ronflements sonores succède graduellement un bruit de râles trachéens et la mort survient au milieu de symptômes d'hypostase et d'œdème pulmonaire. Le nombre des accès varie extrêmement, on en a compté jusqu'à 50 et davantage, mais, en général, il y en a beaucoup moins, et le coma grave terminé par la mort peut déjà se manifester à la suite d'un ou deux accès seulement. La durée de la maladie est aussi variable que le nombre des accès ; tantôt l'issue fatale survient déjà au bout de quelques heures, tantôt l'état comateux se prolonge encore plusieurs heures et même des jours après la délivrance, jusqu'à ce que finalement, en dépit des espérances conçues, l'affaiblissement du pouls et de la respiration annonce l'approche de la mort.

Si la situation s'améliore, les accès deviennent plus faibles et plus rares ; le coma disparaît ; l'excitabilité du système nerveux central commence à augmenter, ce qui se manifeste d'abord par la tranquillité du pouls et de la respiration, puis par la réapparition de la tonicité musculaire. Les réflexes reviennent petit à petit et la malade reprend connaissance très lentement, le rétablissement étant interrompu souvent par des heures de somnolence, de confusion des idées ou d'excitation maniaque ; mais elle a perdu complètement le souvenir de tout ce qui s'est passé à l'accouchement, depuis le premier accès jusqu'au réveil.

L'état de la sécrétion rénale joue un rôle important : la quantité d'urine émise diminue à vue d'œil à mesure que les symptômes s'aggravent ; sa teneur en albumine augmente rapidement. Au fort de la maladie, on ne peut souvent tirer de la vessie que quelques centimètres cubes d'un liquide trouble, brun-foncé, que la cuisson coagule complètement, comme du sérum. Dans certains cas rares, l'urine peut même contenir en abondance de l'hémoglobine. Au microscope on constate dans ce liquide la présence d'une grande quantité de cylindres granuleux et épithéliaux, et de non moins nombreux épithéliums rénaux en voie de dégénérescence graisseuse. Pour être bien au clair sur la nature des cylindres et des cellules, après dessiccation d'une goutte d'urine sur le porte-objet, colorez la préparation au bleu de méthylène. L'anurie plus ou moins complète dure jusqu'à la mort, sinon le retour de la sécrétion urinaire est le premier signe de la guérison. Les symptômes cérébraux disparaissent plus ou moins vite suivant la rapidité avec laquelle l'urine augmente de quantité et devient graduellement plus claire, moins dense et moins albumineuse ; et grâce à la mensuration exacte de la quantité d'urine émise, nous pouvons même constater que les rechutes, c'est-à-dire les périodes de recrudescence dans les troubles du sensorium, sont chaque fois précédées d'une diminution de la sécrétion urinaire.

Les troubles fonctionnels graves des reins peuvent apparaître en même temps que l'éclampsie, ces organes étant parfaitement sains jusqu'alors ; c'est-à-dire que jusqu'au début des premiers symptômes l'urine est abondante et ne contient pas d'albumine, et qu'elle revient à l'état normal peu de jours déjà après la fin de la maladie.

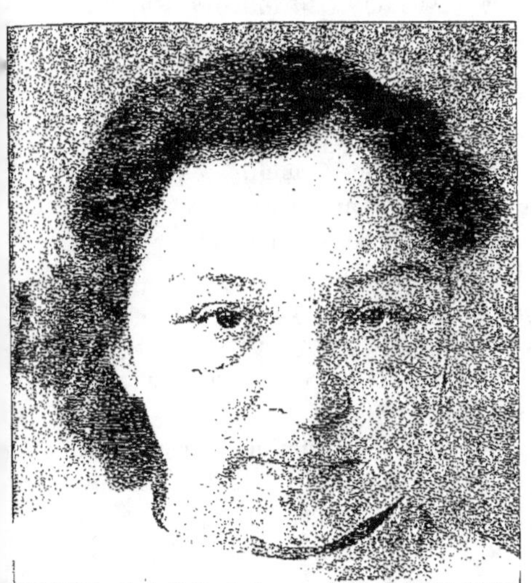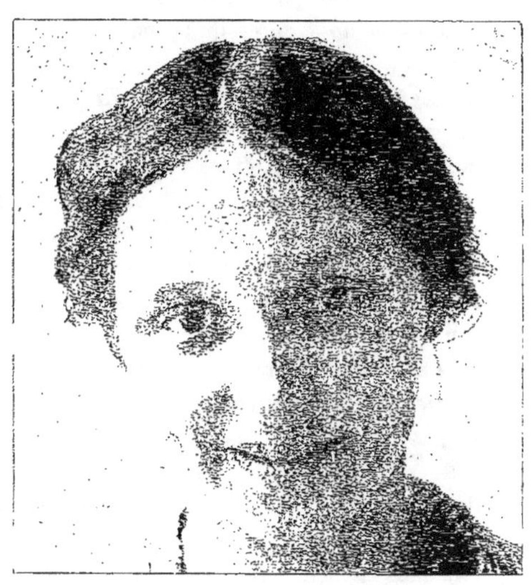

Fig. 532a.

Œdème du visage avant l'apparition de l'éclampsie.	La même personne 8 jours après disparition de l'éclampsie.

Il est plus fréquent que l'éclampsie soit précédée d'une néphropathie gravidique ou qu'il existe, avant la grossesse déjà, une néphrose parenchymateuse ; dans ce cas, l'albuminurie et les œdèmes apparus plusieurs mois ou semaines auparavant ont augmenté graduellement jusqu'au début du premier accès. Si tel est le cas, la restitution ad integrum est beaucoup plus lente, même après l'accouchement ; parfois même elle ne se produit pas, le taux de l'albumine tombe à un minimum, mais qui ne disparaît plus.

Bien que « l'éclampsie rénale », c'est-à-dire avec lésions prédominantes des reins, soit de beaucoup la plus fréquente, il existe cependant des cas d'éclampsie sans aucun trouble décelable de la fonction rénale. En pareil cas c'est généralement le foie qui est trouvé gravement malade. L'éclampsie hépatique se distingue cliniquement par l'apparition d'une coloration ictérique de la peau, par la présence de sang ou d'hémoglobine dans les urines, par une fièvre élevée, la précocité du coma et le petit nombre d'accès convulsifs

L'expérience clinique nous fournit encore les notions suivantes sur l'éclampsie : la maladie survient dans le tiers des cas environ pendant l'accouchement, mais exceptionnellement elle peut aussi éclater quelques heures et même quelques jours après la délivrance *(éclampsie puerpérale).* Le plus souvent, dans le 40 % des cas environ, les convulsions éclamptiques se manifestent déjà avant le début des douleurs, au cours des dernières semaines de la grossesse. L'accouchement peut alors se mettre en train et le fœtus être expulsé prématurément, mais il arrive aussi que l'accès soit passager et ne se répète pas à l'accouchement qui survient plus tard *(éclampsie intercurrente).* Une première attaque de la maladie n'entraîne pas nécessairement la récidive du mal au second accouchement ; cependant, dans le 10 % des cas environ, l'éclampsie a été observée dans deux accouchements successifs. Si l'éclampsie se renouvelle à l'accouchement après une crise au cours de la grossesse, on parle d'*éclampsie récidivante.* La primipare est atteinte beaucoup plus souvent (80 %) que la multipare. Cependant les cas constatés chez les grandes multipares et les parturientes âgées ne sont pas très rares. La grossesse gémellaire et la môle vésiculaire prédisposent à cette affection, mais non l'hydramnios. Les femmes vigoureuses et pléthoriques semblent y être plus sujettes que les femmes maigres dont la nutrition est mauvaise ; l'âge et la manière de vivre n'ont aucune influence. Une particularité frappante de l'éclampsie est l'apparition des cas par séries ; la maladie s'observe surtout dans les périodes d'humidité, au printemps et en automne, ainsi qu'en temps d'orage et lors de changements rapides de la température et de la pression atmosphérique ; un autre fait non moins surprenant, c'est la fréquence plus grande de l'affection dans les pays du nord et sa rareté relative dans ceux du midi ; ce phénomène est dû probablement aux différences de l'alimentation chez les Septentrionaux et les Méridionaux. L'état de la nutrition joue un grand rô e dans la pathogénie de l'éclampsie, preuve en soit les récentes expériences des années de guerre : la fréquence de cette affection a considérablement diminué avec la disparition de la suralimentation et du surcroît de travail qui en résulte pour les glandes qui président aux échanges nutritifs (foie, reins, etc.), et surtout par la réduction des albumines et des graisses dans la ration alimentaire.

Les lésions histologiques que l'on peut constater *à l'autopsie* de la femme morte d'éclampsie sont loin d'être en rapport avec les violents symptômes de la maladie.

Le cerveau est tantôt congestionné, tantôt anémié ; dans le dernier cas, nullement fréquent du reste, il peut exister aussi de l'œdème cérébral et de l'œdème de l'arachnoïde et de la pie-mère ; les circonvolutions sont alors aplaties. On aperçoit en général dans l'écorce et les régions centrales du cerveau des hématomes de la grosseur d'un grain de mil à celle d'une lentille, mais on constate rarement des foyers apoplectiques plus considérables.

Les reins et le foie sont constamment affectés ; les lésions de ces organes ne sont pas d'ordre inflammatoire, mais consistent en *processus de dégénérescence (tuméfac-*

tion trouble, dégénérescence graisseuse et nécrose des épithéliums glandulaires sécréteurs). Dans les reins ce sont les épithéliums des tubuli contorti qui sont intéressés, dans le foie ceux des lobules hépatiques. Outre la dégénération cellulaire et la nécrose, on observe encore dans le foie des hémorragies à la périphérie des lobules, et la formation de thrombus dans les ramifications inter et intralobulaires de la veine porte *(Schmorl).* L'étendue de ces altérations, tant rénales qu'hépatiques, est très variable ; aussi l'aspect macroscopique de ces organes diffère-t-il suivant les cas. Tantôt la dégénération de l'épithélium ne peut être démontrée qu'au microscope, tantôt elle est facilement reconnaissable à l'œil nu sous forme d'un dessin tacheté. Chez l'enfant également on a observé dernièrement des lésions du foie et des reins, analogues à celles de la mère. Par contre, le placenta des éclamptiques ne présente pas d'altérations caractéristiques.

Dans le *cœur* aussi, on rencontre assez souvent de la dégénérescence graisseuse et de la nécrose des fibres musculaires ; en outre, il se forme de multiples thrombus dans les vaisseaux cardiaques comme dans ceux des poumons.

Les autres constatations, telles que les processus inflammatoires des poumons, les embolies de cellules hépatiques et placentaires, l'embolie graisseuse, les hémorragies des séreuses, etc., sont toutes inconstantes, secondaires et nullement pathognomoniques. Au contraire, de l'avis de *Lubarsch* et *Schmorl* qui ont fait de l'anatomie pathologique de l'éclampsie l'objet d'une étude spéciale, les processus dégénératifs des reins, les nécroses hépatiques, anémiques et hémorragiques, les extravasats sanguins et les foyers de ramollissement du cerveau et du myocarde, enfin les thromboses multiples constituent tout autant de lésions constatables à l'autopsie, typiques et caractéristiques de l'éclampsie puerpérale.

Ces lésions cadavériques nous suggèrent qu'il doit y avoir une intoxication à la base de l'éclampsie. C'est sur cette notion pathogénique que sont fondées la plupart des hypothèses, anciennes et récentes, concernant *l'étiologie et l'essence des convulsions puerpérales.*

Le plus ancien fait connu est la coïncidence des troubles rénaux et de l'albuminurie avec l'éclampsie (*Lever* 1843) ; c'est pourquoi il est parfaitement compréhensible que l'on ait d'abord cherché sinon à identifier l'urémie et l'éclampsie, du moins à les classer dans la même catégorie morbide. *Frerichs* attribua la cause de ces deux maladies à la destruction de l'urée retenue dans le sang et se transformant en carbonate d'ammoniaque. Injectée dans le sang d'un animal, cette substance provoque des convulsions, et chez la femme aussi la cause des convulsions éclamptiques et urémiques serait une « *ammoniémie* ». Mais on n'a pas réussi à démontrer dans le sang des femmes éclamptiques la présence d'ammoniaque en quantité suffisante pour justifier cette hypothèse ; l'étiologie de cette affection n'est certainement pas aussi simple.

En opposition à la théorie de *Frerichs* échafaudée sur les modifications du chimisme sanguin, l'hypothèse de *Traube* et *Rosenstein* ramena la cause de l'éclampsie à des troubles mécaniques de la circulation. *Traube* expliquait l'accès d'urémie par *l'œdème cérébral*, dont l'apparition au cours des néphrites et du brightisme serait favorisée par l'hydrémie du sang et l'hypertrophie concomitante du ventricule gauche. L'œdème produirait par la compression des vaisseaux de l'anémie cérébrale, laquelle à son tour provoquerait les convulsions. *Rosenstein* appliqua à l'éclampsie, à qui elle semblait convenir parfaitement, l'interprétation donnée par Traube des convulsions urémiques. Le sang de la femme enceinte passait généralement pour hydrémique et l'élévation de pression existant réellement dans le système artériel durant les douleurs devait, dans l'esprit de l'auteur, produire en dernière ligne l'œdème. Cette théorie est basée sur des prémisses absolument fausses : il ne suffit pas d'une élévation de la pression artérielle pour faire de l'œdème, l'œdème cérébral à lui seul n'entraîne pas d'anémie cérébrale, et la plupart des éclamptiques sont plutôt pléthoriques qu'hydrémiques, etc., d'où l'abandon actuel et général de cette hypothèse.

Spiegelberg ensuite se fit l'apôtre d'une nouvelle conception expliquant l'éclampsie par un *spasme des vaisseaux rénaux*, provoqué par un réflexe à point de départ utérin. Le spasme·vasculaire amènerait l'inhibition partielle ou totale de la sécrétion urinaire ; d'où rétention dans le sang des substances destinées à l'excrétion, rétention suivie d'intoxication et de convulsions. On a invoqué aussi des facteurs d'ordre mécanique pour expliquer les troubles de la fonction rénale. C'est ainsi qu'*Halbertsma* a inculpé la pression de l'utérus sur les uretères et *Braak* attira l'attention sur l'élévation de la tension intrarénale, qu'une faible augmentation de la pression dans les uretères suffirait déjà à produire ; il en résulterait un ralentissement du courant sanguin dans la veine rénale, et de la stase rénale qui à son tour compromettrait gravement la fonction du parenchyme. La compression de l'uretère à la fin de la gravidité et pendant l'accouchement expliquerait la fréquence de l'éclampsie précisément à cette époque. L'action favorable de l'évacuation de l'utérus plaiderait aussi en faveur de cette théorie.

Dans les dernières années, l'ancienne théorie de l'intoxication urinaire est réapparue sous une forme plus moderne. D'après *Bouchard*, l'urémie serait une *autointoxication* causée par la rétention dans le sang d'éléments urinaires et l'éclampsie serait une sorte d'urémie. A part le terme d'autointoxication la nouveauté de la théorie de *Bouchard* résidait dans la tentative de prouver l'intoxication urinaire par l'expérimentation. La méthode qui a servi à ses recherches consiste à pratiquer sur des animaux l'injection intra-veineuse d'urine humaine. De la quantité d'urine qu'il faut injecter pour produire des symptômes d'empoisonnement et la mort des animaux, on conclut au degré de sa toxicité. Les observations de *Bouchard* et de ses élèves *Rivière, Laulanié, Chamberlent,* etc., semblèrent démontrer que la femme enceinte, en général, manifeste une tendance à la rétention des toxines, car ils trouvèrent son urine moins toxique que celle de la femme non-enceinte ; en outre, il parut résulter de leurs expériences que durant l'éclampsie, l'excrétion par l'urine des toxines formées dans l'organisme était empêchée, car l'urine des éclamptiques se montra moins toxique encore que celle des femmes enceintes normales. Les résultats obtenus avec le sérum sanguin d'éclamptiques furent précisément l'inverse des précédents fournis par l'urine ; le degré de toxicité constaté sembla beaucoup plus élevé que celui du sérum normal. *Ludwig* et *Savor* purent confirmer ces résultats en général ; ils apportèrent même une nouvelle preuve à l'appui de la théorie d'autointoxication, avec l'observation que l'urine émise à l'issue de l'éclampsie présen-

tait un degré de toxicité particulièrement élevé. *Volhard* arriva au même résultat, sans que
ses expériences réussissent d'ailleurs à démontrer ni la réduction de la toxicité urinaire
chez les femmes enceintes ou éclamptiques, ni l'exagération de la toxicité du sérum
sanguin chez ces dernières. Tous ces résultats d'injections d'urine et de sérum, qui sem-
blaient prouver la diminution des toxines éliminées avant et pendant l'éclampsie et
leur augmentation dans l'urine des femmes convalescentes, ont été bouleversés par de
nouvelles expériences démontrant que la toxicité de l'urine dépend essentiellement de
sa concentration ; l'effet est d'autant plus prononcé que l'urine injectée est plus concentrée et son poids spécifique plus élevé. Mais cette toxicité ne saurait être attribuée
à des toxines, elle provient de ce que l'urine, en qualité de solution salée allotonique,
possède une action destructive sur les globules rouges sanguins et nocive sur les tissus,
action d'autant plus marquée que l'urine est plus concentrée. Si, en tenant compte de
cette concentration, on dilue les urines pour leur donner le même poids spécifique,
il n'y a plus de différences après l'injection ; leur toxicité se montre également faible
ou également forte, que les femmes soient non enceintes, enceintes ou éclamptiques.
Quant au sérum de ces dernières, les recherches de *Schumacher* furent pareillement
négatives, il n'y a pas plus constaté d'augmentation de toxicité qu'une diminution de celle-
ci dans leurs urines. De même le sang des éclamptiques n'a pas d'action toxique,
témoin les récentes transfusions de sang éclamptique qui n'ont été suivies d'aucun
symptôme pathologique, malgré l'importance du volume transfusé.

A une époque où l'on cherche une origine bactérienne à toute maladie, il serait
étonnant qu'on n'ait pas songé à cette sorte d'étiologie pour l'éclampsie. Mais le bacille
de l'éclampsie découvert plusieurs fois s'est révélé microbe inoffensif, tel qu'on en trouve
sur tout cadavre.

Enfin on a tenté d'éclaircir l'étiologie de l'éclampsie à l'aide des nouvelles méthodes
de recherches biologiques ; mais ces recherches nouvelles ont également conduit à des
théories pathogéniques très différentes les unes des autres. Par ses expériences faites
sur des animaux avec le concours de *R. Scholten, J. Veit* croit démontrer l'action toxique
des éléments syncytiaux charriés en excès du placenta dans les voies sanguines maternelles. Pour *Ascoli* le processus est encore plus compliqué ; il admet la constitution
d'anticorps *(syncytiolysines)* dirigés contre les éléments syncytiaux qui passent dans
le sang ; or ces anticorps formés en excès pour lutter contre l'invasion anormale des
éléments précités, seraient les véritables agents de l'intoxication. *Weichardt*, en se basant
également sur l'expérimentation, dénie toute puissance toxique aux éléments placentaires aussi bien qu'à la syncytiolysine ; il admet bien la formation constante dans
l'organisme d'une syncytiolysine succédant au transport des cellules syncytiales ;
mais d'après lui, cette substance ne ferait que dissoudre les éléments syncytiaux en
mettant ainsi en liberté l'agent toxique, la *syncytiotoxine*. Ordinairement cette dernière
serait alors neutralisée par des anticorps formés en quantité adéquate. Si, par contre,
cette neutralisation faisait défaut (pour des motifs encore inconnus), il s'ensuivrait
l'intoxication de l'organisme et l'éclampsie. *Hofbauer*, à la suite de ses récentes
recherches sur l'étiologie de l'éclampsie, remet en évidence le rôle essentiel du *placenta,*

véritable foyer d'origine de la maladie. L'organisation du placenta humain diffère du type représenté chez tous les autres mammifères, en ce sens que les villosités plongent directement dans les voies sanguines de la mère, favorisant ainsi le charriage de *ferments placentaires* dans la circulation maternelle, d'où l'origine des phénomènes antitoxiques qui sous forme de l'éclampsie ne sont observés que chez la femme uniquement. Les ferments placentaires arrivent au foie dont on connaît bien le pouvoir d'absorption pour les ferments anormaux en circulation dans le sang, et y donnent lieu à des processus de nécrose, à une autolyse intravitale du tissu hépatique, autolyse qui serait la source de l'intoxication de l'organisme. Mais *Lichtenstein* démolit la théorie placentaire de l'éclampsie, il la tient pour non démontrée et insoutenable dans sa forme actuelle.

Vous le voyez, messieurs, nous possédons un grand nombre d'hypothèses pour expliquer l'éclampsie, mais bien peu de faits certains. Voici quelle est à mon sens *la pathogénie la plus probable: l'éclampsie est due à une intoxication produite par des substances formées dans l'organisme lui-même sous l'influence des échanges nutritifs du fœtus et nocives pour le foie et les reins ; ces substances, au lieu de quitter le corps avec l'urine, y sont maintenues en rétention par suite de l'insuffisance ou de la suppression totale de la fonction rénale.* Cette explication s'appuie non seulement sur les lésions constatées à l'autopsie, mais encore et surtout sur le fait que tous les symptômes de la maladie disparaissent à vue d'œil dès que l'urine redevient claire et abondante. De même le tableau clinique de l'éclampsie rappelle celui d'une intoxication plus que toute autre chose. Les malades offrent l'aspect de personnes empoisonnées, les symptômes surviennent rapidement et peuvent disparaître tout aussi vite ; même après l'éclampsie la plus grave, la guérison la plus absolue peut avoir lieu en quarante-huit heures. Cela n'est possible qu'en admettant pour cause des convulsions et du coma l'existence de troubles fonctionnels des centres nerveux, tels qu'en produisent le plus souvent poisons et toxines. Les toxines attaquent-elles directement les cellules des centres nerveux ? ou bien par l'intermédiaire des vasomoteurs provoquent-elles soit une élévation générale de la pression dans le cerveau, soit des spasmes vasculaires isolés sur quelques points de son territoire ? Nous n'en savons encore rien. Un fait certain, c'est que les éclamptiques ont une pression artérielle élevée qui s'exagère encore à la veille des accès convulsifs ; et l'abaissement de cette pression agit favorablement aussi bien sur les convulsions que sur le coma, comme les succès de la saignée le démontrent.

Quant à la nature de l'agent toxique en question, elle nous est inconnue. Nous ignorons de même où ces toxines prennent naissance ; est-ce dans l'économie fœtale, le placenta ? Ou serait-ce dans les grandes glandes abdominales de la mère, surchargées et rendues insuffisantes par les déchets normaux des échanges nutritifs du fœtus ? Nous avons déjà dit que le carbonate d'ammoniaque n'entre pas en ligne de compte. *Bouchard* a distingué dans l'urine diverses substances toxiques provoquant des convulsions, du coma et des paralysies, etc. ; pour *Ludwig* et *Savor* le poison de l'éclampsie est représenté par l'acide carbamique, produit de l'oxydation incomplète de l'urée ; pour *Massin* cette toxine est constituée par des leucomaïnes. D'après ses recherches dans le sang et l'urine de femmes éclamptiques, *Zweifel* arrive à la conclusion que la cause des convulsions et de toute la maladie est due à *l'acide lactique musculaire ;* il en a constaté la présence constante et parfois en grande abondance dans le sang et l'urine de ces malades ; la formation de cet acide résulterait d'une oxydation insuffisante des albumines. Récemment, frappés par la constatation régulière de nombreuses thromboses à l'autopsie, certains auteurs *(Schmorl, Volhard, Fehling, Dienst)* ont pensé à l'existence d'une substance coagulante dans le sang, d'une toxine formée probablement par le fœtus, et voici les arguments qu'ils avancent à l'appui de leur hypothèse : 1° les convulsions ne s'observent pas avant que le fœtus ait acquis un certain développement (elles sont extrêmement rares avant le cinquième mois), 2° l'éclampsie est plus fréquente dans les cas de gémellité que dans la grossesse simple, enfin 3° la mort du fœtus exerce souvent, et son expulsion à l'accouchement presque toujours, une influence très heureuse sur l'éclampsie. Le fœtus possède des échanges nutritifs extrêmement actifs, le développement rapide de ses tissus fournit certainement d'abondants produits de déchet, scories que les grosses glandes maternelles sont chargées de transformer et d'éliminer ; ces scories peuvent intoxiquer l'organisme de la femme dès que leur transformation et leur élimination subissent une interruption.

D'après *Hofbauer,* les lésions du foie, dont l'effet est favorisé par la diminution de l'alcalinité et de la teneur en calcium du sang chez la femme enceinte, provoquent une action exagérée des *hormones* vasoconstrictrices du système hypophyse-surrénales ; il en résulterait les spasmes artériels dans le cerveau avec les convulsions, et les spasmes des artères rénales avec l'oligurie, la rétention des chlorures et l'albuminurie. D'après *Zangenmeister* c'est *l'eau* qu'il faut considérer comme le poison de l'éclampsie, si longtemps cherché : pour des raisons inconnues, les femmes enceintes seraient prédisposées aux lésions des capillaires, qui à leur tour favoriseraient le passage de l'eau ou sérum dans les tissus et ses conséquences : l'œdème cérébral avec augmentation de la pression dans le cerveau et l'anémie de l'écorce cérébrale. La tension de la dure-mère déclancherait les céphalées et les vomissements ; l'anémie de l'écorce cérébrale provoquerait dans les centres optiques les troubles de la vue pré-éclamptiques et dans les sphères motrices les convulsions. Ce serait là un retour à l'ancienne théorie de *Traube-Rosenstein.*

A côté du syndrome habituel avec prédominance des symptômes rénaux, il existe aussi des cas d'éclampsie où la fonction rénale est normale en apparence et où les lésions hépatiques sont au premier plan ; il faut donc admettre, soit que les toxines dues aux troubles des échanges nutritifs chez le fœtus ne sont pas toujours de même nature, certaines d'entre elles laissant les reins intacts tout en étant nocives pour le foie soit que la sensibilité du foie et des reins aux toxines soit variable et inégale suivant les cas.

Diagnostic de l'éclampsie.

Ce diagnostic ne présente, pour ainsi dire, jamais de difficultés sérieuses. Bien que l'accès de convulsions, pris isolément, ressemble à celui de l'épilepsie, l'anamnèse et l'évolution clinique vous permettront toujours de distinguer entre l'éclampsie et l'épilepsie, dont les accès sont extrêmement rares chez les parturientes. De même, les convulsions hystériques sont fort rares au cours de la gravidité et de l'accouchement, elles diffèrent d'ailleurs des convulsions éclamptiques par les caractères et l'évolution. Le coma éclamptique peut être confondu avec une intoxication grave (alcool, opium, morphine) ; l'apoplexie aussi survenant au cours de l'accouchement peut produire un syndrome analogue, mais la présence simultanée des paralysies assurera en général le diagnostic.

Pronostic.

Le pronostic est très grave, car la mortalité maternelle est d'environ 20 %, à défaut d'un traitement convenable, et la mortalité fœtale atteint même le 50 %. L'accouchement rapide permet une diminution considérable de la mortalité maternelle. Si l'on réussit déjà à délivrer la femme après le premier accès, la mortalité peut être réduite à 5 à 10 % ; depuis quelque temps, on a réussi également à abaisser la mortalité à ce même niveau, au moyen de saignées associées à l'emploi des narcotiques *(Stroga-noff, Zweifel)*. Dans un cas donné, le pronostic est déterminé par la gravité des symptômes d'intoxication, qui est en général directement proportionnelle au trouble fonctionnel des reins et du foie. L'éclampsie rénale donne un meilleur pronostic que l'éclampsie hépatique. Les éléments d'un pronostic défavorable sont : la violence et la longue durée des accès, la profondeur du coma et son apparition précoce (c'est-à-dire à la suite des premiers accès déjà), l'anurie complète, l'ictère, l'hémoglobinurie, l'augmentation de la pression artérielle et la fièvre forte continue dans le coma. Le pronostic est tout à fait mauvais lorsque le pouls, vigoureux et plein au début, devient petit, mou et très fréquent, et quand apparaissent les premiers signes de l'œdème pulmonaire. Même la terminaison de l'accouchement est alors incapable d'empêcher l'issue fatale, quoique en général elle exerce une influence nettement favorable sur la maladie. En corrélation avec ce fait, les convulsions qui ne surviennent qu'au dernier moment de l'expulsion sont moins dangereuses que celles qui apparaissent dès le début de l'accouchement ou déjà pendant la grossesse. Mais il arrive aussi que l'éclampsie gravidique guérisse sans entraîner l'accouchement, tandis que l'éclampsie du post-partum (l'accouchement évoluant sans aucun accès de convulsions qui n'apparaissent que dans le post-partum) prend souvent une mauvaise tournure. *Quoi qu'il en soit, l'émission abondante des urines est toujours le prodrome de la guérison.*

Traitement.

Par suite de notre connaissance insuffisante de l'étiologie, le traitement de l'éclampsie reste, pour le moment, essentiellement empirique et symptomatique : on combat les convulsions, on cherche à décharger les reins, à désintoxiquer l'organisme et l'on vise avant tout à terminer rapidement l'accouchement, pour supprimer l'action des douleurs qui provoquent les convulsions, et débarrasser l'organisme maternel de la source de l'intoxication, soit de l'enfant et du placenta.

La première indication, la répression des accès convulsifs, s'obtient par l'administration de narcotiques. La morphine, l'hydrate de chloral et le chloroforme sont les principaux moyens employés et chacun d'eux a ses partisans. La morphine surtout jouit dans l'éclampsie d'une excellente réputation, et son usage, chaudement recommandé par *G. Veit*, a pris une large extension. Le traitement à la morphine est certainement plus simple et plus commode que les autres méthodes, pour le médecin comme pour la malade ; vous en obtiendrez assez souvent de bons résultats, pourvu que vous l'appliquiez peu de temps après le début des convulsions, alors que le pouls est encore plein et vigoureux et le sensorium intact ou peu atteint ; encore faut-il pour cela que la morphine soit administrée à haute dose, conformément aux prescriptions de Veit, c'est-à-dire à la dose de 0,02 à 0,03 gr. en injection sous-cutanée, répétée plusieurs fois. Par contre, lorsque le coma existe déjà et que le pouls devient petit et fréquent, la morphine n'offre plus d'avantages ; bien au contraire, elle ne peut alors que hâter l'issue fatale en ajoutant au poison de l'éclampsie un second poison dont l'action sur le cœur est délétère. Vous ferez donc bien d'individualiser soigneusement les cas, en n'administrant pas la morphine par routine à toutes les femmes éclamptiques indifféremment.

On se sert aussi du *chloroforme en inhalations* pour couper l'accès d'éclampsie : il faut pour cela surveiller étroitement la malade et donner le chloroforme dès les premiers signes précurseurs de l'accès, aussitôt qu'apparaissent l'agitation, la dilatation des pupilles et les contractions ou secousses fibrillaires des muscles de la face. De cette façon, la narcose chloroformique intermittente peut être employée des heures entières, jusqu'à ce qu'on puisse terminer l'accouchement. Mais cette méthode est fatigante et n'est guère plus efficace que la morphine. C'est pourquoi l'emploi du chloroforme dans l'éclampsie est indiqué surtout pour endormir profondément la patiente, au moment de pratiquer l'opération destinée à extraire l'enfant.

Le chloroforme peut être remplacé par *l'hydrate de chloral*, administré en lavements et recommandé aussi en combinaison avec le chloroforme (*von Winckel*) ou avec de petites doses de morphine.

La narcose lombaire s'est montrée inefficace, de même que la ponction lombaire suivie de l'évacuation d'une certaine quantité de liquide cérébro-spinal. Quelques auteurs (*Vassale*, etc.) ont publié certains résultats obtenus avec la *parathyroïdine* (extrait des glandules parathyroïdes) qui aurait un effet calmant sur les convulsions ; d'après ces auteurs, la cause de l'éclampsie pourrait bien n'être que l'insuffisance des glandules parathyroïdes, mais ces résultats n'ont pas été confirmés.

Pour satisfaire à la deuxième indication (décharger les reins) et à la troisième (désintoxiquer l'organisme), on a cherché à exciter énergiquement l'activité vicariante des glandes cutanées. Au moyen des *enveloppements chauds (Jaquet)*, des *bains* et *maillots chauds*, on obtient facilement une sudation profuse dont l'influence est souvent heureuse sur l'état de la malade. Cependant, il m'a semblé parfois que la sudation rendait les convulsions plus intenses, le coma rapidement plus profond et qu'elle faisait apparaître la fièvre. Il n'est pas sûr que le poison supposé de l'éclampsie quitte le corps avec la sueur, et il se pourrait aussi que la sudation, loin d'entraîner une désintoxication, produise, au contraire, la concentration du poison dans les humeurs de l'organisme. *Wyder* redoute que les bains et maillots chauds de *Breus* ne favorisent l'apoplexie cérébrale, à laquelle l'éclampsie prédispose déjà ; comme lui, je suis d'avis de réserver les applications énergiques de l'hydrothérapie surtout aux troubles rénaux de la grossesse ; mais après l'apparition des convulsions, je conseillerais la prudence dans l'emploi des bains et maillots chauds.

Il est préférable de ne pas administrer de remèdes sudorifiques ni à l'intérieur ni en injections sous-cutanées ; la pilocarpine, le plus puissant d'entre eux, peut mettre directement la vie en danger, parce que, à part la sudation, elle excite aussi la sécrétion des bronches en favorisant ainsi l'apparition de l'œdème pulmonaire.

De même, *l'injection sous-cutanée d'une abondante quantité de solution salée physiologique* n'a pas donné de résultats essentiels et semblerait même directement nuisible chez les femmes présentant de l'œdème, bien qu'on ait attribué à l'infusion sous-cutanée le pouvoir de diminuer la concentration des toxines et d'améliorer la fonction des reins. *Zweifel*, à la suite de recherches personnelles, considère l'éclampsie comme une intoxication par des produits intermédiaires acides des échanges nutritifs, comme une intoxication acide par vice de la désassimilation ; c'est pourquoi il recommande l'adjonction de bicarbonate de soude dans les injections sous-cutanées et l'administration à l'intérieur de sels alcalins d'acides organiques (citrate de soude, etc.), en s'aidant de la sonde œsophagienne, s'il est nécessaire.

Edebohls a proposé la *décapsulation des reins*, dans le but de supprimer la compression des tissus et la stase veineuse que l'on rencontre dans les reins des éclamptiques en y rétablissant une circulation sanguine normale ; mais les expériences faites jusqu'à présent sont insuffisantes pour apprécier la valeur de cette intervention. Il n'est pas facile de fixer le moment propice à cette opération qui est loin d'être insignifiante ; on hésitera à la pratiquer trop tôt, et, en attendant trop longtemps, on risque d'être devancé par la formation des nécroses contre lesquelles la décapsulation reste impuissante.

Parmi tous les traitements de l'éclampsie, c'est la saignée qui, pour le moment, mérite le plus de confiance, mais une saignée vigoureuse d'environ 500 à 1.000 cm³. Son influence favorable repose sur l'abaissement de la pression artérielle et par là également de la pression cérébrale. Si la femme est pléthorique, le pouls tendu et la cyanose forte, l'indication de la saignée est d'autant plus formelle. Même si la femme est faible, *la saignée exerce presque toujours une action favorable ; il n'est pas rare qu'elle supprime définitivement les accès et le coma.* Pour obtenir l'abondante quantité de sang qui est nécessaire, il faut dénuder une des veines brachiales superficielles. Après application de la bande élastique on incise la peau au-dessus de la veine la plus proéminente et dégage cette veine dans le tissu adipeux sous-cutané sur un trajet de 2 centimètres. Après la pose d'une ligature du côté central, la veine est incisée et l'on fait exécuter des mouvements de la main pour faciliter l'écoulement quand il y a stagnation du sang. Aussi longtemps qu'il n'existe pas de coma profond on a tout avantage à associer à la saignée l'administration de morphine et de chloral en doses moyennes. Cette méthode qui convient si bien au praticien a été perfectionnée *par Stroganoff* et employée avec les meilleurs succès (1,3 % de mortalité sur 225 cas) : On commence par une légère narcose chloroformique, puis on fait une injection sous-cutanée de 0,015 gr. de morphine ; une heure après on donne 2 grammes d'hydrate de chloral en lavement et l'on continue ensuite l'administration alternante de morphine et de chloral, à intervalles de plusieurs heures. Saignée si la pression artérielle est élevée. Suppression sévère de toutes les excitations extérieures (pas de bruits, obscurité dans la chambre). Cathétérisme pendant la narcose. Thermophore sur la région des reins. Délivrance rapide, mais pas d'accouchement forcé.

Quelquefois le coma éclamptique s'accompagne encore d'une intoxication par l'acide carbonique, grâce à la respiration superficielle et à l'obstruction partielle des voies repiratoires par des mucosités ; dans ce cas, la *respiration artificielle*, l'enlèvement des mucosités, le massage du cœur et des poumons produiront en peu de temps une amélioration frappante. L'amélioration des processus d'oxydation de l'organisme,

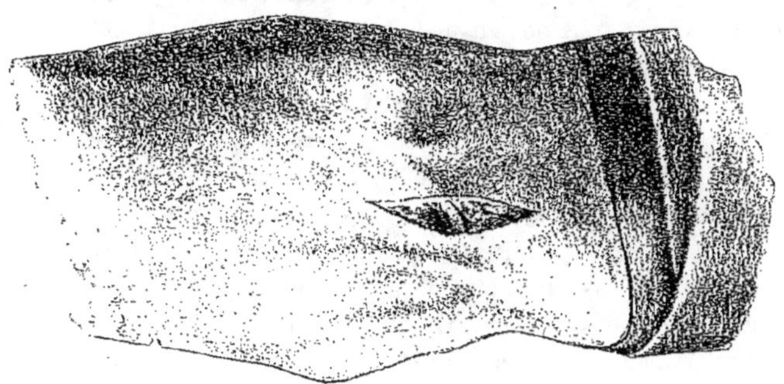

Fig. 532 b.
Mise à nu de la veine médiane pour la saignée.

processus réduits par l'éclampsie, joue peut-être un rôle dans les succès de la respiration artificielle. *En tout cas lorsque le coma s'aggrave, la respiration artificielle doit être poursuivie, énergiquement et avec intervalles de suspension, pendant des heures entières ; c'est là une indication urgente,* car on peut encore sauver ainsi des malades qui paraissent absolument perdues.

A côté de la saignée, des narcotiques et de la respiration artificielle, l'indication principale du traitement de l'éclampsie consiste à évacuer l'utérus le plus rapidement possible. C'est le moyen le plus sûr (et là-dessus tous les observateurs sont d'accord) de mettre un terme aux convulsions et d'amener la guérison. Dans les cas légers, les convulsions disparaissent complètement après la délivrance ; et même, lorsque le coma est déjà profond, la guérison survient souvent sinon toujours, si l'on réussit à évacuer l'utérus, pendant que le pouls est encore bon. Si la délivrance immédiate est impraticable pour des motifs étrangers à l'état de la malade, il est indiqué tout au moins d'opérer la *rupture artificielle de la poche des eaux,* parce que l'écoulement du liquide amniotique et la réduction du volume de l'utérus ont également une heureuse influence sur la marche de l'éclampsie.

Quand la dilatation est assez avancée, l'indication de terminer rapidement l'accouchement est facile à remplir. Suivant les cas, vous recourrez au *forceps* ou vous pratiquerez la *version* sur le pied suivie immédiatement de l'extraction. La chose est plus difficile quand l'orifice externe est encore étroit ou que le canal cervical n'est que partiellement effacé. Dans ces conditions, la dilatation artificielle du col doit précéder l'opération destinée à extraire l'enfant. Cette dilatation se fait à l'aide de *ballons de caoutchouc* et de *dilatateurs*. En cas d'urgence, à défaut de ces instruments, vous pouvez aussi recourir à la dilatation manuelle : la femme étant endormie, introduisez un, puis deux doigts dans le col, crevez la poche des eaux et pratiquez la version combinée sur un pied (Braxton-Hicks). Le siège abaissé dilate si fortement les parties que, dans la règle, l'accouchement peut être achevé par l'extraction au bout d'une heure. Il est inutile de trop s'inquiéter de l'enfant, que l'éclampsie met toujours en grand danger quoi qu'on fasse ; il s'agit avant tout de sauver la mère.

L'évacuation par *l'opération césarienne* doit être envisagée sérieusement lorsque les convulsions apparaissent dans la grossesse, ou tout au début de l'accouchement alors que les parties molles ne présentent encore aucun signe de travail, lorsque par exemple chez une primipare l'orifice externe est encore complètement fermé et le col intact sur toute sa longueur. Si l'état général est bon et qu'il n'y ait pas de troubles du sensorium, vous pouvez encore faire un essai de la saignée et de la morphine et du chloral. Il se peut ainsi que les convulsions deviennent plus rares, cessent et que la grossesse poursuive normalement son cours. Ou bien le travail se met en train et, si vous pratiquez la rupture artificielle des membranes, il fait bientôt de tels progrès que la délivrance artificielle peut être opérée en peu de temps. Si la morphine et la saignée restent sans effet, que les convulsions se succèdent rapidement en s'accompagnant de coma, sans qu'il soit possible jusque-là d'évacuer l'utérus par les procédés habituels, la « césarienne vaginale » constitue alors chez la multipare le meilleur moyen de se créer un accès jusqu'à l'enfant et de l'extraire par les voies naturelles. Si les parties molles sont étroites et le col difficilement accessible chez la primipare, l'hystérotomie vaginale peut alors offrir de sérieuses difficultés et l'extraction du fœtus peut entraîner de vastes déchirures du vagin et du périnée, que même de profondes incisions ne réussissent pas à prévenir. Dans ces conditions la *césarienne abdominale* doit remplacer l'hystérotomie vaginale et la délivrance par les voies naturelles. Si le pouls et l'état général sont encore bons au moment de l'opération, cette méthode offre, comme je l'ai souvent vu, les meilleures chances de guérison. Au contraire, en présence d'une femme déjà moribonde, dont les reins sont atteints de lésions graves, le foie parsemé de foyers de nécrose ou le cerveau de foyers d'apoplexie, il ne faut pas s'attendre à ce que l'extraction de l'enfant opère un miracle.

Enfin n'oublions pas le *traitement prophylactique*, important ; on y recourt quand la néphrite fait des progrès durant la grossesse, lorsque l'urine devient rare et fortement albumineuse, et que simultanément l'œdème apparaît au visage et aux extrémités. Dans ce cas, on cherchera d'abord à décharger les reins par *le repos au lit, la diète végétarienne pure avec exclusion autant que possible des graisses et des albumines*, les bains et maillots chauds ; on se préoccupera aussi d'exciter la diurèse par les eaux minérales acidulées et les tisanes. La grande expérience d'inanition que fut la guerre a démontré combien l'abstention des graisses et albumines facilite le travail des glandes abdominales, tandis qu'à l'inverse les troubles fonctionnels sont favorisés par la surcharge du foie et des reins provenant des échanges nutritifs fœtaux et par la digestion de graisses et d'albumines en quantité abondante, d'où l'augmentation des cas d'éclampsie. La diète joue ainsi dans la prophylaxie un rôle important. L'amélioration que l'on obtient ainsi par le changement de diète dans les fonctions rénales est souvent surprenante ; l'urine redevient abondante, les œdèmes disparaissent et l'on réussit à mener la grossesse à terme sans accidents. S'il ne se produit pas d'amélioration malgré l'observance sévère du régime, je vous conseillerai de ne pas trop tarder avec la délivrance artificielle. Autrement vous prendriez sur vous une grave responsabilité car le danger s'accroît chaque jour, et plus d'une fois, surpris par l'apparition de convulsions graves, le médecin s'est repenti d'avoir laissé échapper l'instant propice à l'interruption de la grossesse.

XXVIIme LEÇON

La fièvre puerpérale. Historique, fréquence, définition ; intoxication et infection : 1.   L'intoxication
septique puerpérale. Microbes de la putréfaction, endométrite putride. Saprémie. Bactérium
coli. Tétanos et diphtérie dans le post-partum. 2. L'infection septique puerpérale. Streptocoques septiques. Infections localisées au périnée, au vagin, au col utérin et à l'endométrium.
Propagation de l'infection par la voie sanguine : phlegmatia alba, pyémie, septicémie. Propagation par les voies lymphatiques : metritis dissecans, paramétrite, péritonite. Diagnostic différentiel. Pronostic. Thérapeutique locale : injection, curage, curettage. Traitement général :
sérum antistreptococcique, alcool, bains, interventions chirurgicales dans la fièvre puerpérale.
L'infection des seins dans le post-partum.

Messieurs, la pathologie du post-partum est dominée par *la fièvre ou infection
puerpérale*. Parmi les femmes qui succombent aux suites de couches, environ le quart
seulement meurent de complications telles que l'éclampsie, la rupture utérine, l'hémorragie, l'embolie ou les maladies accidentelles ; dans les trois-quarts des cas la mort est
causée par la fièvre puerpérale. L'importance de cette infection ressort plus manifeste-
ment encore si, outre la mortalité, on tient compte aussi de la morbidité ; les cas d'infection grave non mortels sont quatre à cinq fois plus fréquents que les cas mortels et,
bien qu'ils finissent par guérir, la malade peut être retenue au lit des mois entiers.

La fièvre puerpérale a existé naturellement de tout temps et en tous lieux à l'état
sporadique, mais en tant qu'épidémie meurtrière elle n'est connue que depuis la création
des Maternités. Les plus vieux documents qui en fassent preuve proviennent de la
Maternité de l'Hôtel-Dieu à Paris, la plus ancienne du monde, fondée déjà au XIVe siècle.
L'infection puerpérale y fut endémique pendant des siècles, et l'endémie avait des
phases de recrudescence des plus violentes et des plus graves. On y redoutait surtout les
mois d'hiver, avec l'encombrement des salles et l'impossibilité d'aérer. Ainsi que *Tenon*
le rapporte après une visite faite en 1780, déjà en entrant dans la salle des accouchées
on se heurtait à l'air empesté, si épais qu'on avait l'impression d'un corps résistant.
Les pauvres femmes étaient couchées deux ou trois par lit, pêle-mêle, les mourantes à
côté de celles dont l'infection était au stade d'acmé avec abdomen météorisé, ou à côté

d'autres dont les frissons indiquaient le début de la maladie. Il y eut des épidémies où, sur 20 malades, à peine une seule survécut.

Vers le milieu du XVIIIe siècle, lorsque d'autres pays construisirent des Maternités publiques, l'infection puerpérale ne tarda pas à s'installer pareillement dans tous ces établissements, en hôte aussi incommode qu'impossible à déloger. Les étudiants se pressaient nombreux dans ces nouvelles Maternités et le nombre des victimes s'accrut proportionnellement à celui des examens internes et des opérations. *Semmelweis* nous a transmis en chiffres exacts les ravages causés par l'infection puerpérale dans la grande Maternité gratuite de Vienne. L'établissement était autrefois scindé en deux divisions, la première servant à l'instruction des étudiants, la deuxième à celle des sages-femmes. Dans la première, la mortalité était constamment plus élevée, devenant à certaines époques jusqu'à cinq fois plus forte que dans la seconde ; elle atteignit dans quelques mois 10,15 et 20 % et s'éleva même jusqu'à 31 %, si bien qu'en décembre 1842 sur 239 accouchées il en mourut 75. Le mauvais renom de la division se répandit naturellement dans le public, et les femmes se refusaient toutes à accoucher dans cette partie de la Maternité ; scènes fort émouvantes, l'on en vit qui, s'apercevant qu'elles étaient tombées dans la première division bien qu'elles se fussent adressées à la seconde, supplièrent à genoux qu'on les laissât sortir malgré leurs douleurs.

Partant de ce fait que la division des étudiants présentait toujours un taux de mortalité plus élevé que celle des sages-femmes, *Semmelweis* entreprit une série d'investigations sagaces sur l'étiologie de l'infection puerpérale. En 1847, le professeur *Kolletschka*, blessé au doigt par un élève au cours d'une autopsie, mourut d'un empoisonnement du sang et sur son cadavre on fit les mêmes constatations que chez les femmes mortes d'infection puerpérale ; ce fait fut une révélation pour *Semmelweis*, qui comprit tout d'un coup pourquoi la mortalité était si élevée dans la première division de la Maternité. Il découvrit que l'infection puerpérale n'était nullement inévitable, mais qu'elle était inoculée aux femmes par les examens des étudiants arrivant de l'institut anatomique avec des mains souillées de poisons cadavériques et autres ; il constata qu'on pouvait prévenir l'infection par des mesures de précaution convenables. Longtemps avant, déjà, quelques médecins anglais et américains avaient affirmé la contagiosité de l'infection puerpérale, mais néanmoins c'est à *Semmelweis* que doit revenir en toute justice le glorieux mérite d'avoir découvert la cause de cette maladie ; car il fut le premier qui ait recherché les sources de l'infection et les voies suivies par elle ; et par ses tentatives d'antisepsie avec le chlorure de chaux, toutes primitives qu'elles soient, il fut le premier à fournir la preuve expérimentale de la justesse de ses vues. Lorsqu'il eut introduit le lavage des mains dans une solution de chlorure de chaux, la mortalité tomba à 1 %, bien que les étudiants continuassent leurs examens.

Ni la théorie de *Semmelweis* ni sa méthode de désinfection n'eurent de succès auprès de ses contemporains, et il fallut 20 années encore avant que l'antisepsie de *Lister* vînt remédier à la situation. Aujourd'hui l'état de choses est juste l'inverse de ce qu'il était au temps de *Semmelweis*. Grâce à l'antisepsie, l'infection puerpérale est devenue une rareté dans les Maternités, où la mortalité totale est tombée à 0,5 % et celle par infection puerpérale à 0.1 % ; dans la pratique privée, la mortalité générale s'est maintenue à 0.5—0.4 % avec de faibles oscillations, et il n'y a pas plus de 20 à 25 ans qu'elle montre une tendance à diminuer dans quelques Etats et villes. Cette mortalité |totale de 0.5 — 0.4 % se compose de 0.1 % environ par accidents non infectieux (éclampsie, hémorragies, rupture utérine, etc.) et de 0.3 % environ par fièvre puerpérale. Si faible que ce pour-cent puisse vous paraître, il n'en représente pas moins, étant donné le nombre formidable de naissances annuelles, des pertes énormes en vies humaines, la mort de plusieurs milliers de femmes dans la fleur de l'existence et de mères qui assez souvent laissent une bande d'enfants en bas âge. Il résulte de la statistique de *Bahr*, bien connue et souvent citée, qu'en Prusse, dans l'espace de 60 ans, 363 624 femmes sont mortes de fièvre puerpérale, plus que de la variole et du choléra réunis. En 1875, sur une population de 25 millions d'habitants à peu près, 8 à 9.000 femmes en Prusse ont succombé à la maladie, et maintenant encore la fièvre puerpérale y fait chaque année plusieurs milliers de victimes. Avant la guerre il naissait en Allemagne environ 2 millions d'enfants par an ; même en n'estimant la mortalité qu'à 0.25 %, il n'y mourait pas moins tous les ans 5000 femmes de l'infection puerpérale *(B.-S. Schultze)*. Mais en réalité leur nombre est bien plus grand, car cette estimation ne tient pas compte des femmes qui ont accouché d'enfants morts ou qui ont avorté, et dont 3 %₀₀ succombent aussi à l'infection puerpérale.

Vous voyez, messieurs, qu'en dépit de toute antisepsie, la fièvre puerpérale est loin d'être devenue une maladie rare, et il est nécessaire que nous l'étudiions d'une manière très approfondie. Mieux vous connaîtrez l'ennemi, moins vous aurez de peine à en préserver vos clientes, ou plus vite vous les en débarrasserez.

Et maintenant, qu'est-ce que

l'infection puerpérale ?

Les progrès faits par la bactériologie dans ces trente dernières années rendent la réponse facile : *l'infection puerpérale n'est que l'infection de l'organisme par une plaie,* elle est due à l'action nocive de bactéries sur les plaies des organes génitaux qui ne manquent jamais chez aucune accouchée. Même en l'absence de ruptures périnéales ou de toute autre lésion grossière du tube génital, il existe toujours de légères excoriations de l'épithélium, au niveau de la vulve et du vagin, et des déchirures de la muqueuse du col. Mais surtout, l'endométrium est privé de tout son revêtement épithélial après le décollement et l'expulsion du placenta et des membranes, la surface interne de l'utérus constitue une vaste plaie cavitaire ; et c'est précisément de cette plaie utérine que partent la plupart des infections puerpérales. Elle possède toutes les propriétés imaginables propres à faciliter le plus possible l'inoculation et la propagation des microbes pathogènes. Sa surface (la couche la plus externe de la caduque vraie et basale) subit normalement la nécrose et par conséquent se trouve incapable d'opposer aucune résistance à la première colonisation des microbes. Sous la partie nécrosée de l'endométrium il existe une couche de tissu délicat extrêmement lâche, dont les mailles remplies de sang et de sérum fournissent aux bactéries un second et excellent milieu de culture. Au niveau de la surface placentaire, les vastes lumières des veines utéro-placentaires sont mises à nu et les thrombus qui les bouchent assez souvent font saillie dans la cavité utérine. Le puissant développement des vaisseaux lymphatiques et sanguins de l'utérus et les processus intenses de résorption qui se produisent dans le post-partum, favorisent l'absorption abondante des toxines et leur rapide diffusion dans l'organisme. Le voisinage du péritoine, ce grand sac lymphatique, forme un danger spécial. Tout cela prête au tableau clinique de l'infection puerpérale un caractère distinctif, qui dès le début l'a fait considérer comme une maladie spécifique ; et pendant longtemps les accoucheurs se sont refusé à l'identifier avec l'infection ordinaire des plaies.

Dans la fièvre puerpérale comme dans l'infection de toute plaie, nous devons distinguer deux sortes d'action nocive des microbes : dans l'une il s'agit de bactéries incapables de pénétrer dans les tissus vivants et susceptibles de se multiplier uniquement dans les tissus morts, nécrosés, dans le sang épanché et dans les sécrétions qui recouvrent la plaie. Dans ces milieux, les saprophytes créent par leurs échanges nutritifs des toxines qui sont résorbées par la plaie et provoquent la fièvre. Cette forme d'infection, constituée par l'absorption dans l'organisme *de substances chimiques toxiques*, porte le nom d'*intoxication septique*. Dans la seconde forme d'infection, les microbes sont doués de la faculté d'envahissement, ils sont capables de pénétrer profondément de la plaie dans l'organisme, d'y entamer avec succès la lutte contre les cellules vivantes, en provoquant des accidents infectieux, locaux et généraux, par leur multiplication en masse à l'intérieur des tissus et du sang. Ce processus constitue l'*infection septique proprement dite*.

Les deux processus coexistent assez souvent et même dans l'intoxication septique, comme de récentes investigations l'ont démontré, les bactéries peuvent occasionnellement faire irruption dans le sang, où ils ne subsistent il est vrai que fort peu de temps ; néanmoins, du point de vue théorique et didactique autant que dans l'intérêt du diagnostic et du traitement, il importe beaucoup de maintenir la séparation tranchée entre l'*intoxication septique* et l'*infection septique puerpérales*.

1. L'intoxication septique puerpérale.

Les microbes qui sont cause de cette intoxication appartiennent au groupe des *saprophytes*. *Rosenbach*, tout d'abord, a déterminé diverses variétés de ces microbes provenant de plaies putrides, *Krönig* et *Menge* et récemment *Wegelius* ont ensuite réussi à isoler des lochies et à cultiver à l'état pur toute une série de ces saprophytes, tantôt en forme de bâtonnets d'épaisseur et de longueur variables, tantôt des coccus croissant en forme de grappes ou de plaques (staphylocoques). *Gebhard* a démontré que le colibacille joue un grand rôle dans la fièvre puerpérale putride ; *Dobbin* et *Lindenthal* ont reconnu le bacillus aerogenes capsulatus, identique au bacille du phlegmon emphysémateux de *Fraenkel*, comme agent de la formation des gaz dans le même cas ; dans l'avortement putride *Schottmüller* a trouvé surtout le streptocoque putride et parfois aussi le bacille de *Fraenkel*. La plupart de ces microbes sont anaérobies par nécessité, c'est-à-dire que leur multiplication ne s'effectue qu'à l'abri de l'oxygène. Ils ont pour caractère commun que le seul milieu de culture où ils prospèrent consiste en substances organiques mortes (sang, sécrétions des plaies, lambeaux de tissu nécrosé), et tous également produisent par leurs échanges nutritifs une décomposition putride de ce milieu. Il peut arriver à l'occasion, comme de nouvelles observations l'ont prouvé, que ces microbes entraînés au delà de la région placentaire par une force mécanique (par exemple efforts considérables de la presse abdominale, compression lors du décollement du placenta, etc.) pénètrent dans la circulation en provoquant un frisson ; mais ils sont incapables de se multiplier dans le sang riche en oxygène, d'où ils sont éliminés au bout de quelques heures. Dans l'intoxication septique, la fièvre est donc causée essentiellement par la résorption des toxines de la putréfaction *(ptomaïnes de Brieger)*. De là vient qu'on l'appelle aussi *fièvre ou intoxication putride. Duncan*, le premier qui insista sur cette forme d'infection puerpérale, lui donna le nom de *saprémie* (σαπρω pourrir). On ne connaît pas la constitution chimique de ces toxines qui varient avec les espèces de saprophytes et la nature du milieu décomposé. Par contre, par l'injection intra-veineuse de substances putrides, on a réussi à reproduire chez l'animal les mêmes symptômes qu'on observe chez la femme dans l'intoxication septique puerpérale.

Je m'en vais vous exposer maintenant les diverses formes cliniques sous lesquelles l'intoxication putride se manifeste dans le post-partum.

La fièvre putride est produite par la rétention et la décomposition dans l'utérus de débris placentaires, de lambeaux de membranes, d'œufs abortifs et de caillots sanguins ; ce sont là des exemples typiques, le rapport est manifeste entre la fièvre et le contenu putride de l'utérus. La fièvre monte au fur et à mesure de la multiplication des saprophytes et de la production de leurs toxines. Si la résorption de ces dernières par les capillaires lymphatiques et sanguins est continuelle mais lente, il n'y a pas de frissons, la température se maintient entre 38° le matin et 39° le soir, le pouls reste vigoureux et pas trop rapide. Si la résorption est plus intense, soit que la parturiente se soit donné trop de mouvement, soit que l'on ait pratiqué quelque manœuvre thérapeutique sur l'utérus, et qu'il en résulte mécaniquement la pénétration soudaine dans le sang d'une grande quantité de toxines et parfois d'un certain nombre de microbes eux-mêmes, il survient alors un frisson, la température montant rapidement, et ce frisson peut se répéter chaque fois que la pénétration en masse des toxines se reproduit. Le tableau clinique rappelle alors complètement celui de la fièvre putride créée artificiellement chez l'animal. Les mêmes diarrhées profuses et fétides qui accompagnent le frisson chez les animaux s'observent aussi parfois dans l'intoxication putride puerpérale, elles sont sans doute l'indice de l'excrétion des toxines dans le tube digestif.

Quand la putréfaction n'est pas trop avancée, l'enlèvement des parties décomposées met fin à la résorption et la température redevient normale. Si au contraire la putréfaction intra-utérine dure depuis plusieurs jours, l'endométrium est attaqué jusque dans ses couches profondes par les produits de décomposition et subit la nécrose putride *(endométrite putride)*. Dans certains cas, le revêtement décidual tout entier de l'utérus, jusqu'à la musculaire, est transformé en une masse caséeuse, gris-verdâtre *(putrescentia uteri).* S'il en est ainsi, le simple curage des débris placentaires ou autres ne suffit plus à produire aussitôt une amélioration dans l'état de la patiente. La guérison et le retour à la température normale ne surviendront qu'au moment où l'endométrium sera nettoyé ; la détersion s'effectue (voir fig. 533) grâce à l'infiltration leucocytaire dense des couches profondes de la caduque ; les leucocytes forment à la limite de la couche putride un mur de granulations qui empêchent la pénétration des saprophytes, séparent le tissu vivant du mort et préparent la chute des parties nécrosées.

Pour donner lieu à l'intoxication putride puerpérale, il n'est pas nécessaire qu'il y ait rétention d'une grande quantité de substance organique (cotylédons placentaires ou œufs abortifs) ; il suffit de la décomposition et rétention des lochies ordinaires pour créer de la fièvre par résorption de toxines. C'est à cette cause qu'il faut attribuer la plupart des cas légers de *fièvre d'un jour* chez l'accouchée.

Normalement le « cavum uteri » est stérile après l'expulsion du placenta et des membranes ; de même, *les lochies utérines* sont aussi stériles, inodores, sans traces de décomposition et ne sont pas toxiques. Ce n'est qu'à leur arrivée dans le vagin et aux organes génitaux externes qu'elles se mélangent aux saprophytes, toujours présents dans ces régions ; c'est pourquoi les lochies vaginales sont toujours en état de décomposition plus ou moins avancée. Il arrive même que la décomposition dans le vagin atteigne un degré fort élevé et que les lochies en sortent très fétides, sans que pour cela la fièvre existe nécessairement ; car le vagin avec son épais revêtement d'épithélium pavimenteux ne résorbe que peu ou pas du tout, comme la peau. Mais si les saprophytes et avec eux la décomposition remontent graduellement dans l'utérus, soit parce que le col est largement béant, soit par l'intermédiaire de lambeaux des membranes pendant dans le vagin, la « fièvre de résorption » survient alors ; car, tout au contraire du vagin, la plaie cavitaire de l'endométrium est le siège d'une résorption très intense qui, comme pour toute plaie, est favorisée par *la rétention des sécrétions.* Dans l'utérus puerpéral le libre écoulement des lochies peut être entravé et interrompu par différentes circonstances : le col utérin peut être bouché par un caillot sanguin ou un lambeau de membranes, ou comprimé par la forte réplétion de la vessie ; ou bien par suite d'efforts de défécation le corps utérin se coude sur le col, ce qui cause la rétention momentanée des lochies *(lochiométrie)* ; souvent l'évolution de cet accident peut être suivie très nettement : lors du premier lever de l'accouchée, l'écoulement des lochies semble avoir tari soudainement ; quelques heures après, la femme ressent quelques légers frissons, éprouve un malaise, la température est montée à 39° ; la malade se recouche et ne tarde pas à évacuer les lochies en masse, au milieu de tiraillements et de douleurs rappelant celles de l'accouchement ; le lendemain déjà il y a retour à la température normale (voyez fig. 536).

Parfois l'intoxication putride débute déjà *pendant l'accouchement.* Le fait s'observe le plus souvent dans la rupture prématurée de la poche des eaux quand des microbes ont pénétré dans la cavité ovulaire, où la prolongation du travail leur a donné le loisir de se multiplier abondamment au sein du liquide amniotique ; l'odeur fétide de ce liquide trahit souvent les progrès de la décomposition. Etant donnés les échanges actifs entre l'utérus et la cavité ovulaire, la résorption des produits toxiques de la vie bactérienne ne tarde pas à se produire et se manifeste par une élévation de température. Si la prolifération des bactéries se propage jusqu'au placenta, des microbes peuvent être charriés des espaces intervilleux dans les vaisseaux maternels en provoquant des frissons *(bactériémie placentaire)*.

Si des microbes aérogènes arrivent dans le liquide amniotique, leur multipli-

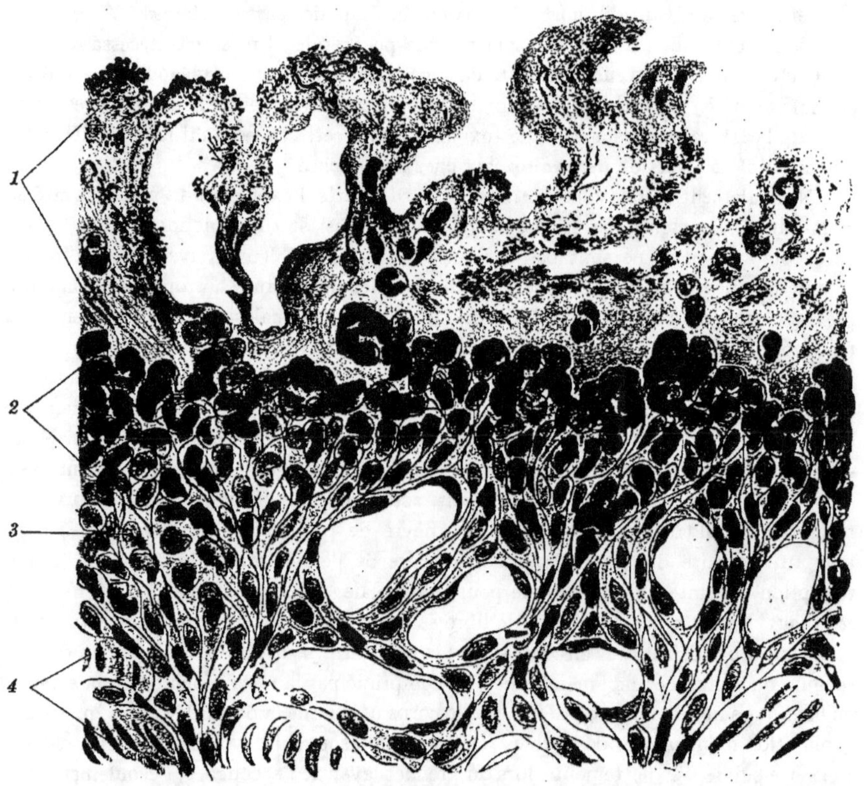

Fig. 533.

Endométrite putride en voie de guérison.

1) Couche superficielle nécrosée de la caduque infiltrée de saprophytes. 2) Mur de granulations.
3) Caduque. 4) Musculaire.

cation peut entraîner la formation d'une grande quantité de gaz dans la cavité ovulaire ; tel est le cas, par exemple, du bacillus aerogenes capsulatus (identique au bacille du phlegmon emphysémateux de *Frœnkel)*, trouvé souvent par *Gœbel, Dobbin, Welch* et *Nuttall, Lindenthal,* etc., et que l'on rencontre même dans le vagin des femmes enceintes. Les bulles gazeuses se rassemblent dans le « fundus », y provoquent une voussure rénitente de la paroi, du tympanisme à la percussion, et à l'auscultation des bruits à consonance métallique. Après l'expulsion du fœtus, les bulles gazeuses s'échappent avec un bruit nettement perceptible. Cet état porte le nom de *physometra* ou *tympania uteri (tympanisme utérin)* ; d'habitude il se développe déjà au cours du travail avec une fièvre élevée, et il est constamment suivi d'endométrite putride dans le post-partum. Dans quelques cas rares les microbes gazogènes pénètrent profondément après la délivrance dans les parois utérines qui subissent la nécrose et sont criblées de bulles gazeuses. Ces bacilles envahissent ensuite la circulation sanguine et en provo-

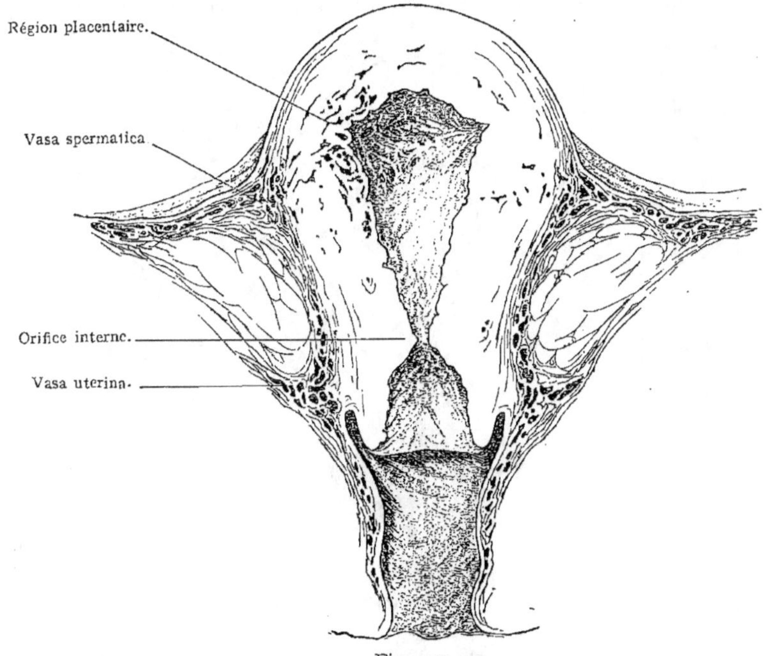

Fig. 534.
La teneur en bactéries des plaies puerpérales.
Chez toutes les accouchées les parties du tube génital colorées en bleu contiennent des bactéries.

quant de l'hémolyse, de l'ictère et de la dyspnée, (*gangrène puerpérale gazeuse*) ils amènent la mort en peu de jours.

Le colibacille, les bacilles du tétanos et *de la diphtérie* occupent une place intermédiaire entre les bactéries purement saprophytes et les microbes envahissants de l'infection septique. Ils possèdent jusqu'à un certain point la faculté d'envahissement, qui leur permet de se fixer facilement et solidement sur les plaies ; mais ils ne réussissent pas à dépasser les couches superficielles des tissus et ils intoxiquent l'organisme, tout comme les saprophytes, par leur *toxine spécifique*, créée dans la plaie.

Le *Colibacille* se rencontre le plus souvent au niveau de ruptures périnéales infectées, qui n'ont pas guéri par première intention ; il provient évidemment de l'anus d'où il est aisément transporté sur la plaie périnéale. L'enduit pultacé qui recouvre cette plaie renferme des colonies denses de colibacilles, dont la croissance n'est guère entravée par les lavages antiseptiques et par les cautérisations à la teinture d'iode ou à l'aide d'autres caustiques. Les microbes ne se font rares que lorsque la plaie s'est détergée sous la poussée vigoureuse d'une couche de granulations, et ils disparaissent petit à petit complètement si celles-ci sont vivaces. La fièvre de résorption cesse en même temps. Sur les plaies du vagin, du col et sur l'endométrium, aussi bien qu'au périnée, le colibacille peut provoquer une violente inflammation avec nécrose de la couche superficielle. Si l'infection colibacillaire s'étend au « tractus » génital entier, la fièvre est élevée et l'état général sérieusement affecté. Dans ce cas les colibacilles peuvent même franchir la région placentaire pour faire par intermittences irruption dans le sang, mais ils ne tardent pas à se localiser le plus souvent et le processus se termine par la guérison dès que les plaies se mettent à granuler convenablement.

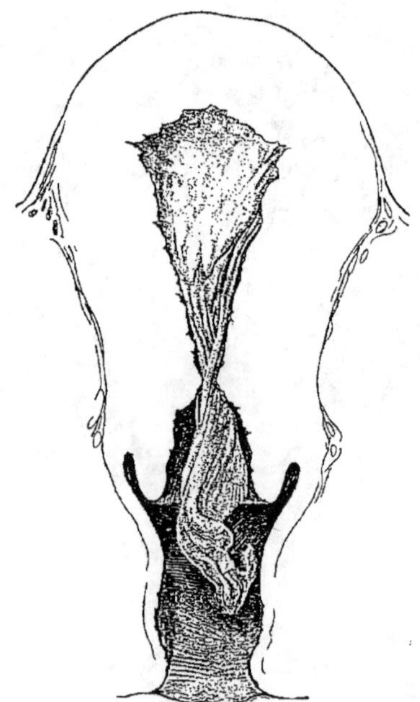

Fig. 535.

Transport des germes dans l'utérus par l'intermédiaire de lambeaux de membranes pendant dans le col et le vagin.

Grâce au voisinage de l'anus, il n'est pas rare que le colibacille arrive déjà « intra partum » dans les voies génitales et jusque dans l'œuf, où il peut déterminer la décomposition du liquide amniotique ainsi que la formation de gaz avec tympanisme, à l'instar des bacilles aérogènes (Gebhard, Kronig).

Les bacilles du tétanos en s'installant et se multipliant sur la plaie puerpérale donnent lieu au *tétanos puerpéral*. Comme pour les plaies accidentelles, la présence simultanée de corps étrangers et de tissus nécrosés semble faciliter la fixation et la propagation du bacille de Nicolaier. Dans les exemples connus de tétanos puerpéral, l'avortement incomplet avec putréfaction de l'œuf, la rétention de cotylédons placentaires ou de lambeaux de membranes, se retrouvent avec une fréquence disproportionnée au nombre des cas. Les bacilles du tétanos, qui existent toujours dans la terre, peuvent atteindre les organes génitaux avec la poussière du sol ; en outre, on a observé l'infection directe par la sage-femme s'occupant de jardinage et par le médecin traitant simultanément un cas de cette maladie ; on a constaté même, dans certaines Maternités, de véritables endémies de tétanos très tenaces. La maladie éclate de sept à vingt jours après l'accouchement ; plus la durée de l'incubation est courte, plus la marche de l'affection est grave ; il en est de même pour le pronostic qui est du reste toujours très mauvais dans le tétanos puerpéral (plus de 80 % de cas mortels). Même l'extirpation de l'utérus s'est montrée inefficace. Tout au plus pourrait-on attendre quelque secours de l'injection sous-durale de sérum antitétanique.

Récemment on a démontré à plusieurs reprises la présence de *bacilles de la diphtérie* sur les plaies puerpérales. Sous leur action, il se développe un dépôt fibrineux stratifié, blanc brillant, qui s'étend rapidement et finit par recouvrir aussi les régions non blessées de la muqueuse ; dans ce cas, le tube génital tout entier semble revêtu d'un exsudat blanc. Il existe alors une fièvre élevée et continue. Chez la mère comme chez le nouveau-né, il peut toujours survenir une infection secon-

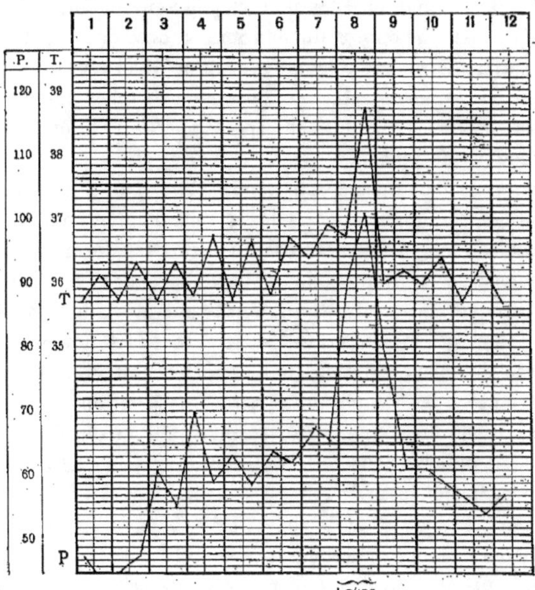

Fig. 536.

« Fièvre d'un jour » par rétention des lochies (lochiométrie).

daire des muqueuses nasales et pharyngiennes. Le pronostic est bon en dépit de la gravité de l'infection, lorsqu'il s'agit d'une diphtérie pure et qu'aucun autre microbe pathogène n'est en jeu, surtout pas le streptocoque. Les membranes se détachent rapidement et sortent avec des lochies très abondantes ; il ne subsiste pas de cicatrices sur la muqueuse. L'inoculation du bacille de Löffler a lieu le plus souvent par les mains du médecin, mais elle peut aussi provenir d'enfants atteints de diphtérie et entrés en contact étroit avec la parturiente ou l'accouchée. Le sérum antidiphtérique s'est aussi montré très efficace dans la diphtérie puerpérale des organes génitaux.

2. L'infection septique puerpérale.

L'infection septique des plaies puerpérales embrasse les cas graves et mortels ; elle constitue la fièvre puerpérale proprement dite.

Dans l'immense majorité des cas, l'infection septique est provoquée chez les accouchées par le *streptocoque* (fig. 537 et 538), qui doit son nom à la disposition en chaînettes de ses éléments. Le même microbe est bien connu des chirurgiens en qualité d'agent pathogène d'infections graves (érysipèle, phlegmons, pyémie et septicémie).

On a souvent cherché à distinguer dans la classe des streptocoques différentes espèces, douées d'une action pathogène spécifique sur l'organisme animal. C'est ainsi qu'on a séparé le streptocoque érysipélateux du pyogène, le premier ne déterminant que de l'inflammation, le second étant susceptible en outre de provoquer la fonte purulente des tissus. On a cru également que le dangereux streptocoque long devait appartenir à une autre variété que le streptocoque court, moins toxique. On a considéré aussi la faculté de l'hémolyse (dissolution et décoloration du sang ajouté au milieu de culture artificiel) comme la preuve d'une virulence toute particulière des streptocoques pour l'organisme. Mais toutes ces recherches furent faites en vain ; on n'a pas réussi à classer les microbes en espèces spécifiques pour les diverses formes cliniques de l'infection septique.

Le streptocoque de l'érysipèle porté sur la plaie d'un autre individu peut tout aussi bien y provoquer la suppuration et la pyémie. Par une modification du milieu de culture, le coccus en longues chaînettes peut être transformé en coccus à courtes chaînettes et vice-versa ; le streptocoque à l'origine anaérobie peut être changé en aérobie ; le streptocoque verdâtre (str. viridans) peut être amené à perdre cette propriété ; dans l'infection puerpérale grave, les streptocoques présentent ordinairement la faculté de l'hémolyse, mais cette faculté n'est pas constante et d'autre part on rencontre aussi le streptocoque hémolytique dans les sécrétions vaginales de femmes enceintes et d'accouchées en bonne santé. Jusqu'à présent on n'a démontré, chez les streptocoques que l'on observe dans l'infection septique, aucun caractère de différenciation constant et décisif, qui justifiât l'établissement d'espèces diverses. Aussi ne nous reste-t-il qu'à rassembler sous le terme collectif de *streptocoque septique* toutes les variétés que l'on rencontre dans l'infection septique.

Ce microbe possède à un très haut point *la faculté de varier de virulence*, propriété importante que possèdent toutes les bactéries pathogènes à un degré plus ou moins prononcé. Et par virulence, n'entendez pas une propriété indépendante des autres fonctions vitales, comme qui dirait la production de toxines d'une certaine nature, mais représentez-vous une capacité de résistance élevée de la part des bactéries, l'énergie renforcée de toutes leurs fonctions vitales, leur parfaite adaptation à l'organisme animal, permettant aux microbes de résister à l'action délétère du sérum et des cellules de l'organisme, et de pulluler en dépit de ces attaques. Cette adaptation est absolument spécifique, un streptocoque virulent pour l'homme ne l'est pas nécessairement pour les animaux et vice-versa. Les streptocoques peuvent perdre presque toute leur virulence, ou au contraire elle peut atteindre une violence extrême si les circonstances s'y prêtent. La perte de la virulence est connue depuis longtemps ; il suffit de cultiver artificiellement, avec libre accès de l'air, des streptocoques tirés de sécrétions très virulentes et de renouveler quelquefois le milieu de culture pour obtenir une réduction considérable de la puissance pathogène. D'autre part, cette propriété peut être renforcée, comme *Widal, Marmorek, Aronson*, etc., l'ont montré, par inoculations successives d'un animal à l'autre. Finalement, les cultures ainsi obtenues offrent une virulence telle, qu'il suffit d'un cent-millionième de centimètre cube de bouillon de culture pour tuer un lapin ou une souris blanche en deux ou trois jours. Ces expériences concordent absolument avec celles faites chez l'homme. Les microbes dont l'action pathogène est la plus dangereuse sont précisément ceux qui, provenant d'un organisme déjà atteint d'infection septique, sont transmis à des plaies fraîches.

L'évolution variable de l'infection est déterminée en première ligne par les différences dans la virulence des streptocoques. Quand ces microbes sont faiblement pathogènes, ils sont rapidement vaincus par la réaction de l'organisme, tués ou éliminés ; aussi leur pénétration dans la profondeur des tissus ne dépasse-t-elle guère les limites de la plaie. Quand les streptocoques sont très virulents, ils surmontent toutes ces résistances, pullulent à travers les tissus et inondent l'organisme entier qu'ils affectent gravement par la masse des toxines émises.

La marche de l'infection est encore soumise, il est vrai, à l'influence d'autres facteurs, mais leur rôle est beaucoup moins important que celui des variations de la virulence. La *réceptivité* pour le streptocoque paraît être identique chez la plupart des hommes, comme aussi chez les accouchées. Il est douteux que la résistance aux microbes soit diminuée par l'affaiblissement de l'organisme (forte hémorragie, par exemple). De même, *le nombre des microbes inoculés* n'a guère d'importance. Pour peu qu'ils soient virulents et rencontrent un terrain favorable dans les voies génitales, ils pulluleront en peu de temps par milliers, tout comme in vitro, même s'ils ne sont que très peu nombreux au début. Le *siège de l'inoculation* est plus important ; que les microbes soient déposés dans le tissu conjonctif d'une plaie périnéale, ou bien qu'ils arrivent à la région placentaire, la chose est loin d'être indifférente ; dans le second cas, ils rencontrent un excellent terrain dans les débris nécrosés de la caduque et dans les caillots sanguins ; en outre, l'ouverture des grands sinus veineux et des vastes vaisseaux lymphatiques leur fournit la meilleure des portes d'entrée ; la propagation des microbes au niveau de la région placentaire est encore influencée par l'état local des tissus, elle est facilitée ou entravée jusqu'à un certain point selon que la rétraction utérine est bonne ou mauvaise, suivant le nombre des vaisseaux thrombosés, etc. Enfin, *le moment·auquel l'infection se produit* joue aussi un certain rôle. Lorsque les microbes n'atteignent l'endométrium que plusieurs jours après la délivrance, les voies lymphatiques et sanguines y sont déjà fermées, le nombre des leucocytes fortement augmenté, ainsi que la quantité des substances immunisantes bactéricides ; bref, les microbes rencontrent ainsi des conditions moins favorables à l'envahissement du corps que pendant l'accouchement ou immédiatement après, alors que l'organisme n'a pas encore eu le temps de développer tous ses moyens de défense. Quand les streptocoques ont proliféré durant le travail, au sein du liquide amniotique, l'endométrium fraîchement dénudé après l'expulsion du placenta se trouve assailli par les microbes ; le pronostic est alors très mauvais, il s'ensuit souvent une infection générale.

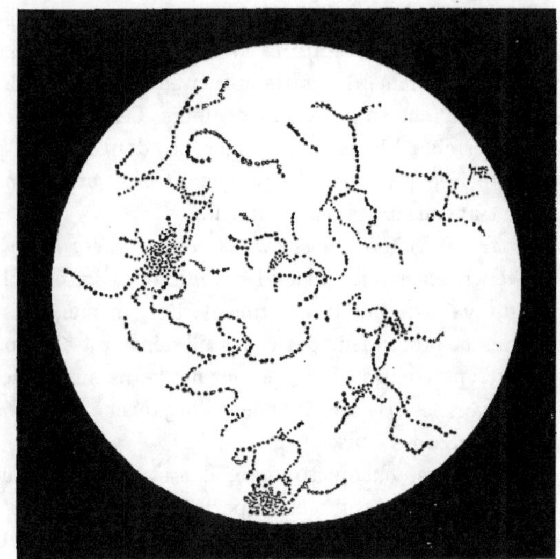

Fig. 537.

Culture pure de streptocoques, effectuée dans du bouillon.

La culture provient des lochies d'une accouchée infectée.

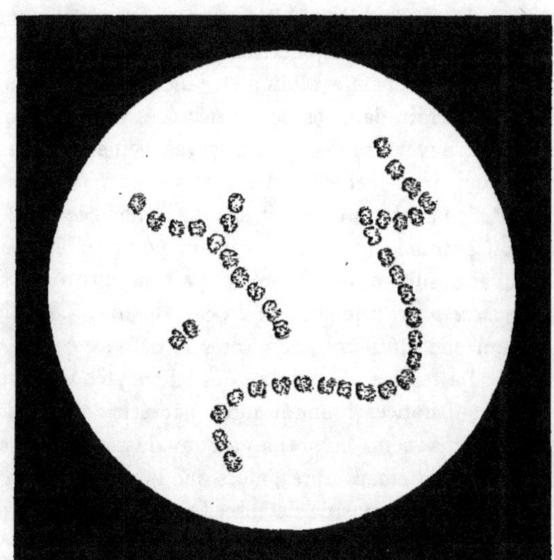

Fig. 538.

Streptocoques vus à un très fort grossissement.

Les éléments de la chaînette se composent de diplocoques.

Considérons maintenant *les diverses formes de l'infection streptococcique des plaies puerpérales*. Nous observons ici la plus grande variété dans le tableau clinique, bien que l'agent pathogène soit toujours le même. Le meilleur moyen de classer ces diverses formes consiste à séparer les cas où l'infection reste localisée à la plaie, de ceux où les microbes en franchissent les limites pour se propager au delà. Dans la seconde catégorie, nous distinguerons encore deux groupes ; dans l'un, l'invasion microbienne suit les voies lymphatiques ; dans l'autre, les voies sanguines, d'où le schéma suivant de l'infection septique puerpérale :

1º *Processus locaux :*

Infection des plaies du périnée, du vagin, du col, de l'endométrium.

2º *Extension de l'infection au delà des plaies :*

a) Par la voie sanguine :
   Thrombophlébite, pyémie, septicémie ;
b) Par la voie lymphatique :
   Métrite disséquante, paramétrite puerpérale, périmétrite et péritonite.

I. *Les processus locaux de l'infection.*

Il n'est pas rare que l'infection se cantonne aux *plaies périnéales*. Si la rupture du périnée est convenablement suturée, la réunion des lèvres de la plaie se fait habituellement sans réaction « par première intention » ; si la suture n'a pas été faite, au bout de quelques jours déjà la plaie présente une surface rouge de granulations saines. Quand l'infection s'est produite l'accolement fait défaut, les fils coupant les tissus tombent rapidement ; la plaie béante est recouverte d'un dépôt ou d'une escarre blanc-grisâtre, d'aspect caséeux. Les bords de la plaie sont tuméfiés et rouges ; à la partie postérieure des grandes lèvres apparaît un œdème, qui est souvent le premier indice révélateur de l'infection.

La déchirure du périnée infectée et offrant ce vilain aspect est souvent désignée par le terme « *d'ulcère puerpéral* ». La guérison a lieu par granulation et forte suppuration qui détachent graduellement l'escarre. Quand la plaie s'est détergée, l'épidermisation s'effectue à partir des bords.

Il résulte de l'examen microscopique que le dépôt grisâtre de la plaie se compose de tissu nécrosé. On y trouve, isolées ou réunies par plaques, les chaînettes du streptocoque, dont la pullulation et les toxines caustiques ont amené la nécrose des couches superficielles de la plaie. Une infiltration leucocytaire dense sépare les parties nécrosées du tissu vivant et empêche les germes de pénétrer plus profondément. Cette infiltration de petites cellules rondes ne tarde pas à devenir un véritable mur de granulations, qui se charge de l'élimination définitive de toutes les parties nécrosées ainsi que des microbes.

La présence du streptocoque virulent sur les plaies de la vulve, du vagin, du col et de l'endométrium, donne lieu au même processus qu'au niveau du périnée. On parle dans ce cas *d'ulcères puerpéraux de la vulve, du vagin, du col*; la streptococcie de la couche de caduque qui revêt encore la cavité utérine porte le nom « *d'endométrite septique* ou *streptococcique* ». Etant donnée l'extraordinaire puissance de propagation des germes pathogènes, on comprend que l'infection s'étende aisément d'un endroit à l'autre et puisse intéresser en peu de temps le tube génital tout entier de bas en haut. Si les streptocoques sont inoculés primitivement au col et à l'endo-

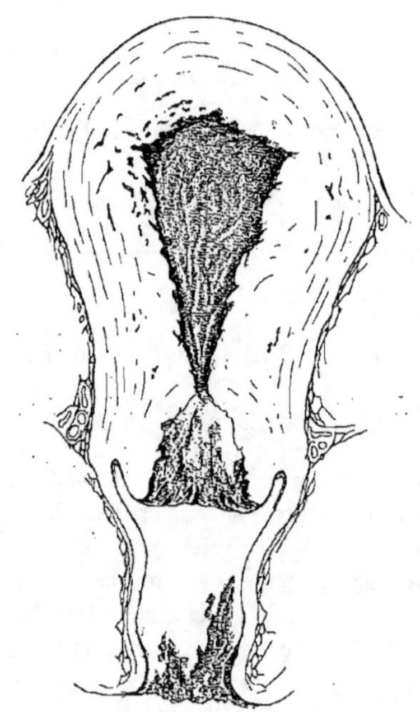

Fig. 539.
Infection puerpérale localisée du tube génital.
Les régions bleues désignent les territoires infectés.

métrium, l'écoulement des lochies détermine l'infection des plaies vaginales et vulvaires. Si les foyers primaires siègent à la vulve ou dans le vagin, l'infection s'étend de bas en haut, grâce au mouvement propre des microbes qui peuvent en peu de temps se propager à une grande distance au sein des lochies liquides, en s'élevant jusque dans l'utérus. Lors d'un premier examen les plaies vulvaires seules peuvent présenter un dépôt, le museau de tanche semblant intact, et, déjà 24 heures après, les déchirures du col et l'endométrium seront couverts d'escarres blanc-grisâtre, d'épaisseur très variable; la nécrose ne consiste parfois qu'en un voile mince à la surface de la plaie, mais dans l'infection grave elle creuse dans les tissus et la guérison se produit par la chute de lambeaux volumineux, détachés par une suppuration profuse. Plus cette dernière est précoce et abondante, meilleur est le pronostic. Tant que l'organisme n'a pas vaincu l'infection, aussi longtemps que la couche de granulations n'a pas constitué une barrière infranchissable entre les tissus malades et les tissus sains, l'écoulement de la plaie reste faible et garde l'aspect d'un pus séreux de mauvaise nature.

Sur la fig. 540, vous voyez en pleine évolution le processus de guérison de l'endométrite septique. A la surface se trouve la plaque de nécrose encore adhérente et parsemée d'amas microbiens ; on y distingue en gros le contour des glandes et des vaisseaux. Puis vient une zone dense d'infiltration de globules blancs sanguins ; véritable barrière, elle empêche les microbes de pénétrer au delà et prépare en même temps

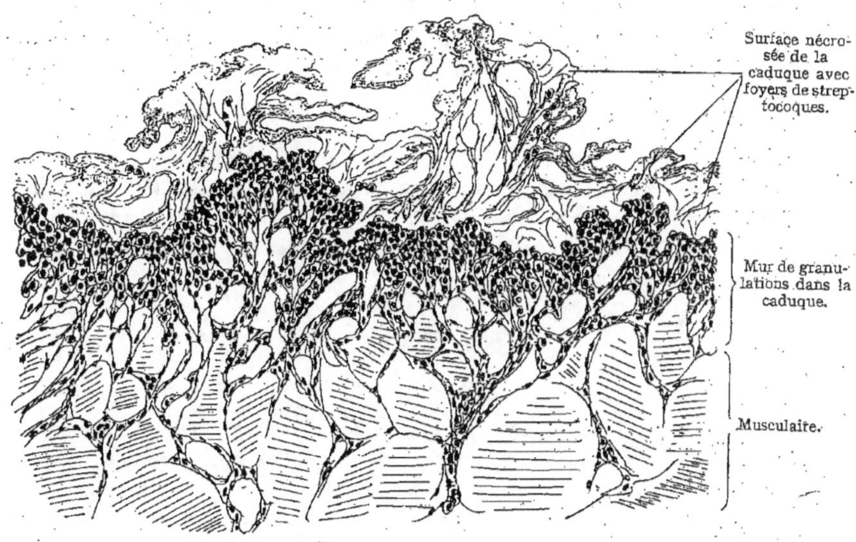

Fig. 540.

Endométrite septique (streptococcique) en voie de guérison.

le décollement de l'escarre. Au-dessous de cette couche de granulations il y a le tissu vivant laissé intact par la nécrose, il est en état d'inflammation avec dilatations vasculaires et infiltration leucocytaire.

L'infection locale de la plaie puerpérale s'accompagne toujours de troubles de l'état général, dont la gravité varie avec la virulence des germes et l'étendue du territoire infecté. La fièvre débute dans les premiers jours post partum par un frisson parfois violent et se maintient à un niveau élevé, à part de faibles rémissions matinales, jusqu'à la démarcation des escarres. La fièvre est suivie de son cortège habituel : sensations de lassitude, d'accablement, forte soif et répugnance pour la nourriture. La patiente ne se plaint pas de douleurs quelconques. L'utérus est volumineux ; pendant l'infection son involution se fait mal ou pas du tout, il n'est sensible qu'à la pression.

De l'endométrium, les streptocoques peuvent pénétrer dans l'orifice utérin des trompes en donnant lieu à une *salpingite septique,* purulente. Si la soudure rapide des franges du pavillon amène comme d'habitude l'occlusion de l'ostium abdominale, l'exsudat se collecte dans la trompe, il se forme un pyosalpinx dont le pus contient des streptocoques. Cependant cette ascension de l'infection de l'endométrium dans les trompes n'est nullement fréquente ; il semble que le gonflement inflammatoire de la couche restante de la caduque bouche rapidement les orifices tubaires de l'utérus très petits, fermant ainsi aux streptocoques l'accès des oviductes.

Par contre,il existe dans l'endométrium puerpéral une autre voie de propagation de l'infection, très importante. Il est excessivement rare qu'au niveau du périnée, du vagin et du col, les streptocoques arrivent à traverser les plaies infectées pour pénétrer dans l'organisme ; mais il en est tout autrement *à la région placentaire* de l'endométrium, où *l'état des tissus est extrêmement favorable à l'invasion bactérienne dans la profondeur*. Quantité de vaisseaux lymphatiques y sont ouverts, les sinus veineux utéro-placentaires y sont béants et, avec leurs thrombus qui font saillie dans l'utérus, ils constituent le meilleur des terrains pour la fixation et la pullulation des bactéries. *C'est pourquoi la région placentaire est l'endroit de prédilection par où se fait l'envahissement des germes, la généralisation de l'infection puerpérale, c'est le point faible et dangereux dans le tractus génital des accouchées.*

2. Extension de l'infection au delà des plaies.

a) Par la voie sanguine.

Cette voie est suivie par les streptocoques beaucoup plus souvent que celle des lymphatiques utérins. C'est à l'intérieur des veines exclusivement que le processus infectieux gagne du terrain, les artères restent indemnes. Ce processus est illustré à la fig. 541 sur une coupe de la région placentaire. La surface est nécrosée et criblée de germes pathogènes par suite de l'endométrite septique. Les streptocoques pénètrent dans la lumière des veines où ils poursuivent leur prolifération, en partie à l'intérieur des thrombus, en partie le long de la paroi veineuse, en formant ci et là de gros amas microbiens. A côté l'on voit les ramifications d'une artère utéro-placentaire atteintes plusieurs fois par la coupe ; les parois en sont bien contractées et l'on n'aperçoit pas trace de bactéries à leur intérieur.

Une fois que les streptocoques sont arrivés dans les veines utérines si abondamment ramifiées et anastomosées, ils peuvent suivre différentes routes, déterminant autant de variétés fort diverses dans l'action des microbes et la réaction des tissus intéressés.

Dans certains cas les germes continuent à se propager le long de l'endothélium des vaisseaux ; traversant la veine hypogastrique, ils arrivent dans la veine iliaque externe et de là, en remontant le courant, dans la veine fémorale. L'endothélium délicat de l'intima est détruit par les microbes, le tissu conjonctif de cette tunique mis à nu est infiltré de leucocytes. Au niveau des points de la paroi veineuse que la suppression de l'endothélium a rendus rugueux, il ne tarde pas à se former des caillots sanguins dont la croissance continue finit par oblitérer presque complètement les vaisseaux. Malgré cela, la suppuration ne survient qu'exceptionnellement ; tout comme dans l'érysipèle, les streptocoques ne provoquent ordinairement qu'une inflammation intense, mais pas de fonte purulente des tissus et ils succombent assez rapidement sous la réaction de l'organisme.

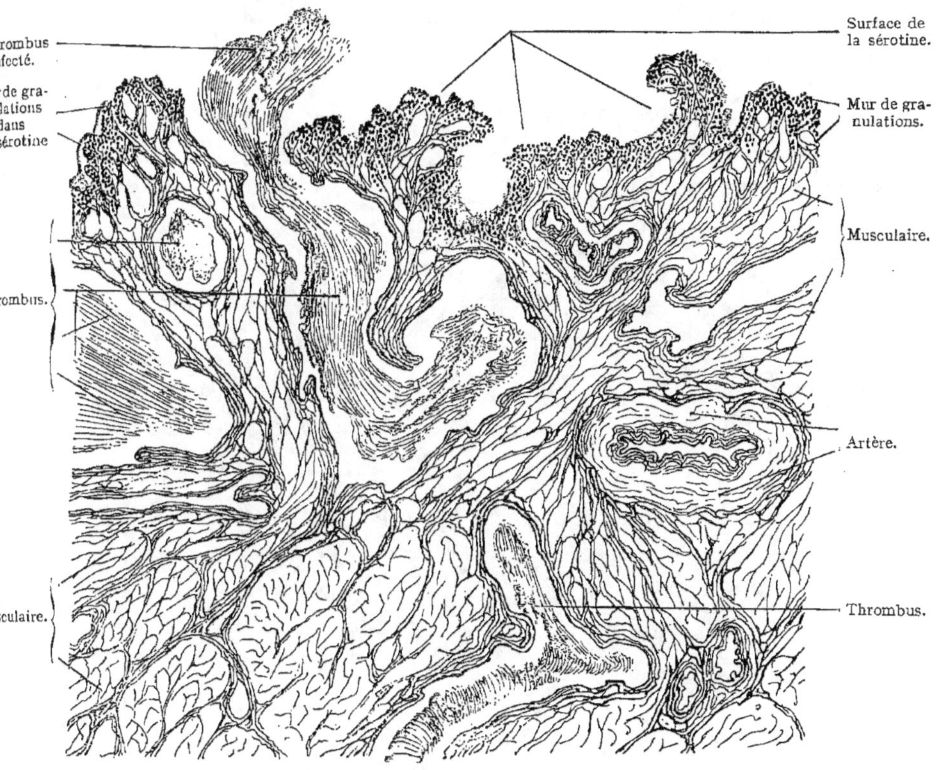

Fig. 541.

Infection des thrombus à la région placentaire (faible grossissement).

Anatomiquement, le processus précité constitue *la thrombo-phlébite septique* et, cliniquement parlant, la *phlegmatia alba dolens*.

Dans la phlegmasie puerpérale les symptômes débutent dans la deuxième semaine du puerpérium, parfois seulement dans la troisième ou même dans la quatrième. Si la température corporelle est exactement relevée, dans la règle on pourra déjà dans les premiers jours du post-partum découvrir une élévation fébrile, indice de l'entrée des streptocoques dans la cavité utérine et de l'endométrite septique superficielle, point de départ de la phlébite. Après un intervalle de bien-être relatif, le pouls commence par augmenter de fréquence, la température s'élève ensuite et l'apparition de douleurs à la cuisse, dans la région des vaisseaux fémoraux, annonce la phlébite. Suivant la gravité de l'infection la fièvre reste élevée deux ou trois semaines et, conséquence de la thrombose progressive de la veine fémorale, il se développe un œdème prononcé de tout le membre inférieur, qui en est rendu parfois absolument informe. Grâce à l'œdème et à la tension, la peau devient lisse comme un miroir et pâle comme la cire. C'est à cet aspect de la jambe que la phlegmasie puerpérale doit le qualificatif d'«*alba*».

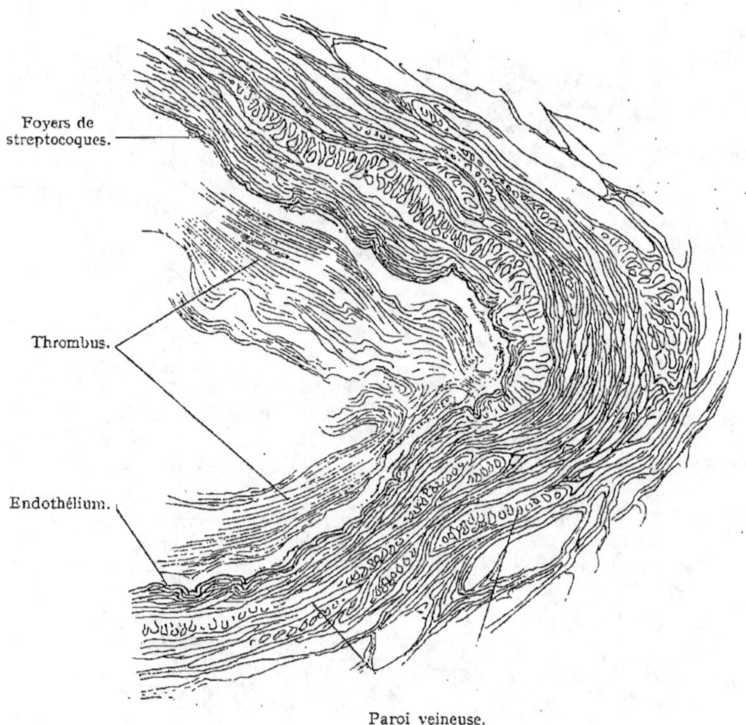

Fig. 542.
Endophlébite streptococcique dans la phlegmatia alba dolens.
Coupe de la paroi de la veine fémorale.

Quand la thrombose se continue dans la veine iliaque et les veines du bassin, l'œdème se montre aussi au bas de l'abdomen, ainsi que dans la région lombaire et aux organes génitaux externes. La phlébite peut rester unilatérale ou devenir bilatérale. Tantôt elle est bilatérale d'emblée, tantôt et plus souvent la fièvre réapparaît après une rémission de plusieurs jours, l'inflammation commence de l'autre côté et la malade doit subir encore une fois le même processus pathologique.

S'il n'y a pas de complications, l'issue habituelle de la phlegmasie, c'est la guérison. Après la mort des streptocoques l'inflammation s'arrête, la fièvre cesse, les veines retrouvent leur perméabilité par la résorption des thrombus et l'œdème de la jambe disparaît. Mais, pendant des mois et des années, il peut subsister de l'œdème des malléoles et de l'enflure récidivante à la suite de la station debout prolongée, ce qui est l'indice d'une circulation défectueuse. Il se développe parfois sur la jambe malade des abcès cutanés, des furoncles, qui contiennent alors toujours du streptocoque.

Dans quelques cas rares, la thrombose des veines de la jambe produit un arrêt

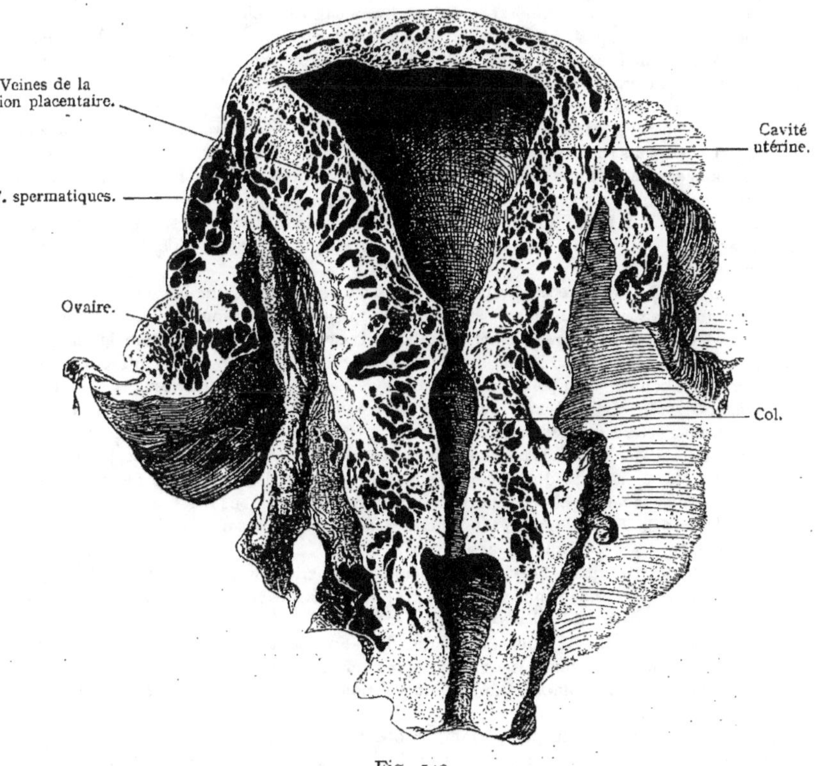

Fig. 543.

Thrombose aseptique des veines utérines dans le post-partum. Mort par embolie.

de circulation dans les territoires vasculaires les plus éloignés, et entraîne ainsi la nécrose d'une région d'étendue variable, du pied jusqu'au mollet : *gangrène puerpérale des extrémités.* Il semble que cette gangrène soit extrêmement facilitée lorsque la thrombose veineuse s'accompagne d'une forte diminution de la pression artérielle, par exemple dans les vices du cœur, la faiblesse cardiaque, l'endocardite, l'anémie, l'endartérite, etc. L'élévation de la jambe et la digitale administrée à temps peuvent prévenir l'apparition et les progrès de la nécrose.

Il existe aussi une *thrombose aseptique* (ou *par stagnation*) des veines utérines dans le post-partum ; elle débute dans les plexus veineux de la région placentaire pour s'étendre graduellement de là aux territoires voisins de la veine spermatique, du plexus pampiniforme, de la veine hypogastrique, et de l'iliaque. Normalement, quand la rétraction de la musculature utérine est bonne, l'occlusion du sinus veineux placentaire se fait, nous l'avons déjà dit, sans thrombose, par le simple contact des parois vasculaires ; mais l'atonie utérine, c'est-à-dire la mauvaise rétraction prédispose à la thrombose aseptique des veines placentaires. L'extension que cette dernière prend dans les veines génitales et pelviennes varie avec le degré du relâchement musculaire ; peut-être dépend-elle aussi d'un état particulier du sang, d'un mauvais fonctionnement du cœur, ou de la coexistence des varicosités veineuses. La préparation de la fig. 543 vous montre quelles énormes proportions cette thrombose aseptique ou atonique peut atteindre quelquefois chez l'accouchée.

Cet accident ne produit pas nécessairement des symptômes manifestes. Si les thrombus s'avancent jusque dans la veine iliaque, on peut voir apparaître de l'œdème et des douleurs à la jambe, tout comme dans la phlegmatia alba dolens. Mais ces signes font totalement défaut lorsque la thrombose est limitée à des veines intrapelviennes, incapables d'entraver dans les jambes la circulation de retour, ou quand l'obstacle peut être aisément tourné grâce aux collatérales. Comme *Mahler* l'a montré, la courbe du pouls subit parfois une ascension par bonds successifs tandis que la température reste normale, c'est-à-dire que souvent *le seul symptôme qui indique la thrombose est l'augmentation constante de la fréquence du pouls, symptôme que l'on ne saurait expliquer par aucune autre cause.* Cette accélération du pouls serait due tout simplement à l'augmentation des résistances intercalées dans la circulation ; la plus grande fréquence du pouls correspond à l'instant où les résistances sont au maximum.

Cette thrombose aseptique recèle un danger : des fragments plus ou moins volumineux de la masse des thrombus peuvent se détacher, être charriés par le courant sanguin dans le cœur droit et de là être projetés dans les *artères pulmonaires*, dont ils causent *l'embolie*. Si l'embolus est petit, l'accident ne se manifeste que par un accès de dyspnée, voire d'asphyxie, puis l'infarctus pulmonaire et les crachats couleur framboise qui ne tardent pas à apparaître fournissent la preuve certaine de l'existence de l'embolie. Quand l'embolus est volumineux, il obstrue le tronc ou les branches principales de l'artère pulmonaire, déterminant la mort subite. Bien que l'accouchée n'ait jamais présenté la moindre trace de fièvre et qu'elle se soit sentie parfaitement bien jusqu'alors, elle s'affaisse soudain, à la suite d'un mouvement trop vif, soit d'un effort de défécation, soit au moment du premier lever, et c'est la mort. L'extraction des thrombus des branches de l'artère pulmonaire (opération de *Trendelenburg*) est difficile à exécuter à temps chez la femme en couches et malheureusement n'a encore jamais réussi.

On a le droit d'admettre que cet accident particulièrement triste du post-partum peut être prévenu, sinon toujours, du moins dans une partie des cas ; pour cela, dès les premiers signes de thrombose et surtout dès l'apparition de petites embolies dans les capillaires pulmonaires, il faut ordonner aux femmes le repos absolu au lit dans le décubitus dorsal pendant quelques semaines, et ne leur permettre de se lever que trois semaines au moins après le retour complet du pouls à l'état normal. On prévient l'extension de la thrombose par l'administration de petites doses de digitale qui élèvent la pression artérielle.

Au cours de la grossesse et du puerpérium, on observe assez souvent, sur les nodosités variqueuses des jambes, des thromboses aseptiques analogues à celles des veines placentaires et pelviennes (*Thrombo-phlébite variqueuse*). La thrombose par stagnation se propage parfois à de vastes territoires du réseau veineux cutané des jambes et vers le centre jusqu'au tronc de la veine fémorale, ce qui donne au membre inférieur le même aspect que la phlegmatia alba. Le cours de cette affection ennuyeuse se prolonge durant des semaines, mais s'il existe des trajets indurés isolés, il peut être considérablement raccourci par l'extirpation de ces fragments veineux. Quand l'extension, la généralisation de la thrombose interdisent l'extirpation, on recourt aux maillots chauds qui calment les douleurs, ainsi qu'à la digitale et aux bains de lumière qui accélèrent le rétablissement de la circulation.

Nous avons déjà dit que dans la phlegmatia alba dolens l'invasion streptococcique se caractérise par l'absence de toute tendance à la suppuration et à la fonte purulente des thrombus.

L'infection du territoire veineux évolue tout autrement lorsque les germes ont une action *pyogène* et amènent la fonte purulente du tissu affecté. On trouve alors dans les veines, au lieu de thrombus solides, de la matière purulente ramollie, dans les veines utérines d'abord et plus loin dans les plexus des ligaments larges ; dans les veines spermatiques ; dans les hypogastriques, jusque dans l'iliaque et la fémorale

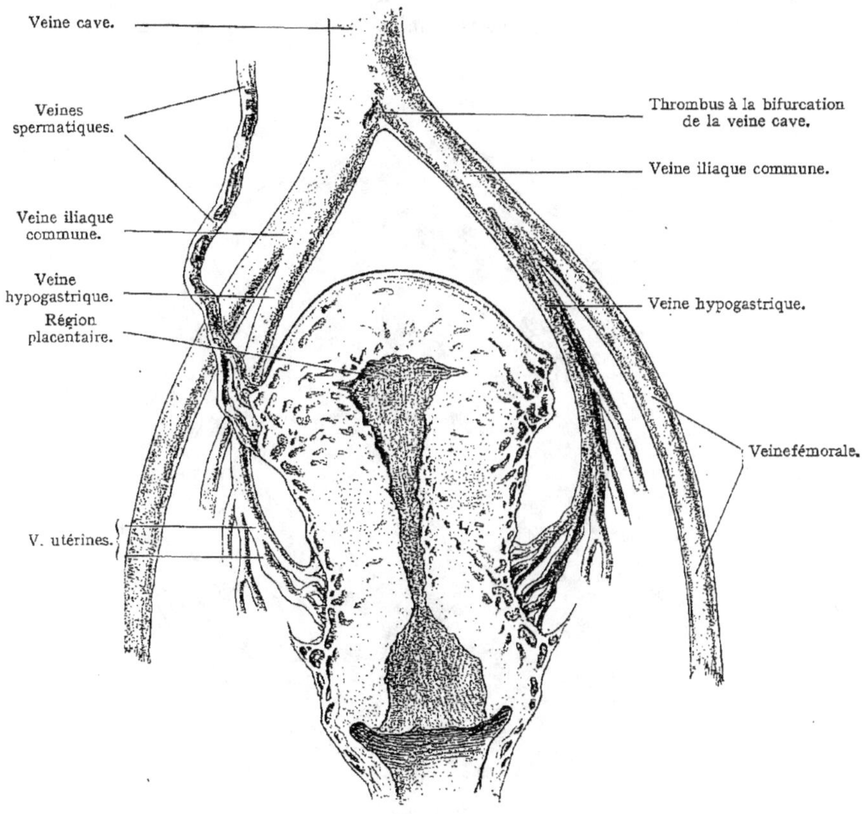

Fig. 544.
Extension de l'infection par les veines, dans la pyémie puerpérale.

d'un côté et jusque dans la veine cave de l'autre. Souvent la plupart de ces veines sont remplies en même temps de bouchons de pus, mais quelquefois il n'y a qu'un seul territoire veineux dont le contenu soit purulent. Ces thrombus suppurés isolés siègent de préférence dans la veine spermatique, qui constitue habituellement le déversoir direct du sang veineux du placenta, et dans laquelle les germes sont charriés immédiatement au sortir des sinus de cet organe. Toutes les autres veines peuvent être intactes et, si l'infection remonte à plusieurs semaines auparavant, il n'existe même, à la région placentaire, plus aucune trace du foyer primaire.

Le tableau clinique qui correspond à cette thrombophlébite purulente est celui de la *pyémie puerpérale.*

Dans les cas de *pyémie aiguë*, dus à l'infection de microbes très virulents, la fièvre survient déjà peu de temps après l'accouchement; les frissons se succèdent à de brefs intervalles, le processus s'étend rapidement aux grandes veines et la circulation est envahie continuellement par de nouvelles masses de microbes : l'issue fatale a lieu déjà à la fin de la première semaine ou au cours de la deuxième.

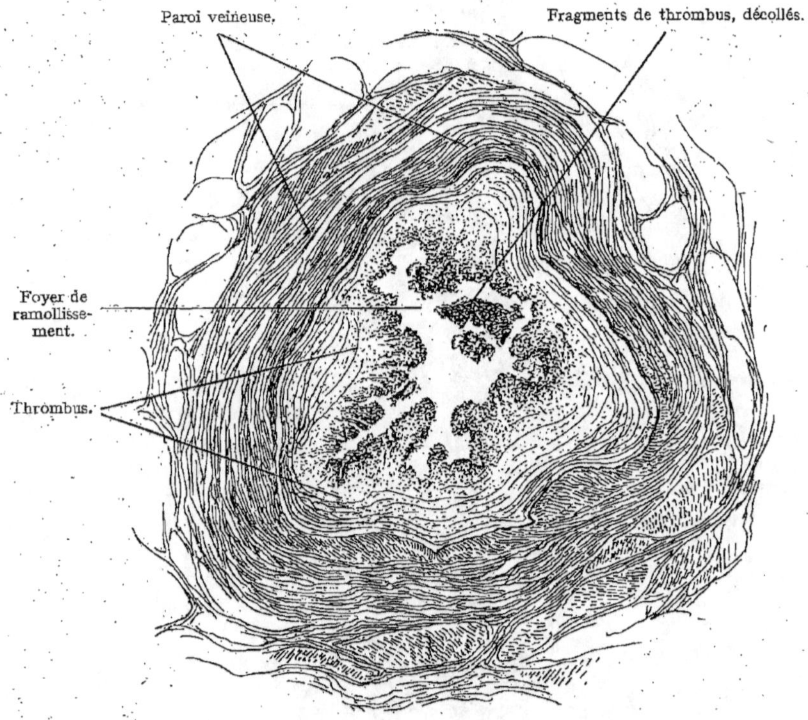

Fig. 545.

Ramollissement central d'un thrombus infecté, dans la thrombophlébite septique de l'utérus.
Les parties du thrombus qui contiennent des germes sont colorées en bleu.

Plus fréquente est la *pyémie subaiguë* ou *chronique* : après une fièvre légère durant les premiers jours post partum, il survient un violent frisson à la fin de la première semaine, parfois dans la deuxième semaine seulement, la malade s'étant déjà levée, ou quelquefois plus tard encore ; la température monte rapidement jusqu'à 40° et au delà. Mais la fièvre ne dure pas longtemps ; en l'espace de quelques heures la température fait retour à la normale au milieu de fortes sueurs, la malade ressent un bien-être absolu et, à part une certaine tension du pouls, rien ne révèle les progrès de la grave affection. A l'examen des organes génitaux les constatations que l'on peut faire sont insuffisantes à expliquer la fièvre. L'utérus contient peut-être quelques lambeaux de caduque, la muqueuse est couverte par places d'un léger dépôt, mais se déterge en peu de jours et subit la régression normale, les lochies restant peu abondantes. On peut reconnaître le territoire veineux affecté à l'infiltration pâteuse du voisinage et à la sensibilité à la pression.

Le premier frisson est suivi bientôt d'un second et d'un troisième. On doit admettre que chacun d'eux est la réaction de l'organisme à l'arrivée dans le courant sanguin d'une nouvelle dose de matière purulente détachée des thrombus, car si l'on procède à l'examen bactériologique pendant ou peu après le frisson, on constate chaque fois une nouvelle invasion du sang par les germes pathogènes. Parfois on peut voir le frisson succéder immédiatement à des mouvements qui favorisent le décollement des parcelles de caillots ramollis. Au début, les frissons sont bien supportés

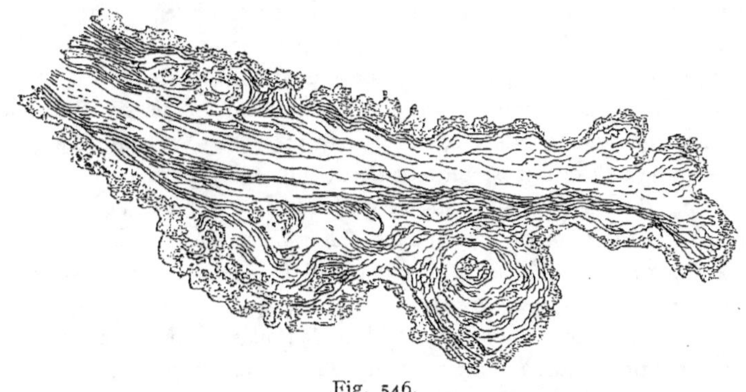

Fig. 546.
Fragment de valvule cardiaque dans l'endocardite septique.
Le dépôt bleu se compose presque exclusivement d'amas de streptocoques.

comme les hautes températures qui les accompagnent régulièrement ; dans les périodes afébriles l'aspect de la malade est satisfaisant ; l'alimentation, le sommeil, l'évacuation intestinale, la sécrétion rénale et les autres fonctions s'accomplissent sans troubles notables. Si la femme est jeune et vigoureuse et l'alimentation abondante, l'état des forces peut rester passable durant des semaines et des mois, malgré le retour continuel des frissons et des accès de fièvre. Mais tôt ou tard, sous l'influence de l'intoxication purulente sans cessse répétée, il se développe de graves altérations du sang qui devient aqueux, couleur de laque et montre une rapide diminution du nombre des hématies. C'est là ce que les profanes appellent avec beaucoup de justesse l'*empoisonnement du sang*. La modification du sang se manifeste d'abord par l'aspect pâle, gris-cendré de la peau, puis se décèle par une dyspnée croissante malgré le fonctionnement normal des poumons et du cœur ; en même temps le sensorium commence aussi à souffrir ; à l'excitation antérieure font place l'indifférence et l'euphorie subjective, communes à toutes les infections septiques graves.

La pyémie puerpérale évolue ordinairement sans former de grands foyers méta-statiques. Tout au plus rencontre-t-on des embolies purulentes pulmonaires ou rénales. Cependant il apparaît quelquefois des abcès métastatiques multiples dans les viscères, les muscles, les articulations et la peau, ce qui prête à la maladie une allure caractéristique.

Le *pronostic* de la pyémie puerpérale est mauvais. Les accès de fièvre disparaissent quelquefois pendant plusieurs jours, mais ce semblant d'amélioration est malheureusement le plus souvent trompeur, et dans la plupart des cas l'accouchée atteinte de pyémie finit par succomber, bien que parfois l'adynamie et la mort se fassent attendre longtemps. Toute possibilité de guérison n'est pas absolument exclue ; quand les foyers purulents sont cantonnés dans le domaine des veines génitales, ils peuvent évidemment s'enkyster si les circonstances sont favorables et se résorber après la mort des microbes et l'épaississement du pus.

Il existe enfin un troisième mode de généralisation de l'infection par la voie sanguine : du tissu infecté le sang reçoit sans cesse des streptocoques, sans qu'on puisse constater de lésions grossières par où se fasse l'invasion. Dans ce cas les germes ne périssent pas dans le sang comme ils le font habituellement, ils s'y multiplient au contraire et, à mesure que la maladie avance, leur présence y est constatée en nombre toujours plus grand à l'examen bactériologique. Seuls les streptocoques excessivement virulents sont capables de faire une telle irruption dans l'organisme et de se maintenir à demeure dans le sang, en s'y multipliant. Cette forme de l'infection est désignée communément par le terme de *septicémie puerpérale* ; σηπω signifiant pourrir, le mot de septicémie devrait avoir, semble-t-il, le même sens que le terme de saprémie puerpérale ou fièvre putride dont nous avons déjà parlé ; mais au cours des années le mot a changé de signification et sert à désigner avant tout la pullulation dans le sang des microbes spécifiques de l'infection des plaies. Cette acception du mot « sepsis » est devenue classique ; elle a prévalu dans les termes d'antisepsie, d'asepsie et de septicémie que tout le monde emploie ; il serait donc bien difficile de ramener le mot à son sens primitif.

On peut distinguer deux formes de septicémie puerpérale :

1º Dans la *septicémie pure*, qui est rare, il y a absence de toute suppuration ; la sécrétion même de l'endométrium n'est pas réellement purulente et ne consiste qu'en un sérum laiteux très aqueux. Les veines sont indemnes. Bien que les germes soient très nombreux dans les capillaires du foie, de la rate et des reins, ces organes ne présentent aucun abcès constitué ni en voie de formation. Le tableau clinique de cette *streptococcémie* se caractérise par l'absence des frissons et des profondes rémissions de la fièvre alternant avec eux, signes absolument symptomatiques de pyémie, tandis que dans la septicémie pure le niveau de la température reste constamment entre 39º et 41º. La marche de l'affection est très aiguë, les symptômes de la décomposition du sang et l'obnubilation du sensorium surviennent de bonne heure ; la paralysie toxique du cœur fait des progrès rapides, amenant l'issue fatale au bout de la première ou au cours de la seconde semaine post partum.

2º Dans la deuxième forme, plus fréquente, ou *septico-pyémie*, à part la streptococcémie on rencontre aussi des processus purulents dans la matrice, sur l'endocarde, dans les poumons, le tissu conjonctif pelvien ou les grandes veines pelviennes, source permanente de l'infection sanguine. Le tableau clinique se rapproche de celui de la pyémie, de là vient le terme de septico-pyémie.

Les streptocoques arrivés dans le sang peuvent, on ne sait trop pourquoi, se fixer sur les appareils valvulaires du cœur, en y donnant lieu à la nécrose de l'endothélium et à la formation de dépôts fibrineux renfermant une énorme quantité de bactéries agglomérées par amas (fig. 546) — *endocardite septique*. Le courant sanguin, en détachant continuellement des microbes, entretient une bactériémie persistante qui s'accompagne d'une fièvre élevée continue. Les symptômes cardiaques révèlent la localisation du processus septique, et l'auscultation permet en général de reconnaître les altérations valvulaires à l'existence de souffles bruyants. Les cas graves se terminent pour la plupart par la mort, et même les formes chroniques (endocarditis lenta) ont le plus souvent une issue mortelle.

b) *L'extension de l'infection par les voies lymphatiques.*

En passant de l'endométrium dans les vaisseaux lymphatiques, les streptocoques arrivent d'abord dans le réseau richement ramifié qui engaine les faisceaux de fibres musculaires de l'utérus. Ce sont les grands vaisseaux lymphatiques qui sont le plus souvent atteints. A la région placentaire surtout, on constate assez souvent des fentes allongées entre les sinus veineux thrombosés ; à l'œil nu déjà elles frappent l'observateur par leur contenu purulent et, au microscope, elles apparaissent littéralement bourrées, bondées de masses de streptocoques.

Si les germes émigrent des vaisseaux lymphatiques dans les tissus avoisinants, ces tissus subissent la nécrose et il se développe des abcès intramusculaires, grands et petits ; il peut arriver que de gros fragments musculaires, envahis de part en part, inondés de microbes, succombent à la nécrose d'emblée. Autour de ces parties nécrosées il se forme alors une suppuration disséquante qui perce dans la cavité utérine en éliminant un morceau de tissu friable, qui n'est rien d'autre qu'un segment nécrosé de la paroi musculaire ; ce processus peu fréquent porte le nom de *métrite disséquante*.

De la musculaire utérine les voies lymphatiques conduisent dans le tissu conjonctif lâche du paramétrium (ligaments larges), où les germes trouvent un terrain particulièrement favorable à leur fixation et à leur extension. Parfois l'accès leur en est facilité par de profondes déchirures du col sectionnant complètement la paroi musculaire de l'utérus et mettant à nu le paramétrium. L'invasion bactérienne du tissu conjonctif des ligaments larges et l'inflammation qui s'ensuit portent le nom de *phlegmon puerpéral du tissu conjonctif pelvien* ou de *paramétrite puerpérale* ; les phénomènes se passent là exactement comme dans les phlegmons septiques du tissu conjonctif, que l'on rencontre sur n'importe quel point du corps, bras ou jambe, etc.

L'envahissement de tout le paramétrium se fait habituellement rapidement, d'un seul coup, parce qu'il n'y a là aucun tissu solide qui oppose de la résistance à la propagation des streptocoques. La première réaction de l'organisme se manifeste par l'hyperémie et l'infiltration séreuse du paramétrium affecté ; à côté de l'utérus on sent la tuméfaction du ligament large, molle, pâteuse et diffuse. La diapédèse en masse des leucocytes ne tarde pas à se produire, les uns pénétrant dans les foyers d'infection pour y engager la lutte avec les microbes, les autres entourant d'une

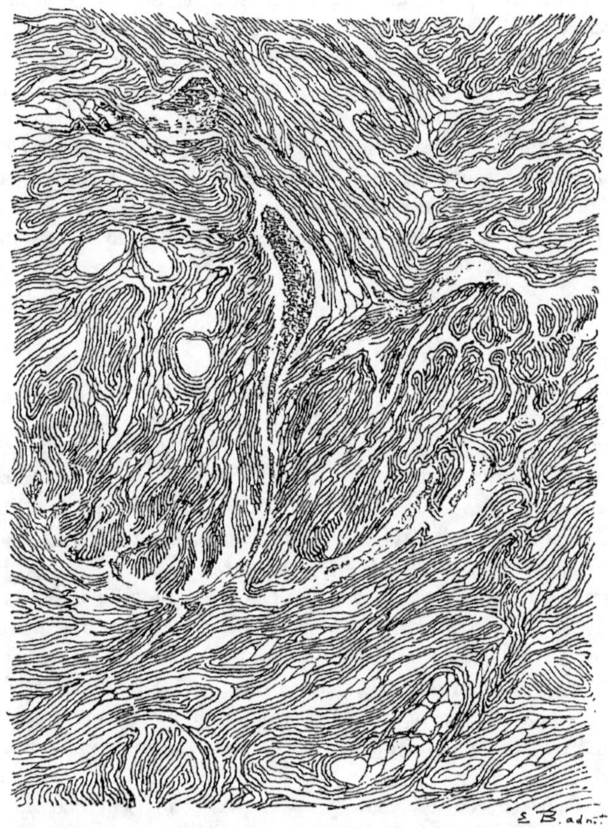

Fig. 547.

Propagation des streptocoques dans les grandes voies lymphatiques de la musculature utérine.
Accouchée morte de péritonite.

couche de granulations les divers foyers pour les séparer des tissus sains, et amener ainsi la localisation de l'infection. A ce stade de la paramétrite, le ligament large est fortement gonflé ; on sent nettement un exsudat dur qui refoule l'utérus du côté opposé, ou qui l'embrasse des deux côtés et l'immobilise si l'affection est bilatérale ; il semble que les ligaments larges soient figés par une substance coulée à leur intérieur.

Le tissu paramétrique communique latéralement avec le tissu conjonctif périrectal et rétro-péritonéal, l'inflammation et l'exsudat peuvent donc s'étendre dans cette direction. Il n'est pas rare non plus qu'un exsudat se développe dans l'espace cellulaire sous-péritonéal de la paroi abdominale antérieure, qui communique également avec le foyer primitif de l'infection dans le paramétrium.

L'évolution subséquente de l'exsudat le conduit soit à la *résorption*, soit à la *suppuration*.

Tout comme dans l'érysipèle, les streptocoques peuvent être anéantis, sans avoir le temps de provoquer la fonte purulente des tissūs infectés. Dans ce cas, la défer-

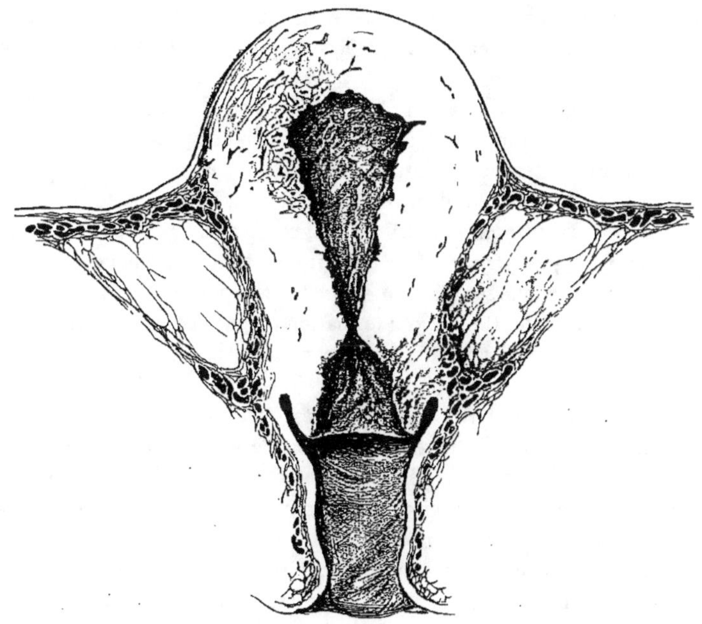

Fig. 548.

Propagation de l'infection par la voie lymphatique.

Les germes pénètrent à gauche dans le tissu conjonctif du ligament large (paramétrium), à droite dans le péritoine en traversant la musculature à partir de la région placentaire.

vescence annonce la victoire de l'organisme sur les germes toxiques ; simultanément l'exsudat subit une réduction et un durcissement croissants et finit par être totalement résorbé au bout de quelques semaines.

La suppuration se révèle par la persistance de la fièvre et produit à l'intérieur des parties affectées une quantité d'abcès miliaires isolés, qui confluent graduellement en une vaste cavité purulente ; si on ne lui procure pas une issue artificielle, le pus se fraye lentement un chemin vers l'extérieur. Le plus souvent, obéissant à la pesanteur, il descend dans le tissu périrectal et la percée se fait dans le rectum ;

mais l'évacuation peut aussi avoir lieu dans le vagin, la vessie ou par la paroi abdominale antérieure au-dessus du ligament de Poupart.

La paramétrite puerpérale débute par des frissons et une forte fièvre. De bonne heure la localisation de l'inflammation au paramétrium est rendue probable par la sensibilité à la douleur des parties atteintes, et au bout de quelques jours l'exsudat est déjà palpable à l'examen bimanuel ; on n'a pas de peine à en observer l'agrandissement et l'extension. S'il subit la résorption, au bout de 10-15 jours la fièvre diminue d'habitude graduellement ; s'il évolue vers la fonte purulente, la fièvre élevée continue du début fait place à la fièvre de suppuration avec profondes rémissions matinales et fortes sueurs ; seule l'évacuation du pus à l'extérieur amène la défervescence définitive, qui peut se faire attendre longtemps lorsque le siège de la perforation est défavorable et l'écoulement du pus incomplet.

Enfin, par l'intermédiaire des lymphatiques, les streptocoques peuvent encore atteindre le *péritoine* et c'est la voie la plus dangereuse qu'ils puissent suivre.

Les germes peuvent traverser d'un seul coup, sans étapes, la paroi musculaire de l'utérus. A partir de leur porte d'entrée à la caduque, les chaînettes forment dans les fentes lymphatiques intramusculaires de longues séries qui se succèdent jusqu'à la séreuse utérine (fig. 549). Arrivées dans le péritoine, elles y provoquent une violente inflammation générale, connue sous le nom de *péritonite septique puerpérale*, dont l'issue est presque toujours mortelle. Il n'y a pas formation de pus véritable ; mais un exsudat clair, séro-purulent, mêlé de flocons fibrineux, comble les espaces qui séparent les viscères et se collecte en grande quantité dans les régions déclives de l'abdomen. Sur tous les organes, avant tout sur l'utérus et ses annexes, puis sur la vessie et sur l'intestin grêle jusqu'au niveau du foie, le revêtement séreux est rouge, dépoli et couvert de couennes fibrineuses de consistance gélatineuse. Où que l'on prélève un échantillon de cette matière pour l'examiner, partout se rencontrent les chapelets du streptocoque à côté des caillots fibrineux et des leucocytes.

Les formes très virulentes sont seules capables d'effectuer une traversée aussi rapide de la paroi utérine. En corrélation avec cette virulence de l'agent pathogène, l'infection évolue rapidement et sans arrêt jusqu'à l'issue fatale. La maladie débute dans l'après-midi du second ou troisième jour du post-partum, rarement plus tard, par un frisson et une fièvre de 40° environ ; l'état général est mauvais d'emblée, le pouls très fréquent, la langue sèche ; l'abdomen tendu, légèrement météorisé, est sensible à la pression surtout à la partie inférieure. La température se maintient au même niveau élevé, le pouls devient de plus en plus fréquent et petit, le météorisme et la sensibilité de l'abdomen augmentent d'heure en heure. Les contours des anses intestinales, dilatées par la paralysie, ne tardent pas à se dessiner sous la peau brillante, tendue, tandis que ceux de l'utérus sont à peine palpables ou ne le sont plus du tout. Le moindre attouchement du ventre est très douloureux ; la malade est agitée et promène autour d'elle des regards anxieux ; elle cherche à réduire au strict minimum les excursions du diaphragme en parlant à voix basse et en respirant superficiellement. Les symptômes classiques de la péritonite apparaissent : nausées, vomissements, intolérance absolue de l'estomac pour toute nourriture et même pour l'eau, enfin le hoquet. Le péritoine présente une vaste surface de résorption pour les toxines septiques, aussi comprend-on que les symptômes d'intoxication du système nerveux central (somnolence, confusion mentale, alternant avec l'excitation) se manifestent de bonne heure et soient très prononcés ; de même c'est à l'étendue de la surface de la résorption péritonéale qu'est due aussi la prompte paralysie du cœur, grâce à l'apport constant des toxines en masse.

En peu de jours déjà le pouls devient très dépressible et difficile à compter, finalement on ne sent plus au niveau de la radiale qu'un très léger frémissement. La mort survient à la fin du premier septénaire, parfois même le cinquième ou sixième jour post partum.

L'évolution de la péritonite puerpérale peut revêtir des allures tout aussi graves,

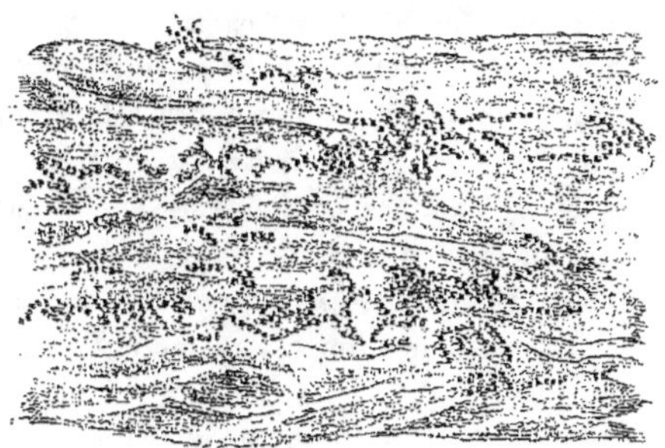

Fig. 549.

Streptocoques à l'intérieur des fins espaces lymphatiques qui séparent les fibres musculaires de l'utérus.

lorsque les streptocoques sont portés directement dans le péritoine à travers une perforation de l'utérus. Rappelez-vous la rupture utérine dans les accouchements difficiles, la perforation dans les tentatives d'avortement et dans les interventions intra-utérines à l'aide de la curette ou de la canule à injection. Mais ce n'est pas tout, les germes disposent encore d'autres voies pour atteindre le péritoine. Ils peuvent par exemple faire un détour par les trompes ; nous avons déjà mentionné à propos de la salpingite septique cette variété de péritonite, qui est loin d'être fréquente, car en général l'occlusion rapide des orifices tubaires vient fermer aux germes l'accès du péritoine. Enfin, dernière origine, l'infection de la séreuse peut être causée indirectement par les veines ; les streptocoques partent alors des foyers purulents du plexus veineux situé à la surface de l'utérus ou des ligaments larges, qu'ils traversent jusque dans le péritoine. Si tel est le cas, le tableau clinique est d'abord celui de la thrombo-phlébite, les symptômes de la péritonite n'apparaissent que secondairement au cours de la première maladie, et annoncent l'approche de l'issue fatale.

Messieurs, jusqu'à présent je vous ai présenté le *streptocoque* comme le seul agent de l'infection septique puerpérale. Mais en fait, s'il en est la cause dans la grande majorité des cas, il ne l'est pas dans tous sans exception. Parfois on ne trouve pas de streptocoques à la surface de la plaie infectée, mais bien des diplocoques croissant en forme d'amas ; des *staphylocoques*, surtout les variétés *pyogenes aureus* et *albus*. Le premier est fréquemment l'agent de la suppuration dans les plaies chirurgicales. Au cours du puerpérium, les staphylocoques ne produisent en général que de légères infections locales des plaies du périnée, du col et de l'endométrium ; mais néanmoins l'on a publié des cas de fièvre puerpérale graves et mortels où l'on n'a constaté que des formes virulentes de staphylocoques, variétés aureus et albus. Dans quelques cas aussi l'infection a été causée par le *pneumocoque*.

Parmi les *bacilles*, il en est un surtout qui joue un rôle considérable, c'est le *vibrion septique* de *Pasteur* (1878), qui appartient au groupe des bacilles de l'œdème ; il est identique au bacille de l'œdème malin décrit par *R. Koch* (1881). Ce bacille peut provoquer des intoxications graves et mortelles par la production de toxines en masse ; il se manifeste par l'apparition d'un œdème hémorragique dont l'extension est rapide, tandis que l'action du bacille gazogène de *Fränkel* est différente ; ce dernier bacille produit un phlegmon gazeux et d'énormes gonflements emphysémateux du cadavre, les bactéries continuant à pulluler après la mort.

Enfin, rappelons en quelques mots *l'infection mixte ou par association microbienne*. Etant donnée la large communication des plaies puerpérales avec l'extérieur, on comprend aisément que diverses bactéries arrivent simultanément ou successivement dans les organes génitaux, où elles se multiplient et se propagent quand les circonstances leur sont favorables. L'association la plus fréquente est celle des *saprophytes* avec les *streptocoques*. Le streptocoque apparaît le premier, déterminant la nécrose de la couche superficielle de l'endométrium ; les saprophytes s'installent ensuite dans le tissu mort qu'ils transforment en un dépôt pultacé d'odeur putride. La zone de granulations agit ici comme un filtre (*Widal*), retenant seulement les saprophytes qui ne prospèrent qu'en tissu mort, tandis qu'elle n'est pas toujours capable d'empêcher la pénétration des streptocoques dans les veines et les lymphatiques. L'infection mixte peut aussi se développer en sens inverse, c'est-à-dire qu'il y a tout d'abord putréfaction de matières mortes et en rétention (cotylédons placentaires, par exemple), et secondairement les streptocoques remontent le courant sanieux des lochies jusque dans l'utérus, où, en infectant les veines, ils peuvent soudainement conférer un caractère grave à la maladie.

En outre, on a observé l'infection mixte par l'association du streptocoque avec le bacille de Löffler ou bien avec le colibacille. Dans ces cas, le streptocoque est toujours l'élément envahissant, qui prépare le terrain à son associé.

A propos de l'antisepsie obstétricale, nous avons déjà énuméré les divers modes de transmission des microbes pathogènes aux organes génitaux des parturientes et accouchées ; il est donc inutile de revenir sur cette question et nous arrivons aussitôt au diagnostic, au pronostic et au traitement de la fièvre puerpérale.

Diagnostic.

L'existence de la fièvre est démontrée par les mensurations de la température qu'il faut instituer systématiquement chez toutes vos accouchées. Si la température est prise régulièrement le matin à 8 heures et le soir à 5 heures, il n'est guère possible qu'une élévation vous échappe, si légère soit-elle. Rendus à temps attentifs au début des troubles, vous serez souvent à même ainsi d'en prévenir l'aggravation.

Naturellement, la fièvre constatée dans le post-partum n'est pas toujours l'indice d'une infection puerpérale. L'accouchée peut être atteinte aussi bien que les autres gens de toutes les *maladies accidentelles* possibles, ou être déjà gravement malade (tuberculose, par exemple) au moment où elle entre dans la période du puerpérium. Dans la plupart des cas, l'examen méthodique du corps, des organes et des sécrétions, vous apprendra s'il s'agit d'une affection accidentelle. En général, on a trop la tendance à attribuer la fièvre à ces maladies accidentelles et à poser le diagnostic de typhus, de tuberculose miliaire, d'influenza ou même de malaria. L'expérience enseigne que l'on ne saurait être trop ménager de pareils diagnostics et qu'en cas de doute l'on a bien plus souvent raison d'établir une relation entre la fièvre et les plaies puerpérales.

Arrivés à la conviction que la fièvre résulte d'une infection, seule l'exploration soigneuse des plaies puerpérales vous renseignera sur le siège et la nature des accidents infectieux. Dans ce but, il faut mettre l'accouchée en position convenable, au lit ou mieux sur une table, de façon à permettre l'inspection facile des organes génitaux.

Faites d'abord, à l'eau de savon, un nettoyage soigneux des organes génitaux externes et des régions avoisinantes, en les débarrassant de toutes traces de lochies adhérentes ; puis, après évacuation de la vessie, commencez par l'inspection de la vulve et de ses environs. De cette manière, il serait difficile qu'une anomalie vous échappe (œdème des lèvres, érosions et déchirures de la muqueuse vulvaire couvertes d'un dépôt, plaies périnales infectées). Après l'inspection de la vulve, lavez-la avec une solution de sublimé, puis introduisez un spéculum à valve étroite dans le vagin que vous déplissez prudemment ; la cavité vaginale est ainsi rendue accessible à la vue jusqu'au museau de tanche et, s'il existe des déchirures, des plaies couvertes d'un dépôt, il est facile de s'en apercevoir.

L'examen de la portion vaginale ou museau de tanche est très important ; si la vessie est vide, la portion vaginale se place d'elle-même dans le spéculum ; comme elle est béante, on peut encore inspecter facilement la partie inférieure de la muqueuse cervicale. *Le museau de tanche est le miroir de l'endométrium, c'est-à-dire que ce dernier sera exactement dans le même état que la muqueuse de la portion vaginale et du canal cervical.*

Ce coup d'œil ainsi jeté d'une manière simple et indolore sur l'ensemble des plaies puerpérales vous fournit d'importants éléments de diagnostic différentiel entre *l'intoxication et l'infection septiques* ; dans le premier cas il n'y a que décomposition et rétention des lochies, dans le second l'on est en présence d'une réelle infection par des germes

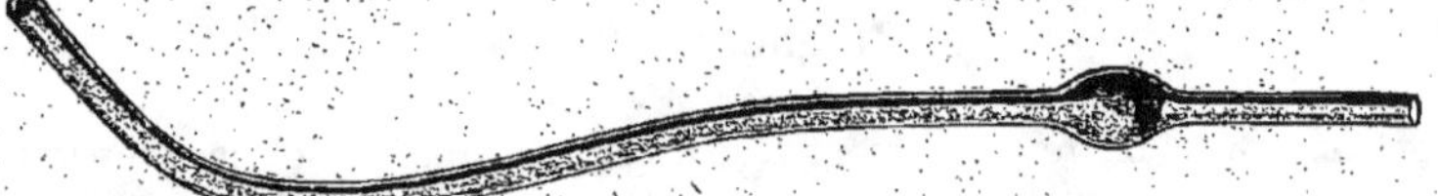

Fig. 550.
Sonde creuse destinée à prélever des lochies utérines, demi-grandeur nature.

pathogènes. Le contact des lochies décomposées, voire même sanieuses, n'a aucun effet sur la surface des plaies. Le museau de tanche, la muqueuse cervicale, les érosions vaginales et vulvaires ont l'aspect rouge et sain de plaies en voie de granulation normale, et sous le flux des lochies fétides la rupture du périnée évolue quand même sans accident vers la guérison. Au contraire, toute infection se décèle aussitôt par un dépôt

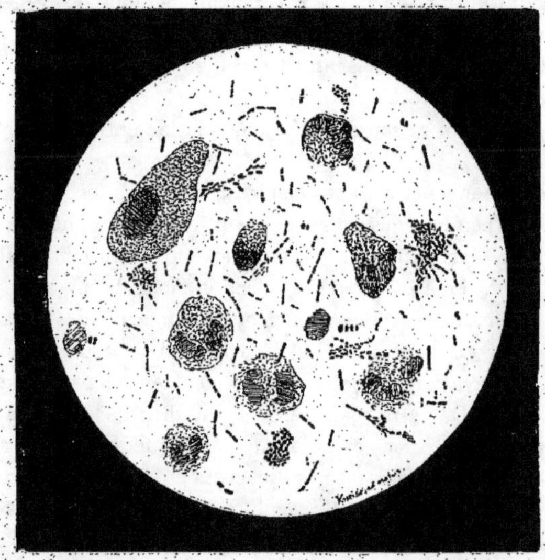

Fig. 551.
Lochies dans l'endométrite putride.

grisâtre recouvrant toutes les plaies. Résultat de la nécrose des tissus par la pénétration des microbes pathogènes, ce dépôt est plus ou moins épais et étendu suivant la gravité de l'infection ; tantôt on ne constate qu'un léger voile grisâtre, tantôt les plaies du tractus génital sont revêtues de bas en haut d'épaisses membranes blanches, dites croupeuses ou (à tort) diphtériques.

　　L'examen bactériologique des lochies renseigne exactement sur la nature de l'agent

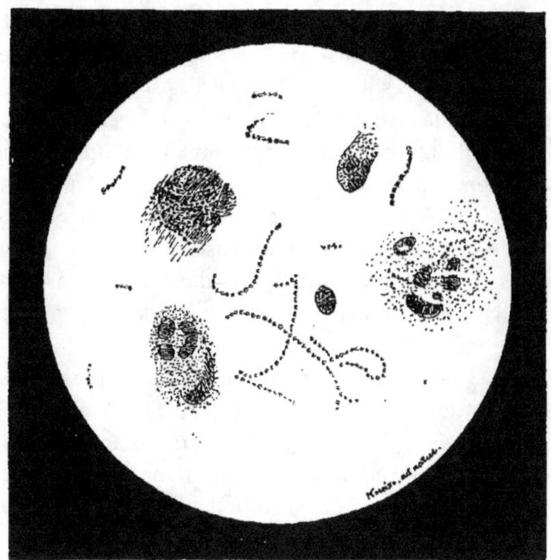

Fig. 552.
Lochies dans l'endométrite septique.

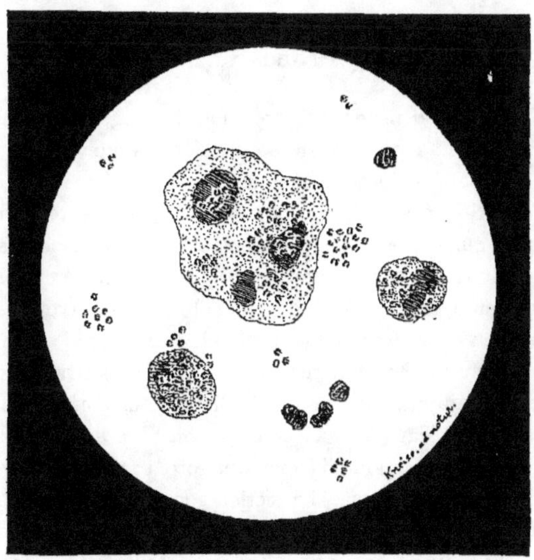

Fig. 553.
Lochies dans l'endométrite gonorrhéique.

pathogène en cause. A la vulve, dans le vagin et sur la « portion vaginale », la sécrétion des plaies est prélevée directement à l'aide d'une baguette de verre stérilisée. Pour se procurer des lochies utérines, on pousse prudemment une fine sonde dans la cavité utérine *(procédé de Dœderlein)* ; s'il y a rétention des lochies, cette sonde se remplit spontanément, sinon il faut la remplir par aspiration. En général, il suffit de l'examen microscopique de préparations colorées pour reconnaître l'espèce de microbes qui est en jeu. Dans l'intoxication putride, vous voyez un mélange de bacilles longs et courts et de coccus les plus variés ; dans les processus septiques c'est le streptocoque qui domine. Ou bien vous rencontrez les petits amas caractéristiques du gonocoque, indice certain de l'origine de la fièvre. Plus les formes bacillaires dominent, plus le pronostic est favorable. La présence de coques en abondance et surtout de streptocoques sans mélange d'autres microbes est l'indice d'une infection virulente.

On termine l'examen local par la palpation bimanuelle des organes pelviens et de l'uté-rus. En prenant entre les doigts l'utérus, les trompes, les ovaires et leurs ligaments, vous ne manquerez pas de percevoir les gonflements inflammatoires et les exsudats qui pourraient y exister : en introduisant un doigt dans l'utérus, vous saurez s'il y a rétention de fragments du placenta, des membranes ou de la caduque.

Enfin on peut encore recourir à *l'examen du sang, très important et souvent décisif pour le pronostic.* Le sang est prélevé dans la veine médiane à l'aide d'une seringue stérilisée ; on en mélange 20 cm³ avec de l'agar liquéfié et refroidi à 40° avant de procé-der à l'examen bactériologique. Pour démontrer avec certitude une bactériémie qui est passagère, le sang doit être prélevé durant l'ascension de la fièvre ou peu de temps après le frisson. Plus tard le sang peut s'être déjà débarrassé de tous microbes.

Pronostic.

La sûreté du pronostic dépend de la précision du diagnostic : plus vos renseignements seront exacts sur la nature et le siège du processus infectieux, mieux vous pourrez présager la marche et l'issue de la maladie.

La simple stagnation des lochies en voie de décomposition offre les meilleures chances de guérison, qui survient en peu de jours avec la défervescence complète. De même, dans la putréfaction intra-utérine, compliquée de rétention de membranes ou de débris du placenta et de la caduque, l'évolution est favorable encore dans la plupart des cas, même s'il existe déjà une profonde nécrose de l'endométrium, pourvu qu'on enlève avec précaution les matières putrides dès l'apparition des premiers symptômes. Le pronostic quoad vitam est encore meilleur, nous pouvons même dire absolument bon, si l'on constate dans les lochies la présence de gonocoques démontrant la nature blennorragique de l'infection. Si élevée que soit la fièvre et si violentes que soient les douleurs dans le bas-ventre, jamais l'infection gonococcique des annexes et du péritoine pelvien n'entraînera une péritonite générale mortelle ; mais l'inflammation arrivera toujours à se localiser et peut finir par la guérison complète, même si l'exsudat est considérable.

La présence d'enduits sur les plaies et la constatation de nombreux streptocoques dans les lochies doivent toujours être envisagées sérieusement. Si seules les plaies du périnée et de la vulve sont infectées, le pronostic est meilleur que s'il y a extension des dépôts à celles du col ct de l'endométrium. Néanmoins, même dans la streptococcie de la muqueuse utérine, 80 % des cas environ se terminent encore par la guérison. La localisation de l'infection au paramétrium (ligaments larges), aux annexes et à la veine fémorale est la bienvenue, c'est toujours un événement très favorable, tandis que les symptômes manifestes de la péritonite septique, de la septicémie et de la pyémie justifient les plus sombres prévisions.

La précocité du début de la maladie dans les premiers jours du post-partum est l'indice de l'extrême virulence des agents de l'infection. Les processus putrides ne se développent habituellement que vers la fin de la première semaine du puerpérium, et la fièvre monte lentement. Dans la plupart des cas, c'est plus tard encore qu'apparaissent chez l'accouchée les symptômes de la gonorrhée ascendante. Toutefois ces règles souffrent aussi quelques exceptions. La simple stagnation des lochies (lochiométrie) peut dans les premiers jours du post-partum provoquer un frisson avec une température de 40° et au delà ; exceptionnellement, la gonorrhée peut déjà opérer son ascension peu de temps après l'accouchement, au milieu de frissons répétés ; à l'inverse, il arrivera parfois que la fièvre ne s'installe qu'au bout de 8 à 10 jours ou même après le premier lever, et que cette fièvre soit le prélude d'une pyémie mortelle.

L'état du pouls a plus d'importance pour le pronostic que l'élévation de la température. Les infections septiques graves provoquent dès le début une grande accélération du pouls, tandis que dans toutes les formes d'intoxication putride pure sa fréquence est dans la règle normale ou n'est que faiblement augmentée. Si le pouls est bon, concorde avec la température et se maintient ainsi sans modifications, la présence, même durant plusieurs jours, d'une fièvre continue de 39° à 40° avec faibles rémissions n'est pas encore d'un mauvais pronostic ; et vous observerez la confirmation de ce fait dans plus d'un cas grave d'endométrite streptococcique, où la fièvre élevée peut persister une semaine et davantage, jusqu'à ce que l'infection soit définitivement jugulée et la zone de granulations constituée.

Les frissons signifient presque toujours que le sang est envahi par les bactéries. Un frisson au début de la maladie n'annonce encore rien de très grave, car il peut être déterminé par le refoulement mécanique de bactéries dans les veines de la région placentaire ; mais le pronostic est assombri par la répétition des frissons, indice probable que les germes septiques ont pénétré profondément dans les voies sanguines, pour y produire une thrombophlébite purulente.

Quand l'appréciation des symptômes cliniques vous laisse des doutes, le pronostic sera fixé le plus souvent avec certitude par l'*hémoculture. Si l'absence de bactériémie est constatée à plusieurs reprises, le pronoctic est favorable*, même si la fièvre est élevée et persistante. La constatation de formes bacillaires ou de staphylocoques améliore le pronostic, tandis que la présence des streptocoques a toujours une signification grave.

Récemment aussi, on a recouru à l'*examen systématique du sang* pour se renseigner sur l'issue de l'infection et établir le pronostic. Il résulte de ces recherches que des microbes peuvent être trouvés dans le sang beaucoup plus souvent qu'on ne l'admettait jusqu'alors. Dans toutes les formes de l'infection septique, aussi longtemps qu'il n'existe pas encore de localisation, dans les cas également de décomposition putride du contenu utérin, il peut y avoir une bactériémie passagère, de courte durée, qui à elle seule ne justifie nullement un pronostic défavorable. Il s'agit là d'un transport de germes par le courant sanguin plutôt que de leur prolifération active dans le sang. Par contre, *la présence persistante dans celui-ci de bactéries et surtout de streptocoques est d'un fâcheux augure* et présage presque sûrement l'issue fatale, lorsque le nombre des germes dans le sang augmente de jour en jour ; ce signe alarmant s'observe dans la septicémie grave, l'endocardite, la septico-pyémie ; il démontre que les germes ont acquis la faculté de pulluler activement dans le sang, ou que ce dernier a perdu celle de les tuer et de les expulser. Le développement rapide des colonies dans le tube de sang, déjà au cours des premières 12 à 24 heures, est un fâcheux indice que le pouvoir bactéricide du sang est minime. Quand les corps immunisants y existent en abondance, les bactéries ne se développent qu'au bout de 48 heures ou plus tard encore.

En outre, les examens du sang nous ont révélé un fait intéressant : c'est que *la composition morphologique de ce liquide reflète nettement la lutte entreprise par l'organisme contre les microbes qui l'ont envahi.* Comme dans les tissus, dans le sang ce sont aussi les leucocytes surtout qui se chargent du combat. Tant que l'on se contenta de leur simple numération dans les processus septiques, les résultats en furent très variables, et presque inutiles pour le pronostic. Le plus souvent on constata de l'hyperleucocytose, mais dans quelques cas aussi et précisément dans les cas très graves de l'hypoleucocytose. Plus tard la question changea de face, lorsque *Arneth* eut démontré que le nombre absolu des leucocytes ne sert à rien et que seules importent dans le pronostic les proportions en pour-cent de leurs divers éléments constitutifs. Dans le sang de l'homme sain on trouve de jeunes leucocytes mononucléaires, provenant de myélocytes ; ces formes jeunes sont mélangées en proportions déterminées avec des leucocytes plus vieux, porteurs de deux noyaux, et avec d'autres encore plus anciens, possédant trois, quatre et cinq noyaux. Comme les autres processus infectieux, la septicémie entraîne une modification dans la composition morphologique normale du sang ; les vieux éléments polynucléaires épuisés par la lutte contre les bactéries et par la suppuration, disparaissent et sont remplacés par une poussée de jeunes mononucléaires, dont le nombre s'accroît continuellement. C'est ainsi qu'au cours de l'infection, on peut suivre dans l'organisme les péripéties d'une lutte formidable entre microbes et leucocytes neutrophiles, conduisant à l'anéantissement de ces derniers (*Arneth*) ; les pertes les plus fortes qu'ils éprouvent sont produites par la circulation des streptocoques dans le sang. Dès que l'organisme a réussi à localiser le processus infectieux, l'état morphologique du sang s'améliore, le nombre total des leucocytes et celui surtout des éléments âgés polynucléaires augmente de nouveau. Au contraire, la diminution du nombre total des leucocytes et l'apparition simultanée de nombreuses formes jeunes inachevées annoncent l'épuisement croissant de l'organisme, l'affaiblissement de sa capacité de résistance.

L'état général enfin et *l'aspect de la patiente* fournissent au pronostic des éléments qui ne sont pas à dédaigner. Ici aussi il existe une grande différence entre l'intoxication putride et l'infection septique. Dans la première, l'état général et l'aspect de la malade sont en général très peu affectés, tandis que dans l'infection septique la femme se sent souvent, dès la première heure de fièvre, sérieusement malade et donne à l'observateur l'impression d'une affection grave par l'ensemble des symptômes généraux.

Traitement de l'infection puerpérale.

Au début de la maladie, le traitement doit viser à étouffer le processus infectieux pour ainsi dire dans son germe, c'est-à-dire à *tuer ou affaiblir par les antiseptiques les bactéries dans leur foyer primitif, dès leur entrée dans l'organisme,* en rétablissant ainsi le plus tôt possible l'asepsie des plaies puerpérales. Cette indication est remplie par une série de moyens thérapeutiques dont l'ensemble constitue le *traitement local,* par opposition au *traitement général,* dont il sera question plus tard.

Traitement local. Il offre les meilleures chances de succès, lorsque les accidents sont dus à la décomposition et à l'intoxication putrides. Incapables de pénétrer dans les tissus vivants, les saprophytes ne pullulent qu'au sein des lochies et des tissus morts : caillots sanguins, lambeaux de la caduque et des membranes ovulaires, débris placentaires. Si l'on réusit à effectuer le « curage » complet de l'utérus, c'est-à-dire à le débarrasser des matières en rétention susceptibles de décomposition, les saprophytes sont ainsi privés du substratum nécessaire à leur multiplication et le processus putride est coupé.

Lorsque des microbes infectieux sont en jeu, le traitement local se présente dans des conditions beaucoup moins favorables. Les agents pathogènes se propagent rapidement par les voies lymphatiques et sanguines à l'intérieur des tissus, se soustrayant ainsi à nos désinfectants dont l'action ne s'étend qu'à une faible profondeur sous la surface de la caduque. Il suffit que l'infection de la plaie remonte à quelques heures pour que nos tentatives de désinfection arrivent parfois trop tard. On a exécuté sur des animaux des recherches fort instructives sous ce rapport, en pratiquant la désinfection des plaies infectées artificiellement. Si l'on utilise pour cela des bacilles du charbon ou d'autres microbes très virulents, toute désinfection de la plaie, si énergique soit-elle, est vaine si elle est opérée plus de quinze à trente minutes après l'infection. Il a suffi aux germes de ce court laps de temps pour pénétrer dans les voies sanguines et se répandre ainsi dans tout l'organisme. Les streptocoques très virulents font de même chez l'accouchée.

Par conséquent, n'allez pas croire que la désinfection vous offre le moyen absolument certain de nettoyer le tractus génital infecté. Même dans l'intoxication putride simple et après irrigation abondante des voies génitales, on voit souvent des germes réapparaître aussitôt dans les lochies utérines ; abrités à l'intérieur des produits de sécrétion ou dans les culs-de-sac glandulaires de la caduque, ils ont échappé à l'action bactéricide des désinfectants. Ils s'éliminent graduellement avec les lochies au cours de la régénération de la muqueuse ; en général donc, le nettoyage définitif des plaies putrides ne s'opère pas par la désinfection seulement, mais avec l'appui des forces naturelles de l'organisme. Il en est de même dans l'infection septique puerpérale ; même après avoir pratiqué l'irrigation antiseptique des plaies durant des heures et des jours, toujours nous retrouvons des streptocoques dans les lochies dès qu'on interrompt la désinfection ne fût-ce que peu de temps ; là aussi, la guérison est amenée par la réaction naturelle des tissus, grâce à la formation d'une zone de granulations qui commence par arrêter la pénétration des germes, pour les éliminer ensuite par une suppuration disséquante en même temps que le tissu infecté. Le rôle de la *désinfection* dans l'infection septique puerpérale consiste donc simplement *à soutenir les forces salutaires de la nature*. Pour le moment, nous ne connaissons aucun moyen de tuer les bactéries sans endommager les cellules de l'organisme et de stériliser ainsi une plaie infectée sans entraîner une vaste destruction de tissus. Au contraire, les bactéries se montrent beaucoup plus résistantes que les cellules organiques vis-à-vis de tous les réactifs chimiques.

Le traitement local se pratique de préférence immédiatement à la suite de la première exploration des voies génitales, dans la position obstétricale en travers du lit.

Supposons un cas d'*endométrite putride* ; le doigt introduit dans l'utérus vient d'y constater des débris en rétention ; ces restes sont aussitôt décollés et extraits à l'aide du doigt, éventuellement sous narcose si la femme est sensible. Lorsqu'on a enlevé de cette façon tous les gros fragments, on peut encore évacuer les particules restantes à l'aide d'une large curette. Toutefois la plus grande prudence s'impose dans le maniement de cet instrument, étant donnée la mollesse extrême de l'utérus puerpéral ; un raclage énergique ou prolongé risquerait en outre d'ouvrir et d'infecter les sinus veineux placentaires, ce qu'il faut éviter. Il vaut mieux laisser la curette complètement de côté et à la suite du curage manuel on pratique une abondante irrigation utérine avec 5 à 10 litres d'une solution à 1 % d'acétate d'alumine, ou d'eau chlorée. La solution de sublimé ne peut être employée à cause du danger d'intoxication, pas plus que l'acide phénique, le lysol et autres antiseptiques toxiques ; mais après l'irrigation à l'acétate d'alumine qui opère un nettoyage plutôt mécanique, on peut effectuer avec succès une deuxième irrigation désinfectante avec un litre d'alcool à 50 % additionné de teinture d'iode.

Dans la majorité des cas de fièvre putride, on n'a besoin d'intervenir qu'une fois par le curage complet et l'irrigation de l'utérus, cela suffit pour amener la guérison. Si la putréfaction intra-utérine existant depuis longtemps a nécrosé la caduque jusque dans la profondeur, il se peut que l'écoulement fétide et la fièvre reparaissent au bout de quelques jours, nécessitant une seconde injection intra-utérine. Pour lutter contre la stagnation, la rétention des lochies que produit la forte antéflexion de l'utérus puerpéral, le meilleur moyen consiste à pousser un drain en verre à travers le col jusque dans la cavité utérine. La rétention des lochies est souvent associée à une anomalie de la rétraction et à une mauvaise involution de l'utérus. Dans ce cas, le seigle ergoté à haute dose et la vessie de glace sont tout indiqués ; ils réduisent rapidement le volume de la cavité utérine et restreignent la résorption des toxines.

Les plaies septiques, c'est-à-dire infectées par les streptocoques, recouvertes de pseudo-

membranes croupeuses exigent un autre traitement. *Avant tout, dans ce cas, il faut s'abstenir de toute irritation mécanique, donc renoncer à la curette.* Sur de telles plaies il se reproduit aussitôt après le raclage un nouvel enduit ordinairement plus épais ; l'effet de la curette est non seulement inutile, mais aussi directement nuisible, parce qu'elle trouble la réaction des tissus qui commence, et qu'elle ouvre à l'invasion des germes de nouveaux vaisseaux sanguins et lymphatiques. A plusieurs reprises dans l'endométrite septique, j'ai vu la pyémie (partant des thrombus mis à nu au niveau de la région placentaire) et la péritonite foudroyante succéder immédiatement au curettage.

C'est pourquoi l'on se contentera de désinfecter les plaies septiques par les antiseptiques chimiques. La teinture d'iode est ce qui convient le mieux pour les ulcères puerpéraux du périnée, du vagin et du museau de tanche ; une fois par jour on la répand à leur surface en abondance, en frottant pour la faire pénétrer dans toutes les anfractuosités et tous les angles des plaies. La chute des fausses membranes et la détersion des plaies se produisent alors en peu de jours. On obtient un effet semblable avec l'alcool, la solution d'acide phénique à 5 %, la solution alcoolique de sublimé à 1 %, etc., mais ces agents provoquent des douleurs plus vives ; par contre l'action de l'eau oxygénée est indolore et, employée à profusion, cette substance possède un grand pouvoir de détersion. *Il vaut mieux renoncer complètement aux injections intra-utérines ; tout au plus se risquera-t-on à en pratiquer une avec une extrême prudence dans le cas seul où la rétention des lochies septiques paraît certaine.* Dans la majorité des infections septiques du post-partum, *les injections intra-utérines ne sont pas nécessaires et sont plus nuisibles qu'utiles.* Si vous y recourez, faites-les de préférence avec de faibles solutions d'acétate d'alumine, de permanganate de potasse, ou avec de l'eau chlorée, etc. D'après les expériences faites avec le *rivanol* (*Morgenroth*), les injections pratiquées avec des solutions de ce désinfectant fourniraient encore de meilleurs résultats dans l'endométrite streptococcique. Il vaut mieux faire un lavage à fond avec une seule irrigation de 5 à 10 litres que de répéter les injections de 1 à 2 litres, qui chaque fois causent de l'irritation

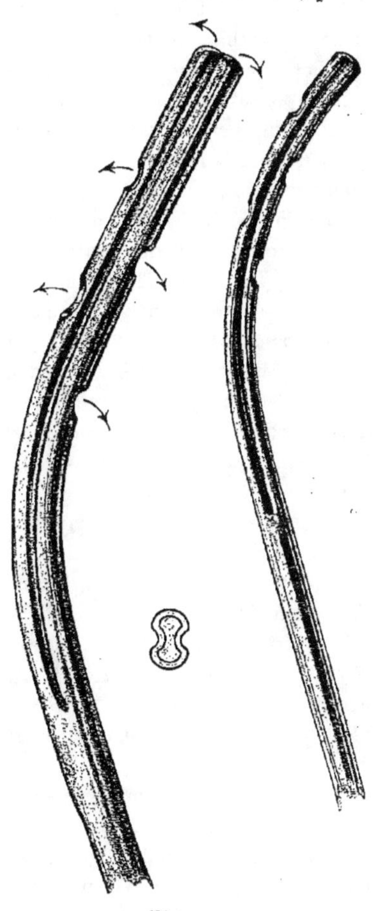

Fig. 554.

Canule de verre pour l'utérus puerpéral.

et de nouvelles lésions. Parfois aussi l'on a vu de bons résultats de l'irrigation permanente, à l'aide d'une canule qui arrose l'utérus des heures durant avec une solution antiseptique diluée, non toxique (acétate d'alumine à 1 ½ %, acide borique à 2 %). La cautérisation de l'utérus puerpéral à l'aide d'agents énergiques tels que la teinture d'iode, le perchlorure de fer, le chlorure de zinc, n'offre nullement la garantie d'une désinfection complète et provoque, dans la règle, une aggravation. Il en est de même de la vaporisation. En introduisant pendant deux minutes de la vapeur très chaude dans l'utérus, j'en vis sortir un liquide en ébullition, ressemblant à du bouillon ; malgré cela, j'ai pu, déjà quelques heures après, retrouver des streptocoques viables dans les lochies utérines.

Les interventions intra-utérines de toute nature que l'on exécute dans l'endométrite septique ou putride (curage digital, excochléations et injections) augmentent facilement l'absorption de microbes et de toxines par les courants lymphatique et sanguin, et entraînent par suite une rapide élévation de température, qui commence par un frisson 2-3 heures après l'intervention et peut atteindre 40 degrés et au delà. Il faut connaître cette réaction pour ne pas en être surpris. Dans les processus putrides les conséquences n'en sont pas graves, les bactéries et toxines arrivées dans le sang y sont rapidement rendues inoffensives et souvent la chute définitive de la température fait suite à l'exacerbation de la fièvre. Mais dans l'infection streptococcique, le premier frisson qui succède à l'injection peut être aussi l'indice de la funeste tournure que prend la maladie.

Quand les bactéries ont franchi les limites des plaies puerpérales pour pénétrer dans la profondeur des tissus, le traitement local ne saurait plus être d'aucun secours. L'injection intra-utérine dans la thrombo-phlébite ou la paramétrite septiques a la même valeur, à peu près, que des lotions cutanées au sublimé dans l'érysipèle, à l'efficacité desquelles personne ne croit. Mais cette injection, outre qu'elle est inutile, peut être encore directement nuisible en décollant des thrombus infectés ou en propageant des germes dans le tissu cellulaire lâche du paramétrium, grâce aux tiraillements et déplacements inévitables des organes au cours de cette petite intervention. Si donc il existe des signes quelconques d'une extension de l'infection avec localisation dans les veines pelviennes, le tissu conjonctif pelvien ou le péritoine, renoncez à tout traitement local en vous contentant tout au plus d'injections vaginales pour faciliter l'écoulement des lochies.

C'est dans ces conditions que le traitement général de la fièvre puerpérale arrive au premier plan et acquiert toujours tous ses droits.

Traitement général.

Dans l'infection septique, comme dans les autres maladies infectieuses, on a recouru aussi à l'emploi de sérums antitoxiques et bactéricides ; on a cherché, pour combattre le processus infectieux, soit à anéantir les microbes eux-mêmes, soit à neutraliser les toxines formées par leurs échanges nutritifs. Cette conception d'une thérapeutique échafaudée sur l'étiologie est certainement rationnelle, malheureusement l'on n'a pas réussi jusqu'à présent à fabriquer un sérum suffisamment efficace. Celui qu'on recommande contre la fièvre puerpérale est élaboré suivant un procédé analogue à la préparation du sérum antidiphtérique ; on utilise pour cela le streptocoque, qui est l'agent pathogène de la fièvre puerpérale, sinon exclusivement, du moins dans la majorité des cas graves. On pratique sur de grands animaux (chevaux, ânes, etc.) des inoculations à doses progressives de cultures de streptocoques très virulents. Après avoir surmonté une série de ces infections artificielles, les sujets inoculés possèdent une antitoxine accumulée dans leur sérum sanguin ; non seulement cette substance immunise d'autres animaux contre la streptococcie, mais encore elle les aide à la surmonter même si elle est grave, quand l'inoculation du streptocoque a précédé l'injection du sérum.

C'est là ce qu'on appelle le *sérum antistreptococcique*. Quant à son mode d'action sur le processus infectieux, on pense que ce sérum ne contient pas ou guère d'anticorps susceptibles de se combiner en les neutralisant avec les toxines émises par les streptocoques dans l'organisme infecté ; il n'est donc pas antitoxique, au sens strict de ce terme. Mais il n'est pas non plus directement bactéricide, car il ne contient pas de bactériolysines qui tuent et dissolvent les germes ; preuve en soit d'ailleurs le fait que les streptocoques prospèrent bien dans le sérum antistreptococcique. D'après les recherches de *Denys* et *Leclef* et de *Bordet*, complétées récemment par *Neufeld* et *Rimpau*, voici quel serait plutôt le mode d'action de ce sérum : il se produit entre lui et les streptocoques une combinaison spécifique modifiant ces derniers de telle façon qu'ils deviennent victimes de la phagocytose (action *bactériotropique* du sérum). Si l'on pratique sur deux animaux une inoculation intra-péritonéale de streptocoques à dose mortelle, celui dont l'inoculation aura été précédée ou suivie d'injections de sérum présentera aussitôt de la phagocytose, les streptocoques englobés par les leucocytes sont tués à bref délai ; la phagocytose fait défaut au contraire chez l'animal témoin non injecté, les leucocytes sont incapables de s'emparer des streptocoques qui pénètrent rapidement dans le torrent circulatoire, où ils provoquent la mort de l'animal par septicémie. La même expérience réussit aussi in vitro ; si l'on met en présence des leucocytes vivants avec des streptocoques et du sérum immunisant, il se produit une phagocytose active qui fait défaut si l'on emploie du sérum ordinaire.

Chez l'animal, le sérum manifeste constamment un effet favorable sur la marche de l'infection streptococcique et, comme *Aronson* l'a montré, un sérum puissant peut encore sauver la moitié des animaux, bien que les streptocoques circulent depuis 22 heures déjà dans le sang. Il n'en est pas de même dans la septicémie humaine ni surtout dans la fièvre puerpérale, où les résultats des injections de sérum antistreptococcique sont loin d'être réguliers et toujours favorables. *Tout au plus le sérum arrivet-il au début de la maladie à entraver et arrêter les progrès du processus infectieux ; mais, s'il existe déjà des modifications des tissus, il est toujours incapable d'en amener la régression.* Les sérums préparés jusqu'à présent sont donc absolument inefficaces contre la péritonite générale, la pyémie, les phlegmons du tissu conjonctif pelvien, l'endocardite, et tous les autres processus d'inflammation purulente ; dans ces cas l'on n'obtient aucun effet, même avec des doses de 150, 200 et 300 gr. de sérum. Par contre, il est indéniable que dans les formes graves de l'endométrite streptococcique, dans la phlegmatia alba dolens et dans la septicémie pure sans localisation, l'administration de fortes doses (50 à 100 gr. au minimum) entraîne souvent une amélioration frappante, la chute rapide de la température et la guérison. Dans ces cas on peut observer que le sérum excite puissamment la phagocytose et que même les streptocoques en circulation dans le sang présentent des signes de destruction.

Quoi qu'il en soit, la sérothérapie est indiquée au début de toutes les infections streptococciques ; car on n'a pas à craindre d'accidents fâcheux imputables au sérum, abstraction faite d'éruptions érythémateuses et d'arthrites qui surviennent parfois 5 à 8 jours après l'injection, en même temps qu'un retour de fièvre, pour disparaître ensuite spontanément. Il va sans dire que le remède doit être administré aussitôt que possible, dès que la présence des streptocoques a été démontrée. Le sérum antistrepto-coccique préparé d'abord par *Behring* (1892), puis sur une grande échelle à l'Institut *Pasteur* par *Marmorek* (1895), est fabriqué maintenant par divers instituts bactério-logiques et usines de produits chimiques ; on le trouve dans la plupart des pharmacies. Jadis on se servait, pour inoculer les chevaux destinés à fournir le sérum, de strepto-coques rendus très virulents pour certains animaux, pour la souris par exemple ; aujourd'hui, par contre, on utilise d'après le procédé de *Tavel* des cultures de strepto-coques provenant directement de femmes ou d'hommes infectés. Il semble que les sérums élaborés de cette manière soient plus efficaces.

On a tenté, mais sans grand succès, de tuer directement les microbes par l'injection intra-veineuse de solutions antiseptiques ; les solutions de sublimé et de formaline, même fortement diluées lèsent tellement les tissus et les globules sanguins que, dans les expériences sur l'animal, les sujets injectés meurent plus tôt que les non-injectés. De même, l'injection intra-veineuse de *collargol (Crédé)* s'est révélée tout aussi impuis-sante dans les cas graves de septicémie. On a obtenu de meilleurs résultats de l'*electrargol* qui contient de l'argent en fine émulsion et dont l'action est parfois singulièrement favorable dans les cas de bactériémie et de thrombophlébite septique. On peut égale-ment recommander le *bleu de méthylène* pur ou combiné avec l'argent, employé en fortes doses et associé aux injections de sérum antisptreptococcique ; de cette façon il nous a donné encore des succès alors même que la présence des streptocoques dans le sang était démontrée depuis plusieurs jours. Nous supposons que le sérum rend les strepto-coques plus sensibles à l'action subséquente du bleu de méthylène. Récemment *Mor-genroth* a préconisé l'usage du *rivanol,* auquel on attribue un effet très puissant sur les streptocoques.

La sérothérapie ne vous donne nullement le droit de négliger *l'indication la plus importante du traitement général,* c'est-à-dire *de soutenir les forces de l'organisme dans sa lutte avec les agents pathogènes.* Les chances de guérison sont en proportion de l'énergie des processus vitaux dans les cellules. Aussi veillerez-vous en premier lieu à ce que l'ali-mentation liquide soit abondante, ce que l'on n'a pas de peine à obtenir en général par un choix judicieux d'aliments de facile digestion. En cas de péritonite seulement, l'estomac ne tolère aucune nourriture à cause des nausées, la perte des forces est alors extrêmement rapide. En second lieu, prescrivez de *l'alcool* à la patiente ; nous ne savons guère pour le moment quel est son mode d'action, s'il fournit du combustible à l'organisme ou s'il supplée à certains composés albumineux, s'il est agent congestif stimulant les réactions de l'organisme, et un excitant de l'activité cellulaire ; mais ce qui est certain, c'est l'heureux effet qu'il exerce souvent sur la marche des maladies infectieuses. Comme *Runge* l'a montré, pour obtenir un succès il faut administrer l'alcool à hautes doses et alternativement sous ses formes les plus diverses (vin, cognac, sabayon, champagne, etc.). Chose curieuse, même les femmes qui d'habitude ne boivent pas d'alcool en supportent dans la fièvre de fortes doses, sans manifester de symptômes d'ivresse.

Dans l'infection septique, l'organisme élimine les bactéries et leurs toxines par divers émonctoires, par l'intestin et la peau au moyen de diarrhées et de sueurs profuses, par les reins avec l'urine. Il est donc tout naturel de chercher à activer cette élimination en excitant artificiellement ces diverses sécrétions. On a renoncé avec raison, à cause de leur influence débilitante, aux drastiques (calomel, etc.) et aux sudorifiques si souvent employés jadis dans la fièvre puerpérale. Par contre, il est bon de provoquer la diurèse par l'apport de liquides en abondance. Récemment on a préconisé dans le même but et pratiqué souvent d'abondantes injections (1-2 litres quotidiennement) de sérum salé physiologique dans le tissu sous-cutané ou directement dans la veine brachiale. On prétend que ce *lavage du sang* doit diluer les toxines bactériennes tout en favorisant l'élimination des germes eux-mêmes.

Quant à la fièvre même, elle ne nécessite en général aucun traitement particulier. L'élévation de la température est l'indice d'une vigoureuse réaction de l'organisme contre les toxines septiques, elle est donc plus salutaire que nuisible. C'est pourquoi l'on peut souvent obtenir de bons effets de l'emploi de la chaleur (boissons chaudes, maillots chauds, bains de lumière). La fièvre subit encore une élévation de 1 à 2 degrés, à laquelle succède une chute profonde de la température, suivie de guérison. Au contraire, à l'aide des applications froides et de fortes doses d'antipyrétiques (quinine, acide salicylique, antipyrine, etc.) vous obtiendrez, il est vrai, une rémission de 1 à 2 degrés ; mais la température ne tarde pas à remonter promptement, souvent au milieu de frissons, et les malades se sentent plus mal qu'avant. En outre, l'administration continuelle des antithermiques dérange à la longue l'estomac et affaiblit le cœur. Quand la fièvre élevée continue est persistante, et qu'une rémission momentanée de la température est hautement désirable dans l'intérêt surtout du myocarde en voie d'épuisement, le meilleur moyen de remplir cette indication consiste dans les *bains frais*. Les malades sont placées pendant 10 minutes dans un bain de 35° C. qu'on refroidit graduellement à 30° C. ; on finit par quelques affusions d'eau de 22 à 25° C. A la suite de ce traitement non seulement la température baisse considérablement, mais encore les bruits du cœur deviennent plus forts et moins fréquents, la respiration plus régulière et plus profonde ; en outre, la somnolence disparaît, la patiente auparavant apathique a de nouveau le regard plus vif, l'énergie vitale qui s'éteint semble se ranimer. L'accouchée réussit en effet quelquefois, à l'aide des bains frais associés à l'alcool, à franchir la phase critique, mais malheureusement l'action des bains aussi n'est que trop souvent passagère.

S'il survient une localisation de l'infection en dehors du tractus génital, elle peut exiger encore d'autres mesures thérapeutiques, variables avec la nature des accidents : la vessie de glace ou des compresses refroidies à la glace dans la péritonite septique, dans la salpingite ou la paramétrite ; l'immobilisation et l'élévation de la jambe et des maillots à l'acétate d'alumine dans la phlegmatia alba dolens, etc. Au cours de la phlegmatia alba comme dans toutes les autres formes de thrombophlébite, *les bains de lumière* ont une action très favorable, après l'évolution des premières manifestations aiguës de l'affection : les douleurs disparaissent rapidement et de même l'infiltration et l'œdème des jambes diminuent avec une rapidité inattendue, alors qu'autrement ils persistent des semaines et des mois. Contre les douleurs, vous pouvez prescrire les narcotiques sans aucune crainte : c'est la morphine qui convient le mieux, en injections sous-cutanées ou en suppositoires ; dans la péritonite, elle calme également la péristaltique douloureuse de l'intestin et les vomissements. En même temps l'immobilisation de l'intestin a une action salutaire, en facilitant l'accolement fibrineux des anses intestinales et par là l'enkystement de l'exsudat purulent.

Dans les derniers temps, on a fondé de grandes espérances sur *l'intervention énergique du chirurgien* dans la fièvre puerpérale ; mais les résultats de ce traitement sont loin d'avoir été brillants, ce qui n'est pas étonnant si l'on songe aux fâcheuses expériences faites avec les opérations sur malades infectés.

Le cas le plus favorable se présente lorsque l'infection est déjà localisée par la réaction naturelle des tissus. L'incision des foyers de suppuration enkystés dans le péritoine ou dans le tissu conjonctif pelvien donne de bons résultats ; et l'on a souvent pratiqué avec succès l'extirpation totale de l'utérus dans les processus putrides même graves, pourvu qu'ils soient limités à la cavité utérine (rétention du placenta avec putréfaction, myomes en voie de décomposition, etc.). Par contre, il faut s'abstenir d'interventions hâtives dans les tumeurs septiques des annexes ; car l'on déchire au cours de l'opération les adhérences qui forment l'enkystement, et le pus septique, remis en contact avec le péritoine, ramène le danger déjà disparu de la péritonite générale. L'expectation est préférable d'abord, et l'on ne doit recourir à l'extirpation que plusieurs mois après, si la guérison spontanée ne se produit pas.

En observant à l'autopsie comment la suppuration parfaitement isolée d'un thrombus de la veine spermatique peut être la cause d'une pyémie mortelle, on a songé naturellement à couper le processus purulent par *l'extirpation de la veine suppurée*. W.-A. *Freund* est le premier qui ait tenté cette opération, mais il a perdu, dans ses deux cas, la malade, parce qu'il existait encore, sur d'autres points du système veineux, des thrombus suppurés qu'il dut renoncer à enlever. Plus heureux que Freund, *Trendelenburg* réussit, dans un cas de pyémie puerpérale chronique, une intervention différente : la ligature de la veine hypogastrique droite n'ayant produit aucune amélioration, il lia la veine spermatique correspondante, ce qui amena la cessation des frissons et la guérison. J'ai, pour ma part, obtenu un succès complet dans cinq cas de pyémie puerpérale, par la ligature des veines hypogastriques et spermatiques internes et même de la veine iliaque commune ; dès lors, plusieurs cas de guérison analogues ont été publiés aussi par d'autres auteurs. En présence donc d'une pyémie puerpérale caractérisée, il faut envisager sérieusement l'éventualité de la ligature des veines affectées. On obtient les meilleurs résultats dans la pyémie chronique qui dure plusieurs semaines, tandis que, jusqu'à maintenant, cette ligature s'est révélée impuissante dans la pyémie aiguë.

Si le processus infectieux n'est pas localisé, toute opération sur les organes génitaux est le plus souvent inutile, sans aucun espoir. Une fois que le syndrome de la péritonite est complet et que l'infection est montée jusque dans les régions supérieures du péritoine, l'issue fatale ne peut être évitée que très rarement, même si l'on ouvre et draine largement la cavité abdominale. De même, l'extirpation de l'utérus est inutile s'il y a déjà généralisation de l'infection ; elle livre alors aux germes l'accès de la cavité péritonéale jusque-là épargnée, associant la péritonite à la septicémie et c'est en général son seul effet. Au contraire, les chances de l'intervention sont loin d'être mauvaises si l'on peut pratiquer le drainage et le tamponnement *de bonne heure*, c'est-à-dire *dès les premiers signes de péritonite encore limitée au péritoine pelvien*. Alors que les symptômes cliniques sont encore douteux, souvent il est déjà possible de démontrer avec certitude la présence d'un exsudat contenant du streptocoque, à l'aide d'une ponction exploratrice avec la seringue de Pravaz, exécutée à travers le cul-de-sac vaginal postérieur ou la paroi abdominale. A-t-on constaté un tel exsudat, il ne faut pas tarder plus longtemps à pratiquer l'ouverture du péritoine par l'abdomen, pour établir aussitôt un drainage suffisant, qui arrête l'ascension de l'infection et amène la guérison. Une petite incision immédiatement au-dessus de la symphyse met à nu le péritoine et permet de déterminer la nature de l'exsudat et l'extension de l'infection. En passant par cette incision on établit d'autres orifices de drainage dans les régions inguinale et lombaire et dans la voûte vaginale.

A l'ouverture du péritoine avec drainage on a associé récemment avec succès l'introduction d'une certaine quantité d'*éther* dans la cavité abdominale Après évacuation du pus et lavage à fond à l'aide d'une solution salée physiologique, on verse et abandonne jusqu'à 300 grammes d'éther dans la cavité péritonéale. L'action de l'éther est à la fois désinfectante et tonifiante pour les intestins parésiés.

Le drainage doit être pratiqué de bonne heure, car le traitement médical de la péritonite septique par l'opium, la glace, etc. est absolument impuissant : Nocet qui expectat. L'intervention est peu importante, et même si elle n'arrive pas à empêcher l'issue fatale, elle supprime au moins les symptômes péritonitiques qui sont un tourment pour la malade : le météorisme abdominal, l'ileus adynamique, les vomissements et les douleurs. C'est pourquoi nous l'exécutons sans exception dans tous les cas de péritonite généralisée, même les plus graves.

Dans le post-partum, les *seins* aussi courent le danger d'infection et d'inflammation septique. Le point de départ est dans les gerçures que l'allaitement provoque fréquemment sur les mamelons. L'épiderme délicat de ces derniers est enlevé par les mouvements de succion de l'enfant qui lorsque le lait est peu abondant, agissent à la façon d'une ventouse et produisent des extravasats sanguins sous-épidermiques ; l'érosion ou l'excoriation primitivement superficielle se transforme graduellement en un ulcère, *la gerçure*. D'autres fois, la lésion originelle est due à la contusion du mamelon entre les mâchoires de l'enfant qui mord au lieu de sucer ; ou bien, au moment de l'aspi-

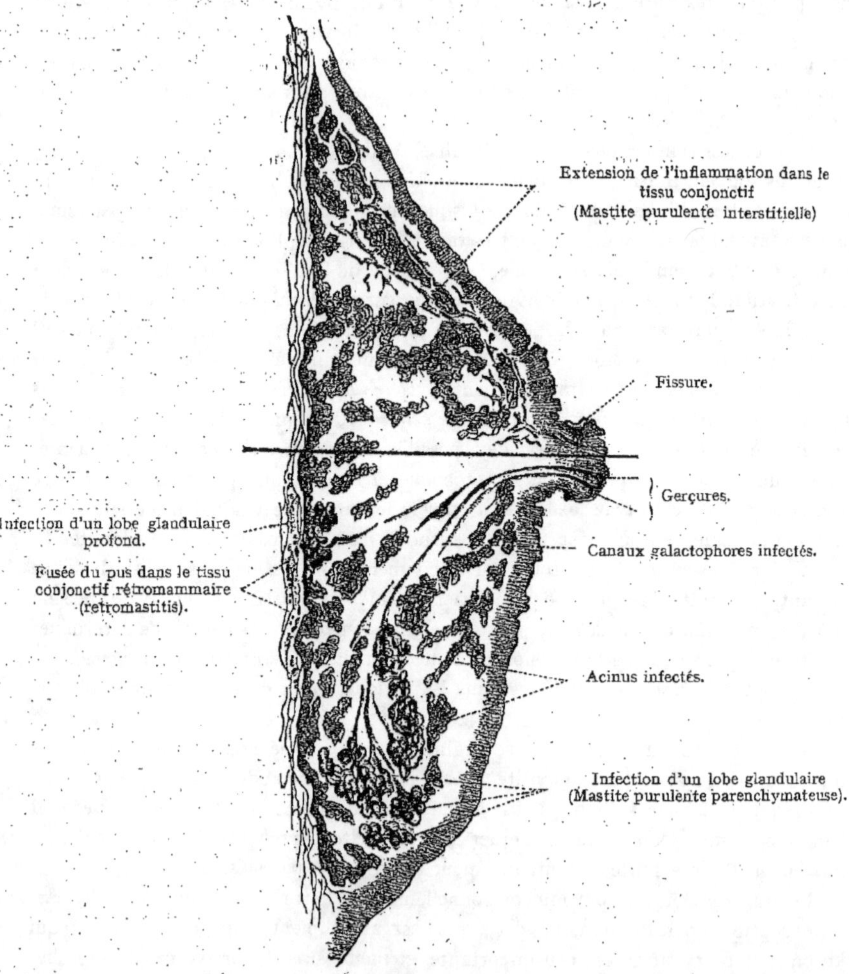

Fig. 555.
L'extension de l'infection dans le sein.
Les parties infectées sont colorées en bleu.

ration, l'épiderme se rompt dans la profondeur des sillons interpapillaires ou des plis annulaires qui entourent le mamelon. Même si les lésions primitives sont minimes, le traumatisme constamment répété par l'allaitement se charge d'empêcher la guérison des érosions qui s'agrandissent, s'approfondissent et deviennent de plus en plus douloureuses. Ces ulcères linéaires qui cheminent au fond des plis portent le nom de *fissures*.

Les fissures aussi bien que les gerçures constituent un véritable lieu de rendez-vous pour les bactéries les plus diverses. De ces dépôts, les germes pathogènes pénètrent à l'intérieur des canaux galactophores pour arriver finalement jusque dans les acinus glandulaires terminaux. La pénétration des microbes est favorisée par la stase du lait et l'évacuation irrégulière de la glande. La multiplication des bactéries (*staphylocoques pyogenes aureus* en général) entraîne d'abord la coagulation du lait dans les *acini*, puis la destruction de leur revêtement épithélial. De l'intérieur des acini, les germes passent bientôt dans le tissu conjonctif environnant, qui subit la nécrose et par une suppuration disséquante est séparé du tissu vivant en même temps que les vésicules glandulaires : *mastite purulente parenchymateuse.*

Il arrive plus rarement (presque toujours il s'agit alors du streptocoque) que les germes se dirigent des gerçures dans les voies lymphatiques. L'inflammation se propage alors à partir du mamelon à la façon d'un érysipèle, en donnant lieu à la suppuration primaire du tissu conjonctif et adipeux périacineux : *mastite purulente interstitielle.*

Le résultat final est le même dans les deux cas : les nombreux abcès miliaires qui existent au début confluent en une vaste cavité, où les restes de tissus nécrosés nagent dans le pus. Ordinairement, il n'y a qu'un ou deux lobes de la glande qui soient atteints, et ce sont de préférence les lobes inférieurs. L'infection purulente peut s'étendre secondairement aux lobes voisins et amener la destruction d'une grande partie de la glande. Il arrive exceptionnellement que le pus, au lieu de percer à l'extérieur, fuse à l'intérieur dans le tissu conjonctif lâche sous-jacent à la glande où il forme un *phlegmon sous-mammaire* (retromastitis, paramastitis), dans lequel tout le corps glandulaire est ballotté sur la nappe de pus comme sur un coussin d'eau.

La suppuration du sein s'accompagne d'une fièvre considérable et la malade peut s'affaiblir énormément, quand, à défaut de traitement convenable, l'infection évolue durant des semaines en passant d'un lobe à l'autre et produisant toujours de nouveaux abcès.

Durcissement des mamelons, propreté minutieuse et méthodique durant l'allaitement, telle est la meilleure prophylaxie contre les gerçures et par là même contre la mastite infectieuse.

Lorsque des érosions se sont développées au niveau du mamelon, il faut avant tout supprimer le traumatisme dû à l'allaitement ; on y arrive soit par l'emploi de la téterelle soit par l'interruption de l'allaitement pendant deux ou trois jours. Entre temps, on cherche à activer la guérison des érosions par l'application de solutions ou d'onguents légèrement astringents. Il n'existe pas pour cela de remède spécifique ; en cas d'excoriation ou d'ulcère superficiel, on se servira de solution d'acide borique, d'acétate de plomb, d'alun, etc. (pas d'acide phénique ni de sublimé !) ; on obtient le plus rapidement la guérison des ulcérations profondes et des fissures en les touchant avec la pierre infernale mitigée (lapis mitigatus).

La tuméfaction, le durcissement et la douleur indiquent l'infection d'un lobe ; essayez alors de prévenir la suppuration par le bandage ou suspension du sein, par la vessie de glace, les maillots à l'acétate d'alumine et par la dérivation intestinale. Non seulement ces trois moyens diminuent toujours la douleur et la tension, mais parfois ils peuvent encore empêcher la formation d'un abcès, alors que le lait contient déjà une forte proportion de bactéries. Dès que la fluctuation est manifeste, il faut ouvrir l'abcès non par une ponction, mais par une large incision radiaire, pratiquée sous narcose au chlorure d'éthyle ; pour éviter de vilaines cicatrices, l'incision doit toujours être faite à la région inférieure du sein ; il faut que l'on puisse introduire au moins deux doigts dans la cavité pour établir un bon drainage. C'est le moyen le plus sûr d'éviter la suppuration secondaire d'autres lobes, qui souvent fait traîner le mal si longtemps. Après l'ouverture de l'abcès, l'aspiration régulière du pus à l'aide d'une ventouse est préférable à l'expression manuelle ; elle active la détersion de la cavité de l'abcès et hâte la guérison, sans courir le risque, comme le fait l'expression manuelle, de refouler le pus dans les tissus sains du voisinage. Si l'abcès est largement ouvert, le pus s'écoule spontanément, sans qu'on ait besoin ni de l'exprimer ni de l'aspirer.

ANNEXE

Les opérations obstétricales.

La technique opératoire ne s'apprend pas dans les livres, c'est impossible. La description même la plus détaillée ne peut remplacer l'exercice et la démonstration pratiques. On s'exerce aux opérations chirurgicales sur le cadavre, mais cette méthode est impraticable pour les interventions obstétricales, car les organes génitaux normaux, non dilatés et non ramollis, ne permettent pas le passage d'un fœtus. C'est pourquoi, depuis 200 ans bientôt, l'on se sert pour l'exercice de ces opérations de *mannequins* imitant le canal génital de la parturiente. Le plus utile et le plus usuel de ces instruments est le mannequin obstétrical de *B.-S. Schultze,* dans lequel le canal est représenté par un bassin normal recouvert de cuir, la vulve et le périnée par une plaque de caoutchouc pourvue d'un orifice de dimensions convenables. A l'aide d'un cadavre de nouveau-né, on peut exercer sur ce mannequin la plupart des manœuvres et opérations obstétricales, si bien qu'ensuite leur exécution sur la parturiente n'offre plus de grandes difficultés, à condition cependant que les premières fois ces interventions soient pratiquées dans la clinique, sous contrôle.

Dans l'exposé qui suit, nous éviterons à dessein la description détaillée de manœuvres qu'il est bien plus facile de démontrer que d'expliquer ; nous nous contenterons d'étudier d'une manière générale le but des opérations, la méthode à suivre, et de résumer l'ensemble des indications pour chaque intervention.

1. L'antisepsie dans les opérations obstétricales.

La *désinfection des instruments* est la plus facile à réaliser. Il suffit d'un séjour de cinq minutes dans l'eau bouillante pour que leur stérilisation soit absolue. La cuisson dans l'eau ordinaire dépolit l'acier, ce qu'on évite par l'adjonction de 1 % de soude et l'emploi d'eau distillée ou d'eau de pluie. Après la cuisson, les instruments sont déposés sur un plateau stérile et après refroidissement sont employés secs. Si la stérilisation dans l'eau bouillante est impossible pour une raison quelconque, la désinfection des instruments peut être assurée, quoique moins complètement, par un bain de cinq minutes dans la solution phéniquée à 5 %. S'ils sont nickelés, ils peuvent être immergés aussi quelques instants dans la solution de sublimé. Il en est qui ne correspondent plus aux exigences modernes ; tels sont ceux qui ne supportent pas la cuisson parce que certaines de leurs parties sont en bois, ou ceux dont la charnière n'est pas facilement accessible de tous côtés à l'eau bouillante et aux désinfectants. Tous les instruments sont introduits directement de la solution désinfectante dans les voies génitales, sans être essuyés préalablement ; le graissage, si souvent pratiqué jadis, est non seulement parfaitement inutile, mais encore dangereux, parce qu'il est difficile de se procurer de la graisse absolument stérile.

La désinfection des mains et des organes génitaux est bien plus difficile à obtenir que celle des instruments ; j'ai déjà parlé de ces difficultés (v. XIme leçon), en exposant en détail les méthodes susceptibles de stériliser suffisamment la peau dans la plupart des cas. L'opérateur commence toujours par la désinfection de l'objet le plus dangereux, soit de ses mains, pour passer ensuite aux organes génitaux de la parturiente et il termine par une nouvelle désinfection de ses mains immédiatement avant l'opération.

Il faut pour cela 20 ou 25 minutes ; en cas d'urgence (asphyxie imminente de l'enfant, forte hémorragie, etc.) ce laps de temps serait trop long, et le fœtus mort ou la mère saignée longtemps avant que le médecin en ait fini avec la désinfection. Dans ces conditions, le seul moyen qui offre une sécurité parfaite consiste à enfiler rapidement des gants de caoutchouc stérilisés qui permettent de procéder aseptiquement. A défaut de gants de caoutchouc, on n'a d'autre ressource qu'une désinfection rapide par un lavage des mains à l'alcool, puis on opère et après la terminaison de l'accouchement on pratique une abondante irrigation du canal génital pour ramener à l'extérieur les germes que l'on peut avoir introduits dans les organes.

Les alentours des parties génitales doivent être masqués par des linges stériles ou du moins propres et trempés dans la solution de sublimé. Il est surtout nécessaire de glisser un de ces linges sous le bassin de la femme, parce que les mains comme les instruments entrent aisément en contact avec les parties voisines du lit.

2. Narcose.

On peut recourir à la narcose chez la parturiente pour deux motifs : 1° *pour supprimer ou atténuer la douleur* des contractions utérines et celles plus violentes que provoque la distension du périnée et de la vulve pendant la traversée de la tête ; ou bien : 2° *au moment d'une opération*, pour épargner à la femme les souffrances causées par l'introduction des instruments, par les manœuvres exécutées à l'intérieur des voies génitales, et en même temps pour faciliter l'opération par l'immobilité de la parturiente en état de résolution musculaire.

Il y a longtemps qu'on fait des recherches dans le but de *supprimer les douleurs naturelles de l'accouchement,* mais jusqu'à aujourd'hui l'on n'a pas encore obtenu, sous ce rapport, de résultats absoluments satisfaisants, c'est-à-dire que l'on n'a pas trouvé de moyen susceptible de supprimer la douleur sans avoir aucune action secondaire fâcheuse ou désagréable. La plupart des narcotiques, employés à haute dose, paralysent plus ou moins l'activité du muscle utérin et de la presse abdominale, et peuvent ainsi interrompre pour des heures la marche régulière de l'accouchement. Tout dépend de l'administration prudente, d'un dosage convenable du remède. Si l'on ne donne que juste la dose nécessaire à la suppression de la douleur, on peut même renforcer souvent l'action des muscles abdominaux, la femme poussant vigoureusement parce que les efforts ne lui coûtent plus aucune souffrance. Tous les narcotiques passent aussi dans la circulation fœtale, c'est pourquoi leur emploi à hautes doses et les narcoses de longue durée mettent l'enfant en danger.

Vers la fin de l'accouchement, le chloroforme employé à petites doses pendant les douleurs (chloroforme à la reine) est un bon moyen d'adoucir les grandes souffrances de la parturiente dans les dernières minutes de l'expulsion. Quand la tête commence à presser sur le périnée, on donne le chloroforme goutte à goutte jusqu'à ce qu'il y ait léger étourdissement et suppression de la douleur, mais on cesse dans l'intervalle des contractions pour recommencer aux premiers signes de la douleur suivante.

On obtient un effet analogue, quoique moins prompt, avec de petites doses de *morphine,* d'*opium,* de *chloral* en lavement, ou par des injections sous-cutanées de *novocaïne* autour du nerf honteux interne.

Le *bromure d'éthyle* à petite dose supprime la douleur, presque sans produire de troubles du sensorium ; mais il a été abandonné à cause de ses fâcheux effets secondaires, et de l'odeur alliacée de l'haleine, si persistante. De même le *mélange de protoxyde d'azote et d'oxygène* ne s'est pas intronisé dans la pratique, parce qu'il est d'un usage incommode. La *narcose lombaire* provoque, il est vrai, une anesthésie complète ; mais, d'après les expériences faites jusqu'à maintenant, elle fait courir trop de risques par ses effets consécutifs dangereux pour qu'on l'utilise en obstétrique dans le seul but de calmer les douleurs.

Récemment, on est revenu à l'injection sous-cutanée de narcotiques, en combinant cette fois la *morphine* avec la *scopolamine ;* comme *Gauss* surtout l'a montré par de nombreuses observations à la clinique de Fribourg en Brisgau, ce mélange crée durant les longues heures du travail une sorte d'*assoupissement,* d'état soporeux, qui annihile presque complètement la sensation de douleur et ne laisse à la femme qu'un vague souvenir de ce qui s'est passé à l'accouchement. Ici aussi, tout se ramène à un dosage exact. Lorsque les douleurs sont bien régulières et vigoureuses, on commence par 0,01 gr. de morphine et 0,0003 gr. de scopolamine. L'assoupissement est amené et entretenu par de nouvelles doses de scopolamine de 0,0001 à 0,0002 gr., que l'on injecte dans les heures suivantes selon l'état de la femme. Si les doses sont trop fortes, elles peuvent affaiblir et faire cesser les douleurs du travail en prolongeant l'accouchement durant des heures et même des jours entiers. Cette méthode exige non seulement une longue pratique et beaucoup d'expérience de la part du médecin, mais encore il n'a le droit d'y recourir que s'il peut rester à demeure dans le voisinage des parturientes. Elle est contre-indiquée en cas d'anomalies de l'accouchement et de maladie de la femme. En outre, les enfants aussi nécessitent une observation attentive, car il n'est pas rare de les voir naître en état de somnolence accompagnée de troubles respiratoires (ralentissement, irrégularité ou arrêt complet de la respiration par moments, apnée). La mort de l'enfant pendant l'assoupissement de la mère a été observé plus d'une fois.

Pour éviter la narcose générale on a pratiqué aussi des accouchements sous *narcose lombaire* ; cette dernière permet d'opérer absolument sans douleurs, mais elle est beaucoup trop compliquée pour le médecin praticien, sans parler de ses effets secondaires parfois dangereux. Si l'état de la mère exclut l'emploi de la narcose générale, le meilleur procédé d'anesthésie locale est l'*anasthésie parasacrée* de *Braun*, qui est facile à exécuter, sans dangers, et supprime toute sensation dans les voies génitales.

Enfin on a eu recours aussi, récemment, à l'*hypnose* pour supprimer la douleur à l'accouchement. Déjà en 1909 *Hallauer* a indiqué son procédé de la *narcohypnose*, commençant par une narcose qu'il interrompt à ses débuts pour provoquer ensuite un état d'hypnose par le moyen de la suggestion. On réussit de cette façon à n'employer que de très petites doses de chloroforme et la femme ne ressent aucune douleur, comme si elle était sous narcose complète. L'hypnose de la parturiente fut appliquée sur une grande échelle par von *Oettingen* à la clinique de Heidelberg. L'hypnose peut être entretenue de longues heures, pendant toute la durée de l'accouchement. Au début de la dilatation la parturiente se comporte comme une femme endormie ; lorsque les contractions deviennent plus fortes, elle manifeste bien des signes de douleur qui peuvent aller même jusqu'aux cris, mais l'accouchée n'en a aucune souvenance par suite de l'inhibition de la conscience supérieure, et après le réveil ne se rend même pas compte qu'elle vient d'accoucher.

Cependant l'emploi de l'hypnose chez la parturiente offre un grand inconvénient, en ce sens qu'elle n'est praticable qu'après un long dressage préalable durant les derniers temps de la grossesse. La femme qui n'aura pas été ainsi entraînée à l'avance au sommeil hypnotique, ne se laissera pas endormir.

Narcose dans les opérations. S'il n'y a pas de contre-indication (affections cardiaques et pulmonaires, anémie grave, etc.), *il faut toujours opérer sous narcose quand l'intervention est importante et douloureuse.* Le meilleur narcotique, dans ce cas, est le *chloroforme.* La narcose à l'éther est plus difficile à mener à bout et les femmes la trouvent beaucoup plus désagréable que la première ; quand la parturiente est épuisée, il suffit de quelques gouttes de chloroforme pour l'endormir, et cela sans nuire à la mère ni à l'enfant. En outre, par suite de sa facile inflammabilité, l'éther est dangereux si l'on doit opérer de nuit avec une lumière à flamme libre.

Quand on dispose de l'assistance compétente, l'exécution de la narcose est très simple ; la parturiente est endormie dans le lit, et l'on attend qu'elle dorme pour la mettre dans la position nécessaire à la désinfection et à l'opération ; elle se réveille couchée lorsque tout est fini. Mais la narcose peut être également pratiquée sans assistance aucune ; on entreprend d'abord la désinfection, puis on prépare les instruments et tout ce qui est nécessaire à l'opération, et l'on commence ensuite l'adminis-

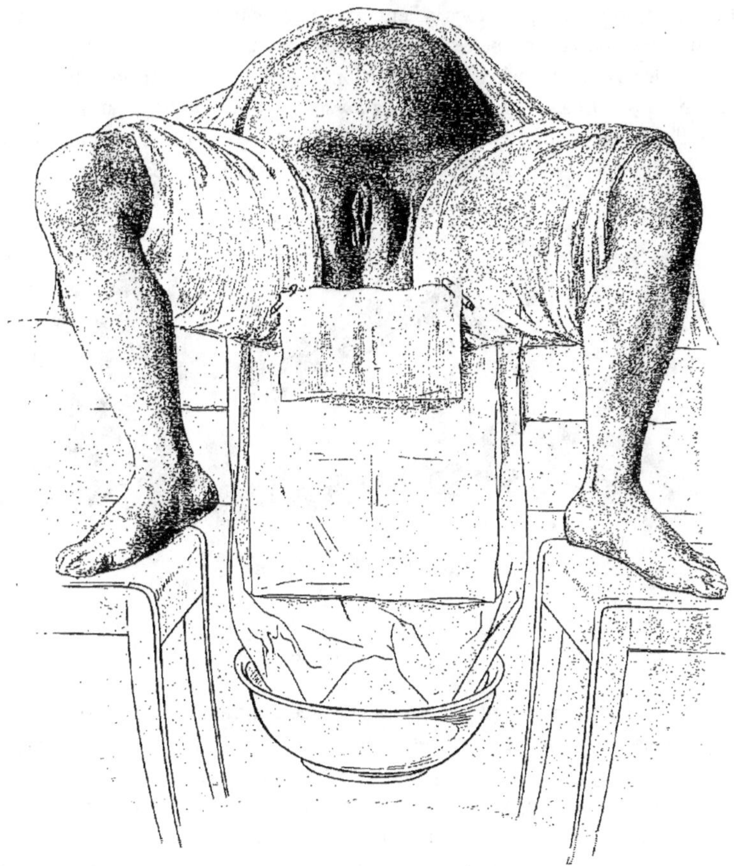

Fig. 556.
Position dorsale en travers du lit.

tration du chloroforme. Quand la narcose est profonde on enlève le masque et jusqu'au réveil il reste assez de temps pour se laver encore une fois les mains à l'alcool et au sublimé et pour pratiquer une extraction par le forceps ou une version. Le médecin ayant la parturiente sous les yeux, il lui est facile d'observer le cours de la respiration et d'en percevoir, dès le début, une anomalie éventuelle. Lorsque la patiente commence trop tôt à réagir, l'administration du chloroforme peut être continuée goute à goutte par la sage-femme, sous le contrôle constant du médecin. Dans certains cas, sans attendre l'expulsion de l'arrière-faix, on profitera encore de la narcose pour pratiquer sans douleur la suture du périnée.

3. Position à donner aux parturientes.

Si l'on veut que les opérations soient exécutées sûrement et rapidement, il est de la plus haute importance que les parturientes soient mises dans une position convenable, variable avec la nature de l'intervention. La meilleure position pour la majorité des opérations obstétricales est *le décubitus dorsal avec bassin relevé et avancé tout au bord du lit* ; elle s'obtient simplement en mettant la femme en travers du lit, la tête et le haut du corps appuyés par quelques coussins, et en attirant le bassin jusqu'au bord.

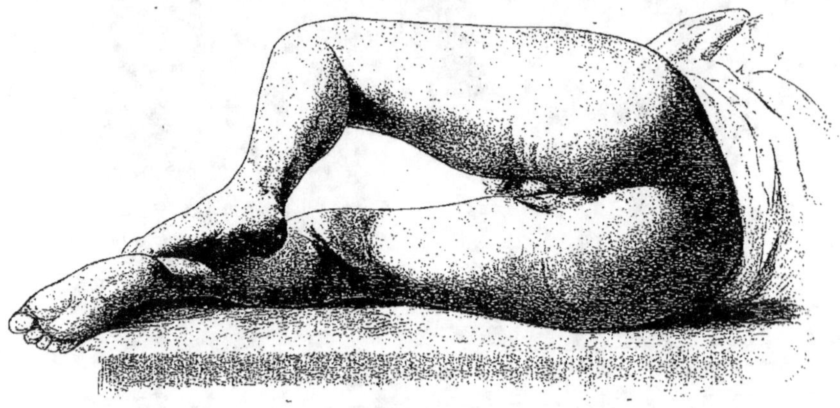

Fig. 557.
Décubitus latéral droit.

Les jambes de la parturiente sont tenues par la sage-femme et la garde ou placées sur deux chaises. Une toile caoutchoutée est poussée sous le bassin pour empêcher le lit d'être mouillé, un récipient placé sur le plancher reçoit tout ce qui s'écoule le long de la toile caoutchoutée : eau servant à la désinfection, liquide amniotique et sang. Cette position, dite obstétricale, est quelque peu incommode pour l'accoucheur si le lit est très bas, comme c'est la mode d'aujourd'hui, forçant l'opérateur à travailler courbé ou agenouillé ; il est aisé de parer à cet inconvénient à l'aide d'un second matelas poussé sous le premier. Le médecin s'assied ensuite entre les cuisses de la femme, ayant près de lui, sur une chaise, la cuvette aux instruments.

Si le lit ne se prête décidément pas à l'opération, on peut improviser la position obstétricale en travers sur toute table solide. Dans la « demi-position obstétricale », la femme est couchée obliquement dans le lit, avec le bassin placé tout au bord ; l'une des jambes reste sur le lit, l'autre est tenue en dehors ; cette position s'obtient très aisément et rapidement, l'accès des organes génitaux y est suffisant pour permettre une intervention simple telle qu'un «forceps à la vulve» (sur tête basse en occipito-pubienne).

Après la position dorsale en travers du lit, la *position latérale* est la plus fréquemment usitée. Elle offre de grands avantages, spécialement pour la protection du périnée et pour la version. La parturiente est couchée obliquement sur le côté, le bassin poussé

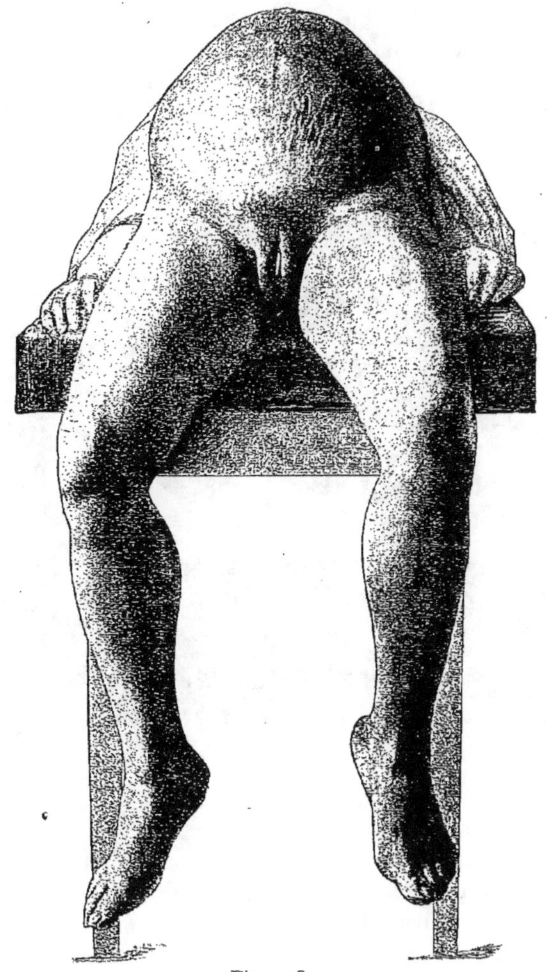

Fig. 558.
Position de *Walcher*.

jusqu'au bord du lit ; les cuisses sont ramenées sur l'abdomen et un peu écartées, l'opérateur se tient derrière la femme.

La *position de Walcher* est employée dans le bassin rétréci, au moment où la tête doit franchir le détroit supérieur. S'agit-il, par exemple, d'extraire une tête dernière, la parturiente est mise en travers et maintenue par le haut du corps, les jambes pendant librement. Par là le bassin subit une extension sur la colonne vertébrale et la distance du promontoire à la symphyse devient d'un demi-centimètre plus grande que lorsque jambes et bassin sont fléchis ad maximum. De cette manière on gagne un faible espace aidant la tête à franchir le rétrécissement. La position de Walcher est aussi incommode que fatigante, aussi ne peut-elle être gardée que peu de temps.

Dans la *position génu-pectorale*, la femme s'appuie sur les coudes et les genoux, les cuisses sont verticales, le thorax et le haut de l'abdomen sont situés plus bas que le bassin. La différence de niveau augmente encore si l'on fait étendre les bras, le thorax reposant sur les épaules (position sur les genoux et les épaules). Dans les deux

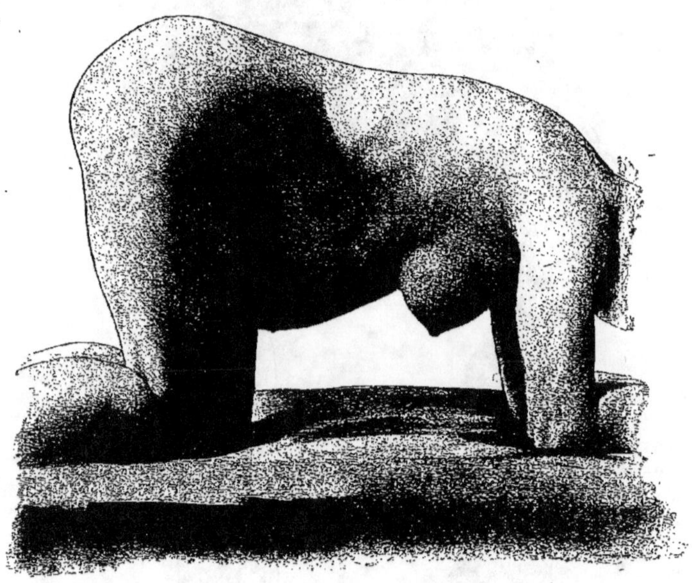

Fig. 559.
Position génu-pectorale.

variétés, les viscères abdominaux se déplacent vers le diaphragme et la paroi antérieure de l'abdomen ; la pression baisse dans ce dernier et devient le plus souvent négative. On utilise de préférence la position génu-pectorale dans les tentatives de réduction, pour diminuer la résistance opposée par la pression adbominale et par les viscères ; ainsi pour la réduction dans la rétroflexion de l'utérus gravide ou dans l'inversion utérine puerpérale, et pour la réduction du cordon ombilical procident. Dans la position dorsale, les anses du cordon qu'on tente de réduire sont aisément refoulées au dehors, tandis que dans la génu-pectorale, grâce à la pression adbominale négative, elles ont au contraire la tendance à rentrer dans la cavité utérine.

L'élévation du bassin agit dans le même sens que la position génu-pectorale ; le bassin est soulevé de telle façon que le tronc soit fortement incliné de haut en bas, du bassin vers la tête ; dans cette position également, les viscères se déplacent vers le diaphragme, en dégageant le détroit supérieur du bassin. L'élévation du bassin, étant plus commode pour la parturiente que la position génu-pectorale, convient particulièrement bien dans les cas de procidence du cordon et pour la version, lorsque la partie qui se présente est difficile à repousser. Si l'on place alors le bassin en position fortement surélevée, la partie fœtale qui se présente se retire et la main de l'opérateur pénètre facilement dans l'utérus.

4. Inspection du vagin et du col utérin.

L'ancienne obstétrique avait pour principe de pratiquer les manœuvres et opérations autant que possible sans découvrir la femme, en se guidant uniquement par

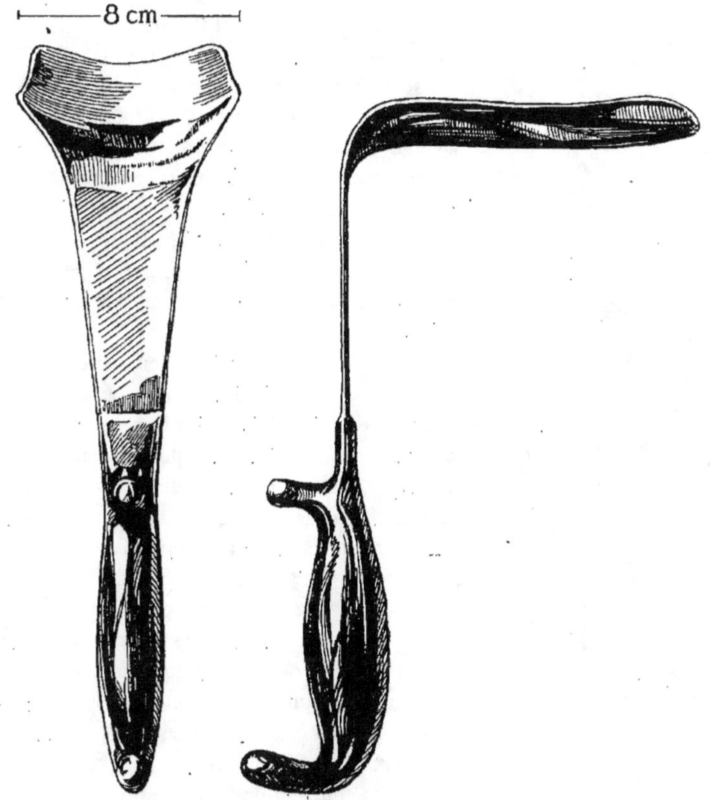

Fig. 560.
Spéculum obstétrical à valve, demi-grandeur nature.

le toucher. Ce procédé est condamnable à tous égards, du point de vue antiseptique comme du technique. Chaque fois que cela sera possible, on préférera aujourd'hui le contrôle de la vue ; la chose va de soi dans les interventions sur les organes génitaux externes ; mais on peut aussi rendre bien visibles les parties profondes du vagin, le museau de tanche et le col utérin, chez la parturiente comme chez l'accouchée. Les spéculums cylindriques ne peuvent être utilisés dans ce but, pas plus que les spéculums ordinaires à valve, parce qu'ils sont incapables de déplisser suffisamment le vagin agrandi et flasque. On emploie des écarteurs spéciaux, en forme de valves longues et très larges (fig. 560) ; à l'aide de ces spéculums obstétricaux, on peut rendre parfaitement accessibles et visibles l'orifice externe à n'importe quel moment de la dilatation, la tête durant la période d'expulsion et le col dans la délivrance.

5. Dilatation du col utérin.

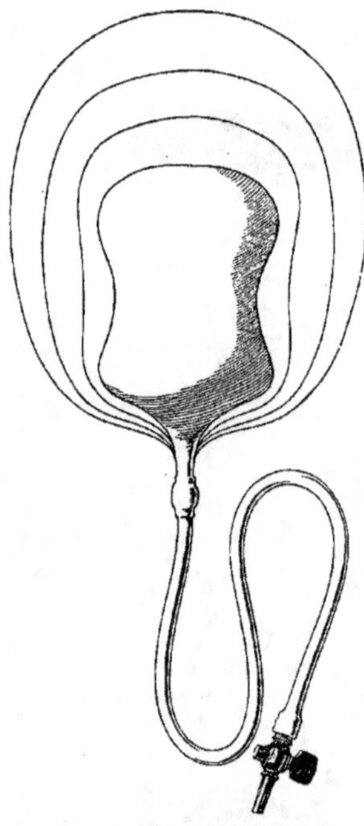

Fig. 561.
Ballon en caoutchouc, de *Barnes.*
Demi-grandeur nature.

Cette dilatation artificielle est une opération préparatoire que l'on est parfois contraint d'exécuter, soit pour rendre l'utérus accessible au doigt, à la main et aux instruments, soit pour permettre le passage rapide du fœtus à travers le col encore insuffisamment dilaté. La méthode choisie varie avec le but de l'intervention et suivant les circonstances.

Dans *les premiers mois de la gravidité,* tant que le col est encore solidement fermé et peu ramolli, le meilleur procédé de dilatation est représenté par les *tiges de laminaire* ou de *tupelo.* On les stérilise à la chaleur sèche ou par immersion dans une solution alcoolique de sublimé à 1 %, puis on les pousse dans le canal cervical mis à découvert après désinfection soigneuse du vagin. Un tampon de gaze iodoformée dans le vagin les empêche de ressortir. Au bout de 24 heures, le canal est assez dilaté pour qu'on puisse y introduire une ou deux tiges plus épaisses ; au bout de 48 heures, la dilatation est suffisante pour permettre facilement l'introduction du doigt dans l'utérus. Au lieu de ces tiges, on peut utiliser comme agent dilatateur la gaze iodoformée, recommandée d'abord par *Vulliet.* On commence par une bande mince et l'on pousse ensuite autant de gaze que possible, suivant les progrès de la dilatation.

Quand il y a eu, auparavant déjà, des contractions utérines ayant ramolli le col (dans l'avortement incomplet, par exemple), le doigt seul peut aussi dilater le canal cervical ; après narcose, on enfile un doigt dans le col en s'efforçant de pénétrer dans l'utérus maintenu par la main externe ; la résistance opposée par l'orifice interne est souvent considérable, aussi est-il plus commode de se servir des *dilatateurs utérins* d'*Hegar, Fritsch,* etc., pour amener la dilatation jusqu'au point où le col soit perméable à un ou deux doigts ; c'est l'affaire de cinq à dix minutes, en poussant rapidement l'un après l'autre une série de numéros de calibre progressif. Mais il faut déployer la plus grande prudence dans cette brusque dilatation, pour éviter les déchirures du col qui peuvent entraîner une forte hémorragie et ne créer aucune fausse route dans les paramètres ou dans le péritoine à travers la paroi du col utérin.

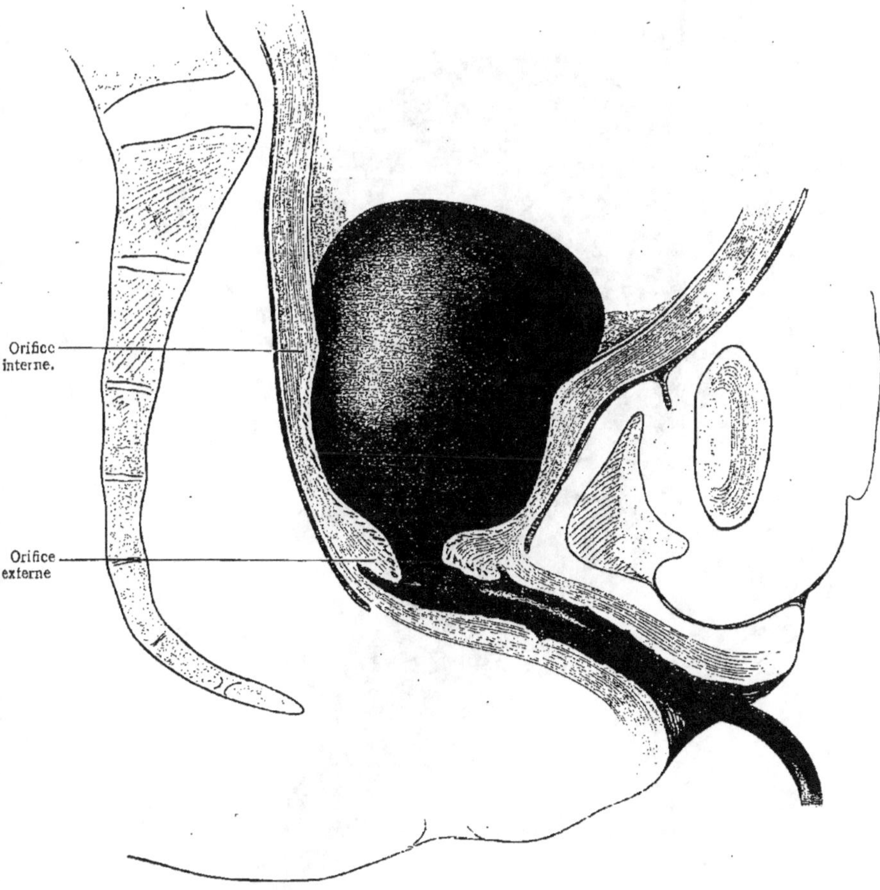

Fig. 562.
Ballon de *Barnes*, in situ.

Dans les derniers mois de la grossesse et chez la parturiente, tantôt le col est déjà perméable au doigt, tantôt il est tellement ramolli et extensible qu'il suffit d'une légère pression pour pénétrer jusque dans le « cavum uteri » ; dans ces conditions, l'emploi des moyens précités n'a donc plus sa raison d'être. Si la dilatation doit être alors pratiquée, c'est pour permettre l'introduction de quatre doigts ou de la main entière ou l'extraction du fœtus, et ce but est parfaitement rempli par les *ballons de caoutchouc de Barnes.* Ce dilatateur en forme de violon est plié dans une pince à pansement et introduit ainsi dans le col mis à découvert ; puis, à l'aide d'une seringue adaptée au tuyau du ballon, on le remplit d'eau cuite. La forme en violon a été adoptée

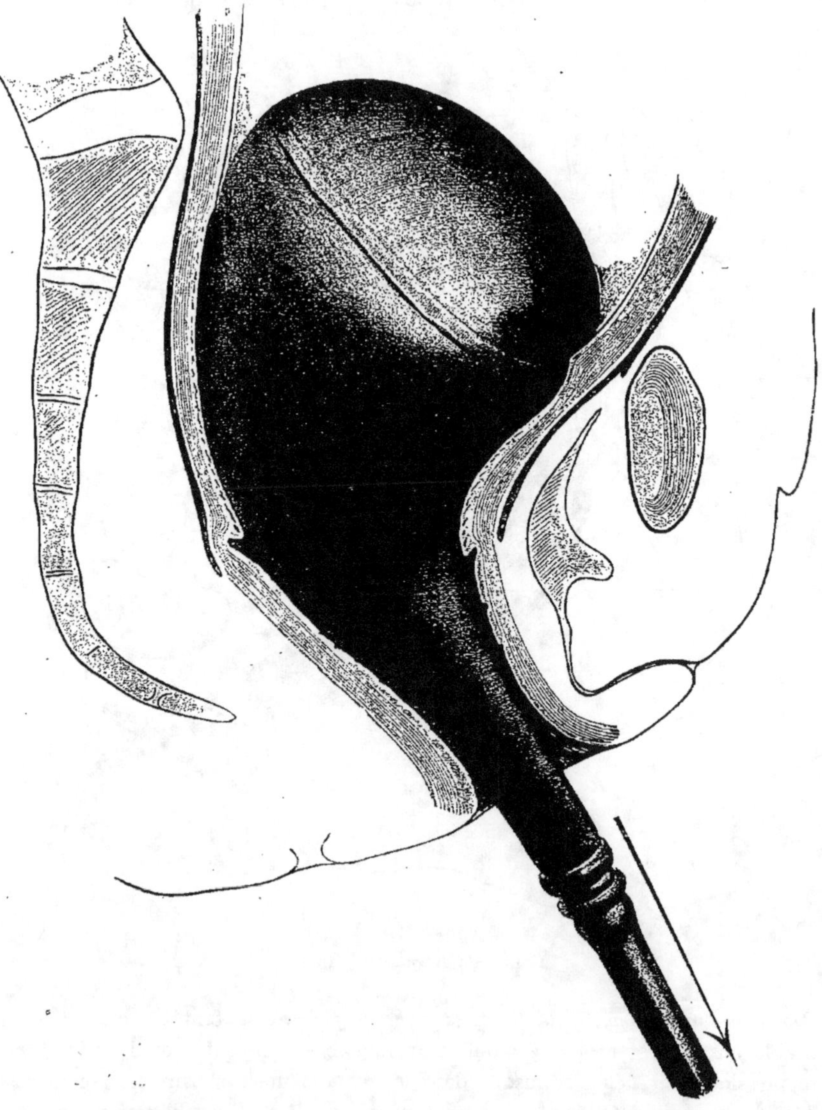

Fig. 563.

Ballon de *Champetier de Ribes* in situ, trois quarts grandeur nature.

pour que le ballon se moule le plus possible sur le canal cervical. Mais, introduit dans le col seulement, il en ressort facilement, aussi vaut-il mieux le pousser en principe au delà de l'orifice interne. Dès que les douleurs commencent, il descend spontanément dans le col, à mesure que celui-ci s'efface. Le ballon est maintenu dans la position correcte par un tampon de gaze introduit dans le vagin. La dilatation produite par ces appareils est due moins à la distension des parois cervicales qu'à l'excitation exercée sur les douleurs par la présence du corps étranger. L'effacement du col s'effectue d'autant plus vite que les douleurs succèdent avec plus d'énergie à la mise en place du ballon. Au contraire, si les douleurs sont faibles ou absentes, la dilatation reste incomplète et, au bout de quelques heures, l'on est contraint d'augmenter le volume du ballon par une nouvelle injection d'eau. Les instruments de bonne qualité supportent 800 à 1000 cm³ et provoquent alors une excitation considérable de l'utérus.

L'effet du *ballon de Champetier de Ribes* est encore plus puissant ; cet instrument conique, beaucoup moins élastique, composé de pièces de soie caoutchoutée solidement cousues, supporte des tractions et des pressions plus fortes. On l'introduit roulé dans les mors d'une pince spéciale, ce qui suppose une certaine perméabilité du col. La fig. 563 montre quelle est sa position dans le canal cervical. Le tuyau qui sert à remplir l'appareil peut être utilisé aussi pour exercer une vigoureuse traction sur le ballon en y suspendant un poids, ce qui renforce son effet dilatateur et excitateur des douleurs. Au bout d'une à deux heures déjà, l'effacement du col est parfois complet, et la dilatation de l'orifice externe comme la paume de la main. En recourant aux tractions manuelles, le ballon peut être extrait en 10 à 15 minutes, mais l'on risque alors des déchirures du col qui peuvent parfois s'étendre profondément dans le paramétrium, c'est-à-dire dans les ligaments larges, en provoquant une hémorragie dangereuse par l'ouverture des plexus veineux.

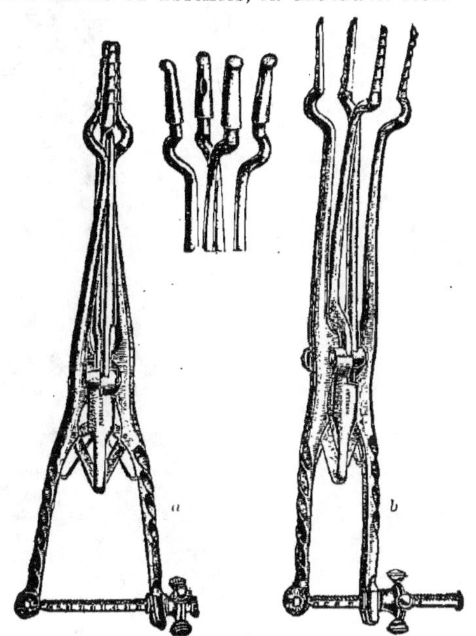

Fig. 564.
Dilatateur de *Bossi*, *a*) fermé, *b*) ouvert.
Modèle 1907.

En tirant simplement sur le *siège de l'enfant*, après la version podalique on obtient un effet analogue à celui de l'appareil précité. Aux tractions sur le pied succèdent bientôt de vigoureuses douleurs et la dilatation se produit avec une rapidité étonnante, surtout chez la multipare.

A l'exemple de *Bossi*, on a souvent tenté, ces dernières années, de remplacer, dans la dilatation artificielle, le ballon de caoutchouc par des instruments métalliques. Ces *dilatateurs* sont introduits fermés dans le col et leurs branches s'écartent ensuite lentement sous l'action d'une vis, produisant en 15-30 minutes, même si l'orifice externe est étroit, une dilatation suffisante pour l'introduction de la main et l'extraction du fœtus. L'instrument de *Bossi* (fig. 564), possède quatre branches coiffées de caoutchouc ;

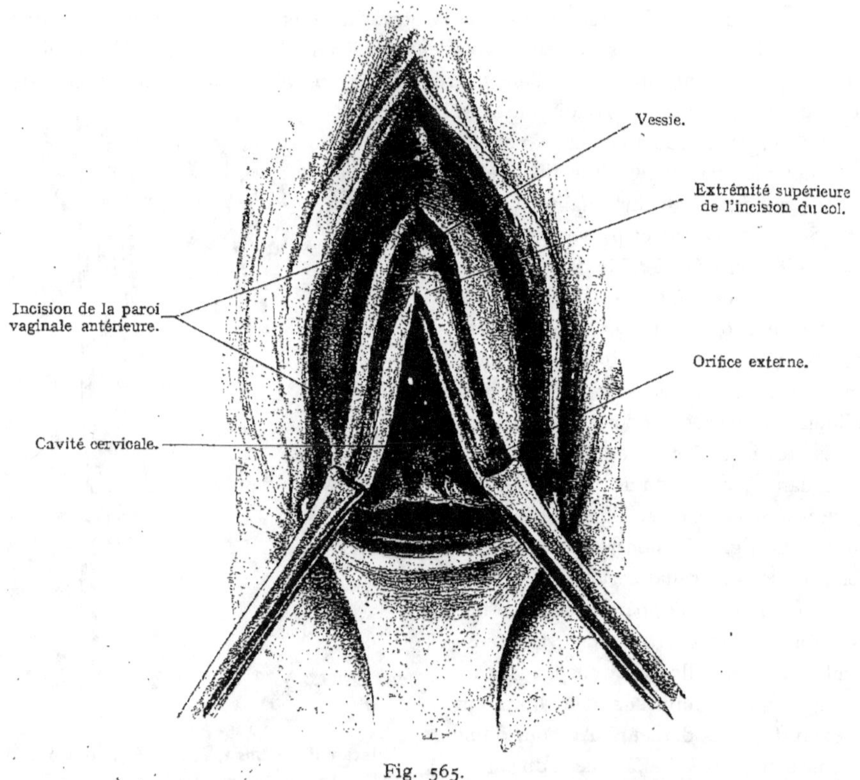

Fig. 565.

Hystérotomie vaginale antérieure : césarienne vaginale.

La « portion vaginale » (museau de tanche) saisie à l'aide de deux pinces est abaissée jusque dans la vulve ; la paroi vaginale antérieure est incisée, la vessie refoulée, et le col fendu sur la ligne médiane jusqu'à l'orifice interne.

dans ses diverses modifications récentes, on a augmenté le nombre des branches et amélioré le mécanisme de la vis, sans réussir cependant à simplifier tout à fait le maniement et l'application de ces instruments ; c'est pourquoi l'emploi de ce procédé est entouré de difficultés dans la pratique générale. Quand le col est effacé et l'orifice externe perméable à un ou deux doigts, le praticien, généralement réduit à ses seules forces, trouvera dans la version sur un pied et dans la dilatation par le siège abaissé un moyen aussi simple qu'efficace de terminer très rapidement l'accouchement. Dans ce cas donc le dilatateur n'est en général pas nécessaire et, lorsque le col n'est pas encore effacé, son emploi n'est pas sans dangers ; en effet, si l'instrument à vis dilate l'orifice externe en une demi-heure jusqu'aux dimensions d'une paume de main, il se produit aisément des déchirures profondes et, par suite des hémorragies qu'il n'est pas toujours facile d'arrêter. Les dilatateurs métalliques, dont les divers modèles déjà anciens ont été souvent essayés, sont actuellement abandonnés par presque tous les accoucheurs, à cause des difficultés inhérentes à leur emploi et du danger des déchirures.

Enfin, citons une dernière méthode de dilatation artificielle, *la dilatation sanglante par incision* avec le bistouri ou les ciseaux.

On y recourt dans la grossesse, lorsque le col est encore complètement fermé ou au début de l'accouchement lorsque l'effacement est peu avancé ; les indications principales en sont alors l'éclampsie, l'œdème pulmonaire, les hémorragies graves, la procidence du cordon, etc., tous accidents qui nécessitent une délivrance rapide. On utilise encore la méthode sanglante dans les cas de cicatrice et d'infiltration carcinomateuse, quand on ne peut compter sur la dilatation spontanée. On pratique tout d'abord une incision longitudinale médiane à travers la muqueuse vaginale jusqu'au museau de tanche, et la vessie ainsi mise à nu est refoulée à l'aide d'un tampon jusqu'au-delà de l'orifice interne, dégageant la paroi antérieure du col qui peut être alors incisé à ciel ouvert sur la ligne médiane sans danger d'hémorragie ni de lésions d'autres organes (fig. 565). On saisit ensuite avec des pinces les extrémités supérieures de l'incision qu'on attire en bas en découvrant un nouveau segment de la paroi utérine antérieure ; puis, après avoir refoulé la vessie et le péritoine du cul-de-sac vésico-utérin, on prolonge l'incision en toute sécurité en s'aidant toujours de la vue. L'ouverture ainsi pratiquée finit par être assez vaste pour permettre l'extraction d'un enfant même à terme. Après l'accouchement, on procède à la réunion exacte d'abord de la paroi utérine incisée, puis du vagin, à l'aide de sutures au catgut, à points séparés.

Dührssen fut le premier à se servir de cette méthode sous le nom de « *césarienne vaginale* ». Il fendait les deux parois vaginales, antérieure et postérieure ; mais, comme il résulte de nombreuses expériences, il suffit toujours pour extraire le fœtus, de l'incision de la paroi antérieure, plus simple et moins sanglante (*hystérotomie vaginale antérieure*). Cette opération nous met à même, s'il le faut, d'évacuer l'utérus en 10 minutes à n'importe quel moment de la grossesse ou de l'accouchement. L'incision est facilitée par l'introduction préalable d'un ballon de caoutchouc dans le canal cervical, surtout dans les cas où le col est élevé et difficile à abaisser (*procédé de Dührssen*).

Cette césarienne vaginale nous dispense donc absolument d'extraire le fœtus à travers les parties molles rapidement et violemment dilatées, c'est-à-dire de « *l'accouchement forcé* » auquel on recourait volontiers jadis, dans les circonstances susmentionnées.

Au surplus, l'emploi du bistouri ou des ciseaux pour la dilatation n'est que rarement nécessaire. Si le col n'est pas du tout effacé ou ne l'est que partiellement, on ne saurait trop mettre en garde contre son incision, à moins qu'on ne l'ait mis convenablement à découvert et qu'on ait refoulé la vessie. Si l'on opère à couvert, au juger, on lèse facilement la vessie ou les uretères et l'on fait des blessures qui saignent fortement grâce à la riche vascularisation des tissus et qui peuvent se prolonger ensuite, au cours de la brusque extraction du fœtus, par des déchirures étendues que l'on ne peut empêcher. Au contraire, si le col est effacé, le mince rebord qui subsiste encore au niveau de l'orifice externe peut être incisé sans danger, lorsque, pour un des motifs précités, l'indication est urgente de terminer l'accouchement aussi rapidement que possible. L'orifice externe étant rendu bien accessible à la vue, on incise aux endroits de la plus forte tension, soit sur la ligne médiane aux lèvres antérieure et postérieure, soit latéralement. Les incisions ont 2-3 centimètres de long et ne doivent en aucun cas dépasser l'insertion du vagin. On évite toute hémorragie en plaçant des pinces sur les bords de l'incision, que l'on réunit par suture aussitôt après l'accouchement.

6. La dilatation artificielle du vagin et du périnée.

L'extraction rapide de l'enfant est parfois nécessaire chez la primipare dont le vagin étroit n'a pas encore été distendu. Dans ce cas, la dilatation par incision est préférable aux lésions qui ne manquent pas de se produire spontanément par l'extraction forcée ; car ces déchirures, qui s'étendent souvent en haut jusqu'aux culs-de-sac vaginaux et se prolongent en bas jusqu'à l'anus, sont difficiles à recoudre.

La profondeur de l'incision est déterminée par le volume de l'enfant et l'étroitesse du vagin et de la vulve. Quand la voûte vaginale est déjà distendue par la tête descendue jusque sur le plancher pelvien, il suffit généralement d'une large *épisiotomie*, c'est-à-dire d'inciser la peau et la muqueuse ainsi que le bord du diaphragme uro-génital avec les fibres circulaires du constricteur du vagin. Si la tête est plus haute, l'incision doit être plus profonde. On fixe la vulve par un doigt recourbé en crochet et incise du côté gauche de la commissure dans la direction de la tubérosité ischiatique, en coupant d'abord la peau et la muqueuse, puis le diaphragme uro-génital jusqu'au releveur de l'anus. Sur le côté de la colonne du vagin, l'incision est menée dans le vagin, plus ou moins haut selon besoin.

L'hémorragie n'est pas importante si l'incision est dirigée plutôt en arrière et ne s'écarte pas trop latéralement à travers les corps caverneux. La suture est pratiquée après la délivrance ; on commence par fermer la partie la plus profonde de l'incision dans le vagin à l'aide de sutures profondes au catgut ; de là la suture est poursuivie jusqu'à la commissure postérieure par des points profonds et superficiels et l'on termine par la réunion de la peau.

L'incision pararectale de Schuchardt qui fend complètement le plancher pelvien fournit plus d'espace que l'incison profonde vagino-périnéale.

L'anneau vulvaire est écarté à gauche et à droite à l'aide de deux doigts et le plancher pelvien est incisé d'un seul coup ; l'incision passant à deux travers de doigt à gauche et le long de l'anus est poussée en arrière jusque vers la pointe du coccyx et en haut jusqu'à la voûte vaginale. Toute résistance est ainsi supprimée de la part des muscles et aponévroses du plancher pelvien. La partie fœtale qui se présente à l'entrée du bassin est ainsi mise à découvert et peut être extraite sans effort. La grande plaie produite dans le tissu adipeux de la fosse ischio-rectale, après incision du trigonum et du releveur de l'anus, ne saigne que très peu et la réunion des bords en est facile par des sutures transversales profondes et superficielles.

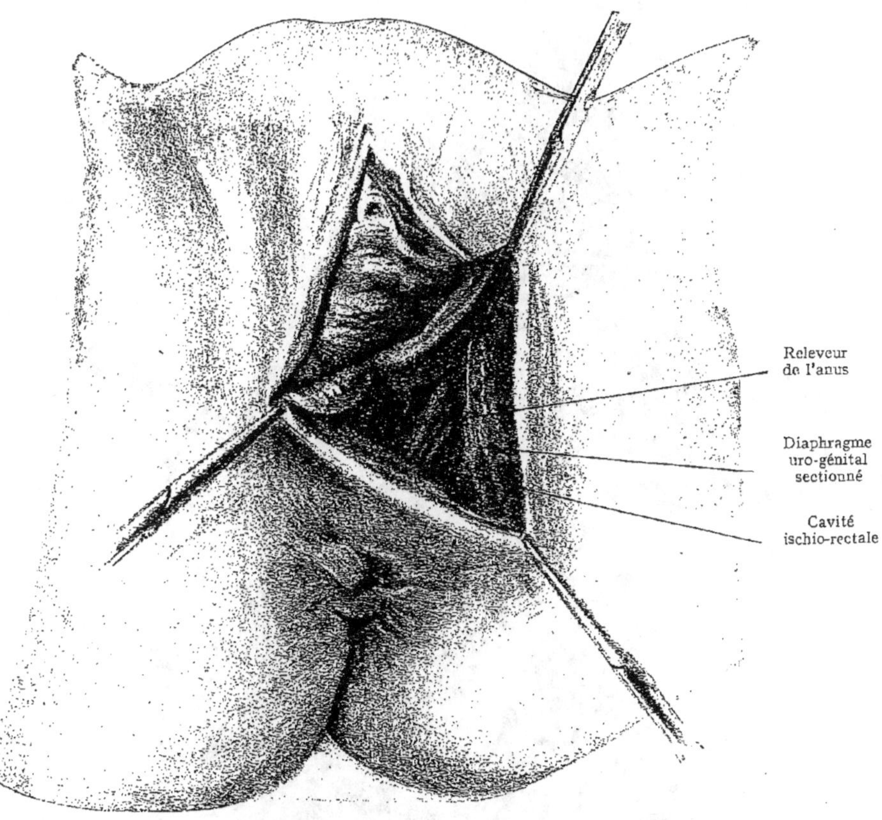

Fig. 566.
Incision profonde du périnée (d'après *Dührssen*).
Aspect de l'incision après la délivrance. Les bords de la plaie sont écartés par des pinces, ce qui rend visibles les plans profonds.

7. L'avortement provoqué.

On entend par là l'interruption de la grossesse au cours des 28 premières semaines, c'est-à-dire alors que le développement du fœtus est encore insuffisant pour permettre la vie extra-utérine. Cette intervention est non seulement permise, mais s'impose dans tous les cas *où la vie de la mère est directement menacée par la continuation de la grossesse.* La vie peut être ainsi mise en danger dans les vomissements incoercibles, la chorée, l'anémie pernicieuse progressive, les affections cardiaques et rénales graves à début brusque, et enfin dans l'incarcération irréductible de l'utérus gravide rétrofléchi, ou en prolapsus, ou contenu dans une hernie inguinale. L'indication est nette dans ces cas. Si l'on cherchait à sauver le fœtus en n'intervenant pas, on sacrifierait la mère et l'on perdrait deux vies au lieu d'une, puisque la mort de la mère entraîne celle du fœtus.

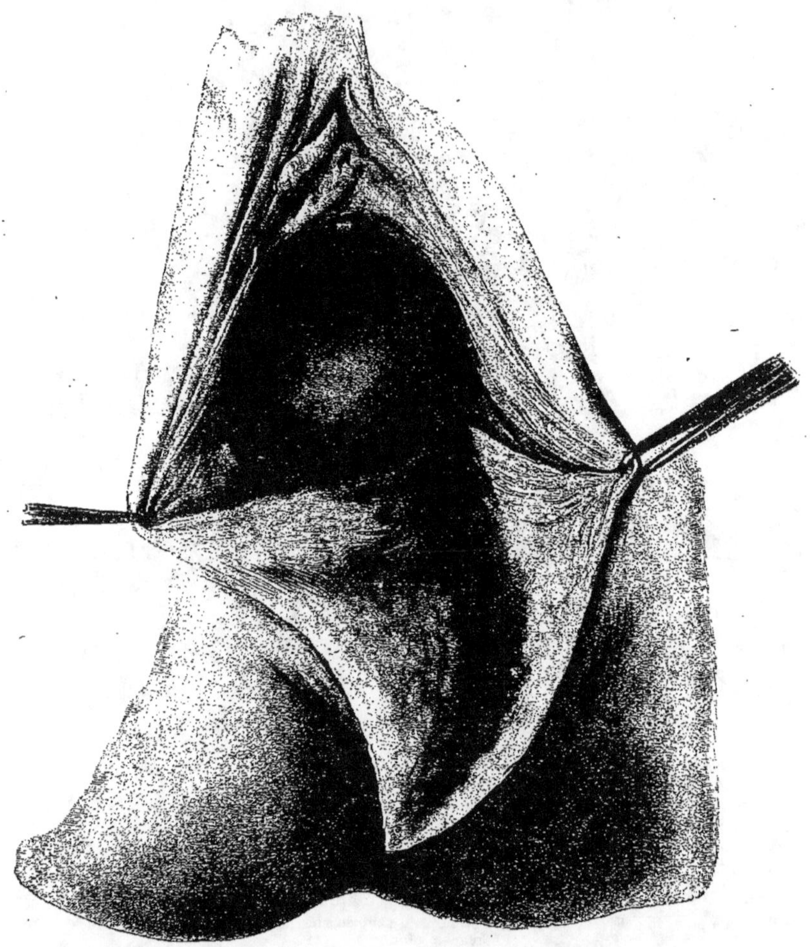

Fig. 566 a.
Section complète du plancher pelvien (*incision pararectale de Schuchardt*).
Le siège fœtal, visible au détroit supérieur, est accessible.

L'indication est beaucoup moins facile à poser lorsqu'il n'y a pas danger vital imminent, mais que l'on craint seulement pour la mère dans le cours ultérieur de la grossesse soit de graves dangers, soit du moins une atteinte sérieuse de sa santé. Il est trois maladies qui sont particulièrement aggravées par la grossesse et dans lesquelles l'opportunité de l'avortement provoqué est souvent envisagée ; ce sont la néphrite chronique, la tuberculose et les toxicoses gravidiques graves. La décision ne

peut être prise qu'après l'appréciation exacte des conditions données dans chaque cas ; en général, cependant, la plus grande réserve s'impose et, dans les cas douteux, il est toujours à conseiller de s'entendre avec un collègue sur la conduite à tenir.

Citons une dernière indication de l'avortement provoqué : c'est *l'impossibilité d'accoucher par les voies naturelles, indication* dite *absolue* par *étroitesse extrême du bassin*. La femme ne peut alors être contrainte de s'exposer dans l'intérêt de l'enfant aux dangers de l'opération césarienne et a le droit d'exiger qu'on recoure à l'avortement !

Manuel opératoire. Si d'emblée, sans dilatation préalable, on cherche à provoquer l'avortement par l'introduction d'une sonde ou l'injection de liquides caustiques dans l'utérus, on peut faire de très fâcheuses expériences. Il n'est pas rare qu'en dépit de l'introduction répétée de la sonde l'avortement fasse défaut, ou s'il se produit, la femme peut être sérieusement mise en danger par des hémorragies graves ou par la putréfaction de l'œuf en rétention partiellement décollé. L'étroitesse du col empêche alors toute thérapeutique efficace et l'on doit procéder dans de mauvaises conditions à la dilatation que l'on aurait dû pratiquer auparavant. *L'avortement provoqué classique doit donc toujours commencer par la dilatation du col jusqu'à perméabilité pour deux doigts.*

Si la dilatation obtenue est suffisante et que néanmoins l'expulsion de l'œuf ne succède pas spontanément à l'excitation produite ainsi sur l'utérus, on procède, dans les trois premiers mois, au décollement de l'œuf in toto à l'aide d'un doigt et à son évacuation (curage digital). Les petits débris de la caduque peuvent être enlevés avec la curette. L'emploi exclusif de la curette n'est autorisé que pour des œufs très jeunes, quand le retard des règles est tout au plus de 3 à 4 semaines. Aux stades ultérieurs du développement de l'œuf, seul le curage digital reste sans dangers.

A partir du 4e mois, il suffit de déchirer les membranes à l'aide d'une sonde ou d'une pince tire-balles introduite sur le doigt ; après l'écoulement du liquide amniotique, l'expulsion peut être abandonnée aux contractions utérines qui, en général, ne tardent pas à apparaître. S'il survient dans ce cas une forte hémorragie ou si l'expulsion est lente à se produire, le curage est aussi indiqué ; on le pratique sous narcose, à l'aide de deux doigts après une large dilatation ; le meilleur procédé consiste à opérer la version du petit fœtus sur un pied et à l'extraire de la manière habituelle ; si la tête dernière oppose des difficultés, on peut évacuer le cerveau d'un coup de ciseaux ou de pincette dans le crâne. La prudence est nécessaire dans les tractions, pour éviter l'arrachement de la tête ou des extrémités délicates, accident désagréable qui n'est pas rare quand la dilatation fut insuffisante. Le meilleur moyen d'y remédier, sans courir le risque d'une perforation utérine, consiste à pratiquer un tamponnement un peu serré de l'utérus ; lorsqu'on retire les tampons, les parties fœtales restées en rétention après leur arrachement, sortent en général spontanément en même temps que la gaze.

8. L'accouchement prématuré provoqué.

On entend par là l'interruption de la grossesse à une époque où le fœtus est en état de vivre d'une vie indépendante en dehors de l'utérus. En théorie, cette époque com-

mence à la fin de la 28ᵉ semaine, c'est-à-dire qu'on a vu des fœtus continuer à vivre après
une grossesse de 28 semaines. Cependant les chances de survie pour un fœtus aussi
prématuré sont extrêmement minimes, elles ne s'améliorent graduellement qu'aux environs de la 34ᵉ semaine ; *la limite pratique pour provoquer l'accouchement artificiel se trouve
donc à la* 34ᵉ *semaine,* une interruption plus précoce équivalant presque toujours à l'avortement provoqué.

L'indication la plus fréquente de l'accouchement provoqué était fournie auparo-
vant par le bassin rétréci. On voulait ainsi que l'accouchement se fasse lorsque la tête
fœtale est encore petite, molle et compressible ; les obstacles mécaniques que le rétrécissement oppose à son passage sont alors bien moindres ; l'accouchement est plus facile
pour la mère, et l'enfant naît vivant tandis que s'il était à terme il serait peut-être mort,
la tête restant bloquée. Autour de la 34ᵉ semaine, le diamètre bipariétal (la plus grande
largeur du crâne fœtal) mesure environ 8 centimètres et peut être ramené à 6 ½ ou
7 centimètres par le chevauchement des pariétaux ; aussi, dans le bassin plat, l'accouchement prématuré peut-il encore réussir avec un diamètre conjugué minimum de 7 centimètres. Quand le rétrécissement est encore plus considérable les difficultés augmentent
tellement que le fœtus prématuré, dont la viabilité est déjà si précaire d'ailleurs, meurt
facilement pendant ou après l'accouchement. On n'a donc plus le droit de provoquer
l'accouchement prématuré dans le bassin plat lorsque la valeur du conjugué est inférieure à 7 centimètres ; dans le bassin généralement rétréci la limite est encore plus élevée ; pour que l'opération soit couronnée de succès, le conjugué doit mesurer dans
ce cas 8 centimètres environ.

Une 2ᵉ indication est constituée par certaines maladies de la femme, dont l'aggravation par la continuation de la grossesse entraîne un danger sérieux pour la mère et
par conséquent aussi pour le fœtus. A cette catégorie se rattachent avant tout la
néphrite gravidique, les affections cardiaques, puis celles des poumons et voies respiratoires qui exigent parfois, à cause des accès d'étouffement, l'évacuation immédiate de
l'utérus. Dans certains cas rares enfin, on a recouru à l'accouchement provoqué (3ᵉ indication) chez des femmes enceintes gravement malades, pour éviter d'avoir à pratiquer
l'opération césarienne sur un cadavre, et (4ᵉ indication) dans les cas de mort habituelle
du fœtus pour amener au jour un enfant vivant avant l'époque fatale.

Il n'existe pas de médicaments capables de mettre en train pendant la grossesse
les douleurs régulières du travail. Aussi toutes les méthodes d'accouchement provoqué
visent-elles à déclancher les contractions utérines à l'aide d'excitations directes de
l'organe, de nature mécanique, chimique, thermique ou électrique. Aux méthodes
mécaniques se rattachent : 1º le tamponnement du vagin à la gaze vioformée ou avec
le ballon de caoutchouc (colpeurynter) de *C. Braun,* 2º tous les procédés précités servant
à la dilatation du col, 3º l'introduction de bougies élastiques dans l'utérus *(Krause),*
4º l'injection de liquide entre l'œuf et la paroi utérine *(Cohen),* 5º la ponction des
membranes *(Scheel).* L'excitation thermique est représentée par les irrigations vaginales à l'eau chaude (40 à 50º C.), préconisées d'abord par *Kiwisch :* l'excitation chimique est produite par l'introduction d'acide carbonique *(Scanzoni)* dans le vagin

ou par l'injection de glycérine dans l'utérus *(Pelzer)*. La musculature lisse de l'utérus ne peut être excitée électriquement que par des courants constants relativement forts, tandis qu'elle ne réagit que faiblement au courant faradique.

Certains utérus sont tellement irritables qu'il est aisé de provoquer les douleurs par l'un des procédés sus-décrits. D'autres fois, même avec des excitations fortes et prolongées, on ne réussit pas à mettre en marche le travail régulier ; il se passe des jours sans que l'accouchement se produise, et la torpeur utérine ne fait place à des contractions énergiques qu'au moment où les manœuvres répétées à l'intérieur des organes génitaux ont causé de la putréfaction et de l'infection avec fièvre de résorption. L'excitabilité utérine est donc de la plus haute importance pour l'évolution normale de l'accouchement provoqué ; sans douleurs, pas d'accouchement.

Quant au *choix de la méthode*, il est subordonné à deux principes : 1º le *procédé doit être sans danger* et 2º *d'un effet sûr*. Les méthodes les plus recommandables sous ce rapport sont : l'introduction de bougies élastiques, de ballons de caoutchouc et la ponction des membranes.

a) Introduction de bougies élastiques : après désinfection méthodique des organes génitaux, y compris le vagin et le museau de tanche ou « portion vaginale », le col est mis à découvert à l'aide du spéculum à valve (écarteur vaginal) ; la lèvre antérieure de l'orifice externe est saisie avec la pince tire-balles ou celle de Museux et attirée légèrement pour rendre béant cet orifice ; puis on y introduit la pointe de la bougie préalablement bouillie dans l'eau et passée au sublimé, et l'on pousse l'instrument avec précaution entre l'utérus et les membranes. Il est bon de donner une forte courbure à la bougie et de la pousser le long de la paroi antérieure ; si elle pénètre en arrière, on rencontre souvent de la résistance au promontoire. L'introduction doit être complète, l'extrémité inférieure de l'instrument étant dans le col où on la maintient par un tampon de gaze. S'il ne survient pas de vigoureuses douleurs ou qu'elles s'affaiblissent bientôt après leur apparition, au bout de 24 heures on pousse une 2ᵉ bougie à côté de la première et même éventuellement une 3ᵉ. Les instruments restent en place jusqu'à ce que le travail soit mis en marche normalement et que la dilatation soit complète.

Cette méthode comporte deux accidents possibles : *le percement des membranes*, et *les hémorragies* lorsque la pointe de l'instrument rencontrant le bord du placenta le décolle de la paroi utérine. Les membranes déchirées, la bougie devient parfaitement inutile, l'accouchement évolue comme après leur ponction. S'il s'écoule du sang de l'utérus, on retire aussitôt la bougie et pratique un solide tamponnement vaginal qui, dans la règle, arrête l'hémorragie.

b) Introduction de ballons de caoutchouc. On procède de la manière indiquée plus haut. Exécutée convenablement, cette méthode est sans dangers et son effet assez sûr, même quand l'utérus est peu excitable ; c'est donc, de toutes les méthodes connues jusqu'à présent pour provoquer l'accouchement prématuré, celle qui mérite le plus de confiance.

c) La ponction des membranes entre en ligne de compte lorsque l'évacuation de l'utérus doit être rapide (accès d'étouffement de la mère par exemple), ou lorsqu'on ne peut espérer de vigoureuses douleurs qu'après évacuation partielle de l'utérus sur-distendu (hydramnios par exemple). Le col étant mis à nu, on perfore les membranes à l'aide d'une sonde, ou on les déchire avec une pince tire-balles que l'on accroche dans la poche des eaux. Cette méthode ne laisse rien à désirer, pourvu que l'utérus soit exci-table et que de bonnes douleurs ne tardent pas à survenir ; par contre, si les douleurs se font attendre ou sont insuffisantes et que l'accouchement traîne des jours entiers, la ponction des membranes entraîne pour l'enfant le danger d'asphyxie, pour la mère celui de la décomposition du liquide amniotique et de l'infection. Si tel est le cas, il faut encore recourir secondairement à l'emploi du ballon.

9. La version.

On désigne sous le nom de version, des manœuvres destinées à retourner le fœtus dans l'utérus, en refoulant la partie fœtale qui se présente pour amener l'autre pôle fœtal au détroit supérieur. On pratique la version soit sur la *tête*, soit sur *l'extrémité pelvienne* ; cette dernière se subdivise en version sur le *siège* et version sur le *pied*.

La version peut être opérée de l'extérieur à travers les parois utéro-abdominales : *version externe ou par manœuvres externes* ; ou bien, on retourne le fœtus à l'aide de manœuvres mixtes, à la fois externes et internes, d'une main à l'extérieur, de l'autre à l'intérieur du col où l'on a introduit deux doigts : *version combinée de Braxton-Hicks* ; ou enfin, la main entière pénètre dans l'utérus, y saisit la partie que l'on veut ramener et l'attire en bas : *version interne ou par manœuvres internes*.

a) La version sur la tête.

Cette version rétablit la présentation normale favorable à la mère et à l'enfant et mérite d'être prise en considération (en théorie du moins) pour corriger les présenta-tions de l'épaule et même du siège. En pratique il en est autrement : la version exécutée, il faut encore de vigoureuses douleurs pour engager convenablement la tête et l'expul-ser à travers le bassin. Que les douleurs fassent défaut et nous voilà peut-être contraints de recourir ensuite à une 2e intervention, soit au forceps ; du reste, même dans le cas le plus favorable (bonnes douleurs), le médecin est forcé de rester des heures encore auprès de la parturiente jusqu'à ce que la tête sorte. S'il y a procidence d'une anse du cordon, ce qui arrive fréquemment dans la présentation de l'épaule, l'abaissement de la tête est absolument interdit, car celle-ci viendrait comprimer le cordon. En outre la version céphalique est contre-indiquée chaque fois qu'il s'agit d'accélérer ou de terminer arti-ficiellement l'accouchement, dans les cas de placenta praevia, d'éclampsie, et aussi de bassin rétréci. Dans tous ces cas il est préférable et plus simple d'abaisser le pied, sur lequel on pratique l'extraction au moment voulu.

Il ne reste donc pour la version céphalique que les seuls cas de présentation de l'épaule non-compliquée, dans lesquels la tête se laisse facilement ramener au détroit supérieur au début du travail, à l'aide de manœuvres externes ou mixtes. Si la chose est si difficile qu'elle nécessite l'introduction de toute la main dans l'utérus, il vaut mieux dans l'intérêt du fœtus pratiquer la version podalique, suivie peu de temps après de l'extraction ; car, en pénétrant tout entière, la main provoque souvent, par simple contact du fœtus ou par compression du cordon, des mouvements respiratoires anticipés et il en peut résulter une asphyxie grave du fœtus, s'il doit après la version céphalique rester des heures encore dans la cavité utérine.

Manuel opératoire. — La version céphalique par manœuvres externes est fort simple. L'important est de bien sentir la tête et le siège à travers la paroi utéro-abdominale ; puis d'une main on exerce une pression sur la tête pour l'amener en bas, tandis que de l'autre on fait remonter le siège pour faciliter la version externe. Si cette dernière échoue, on peut encore essayer la version céphalique *combinée* ; à l'aide de deux doigts on refoule en haut la partie qui se présente (dans la règle l'épaule), en mobilisant le fœtus ; ensuite la main externe appuie sur la tête pour la faire descendre. De même dans la présentation du siège, les doigts de la main interne peuvent aussi le soulever et le repousser, en transformant la présentation du siège en présentation céphalique.

b) La version sur le siège.

De toutes les parties fœtales susceptibles de se présenter, le siège est celle qui offre le moins de prise à l'extraction. Lorsque ce dernier est volumineux et solidement enclavé dans le détroit supérieur, on est réellement dans l'embarras s'il survient une indication quelconque de terminer rapidement l'accouchement. Aussi la version sur le siège n'est-elle jamais une opération de choix et l'on y recourt tout au plus dans le cas de présentation de l'épaule négligée par exemple, lorsqu'il est impossible d'atteindre un pied et que le siège se trouve, par contre, à proximité du détroit supérieur.

L'opération s'effectue par des manœuvres mixtes ; à l'aide d'un ou deux doigts de la main interne on va à la recherche du pli de l'aine, et par la traction sur ce dernier on aide la main externe qui cherche à refouler le siège vers le détroit supérieur.

c) La version sur le pied ou version podalique.

Non seulement la version sur le pied est de beaucoup la plus importante des versions, mais encore c'est la plus importante des opérations obstétricales. Sans forceps on peut quand même faire d'excellent travail en obstétrique, preuve en soit les grands accoucheurs français du XVIIe siècle ; mais sans la version podalique, jamais. Pour *C. Schroeder*, l'histoire de la version podalique se confond avec celle de l'obstétrique scientifique, en quoi il a parfaitement raison.

La version sur le pied est avant tout (1re indication) l'opération typique dans la *présentation de l'épaule* ; mais elle est utilisée encore *dans la présentation céphalique* avec beaucoup de succès (2e indication), *lorsque l'engagement se fait par le front ou lorsque le menton se tourne en arrière dans la présentation de la face* et que la tête reste bloquée au détroit supérieur malgré de bonnes douleurs, ou bien lorsque sa progression est entravée (3e indication) par *la procidence d'une extrémité* (d'un bras, par exemple). Dans ces cas, la version podalique est le moyen le plus simple de supprimer l'obstacle mécanique. Cet engagement vicieux de la tête a souvent pour cause *le rétrécissement du bassin*. La version sur le pied est alors d'autant plus indiquée qu'on n'a pas le droit d'espérer que la tête aussi mal engagée franchisse le rétrécissement. L'absence de configuration constitue une 4e indication, même si le crâne se présente normalement, la *version prophylactique* sur le pied étant le meilleur moyen de terminer l'accouchement lorsque par suite de faiblesse des douleurs ou pour d'autres motifs la tête refuse de s'adapter au détroit supérieur rétréci, au-dessus duquel elle reste stationnaire dans le même état.

Une 5e indication importante est fournie par la *nécessité de terminer rapidement l'accouchement alors que la tête est encore élevée*, dans le cas d'hémorragie, d'éclampsie, de procidence du cordon, etc. Tant que la tête est mobile et se laisse encore facilement refouler, la version sur le pied suivie de l'extraction est sans comparaison préférable au forceps sur la tête haute, car, d'une part, elle ménage bien davantage la mère et l'enfant et, d'autre part, la technique en est beaucoup plus facile.

Enfin, 6e et dernière indication, la version podalique est exécutée encore dans le cas de *placenta prævia*, pour comprimer la surface saignante à l'aide du siège abaissé.

Quant au choix du *moment d'exécution*, on se réglera sur les circonstances. Dans le cas de placenta prævia, la version doit avoir lieu pendant la période de dilatation alors que le col est encore étroit. De même dans les cas d'écoulement prématuré de la poche des eaux, il est parfois nécessaire de pratiquer la version de bonne heure, c'est-à-dire alors que la dilatation du col est encore incomplète. Dans la présentation de l'épaule et dans la céphalique, il est indiqué en général d'attendre que la dilatation soit complète ou comme la paume de la main.

L'extraction peut alors être pratiquée immédiatement à la suite de la version, et c'est la façon de procéder la plus agréable pour la mère, dont la délivrance est complète lorsque la narcose prend fin. De même, c'est ainsi que le fœtus court le moins de risques. Comme nous l'avons dit, l'attouchement du fœtus pendant la version, la pénétration de l'air durant l'introduction de la main, et les troubles de la circulation placentaire qui peuvent résulter des variations de la pression intrautérine pendant l'opération, provoquent facilement des mouvements respiratoires anticipés du fœtus. Le danger d'asphyxie est d'autant plus grand que l'extraction doit être plus retardée après la version, tandis que les enfants extraits aussitôt naissent généralement en parfait état.

Manuel opératoire.

L'exécution de la *version combinée* ou *mixte* de *Braxton-Hicks* est reproduite par les fig. 567 et 568. La mère est mise en travers du lit dans la position adoptée pour la taille périnéale. Si le fœtus est placé en travers, à l'aide de deux doigts introduits dans le col, on soulève d'abord l'épaule qu'on refoule ensuite du côté de la tête, pendant que la main externe fait descendre le siège sur le détroit supérieur. Dès que l'on sent un pied au-dessus de l'orifice externe, on le saisit entre les doigts et l'abaisse. Dans la présentation céphalique, les doigts internes font remonter la tête dans la direction du dos fœtal (v. fig. 568), tandis que la main externe pèse sur le siège pour l'amener en bas. Souvent la version combinée peut être exécutée en n'introduisant que 2 doigts

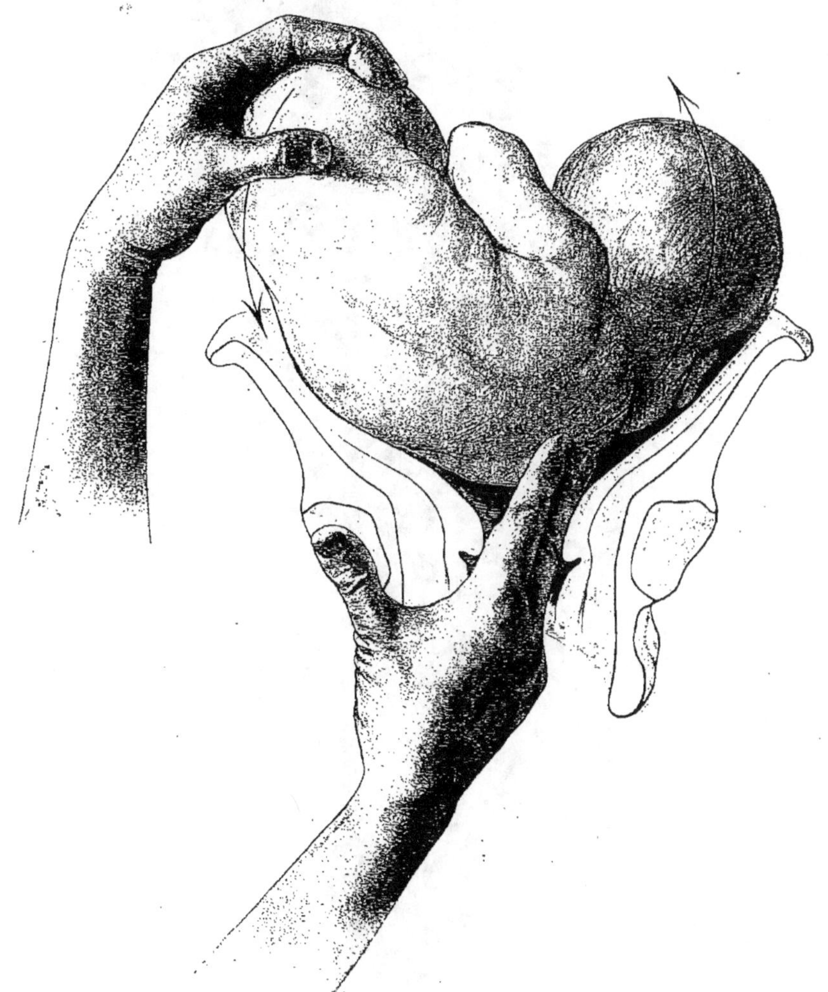

Fig. 567.
Présentation de l'épaule. Version combinée sur le pied (*Braxton-Hicks*).

dans le vagin (v. fig. 567 et 568). Si ce procédé rencontre trop de difficultés, on introduit alors la main entière dans le vagin, ce qui facilite beaucoup la version proprement-dite ou culbute du fœtus et la prise du pied. La narcose est indispensable pour cela.

Pour la *version interne avec la main entière*, la parturiente est couchée en travers

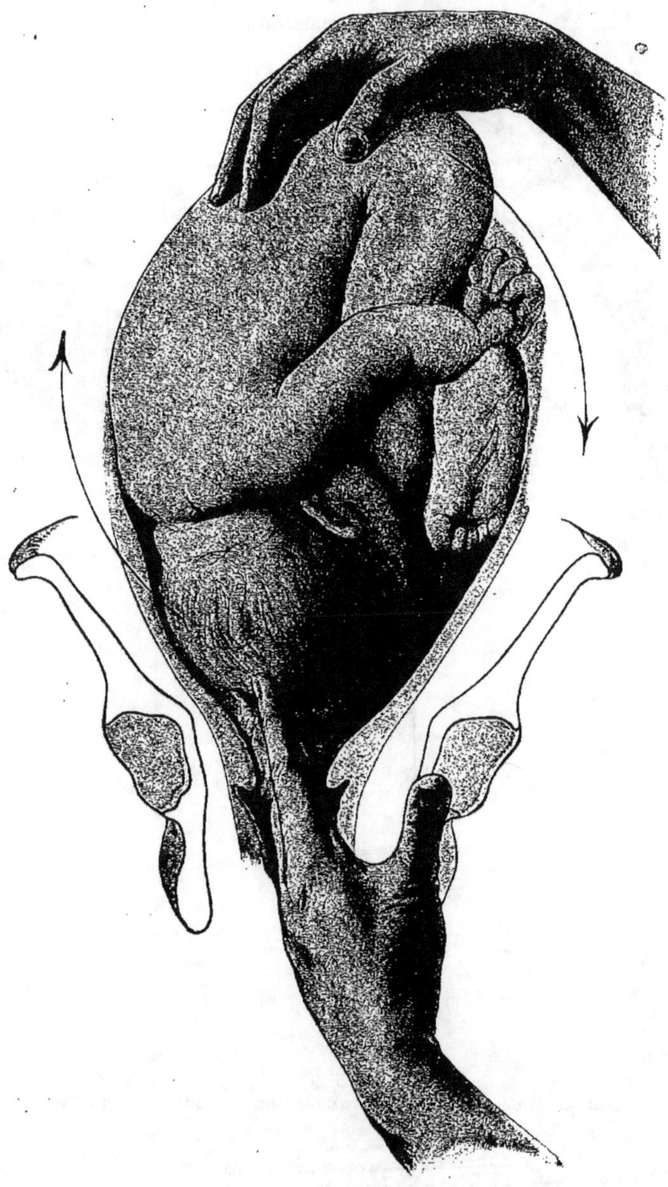

Fig. 568.

Présentation céphalique. Version sur le pied par manœuvres mixtes (ou version combinée) de *Braxton-Hicks*.

du lit dans le décubitus dorsal ou mieux encore dans le décubitus latéral. *Cette dernière position facilite grandement la recherche des pieds*, surtout lorsque ceux-ci occupent la région antérieure de l'utérus dans la position dorso-postérieure du fœtus. Dans la règle, la mère est mise sur le côté correspondant aux pieds du fœtus, l'accoucheur se tenant derrière la femme introduit la main convenable, c'est-à-dire la droite dans la position latérale gauche, et la gauche dans la position latérale droite de la mère. Même si l'on opère celle-ci dans le décubitus dorsal, on introduit de préférence la main qui est vis-à-vis des pieds, c'est-à-dire la main de nom contraire au côté où se trouvent les pieds (main droite si les pieds du fœtus sont à gauche et vice-versa). La main libre facilite la recherche des pieds en exerçant une contre-pression par la paroi abdominale.

Si l'orifice externe est bien dilaté, la main ne rencontre de résistance qu'à l'entrée du vagin, elle la surmonte en avançant lentement avec les doigts formés en cône. Si la rupture des membranes n'a pas encore eu lieu, on crève la poche des eaux dans l'orifice externe du col pour arriver directement dans le sac ovulaire ; de cette manière, on produira moins facilement de l'infection que si l'on remonte entre l'utérus et les membranes, en inoculant dans la caduque fraîchement dénudée les germes que la main entraîne avec elle.

Pour culbuter le fœtus, il suffit ordinairement de saisir et d'abaisser *un seul pied* ; l'on ne ramènera le second que dans les cas où la version sur l'un des pieds échoue. Il est préférable pour le fœtus que la version n'ait lieu que sur un pied ; grâce à la flexion de l'autre cuisse, le siège conserve alors un grand volume et dilate plus complètement les parties molles, de sorte que le danger d'asphyxie est amoindri, la tête dernière rencontrant moins d'obstacles à son passage. Il est assez indifférent que l'on abaisse l'un ou l'autre des pieds ; cependant, on recommande, en général, de choisir l'inférieur, c'est-à-dire le plus proche du détroit supérieur. C'est uniquement dans la variété dorso-postérieure de la présentation de l'épaule, plus rare, que l'on a conseillé le choix du pied supérieur, parce que la traction de ce dernier assure la rotation du dos en avant. Mais cette rotation s'effectue également sans difficulté et l'on ne fait pas exception à la règle générale en abaissant le pied inférieur même dans la variété dorso-postérieure. Du reste, on trouvera peu d'accoucheurs qui consentent à lâcher le pied qu'ils ont réussi à saisir, pour chercher l'autre, sous prétexte que le premier n'est pas le bon en théorie.

L'opérateur peu exercé se facilitera beaucoup la *recherche des pieds* en procédant comme suit : de l'épaule qui se présente, la main de l'accoucheur commence par suivre le flanc du fœtus jusqu'au siège, puis elle longe la cuisse pour arriver au genou et enfin au pied. Si l'on va directement à la recherche des pieds, il faut prendre garde de ne pas confondre le bras avec la jambe. Le signe distinctif est fourni par la saillie du talon toujours très reconnaissable, et en outre par les malléoles qui manquent au poignet.

Après avoir saisi le pied on le ramène, en mettant la jambe en extension, dans le vagin puis à l'extérieur ; quand le genou apparaît à la vulve, le siège du fœtus doit se trouver dans le détroit supérieur, la version est alors terminée.

La *complication* la plus fréquente de la version interne est constituée par ce qu'on appelle *la présentation de l'épaule négligée* : le bras procident fortement tuméfié remplit le vagin, l'épaule correspondante est profondément enfoncée dans le détroit supérieur, le col surdistendu, le corps utérin après l'écoulement de presque tout le liquide amniotique est appliqué partout étroitement sur l'enfant et offre souvent un état de forte rétraction. Si, dans ces conditions, l'on fait des efforts violents pour réussir quand même la version, on produit aisément la rupture du col surdistendu, et le résultat de cette opération forcée, c'est la mort ou l'asphyxie grave de l'enfant et des lésions mortelles pour la mère. Seule l'exploration en narcose profonde pourra décider si l'abaissement du pied et l'évolution du fœtus in-utero sont encore possibles sans danger. Quand les parois abdominales sont complètement relâchées, il est facile de se renseigner sur le degré de mobilité du fœtus par une palpation bimanuelle soigneuse. Si, même dans la narcose complète et même après avoir surélevé le bassin de la parturiente, l'épaule reste solidement enclavée dans le bassin et le col distendu au point d'opposer une résistance énergique dès que la main tente d'y pénétrer, il faut alors renoncer à délivrer la femme par la version.

A elle seule, la *procidence d'un bras*, même fortement tuméfié, ne saurait jamais gêner l'introduction de la main et faire obstacle à la version. On n'a pas le droit d'amputer ce bras ni de le refouler, mais on le maintient de côté après lui avoir passé un lacs et pendant la version du fœtus aussi on l'empêche de remonter ; on s'épargne ainsi la peine de le dégager au moment de l'extraction.

Dans la présentation céphalique comme dans celle de l'épaule, la narcose permet d'apprécier les difficultés qui pourraient s'opposer à la version podalique. Si la tête ne remonte pas après que l'on a ramené le pied, on peut la refouler en haut et de côté à l'aide de pressions bimanuelles exercées prudemment. Eventuellement on facilitera la version en abaissant aussi le second pied. La version par la « double manœuvre » de *Justine Siegemundin* (traction du pied par un lacs pendant que l'autre main à l'intérieur repousse la tête en haut) est dangereuse et abandonnée, elle n'appartient plus qu'à l'histoire de l'obstétrique opératoire.

10. L'extraction par les membres inférieurs et le siège.

L'extraction du siège fœtal est pratiquée dans la présentation naturelle des pieds ou du siège, lorsque dans l'intérêt de la mère ou de l'enfant il y a indication de terminer l'accouchement. En outre l'extraction est en général exécutée à la suite de la version podalique.

Elle est opérée par tractions sur les parties fœtales dégagées. Ces tractions doivent souvent être vigoureuses et pour bien tirer il faut empoigner solidement les parties, aussi *les lésions de l'enfant, provoquées par l'extraction du siège*, ne sont-elles nullement rares. Citons les déchirures musculaires du cou et des extrémités avec hématomes consécutifs, puis les contusions dangereuses du foie, des reins et des testicules. Parmi les lésions osseuses, les plus typiques sont la fracture de l'humérus au tiers supérieur produite par le dégagement du bras et la fracture du fémur causée par l'extraction du siège. En outre on observe encore, à l'occasion, des fractures des os craniens, des vertèbres cervicales, de la clavicule, des os pelviens, et avec une fréquence singulière des déchirures de la tente du cervelet. La plupart de ces lésions, en tout cas les graves, peuvent toujours être évitées pourvu que l'on opère méthodiquement, suivant les règles. La précipitation dans les manœuvres d'extraction n'est pas du tout nécessaire, elle est même plus nuisible qu'utile. En général, l'asphyxie ne commence à menacer l'enfant qu'au moment où les épaules entrent dans le bassin ; l'évacuation de l'utérus et la rétraction de ses parois sont alors si avancées que le sang maternel cesse d'affluer au placenta ; le cordon peut en outre être comprimé par la ceinture scapulaire, aussi faut-il terminer en peu de minutes le dégagement des bras et l'extraction de la tête ; mais l'on peut et l'on doit procéder lentement jusqu'au dégagement des bras.

Pour que l'extraction réussisse, il est nécessaire que *la dilatation soit suffisante* ; l'effacement du col doit être complet, l'orifice externe doit avoir les dimensions d'une paume de main. On exerce alors des tractions lentes sur le tronc, de telle façon que le col soit complètement dilaté au moment du passage de la tête et que les derniers actes importants de l'opération ne rencontrent pas d'obstacle. Si l'effacement est incomplet et que le col se resserre autour des épaules ou du cou de l'enfant, le dégagement des bras et l'extraction de la tête sont tellement entravés qu'il meurt dans la plupart des cas.

Pour pratiquer l'extraction par le siège, on place la mère en travers du lit dans le décubitus dorsal.

a) *Extraction par le pied.*

On commence par tirer d'une main sur la jambe du fœtus, ensuite des deux mains sur la jambe et la cuisse ; les tractions sont exercées fortement de haut en bas jusqu'à ce que la hanche antérieure se dégage sous la symphyse. Au fur et à mesure que la hanche postérieure et le siège viennent distendre le périnée et apparaissent à la vulve, les tractions sont opérées de plus en plus horizontalement, directement en avant, et finalement au moment de la traversée vulvaire du siège on les exerce de bas en haut. Il faut toujours tenir compte du sens dans lequel la jambe tend naturellement à tourner, les tractions doivent se faire dans cette direction et jamais en sens inverse. Cette règle est surtout enfreinte lorsque c'est la jambe postérieure qui est abaissée ; celle-ci fait une rotation en avant avec la hanche correspondante, en passant devant le promontoire ; si cette rotation est entravée par des tractions en sens inverse, la face ventrale du fœtus vient en avant.

Le siège dégagé, empoignez des deux mains le bassin fœtal avec les pouces sur le sacrum et les autres doigts autour des cuisses, c'est ainsi que les tractions risquent le moins de causer des traumatismes. On tire droit en bas ; dès que l'ombilic est visible, relâchez la tension du cordon en lui faisant une anse au niveau de l'ombilic ; si le fœtus chevauche sur le cordon, ramenez l'une des jambes par-dessus l'anse ; si la brièveté du cordon empêche la formation d'une anse et qu'on en redoute la rupture en continuant les tractions, sectionnez-le après double ligature ; l'extraction doit être alors hâtée le plus possible.

Quand l'expulsion du fœtus a lieu naturellement, sans intervention, les bras restent croisés sur la poitrine dans leur attitude typique ; ils apparaissent dès que le thorax fœtal traverse l'orifice vulvaire, sans qu'on ait besoin de les dégager. Quand on tire sur le pied ou le siège, les bras sont en général relevés sur les côtés de la tête, et il faut les abaisser avant de procéder à l'extraction de cette dernière. Il est très

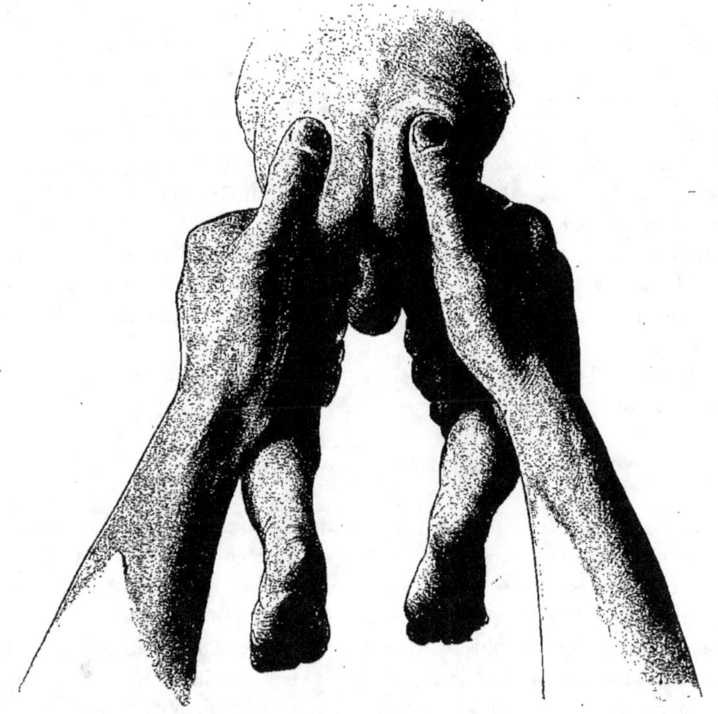

Fig. 569.

Manière de saisir le siège fœtal dans l'extraction.

important de saisir *l'instant propice* pour l'abaissement des bras ; si l'on commence trop tôt cette manœuvre, les épaules sont encore au-dessus du détroit supérieur et les bras difficiles à atteindre ; si l'on commence trop tard, une partie de la tête a déjà pénétré dans le bassin avec les bras dont la mobilisation est ainsi entravée. Le moment favorable se présente *lorsque la ceinture scapulaire est dans le bassin,* mais la tête encore au-dessus du détroit supérieur ; la pointe de l'omoplate antérieure se trouve alors à la vulve ; dès qu'on l'y aperçoit, il est temps de pratiquer le dégagement des bras ; quand le bassin est normal, ils ne peuvent guère s'enclaver ; aussi ne craignez pas, dans ce cas, d'abaisser profondément l'épaule antérieure par traction de haut en bas et la postérieure par forte élévation du tronc fœtal, avant de procéder au dégagement des bras, qui réussit d'autant plus facilement que les épaules sont plus basses. *Arthur Müller* a démontré que dans de nombreux cas le passage des épaules et des bras, même si ces derniers sont relevés le long de la tête, peut s'opérer uniquement grâce à des tractions oscillantes, l'introduction de la main pour dégager les bras devenant ainsi inutile. On commence par amener l'épaule antérieure sous la symphyse par abaissement du tronc fœtal. Le diamètre bisacromial se met alors en oblique et l'épaule postérieure descend

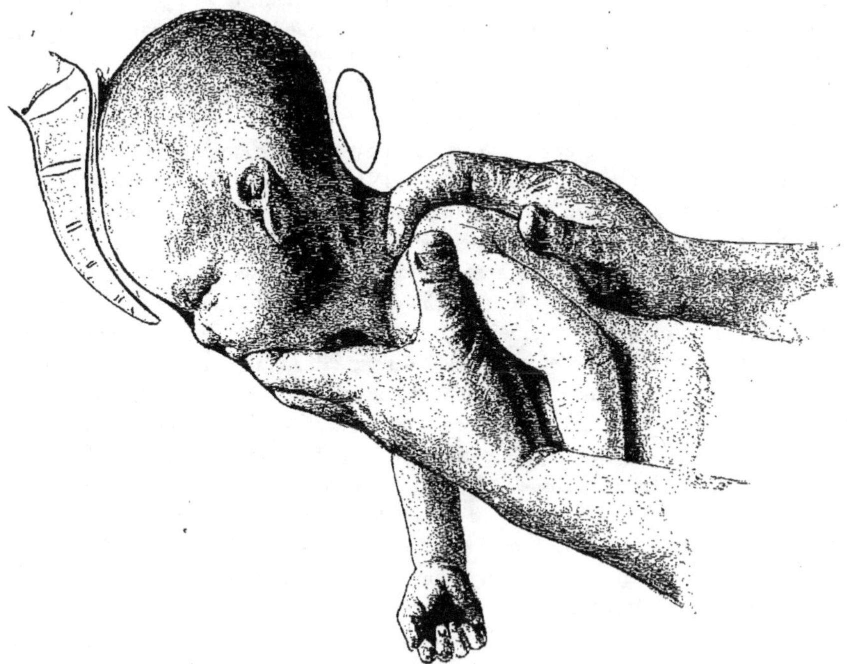

Fig. 570.

Extraction de la tête dernière par la manœuvre de *Veit-Smellie* ou *Mauriceau-Levret.*

dans l'excavation pelvienne et peut être aussi dégagée par simple relèvement du tronc fœtal. Les bras sortent d'eux-mêmes au cours de cette manœuvre, sinon il est facile de les dégager artificiellement. Si l'abaissement de l'épaule antérieure ne réussit pas, on peut amener d'abord l'épaule postérieure dans le bassin par relèvement du tronc fœtal, ce qui permet ensuite de dégager l'épaule antérieure sous la symphyse.

Si la viciation pelvienne est prononcée ou s'il y a excès de volume du fœtus, l'*extraction de Müller* ne réussit pas ou exigerait un déploiement de force trop considérable. Dans ce cas il est préférable pour dégager la ceinture scapulaire de recourir à l'ancienne méthode de l'*abaissement manuel des bras.*

D'ordinaire, la ceinture scapulaire franchit le canal pelvien avec le dos tourné en avant et un peu de côté, et le diamètre bisacromial se trouve dans l'un des diamètres obliques du bassin ; l'un des bras est alors situé un peu en avant, l'autre un peu en arrière. On commence toujours par abaisser le bras *postérieur*, parce que l'espace est plus grand entre le tronc fœtal et la concavité du sacrum qu'entre ce tronc et la paroi pelvienne antérieure. Le fœtus saisi par les jambes est relevé énergiquement, puis rabattu contre le pli de l'aine maternel, du côté opposé à celui où se trouve le bras à dégager, ce qui abaisse encore davantage l'épaule postérieure en rendant le bras plus accessible. Si le bras relevé est appliqué sur la partie antérieure de la tête près du visage, le dégagement se fait le plus facilement en glissant le long du fœtus la main qui regarde sa face ventrale, jusqu'à ce qu'on atteigne le coude ; l'avant-bras peut être ainsi très rapidement abaissé le long de la face et de la poitrine (« on fait moucher le fœtus »), et le bras suit le mouvement, cédant à une légère traction. Au contraire, si le bras est relevé sur le côté de la tête ou vers l'occiput, il est plus pratique d'introduire la main dorsale (de même nom que le bras à dégager) le long du dos fœtal jusqu'au coude et d'abaisser le bras en pressant sur l'avant-bras. La traction sur l'épaule ou sur le bras produit presque toujours une fracture, elle est donc interdite.

Le premier bras dégagé, on transforme le second ou bras antérieur en bras postérieur ; pour cela on applique autour du thorax les mains étendues en saisissant aussi le bras dégagé et l'on fait exécuter au tronc fœtal un mouvement de rotation qui amène le bras antérieur en arrière, d'où on le dégage ensuite de la même façon que le premier.

Quand la tête et le bassin sont de dimensions normales et la dilatation complète, la tête pénètre spontanément dans le bassin après la sortie des épaules et des bras ; il ne reste qu'à lui faire franchir le périnée, à l'aide de la manœuvre de *Veit-Smellie* ou plus justement de *Mauriceau-Levret*, le meilleur procédé pour dégager la tête dernière. On introduit dans la bouche de l'enfant deux doigts qu'on appuie sur le rebord alvéolaire du maxillaire inférieur, et d'abord on met la tête en flexion, position la plus favorable, puis on l'attire en bas avec le concours de l'autre main mise en fourche sur le cou du fœtus ; au début, on opère la traction droit en bas, mais dès que la base de l'occiput devient visible sous la symphyse, on tire fortement en haut. Dans la *manœuvre de Prague*, les tractions sont faites seulement sur la nuque et les pieds, et le menton risque facilement de s'éloigner de la poitrine, mettant la tête en déflexion, posture fâcheuse ; deuxième inconvénient, l'effort des tractions est tout entier transmis à la tête par le cou, il en résulte plus souvent des lésions des parties molles et osseuses de ce dernier qu'avec la manœuvre de *Mauriceau*, qui répartit l'effort de traction entre le cou et le maxillaire inférieur. Si le périnée oppose une forte résistance, il vaut mieux la surmonter à l'aide du forceps qui permet de dégager la tête sans déchirures du cou et sans ruptures de la tente du cervelet.

Les *complications* qui troublent le cours de l'extraction ne surviennent, dans la règle, qu'au moment du dégagement des bras ou de l'extraction de la tête.

Le *dégagement des bras* est difficile lorsque *la poitrine et la face sont dirigées en avant*, lorsque *l'un des bras ou les deux sont rabattus dans la nuque*, ou enfin lorsque

le bras est enclavé entre la tête et la paroi pelvienne. Si la situation se complique encore de rétrécissement du bassin, de volume exagéré du fœtus, d'étroitesse et de rigidité des parties molles, l'abaissement des bras peut devenir très difficile, même pour l'accoucheur exercé.

Dans tous ces cas, gardez-vous d'exercer des tractions trop énergiques sur la ceinture scapulaire quand les bras ne sont pas dégagés, car il en pourrait résulter très

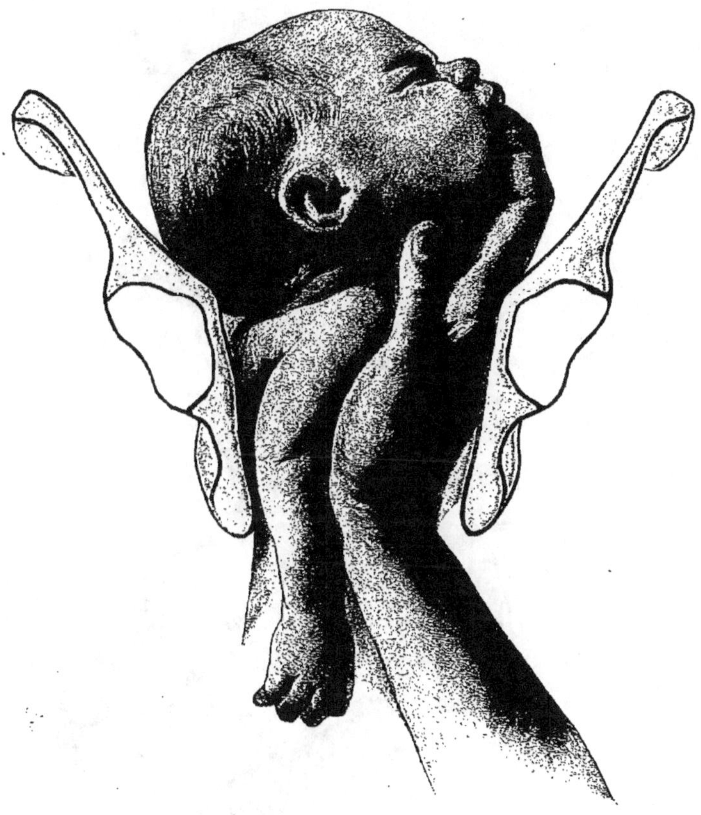

Fig. 571.
Abaissement du menton dans la déflexion de la tête dernière.

facilement des lésions mortelles de la colonne vertébrale cervicale. L'abaissement des bras doit être effectué à l'aide de la main *entière*, c'est la condition principale de la réussite de cette manœuvre ; on arrive toujours ainsi jusqu'au coude et à l'avant-bras, sans léser le fœtus.

Si la poitrine regarde en avant, on commence par faire subir à la ceinture scapu-laire une rotation qui amène l'un des bras dans la concavité du sacrum ; puis on intro-duit une main le long de la face ventrale du fœtus (la main ventrale) ; si le bras est au voisinage du visage, il peut être abaissé immédiatement ; s'il est contre l'occiput, on le dégage, comme nous l'avons déjà dit, par le côté dorsal du fœtus avec la main de même nom (bras droit, main droite).

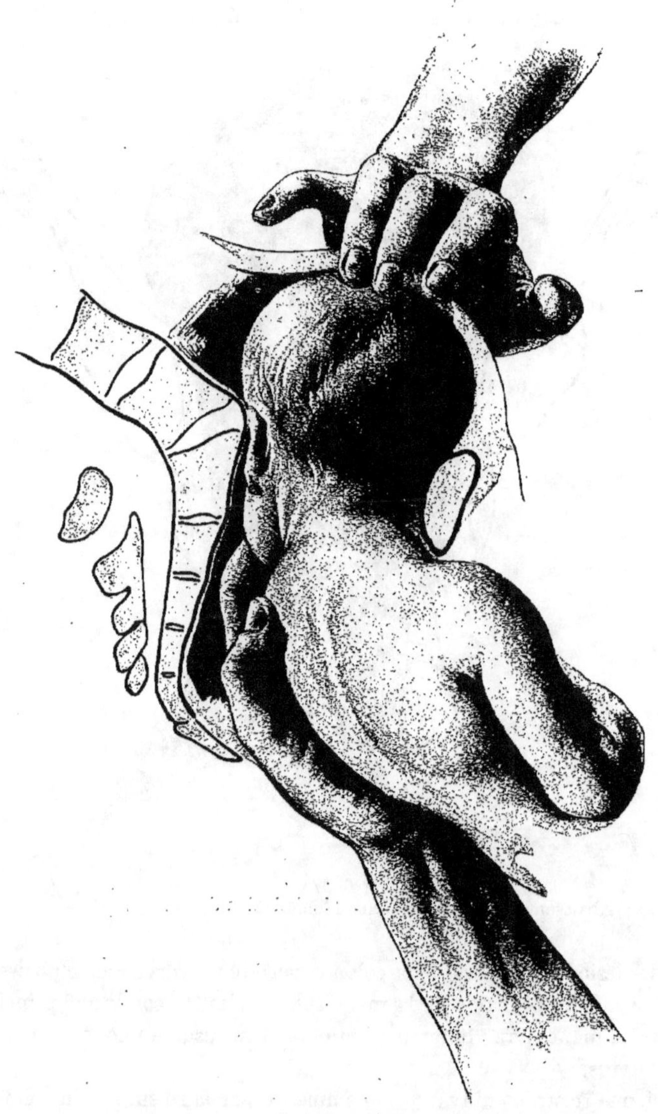

Fig. 572.
Manœuvre de *Wigand-Martin-Winckel.*

Si le bras est rabattu dans la nuque, le meilleur procédé consiste également à faire exécuter d'abord à l'épaule correspondante une rotation en arrière, puis avec la main dorsale on aborde l'épaule par derrière et abaisse l'avant-bras le long de la face latérale de la tête. On procède de la même façon avec l'autre bras, s'il est aussi rabattu dans la nuque.

Quand le bras est enclavé, on refoule le tronc dans les voies génitales et mobilise

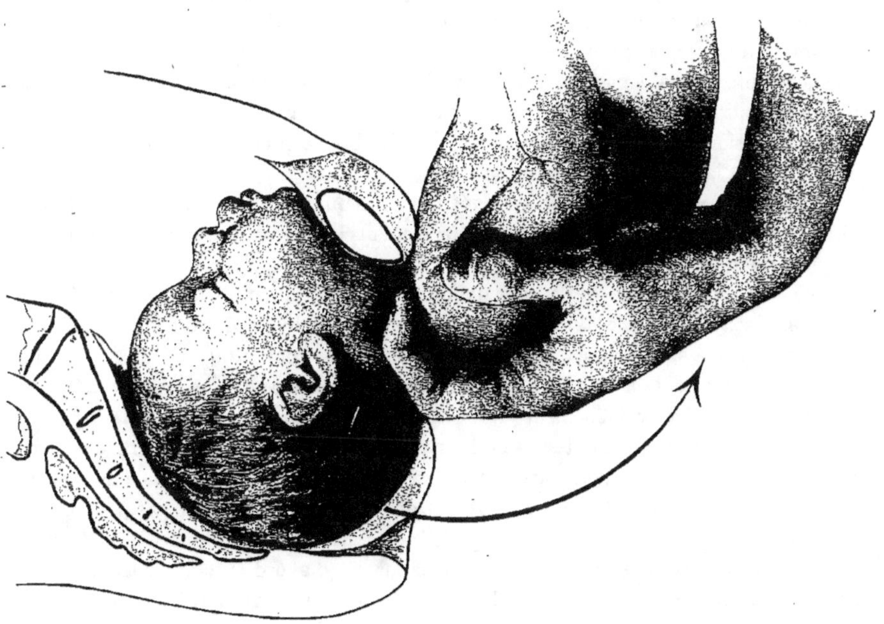

Fig. 573.
Développement de la tête défléchie, par la manœuvre de Prague renversée.

le bras par une rotation de la ceinture scapulaire qui l'amène dans la région postérieure du bassin, c'est la meilleure conduite à tenir dans ce cas ; si le dégagement échoue de cette façon, on peut essayer d'extraire à travers le bassin la tête en même temps que le bras relevé ; si cette tentative reste également sans succès, il n'y a d'autre alternative que de fracturer l'humérus au milieu de la diaphyse environ, par pression du doigt, après quoi il est facile d'abaisser le bras. On évitera naturellement autant que possible cette fracture, tout en se rappelant cependant que mieux vaut un bras cassé qu'un enfant mort.

Les difficultés que rencontre l'extraction de la tête dernière sont dues le plus souvent au bassin rétréci. Après l'abaissement des bras, la tête reste arrêtée au-dessus du détroit supérieur rétréci ; le cou est alors allongé, le menton relevé, la flexion normale est remplacée par une forte déflexion de la tête. Dans ces conditions, c'est la manœuvre dite de *Wigand-Martin-Winckel* qui offre les meilleures chances de réussite : on glisse quatre doigts ou toute la main le long de la face antérieure du cou jusqu'à la bouche que l'on tourne de côté, et l'on cherche avant tout à rétablir la flexion normale de la tête par une vigoureuse traction sur le maxillaire inférieur (fig. 571) ; cela fait, on empoigne à travers la paroi abdominale la tête maintenant en position transverse et fortement fléchie, et par une forte pression on l'enfonce dans l'excavation pelvienne en lui faisant franchir le rétrécissement (fig. 572). Solidement appliquée la main externe peut exercer sur la tête une pression très considérable ; on sent nettement le crâne grincer le long du promontoire en descendant d'un seul coup dans le bassin. Si cette manœuvre échoue, bien qu'exécutée convenablement et à plusieurs reprises, le forceps ne réussira pas davantage à amener au jour un enfant vivant ; il n'aurait d'autre effet que de produire en outre des lésions chez la mère, aussi est-il préférable de procéder aussitôt à l'amoindrissement de la tête par la perforation.

Le *volume exagéré de la tête* a les mêmes conséquences mécaniques que le bassin rétréci, et la méthode d'extraction est identique dans les deux cas. Dans l'hydrocéphalie on pratique d'emblée la ponction.

La *déflexion exagérée* de la tête donne lieu à des difficultés spéciales ; même si le bassin est normal, elle a beaucoup de peine à franchir le détroit supérieur avec le menton relevé et l'occiput abaissé. Si le menton est tourné de côté ou en arrière, l'attitude fléchie peut être rétablie, dans la règle, par traction sur le maxillaire inférieur, et l'extraction achevée facilement. Il en est autrement lorsque le menton tourné en avant est resté accroché au-dessus de la symphyse pubienne ou de la branche horizontale du pubis. Parfois l'on n'arrive pas jusqu'à la bouche, même à l'aide de la main entière, ou on ne l'atteint que du bout des doigts et l'on ne réussit pas à attirer le menton d'abord de côté, puis en bas. La tête doit être alors développée en déflexion. Par une vigoureuse pression d'en haut, l'occiput est d'abord enfoncé dans le bassin, puis on fait franchir le périnée en relevant fortement et renversant le corps du fœtus sur le ventre de la mère, comme dans la manœuvre de Prague. La face sort en dernier, le menton en avant, le front en arrière (fig.573). En pareil cas le *forceps* est fort utile pour dégager la tête, et cela avec plus de ménagements que l'extraction manuelle par la manœuvre de Prague renversée.

Comme nous l'avons déjà dit, *l'insuffisance de la dilatation du col* oppose un obstacle considérable à l'abaissement des bras et à l'extraction de la tête. Pour le surmonter, l'habileté vaut mieux que la violence. Les bras doivent être abaissés à l'aide d'un doigt, que l'on peut encore introduire en général dans l'orifice cervical à côté des épaules. Si le col utérin étrangle le cou de l'enfant, il ne sert à rien de renforcer les tractions, on ne ferait qu'exagérer la crampe du sphincter ; on arrive bien à attirer la tête jusqu'à la vulve où l'anneau tendu de l'orifice externe du col devient visible, mais cet anneau ne cède pas. On réussira parfois, en refoulant le bord postérieur de l'orifice cervical, à libérer la face et à dégager ensuite la tête encore à temps ; quelquefois aussi, on pourra faire de l'espace par des incisions dans les bords de l'orifice externe, mais souvent l'enfant succombe à l'asphyxie pendant ces tentatives. Le fœtus mort, il faut s'abstenir de toute traction ; qu'on laisse la femme tranquille, et le spasme disparaît rapidement et spontanément, permettant l'expulsion de la tête. L'emploi de la violence pour vaincre la résistance conduit à de profondes déchirures du col qui peuvent pénétrer jusque dans les paramètres et se terminer par une hémorragie mortelle.

b) L'extraction du siège décomplété, mode des fesses.

Le siège décomplété n'offrant de bonne prise ni à la main ni aux instruments, il est indiqué d'abaisser un pied par lequel on pratique l'extraction lorsqu'il est nécessaire de terminer l'accouchement alors que le siège est encore élevé et mobile (*abaissement prophylactique d'un membre pelvien*).

Mais cet expédient devient impraticable dès que le siège, fixé, remplit tout l'espace pelvien. Les tractions doivent être alors exercées sur le siège lui-même. On essaiera d'abord de tirer avec la main en introduisant un ou deux doigts dans le pli de l'aine antérieur, plus accessible. Quand l'enfant est petit, maigre, le siège peu volumineux et les parties molles de la mère vastes et bien dilatées, l'extraction peut être opérée par la main ; tandis qu'elle échoue ainsi quand le fœtus est fortement développé, même si l'on change souvent de main. Pour terminer dans ce cas l'extraction, on a le choix entre le *lacs* et le *crochet mousse*, qui, tous deux, sont dangereux pour l'enfant ; car ils peuvent entamer les parties molles, provoquer des plaies contuses étendues, des luxations de la hanche si les tractions sont énergiques, et des fractures du fémur pour peu qu'ils dérapent du pli de l'aine vers la cuisse.

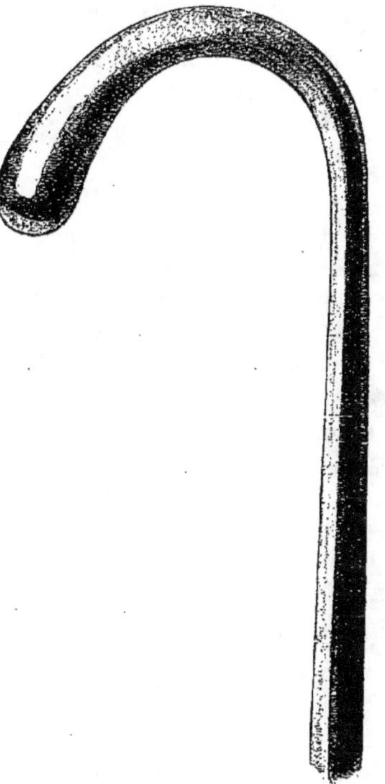

Fig. 574.
Crochet mousse pour l'extraction
du siège.

Pour passer le lacs, le procédé le plus simple consiste à le pousser par le côté du fœtus dans le pli de l'aine antérieur en s'aidant des quatre derniers doigts, pour l'attirer ensuite entre les cuisses. Si l'on a plus de confiance dans les instruments, on pourra utiliser aussi un *porte-lacs*. On introduit pareillement le crochet-mousse, en se guidant sur la main, par le côté du fœtus dans le pli de l'aine *de la hanche antérieure*, la pointe de l'instrument regardant le genou. L'application de ce crochet dans le pli de l'aine de la hanche postérieure, élevé et difficilement accessible, ne réussit que si l'instrument est pourvu d'une courbure périnéale (*Küstner* et *Ponfik*) ; les tractions sur la hanche postérieure sont, il est vrai, beaucoup plus efficaces, mais, dans la règle, l'abaissement du siège décomplété mode des fesses réussit aussi en portant le crochet dans le pli de l'aine antérieur. On tire directement en bas jusqu'à ce que la hanche antérieure soit dégagée sous la symphyse. Il importe d'éviter au cours des tractions que le lacs ou le crochet ne glissent du pli de l'aine vers la cuisse. Si l'on se sert du crochet, on maintient un doigt en contact permanent pendant l'extraction avec le bout de l'instrument, pour en contrôler la bonne position et empêcher son extrémité de s'enfoncer dans les parois génitales. Dès que la hanche paraît à la vulve, on remplace le crochet par l'index recourbé ; les tractions oscillantes du siège, autour de la symphyse à l'aide du lacs ou du crochet doivent être évitées car elles amènent facilement une fracture du fémur.

11. *Le forceps.*

Le forceps est un instrument destiné à remplacer l'action des forces expulsives par la *traction sur la tête* et à permettre ainsi, dans les présentations céphaliques, de terminer l'accouchement au moment voulu.

Le mode d'action idéal du forceps est uniquement la *traction*, toute autre action est nuisible. Mais le forceps idéal qui ne ferait que tirer sans nullement comprimer n'existe pas et n'existera sans doute jamais. Tout forceps est contraint pendant la traction d'exercer une compression de la tête fœtale, pour fixer l'instrument et l'empêcher de déraper. En outre, l'extraction par le forceps comprime et tiraille les parties molles de la filière génitale, bien plus que ne le fait la tête en cherchant son chemin sous l'unique action des forces expulsives. C'est à l'art de l'accoucheur de réduire au strict minimum la compression de la tête et celle des parties molles maternelles, qu'il ne peut éviter entièrement.

Plus que tout autre instrument médical, le forceps a été l'objet de nombreuses inventions, modifications et variations de modèles. Aussi possédons-nous aujourd'hui plus de 50 modèles dont la plupart, il est vrai, ne se distinguent que par des différences insignifiantes. Quelques types se sont conservés tels quels dans le cours des temps. Le forceps anglais rappelle encore aujourd'hui l'instrument de *Smellie* (fig. 575) ; il est court, de construction légère et destiné essentiellement à l'extraction simple de la tête basse. A l'opposite, le forceps français dont le modèle est l'instrument de *Levret* (fig. 577) se distingue par sa longueur et sa solide charpente. Grâce à ces propriétés il est à même, conformément aux principes d'intervention plus active de l'école française, de surmonter de plus grandes résistances et il peut être appliqué sur la tête haute. En Allemagne, les modèles les plus répandus sont ceux de *Naegele* et de *Busch*, qui tiennent le milieu entre les types anglais et français, en réunissant les avantages des deux.

Tout forceps se compose de deux *branches* que l'on introduit séparément et qui après leur réunion saisissent la tête comme deux mains allongées (« manus Palfiani » fut la désignation primitive du premier forceps de *Palfyn*). La branche destinée à se rendre dans la partie gauche du bassin s'appelle *branche gauche*, l'autre correspondant à la partie droite, *branche droite*. Chaque branche se compose de la *cuillère* et du *manche* ; les cuillères sont fenêtrées dans la plupart des forceps, l'encadrement métallique des fenêtres porte le nom de *jumelles* (jumelle antérieure et postérieure). En outre, les cuillères présentent une double courbure, la *courbure céphalique* (ou courbure sur le plat) servant à adapter la cuillère au crâne, et la *courbure pelvienne* (ou courbure sur le bord)

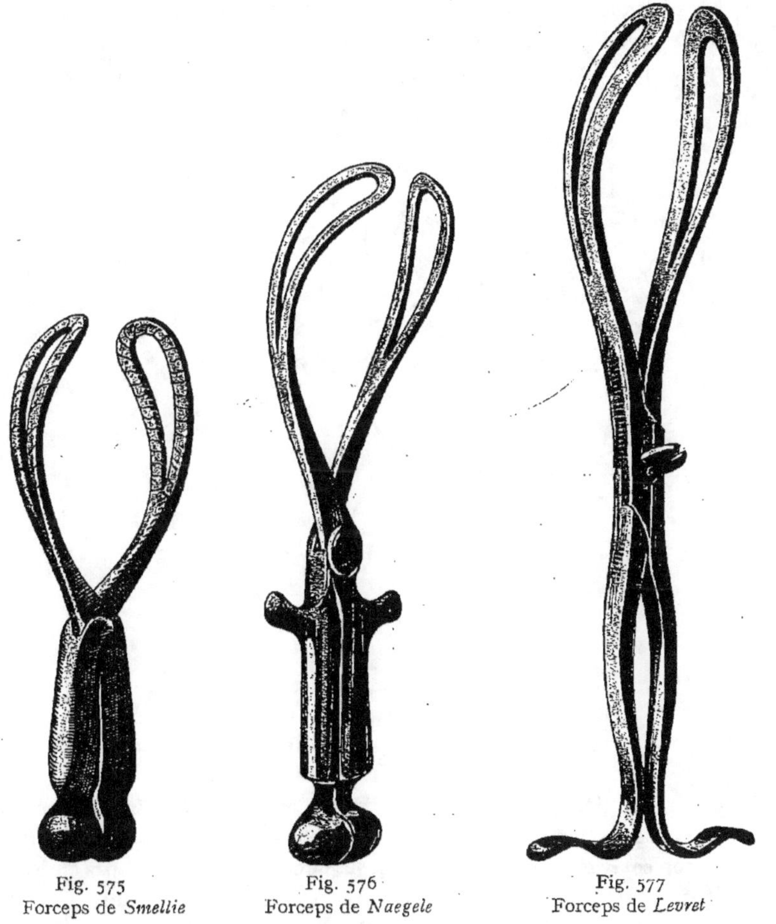

<table>
<tr><td>Fig. 575
Forceps de *Smellie*</td><td>Fig. 576
Forceps de *Naegele*</td><td>Fig. 577
Forceps de *Levret*</td></tr>
</table>

correspondant à celle du canal pelvien. A la jonction de la cuillère et du manche, il y a un dispositif permettant le croisement et la réunion des branches, c'est *l'articulation* (entablure). Dans l'articulation anglaise, la branche droite pénètre dans une simple encoche de la branche gauche ; dans la française, les branches sont réunies par un pivot ; les forceps allemands portent pour la plupart l'articulation de *Brünninghausen*, qui est aussi facile à fermer que l'anglaise tout en tenant mieux que cette dernière.

Récemment, *les forceps munis de tracteurs indépendants* sont entrés en concurrence avec le forceps classique, éprouvé depuis si longtemps ; *Tarnier* spécialement s'est fait l'artisan infatigable du perfectionnement de ce nouveau modèle. Les deux schémas des fig. 578 et 579 illustrent le principe et la raison d'être du forceps à tracteur indépendant de la préhension. La fig. 578 montre un forceps ordinaire placé sur la tête haute ; les manches sont aussi fortement abaissés que le permet le périnée, la direction dans laquelle la tête devrait progresser est dessinée par la ligne AB, celle dans laquelle on tire sur le forceps ordinaire est indiquée approximativement par la ligne AC. Il appert

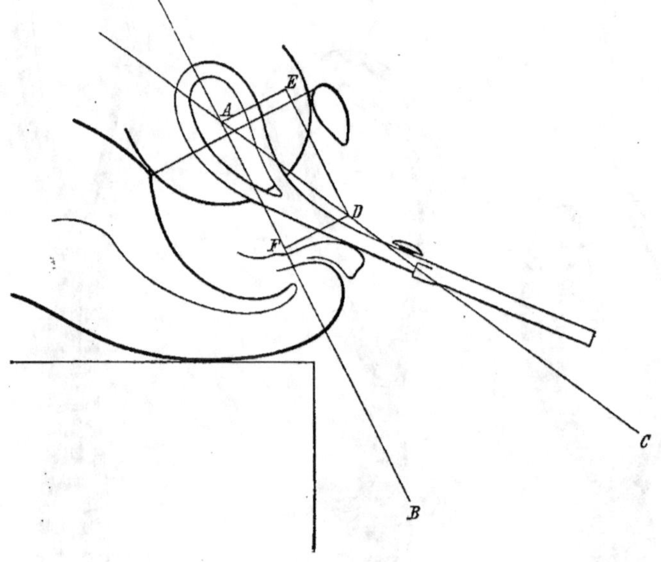

Fig. 578
Forceps ordinaire, appliqué sur la tête haute.
La direction de la traction *AC* diverge considérablement de la direction suivie par la tête *AB*.

d'emblée que la direction de traction ne coïncide nullement avec la direction que prend la tête effectivement. Même si les manches sont abaissés au maximum, nous tirons la tête encore trop en avant contre la symphyse, la force appliquée n'est pas entièrement utilisée ; dans le parallélogramme des forces AEDF, seule la composante AF sert à la progression de la tête, tandis que la composante AE dont la valeur est loin d'être négligeable a un effet nuisible en pressant la tête contre les parties molles maternelles, ce qui augmente les frottements. Si nous pouvions tirer sur la tête dans la direction AB de l'axe du détroit supérieur, les tractions nécessitant beaucoup moins de force seraient plus faciles et plus inoffensives ; c'est là le but que visent les forceps à tracteur indépendant. A la fig. 579, on voit un tel forceps appliqué sur la tête haute qui occupe la même position qu'à la fig. 578. La traction avec cet instrument est exercée non pas sur

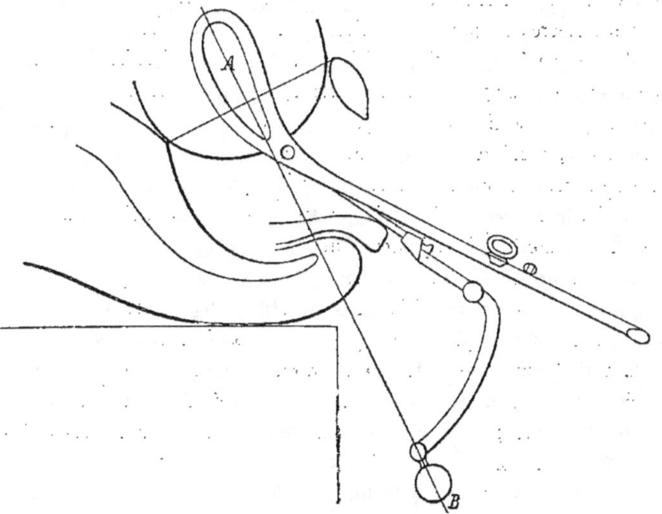

Fig. 579

Forceps à tracteur indépendant appliqué sur la même tête haute.

La direction de traction et la direction prise par la tête *AB* coïncident.

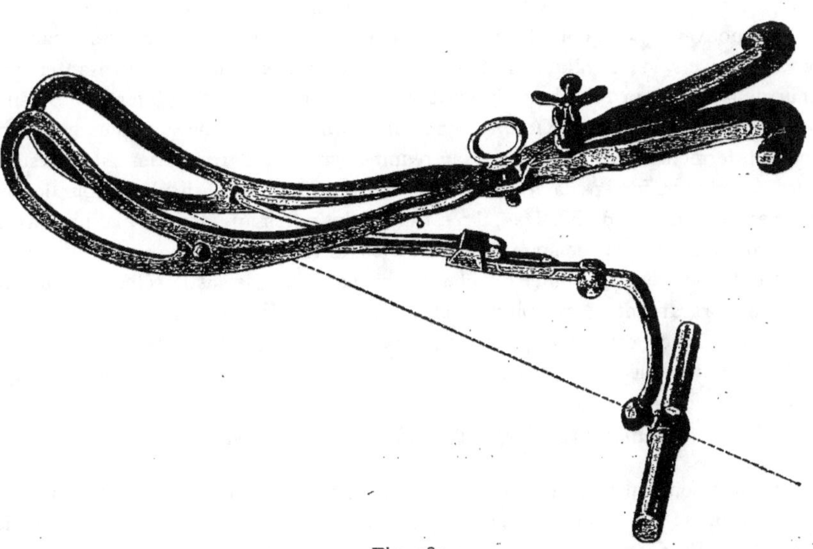

Fig. 580

Forceps de *Tarnier*

Dernier modèle.

les manches, mais sur un tracteur spécial qui s'articule avec les cuillères directement au-dessous des fenêtres et permet de tirer dans la direction AB de l'axe du détroit supérieur, grâce à une forte coudure périnéale. Toute pression inutile contre les parois pelviennes est ainsi exclue ; au détroit supérieur, comme dans toutes les autres régions du canal pelvien, la traction agit toujours dans l'axe de progression de la tête. Et deuxième avantage, pendant la traction la tête conserve presque la même liberté de mouvement que dans l'accouchement naturel ; car le forceps qui n'est pas maintenu par les manches se déplace avec la tête qui cherche elle-même son chemin.

L'expérience a confirmé la justesse de ces considérations théoriques et les forceps à tracteur indépendant ont soutenu victorieusement l'épreuve de la pratique. Quand la tête est haute et les résistances considérables, le nouvel instrument nous mène plus aisément au but que le forceps simple, tout en nécessitant moins de force ; il est plus commode pour le médecin et offre moins de dangers pour la mère comme pour l'enfant. Pour faire franchir le périnée à la tête profondément engagée, point n'est besoin de fortes tractions ; aussi le forceps à tracteur indépendant n'est-il absolument pas nécessaire pour une extraction si simple.

On peut se rendre compte sur la fig. 586 de la façon dont le tracteur est construit ; il se compose d'une barre transversale, articulée sur une pièce coudée, et de deux tiges de traction (dernier modèle de *Tarnier*). L'ensemble de l'appareil est très facile à enlever, de sorte que le médecin peut utiliser l'instrument à son gré, comme forceps simple ou à tracteur.

Alors que l'invention de *Tarnier* constitue une amélioration du forceps par la modification apportée au sens des tractions, le forceps de *Kielland* réalise avec originalité un nouveau mode d'application des cuillers, qui s'en trouve facilitée. Quand la tête est transversale ou oblique, il est souvent difficile de conduire la cuiller antérieure autour de la tête pour lui donner la position convenable sur la face latérale du crâne. Pour éviter cette difficulté, *Kielland* donne une forme plus allongée et plus mince au segment intermédiaire de son forceps qui réunit la cuiller à l'articulation ; il en résulte que les branches du forceps dans l'utérus se laissent tourner sans difficulté autour de leur axe. Avec l'instrument de *Kielland*, il n'est donc plus nécessaire de faire exécuter à la cuiller antérieure un tour de spire en avant, entre la tête fœtale et le bassin maternel ; il suffit d'introduire cette cuiller directement en haut, par-dessus la tête, la concavité de la cuiller regardant la symphyse, et de lui faire opérer ensuite une rotation de 180°. Même si la tête est encore entièrement transversale, la cuiller antérieure se trouve ainsi bien appliquée avec sa courbure céphalique sur la face latérale du crâne.

Indications du forceps et conditions de son application.

Quel que soit l'instrument employé, simple ou à tracteur articulé, on n'a jamais le droit en aucun cas de compromettre par l'emploi du forceps la vie et la santé de la mère et de l'enfant. Avant d'y recourir, on a le devoir de s'assurer que toutes *les conditions indispensables sont remplies pour que l'application de l'instrument n'offre aucun danger : la dilatation du col doit être complète, les membranes doivent être rompues et retirées au-dessus de la tête, et celle-ci fixée dans le bassin* sans être ni trop grosse (hydrocéphalie) ni trop petite (accouchement prématuré).

La dilatation complète supprime toute résistance de la part du col utérin ; si, en outre, la tête se trouve dans le détroit inférieur avec l'occiput en avant, il est pour ainsi dire impossible de causer des lésions sérieuses, pourvu que l'opération soit pratiquée selon les règles. Le pronostic de ces applications faciles, typiques, du forceps « à la sortie » (c'est-à-dire dans l'excavation, au détroit inférieur ou à la vulve) est absolument bon pour la mère et l'enfant ; c'est pourquoi il est bien permis de terminer l'accouchement par un forceps en cas de forte prolongation du travail, d'arrêt de la période d'expulsion, d'épuisement ou de douleurs exagérées de la parturiente ; ce sont là des indications relatives, facultatives, qui, en pratique, déterminent l'extraction dans nombre de cas, sinon dans la plupart, l'opération n'étant alors destinée qu'à délivrer la mère des tourments qu'elle endure depuis des heures. A cela il n'y a qu'un seul inconvénient éventuel qu'il faut bien se garder d'oublier : le forceps augmente les chances d'infection, et plus d'une mère a payé le raccourcissement de ses souffrances par une grave maladie et par la mort. Le médecin donc qui recourt au forceps pour des motifs d'humanité doit être absolument sûr de son antisepsie. Et même si l'opération est exécutée d'un bout à l'autre d'une façon aseptique, il reste encore le danger de surdistension et de rupture des parties molles dont les cas ne sont pas rares ; l'évolution du puerpérium est certainement plus normale après l'accouchement naturel qu'après l'extraction par le forceps.

L'application du forceps est une opération beaucoup plus sérieuse et d'une technique plus difficile, lorsque la dilatation du col n'est pas encore complète ou que la tête n'est pas descendue jusque sur le plancher pelvien. Il suffit pour introduire les cuillères que l'orifice externe soit un peu plus grand qu'une pièce de cinq francs, et l'on peut faire de l'espace pour le passage de la tête, en pratiquant, avant l'extraction, des incisions dans le bord de l'orifice ; ces incisions risquent assurément de se prolonger par des déchirures parfois très profondes, en causant des hémorragies. La force exercée dans les tractions doit être d'autant plus grande que la tête est plus élevée et moins configurée ; et, conséquence naturelle de ce fait, les parties molles de la filière génitale et la tête fœtale subissent des pressions plus considérables. Si la situation se complique encore d'une anomalie dans l'engagement de la tête ou de résistances anormales de la part du bassin rétréci, le forceps n'est plus inoffensif et peut devenir une arme dangereuse. La prudence s'impose surtout *chez la primipare*, parce qu'aux obstacles précités viennent s'ajouter chez elle l'étroitesse et la faible extensibilité des parties molles. L'extraction par le forceps d'une tête haute est donc toujours dangereuse chez la primipare.

Quand les conditions requises pour une extraction facile ne sont pas toutes remplies, l'indication du forceps ne peut être fournie que par un danger urgent pour la mère ou l'enfant. Et, dans ce cas, la vie de la mère doit toujours être prise en considération avant celle de l'enfant. Il est absurde de faire courir les risques d'une grave application du forceps à une femme qui doit être conservée à ses enfants dans l'espoir incertain de sauver un fœtus présentant déjà des signes d'asphyxie. Tant que la tête est encore mobile au-dessus du détroit supérieur, la version podalique suivie de l'extraction est, dans la règle, beaucoup plus inoffensive pour la mère comme pour l'enfant et, pour le

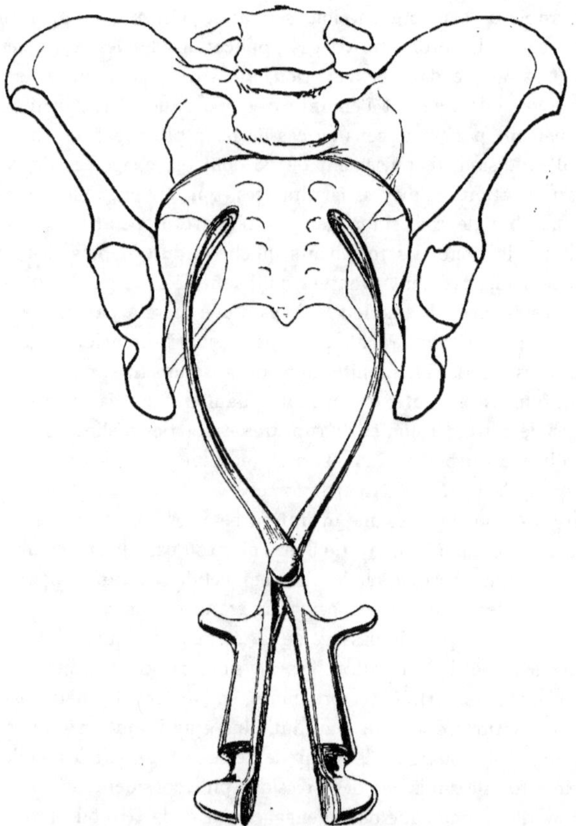

Fig. 581.
Forceps dans le diamètre transverse du bassin.

médecin, elle constitue une méthode de délivrance bien plus facile que le forceps au détroit supérieur.

Dans tous les cas de forceps difficiles, l'opération ne doit consister d'abord qu'en une simple *tentative de délivrance*. L'accoucheur même le plus expérimenté pourra parfois se tromper sur les difficultés que lui réserve dans un cas donné l'extraction par le forceps, et nul ne saurait lui reprocher cette erreur ; mais ce que l'on peut exiger, c'est qu'après quelques vaines tractions démontrant l'impossibilité de la délivrance par le forceps, l'instrument soit retiré pour terminer l'accouchement par une autre méthode moins brutale. Une opération avec le forceps, prolongée une demi-heure et

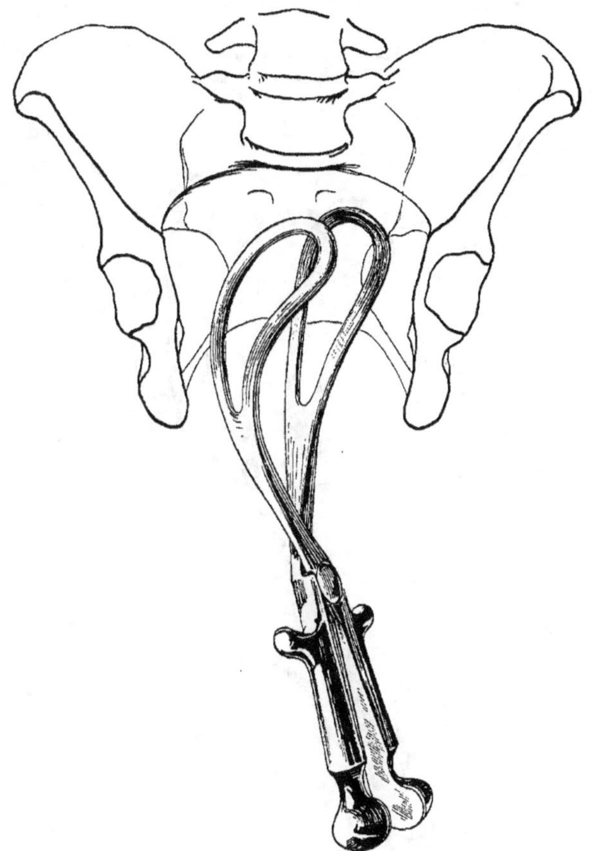

Fig. 582.
Forceps dans le diamètre oblique droit.

davantage en déployant des efforts exagérés, est sans aucune excuse. Le résultat de ces violences aveugles est presque toujours des plus tristes. Les enfants naissent morts ou mourants, le crâne fracassé ; et quant aux mères, la statistique relate toute une série de lésions très graves, à commencer par la rupture complète du périnée jusqu'aux déchirures étendues du vagin, du col, de la vessie et même jusqu'aux lésions des os et articulations du pelvis.

Manuel opératoire.

L'instrument peut occuper à l'intérieur de l'excavation pelvienne les trois positions suivantes :

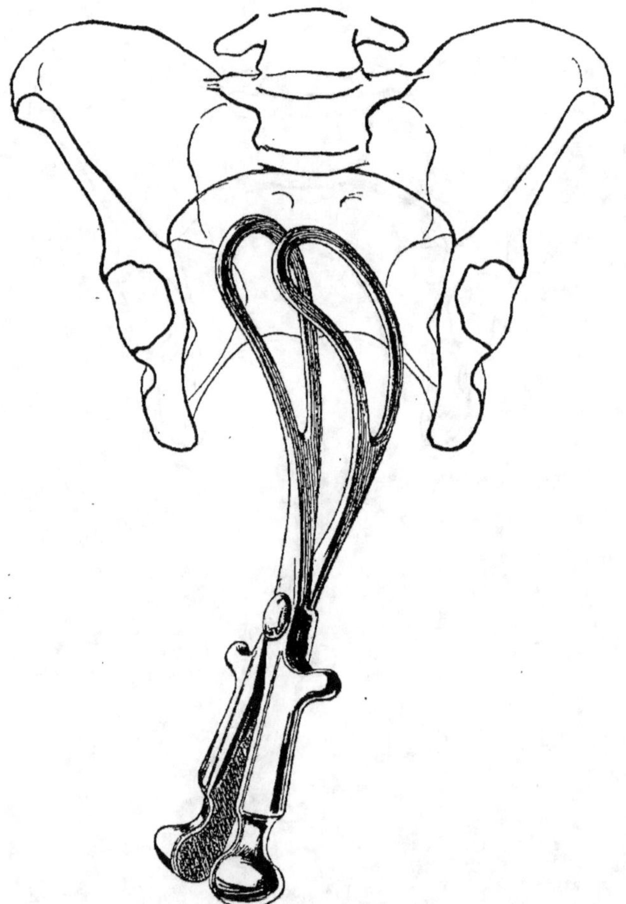

Fig. 583.
Forceps dans le diamètre oblique gauche.

1° Le forceps est placé dans le diamètre *transverse* du bassin, les cuillères reposant contre les parois latérales, comme dans la fig. 581 ;

2° Le forceps est placé dans le diamètre *oblique droit* du bassin, la cuillère gauche se trouve en arrière dans la région de la symphyse sacro-iliaque gauche, la droite en avant derrière le trou obturateur droit (fig. 582) ;

3º Le forceps est placé dans le diamètre *oblique gauche* du bassin, la cuillère gauche située en avant derrière le trou obturateur gauche, la droite en arrière dans la région de la symphyse sacro-iliaque droite, comme dans la fig. 583.

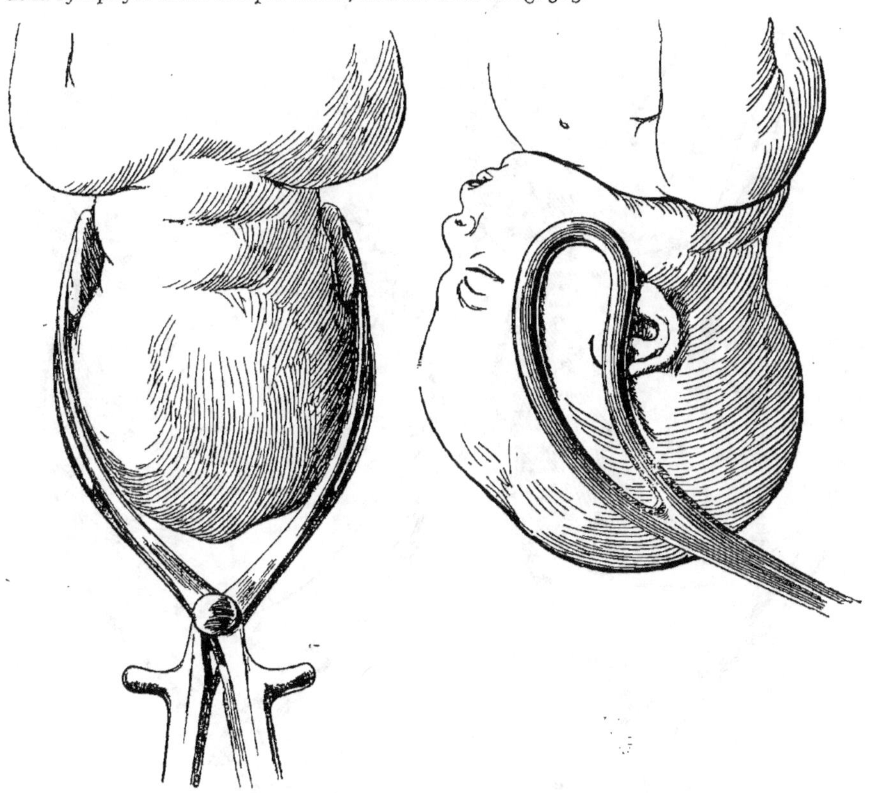

Fig. 584.
Prise transversale de la tête (par-dessus les oreilles).

Vue d'en arrière.

Fig. 585.
Prise transversale.

Vue de côté.

Il est impossible de mettre le forceps ordinaire dans le diamètre *droit* (ou antéro-postérieur) du bassin, avec une cuillère derrière la symphyse et l'autre devant le promontoire. Il va sans dire qu'il est également impossible d'introduire l'instrument avec l'extrémité (*le bec*) tournée en arrière.

Les prises du forceps.

Entre les trois positions sus-mentionnées du forceps, laquelle faut-il choisir ? Cela dépend de la situation de la tête au moment de l'application de l'instrument.

La meilleure façon de saisir la tête est la prise transversale, où les cuillères sont appliquées sur les parties latérales du crâne (fig. 584 et 585). Si les cuillères saisissent le crâne dans l'un de ses diamètres obliques comme sur la fig. 586, elles tiennent moins

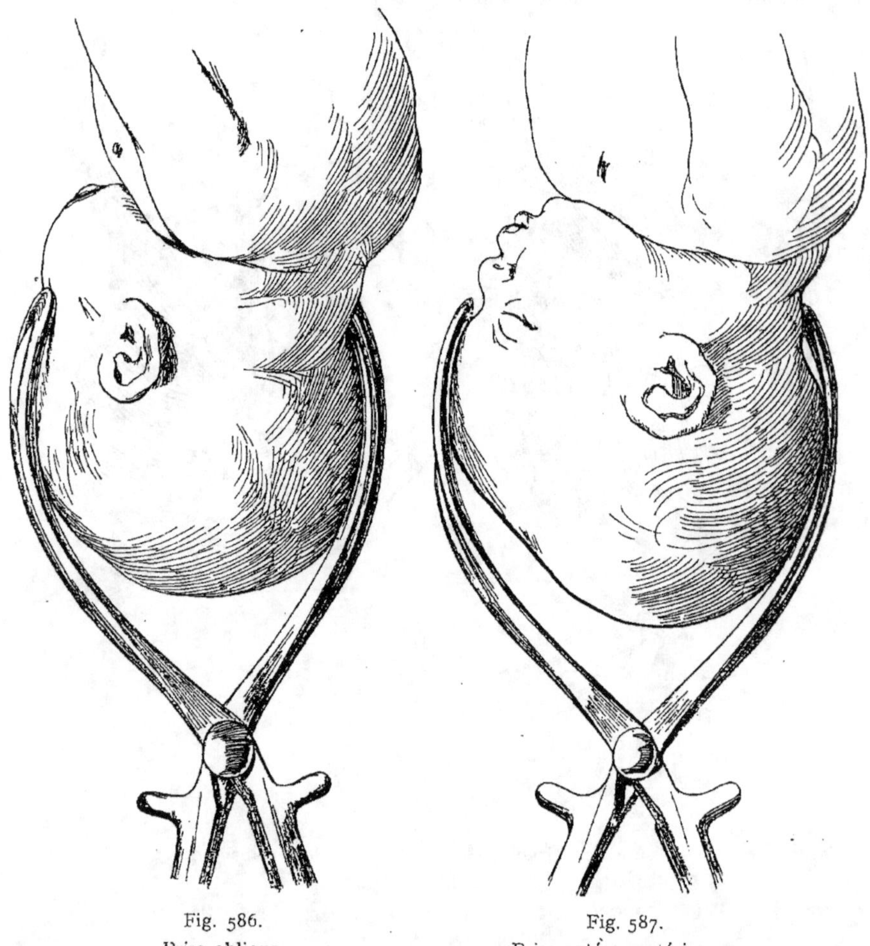

<table>
<tr><td style="text-align:center">Fig. 586.
Prise oblique.</td><td style="text-align:center">Fig. 587.
Prise antéro-postérieure.</td></tr>
</table>

solidement sur les surfaces fortement convexes du front et de l'occiput et dérapent plus facilement. Souvent cette prise défavorable est nettement indiquée sur le front et la joue par de profondes marques de compression en fer à cheval et par la paralysie unilatérale du facial consécutive à la compression de ce nerf. La prise est encore plus mauvaise lorsque la tête est saisie dans son diamètre antéro-postérieur, comme sur la fig. 587. Donc, chaque fois que la chose sera possible, on saisira la tête en travers (par-dessus les oreilles), d'une bosse pariétale à l'autre.

Conformément à ces principes, voici quelles sont les prises du forceps dans les diverses positions du crâne.

1º *La tête est dans l'attitude la plus favorable pour le forceps, c'est-à-dire qu'elle est descendue dans le détroit inférieur et que la rotation de l'occiput en avant sous la symphyse est achevée. La suture sagittale chemine dans le diamètre droit (antéro-postérieur) du détroit inférieur, la petite fontanelle est accessible au toucher sous la symphyse.*

Dans cette position de la tête, le forceps est appliqué dans le diamètre transverse du bassin ; les cuillères saisissent alors le crâne par ses faces latérales et la courbure pelvienne de l'instrument coïncide parfaitement avec l'axe du pelvis (fig. 588). De cette façon, *la prise* de la tête et *la disposition du forceps dans le bassin* sont également bonnes.

La disposition sus-décrite de la tête en occipito-pubienne est donc celle qui permet le meilleur mode d'application du forceps. Comme, en outre, la tête est descendue jusque dans le détroit inférieur, les tractions ne nécessitent pas une force considérable ; il ne reste plus qu'à surmonter la résistance du plancher pelvien, et à faire franchir le périnée à la tête en imitant fidèlement le mécanisme du dégagement naturel. Comme nous l'avons dit, l'extraction dans ce cas n'entraîne pas en général de lésions du crâne fœtal ou des parties molles maternelles, pourvu que l'instrument soit habilement manié. Le pronostic de *l'application du forceps au détroit inférieur et à la vulve* est ainsi excellent.

Même dans le cas où *l'occiput est encore légèrement de côté et la suture sagittale un peu oblique*, le forceps peut être appliqué simplement dans le diamètre transverse du bassin. La tête achève sa rotation et se met complètement en occipito-pubienne, sinon déjà lors de l'introduction de l'instrument, du moins quand on l'articule ou bien dès la première traction, sous la poussée des bords des cuillères placées obliquement sur le crâne.

Dans toutes les autres attitudes de la tête, l'application du forceps est moins simple, la prise est moins bonne. Si l'on dispose bien l'instrument, c'est-à-dire en travers dans le bassin, ce sont les cuillères qui sont mal appliquées sur la tête encore oblique ou transversale et dérapent plus facilement. Si, au contraire, on veut qu'elles saisissent bien la tête sur ses parties latérales, il faut que le forceps soit mis obliquement dans le bassin et il n'est pas toujours facile d'appliquer les cuillères dans l'un des diamètres obliques. C'est pourquoi beaucoup de praticiens appliquent toujours le forceps par principe dans le diamètre transverse du bassin, quelle que soit la position de la tête ; les traces de la mauvaise prise sont alors visibles régulièrement sur le crâne fœtal. Il est préférable d'adapter *l'application du forceps à la position de la tête* et voici comment il faut le faire dans les divers cas qui peuvent se présenter.

2º *La rotation de l'occiput en avant n'est pas encore terminée, la petite fontanelle est encore nettement tournée de côté, la suture sagittale chemine dans l'un des diamètres obliques. Si, dans ces conditions, l'on plaçait le forceps en travers dans le bassin, les* cuillères saisiraient la tête obliquement par le front et l'occiput, la prise serait donc défavorable. Aussi vaut-il mieux que l'instrument soit appliqué obliquement, confor-

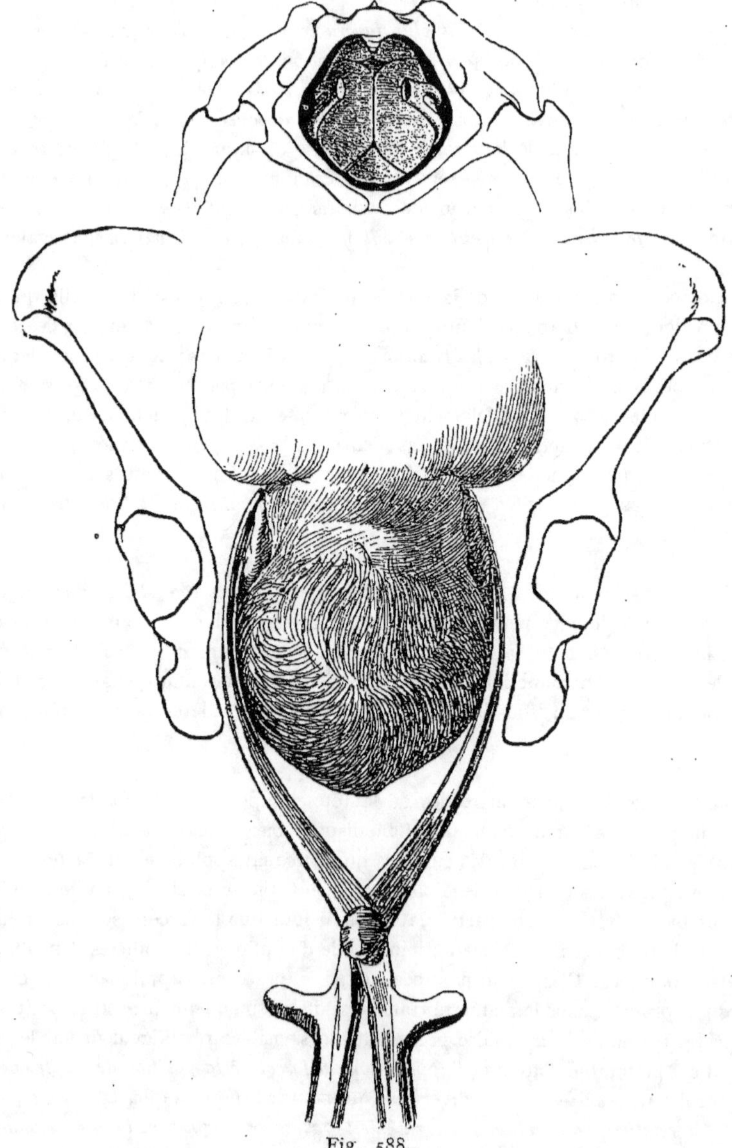

Fig. 588.

Présentation de l'occiput.
Suture sagittale dans le diamètre *antéro-postérieur* du bassin,
forceps dans le *diamètre transversal.*

mément à l'obliquité de la tête. Dans la première position (OIGA), où la suture sagittale est dans le *diamètre oblique gauche* (de même nom que le côté du bassin où il se termine en avant, tandis qu'en Allemagne ce diamètre s'appelle droit, suivant la symphyse sacro-iliaque droite où il se termine en arrière), le forceps est placé dans le diamètre oblique *droit*, la cuillère gauche est la postérieure, la droite est l'antérieure, qui introduite en arrière doit être amenée en avant par un mouvement de spire (tour de spire de Mme

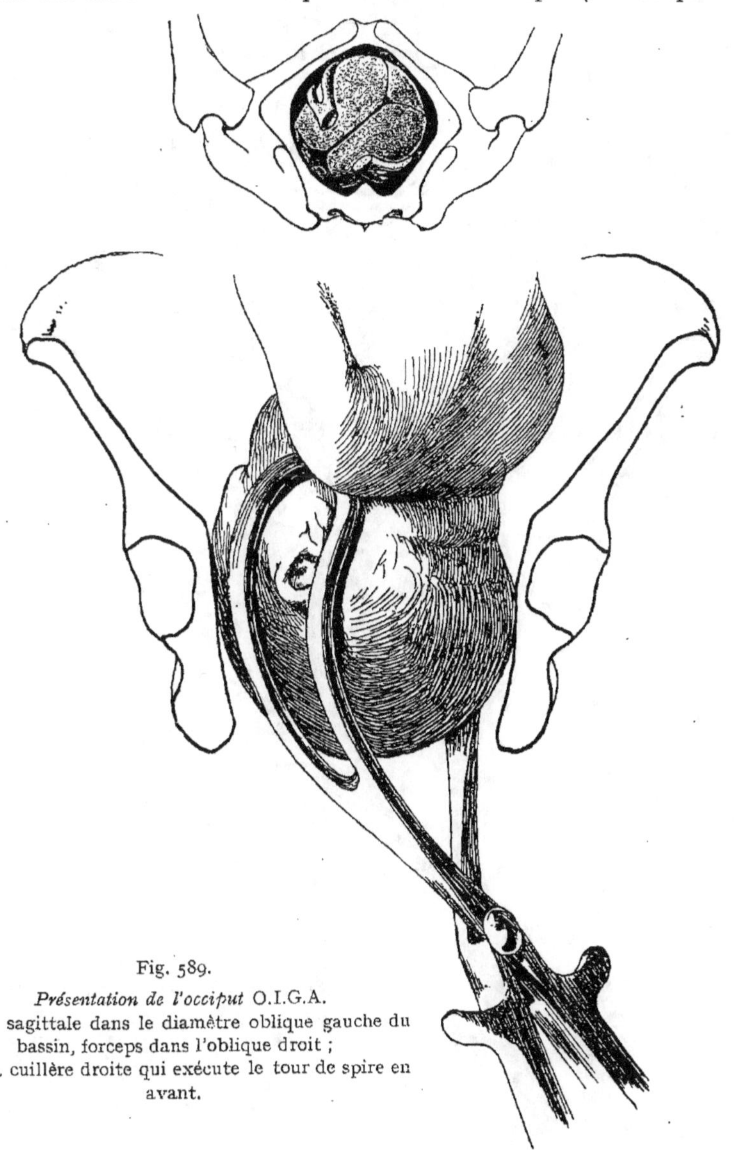

Fig. 589.

Présentation de l'occiput O.I.G.A.
Suture sagittale dans le diamètre oblique gauche du
bassin, forceps dans l'oblique droit ;
c'est la cuillère droite qui exécute le tour de spire en
avant.

Lachapelle, fig. 589). A l'inverse, dans la deuxième position (OIDA), où la suture sagittale est dans le diamètre oblique droit, le forceps est appliqué dans le diamètre oblique *gauche* (où se trouve le bipariétal), la cuillère droite est en arrière et la gauche doit passer en avant par le mouvement de spire (fig. 590).

La tête et le forceps tournent au cours de l'extraction en amenant l'occiput sous la symphyse.

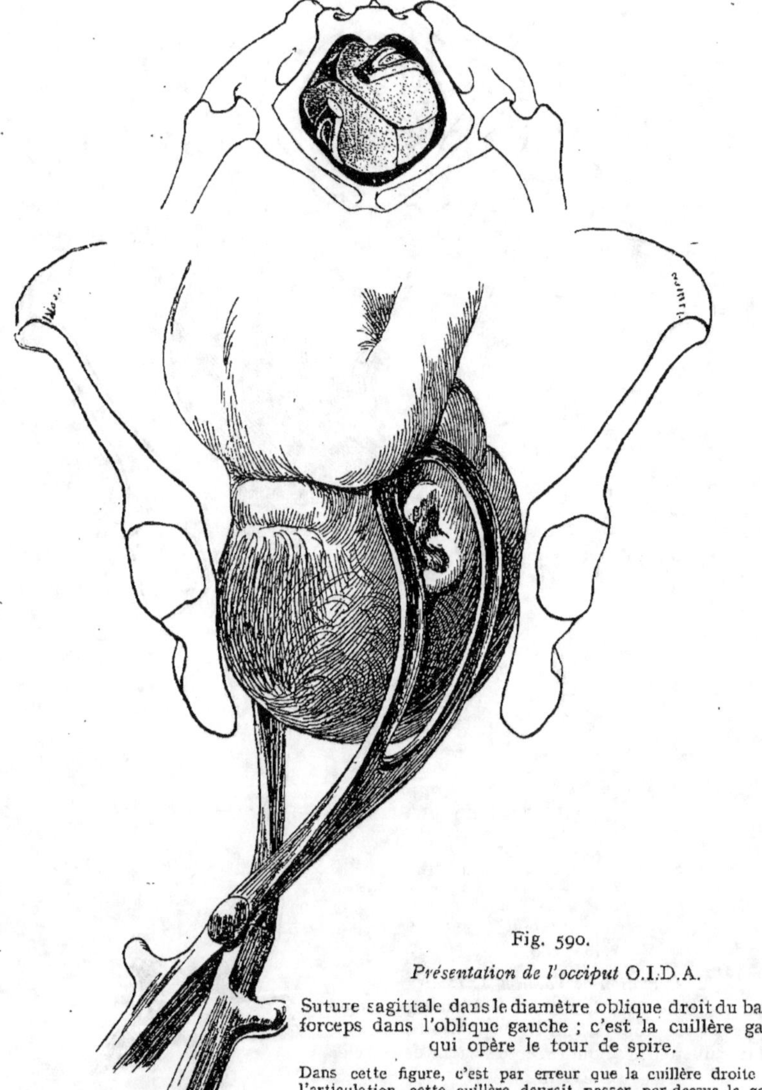

Fig. 590.

Présentation de l'occiput O.I.D.A.

Suture sagittale dans le diamètre oblique droit du bassin ; forceps dans l'oblique gauche ; c'est la cuillère gauche qui opère le tour de spire.

Dans cette figure, c'est par erreur que la cuillère droite porte l'articulation, cette cuillère devrait passer par-dessus la gauche.

3° *La rotation de l'occiput n'a pas encore commencé, la suture sagittale est encore complètement dans le diamètre transverse.* Pour avoir une bonne prise par-dessus les oreilles, le forceps devrait être dans le diamètre droit (antéro-postérieur) du bassin, ce qui est impossible ; comme d'autre part en mettant l'instrument dans le diamètre transverse les cuillères s'appliqueraient très mal sur le front et l'occiput, il n'y a d'autre alternative que de placer le forceps obliquement. On l'applique donc comme dans le cas précédent, c'est-à-dire dans le diamètre oblique droit pour l'OIGT et dans le diamètre oblique gauche pour l'OIDT, la courbure pelvienne ou l'articulation de l'ins-

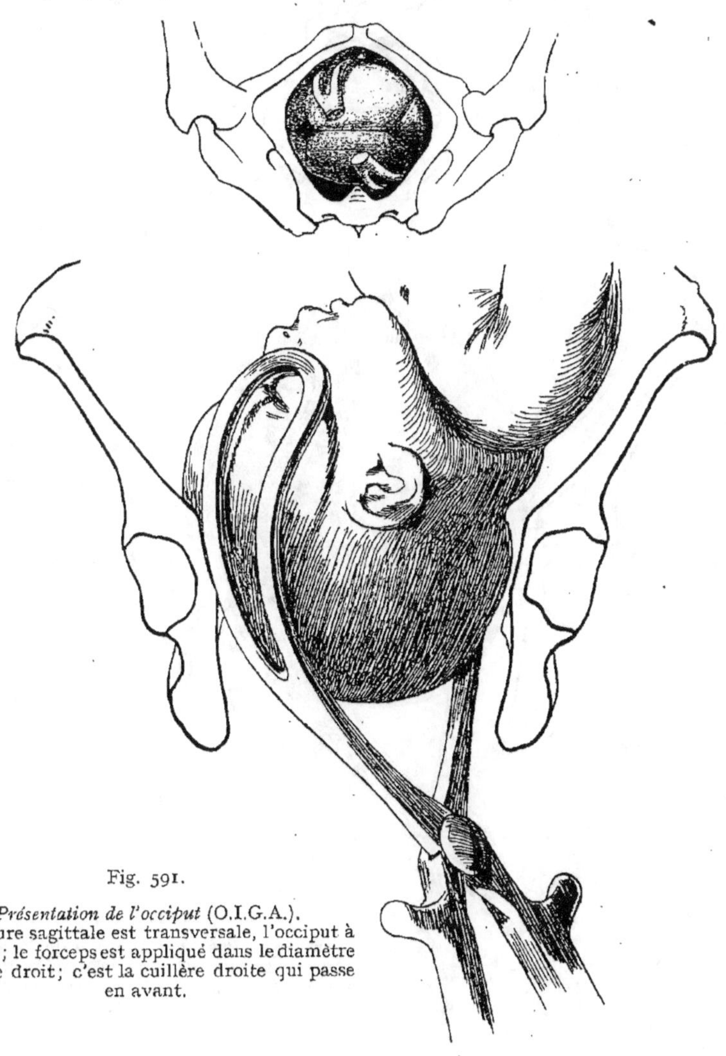

Fig. 591.

Présentation de l'occiput (O.I.G.A.).
La suture sagittale est transversale, l'occiput à gauche ; le forceps est appliqué dans le diamètre oblique droit ; c'est la cuillère droite qui passe en avant.

trument dirigée toujours du côté de l'occiput ; la prise est oblique par-dessus le front et l'occiput (fig. 591 et 592).

Au cours de l'extraction, la tête commence par subir une rotation dans le forceps ; on s'en aperçoit au fait que les manches au début très écartés se rapprochent. Quand l'occiput s'est tourné légèrement en avant en s'adaptant à l'application oblique de l'instrument, le reste de l'extraction a lieu comme dans le second cas (occipito-iliaques-obliques).

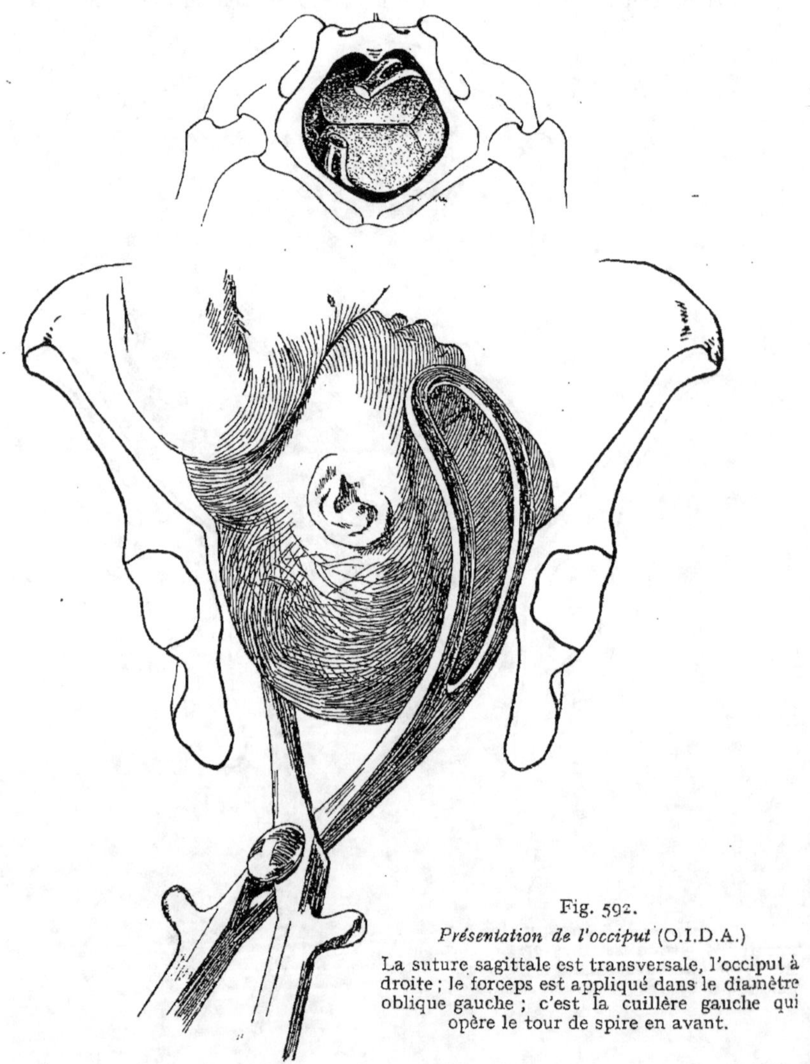

Fig. 592.

Présentation de l'occiput (O.I.D.A.)

La suture sagittale est transversale, l'occiput à droite ; le forceps est appliqué dans le diamètre oblique gauche ; c'est la cuillère gauche qui opère le tour de spire en avant.

4º *La petite fontanelle est dirigée en arrière* (variété *occipito-sacrée* de la présentation du sommet, et *présentation du vertex* — région de la grande fontanelle — avec tête en attitude intermédiaire, c'est-à-dire avec le front à la même hauteur que l'occiput).

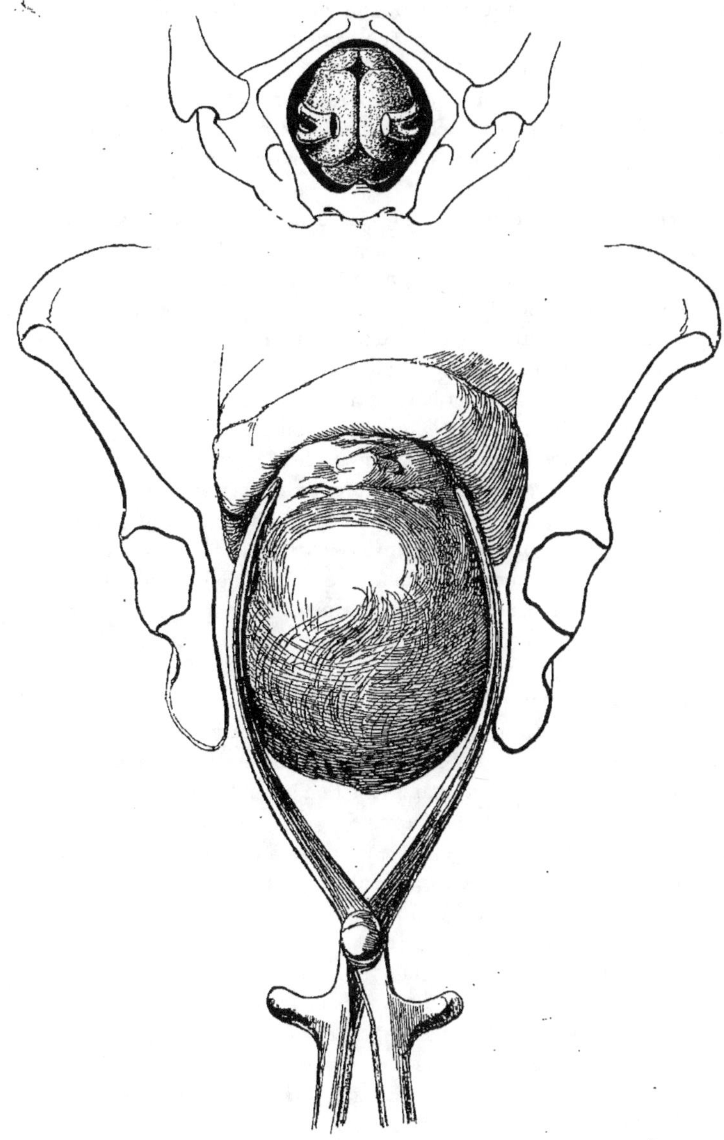

Fig. 593.
Variété postérieure de la présentation de l'occiput (occipito-sacrée).
Suture sagittale *antéro-postérieure*, prise *transversale* de la tête.

Dans ces cas, on a tenté et recommandé d'utiliser le forceps, non seulement comme agent de traction, mais encore comme agent de rotation, pour amener l'occiput d'arrière en avant. Si la rotation réussit elle supprime du coup toutes les difficultés dues à l'attitude anormale de la tête et l'extraction peut être terminée suivant le mécanisme des occipito-iliaques ordinaires.

Ces *rotations artificielles* à l'aide du forceps sont faciles à exécuter sur le mannequin, mais dans la réalité elles sont difficiles et non sans danger. Il en peut résulter des déchirures étendues des parties molles, aussi l'emploi du forceps comme agent de rotation exige-t-il la plus grande prudence.

Si la tête est déjà profondément engagée dans le bassin et configurée selon sa position anormale, la rotation de l'occiput en avant est alors impossible ou ne peut être obtenue que par la violence brutale ; dans ces conditions, il faut donc que l'extraction soit opérée avec le sinciput ou vertex en avant et l'occiput en arrière. Le forceps est appliqué sur les faces latérales de la tête — en travers si la suture sagittale est antéro-postérieure, et dans le diamètre oblique opposé si elle est oblique, — comme dans le § 2°. Le sens des tractions et la conduite de la tête sont adaptés au mécanisme de dégagement des occipito-sacrées et des présentations du vertex (fig. 593). Dans l'occipito-sacrée, le dégagement du crâne autour de la symphyse rencontre des difficultés et entraîne aisément de profondes ruptures du périnée au moment où la tête sort brusquement ; ces ruptures peuvent être évitées le plus sûrement par une incision préalable. Voici le meilleur procédé : Commencez par attirer la tête en bas en baissant fortement les manches du forceps, jusqu'à ce que la région de la grande fontanelle apparaisse sous la symphyse ; puis relevant les manches, dégagez l'occiput le long du périnée, et enfin abaissez-les de nouveau pour faire sortir le front et la face derrière la symphyse.

La rotation de l'occiput en avant a plus de chances de réussir quand la tête est haute et n'est pas encore configurée; et comme cette rotation en avant facilite considérablement l'extraction, il est donc permis de faire une tentative dans ce sens, surtout si la grande fontanelle montre à un essai de traction la tendance à se tourner en arrière. Voici la méthode à suivre dans ce cas, d'après *Scanzoni* : le forceps est d'abord appliqué obliquement sur les faces latérales de la tête (comme dans le § 2°), *la courbure pelvienne des cuillères regardant la grande fontanelle.* En même temps qu'on tire vigoureusement en bas et du côté opposé à celui de l'occiput, on tourne l'instrument dans le sens d'une rotation de l'occiput en avant. Quand ce dernier a exécuté une rotation suffisante pour qu'il soit de côté et la suture sagittale transversale, on ouvre le forceps et déplace les cuillères autour de la tête de façon qu'ensuite leur courbure pelvienne regarde l'occiput (comme dans le § 3°). L'extraction est alors achevée suivant le mécanisme de dégagement des occipito-iliaques-typiques.

La double application de l'instrument ainsi que la combinaison de la traction avec la rotation exigent de la part du médecin beaucoup d'habileté. Si l'on ne s'en sent pas capable, il est préférable de renoncer à toute tentative de rotation et d'attendre que la tête soit descendue sur le plancher pelvien pour l'extraire ensuite, toujours avec la grande fontanelle en avant si la tête est restée en occipito-sacrée ou en présentation du vertex.

5° Dans *les présentations du front et de la face* le forceps n'est applicable que lorsque la racine du nez dans le premier cas ou le menton dans le second se sont tournés vers la région antérieure du bassin. Les cuillères saisissent les parties latérales du crâne

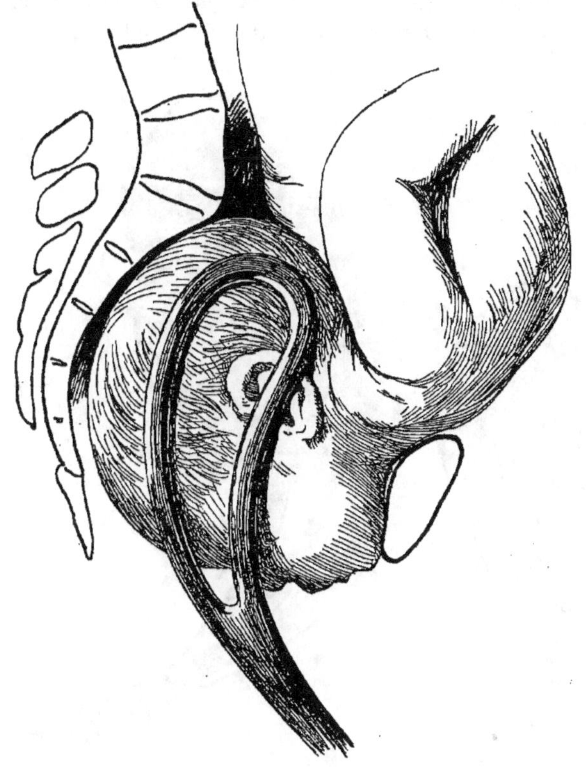

Fig. 594.

Application du forceps dans la présentation faciale.
La ligne médiane de la face est antéro-postérieure, la prise de la tête est transversale.

par les joues, les tempes et les pariétaux ; quand la ligne médiane de la face est dans le plan sagittal, le forceps est appliqué dans le diamètre transverse du bassin ; et quand elle est dans un diamètre oblique, dans le diamètre oblique opposé du bassin ; la courbure pelvienne ou l'articulation de l'instrument regarde toujours du côté du menton ou de la racine du nez (c'est-à-dire de la partie qui doit descendre la première et venir en avant (fig. 594).

6° *Forceps sur la tête dernière.* Après avoir relevé le corps du fœtus, on introduit les cuillères par-dessous et le forceps est toujours dans le diamètre transverse du bassin. Aussi longtemps que la tête dernière se trouve encore au-dessus du détroit supérieur, le forceps est inapplicable, l'extraction manuelle étant plus avantageuse. Par contre, le forceps sera utilisé avec profit pour épargner au fœtus les fortes tractions sur le cou, inévitables au cours de l'extraction manuelle de la tête en cas d'étroitesse du vagin et de résistance du périnée. Ces fortes tractions entraînent souvent des ruptures de la colonne vertébrale cervicale et de l'occipital ou des déchirures de la tente du cervelet, lésions mortelles faciles à éviter grâce à l'emploi du forceps sur la tête dernière.

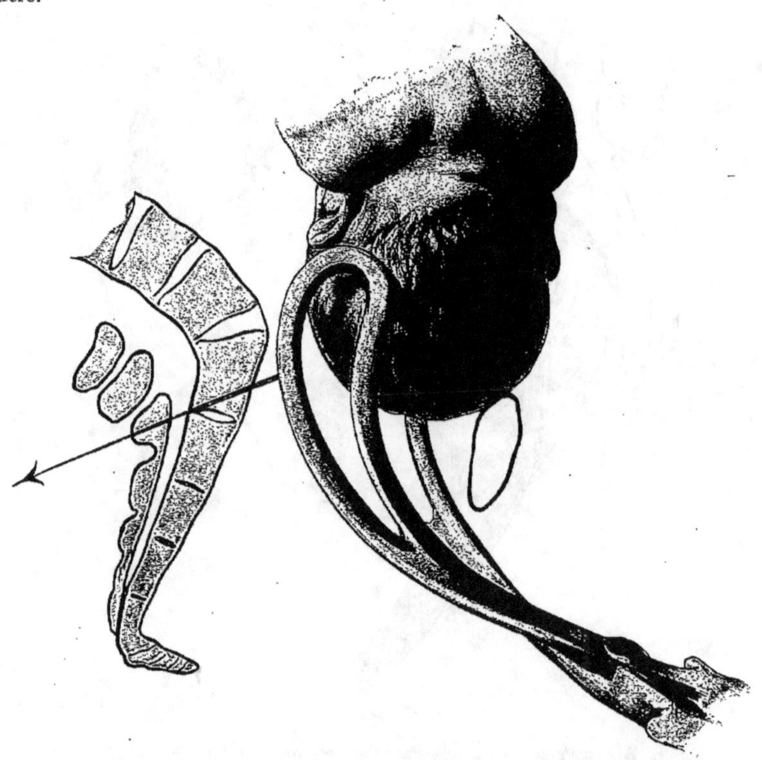

Fig. 595.
Dérapement horizontal du forceps.
La tête, saisie par le front et l'occiput, mais trop en arrière, sur le côté postérieur seulement, s'échappe en avant.

La parturiente est chloroformée *pour l'opération du forceps* et mise en travers du lit dans la position obstétricale. Le médecin siège devant la femme ; sur une chaise à portée de la main, il place un bassin avec une solution de lysol ou d'acide phénique, contenant le forceps et des ciseaux pour une épisiotomie éventuelle.

Avant d'introduire les cuillères, il faut vérifier encore une fois sur la parturiente endormie la position de la tête, sans craindre même d'examiner avec quatre doigts,

si le diagnostic est rendu difficile par la présence d'une forte bosse séro-sanguine. C'est
en arrière et un peu de côté (dans la direction de la symphyse sacro-iliaque) qu'il est le
plus facile de pousser les cuillères, entre la tête et le bassin ; et même pour la cuillère
antérieure, on a moins de peine, en général, à la faire pénétrer d'abord en arrière pour
la conduire ensuite en avant par le « tour de spire », qu'à l'introduire directement en
avant.

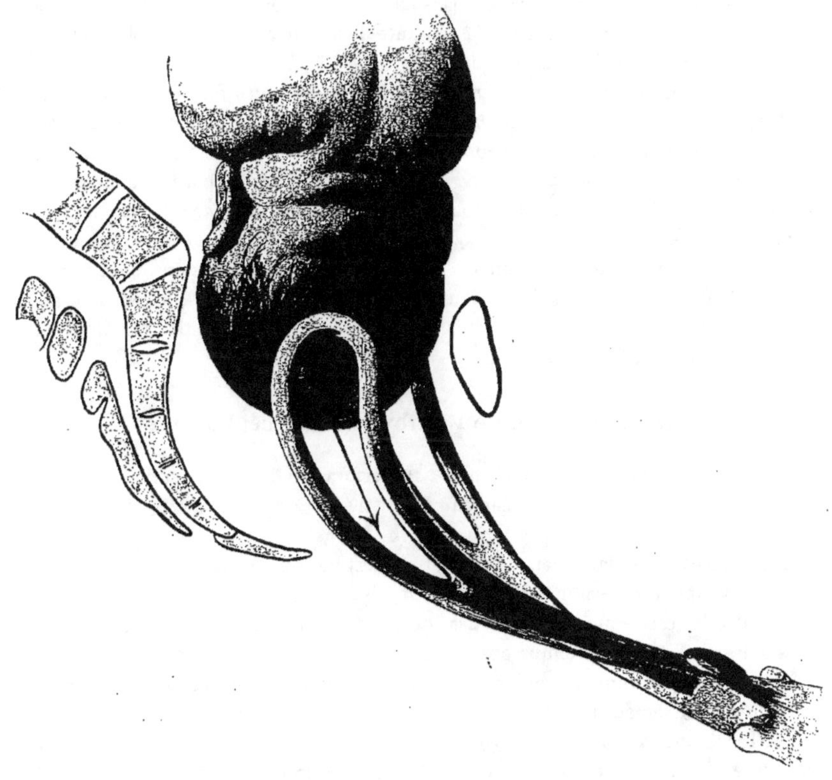

Fig. 596.

Dérapement vertical du forceps.
Prise par dessus le front et l'occiput.

Quand les cuillères sont bien appliquées sur la tête, l'instrument s'articule aisément.
Au contraire, les deux parties (mâle et femelle) de l'articulation sont obliques l'une par
rapport à l'autre et ne peuvent s'emboîter, si les cuillères ne sont pas placées exactement vis-à-vis l'une de l'autre. L'obstacle est formé habituellement par la cuillère
antérieure que l'on n'a pas assez ramenée en avant par le tour de spire ; pour lever cet
obstacle, on n'a qu'à la pousser davantage en avant, ce qui rétablit le parallélisme des
manches.

Avant de procéder à l'extraction, on se convainc par une légère traction que la prise est bonne et que la tête suit le mouvement (*traction d'essai*) ; le doigt introduit dans ce but s'assure en même temps que les parties molles ne sont pas pincées entre les branches du forceps. Règle générale, les tractions doivent imiter les douleurs du travail, c'est-à-dire que leur force doit augmenter et diminuer graduellement ; elles doivent toujours être exercées (*sens des tractions*) dans l'axe de la région du bassin où se trouve la tête au moment de l'opération ; enfin, la conduite de la tête doit imiter le plus possible le mécanisme naturel de l'accouchement.

Lorsque la tête n'est pas saisie en plein entre les cuillères ou que le crâne trop mou (fœtus mort, hydrocéphalie) n'offre pas de prise solide, le forceps peut *déraper*. Dans le *dérapage horizontal*, qui ne peut se produire qu'avec une tête haute et mobile, le forceps glisse en arrière ou en avant de la tête qui, saisie par les bords seulement des cuillères, s'échappe à la première traction (fig. 595). Dans le *dérapage vertical*, les cuil_ lères glissent au-dessous de la tête (fig. 596). On s'en aperçoit au fait qu'elles descendent sans que la tête suive, le forceps semble s'allonger et donne l'impression qu'on tire sur un ressort. Quand les cuillères vides deviennent visibles à la vulve, il est urgent de cesser les tractions aussitôt ; il faut alors désarticuler l'instrument et replacer les cuillères l'une après l'autre en les appliquant mieux.

12. La craniotomie ou embryotomie céphalique.

L'opération se compose de deux temps : 1º perforation du crâne fœtal et réduction de son volume par l'évacuation du cerveau ; puis, 2º extraction de la tête ainsi réduite de volume.

En présence d'un enfant mort, la craniotomie est indiquée chaque fois que, l'accouchement devant être terminé promptement dans l'intérêt de la mère, l'expulsion de la tête est empêchée par des obstacles mécaniques. Il serait absurde d'exposer la mère plus longtemps au danger dans le seul but de conserver intact le fœtus mort. C'est pourquoi la craniotomie de l'enfant mort doit être envisagée même si le degré du rétrécissement pelvien est modéré et même dans le cas de rigidité des parties molles ; c'est là une indication que *Fritsch* a relevée avec raison, car c'est l'opération la moins grave qui, à ce titre, mérite d'être préférée à l'extraction par le forceps.

Contre la craniotomie de l'enfant *vivant* on a dressé de tout temps des objections sentimentales et religieuses et, récemment, la légitimité de cette intervention a été contestée même du point de vue scientifique. Grâce aux progrès de la technique opératoire, dit-on, qui ont beaucoup diminué les dangers jadis inhérents à la symphyséotomie et à la césarienne, la perforation du crâne est devenue désormais inutile chez l'enfant vivant. Cette affirmation est bonne pour les cliniques, où l'appareil antiseptique est tenu constamment prêt, où l'on dispose à chaque instant d'une assistance suffisante et d'un opérateur exercé. Cependant même en clinique, la perforation de l'enfant vivant ne saurait être toujours évitée en présence d'une parturiente fébrile et déjà infectée par la longue durée de l'accouchement, parce qu'en pareil cas la pubiotomie ou la césarienne constituent des interventions très dangereuses pour la mère ; or il est absurde d'exposer gravement la vie de la mère, surtout si elle a déjà des enfants, pour tenter de sauver un enfant qui n'est pas encore né. Dans la pratique privée, aujourd'hui comme auparavant, la craniotomie de l'enfant vivant conserve tous ses droits : le principe est formel, elle doit être exécutée lorsqu'il est impossible d'extraire l'enfant sans le sacrifier, et qu'en même temps la terminaison de l'accouchement ne peut être différée plus longtemps parce que la vie de la mère est en danger grave. Si le forceps et la version sont impossibles, le médecin réduit à ses seules forces n'a d'autre alternative que de sacrifier l'enfant pour sauver la mère. Renoncer à la craniotomie équivaudrait, dans ce cas, à les laisser succomber l'un et l'autre.

Si juste que soit cette conclusion en général, l'indication de la craniotomie de l'enfant vivant n'est pas toujours facile à poser dans un cas donné. Elle constitue la dernière ressource dans le cas de bassin rétréci, de volume exagéré ou d'engagement anormal de la tête (présentation du front, de la face avec le menton en arrière, etc.). Les dangers pour la mère qui imposent une prompte décision sont la rupture utérine et la septicémie. Mais, dans la plupart des cas, toute possibilité n'est pas absolument exclue d'extraire l'enfant sans le léser ; a-t-on encore le droit, pour le sauver, de risquer une tentative de version ou de forceps ? Ou bien n'y a-t-il pas moyen d'attendre que sous l'action des douleurs l'état de choses s'améliore peut-être en permettant l'extraction d'un enfant vivant ? La difficulté réside précisément dans la réponse à faire à ces questions. En général, on a la tendance à différer trop longtemps la craniotomie et à lui préférer les opérations habituelles (forceps ou version), alors que la perforation serait plus indiquée dans l'intérêt de la mère. Or, celle-ci ne bénéficie entièrement de la craniotomie que si les voies génitales sont encore indemnes de toute lésion, au moment de l'opération. Si l'on a laissé échapper le moment propice et qu'on soit en présence d'une rupture utérine, ou de déchirures multiples des organes génitaux produites par de malheureuses tentatives de forceps, ou enfin si l'infection survenue au cours du travail trop prolongé a envahi le tractus génital en entier, alors le sacrifice de l'enfant n'est plus en général d'une grande utilité pour la mère.

a) *La perforation.*

La perforation est ordinairement facile dans le cas de tête première. Au lieu de l'ancien instrument en forme de trépan, on se sert de plus en plus du *perforateur en forme de ciseaux (ciseaux de Smellie)*, d'un maniement beaucoup plus simple. La parturiente est mise dans la position obstétricale en travers du lit ; la tête est fixée, s'il est nécessaire, sur le détroit supérieur par une pression exercée à travers la paroi abdominale et on applique l'instrument sur le crâne en se guidant sur quatre doigts de la main gauche introduits dans les voies génitales. La pointe des ciseaux traverse sous une pression modérée la mince voûte cranienne ; il suffit ensuite de quelques mouvements de rotation des ciseaux sur leur axe, pour agrandir l'incision osseuse suffisamment pour permettre l'introduction du doigt. La perforation peut être aussi pratiquée d'une façon très commode en mettant la tête à nu à l'aide de spéculums vaginaux à large valve.

La perforation est plus difficile sur la tête dernière, qui est restée au-dessus du détroit supérieur rétréci. Pour arriver le plus aisément au crâne, dans ce cas, on pousse l'instrument en avant le long de la symphyse pubienne ; si l'on ne réussit pas ainsi à atteindre une partie mince de la boîte cranienne (écaille de l'occipital, fontanelle latérale, écaille du temporal), il faut se frayer une voie à travers le plancher de la bouche et la base du crâne, ou bien on cherche à pénétrer entre l'atlas et l'occiput, éventuellement dans le canal vertébral entre deux vertèbres cervicales supérieures, et de là dans le crâne à travers le trou occipital.

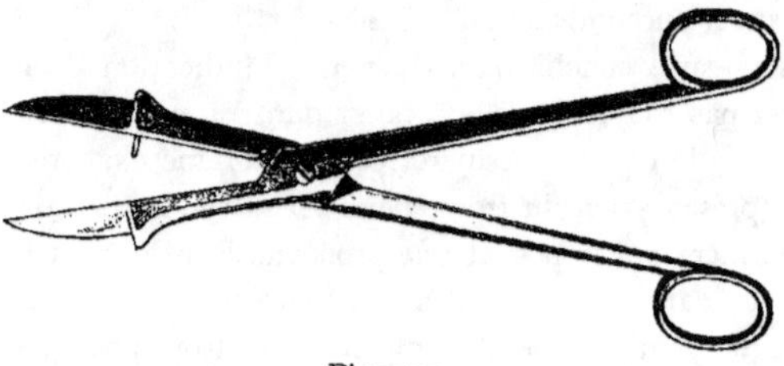

Fig. 597.

Perforateur en forme de ciseaux, dit de *Smellie*.

L'orifice de la perforation une fois élargi, on y introduit une pince à pansements avec laquelle on dilacère la substance cérébrale et en facilite l'écoulement par une irrigation. Si l'enfant est vivant, la destruction du cerveau doit être opérée à fond et poussée jusqu'à la moelle allongée. Rien n'est plus pénible pour le médecin et l'entourage que la vue d'un enfant qui respire et crie encore après l'extraction, quoiqu'il ait le crâne largement troué et les hémisphères détruits. En pareil cas il est interdit d'achever l'enfant par noyade ou de toute autre manière, comme on l'a vu faire à certains médecins que l'émotion avait mis hors d'eux-mêmes ; au contraire on doit alors appliquer sur la tête un pansement convenable.

b) *L'extraction de la tête réduite de volume ; céphalotripsie et cranioclasie.*

Jadis, on utilisait dans ce but les instruments les plus divers en forme de crochet ou forceps. L'invention du *céphalotribe* par *Baudeloque le neveu* réalisa un progrès sensible. Cet instrument est une sorte de forceps, mais de construction beaucoup plus massive, et pourvu d'une vis de compression permettant de broyer le crâne saisi entre les cuillères non-fenêtrées. Le céphalotribe fut supplanté par le *cranioclaste* de *Simpson*, et maintenant l'on emploie à l'extraction de la tête perforée presque exclusivement les cranioclastes de *Barnes* et de *C. Braun*, simples modifications du premier.

Le cranioclaste travaille à la manière d'une pince à os, d'un ostéotome ; la branche non-fenêtrée est introduite dans le crâne par l'orifice de la perforation, et la branche fenêtrée embrasse le crâne à l'extérieur ; en tournant la vis de compression on pince

solidement tout ce qui est entre les branches (peau, aponévroses craniennes, os). La
tête est ainsi saisie d'une façon extrêmement sûre, surtout si la branche interne a été

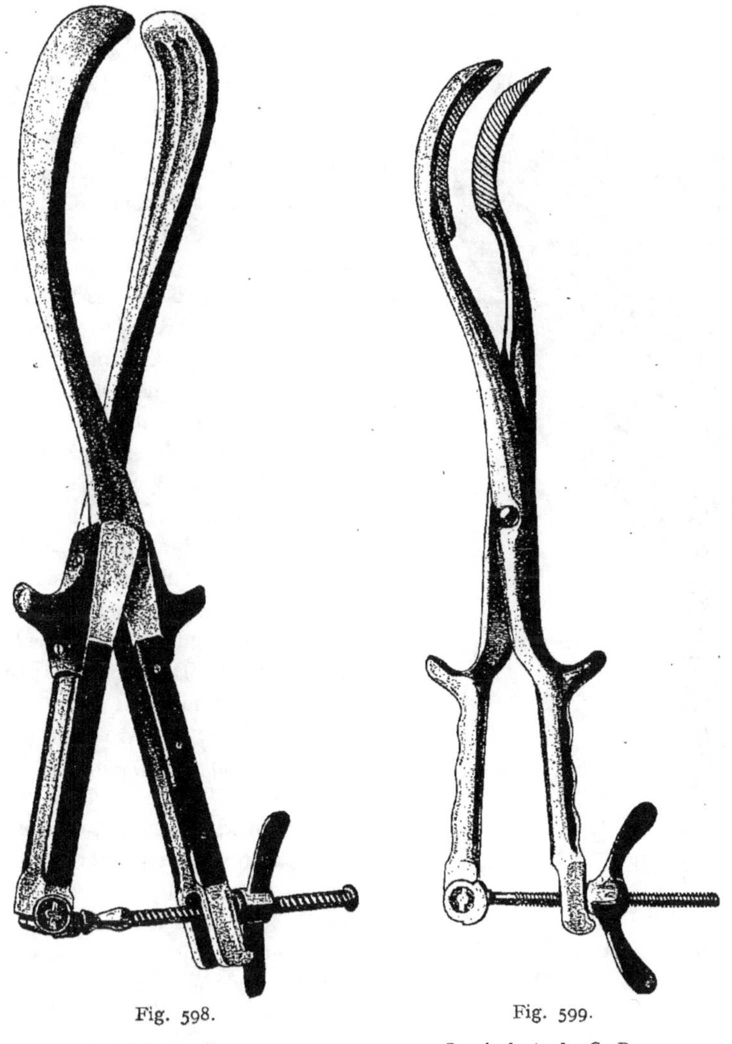

Fig. 598.

Céphalotribe.

Fig. 599.

Cranioclaste de *C. Braun.*

poussée jusque sur la base du crâne et que l'externe soit appliquée sur le front ou l'occiput. Dès qu'on tire et qu'une résistance se fait sentir, la voûte cranienne est froissée et
repliée sur elle-même, la tête est allongée, apointie et glisse ainsi très facilement à tra-

vers le rétrécissement (fig. 600). Le céphalotribe comprimait bien la tête, il est vrai, dans le sens des diamètres transverses du pelvis ; mais simultanément il l'agrandissait dans le plan sagittal et entravait ainsi son passage à travers le bassin, le plus souvent rétréci précisément dans ce même plan. Au contraire, la traction avec le cranioclaste

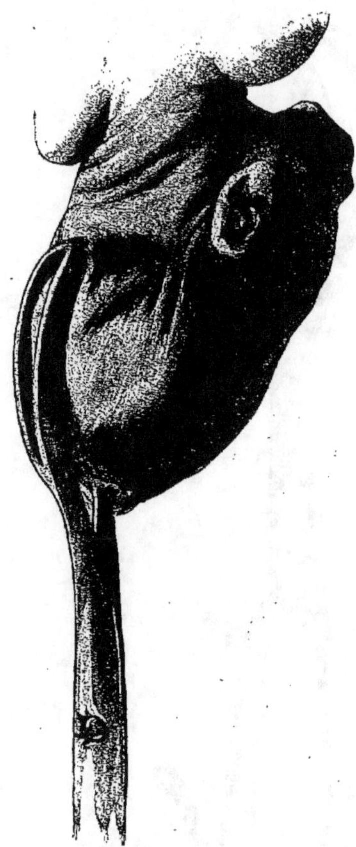

Fig. 600.

Allongement de la tête, après extraction par le cranioclaste.

fait subir à la tête une configuration favorable qui constitue le principal avantage de cet instrument sur le céphalotribe. En outre, l'application du cranioclaste est plus facile que celle du céphalotribe, d'où la tête s'échappe souvent lorsqu'on serre la vis de compression.

La craniotomie est impraticable si le bassin rétréci mesure moins de 5-6 centimètres dans son plus court diamètre. Quand le rétrécissement est aussi prononcé, il est infranchissable au crâne, même après évacuation de la matière cérébrale et après tassement de ses os broyés. Parfois on éprouve des difficultés considérables déjà avec un bassin rétréci de 7 centimètres pour peu que la tête soit volumineuse et dure. C'est pour ces cas qu'*Auvard* a proposé un instrument à trois branches : l'embryotome céphalique combiné, qui fut modifié plus tard par *Zweifel, Fehling, Winter, Walthard*, etc., et représente une combinaison du céphalotribe avec le cranioclaste. Deux branches saisissent la tête comme le cranioclaste ; la 3e s'applique à l'extérieur du côté opposé ; elle est spécialement chargée, lorsqu'on serre la vis, de broyer la région plus solide de la base du crâne, en transformant la tête en un sac mou ; cependant la base cranienne ne peut être broyée sûrement que si la branche interne perforatrice vient s'embrocher dans ses os, en l'empêchant de s'échapper durant la compression. Les cranioclastes à plusieurs branches sont beaucoup plus difficiles à appliquer que les autres, et même l'opérateur exercé a parfois de la peine à ne pas confondre les diverses branches, une fois que les cuillères introduites dans les voies génitales y sont soustraites à la vue.

A part l'appareil d'*Auvard*, il existe encore d'autres instruments destinés à broyer la base du crâne : *le basilyst de Simpson* et *le basiotribe de Tarnier.*

Citons encore la méthode de *Barnes* et *Fritsch* pour l'extraction de la tête dans les forts rétrécissements, méthode praticable aussi avec le cranioclaste ordinaire : on saisit et arrache successivement sous les téguments, les os pariétaux, frontaux, temporaux et l'occipital, de sorte qu'il ne reste que la base du crâne ; celle-ci est alors saisie par la bouche et par l'extérieur entre les branches du cranioclaste, placée de champ et

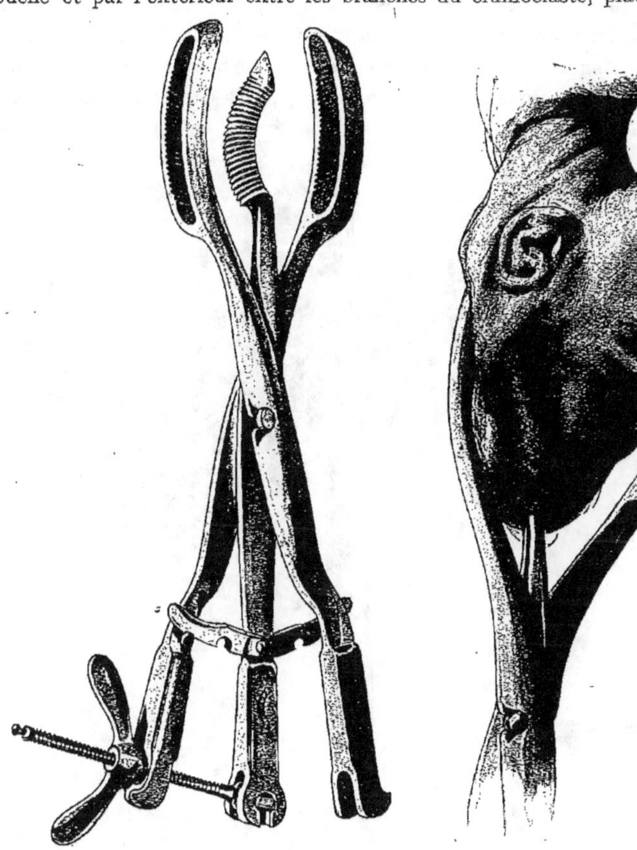

Fig. 601.
Cranioclaste à trois branches d'*Auvard*.

Fig. 602.
Prise et compression de la tête par le cranioclaste à trois branches.

extraite, franchissant ainsi le rétrécissement avec son diamètre minimum. De cette façon les fragments pointus des os de la base, restant couverts par les téguments de la tête, sont incapables de léser les parties maternelles.

Après la perforation, la tête dernière peut être extraite en général par traction sur le menton et le corps du fœtus. Si la tête ne vient pas, on a recours au procédé très inoffensif d'*Olshausen*, en fixant dans la base cranienne à travers l'orifice de perforation un crochet pointu sur lequel on tire.

13. L'embryotomie proprement dite.

On désigne sous ce nom le morcellement du corps fœtal dans les voies génitales de la mère. Cette opération consiste soit dans la séparation de la tête d'avec le tronc *(décapitation)*, soit dans l'enlèvement des viscères thoraciques et abdominaux *(exentération, éviscération)* suivi de la section de la colonne vertébrale *(spondylotomie)*.

L'indication la plus fréquente en est fournie par les présentations de l'épaule négligées : le bras est procident et l'épaule profondément enfoncée dans le bassin ;

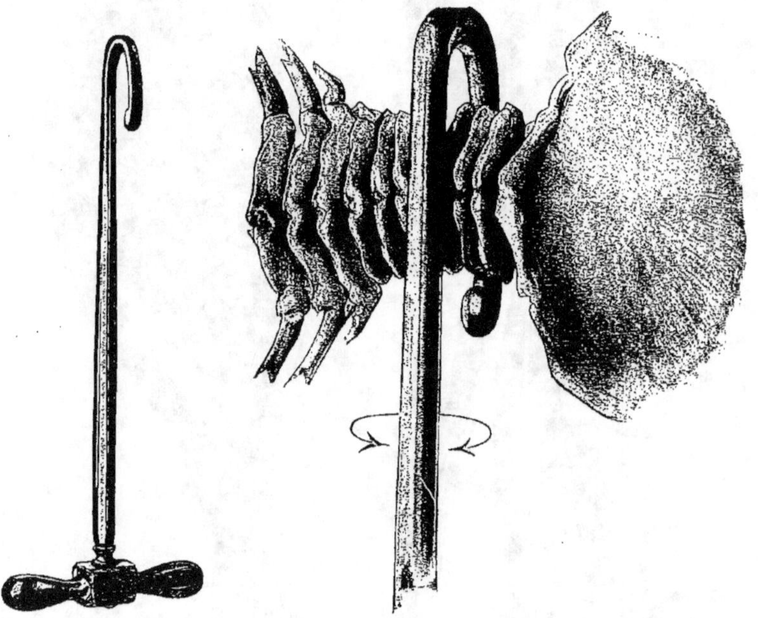

Fig. 603.   Fig. 604.
Crochet de *C. Braun*.   Luxation des vertèbres cervicales à l'aide de ce crochet.

le corps fœtal est solidement enserré par l'utérus fortement rétracté ; la version n'est plus praticable ou ne l'est qu'avec rupture du col utérin surdistendu. Si dans ces conditions l'on ne réussit pas à extraire le fœtus d'après le mécanisme de l'évolution spontanée, en tirant sur le bras procident, il ne reste d'autre alternative pour délivrer la femme que de le morceler avant de l'extraire. Quand on peut atteindre le cou, on préférera, à l'exentération longue et pénible, la décapitation qui est plus simple.

La décapitation se pratique de diverses manières suivant les circonstances : quand le cou est bien engagé et facilement accessible, on se contente de le sectionner à petits coups de ciseaux vigoureux *(ciseaux de Dubois ou de Siebold)*. D'une main (la main-guide) on va entourer le cou pour protéger les parties maternelles contre toute lésion. Si le cou est élevé, le *crochet de C. Braun* (fig. 603) est l'instrument le plus commode et le plus sûr pour pratiquer la décapitation. On commence par tirer sur le bras procident pour abaisser le plus possible le cou, qu'on va saisir d'une main avec le pouce en avant et les quatre derniers doigts en arrière ; le crochet est introduit derrière la symphyse et placé autour du cou en se guidant sur la main intérieure, qui doit recouvrir constamment l'instrument pendant les tractions ; tout en tirant, on exerce dans les deux sens quelques mouvements de rotation, ce qui luxe la colonne vertébrale. Cela fait, en continuant les tractions et les rotations du crochet autour de son axe, on achève aisément la section des parties molles, en veillant à ce que le bouton de l'instrument soit toujours dirigé contre la tête. Le « *trachélorhecter* » de *Zweifel* agit de la même façon que l'instrument de *Braun* ; mais au moyen de deux crochets tournant autour d'un axe commun ; il luxe aussi la colonne cervicale et déchire les parties molles. On a employé et recommandé encore pour la section du cou, des couteaux falciformes (*B.-S. Schultze*), l'anse de fil de fer, des scies-fils et scies à chaîne, enfin des écraseurs. Mais leur maniement est plus difficile que celui du crochet de *Braun*.

La décapitation terminée, il est facile d'extraire le tronc en tirant sur le bras procident. On sort la tête au moyen du procédé de *Wigand* : deux doigts pénètrent dans la bouche et tirent sur le maxillaire inférieur, tandis que par une vigoureuse pression la main externe facilite la descente de la tête dans l'excavation pelvienne. Cette expression par en haut a plus d'importance que la traction sur le maxillaire inférieur, et suffit fréquemment à exprimer la tête comme un simple placenta, tandis que la seule traction sur le maxillaire inférieur échoue le plus souvent. En présence d'un bassin fortement rétréci il peut arriver que l'extraction doive être précédée de la réduction de volume du crâne. Il importe alors qu'un aide saisisse la tête, des deux mains, à travers la paroi abdominale et l'enfonce solidement dans le détroit supérieur. Le crâne ainsi fixé, la perforation et même la cranioclasie n'offrent pas de difficultés spéciales. Au contraire, si l'on néglige d'exercer une compression d'en haut, la tête s'échappe à chaque tentative d'application des instruments et la perforation est absolument impossible.

L'exentération entre en ligne de compte dans la présentation de l'épaule négligée lorsqu'il est impossible d'arriver au cou, ou bien dans les cas de tumeurs fœtales (reins kystiques par exemple) ne permettant l'extraction qu'après réduction de volume du fœtus. A l'aide des ciseaux de Smellie (perforatorium) on pratique une ouverture dans la paroi thoracique ou abdominale, par où l'on enlève manuellement (avec quatre doigts (poumons, cœur, foie, intestins, etc.). Le corps débarrassé de ses viscères se replie sur lui-même et l'extraction s'en fait, soit conduplicato corpore, soit sur les pieds.

Mais parfois la rigidité de la colonne vertébrale empêche le tassement du corps fœtal ; l'extraction n'est alors possible qu'après section de la dite colonne. Du reste dans la plupart des cas, la *spondylotomie* suffit à elle seule à rendre le fœtus assez mobile pour être extrait conduplicato corpore. On s'épargne ainsi l'éviscération répugnante.

Il peut arriver rarement que la présence d'un monstre double nécessite un morcellement atypique tel que la section des régions soudées ou l'ablation d'une ou plusieurs extrémités.

14. La symphyséotomie et la pubiotomie.

L'idée est ancienne d'agrandir l'anneau pelvien rétréci par section de la symphyse. Exprimée déjà au début du 16e siècle par *Severinus Pineus*, elle ne fut mise en pratique que 200 ans plus tard (1777) par *Jean-René Sigault*. La première opération réussit et la mère eut un enfant vivant, après en avoir déjà perdu quatre, au cours d'accouchements difficiles. Cependant la symphyséotomie accueillie avec enthousiasme ne tint pas ses promesses. Par suite de la mortalité élevée des mères (36 %) et des enfants (62 %) la méthode ne tarda pas à tomber en discrédit pour être finalement complètement abandonnée.

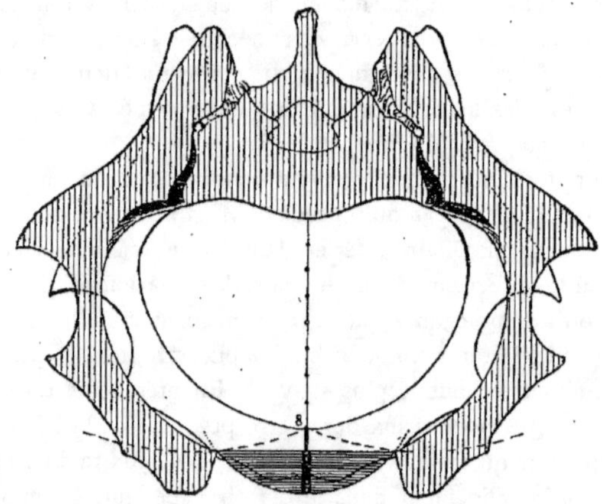

Fig. 605.

Bassin avec conjugué vrai de 8 centimètres (en blanc) — Le dit bassin après symphyséotomie (en hachures).

Quand l'écartement des pubis est porté à 7 centimètres, l'agrandissement antéro-postérieur du bassin est de 3 centimètres, à savoir : 1 centimètre par allongement direct du conjugué vrai, et 2 centimètres par le fait que la tête profite de l'espace devenu libre entre les pubis pour y loger une partie du pariétal antérieur. D'après *Farabeuf*, figure tirée de *Pinard* : De l'agrandissement momentané du bassin.

L'ancienne symphyséotomie fut reprise en 1866 par *Morisani*, à Naples, qui réussit à la remettre en honneur après plusieurs années d'efforts pour la réhabiliter. Aujourd'hui les résultats de cette opération sont bien meilleurs que jadis, grâce à l'antisepsie et aux progrès de la technique opératoire ; aussi la section du bassin est-elle de nouveau une intervention pleinement justifiée.

Comment l'agrandissement du bassin au niveau du détroit supérieur résulte-t-il de la section de la symphyse et de diastase consécutive des pubis ? La fig. 569 due à *Farabœuf* va nous le montrer clairement. Pour une diastase de six à sept centimètres, l'espace disponible dans le sens du conjugué vrai augmente de 2 ½ à 3 centimètres. Cet agrandissement est dû en partie à l'augmentation de la distance des pubis au promontoire (au taux de deux millimètres environ par centimètre de diastase), et en partie à l'espace laissé libre entre les pubis écartés, espace dont la tête profite pour y loger un segment important de sa surface.

La diastase des pubis est rendue possible par la mobilité des os coxaux dans les articulations sacro-iliaques et atteint facilement 3 à 4 centimètres ; même si elle arrive à 6-7 centimètres (3-3 ½ de chaque côté), les articulations restent encore intactes, tout au plus se produit-il un léger décollement des minces ligaments de leur face antérieure. La diastase ne provoque de lésions graves et persistantes (luxations, déchirures liga-

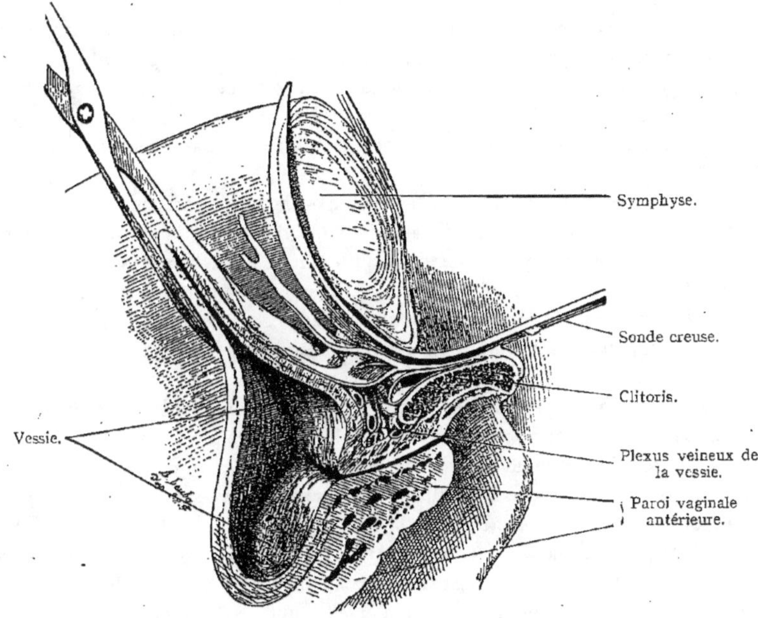

Fig. 606.

Coupe à travers la symphyse, la vessie, l'urèthre et le clitoris; mettant en évidence les vaisseaux de ces organes.

La vessie est relevée à l'aide d'une pince ; entre la symphyse et la vessie on a poussé une sonde creuse.
D'après *Farabœuf* (*Pinard :* De l'agrandissement momentané du bassin).

mentaires, hémorragies) que si on la pousse au delà de cette limite, mais un pareil écartement des pubis doit être absolument évité dans tous les cas. Quand le conjugué vrai est inférieur à 7 centimètres, le bassin ne se prête plus à la symphyséotomie parce que le passage de la tête exigerait une diastase de plus de 6 à 7 centimètres.

Manuel opératoire. — La femme est placée en position obstétricale ; on pratique une incision longitudinale ou transversale à travers la peau, la graisse et l'aponévrose jusqu'à la symphyse, après avoir tiré le clitoris en bas et de côté pour éviter la lésion de ses vaisseaux. Après section du ligament suspenseur du clitoris, on tombe sur le ligament arqué, blanc-brillant ; dès lors, on peut à la fois d'en haut et d'en bas, décoller les tissus derrière la symphyse, sans l'aide du bistouri, et introduire une sonde creuse (sonde-gouttière arquée de Farabœuf) qui protège le clitoris, l'urèthre, la vessie et leurs vaisseaux contre toute lésion. Ensuite vient la section du cartilage et du ligamentum arcuatum d'avant en arrière avec un fin bistouri. Au moment où la section est complète, les pubis s'écartent en faisant entendre un craquement.

La symphyséotomie agrandit sans doute largement l'anneau pelvien, en assurant dans la règle le passage facile de la tête ; mais cette opération produit une grande plaie qui se prolonge par des déchirures et cause parfois une forte hémorragie ; cette plaie est non seulement difficile à suturer, mais exige encore un traitement consécutif des plus soigneux, si l'on veut que la guérison ait lieu par première intention, sans accidents.

Pour la réunion des surfaces de section, il est bon de rapprocher les cuisses avec rotation en dedans des membres inférieurs ; il suffit d'effectuer la suture des téguments et des tissus fibreux présymphysiens, ce qui donne d'aussi bons résultats que la suture osseuse compliquée des pubis. L'espace rétro-symphysaire est drainé par une mèche de gaze. Quant aux soins consécutifs, il faut veiller à ce que les cuisses soient constamment serrées et maintenues en rotation légère en dedans, ce qui est le meilleur moyen d'assurer le contact intime des surfaces symphysaires.

Les principaux dangers de la symphyséotomie sont les *hémorragies* et les *lésions secondaires étendues* des parties molles. Les hémorragies proviennent des plexus veineux qui entourent la vessie, le clitoris, la vulve et le vagin et sont si fortement développés chez la parturiente. Il n'est pas difficile de ménager ces vaisseaux au cours de l'incision. Par contre, pendant l'extraction de la tête, on n'est pas maître d'empêcher complètement la rupture des canaux veineux dont les parois minces sont surdistendues transversalement. On fait l'hémostase par le tamponnement ; les ligatures directes ou en masse n'ont en général d'autre effet qu'une nouvelle rupture de vaisseaux. Les *lésions secondaires* concernent la paroi vaginale antérieure, l'urèthre et la vessie ; elles se produisent ordinairement lorsqu'on relève la tête en déflexion pour lui faire franchir le périnée. Pour prévenir au mieux la déchirure des tissus mous souvent très friables, il faut comprimer l'une contre l'autre les surfaces symphysaires par l'adduction des jambes auparavant écartées et se garder de relever les manches du forceps au moment de la traversée des parties molles par la tête.

La convalescence peut être retardée par une septicémie à point de départ dans la plaie symphysaire, dans les organes génitaux ou dans les symphyses sacro-iliaques rupturées, et par la longue suppuration du cartilage sectionné ; la guérison dans les cas normaux est complète en trois semaines. Si la réunion des surfaces de section se fait mal et n'est assurée que par un large cal fibreux, la marche reste définitivement gênée.

La mortalité générale de la symphyséotomie comporte pour la mère et l'enfant un taux de 10 % environ ; cependant, dans quelques cliniques, on a réussi à pratiquer toute une série de ces opérations sans cas mortel.

Grâce aux dangers et inconvénients précités, la symphyséotomie n'a pu s'introniser dans la pratique privée, et même dans les cliniques, on n'y a recouru que rarement et à contre-cœur. On obtint une amélioration des résultats par la *symphyséotomie sous-cutanée* de *Frank* : un fin bistouri pointu est enfoncé au niveau du bord inférieur de la symphyse qui est sectionnée au travers de cette simple boutonnière cutanée. L'opération est exécutée en quelques minutes ; deux doigts introduits dans le vagin refoulent de côté l'urèthre et la vessie, tout en contrôlant la direction du bistouri. La petite plaie cutanée, qui se ferme promptement, empêche la pénétration des germes septiques et l'infection de la plaie cavitaire sous-cutanée. De cette façon le danger de la septicémie et de la suppuration est considérablement réduit.

On a fait la même expérience en pratiquant à l'aide d'une scie, la section du pubis, opération qu'il nous reste à décrire·

La pubiotomie ou hébostéotomie.

Il y a un siècle déjà que *Galbiati*, *Stoltz*, etc., ont proposé de sectionner non pas la symphyse, mais l'un des pubis latéralement à celle-ci. C'est à *L. Gigli* qu'appartient le mérite d'avoir repris cette opération en inventant une scie-fil destinée à cette ostéotomie spéciale qui porte le nom de *pubiotomie* ou *hébostéotomie*. Si avant d'être sectionné, l'os est mis à nu par une incision et décollé des parties molles, la plaie opératoire n'est pas moindre que dans la symphyséotomie et les autres inconvénients restent les mêmes. C'est pourquoi le procédé imaginé par *Dœderlein*, d'ouvrir l'anneau pelvien par une sorte d'ostéotomie sous-cutanée, constitue un grand progrès. *Dœderlein* montra que la scie-fil peut être introduite par une petite plaie cutanée au niveau de l'épine du pubis, et de là conduite facilement derrière le pubis jusqu'à une deuxième petite plaie dans la grande lèvre. Pour le passage de la scie-fil, j'ai proposé une aiguille permettant d'éviter les plaies et ne laissant que deux fins orifices de piqûre qui se ferment aussitôt et sont déjà invisibles au bout de peu de jours. Au moyen de cette aiguille à pubiotomie (fig. 607), la scie-fil peut être placée en quelques secondes autour de l'os et la section du bassin achevée en une minute et demie, éventuellement sous anesthésie locale.

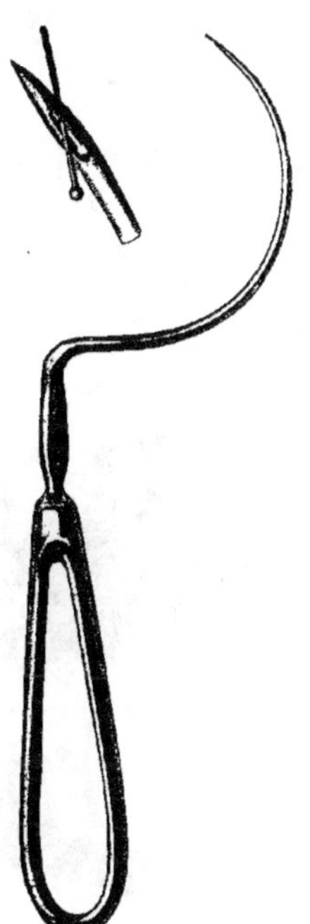

Fig. 607.

Aiguille à pubiotomie.

En haut, agrandissement du bout de l'aiguille, montrant de quelle façon l'extrémité boutonnée de la scie-fil est accrochée au chas.

Manuel opératoire : la parturiente est mise en position de la taille, la région opératoire rasée et désinfectée. On repère exactement avec le pouce et l'index la branche horizontale du pubis et, tirant vers la ligne médiane le clitoris et la petite lèvre, on enfonce l'aiguille au bord de la grande lèvre, immédiatement sous l'os. En abaissant graduellement le manche, on pousse l'aiguille de bas en haut le long de la face posté-

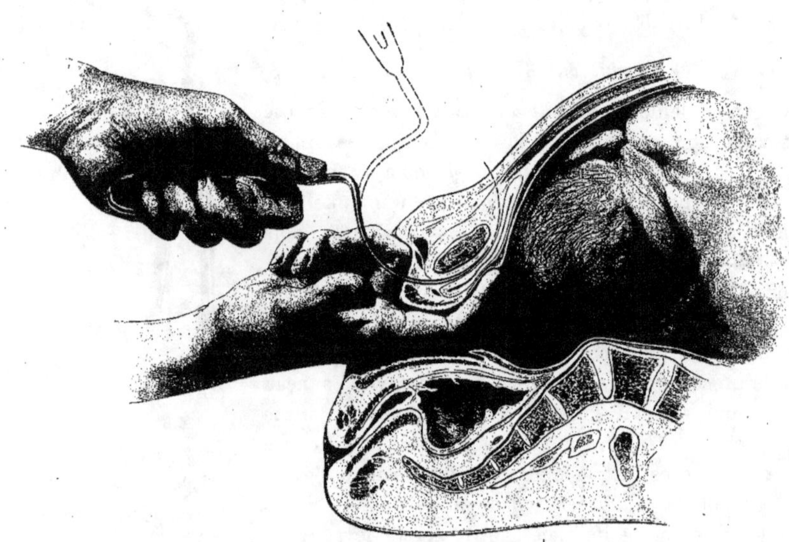

Fig. 608.

Passage de l'aiguille à pubiotomie.

rieure du pubis jusqu'au bord supérieur de cet os ; puis, le manche étant abaissé davantage encore par une pression énergique, l'aiguille vient perforer la peau (fig. 608). L'index de l'autre main contrôle par le vagin la marche de l'aiguille, dont la pointe doit toujours glisser sur l'os sans le quitter ; en outre, l'aiguille doit être dirigée vers la ligne médiane, de sorte que l'orifice de sortie soit plus rapproché de la symphyse que l'orifice inférieur d'entrée.

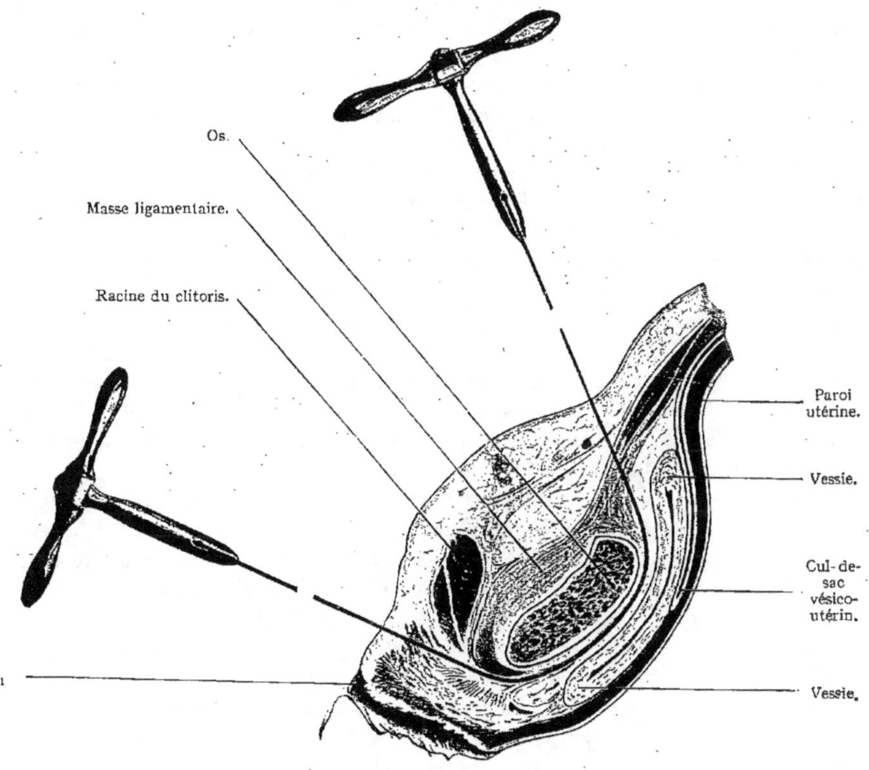

Fig. 609.
Section du pubis avec la scie-fil de *Gigli*.

Quand la pointe est ressortie de la peau, on ajuste dans le chas de l'instrument le bouton de la scie-fil ; puis, en retirant l'aiguille, le fil est entraîné derrière l'os et ressort en bas à l'orifice d'entrée ; les bouts de la scie-fil sont alors accrochés à deux poignées et il suffit de 5 à 10 tractions pour sectionner l'os ; avant de scier, il faut bien tendre le fil ; et en opérant il faut se garder de le couder à angle aigu, les deux bouts du fil doivent au contraire faire avec la partie centrale qui embrasse l'os un angle obtus, comme si l'on voulait soulever le pubis avec la scie.

Quand l'os est complètement scié, on s'en aperçoit aussitôt à la disparition de la résistance ; mais les surfaces osseuses de section ne s'écartent pas toujours spontanément, souvent encore elles restent étroitement unies par les ligaments intacts. Si l'écartement des os ne se produit pas, il est nécessaire de déchirer les ligaments en écartant les cuisses, sur quoi l'anneau pelvien sectionné s'ouvre avec un craquement sourd. On comprime ensuite les deux orifices de piqûre et l'on exerce simultanément une contre-pression par le vagin à l'aide d'un tampon ; de cette façon, l'hémorragie résultant de la section de l'os et des parties molles ne tarde pas à s'arrêter. Si l'on néglige la compression, il peut se former des hématomes. Une fois le pubis sectionné et l'anneau pelvien ouvert, on peut attendre l'expulsion spontanée ou développer la tête à l'aide du forceps.

La délivrance achevée, point n'est besoin d'un traitement post-opératoire spécial ; il suffit d'appliquer autour de l'abdomen et des hanches, un bandage à laparotomie ou un linge fortement tendu, pour comprimer solidement les compresses de gaze sur les orifices de piqûre et soutenir l'anneau pelvien. On introduit dans le vagin un tampon solide destiné à comprimer de l'intérieur la plaie osseuse. Les jambes sont mises en adduction et maintenues serrées par un linge autour des genoux. On installe pour quelques jours une sonde à demeure dans la vessie, afin d'éviter les mouvements lors des mictions. — Les résultats de la pubiotomie et de la symphyséotomie sous-cutanée sont bien meilleurs que ceux de la symphyséotomie à ciel ouvert ; le taux de la mortalité maternelle n'est que de 1 à 2 % ; la plaie osseuse sous-cutanée guérit beaucoup plus rapidement et les dangers de complications en sont bien moindres.

Indications. La section du bassin est indiquée dans le bassin rétréci dont le conjugué est compris entre 7 et 9 centimètres, quand l'enfant est vivant et encore absolument intact. Dans ce cas, si les forces naturelles sont incapables de configurer la tête assez pour lui faire franchir le rétrécissement (trop forte disproportion entre la tête et le bassin), et que, d'autre part, l'état de la mère impose la terminaison de l'accouchement, on n'a le choix, pour opérer la délivrance, qu'entre trois procédés : la section du bassin, la césarienne et la craniotomie de l'enfant vivant. Tant que l'on ne disposa que de la symphyséotomie, la craniotomie est restée, à juste titre, l'opération de choix en pratique privée, parce que l'autre, d'une technique difficile, offrait trop de dangers et nécessitait des soins consécutifs prolongés et pénibles ; la symphyséotomie, tout comme l'opération césarienne, fut réservée essentiellement aux cas traités en clinique. La pubiotomie à l'aide de l'aiguille modifiera, nous y comptons, le point de vue en question. La pratique de cette intervention n'exige pas une habileté bien grande, les hémorragies et les ruptures des parties molles sont moins à craindre, le traitement consécutif est simple ; c'est pourquoi la section du bassin ne rencontre, pour ainsi dire, plus d'obstacles dans la clientèle privée, pourvu que l'accoucheur soit exercé ; et dans les cas où les efforts de la nature restent impuissants, on peut espérer que la pubiotomie sauvera plus d'un enfant qui, sans elle, serait victime de la craniotomie.

Pour obtenir de bons résultats de la pubiotomie, il faut surveiller la délivrance avec une attention vigilante après la section du bassin, afin d'éviter toute faute dans la conduite à tenir. La cause des échecs réside bien plus souvent dans le procédé de la délivrance appliqué mal à propos que dans la section de l'os par la scie. *C'est pourquoi la pubiotomie est contre-indiquée chez les primipares.* En tout cas, chez ces dernières et surtout chez les femmes qui, outre un bassin infantile, présentent encore de l'hypoplasie des organes génitaux avec étroitesse du vagin et du périnée, l'expulsion, après la pubiotomie, doit être, *par principe, abandonnée à la nature* ; tout au plus pourrait-on dégager la tête par un forceps à la vulve. Si dans de pareils cas on extrait trop tôt après la section pelvienne, on risque des ruptures graves de la paroi vaginale antérieure de l'urèthre et de la vessie. Lorsque pour un motif quelconque l'extraction hâtive est nécessaire, il faut, avant de commencer les tractions du forceps, *pratiquer de profondes incisions du vagin* pour prévenir, autant que possible, la rupture des parties molles de la paroi pelvienne antérieure. *Toutes ces difficultés disparaissent chez les multipares.* Si l'orifice externe du col est vaste et la tête solidement appliquée sur le bassin, on peut faire suivre immédiatement la pubiotomie de l'extraction par le forceps ; et, dans ce cas, il y a peu de chances qu'on produise des lésions, pourvu que, le rétrécissement franchi, on ferme l'anneau pelvien en serrant solidement les genoux, ce qui fournit un appui aux parties molles antérieures pendant le passage de la tête.

Les présentations transversales et pelviennes donnent pour les enfants de moins bons résultats que les présentations céphaliques. C'est pourquoi il ne faut jamais, dans un but d'extraction, transformer la présentation céphalique en pelvienne ; il vaut mieux attendre quelques douleurs qui, après la section osseuse, ne tardent généralement pas à engager suffisamment la tête pour permettre l'application du forceps.

15. L'opération césarienne.

L'indication de cette opération est *absolue* lorsque l'accouchement par les voies naturelles est impossible. Tel est le cas dans le bassin extrêmement rétréci, dont le diamètre le plus court est inférieur à 5,5 centimètres ; il en est de même dans les néoplasmes (carcinome, sarcome, enchondrome, fibrome) et les strictures cicatricielles qui obstruent le canal pelvien en le rendant infranchissable.

A côté de l'indication absolue, il y a encore une indication *relative* dans le bassin rétréci de degré moyen, lorsque la délivrance par les voies naturelles serait encore possible par la craniotomie, mais que seule l'opération césarienne permet d'obtenir un enfant vivant. Jadis, cette intervention était excessivement dangereuse pour la mère et l'on n'y recourait que si l'accouchement par les voies naturelles était absolument impossible ; mais avec l'amélioration des résultats, le champ des indications s'est étendu de plus en plus et aujourd'hui l'on pratique aussi cette opération non seulement dans les viciations pelviennes de moyen degré, mais encore dans l'éclampsie, le placenta praevia, les cas de volume exagéré du fœtus ou d'engagement défavorable de la tête, dans le décollement prématuré du placenta avec hémorragie interne, etc., lorsque l'insuffisance de la dilatation empêche la délivrance par les voies naturelles et que néanmoins l'évacuation rapide de l'utérus semble absolument urgente.

Pronostic. — Le pronostic de la césarienne dépend de la technique opératoire et de l'état d'asepsie de la parturiente. On a les plus grandes chances de réussite lorsque ces deux conditions sont remplies, c'est-à-dire lorsque l'opération est correctement exécutée et lorsque la mère n'a pas de fièvre, a conservé ses forces et n'est pas infectée par la longue durée du travail ou par d'autres tentatives de délivrance ; la mortalité ne dépasse guère 1 à 2 % dans ce cas. Plusieurs cliniques ont même publié de grandes séries de césariennes sans cas mortels. En réalité la césarienne constitue en pareil cas pour la parturiente comme pour le médecin le mode de délivrance le plus simple et le plus commode, qui sauvegarde toujours la vie de l'enfant et surmonte d'un seul coup avec le minimum de risques les complications les plus variées ; aussi bien la césarienne est-elle sur le point, grâce à ses résultats remarquables et à la simplicité de sa technique de l'emporter de plus en plus sur la pubiotomie et l'hystérotomie vaginale Les résultats sont beaucoup plus mauvais quand la technique est défectueuse et les organes génitaux infectés. Lorsque des germes virulents ont pénétré dans l'utérus, il y aura toujours un certain nombre de microbes qui se déposeront sur la plaie utérine pendant l'écoulement du liquide amniotique et l'extraction de l'enfant, et ces germes suffiront à empêcher l'accolement de cette plaie par première intention, en provoquant une péritonite septique mortelle. Dans les cas surtout où l'indication de la césarienne est relative, on ne devrait opérer que *si la parturiente est intacte, n'ayant pas été touchée, et si la poche des eaux existe encore.* La fièvre, sans être synonyme d'infection par microbes virulents, doit cependant éveiller la prudence.

Manuel opératoire. — Dans la période préantiseptique de la césarienne, la mortalité élevée était due principalement aux hémorragies secondaires de la plaie utérine et à la péritonite septique ; cette dernière avait pour origine soit une infection primaire du péritoine au cours de l'opération, soit une infection secondaire de la séreuse par des lochies septiques suintant à travers la plaie utérine mal fermée. *Porro* réussit à diminuer ces dangers et améliora considérablement les résultats opératoires par l'amputation du corps utérin après l'extraction de l'enfant, supprimant ainsi la plaie néfaste de l'utérus ; en enfermant par des sutures dans l'angle inférieur de la plaie abdominale le moignon cervical solidement ligaturé, il excluait toute possibilité d'hémorragie secondaire et de transmission de l'infection au péritoine. L'opération mutilante de *Porro* fut d'abord en faveur, mais sa vogue ne tarda pas à baisser, quand *Saenger* eut montré qu'à l'aide d'une suture soigneuse on pouvait obtenir l'occlusion certaine de la plaie utérine et prévenir l'hémorragie aussi bien que l'infection secondaire du péritoine. La césarienne *conservatrice*, classique, améliorée et réhabilitée par *Saenger*, constitua donc jusqu'à ces derniers temps l'opération typique lorsque l'accouchement par les voies naturelles est impossible. Récemment, la césarienne classique a été remplacée par la *césarienne suprasymphysaire ou cervicale*, méthode rivale qui offre divers avantages. Quant à la *césarienne de Porro*, on la réservera surtout pour les cas où la parturiente est déjà gravement infectée et où l'on ne peut espérer la guérison par première intention de la plaie utérine, souillée par le contact infectieux du contenu de l'utérus.

Il peut arriver exceptionnellement que l'on soit aussi contraint de pratiquer l'hystérectomie à la suite de la césarienne dans le cas de carcinome et autres tumeurs de l'utérus, de sténoses cicatricielles du vagin assez étroites pour faire obstacle à l'écoulement des lochies, et dans le cas d'atonie grave résistant à tout autre moyen.

1. *Opération césarienne conservatrice.*

Parturiente dans le décubitus dorsal ; narcose profonde. Section prudente des minces parois abdominales sur la ligne médiane. En pressant sur les parois latérales de l'abdomen, on fait saillir l'utérus hors de la plaie, qu'on referme provisoirement derrière lui à l'aide d'une pince, pour empêcher la sortie des viscères durant le reste de l'opération.

L'incision utérine porte sur le fundus ; elle est longitudinale ou tranversale (incision transversale de *Fritsch*). Il faut éviter de la prolonger jusqu'à la partie inférieure amincie de l'utérus. Il est indifférent que l'incision atteigne ou non la région placentaire. En général, on extrait sans peine le fœtus par le siège et les jambes qui se présentent d'eux-mêmes dans la plaie utérine béante. Le cordon est immédiatement sectionné entre deux pinces et l'enfant remis à la sage-femme. Aussitôt après l'extraction du fœtus, l'utérus se rétracte considérablement, ce qui réduit au minimum l'hémorragie, souvent profuse, causée par l'incision de la paroi.

Après décollement et l'extraction du placenta et des membranes, on passe à l'acte le plus important de l'opération, à *la suture de la plaie utérine*. Le praticien choisira le plus souvent *la suture entrecoupée* (à points séparés) plutôt que la suture continue à surjet, et la soie aussi facile à stériliser que commode à manier, de préférence au catgut, au fil d'argent et au crin de Florence qui ne donnent pas de meilleurs résultats qu'elle. Cependant la bonne exécution de la suture a plus d'importance que le choix du matériel; les points doivent être très rapprochés et embrasser l'épaisseur entière de la paroi, pour assurer sur toute l'étendue de la plaie l'affrontement exact et solide des surfaces de section. L'aiguille doit pénétrer au bord du péritoine et ressortir dans la caduque pour retraverser en sens inverse la paroi opposée, de la caduque au bord péritonéal. Si, après que l'on a noué les fils, la plaie saigne encore ou est encore béante en quelques endroits, placez entre les sutures profondes quelques points plus superficiels. *La suture étagée continue, faite avec du catgut,* ferme parfaitement bien la plaie utérine dont la réunion est beaucoup plus exacte qu'avec la suture entrecoupée. On commence par la couche la plus profonde de la plaie, ensuite on place une deuxième suture continue à travers la région moyenne de la musculaire, particulièrement vascularisée, et l'on réunit pour finir les couches musculaires les plus superficielles. La suture de la musculaire achevée, il est bon de la faire suivre d'une suture continue séro-séreuse au catgut fin (comme pour l'intestin). Cette suture, dite de *Lembert,* recouvrant tous les nœuds des points musculaires, nous fournit une dernière garantie de succès, grâce au rapide accolement des surfaces séreuses.

L'utérus recousu est lavé à la solution salée physiologique, puis réintégré dans l'abdomen. La réunion de la plaie abdominale termine l'intervention.

L'atonie de l'utérus constitue la complication la plus dangereuse de l'opération césarienne. La rétraction fait défaut après l'enlèvement de l'enfant, l'utérus offre l'aspect d'un sac à parois minces et flasques, le sang s'écoule en abondance des surfaces de section comme de la région placentaire. Pendant qu'on réduit l'hémorragie par la compression solide du col et des ligaments, on cherche à provoquer des contractions amenant la rétraction de l'utérus par des frictions et malaxations de l'organe, par des injections sous-cutanées d'ergotine, par des irrigations froides et chaudes, par le tamponnement de la cavité et la compression par-dessus le tampon. *Mais le meilleur procédé est constitué par une vigoureuse friction de la surface de l'utérus à l'aide d'une compresse de gaze.* Si tous les moyens échouent, il faut pratiquer l'amputation du corps utérin. Le meilleur moyen d'éviter l'atonie consiste à attendre pour opérer que le travail se soit mis en train énergiquement. Quand la césarienne est pratiquée durant la grossesse ou tout au début de l'accouchement, il faudra toujours s'attendre à une anomalie de la rétraction, à de l'atonie utérine et prendre ses mesures en conséquence, en pratiquant déjà avant le début de l'opération quelques injections d'ergotine ou de pituglandol.

2. *La césarienne suprasymphysaire ou cervicale.*

Frank et *Sellheim* ont repris la méthode préconisée auparavant déjà par *Joerg, Ritgen, Osiander*, etc., c'est-à-dire l'incision au niveau de la tête fœtale immédiatement au-dessus de la symphyse. C'est aujourd'hui la méthode de choix, préférée par la plupart des opérateurs à la césarienne classique sur le fundus utérin, parce que le péritoine y est beaucoup moins intéressé et la suture des parois utérines, plus simple. La césarienne suprasymphysaire a deux variétés : l'une *transpéritonéale*, l'autre *extrapéritonéale*. La méthode transpéritonéale est la plus simple et convient aux cas aseptiques, tandis que la méthode extrapéritonéale, dont la technique offre plus de difficultés, entre en ligne de compte lorsque l'accouchement dure depuis longtemps, que la poche des eaux est déjà rompue et que le toucher a déjà été pratiqué plusieurs fois.

Le manuel opératoire est facile à comprendre à l'aide des figures suivantes. Le Ier acte est le même pour les deux méthodes. On commence par une incision transversale dans la ligne blanche, droit au-dessus de la symphyse. Le fascia fendu, les ventres musculaires des grands droits de l'abdomen sont écartés, dissociés dans le sens longitudinal et maintenus sur les côtés par des écarteurs abdominaux (fig. 610). Le tissu conjonctif sous-séreux se trouve alors mis à nu, le sommet de la vessie est visible dans l'angle inférieur de la plaie, où il est toujours aisément reconnaissable au riche développement des veines. Maintenant si l'on veut procéder transpéritonéalement, on ouvre le péritoine, incise la paroi utérine sous-jacente, et extrait la tête par pression de l'extérieur sur le siège fœtal ou par le forceps. Au décollement du placenta et des membranes succède la suture exacte de l'utérus de la manière ci-dessus décrite, puis on procède à la fermeture de la plaie de laparotomie, après avoir nettoyé la cavité abdominale de tout le sang qui l'a souillée. Dans la méthode extrapéritonéale (d'après *Latzko*), on refoule la vessie à droite à l'aide d'un tampon de gaze, on n'a pas de peine ainsi à rendre visible le cul-de-sac péritonéal vésico-utérin et à le repousser en haut sans le léser. La paroi antérieure de l'utérus est ainsi mise à découvert sur une petite étendue.

Une fois arrivé sur la paroi antérieure du segment inférieur de l'utérus, il est facile dès lors d'en mettre à nu une étendue suffisamment grande, en continuant à refouler le péritoine vers le haut et la vessie du côté droit (fig. 611). La paroi cervicale est ensuite

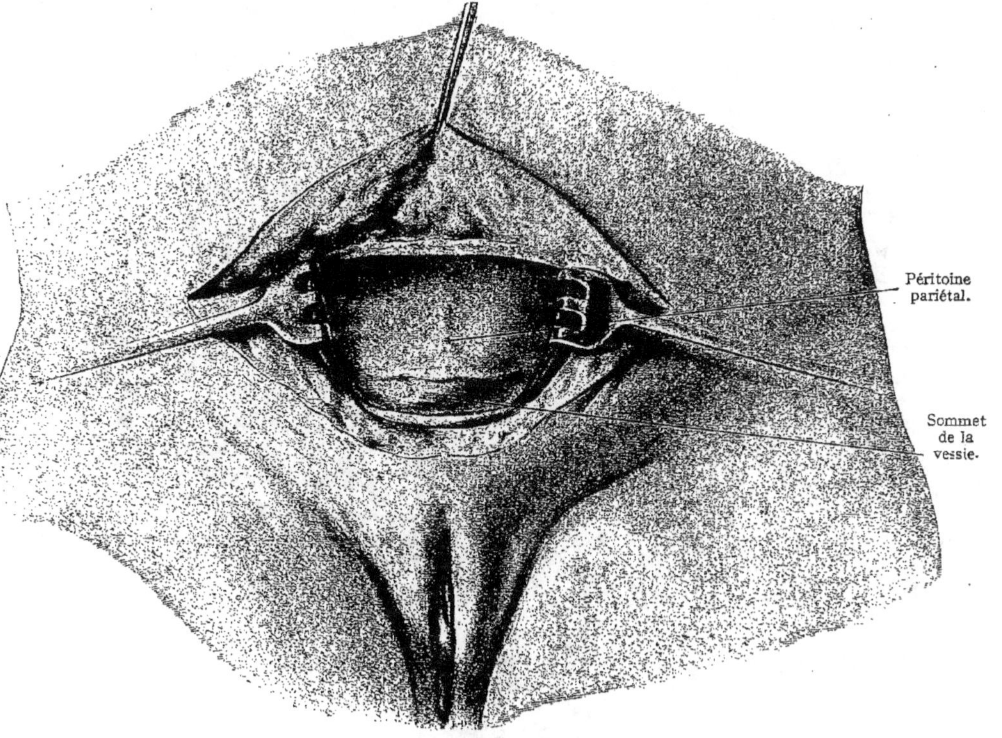

Fig. 610.

Césarienne suprasymphysaire, premier temps. Section transversale du tissu cellulaire et de l'aponévrose, dissociation des muscles grands droits, découvrant le tissu conjonctif sous-séreux de la paroi abdominale antérieure et le sommet de la vessie.

incisée en long sur la ligne médiane ; pour faire sortir la tête on exercera simplement une pression sur les côtés de l'abdomen, ou bien on l'extraira par le forceps, après avoir amené l'occiput dans la plaie (fig. 612), ou enfin on pratiquera la version sur le pied suivie de l'extraction.

Après la sortie du placenta, on procède d'abord à la suture continue de la plaie utérine avec du catgut ; elle est facile à exécuter, étant donnée la minceur des parois cervicales ; là-dessus on réunit les grands droits, puis le fascia sous-cutané et la peau.

La césarienne suprasymphysaire possède deux avantages essentiels : 1° le péritoine n'est ouvert que passagèrement et sur une faible étendue ou même ne l'est pas du tout avec la méthode extrapéritonéale ; c'est pourquoi cette opération n'entraîne en général par d'irritation péritonéale ; 2° la suture de la paroi mince du col est d'une exécution beaucoup plus facile, plus rapide et plus sûre que celle du corps utérin dont la paroi a plusieurs centimètres d'épaisseur ; l'hémorragie sera donc plus faible et plus facile à maîtriser.

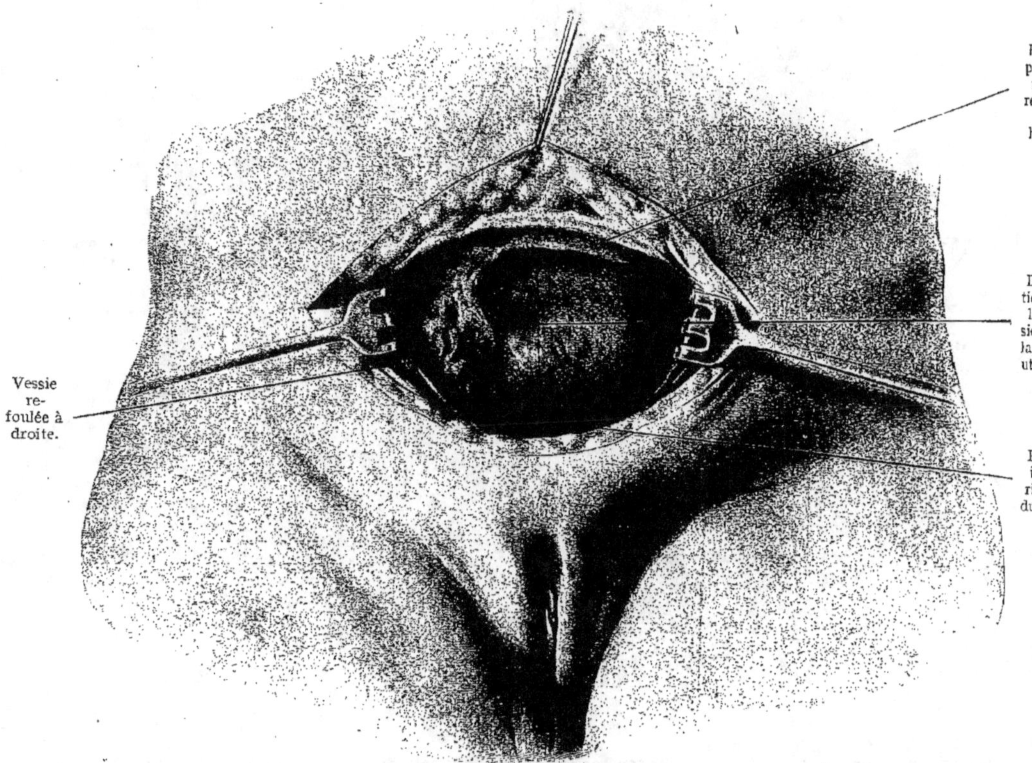

Fig. 611.

Césarienne suprasymphysaire, méthode extrapéritonéale, deuxième temps. Le repli péritonéal décollé est refoulé en haut et la vessie à droite, découvrant la paroi antérieure du col.

La variété transpéritonéale de la césarienne suprasymphysaire constitue la méthode césarienne la plus simple et la plus facile à exécuter, tandis que la variété extrapéritonéale exige une technique beaucoup plus difficile. Le refoulement de la vessie entraîne aisément des lésions de cet organe et la rupture de veines vésicales peut provoquer de violentes hémorragies difficiles à maîtriser. En outre, en présence d'une parturiente fébricitante avec infection des voies génitales, la méthode extrapéritonéale elle-même

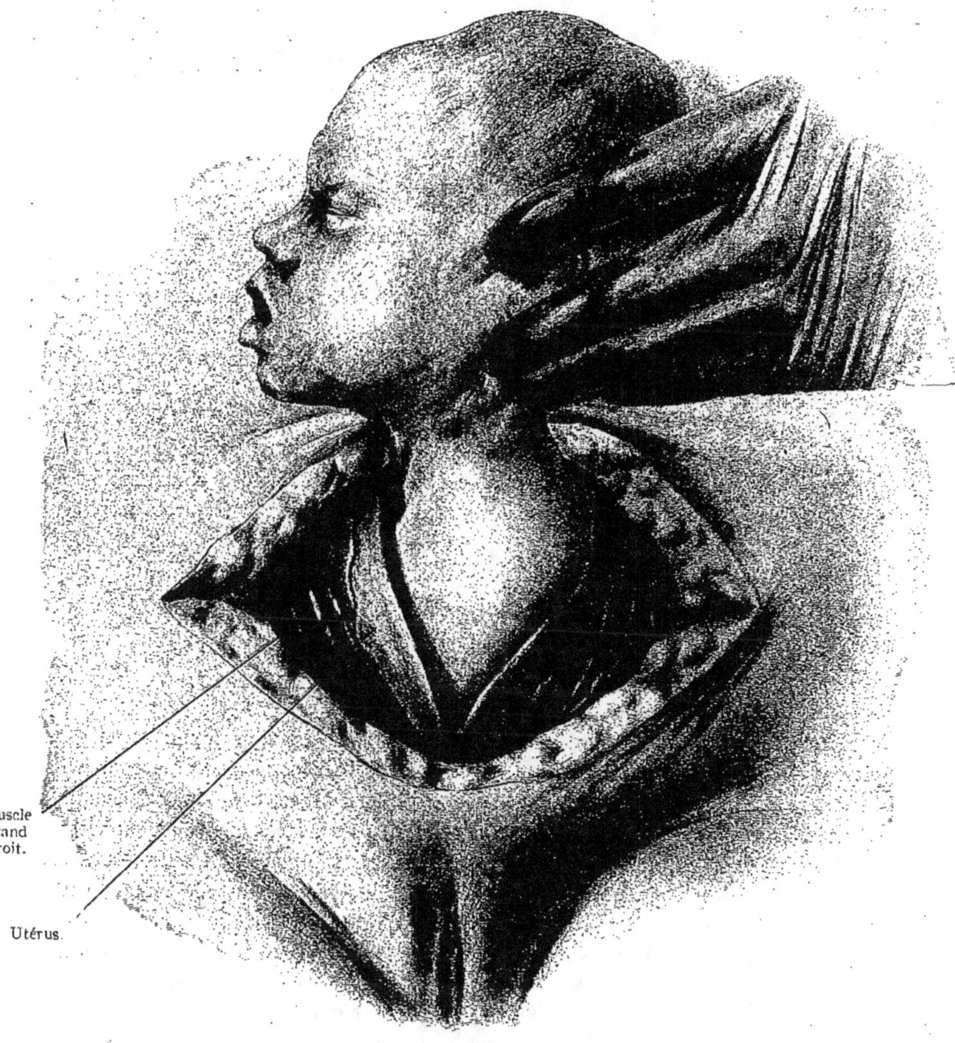

Fig. 612.

Césarienne suprasymphysaire, troisième temps. Extraction de l'enfant à travers l'incision du col
utérin.

ne procure pas une garantie absolue contre l'extension de l'infection. Même si le péritoine échappe à l'infection dans ce cas, il n'en subsiste pas moins le danger d'une septi_
cémie mortelle par infection des espaces conjonctifs pelviens, ouverts par l'opération
et entrés en contact avec le liquide amniotique septique. Si l'on intervient malgré

que la femme soit déjà fébricitante, il est nécessaire au moins de tamponner la plaie des tissus conjonctifs pour la maintenir largement ouverte. De cette façon *Küstner* a obtenu des succès remarquables dans des cas qui n'étaient déjà plus aseptiques au moment de l'intervention.

3. *L'opération de Porro.*

Les premiers temps de cette intervention sont les mêmes que dans l'ancienne césarienne classique. Après avoir amené l'utérus au-devant de la plaie abdominale on ne l'ouvre pas immédiatement; auparavant on réunit par une suture à surjet le péritoine du col à la séreuse pariétale, en isolant ainsi la cavité abdominale du champ opératoire. Là-dessus on exécute encore une deuxième suture continue qui réunit le fascia abdominal à la paroi utérine sur tout son pourtour. L'infection du péritoine ne peut être évitée que par une suture soigneuse qui assure l'occlusion hermétique de la cavité abdominale. Ensuite seulement et pas avant, on incisera l'utérus et extraira l'enfant. Après l'extraction de l'enfant, on serre un tuyau de caoutchouc autour du col et pratique l'ablation du corps utérin. Là-dessus, le moignon du col est désinfecté et, après cautérisation de la muqueuse cervicale par le thermocautère, suturé dans l'angle inférieur de la plaie. Si l'utérus n'est pas en état d'infection septique, les mesures de précaution précitées sont inutiles, et au lieu de suturer le pédicule en dehors du péritoine il vaut mieux pratiquer l'extirpation totale de l'utérus après la délivrance.

16. Trousse obstétricale et instruments.

La plupart des trousses obstétricales usuelles sont peu pratiques et ne garantissent pas une asepsie suffisante. Il n'est pas toujours possible de nettoyer à fond et de désinfecter les instruments aussitôt après leur usage, il s'ensuit donc que les endroits de la trousse qui entrent en contact avec les instruments dont on vient de se servir, sont facilement souillés par des matières septiques. En outre, la trousse n'est pas à l'abri de la poussière et lorsque les instruments qu'elle renferme n'ont pas servi de longtemps, ils se trouvent en état de propreté des plus douteuse. — Les trousses ne sont pas pratiques, parce que l'ordonnance des instruments y est souvent fort compliquée et que chaque objet doit y être remis exactement à sa place pour que l'on puisse fermer la poche. Enfin, dernier inconvénient dû à leur forme spéciale, les trousses permettent aux instruments métalliques de s'entrechoquer et trahissent ainsi leur contenu sinistre par un cliquetis fort désagréable pour les oreilles voisines, surtout dans les tramways et les chemins de fer.

Tous ces inconvénients peuvent être évités en enfermant tout le matériel dont on a besoin dans un sac de voyage en cuir, de grandeur moyenne et muni d'une bonne fermeture. Les instruments sont emballés dans des sacs de toile faciles à laver et à désinfecter ; on réunit toujours dans le même sac les instruments nécessaires à chaque opération déterminée. Après usage, les instruments sont réintégrés dans leur sac, nettoyés à la maison, désinfectés et remis dans un autre sac, tandis que le premier passe à la lessive. De cette façon les instruments nécessaires sont prêts à toute éventualité, toujours propres et au complet. En outre, le sac de cuir offre assez d'espace pour tous les autres appareils et objets dont l'accoucheur peut avoir besoin.

A l'état d'équipement complet, la sacoche renferme onze sacs de toile dont le contenu est le suivant :

1. Forceps de Tarnier, à tracteur indépendant.
2. Instruments pour la craniotomie (ciseaux de Smellie pour la perforation et cranioclaste).
3. Instruments pour l'embryotomie (ciseaux de *Siebold* ou de *Dubois*, crochet de *Braun*).
4. Instruments destinés à l'extraction sur le siège (crochet mousse, lacs).
5. Instruments pour la pubiotomie (aiguille, scies-fils de *Gigli*).
6. Instruments pour la suture du périnée : pinces de *Kocher*, pincettes, ciseaux, porte-aiguilles et, dans une boîte métallique, des aiguilles et des fils stérilisés de catgut, de bronze d'aluminium ou de soie.
7. Spéculums à valve destinés à découvrir le col pour le tamponnement, la suture de ruptures vaginales et cervicales, le curage de l'utérus dans l'avortement, etc. ; puis des pinces tire-balles, de longues pincettes, de grandes curettes pour l'avortement.
8. Instruments pour la narcose (ouvre-bouche, pince à langue, masque à chloroforme.)
9. Instruments pour le nettoyage des mains (brosses, cure-ongles et ciseaux à ongles, stérilisés par ébullition dans l'eau).
10. Plusieurs paires de gants de caoutchouc (stérilisés et enveloppés dans de la gaze stérile).
11. Irrigateur gradué avec tuyau de caoutchouc, et seringue pour infusion sous-cutanée d'eau salée.

Il faut ajouter encore à cela :

1. Une longue boîte métallique contenant des cathéters en verre, des cathéters de caoutchouc (pour l'aspiration dans l'asphyxie), des canules à injection, des canules à hypodermoclyse et à transfusion.
2. Deux boîtes en fer-blanc, contenant de la gaze vioformée stérile et de la ouate stérile.
3. Dans une boîte métallique aussi, des ballons de caoutchouc (de *Champetier de Ribes*), grands et petits, pour la dilatation du col,
4. Un tuyau de caoutchouc, long et solide, pour la compression dite de *Momburg*.
5. Une boîte de médicaments (pastilles de sublimé, acide phénique à 90 %, ergotine dialysée, pituglandol, huile camphrée, caféine, chloroforme dans un flacon compte-gouttes, sel de cuisine en poudres de 9 gr., teinture d'opium simple, solution de morphine à 1 %) ; une seringue de Pravaz.

Le sac doit enfin contenir une blouse de toile blanche et un tablier de caoutchouc, car le médecin ne doit pratiquer l'obstétrique ni en habit ni en bras de chemise.

Index alphabétique.

TRAITÉ DE PATHOLOGIE MÉDICALE

ET DE

THÉRAPEUTIQUE APPLIQUÉE

Prospectus détaillé sur simple demande.